新文京開發出版股份有限公司
NEW WCDP
新世紀．新視野．新文京 — 精選教科書．考試用書．專業參考書

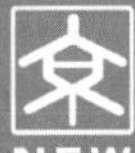

NEW WCDP

New Wun Ching Developmental Publishing Co., Ltd.

New Age · New Choice · The Best Selected Educational Publications — NEW WCDP

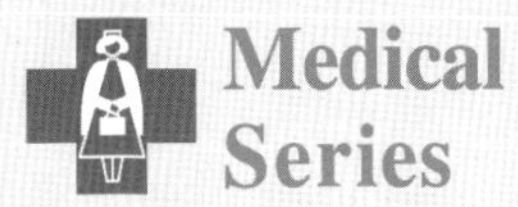

榮獲 國家考試參考用書
依考選部命題大綱編著

精神科
護理學
PSYCHIATRIC NURSING

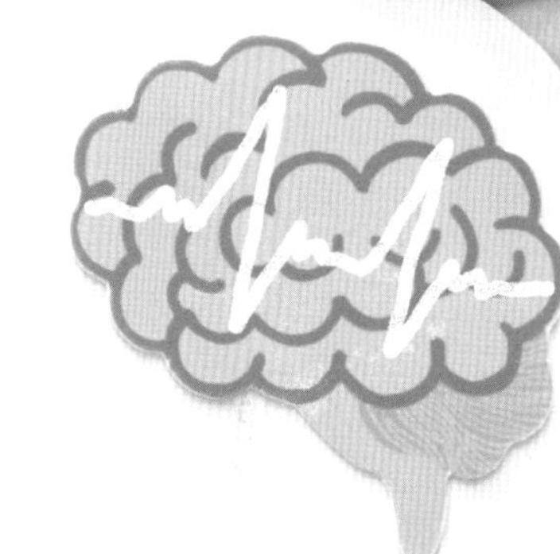

第6版
SIXTH EDITION

蕭淑貞 教授 總校閱

黃瑞媛 趙又麟 沈孟樺 李怡賢 段藍媞 林志豪 李信謙 陳永展
楊翠媛 謝佳容 巫慧芳 吳瓊芬 王俊凱 黃威智 陳淑貞 王美業
蔡素玲 徐瑩嫰 梁妙儀 陸秀芳 黃一玲 蕭佳蓉 王麗華 許寶鶯
陳宣佑 葉明莉 陳碧霞 洪翠妹 張慎儀 李錦彪 林玫君 合著

總校序 Preface

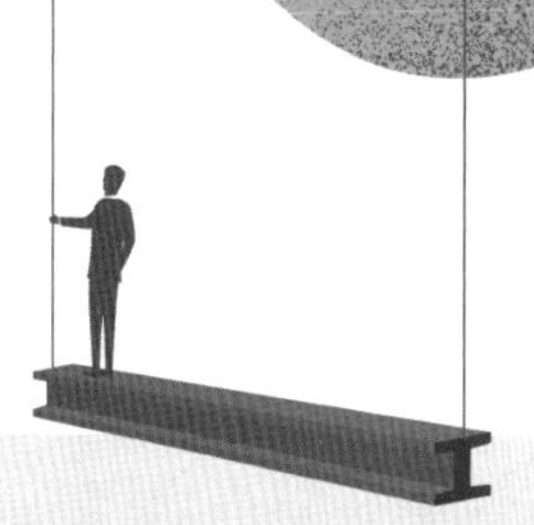

台灣精神醫學之發展與世界精神醫學同步，加上精神醫學和社會文化、經濟和政治之變動息息相關，因此除了學院之學術研究外，亦必須和社會之脈動配合，才能適切反映人民之精神衛生需求，並能保障精神科病患及家屬的權益。

《精神科護理學》一書重視理論與實務，學理精闢，並配合理論撰寫臨床實例，加強學生學理及實務並用的能力。出版至今，受到各界先進的迴響及好評，為了精益求精，本書廣納諸多護理教育工作者及臨床實務者的建議，並配合教學實務面的整體方向，特色如下：

1. 列出疾病之病因、症狀、診斷、治療，使學生對疾病有一整體性的概念，並方便課後複習及查閱。
2. 依據精神科疾病診斷統計手冊第五版修訂版(DSM-5)介紹疾病診斷。
3. 國考重點以黑體字呈現，讓讀者閱讀更便利，能掌握精神科護理的要點。
4. 此次第六版特別新增：
   (1) 心智圖：將各章核心主題以「心智圖」呈現，方便讀者清晰明瞭的掌握到核心重點。
   (2) 新增章節：第 10 章〈個別心理治療〉、第 26 章〈精神科情境處置 OSCE〉2 個章節。
5. 此次第六版各章皆依據最新資料新增相關內容、刪減重複內容、表格化統整重點，如：精神分析學說、整體性護理評估統整表、居家治療、出院準備服務等。

蕭淑貞 謹識

作者簡介 About the Authors

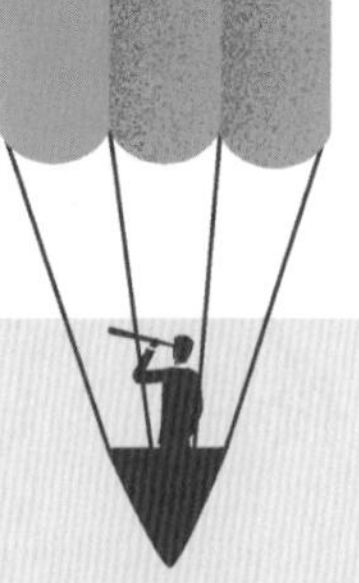

總校閱

蕭淑貞

學歷／美國華盛頓大學護理學院護理哲學博士
國立台灣大學公共衛生學院碩士
國立台灣大學護理學系學士

經歷／耕莘健康管理專科學校教授兼校長
耕莘醫院護理部臨床專家（兼任）
國立台北護理健康大學護理學系教授兼教師發展中心主任
輔仁大學護理學系（所）教授兼醫學院副院長
台大醫學院護理系（所）教授兼台大醫院護理部主任
台大醫院兒童心理衛生中心技正

現職／國立台灣大學護理學系兼任教授
中華民國精神衛生護理學會榮譽顧問
精神衛生護理師
精神衛生臨床護理專家
天主教家庭協談中心志工

心智圖作者

林玫君

學歷／英國愛丁堡 Napier 大學護理哲學博士

經歷／耕莘健康管理專科學校護理科主任

現職／耕莘健康管理專科學校學務主任

作者 （依章節順序）

黃瑞媛

學歷／台灣大學護理研究所精神科組碩士

經歷／台大醫院精神科急性病房護理長

現職／耕莘健康管理專科學校助理教授級專業及技術教師

趙又麟

學歷／陽明大學醫學系醫學士
慈濟大學醫學科學研究所博士

經歷／台北榮總精神部住院醫師
玉里榮院精神部主治醫師
花蓮慈濟醫院精神部主治醫師

現職／花蓮慈濟醫院一般精神科主任
慈濟大學醫學系助理教授

沈孟樺

學歷／台灣大學護理研究所精神科組碩士

經歷／台灣大學醫學院護理學系助教
國軍高雄總醫院精神科護理長
樹人醫護管理專科學校兼任講師

李怡賢

學歷／台灣大學護理學系研究所碩士

經歷／三軍總醫院北投分院副護理長

現職／耕莘健康管理專科學校護理科講師

段藍媞

學歷／美國加州喜瑞拉大學教育行政與領導博士

現職／台中護理專科學校助理教授暨總務處主任

林志豪

學歷／輔仁大學護理研究所精神組碩士

經歷／耕莘健康管理專科學校專任講師
台北慈濟醫院身心科病房副護理長

李信謙

學歷／台北醫學大學醫學系醫學士

經歷／台灣大學醫學院附設醫院精神部住院醫師

現職／台北醫學大學附設醫院精神科主任
萬芳醫院精神科主治醫師
台北醫學大學醫學系副教授

陳永展

學歷／輔仁大學醫學院醫學系學士

經歷／林口長庚紀念醫院精神科系住院醫師及總醫師
衛生福利部雙和醫院精神科主治醫師

現職／心世界身心精神科診所院長

楊翠媛

學歷／台北醫學大學護理行政組碩士

經歷／台北市立聯合醫院松德院區護理部主任

現職／台北醫學大學護理學系兼任講師

謝佳容

學歷／台灣大學護理研究所精神科組碩士
台灣大學公共衛生學院衛生政策與管理學研究所健康行為組博士

經歷／台北市立療養院精神科公職護理師
台北醫學大學護理系助理教授

現職／臺北護理健康大學護理系副教授

巫慧芳

學歷／台灣大學護理研究所精神科組碩士

經歷／台北醫學大學護理學系講師
台北市立聯合醫院松德院區護士
經國管理暨健康學院講師

現職／耕莘健康管理專科學校護理科講師

吳瓊芬

學歷／台灣大學護理學系學士
美國西雅圖華盛頓大學社會精神科護理碩士

經歷／華盛頓大學身心科護理師

現職／美國西雅圖執業精神衛生高階護理師
善意溝通／化解衝突講師

王俊凱

學歷／陽明大學醫學系學士
陽明大學公共衛生研究所碩士

經歷／慈濟醫院台北分院主治醫生
振興醫院精神醫學部主治醫生

現職／雙和醫院精神科主治醫師
台北醫學大學醫學系兼任講師

黃威智

學歷／臺北護理健康大學研究所碩士

經歷／耕莘醫院精神科副護理長
耕莘健康管理專科學校護理科、經國管理暨健康學院兼任講師

現職／耕莘醫院精神科護理長

陳淑貞

學歷／英國卡迪夫大學護理博士

經歷／臨床護理師、中臺科技大學護理系副主任

現職／中臺科技大學護理系助理教授

王美業

學歷／美國賓州大學護理研究所碩士
台北醫學大學醫學科學研究所跨領域照護組博士

經歷／高雄醫學大學附設醫院護理師
台北醫學大學護理系講師
耕莘健康管理專科學校護理科主任

現職／耕莘健康管理專科學校護理科專任副教授暨研究發展處主任

蔡素玲

學歷／台灣大學護理研究所精神科組碩士

經歷／台灣大學附設醫院精神科護士
台灣大學護理學系助教

徐瑩孅

學歷／台灣大學護理所精神科組碩士

經歷／台北榮民總醫院精神科護士
台灣大學護理學系助教

現職／長庚科技大學專任講師

梁妙儀

學歷／輔仁大學護理研究所碩士

經歷／長庚科大護理系臨床指導教師

現職／敏惠醫護管理專科學校講師

陸秀芳

學歷／台灣大學護理研究所精神科護理組碩士
慈濟大學醫學科學研究所護理組博士

經歷／台中榮總精神科護理師
玉里醫院護理科護理長
花蓮慈濟醫院護理部兼任督導

現職／慈濟大學醫學院護理學系助理教授

黃一玲

學歷／長庚大學護理研究所碩士

經歷／亞東紀念醫院精神科助理專科護士
振興復健醫學中心精神科護裡師
三軍總醫院精神科護理師

現職／耕莘健康管理專科學校護理科講師

蕭佳蓉

學歷／長庚大學護理研究所精神科組碩士

經歷／康寧護專兼任講師

現職／台北市立聯合醫院忠孝院區精神科日間留院護理師

王麗華

學歷／臺北醫學大學護理學研究所精神科護理組碩士

經歷／長庚醫院基隆院區精神科護理師

現職／耕莘健康管理專科學校護理科講師

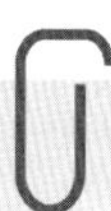

許寶鶯

學歷／台北醫學大學護理研究所碩士
約翰霍普金斯大學健康財務及管理碩士班進修

經歷／國立護理學院兼任講師耕莘護理專科學校護理科兼任講師

陳宣佑

學歷／長庚大學護理學系研究所碩士

經歷／長庚醫院護理師

現職／耕莘健康管理專科學校護理科講師

葉明莉

學歷／臺北醫學大學醫學科學研究所博士
高雄醫學大學護理學研究所碩士

經歷／亞東技術學院護理系副教授

現職／馬偕醫學院長期照護研究所副教授

陳碧霞

學歷／中國醫藥大學醫務管理研究所碩士

經歷／台北市立聯合醫院護理部精神護理組主任
輔仁大學護理系兼任講師

洪翠妹

學歷／國防醫院院護理研究所碩士

經歷／台北市立聯合醫院松德院區護理科督導長

現職／台北市立聯合醫院松德院區護理科主任
台北醫學大學護理系兼任講師
中華民國精神衛生護理學會常務理事

張慎儀

學歷／國立台灣大學護理系碩士

經歷／耕莘健康管理專科學校、輔仁大學護理系臨床實習老師
耕莘醫院專科護理師
台北市立聯合醫院松德院區護理師

現職／耕莘健康管理專科學校護理科講師

李錦彪

學歷／國立陽明大學護理博士

經歷／衛生福利部玉里醫院護理主任
輔英科技大學、樹人醫護管理專科學校、經國管理暨健康學院、中華醫事科技大學、新生醫護管理專科學校兼任助理教授

現職／耕莘健康管理專科學校護理科助理教授
中華民國精神衛生護理學會理事

目錄 Contents

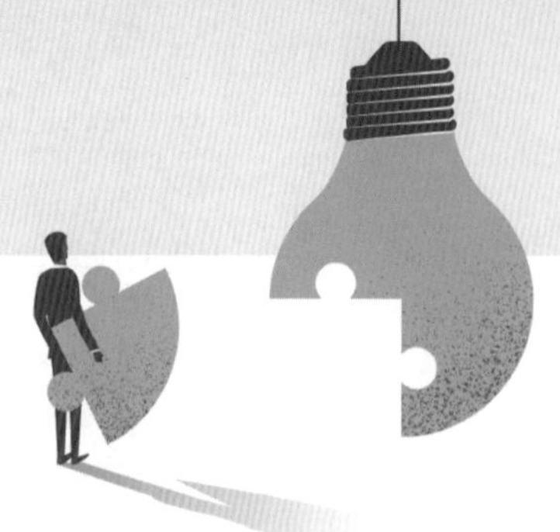

CHAPTER 04 精神疾病的病因、症狀、診斷及分類

李信謙／陳永展

CHAPTER 05 精神科護理評估

楊翠媛

CHAPTER 06 治療性人際關係

謝佳容

CHAPTER 10 行為治療與認知治療

王美業

CHAPTER 11 團體心理治療

蔡素玲／徐瑩媺、梁妙儀

CHAPTER 12 家庭治療

徐瑩媺／陸秀芳

CHAPTER 16
焦慮症及焦慮相關障礙症的護理

蕭佳蓉／王麗華

CHAPTER 17
認知類障礙症的護理

許寶鶯／陳宣佑

CHAPTER 20 餵食及飲食障礙的護理

謝佳容

CHAPTER 21 兒童及青少年期精神衛生護理

巫慧芳

CHAPTER 22 老年期心理衛生護理

許寶鶯／梁妙儀

CHAPTER 23 家庭暴力

徐瑩嫰

CHAPTER 24 精神科病房常見特殊事件及護理

徐瑩嫰

CHAPTER 25 社區心理衛生護理

謝佳容

CHAPTER 26 精神科情境處置 OSCE

張慎儀、李錦彪

參考文獻

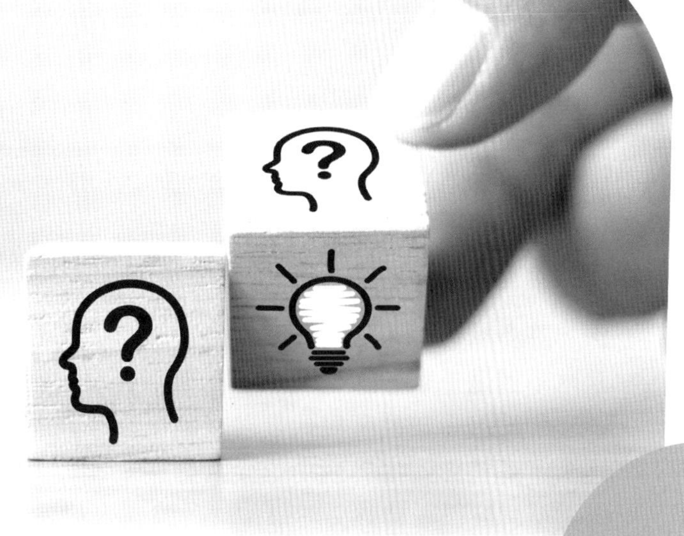

編著／修訂：黃瑞媛　修訂：趙又麟

精神醫學及護理的發展史

本章大綱

西方精神醫學的發展史
- 一、第一階段
- 二、第二階段
- 三、第三階段
- 四、第四階段

台灣精神醫學的發展史
- 一、台灣精神醫學發展概述
- 二、精神病院的設立
- 三、台北帝國大學精神病科的設立

精神科護理的發展史
- 一、萌芽期
- 二、成長期
- 三、成熟期

台灣精神科護理的發展史
- 一、清領時期
- 二、日治時期
- 三、國民政府時期

前言

自有人類歷史開始，精神疾病便已存在，且一直困擾著人類，醫治的工作最早是巫師，之後由宗教人士執行，即使是現在，巫師與宗教仍影響人類對疾病的看法，許多精神病人初發病時還是會被帶去宗教治療。事實上在人類歷史，醫學與宗教原本就是一家，加上人類心靈與精神現象抽象複雜，以致在醫學發展過程中，精神醫學的起步較晚。現代發展以臨床醫學為基礎的精神醫學，並著重研究與教育，逐漸了解精神疾病與腦功能異常有關，形成各種重要理論與知識，如精神病理學、復健精神醫學、精神藥理學、精神遺傳學和身心醫學等。

精神科護理的發展又較精神醫學晚，而隨著精神醫學的腳步，現在已邁入「精神衛生護理」時代，並設有專科護理師，擴展社區精神衛生護理的角色與功能等。

1-1 西方精神醫學的發展史

人類歷史中，精神醫學史的演變大致上可分為四個階段：第一階段是中古世紀以前，第二階段是文藝復興~18 世紀，第三階段則是 19 世紀~1950 年前後，第四階段是 1950 年至今。

一、第一階段

史前時期（~1500 B.C.）

精神疾病被認為是神明或邪靈所招致的，因此有最原始的醫師——**巫醫**(shamans)藉著草藥、咒術來醫治病人，這些巫醫**對於惡魔及超自然力量深信不疑**，他們**藉由祈禱或預言等各種儀式來驅逐魔鬼**，以解除病人的痛苦。當時他們是部落中的靈魂人物及權威象徵，現今巫醫所具有的傳統力量仍牢不可破，存在於世界各地。

古希臘羅馬時期（1500 B.C.~200 A.D.）

醫學之父希波克拉底斯(Hippocrates, 460~377 B.C.)在古代西歐社會中，是唯一相信精神疾病與癲癇都是疾病的一種，並認為身體中的紅血液、黑膽汁、黃膽汁及白黏液等四種體液之平衡是身體健康的基礎，當不平衡時人就會生病，例如黑膽汁太多時就會發生憂鬱症，此為**疾病體液論**(humoral theory of disease)。

此外，他還假設歇斯底里症(hysteria)是因為血液不規則的從子宮游離到大腦而發生，這是**人類世紀第一次出現精神疾病的醫學觀點，並以生理觀點說明精神疾病**，只可惜在當時的環境，如此先趨的觀點並未獲得繼續發展的機會。

中世紀－黑暗時期（200~1600 年）

1. **10~11 世紀**：惡魔信仰與女巫信仰在歐洲各國相當盛行，**認為精神疾病是因惡魔入侵、邪靈附體所致，故以驅魔儀式治療精神病人**。
2. **13~14 世紀**：當時民眾受教會影響，相信人類所有不幸都是女巫施咒造成，被控為女巫的大多是無知的迷信者以及精神病人，並**成立瘋人院**，結果將近一百萬名精神病人遭拷打或被焚燒。

18 世紀末前，精神病人皆被加上鐵鏈鎖在房間內，以**非人道方式對待病人**，如鞭打、頭灌水、放血、潑動物內臟或穢物等。

二、第二階段

文藝復興時期

此時人道主義興起，人權觀念建立，精神病人開始得到合理的對待。

1. **韋耶**(Johan Weyer, 1515~1588)：認為精神疾病並非與惡魔、邪靈有關，而是一種疾病，並主張以人道方式對待精神病人。
2. **畢乃爾**(Philippe Pinel, 1745~1826)：**倡導將病人身上的手銬腳鐐去除**，而且開始與長期被監禁的病人談話，在他的努力之下，精神醫療從此邁入了第二個時期，使精神病人不必再被囚禁在暗無天日的地方，從黑暗時期進入了黎明時代，這是**精神醫學的第一次革命**。
3. **普辛**(Jean-Baptiste Pussin, 1746~1811)：曾與畢乃爾合作，日夜第一線與醫院病人相處，進行詳細的個案記錄，要求工作人員必須具備知性、經驗與善良的心，並且致力於建立醫院內的秩序管理，後世尊稱為**精神科護理的鼻祖**。

近代精神醫學（19 世紀初）

1. **希區**(Hitch)：1814 年，美國的希區**將療養院改成醫院型態收容精神病人**，聘請受過專業訓練的女護士，首創精神科護理概念。

2. **圖克**(William Tuke, 1732~1822)：英國教友派教徒圖克設立收容所(the York Retreat)，**強調治療的環境與氣氛**，最早以人道方式對待精神病人，被後人尊稱**為道德治療**(moral treatment)**的先驅**。

3. **柯諾利**(John Conolly, 1794~1866)：1839 年於公立精神療養院推動免除持續約束病人的臨床變革，讓「非必要不行身體約束」成為現代療養院照護的常規。

三、第三階段

現代精神醫學（19 世紀~1950 年）

1. **克雷普林**(Emil Kraepelin, 1856~1926)：1896 年**提出早發性失智**(dementia praecox)一詞（即思覺失調症），1899 年**界定躁鬱病**(manic-depression psychosis)之診斷，是最早提出精神病症(psychosis)分類診斷的精神科醫師，啟發了**描述性精神醫學**(descriptive psychiatry)。後人尊稱為現代**精神醫學之父**，並在慕尼黑大學精神科培養出不少著名學者，如阿茲海默(Alzheimer)、庫茲費爾德(Creutzfeldt)、賈克(Jacob)等人，分別提出阿茲海默症及庫賈氏症等重要神經精神疾病的診斷。

2. **佛洛依德**(Sigmund Freud, 1856~1939)：創立**精神分析學說**(psychoanalysis)，利用潛意識、性心理發展、心理防衛與心智結構等理論解釋精神疾病的病因，發展出如自由聯想(free association)等心理治療技術，開啟了精神動力(psychodynamic)取向的心理治療，並將精神醫學帶入了「心因性病因論」的研究範疇，這是**精神醫學的第二次革命**。

3. **榮格**(Carl G. Jung, 1875~1961)：與佛洛依德關係密切，後來自立門戶，其學說被稱為分析心理學(analytical psychology)。

4. **帕夫洛夫**(Pavlov, 1849~1936)：首創反應性**制約學習理論**(theory of respondent conditioning)，對以後的實驗心理學及行為治療之研究有很大影響。繼行為治療之後，有許多學者提出認知理論(cognitive theory)與存在主義論(existentialism)；以上理論的剖析與引導，對精神疾病的成因與治療方式提供不同解釋途徑，均有不可磨滅的貢獻。

5. **梅爾**(Adolf Meyer, 1866~1950)：提出從「生物－心理－社會(bio-psycho-social)」三方面因素理解精神病人，並據此擬定治療計畫，奠定了推動現代精神醫學教育及心理衛生的基礎。

四、第四階段

生物治療方式

1950 年代精神藥物被發現並開始廣泛臨床應用前，有幾種療法對精神疾病之治療曾有相當大的影響。

1. **發燒療法**(fever therapy)：1917 年奧地利瓦格納－堯雷格(Wagner-Jauregg)發表治療梅毒引起之精神病。
2. **胰島素休克療法**(insulin shock therapy)：1933 年德國塞克爾(Sakel)發明對思覺失調症之治療。
3. **前額葉切除術**(frontal lobotomy)：1936 年葡萄牙莫尼斯(Moniz)發表對思覺失調症之治療。
4. **電氣痙攣療法**(electroconvulsive therapy)：1938 年義大利塞利地(Cerletti)及畢尼(Bini)發表，是目前唯一仍在臨床使用的療法。

社區精神醫學（1950 年~迄今）

1952 年抗精神病藥物的發現後，精神病醫院也朝向治療性社區(therapeutic community)發展，於是在美國開始展開精神病人的去機構化運動。

1. **瓊斯**(Maxwell Jones, 1907~1990)：1953 年**提出治療性社區**概念，強調醫院的治療氣氛與環境，以及各專業人員共同合作。同時更重視精神病人回歸社會，康復之家、出院後照顧等方式也漸漸被設立，醫院紛紛設立日間留院或夜間留院等單位，**去機構化運動**促使病人能順利回歸社會，此為**第三次的精神醫學革命**。
2. **貝爾**(George Bell)：1947 年，英國辛格頓醫院院長貝爾對精神科病房採取開放式管理政策(open door policy)，精神科病人不再被隔離與孤立。1950 年，歐美各國精神科醫院的門戶開放已非常普遍。經美國波士頓大學統計，事實上逃跑、暴力、自殺等事件非但沒有因門戶開放而增加，反而自殺率減少十分之一，暴力減少三分之一。這不單純與開放政策有關，也因當時對精神病人的接納與管理皆已較尊重及人性化，而且也有較多的治療方法。

生物精神醫學(Biological Psychiatry)

生物精神醫學著重精神疾病生物病因的研究探討，其認為精神疾病應該與身體各種器官出現問題時一樣看待，需要以醫療方法妥善治療，1952 年瑞典藥理學家卡森(Carlsson)**發現抗精神病藥物 chlorpromazine** 可阻斷神經細胞多巴胺的傳遞，**開啟生物精神醫療研究之濫觴，帶來第四次精神醫學革命**。

此階段精神醫學之發展方向已漸漸明確，其重要發展方向有**精神藥理學**(psychopharmacology)、**分子遺傳學**(molecular genetics)、神經科學，除此之外也強調各領域的整合發展，包括生物精神醫學、社會精神醫學、社區心理衛生、身心醫學及聯繫照會精神醫學、兒童精神醫學、物質濫用與成癮等。

1-2 台灣精神醫學的發展史

一、台灣精神醫學發展概述

最早的官辦照護機構是在 1684 年所設置的「養濟院」。1865 年，蘇格蘭的傳教士馬雅各醫師一行人在台灣府城（台南）大西門外開始行醫，史學家稱為「開始了台灣西洋醫學之黎明期」。

1872 年，加拿大籍長老教會傳教士馬偕牧師在滬尾（淡水）開始傳教與醫療工作。1890 年，英國基督教長老教會盧嘉敏醫師以禮拜堂作為醫館。

1895 年，日本政府設立「大日本台灣病院」（台大醫院前身），帶來了制度化的西醫醫療體系。在醫學教育方面，1899 年「台灣總督府醫學校」創校，為台灣第一所醫學校，之後改為「台北醫學專門學校」，1928 年再改「台北帝國大學」（台灣大學前身）醫學部及附屬醫學專門部，直至 1954 年林宗義博士開創獨立的精神醫學科系，台灣的精神醫學教育開始邁入一個嶄新的時代。

二、精神病院的設立

中村讓於 1916 年再度來台擔任基隆醫院院長，開始診療及收容精神病人，並於次年成為總督府醫學校醫學專門部之教授，為台灣第一次由精神科專科醫師從事精神醫學之教學。1929 年，中村讓在台北創立了養浩堂，可說是台灣精神醫院的鼻祖。

1935 年之後，台灣各地開始精神科病院的建立，其中府立養神院（衛生福利部桃園療養院之前身）正式啟用，床數 100 床是當時最大的精神病院。國民政府遷台（1945 年）之後，全台灣已有九處精神病診療所，共可收容 387 位病人。期間精神病人之社會問題亦開始受到重視。

三、台北帝國大學精神病科的設立

台北帝國大學醫學部於 1938 年成立精神病科。林宗義教授是台灣第一位精神科醫學博士。1947 年，台大醫院成立「神經精神科」除設置精神科病房之外，並開始積極推動「台灣模式」的精神醫學，可謂本土化精神醫學之開始。1960 年代之後，台大精神科開始協助台灣省衛生處籌劃或設立省（市）立醫院精神科，並代訓全國各地之精神醫療從業人員。1990 年，《精神衛生法》由立法院通過，同年由總統明令公布實施，宗旨在保障精神病人的權益，以促進國民心理健康；因應時代變化及病人人權考量，2007 年《精神衛生法》增修緊急安置、強制住院與強制社區治療等相關條文。

1-3 精神科護理的發展史

國內精神科護理的發展深受西方醫療體制的影響，就歐美精神科護理的發展過程可分為三階段。

一、萌芽期（~1890 年）

監禁式護理

精神病人長久以來都受到鐵鍊及**監禁的方式**，被施予嚴格殘酷的管理。到了 18 世紀末，在歐美一些精神醫學者倡導人道主義下，精神科病人才被以人道的方式對待。

生理層面護理

此時期的精神科護理，其功能仍僅限於照顧病人身體方面及改善生活環境為主。

1860 年，南丁格爾(Nightingale, 1820~1910)利用各方募款在聖多瑪醫院創辦第一所現代護士學校，護理人員訓練由學徒制轉為正式學校教育。

1873 年，美國理查茲(Richards)女士主張精神科病人照護品質應和一般內科病人一樣完善，奠定了精神科護理的基礎模式。

1875 年，李絲(Lees)於倫敦成立「首都護士協會」，為歷史上第一個護士協會，該學會後來發展為國際性的護士學會組織。

二、成長期（1890~1940 年）

描述性護理

1883 年，隨著克雷普林(Kraepelin)開始將精神疾病作有系統的描述與分類後，精神科護理擴展為協助觀察病人的症狀行為，並詳細描述記錄，以提供醫師診治病人參考。

肌體性護理

1930 年代，精神醫學發展了很多身體治療方法，促使精神科護理人員需增加本身的內外科護理知識及技術以協助治療病人。

動力精神性護理

美國精神分析學家蘇利文(Sullivan)主張治療者與病人間建立整體而緊密的關係是相當重要的，使得精神科護理還須具備身體、心理等不同層次的學理和知識來作為執行護理的基礎；而在角色方面，也擴展到主動與病人建立治療性關係。

三、成熟期（1940 年~迄今）

整體性護理

1952 年，**佩普洛**(Peplau)出版**《護理的人際關係》**一書，**主張護理為一個治療過程，具有同盟關係，治療關係有階段性的任務要完成，為精神科護理發展出有系統的理論架構的著名文獻**。

1953 年，英國醫師瓊斯(Jones)出版《治療性社區(therapeutic community)》一書，強調在治療過程中**營造治療性環境設施與護理活動**，精神科護理的角色功能也由對病人的個別護理，拓展到團體與家庭治療中。

1963 年以後更在社區心理衛生運動的快速推展下，使精神科護理開始走向社區心理衛生工作領域。

1-4 台灣精神科護理的發展史

一、清領時期

在西醫尚未傳入台灣之前，除了漢醫的問診外，民間流傳著諸多偏方、祕笈及民俗療法，自先民至今都還具有影響力。當時的精神病人皆被救濟院收容，更遑論治療與護理。在後來來台的女傳教士中不少人具有護理資格，因此促進了台灣醫療工作的推展。

二、日治時期（1895~1945 年）

從 1895 年開始，人們將護理人員稱為「看護婦」（直到 1914 年才改以護士稱呼）；同年，宣布組織「衛生委員會」，並創立「大日本台灣病院」（台大醫院前身），並由日本選派醫師、藥劑師、護士來台開始醫護工作。

1897 年，台灣總督府台北醫院制定「看護婦養成內規」，至此台灣公立護士教育開始有了起步。

1912 年，具有護士資格的烈以利女傳教士為馬偕醫院設立護理部；1923 年，其至彰化基督教醫院服務，即著手訓練三位護士，並於 1927 年成立護理訓練班，負責招生及訓練的工作。

到了 1924 年，政府又公布「台灣看護婦規則」。當時的看護婦養成所是純熟技術的訓練，但對於提供一個護理專業的教育環境則明顯不足，所以當時台灣的兩位護理前輩陳翠玉及鍾信心女士選擇到日本聖路加學校進修護理。她們兩位都是台灣護理界重要的開拓者，並創辦護理學校，創立許多護理制度，改革台灣護理，使其現代化。

三、國民政府時期（1945 年~迄今）

1945 年，馬偕醫院看護婦訓練班更名為「馬偕醫院護士訓練班」，1947 年創立「省立高級醫事職業學校」，同年國防醫學院創立護理學系，為台灣第一所大學護理學系。1948 年政府公布「護士管理規則」，1949 年台大醫院護理部成立。

1966 年鍾信心女士在台大護理系開啟台灣精神科護理教育的新里程，同時參與台大醫院院外開辦的「精神臨床護理訓練班」，造就不少精神科護理的專業人才，而被尊稱為台灣的「精神科護理鼻祖」。1992 年「中華民國精神衛生護理學會」成立，由周照芳女士初任理事長，並在鍾信心、周照芳、蕭淑貞、戎瑾如、蔡欣玲等歷屆理事長的努力下，持續促進精神衛生護理的發展。

我國於 2000 年公告護理人員法增訂「專科護理師」的條文，促使國內實施專科護理師合法化。2005 年公告「內科及外科專科護理師」甄審原則及相關規定，專科護理師訓練應於中央主管機關認定具有專科護理師訓練能力之醫院為之。2010 年增訂護理人員法中專科護理師的證照制度。2012 年專科護理師分科之內科新增精神衛生組。

中華民國精神衛生護理學會於 2006 年公告實施精神衛生護理師甄審，明訂精神衛生護理師的六項能力筆試與模擬病人知能力展現，涵蓋人際關係治療、精神衛生護理評估、藥物治療、暴力處置、行為治療、團體治療等六項實務能力與工作要項。同時也提出 N1~N3 的「基層精神衛生護理人員臨床專業能力要求」以及「基層精神衛生護理人員臨床專業能力培訓重點」。2009 年公告實施社區精神衛生護理能力鑑定，明定社區精神衛生護理能力項目及能力必備要項涵蓋治療性人際關係、精神衛生護理評估、藥物治療、建構自我、自我管理、疾病管理、就業及就學輔導、資源連結八大項目，並開始每年舉辦社區精神衛生護理能力鑑定筆試、社區訪視與完成社區案例分析。2017 年再增加兩項社區精神衛生護理能力鑑定項目「家庭護理治療能力」、「危機管理」。

2014 年進行精神衛生臨床護理專家審查與認證，且於 2017 年修訂條文如下：凡是領有護理師證書，具精神科專長領域臨床實務經驗 3 年以上，且具護理相關碩士學位及以上者，加上符合以下三項條件之一：(1)取得精神衛生護理師證書或社區精神衛生護理能力合格證明、(2)具國內外專科護理師證書者、(3)具有專任國內外研究所精神衛生護理實務課程教學資歷者，即有申請臨床護理專家(clinical nurse specialist, CNS)認證的資格（中華民國精神衛生護理學會，2017），期許精神衛生護理專業能與時俱進，為病人及家屬提供更專業的照護。

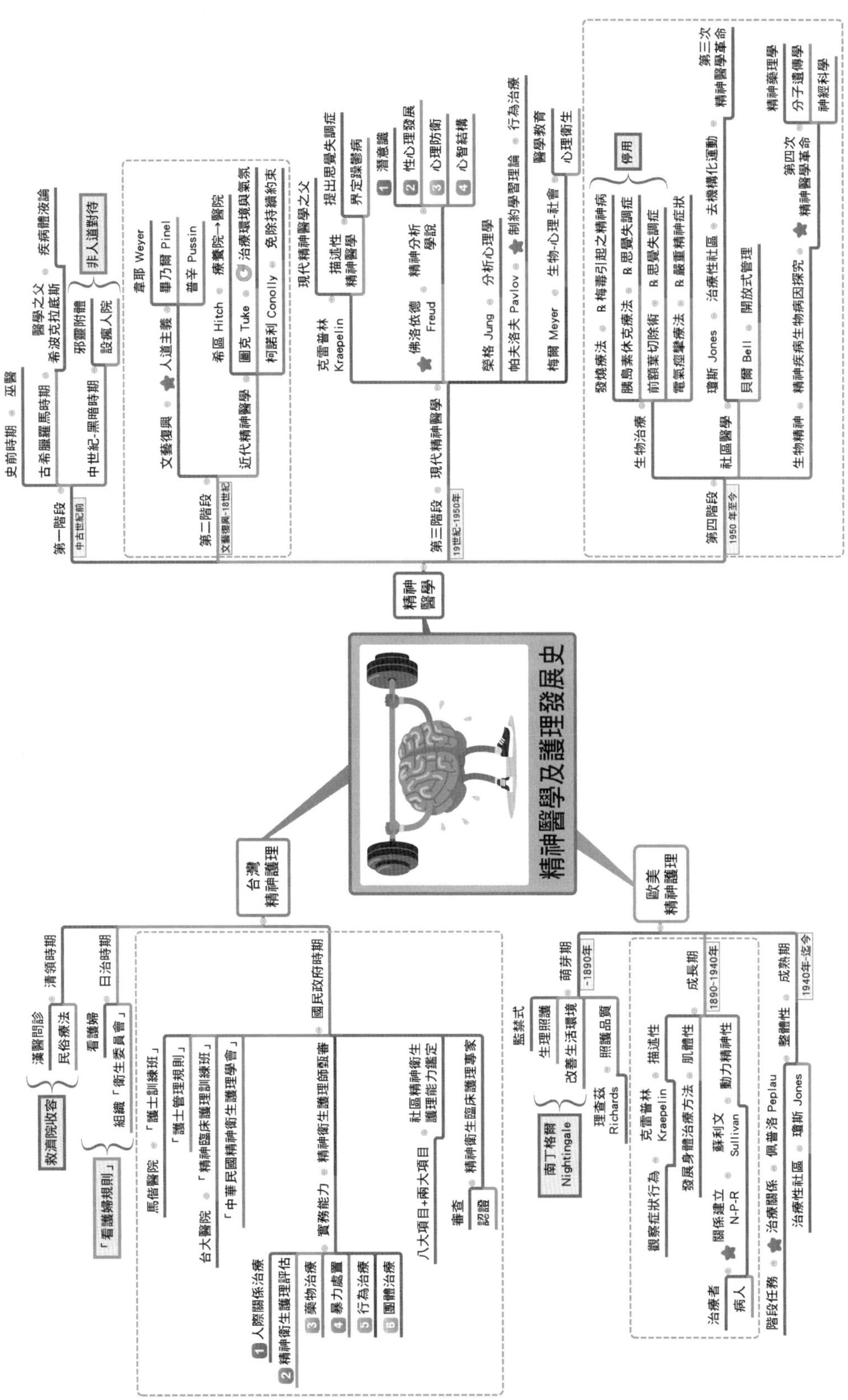

精神醫學及護理發展史

- 精神醫學
  - 第一階段（中古世紀前）
    - 史前時期：巫醫
    - 古希臘羅馬時期：醫學之父 希波克拉底斯：疾病體液論
    - 中世紀-黑暗時期：邪靈附體、設瘋人院 → 非人道對待
  - 第二階段（文藝復興-18世紀）
    - 文藝復興：★人道主義
      - 韋耶 Weyer
      - 畢乃爾 Pinel
      - 普辛 Pussin
    - 近代精神醫學
      - 希區 Hitch：療養院→醫院
      - 圖克 Tuke：治療環境與氣氛
      - 柯諾利 Conolly：免除持續約束
  - 第三階段（19世紀-1950年）：現代精神醫學
    - 克雷普林 Kraepelin：現代精神醫學之父；描述性精神醫學
      - 提出思覺失調症
      - 界定躁鬱病
    - ★佛洛依德 Freud：精神分析學說
      - 1 潛意識
      - 2 性心理發展
      - 3 心理防衛
      - 4 心智結構
    - 榮格 Jung：分析心理學
    - 帕夫洛夫 Pavlov：★制約學習理論：行為治療
    - 梅爾 Meyer：生物-心理-社會
      - 醫學教育
      - 心理衛生
  - 第四階段（1950年至今）
    - 生物治療
      - 發燒療法：℞ 梅毒引起之精神病
      - 胰島素休克療法：℞ 思覺失調症
      - 前額葉切除術：℞ 思覺失調症
      - （以上 停用）
      - 電氣痙攣療法：℞ 嚴重精神症狀
    - 社區醫學
      - 瓊斯 Jones：治療性社區：去機構化運動：第三次精神醫學革命
      - 貝爾 Bell：開放式管理
    - 生物精神：精神疾病生物病因探究：★第四次精神醫學革命
      - 精神藥理學
      - 分子遺傳學
      - 神經科學
- 台灣精神護理
  - 清領時期：漢醫問診、民俗療法 → 救濟院收容
  - 日治時期：看護婦、組織「衛生委員會」 → 「看護婦規則」
  - 國民政府時期
    - 馬偕醫院：「護士訓練班」
    - 「護士管理規則」
    - 台大醫院：「精神臨床護理訓練班」
    - 「中華民國精神衛生護理學會」
    - 精神衛生護理師甄審：實務能力
      - 1 人際關係治療
      - 2 精神衛生護理評估
      - 3 藥物治療
      - 4 暴力處置
      - 5 行為治療
      - 6 團體治療
    - 社區精神衛生護理能力鑑定：八大項目+兩大項目
    - 精神衛生臨床護理專家：審查、認證
- 歐美精神護理
  - 萌芽期（-1890年）
    - 南丁格爾 Nightingale：監禁式、生理照護、改善生活環境
    - 理查茲 Richards：照護品質
  - 成長期（1890-1940年）
    - 描述性：克雷普林 Kraepelin：觀察症狀行為
    - 肌體性：發展身體治療方法
    - 動力精神性：蘇利文 Sullivan：★關係建立 N-P-R：治療者、病人
  - 成熟期（1940年-迄今）
    - 整體性
      - 佩普洛 Peplau：★治療關係：階段任務
      - 瓊斯 Jones：治療性社區

學習評量

1. 於 19 世紀創立精神分析學說(psychoanalysis)成為當時精神醫學舞台上的主角，是下列哪一位醫師？(A)克雷普林(Emil Kraepelin) (B)布洛爾(Eugen Bleuler) (C)佛洛依德(Sigmund Freud) (D)榮格(Jung)。
2. 以下何項是瓊斯(Jones)所提出的概念？(A)開放式管理政策(open door policy) (B)治療性社區(therapeutic community) (C)生物精神醫學(biological psychiatry) (D)描述性精神醫學。
3. 在抗精神病藥物尚未發表之前，哪幾種療法對精神疾病有重大影響，下列何項治療除外？(A)發燒療法(fever therapy) (B)胰島素休克療法(insulin shock therapy) (C)電氣痙攣療法(electroconvulsive therapy) (D)快速療法(rapid therapy)。
4. 台灣最早的精神科病院於什麼時代設立？(A)清領時期 (B)日治時期 (C)國民政府時期 (D)1952 年以後。
5. 1990 年有什麼重要的法案通過，使精神醫療更落實實施，並保障病人權益？(A)國家心理衛生法案 (B)精神衛生法 (C)社區心理衛生中心法 (D)護理人員法。
6. 精神醫學的首次革命，奠定日後以人道立場照護精神病人的態度，是受誰的影響最大？(A)韋耶(Johan Weyer)：主張精神疾病和生理疾病一樣，和巫魔毫無關係 (B)畢乃爾(Philippe Pinel)：除去精神病人的鎖鍊 (C)希區(Hitch)：創設收容精神病人的醫院型態 (D)佛洛伊德(Sigmund Freud)：創立精神分析，將精神醫學帶入心因性的革命。
7. 有關精神醫學第四次革新運動的敘述，下列何者正確？(A)代表人物為瓊斯(Jones) (B)倡導治療性社區 (C)推廣去機構化運動 (D)生物精神醫學蓬勃發展。
8. 世界衛生組織強調對精神病人基本人權的尊重，下列何者正確？(A)病人應有權利在社區，而非機構化照顧 (B)全球心理衛生治療的趨勢是從急性醫院轉換為慢性機構療養 (C)精神生物醫學的進步，藥物治療的成效佳，故不需要心理社會的整合性照護 (D)慢性精神病人宜在偏遠地區的療養機構接受治療與安置。
9. 德國醫師克雷普林(Emil Kraepelin)最早提出哪些疾病診斷，開啟描述性精神醫學(descriptive psychiatry)的發展：(A)思覺失調症(schizophrenia)與雙相情緒障礙症(bipolar disorder) (B)早發性失智(dementia praecox)與躁鬱病(manic-depression psychosis) (C)自閉症(autism) (D)阿茲海默症(Alzheimer's disease)。

10. 請問哪個藥物於 1952 年被發現能改善精神病症狀，造成精神醫療劃時代的改變？(A) Reserpine (B) Lithium (C) B.Z.D. (Benzodiazepines) (D) Chlorpromazine。

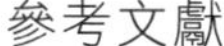
參考文獻

掃描對答案

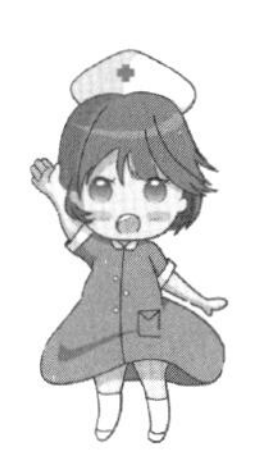

• MEMO •

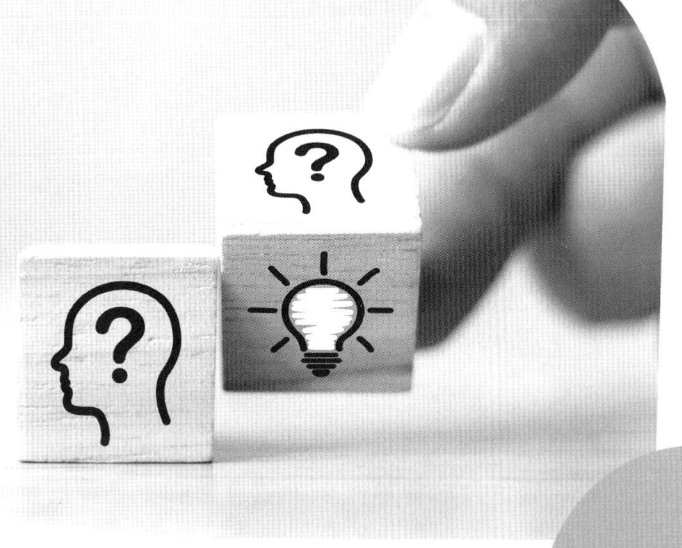

編著：沈孟樺　修訂：李怡賢

精神衛生護理的基本概念

本章大綱

前言

隨著醫療結構的改變，對於人權的重視以及各種新興知識的發展，精神衛生護理也從過去的監禁式護理、描述性護理（以身體照顧為主，並協助醫師觀察及記錄個案情緒行為等）、動力精神性護理，乃至於目前強調生理、心理及社會整體觀的護理模式。精神衛生護理以往稱為精神科護理，名稱的改變有利於我們重新定義精神衛生護理的三級預防觀念。精神衛生護理也強調人為一整體，重視個人的身體、心理、靈性及社會等需求，並具備能主動運用理論、獨立作業的專業形象。本章中將介紹精神衛生護理的基本概念，及精神衛生護理臨床實務中常運用的理論。

2-1 精神衛生護理的基本理念

每個專業均有實務標準的發展任務，以檢視專業的表現及能力，並藉此為專業目標提供服務。護理實務的標準是依循：促進與維持個體健康、預防疾病及傷害，以及恢復健康的前提訂定出來。

根據美國護理學會(American Nurses Association, ANA)的精神衛生護理委員會所發表的精神衛生護理定義中：「精神衛生護理是一門有目標地研究人類行為理論之學科，也是一門藝術。目的在預防及治療精神方面的障礙，以期提升社會、社區及個人之精神、心理狀態至最佳境界。」精神科護理師即以提升精神心理衛生為目標，並採用預防及治療的方式達成。

美國護理學會於 1994 年依循護理過程，訂定精神衛生護理臨床照護標準，為精神衛生護理提供了一個可執行且可評值的架構，幫助精神衛生護理師清楚地定義角色責任。內容共有五項規範：

1. **評估**：收集個案的健康資料。從護理師與個案的訪談及其他可信資料、相關訊息中，可提供護理師對個案的情況作初步的判斷，並開始形成照護計畫。護理師在訪談過程中運用觀察、溝通、評估的技巧並做記錄；完成資料收集之後，護理師依照先後順序統整個案的健康資訊。
2. **診斷**：分析、評估個案的健康資料並提出診斷。護理師將收集到的健康資料分析整合後，確認個案對其需求、面臨問題或潛在精神疾病的反應型態。護理師可依國際北美護理診斷協會(North American Nursing Diagnosis Association International, NANDA-I)所訂定的護理診斷提出適合於個案的診斷。

3. **確認預期結果**：確認為個案量身訂做的預期結果。由個案及護理師共同決定基本目標，且目標是以個案健康為依歸，而護理師可預期這目標能藉由健康照護的幫助達到。預期目標需實際、可達到、且可測量，並應予記錄。此可為個案提供一個測量健康狀態及進展的基礎。
4. **計畫**：針對預期結果發展出照護計畫。護理師與個案及重要他人合作，發展具個別性、獨特性、能達最大預期效果的照護計畫，並引導護理措施。這照護計畫可讓醫療團隊所有成員共同運用，且照護計畫可隨著個案健康狀況及病程進展的變化而修訂之。
5. **執行計畫**：執行計畫中的護理措施。護理師依據自己的教育背景執行臨床實務，選擇可以因應個案需求的護理措施，並依循護理計畫進行。

2-2 精神衛生護理的臨床運用模式

一、精神分析模式(Psychoanalytic Model)

根據佛洛依德(Freud)之精神分析治療理論發展而來。佛洛依德從臨床觀察中，以個人經驗及主觀的解釋發展出此理論。

1. **偏差行為的意涵**：1960 年代精神藥物興起之前，精神分析學說被應用在所有精神疾病的病因解釋與治療之中。
   (1) 於早期發展上的衝突未獲妥善解決。
   (2) 所發展出的自我防衛機轉未能適當因應焦慮。
   (3) **個體因未解決之衝突及焦慮的影響而產生症狀**。
2. **治療過程**：
   (1) 運用自由聯想(free association)及夢的解析(dream analysis)解釋偏差行為。
   (2) 鼓勵個案積極主動地表達想法。
   (3) 鼓勵個案發展轉移關係(transference)，並藉以修正早期的創傷經驗。
   (4) 藉個案的阻抗(resistance)來確認問題。

二、人際關係模式(Interpersonal Model)

代表人物為**蘇利文**(Sullivan)**及佩普洛**(Peplau)。**主要認為人是由人際關係中獲得安全感及滿足感**。

1. **偏差行為的意涵：**
   (1) 人際相處時會引發焦慮。
   (2) 當自我安全受到威脅，且無法控制人際互動時所引發的焦慮，便會產生症狀。
   (3) 人類基本的害怕感覺即為人際關係中被拒絕所產生的感覺。
2. **治療過程：**
   (1) 以同理心來體驗及接受個案的感覺。
   (2) **治療者與個案建立治療性人際關係，個案可藉此體驗信任而滿意的人際關係**。
   (3) 以所建立的治療性人際關係作為修正人際經驗的機會。
   (4) 鼓勵個案與他人分享焦慮、看法及感受。
   (5) 幫助個案發展治療情境以外的人際關係及人際能力。

三、社會模式(Social Model)

代表人物為薩茲(Szasz)、卡普蘭(Caplan)。

1. **偏差行為的意涵：**因環境及社會壓力造成壓力而引發疾病。
2. **治療過程：**
   (1) 協助病人了解自身之社會系統。
   (2) 運用危機處置(crisis intervention)尋求解決之道。

四、溝通分析模式(Transactional Analysis Model, TA Model)

代表人物為伯恩(Berne)及瓦茲拉威克(Watzlawick)。認為溝通可透過言語及非言語方式來表達，同時需考量訊息發出者及接收者對訊息的解釋，當訊息溝通不良時便會造成行為的偏差。溝通分析模式提供了一個容易明瞭的架構，協助我們觀察個體間的溝通及問題所在，可以運用於確認個體的不良溝通狀態，並修正溝通型態。

1. **偏差行為的意涵：**
   (1) 訊息未清楚溝通時，如言語及非言語表達不一致時，即可能產生行為偏差。
   (2) **語言溝通常會扭曲訊息的意義**。

2. **治療過程：**
   (1) 分析個案或家庭的溝通型態。
   (2) 治療者清楚地表達並確認個案傳達的訊息。
   (3) 協助個案澄清自己的溝通方式。
   (4) 教導個案良好溝通的原則，協助個案學習良好有效的溝通方式。
   (5) 協助個案改善與他人之溝通。

五、行為治療模式(Behavioral Model)

代表人物為史金納(Skinner)。主要認為行為是學習得來的，因此也可以透過學習去除或修正該行為。

1. **偏差行為的意涵：**
   (1) 偏差行為是非期望行為的形式，是學習而來的不良行為。
   (2) 偏差行為可能因為可以減輕焦慮而持續存在。
   (3) 可以藉由另一個可以減輕焦慮的適當行為替代之。

2. **治療過程：**
   (1) 治療過程即是教育的過程。
   (2) 應用行為治療的原則，增強好的、適應的行為，且不鼓勵偏差行為。
   (3) 協助個案以能減輕焦慮、且可被接受的行為取代偏差行為。
   (4) 加強建立期待的行為。

六、生物醫學模式(Medical Model)

代表人物為佛洛依德(Freud)與史賓賽(Spitzer)等人。主要強調中樞神經系統對疾病過程之影響。

1. **偏差行為的意涵：**
   (1) 偏差行為可能是由中樞神經系統的疾病所引起。
   (2) 症狀是由於遺傳、生理、心理、環境和社會等眾多因素造成。
   (3) **偏差行為與個案本身的壓力耐受度有關**。

2. **治療過程：**
   (1) 觀察個案症狀，並提供診斷與處方。
   (2) 參與執行肌體治療、藥物治療或檢查。
   (3) 衛教個案有關疾病及治療的知識。

七、整合性護理模式(Nursing Model)

代表人物為奧蘭多(Orlando)及羅伊(Roy)等人。主要認為人是生理、心理、社會文化、發展和靈性的整合體，當個人面對壓力時會以獨特的方式因應之。

1. **偏差行為的意涵：**
   (1) 觀察到的行為與個案的各種壓力源有關。
   (2) 個案因應壓力的結果在適應（健康）與不適應（不健康）行為連續線上移動。
   (3) 行為困擾不但影響個案，亦會影響家庭及社會。
2. **治療過程：**
   (1) 從生理、心理、社會文化、發展和靈性的層面，完整地收集個案的訊息。
   (2) 透過護理過程提供個案個別性的照護。
   (3) 與個案共同設立計畫與目標，並共同執行及評值之。
   (4) 與其他醫療團隊成員及照顧者合作，達到目標。

八、個案管理模式(Case Management Model)

個案管理是**以個案之需求與身心健康為導向**，為個案協調與整合醫療、復健、社區服務部門及資源，主要目標是確保在體系中照護的延續性，盡可能以最有效率的方式進行個案發現、需求評估、**訂定照顧目標，提供多元化、跨專業、持續性的照護**、追蹤及評估持續需求，如藥物治療、疾病管理、復健活動等，讓個案成功回歸社區生活（詳見第 25 章）。

九、復元模式(Recovery Model)

精神復元目的是要強化個案的能力與技巧，提供心理社會復健服務，**協助個案發展社區生活能力**、就業、社會化，**使其保持希望，自信與樂觀地看待未來**。護理師應透過**賦能**(empowerment)**提供充分的資訊，協助個案了解自己的問題**，激發行為改變動機，**建立自決能力**，重建社會角色、人生目標（詳見第 25 章）。

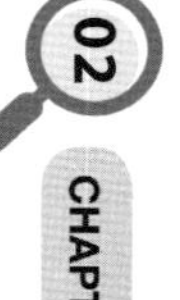

心智圖

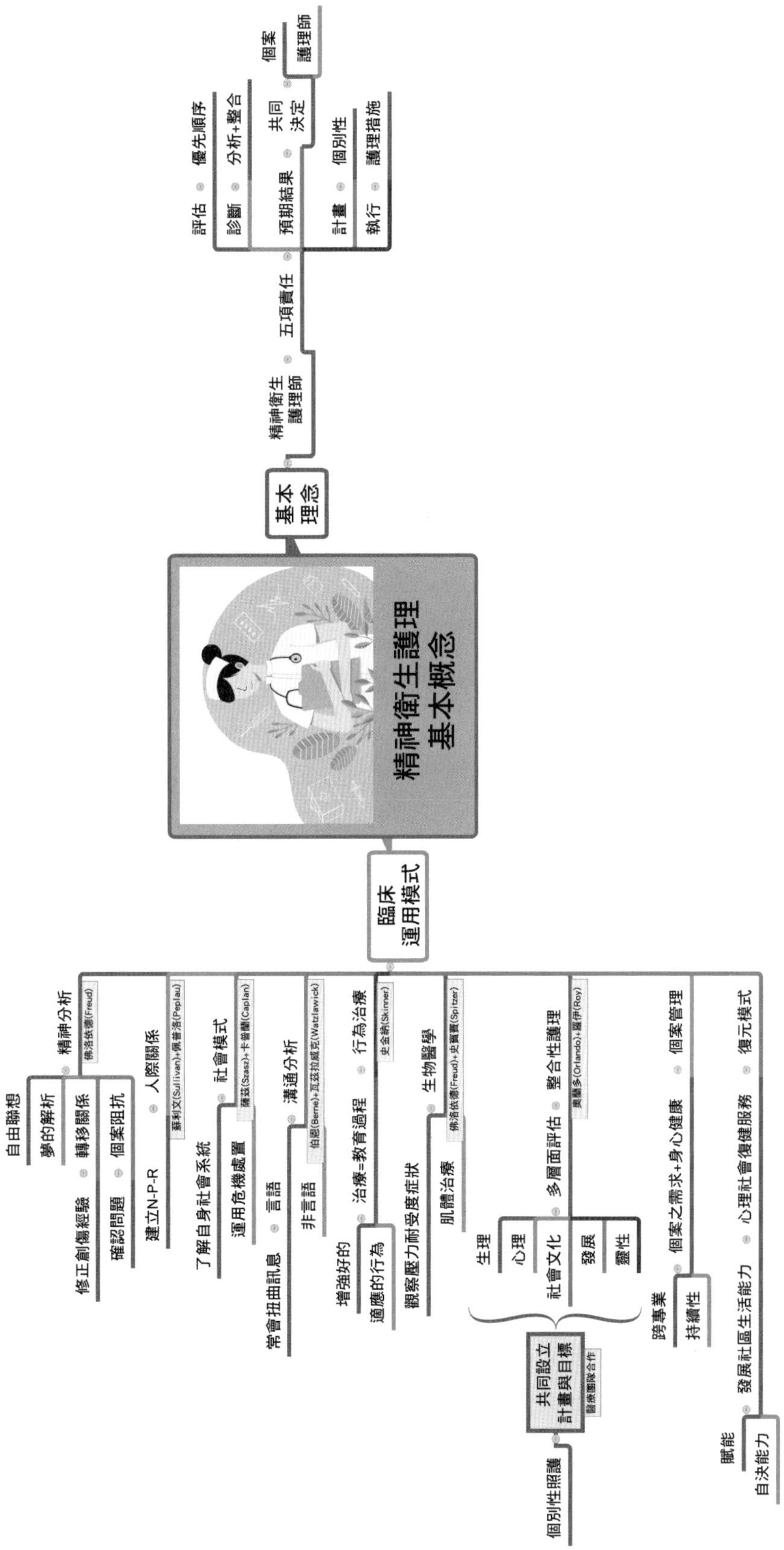

精神衛生護理基本概念

- 基本理念
  - 精神衛生護理師
    - 五項責任
      - 評估 — 優先順序
      - 診斷 — 分析+整合
      - 預期結果 — 共同決定 — 個案、護理師
      - 計畫 — 個別性
      - 執行 — 護理措施
- 臨床運用模式
  - 精神分析（佛洛依德(Freud)）
    - 自由聯想
    - 夢的解析
    - 轉移關係 — 修正創傷經驗
    - 個案阻抗 — 確認問題
  - 人際關係（蘇利文(Sullivan)+佩普洛(Peplau)）
    - 建立N-P-R
  - 社會模式（薩茲(Szasz)+卡普蘭(Caplan)）
    - 了解自身社會系統
    - 運用危機處置
  - 溝通分析（伯恩(Berne)+瓦茲拉威克(Watzlawick)）
    - 言語 — 常會扭曲訊息
    - 非言語
  - 行為治療（史金納(Skinner)）
    - 治療=教育過程
      - 增強好的
      - 適應的行為
  - 生物醫學（佛洛依德(Freud)+史賓賽(Spitzer)）
    - 觀察壓力耐受度症狀
    - 肌體治療
  - 整合性護理（奧蘭多(Orlando)+羅伊(Roy)）
    - 多層面評估
      - 生理、心理、社會文化、發展、靈性 — 共同設立計畫與目標（醫療團隊合作） — 個別性照護
  - 個案管理
    - 個案之需求+身心健康
      - 跨專業
      - 持續性
  - 復元模式
    - 心理社會復健服務
      - 發展社區生活能力
        - 賦能
        - 自決能力

2-3 精神衛生護理工作

一、精神衛生護理實務

精神衛生護理實務涵蓋的層面十分廣泛，美國護理學會(ANA)將之分為基本精神衛生護理實務及進階精神衛生護理實務兩方面，分別說明如下。

(一) 基本精神衛生護理實務

在基本臨床實務方面，護理師可做到以下內容：

1. **諮商**(counseling)：運用諮商技巧協助個案改善或恢復原有的調適能力，以促進心理衛生、預防精神疾病及殘障。美國護理學會(ANA)所指的諮商是包括會談、溝通技巧、問題解決、危機處理、壓力管理及行為修正等知識與技巧。
2. **環境治療**(milieu therapy)：與個案及醫療團隊成員提供、組織及維持一個治療性環境。環境被視為一個治療工具，可修正行為、教導技巧，並鼓勵個案與他人溝通。在環境中，護理師藉著互動機會，作為個案的角色模範，提供架構及支持，以促進個案的成長。
3. **自我照顧活動**(self-care activities)：建構與個案日常生活作息有關的措施，以增進個案自我照顧活動及身心健康。精神衛生護理的主要概念之一即是促進個案的獨立能力，在此理念之下，個案必須負責自我照顧，如此才能相對地增強自尊、改善功能及健康。
4. **生物精神醫療措施**(psychobiologic interventions)：運用生物精神醫療知識與技巧，維持個案的健康及預防殘障。精神衛生護理包含協助個案使用藥物，而其他許多身體治療亦同樣需要護理師的準備、觀察及衛教，所以護理師有責任充分了解此方面的知識，並做好自我準備。
5. **健康教育**(health teaching)：透過衛教協助個案達到一個滿意的、有創造性的健康生活型態。並提供許多衛教主題給予個案能夠回饋及練習技巧的機會。
6. **個案管理**(case management)：整合健康服務，以確保照護的連續性。於照護過程中參與個案照護，並全面性地管理健康服務。
7. **健康促進及維持**(health promotion and health maintenance)：運用策略及措施，增進及維持心理健康，並預防疾病。

(二) 進階精神衛生護理實務

受過進階精神衛生護理的臨床專科護理師，所執行的護理實務內容如下：

1. **心理治療**(psychotherapy)：運用個人心理治療、家庭心理治療、團體心理治療、兒童心理治療及其他治療處置，協助個案增進心理衛生、預防精神疾病、改善或恢復原有健康狀態與功能。護理師須與個案訂立契約，並依循契約進行心理治療。
2. **藥物處方**(prescription of pharmacologic agents)：依據護理師法給予藥物，以改善精神症狀及功能性健康狀態。護理師需具有藥物治療的知識，能開立處方，並注意個案服藥狀況。
3. **照會**(consultation)：為其他提供健康照護者及與個案照護計畫相關人員提供照會服務，增進精神衛生照護的能力。
4. **評值**(evaluation)：評值個案的健康狀況及進展，以達到預期效果。

✚ 二、精神衛生三級預防

卡普蘭(Caplan)提出的預防精神疾病的照護模式廣受認同及應用。行政院舉辦的科技顧問會議中，將護理師的角色分為社區護理、臨床護理及居家護理三種，即是精神衛生護理服務三級預防的最佳體現（表 2-1），詳細護理措施請參閱第 25 章。

✚ 三、精神醫療團隊

護理師在精神心理衛生照護中扮演一個重要的角色，如預防、治療及復健，並需與其他團隊成員共同合作，協助個案盡可能地達到及維持最大的福祉。精神醫療團隊的基本成員包括：

1. **精神科醫師**：工作內容有評估個案病情及收個案住院、開立處方及監測藥物、執行電氣痙攣療法、帶領個人治療或家庭治療、參與醫療團隊會議等。一般而言，醫師是整個精神醫療團隊的領導者。
2. **精神衛生護理師**：在個人或團隊的情境中與個案互動，管理個案照護事宜，給藥及監測藥物，協助身體或心理治療，參與團隊會議，衛教個案及家屬，記錄有意義的訊息，與個案的重要他人保持聯繫，評估個案的心理、生理、社會、文化及靈性問題，並執行護理措施。

表 2-1 精神衛生三級預防

項 目	初級預防	次級預防	三級預防
目的	1. **促進民眾心理健康，強化個人因應能力** 2. **預防危險因子的產生** 3. 減少民眾對精神疾病的偏見	1. **早期確認診斷、轉介及早期治療** 2. 主要目標是**使個案盡快獲得有效的治療與照顧，以縮短病程、減輕病症及疾病持續時間**	在復原期或持續惡化期中，提供**復健**、**回歸社區**等長期妥善的生活安排與照護
對象	社區民眾、高風險族群	疑似精神病人	慢性病人及家屬
措施	**衛生教育**、宣傳與諮商、**舉辦講座**、展覽、書籍或手冊	藉醫療或輔導機構，進行**危機處置，及防範暴力或自傷行為的產生**	工作訓練、職能復健
機構	社區心理衛生中心、**張老師**、**生命線**、**心理輔導中心**、就業輔導中心、學校輔導中心、家庭協談中心及自殺防治中心	**精神科門診**、**急診**、急性病房、日間住院病房及精神科緊急醫療網	**康復之家**、**庇護工廠**、**社區復健中心**、**日間留院**、**精神護理之家等**

3. **社會工作人員**：主要工作內容為與個案家屬聯繫，並在個案出院回社區時作為一個聯繫的角色。強調個案在自己生活之社會情境中的處理方式。
4. **心理治療師**：評估及治療個案個人、家庭或團體的心理社會問題，但不能開立處方，許多心理治療師也進行心理測驗以協助診斷精神疾病。
5. **職能治療師**：評估個案主要問題，如注意力、持續力等，並運用有目的的活動治療改善個案生活功能，以促進個案功能獨立及為日後工作做準備。
6. **非專業人員**：如個案家屬、志工團體等均是醫療團隊成員之一。

2-4 精神衛生護理師的角色及功能

一、角色及功能

精神衛生護理師以個案為中心提供預防性、治療性及復健性的護理服務，從個案的觀點來看，其所具備的角色功能如下（盧，2005）：

1. **管理者**(manager)：計畫並執行有關個案一切的健康照護事務。
2. **協調者**(coordinator)：經常與其他專業醫療人員溝通聯繫，提供個案適當的診斷、最佳的治療照顧，並有效地利用各類資源。
3. **代言者**(advocator)：護理師有責任及權利保障個案的權益。當個案的身心受到傷害或權益受到衝突及威脅時，需依照專業判斷及決定向有關機構及人員提出意見，作為擬定計畫或政策的參考。
4. **教育者**(educator)：為達到預防疾病的主要任務，應教導個案或民眾有關健康方面的知識，以改善健康態度與行為。
5. **諮詢者**(consultant)：憑藉開放、不加批判的態度，運用相關的知識及溝通技巧，協助個案真正了解自己的感受及問題。
6. **決策者**(decision maker)：經由護理過程、運用決策方法，與個案、家屬及其他醫療專業人員共同擬定健康照護的計畫與執行步驟。
7. **服務者**(caregiver)：提供個案所需的整體身體、心理及社會的護理活動，使個案恢復健康。
8. **復健者**(rehabilitator)：協助個案在疾病或意外事件後能很快地恢復身心的健康及功能，並給予情緒的支持。
9. **研究者**(researcher)：經由研究的步驟，來查核所執行的護理活動是否正確合宜，尋求個案問題的解決或發展新的護理措施。

二、發展中的護理角色

美國護理學會將精神衛生護理工作區分為一般精神科護理師及精神科專科護理師，另於 1970 年代起由於醫療照會的發展，也興起聯繫照會護理師的角色。目前台灣也正朝此方向努力中，其相關角色定位與功能分述如下：

1. **一般精神科護理師**(psychiatric nurse)：擔任臨床護理師、教育者、諮詢者及復健者等。其服務對象主要為個案及家屬。

2. **進階精神衛生護理**(advanced practice nursing)：目前國內正在發展的護理方向，由資深精神科護理師擔任，包含臨床專科護理師(clinical nurse specialist, CNS)及執業護理師(nurse practitioner, NP)，除直接照護病人外，亦為精神科護理師提供教育、研究、督導與諮詢，並參與危機處置、社區觀察及研究，**也提供非精神科單位之精神衛生護理服務**。服務對象除了個案及家屬之外，亦發揮研究、教育、政策及督導護理服務的功能。

3. **聯繫照會護理師**(consultation-liaison nurse)：聯繫照會是一種護理業務模式，屬於精神科護理的次專科，是依循照會的概念發展而來，於 1970 年代才被普遍地應用。聯繫照會護理師與照會者**通常維持一種平行的同事關係，照會的過程與一般護理過程相似**。主要的功能為支持照會者、提供思考及解決問題的指引，協助照會者對問題有更深入的了解，進而自己解決問題；但不做督導及考核的工作，不以督導的立場評價照會單位或照會者個人的工作表現，**只針對問題的發生與解決，沒有獎賞或懲罰的權力**，對於照會內容也必須做到保密。因此，聯繫照會護理師最好以臨床護理專家的角色呈現，勿擔任行政督導或管理階層的職位。

   依照會問題處理的重點，護理照會可分為下列四類問題：以個案為主(client-centered)的問題、以照會者為主(consulter-centered)的問題、以活動為主的行政(program-centered administrative)問題及以照會者為主的行政(consulter-centered administrative)問題。以個案為主的照會稱為直接照會(direct consultation)，其餘三種則為間接照會(indirect consultation)。聯繫照會護理師根據其專業判斷及與照會者的討論，共同決定解決問題的方針，故工作範疇並不限於綜合醫院內，還可以擴展到社區內的其他機構。

2-5 臨床實務與教學的挑戰

台灣護理教育為了減少學生畢業後學用落差以及畢業後臨床適應問題，於 2012 年開始於護理教育中進行客觀結構式臨床測驗(objective structured clinical examination, OSCE)（請參閱第 26 章）。

OSCE 最早在 1975 年由 Harden 和 Gleeson 者提出，當時用來評估醫學院學生執行臨床檢查能力，因為 OSCE 是以透過客觀方法建立標準化與結構化的測驗內容，使受試學生能進行相同目標的臨床任務測驗，再以透過標準化之評量來評估受測者的表現，目前已成為歐美醫護人員能力評量的重要工具之一。台灣護理教育雖然起步較晚，但目前除了教育部挹注經費讓學校增建 OSCE 教室，各學校也蓬勃發展 OSCE 相關護理教育，期能發揮 OSCE 最大效益，提升學生學習成效。而在臨床工作部分，初入精神科領域的人員也會面臨到許多的挑戰，以下列舉十項常見的臨床照護挑戰及解決方式(Fortinash & Holoday-Worret, 2000)。

(一) 緩和害怕與焦慮

由於大眾對於精神個案的刻板印象，往往使得初次進入精神科情境的護理師感到害怕，或對新的臨床環境感到焦慮而心中覆上一層陰影。

解決方式

1. 學習並理解精神疾病診斷標準，如 DSM-5。
2. 選擇安全的單位及環境開始與個案互動。
3. 熟悉單位政策及角色期待。
4. 與個案直接互動。

(二) 提出對不適當表現的自我懷疑

意指護理師認知到自我表現不夠好的一種信念。最常聽到新進護理師提到：「我不知道該與個案說些什麼。」精神衛生護理師常常覺得自己不知如何與個案應對，或自覺無法適當解決個案的問題，尤其看到個案與其他資深人員相談甚歡，或者資深人員能明確點出會談重點，往往會令新進護理師感到更加挫折。事實上，我們必須了解這些溝通技巧都是從經驗中學習而得到的，並非是與生俱來的能力。

解決方式

1. 學習精神衛生護理的原則及基本概念。
2. 學習並運用治療性溝通技巧。
3. 提供自己，並從中獲得經驗。
4. 練習溝通技巧。
5. 確認自我界限。

6. 找位督導者或與人討論。
7. 維持正向認知。
8. 練習正向肯定。

(三) 確認企圖及目標

有企圖心及目標才能達成，護理活動亦是如此。雖然護理師對於個案的病情改善總是有所期待，但這不代表護理師負責或需要為個案做一切的事情，而應該是由護理師與個案共同進行照護計畫並合作完成。

解決方式

1. 準備每日的照護目標，且目標是以個案為焦點的。
2. 與個案及工作人員對個案整體治療計畫進行目標的確認。
3. 有企圖心能達成目標。
4. 讓個案參與目標的達成。

(四) 注重個案的能力與長處

護理師除了能協助個案症狀的改善之外，也須提升個案的能力，提供適當活動並鼓勵個案參與，以增進個案的心理及情緒健康。需要注意的是，當個案處於急性發作期或症狀明顯時期，並不容易了解個案的能力，但若症狀減輕或趨於穩定時，護理師仍能再注意個案的能力並予以回饋。

解決方式

1. 確認並注重個案的能力與長處。
2. 針對個案的能力與長處給予正向回饋。
3. 鼓勵個案進行能增強這些能力的活動及行為。

(五) 確認護理問題與護理措施的優先順序

將個案的護理問題及護理措施定出優先順序是必要的，意指在收集個案的健康資料後確認各種問題的重要性，並依序處理之。可惜的是，在初入院時許多資料並不完整，需要醫護人員與個案或重要他人會談後才能更明瞭個案情況。

解決方式

1. 首重個案的安全及健康問題，確認並預防個案傷害自己及他人。
2. 與醫療團隊人員分享個案的健康資料與訊息。

(六) 思 考

雖然 DSM-5 的定義、描述、分類可協助理解個案的精神症狀，但由於人類心智的複雜性，相同診斷的個案所表現出的症狀可能不一樣；且個案的症狀是動態性的，可能在數小時或數天內有極大的變化出現。所以護理師對於症狀的增加或減少都需仔細地加以觀察記錄。在許多情況中，期待症狀完全消失是不太可能的，因此團隊治療計畫之目的應是在合理的時間內減輕症狀及症狀所造成的影響。

解決方式

1. 個案的預期目標需充滿希望，但仍需合乎實際。
2. 避免預測個案的進展。
3. 要有心理準備接受個案可能會有不可預期行為的出現。
4. 避免絕對的「非黑即白」的想法。

(七) 避免批判個案行為

精神科專業人員應避免憑藉自己個人價值觀批判個案或他人的行為，而失去作為健康服務人員的專業角度。因此，與個案溝通時的一般原則，避免批判個案表現、行為的字眼，如好壞及對錯等。

解決方式

1. 注重行為而非個人。
2. 採中立的立場，但不要顯得事不關己。
3. 避免批判，多使用認同的表達方式。

(八) 用觀察取代推斷

初進入精神衛生領域，護理師難免會推斷個案的行為。推斷指的是在缺乏完整訊息的情況下，解釋別人的行為，獨斷地為他人的動機做出結論。這可能會造成偏見及不公平，因為護理師可能會依據自己的經驗聯結個案的行為。因此護理師應充分了解個案的觀點、會影響個案生活的情境，客觀地觀察、描述個案的行為，而不妄加解釋。

解決方式

1. 藉觀察給予反應，而非推斷。
2. 達到共同結論時，與個案確認解釋。
3. 與個案共同探討問題。

(九) 提供替代性的選擇

護理師要幫助個案表達思考或感覺，但避免給予建議，他們要的是一個積極的傾聽者。因此當個案問：「你如果是我的話，你會怎麼辦？」或「你覺得我該怎麼做？」的時候，護理師可回答：「我認為由你自己決定什麼對你自己是最好的是很重要的事，我想聽聽你的看法。」另外，如果不給個案表達的空間，個案的自尊會更加低落。但若個案無法做決定，護理師可提供替代方案及意見，幫助他們做決定，這要比提供解決方案來得好。

解決方式

1. 幫助個案表達關注與問題。
2. 允許表達情緒。
3. 幫助個案解決問題。
4. 避免給予建議。
5. 提供不同的替代方案及意見，除非個案情況不適合。
6. 鼓勵個案做選擇。

(十) 避免造成個案的挫折

當個案與護理師計畫不一致或拒絕參與護理師的計畫時會造成挫折，而護理師也會有失去自信、被拒絕、生氣及失敗的感受。因此從一開始評估個案的狀況、需求時便很重要，一直到計畫的訂定與執行都需要護理師與個案充分地溝通。

解決方式

1. 讓個案參與自己的照護計畫。
2. 教導及監測有助成長的技巧。
3. 與個案共同合作。

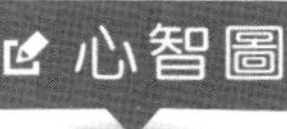

心智圖

精神衛生護理臨床工作

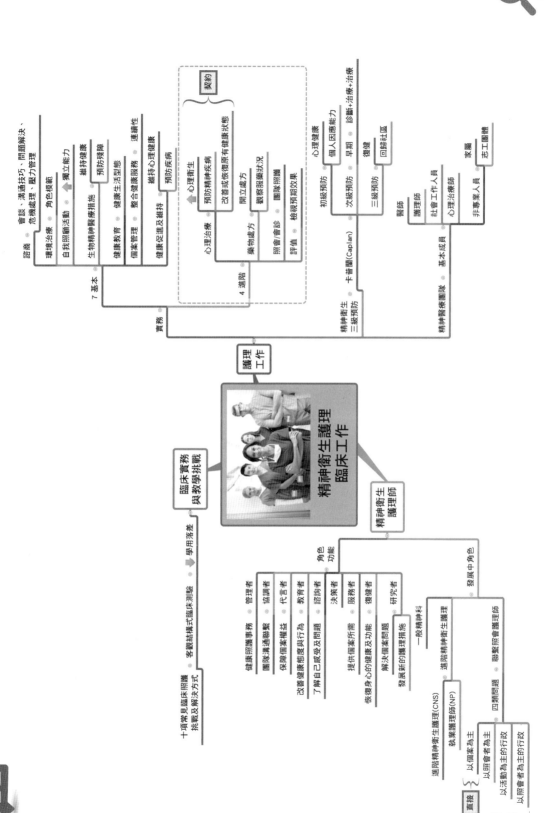

- 護理工作
  - 實務
    - 7 基本
      - 諮商：會談、溝通技巧、問題解決、危機處理、壓力管理
      - 環境治療：角色模範
      - 自我照顧活動：↑獨立能力
      - 生物精神醫療措施：維持健康；預防殘障
      - 健康教育：健康生活型態
      - 個案管理：整合健康服務：連續性
      - 健康促進及維持：維持心理健康；預防疾病
    - 4 進階
      - 心理治療（契約）：↑心理衛生；預防精神疾病；改善或恢復原有健康狀態
      - 藥物處方：開立處方；觀察服藥狀況
      - 照會/會診：團隊照護
      - 評值：檢視預期效果
  - 精神衛生三級預防
    - 卡普蘭(Caplan)
      - 初級預防：心理健康；個人因應能力
      - 次級預防：早期：診斷+治療+治療
      - 三級預防：復健；回歸社區
  - 精神醫療團隊
    - 基本成員
      - 醫師
      - 護理師
      - 社會工作人員
      - 心理治療師
      - 非專業人員：家屬；志工團體
- 臨床實務與教學挑戰
  - ↓學用落差：客觀結構式臨床測驗：十項常見臨床照護挑戰及解決方式
- 精神衛生護理師
  - 角色功能
    - 管理者：健康照護事務
    - 協調者：團隊溝通聯繫
    - 代言者：保障個案權益
    - 教育者：改善健康態度與行為
    - 諮詢者：了解自己感受及問題
    - 決策者
    - 服務者：提供個案所需
    - 復健者：恢復身心的健康及功能
    - 研究者：解決個案問題；發展新的護理措施
  - 發展中角色
    - 一般精神科
    - 進階精神衛生護理：進階精神衛生護理(CNS)；執業護理師(NP)
    - 聯繫照會護理師：四類問題
      - 直接：以個案為主
      - 間接：以照會者為主；以活動為主的行政；以照會者為主的行政

學習評量

1. 佛洛依德(Sigmund Freud)對偏差行為的看法，認為是早期發展衝突未能妥善解決的結果，此為運用下列何種模式？(A)人際關係模式 (B)溝通模式 (C)行為模式 (D)精神分析模式。
2. 有關復元(recovery)的敘述，下列何者正確？(A)建立一個能容許精神病人退縮退化的環境 (B)生病是無奈的，因此探索生命的意義是一大禁忌 (C)精神病人無法自我控制，故不強調自主調控 (D)協助病人保持希望，自信與樂觀地看待未來。
3. 去機構化的運動可促使精神病人在急性期積極治療後，早日回歸社區，加入就業行列或適應生活，這是屬於第幾級預防概念？(A)第一級 (B)第二級 (C)第三級 (D)第四級。
4. 下列何者屬於精神衛生工作初級預防的護理功能？(A)轉介社區機構 (B)提供衛生教育 (C)提供職業訓練 (D)提高藥物遵從性。
5. 有關賦能模式(empowerment model)的概念，下列何者正確？(A)是依個案的需求，由精神專業人員為個案做出最好的決定 (B)提供充分的資訊，協助個案了解自己的狀況，擁有自決的能力 (C)主張在復元的歷程，由精神專業人員承擔個案身心照護之責 (D)視個案為失能者，針對個案的缺點發現問題本身進行問題改善。
6. 聯繫照會護理師的最主要功能為？(A)協助解決非精神科單位之病人照顧問題 (B)評價非精神單位之護理品質 (C)負責非精神單位之心理社會教學 (D)提供非精神單位護理師之心理輔導。
7. 王小姐 30 歲，診斷思覺失調症，參與社區俱樂部的活動，透過工作人員的協助，了解自己的問題、激發自己想改變行為的動機，並享有自決的能力，下列何者為王小姐主要採用的復元模式？(A)醫療模式 (B)復健模式 (C)賦能模式 (D)機構模式。
8. 里民中心在端午節和衛生所共同舉辦「認識網路成癮症候群」宣導，此種社區活動是屬於哪一級精神衛生預防工作？(A)一級預防的社區心理健康活動 (B)二級預防的治療性環境服務 (C)二級預防的門診衛教服務 (D)三級預防的精神復健活動。

9. 根據卡布蘭(Caplan)的照會理論，下列何者不是護理照會問題之分類？(A)以個案為主(client-centered)的問題　(B)以照會者為主(consulter-centered)的問題　(C)以個案為主之行政(client-centered administrative)的問題　(D)以照會者為主之行政(consulter-centered administratvie)的問題。

10. 慢性精神病人參與庇護性工場活動之訓練目的，下列何者正確？(A)增強面對高壓力情境的工作技能　(B)提供工作態度和工作能力的訓練　(C)作為競爭性工作的基礎　(D)達到自給自足的收入。

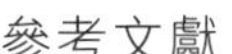
參考文獻

掃描對答案

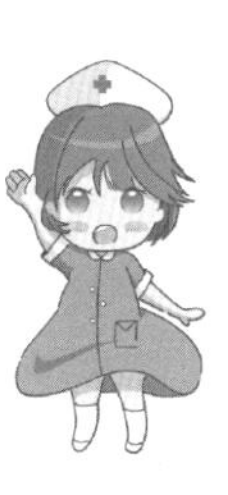

• **MEMO** •

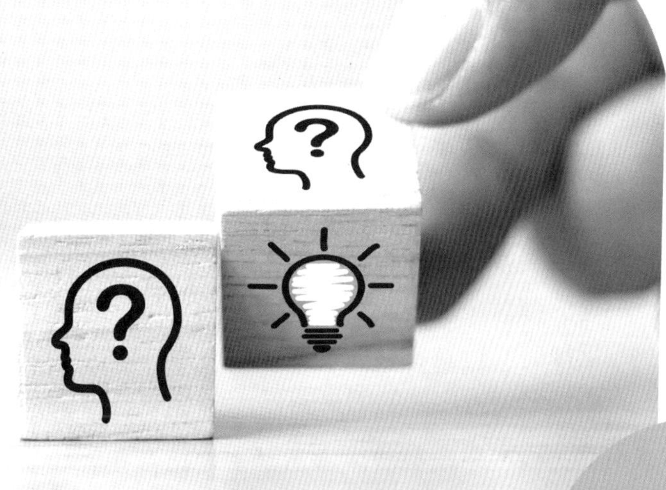

編著：沈孟樺　修訂：段藍媞、林志豪

精神衛生護理的倫理及法律觀

本章大綱

Psychiatric Nursing

前言 

倫理(ethics)指個人或團體的價值觀念或行為標準，涵蓋道德層面，和社會的共同信念及價值觀有關，是一種「理性思辨對與錯、善與惡的行為素養」，經由此番理性的探討，發現人類行為的形成過程，尋找指引人類行為的倫理原則，以使人類做選擇時其行為符合規範基準(norms)，進而進行倫理判斷(ethic judgment)，評判行為與善惡結果之間的因果關係。

倫理議題與法律意涵緊密地結合在一起，倫理是探討道德知識的主體，法律則反映了社會的道德觀，且奠基於倫理的基礎上。護理倫理規範護理師專業上的責任與義務，而法律上指引護理師如何承擔角色功能及權利，使團體成員遵循專業團體的規範，協助護理師了解護理專業中的倫理內涵，因此當評估一個兩難的情境時，護理師需考慮其基本的倫理原則，並了解法律相關規定，使社會大眾明瞭專業所依循的準則，進而信賴專業。

3-1 精神衛生護理的倫理觀

一、倫理原則

倫理包含道德、習慣與行為等，涉及行為的動機及該行為的好、壞、對、錯、價值和必要性。Beaucheamp 與 Childress 提出四項基本倫理原則(ethic principles)，包括自主原則、行善原則、不傷害原則及公平／正義原則，從這四項引申出其他原則，如知情同意原則。醫療中常見的基本倫理原則如下：

自主原則(The Principle of Autonomy)

「自主」是指自己做主，自主原則是指尊重病人自己做決定的權利。於進行醫護活動之前，先向病人說明醫療照護活動的目的、好處及預期結果，並徵求病人的意見，由病人自己做決定。吉隆(Gillon, 1985)認為自主可以分為思想自主、意願自主及行動自主。並認為自主應以理性思考為基礎，配合自己的意志做出自己認為最正確或最符合自己利益的選擇，並將之付諸行動，其內容如下：

1. **思想自主**(autonomy of thought)：指個人具有正常的穩定情緒及正確理性思考力。
2. **意願自主**(autonomy of will)：指個人具有自由決定自己意願的能力與權利。
3. **行動自主**(autonomy of action)：指個人具有自由行動的能力與權利。

行善原則(The Principle of Beneficence)

行善原則是指為了病人的利益而施加好處。可分為積極與消極兩層面：積極層面是指促進健康及增進福祉；消極層面則是減少或預防受傷害。行善原則本身具有四個不同的意義：(1)不應施加傷害；(2)應預防遭受傷害；(3)應除去傷害；(4)應做善事。

我們必須了解並辨識採取行動與不行動對病人的好處，然後依照行善原則才決定行動與否及行動的方式。

不傷害原則(The Principle of Nonmaleficence)

不傷害原則指的是不要做對病人有害的事情，不讓病人身心受到傷害。是醫護人員必須遵循的重要基本倫理原則。但其並非絕對原則，不能適用於所有的病人，因為在執行醫護過程中，有時難免會有傷害，故要謹慎分析利弊得失，施行中也需小心行事，以防止各種可能的傷害或將傷害降至最低。

公平／正義原則(The Principle of Justice)

公平／正義原則是指醫療社會中的每個分子，都具有平等享受合理或公平之醫療資源分配的權利，且有權利參與醫療資源運用與分配的決定；相對地，醫療人員在醫療業務上也應享有醫療業務權及人權，並同時尊重病人之人權。但由於公平的定義難以界定，目前醫療社會中有三項基本的公平原則提供護理師處理臨床業務之參考：(1)平等；(2)先來先服務；(3)急症與重症優先處理。

知情同意原則(The Principle of Informed Consent)

知情同意原則指在病人自己有能力作決定的前提下，病人被告知並知道事實真相，且自願同意、遵從或允諾。凱普倫(Capron, 1974)認為知情同意有六種功能：(1)增進個人自主權；(2)保護病人；(3)避免病人遭受欺騙與威脅；(4)提醒醫護人員小心行事；(5)促進做合理的決定；(6)保護社會大眾。

誠實原則(The Principle of Veracity)

誠實原則是指對病人應說實話而不說謊；誠實應表現對人尊敬、信守承諾、建立於相互信任關係等三種價值，誠實是醫病關係中最基本的要求，對待病人要以誠相待、言而有信。

保密原則(The Principle of Confidentiality)

保密是指不要洩漏病人資料給他人，是病人的基本需求，是必須被尊重的。所有醫護人員均應善待病人，善盡保守病人機密的義務。護理師除醫療需要外，不得洩漏病人病情或相關資料。以免傷害病人，造成無謂的困擾。

守信原則(The Principle of Fidelity)

守信是信守承諾，護理師對待病人要真誠和遵守諾言，當護理師告知會每半小時來探視一位被保護約束的病人時，這位護理師就需要按時探訪，以取得病人的信賴。

二、護理專業倫理

倫理規範是指個人、團體的價值觀念或行為的標準，經由社會化、成長與經驗學習而來的個人價值系統標準，會受社會潮流的影響(Stuart & Sundeen, 1995)；而倫理規範主要同時具有提醒專業人員控制自己衝動的預防性功能，及提高個人倫理信念的教育性功能。制定專業倫理的重要性如下：

1. **為符合社會期待，滿足社會需求而存在**：社會結構的變遷、時間空間的變化都會影響人類對於健康及幸福的定義，因此專業倫理亦應隨著時空和文化價值而做修正。
2. **對專業團體成員的社會控制**：進行社會控制的最有效方法便是制定一套專業團體的價值觀，使團體成員共同傳承此價值觀並負起自我監督的責任。
3. **專業不可或缺的行為指標**：專業倫理規範可以指引專業人員如何擔負專業上的責任，使專業人員的權利與義務相配合，以獲得社會對專業的信賴。

國內外的護理倫理規範的中心思想是「護理師所做的倫理抉擇，都應該以其專業照護下病人的利益為基礎，並且絕對地負責」，這些規範即是幫助護理師在倫理抉擇上能有所依循。內政部於 1994 年發表護理倫理規範，並於 2006 年修正（表 3-1）。

表 3-1 護理倫理規範

護理倫理規範
1. 護理人員的基本責任 (1) 負起服務對象的健康促進、疾病預防、重建健康和減輕痛苦的責任
2. 護理人員與服務對象 (2) 尊重服務對象的生命，協助瀕臨死亡者安詳且尊嚴死亡 (3) 尊重服務對象的個別性、自主性、人性尊嚴，及接納其宗教信仰、風俗習慣和價值觀以及文化之差異 (4) 公平的應用資源，不因服務對象的社經地位或個人好惡而有不一致的服務 (5) 當服務對象接受面談、檢查、治療和護理時，應尊重並維護其隱私及給予心理支持 (6) 保守服務對象的醫療祕密，在運用其資料時，需審慎判斷，經服務對象同意或遵循法令程序處理 (7) 提供醫療照護活動時，應善盡告知責任，經確實知悉同意後執行，但緊急情況除外 (8) 執行醫療照護、研究或實驗性醫療時，應維護服務對象的安全及權益 (9) 秉持同理心，提供符合服務對象能力與需要的護理指導與諮詢 (10) 對服務對象的疑慮應給予充分的說明及協助，以維護其權益 (11) 對服務對象及家屬應採取開放、協調、尊重的態度，並鼓勵其參與計畫及照顧活動 (12) 察覺工作團隊成員有不適當的醫療照護行為時，應立即主動關懷了解，採取保護服務對象的行為並同時報告有關人員或主管 (13) 當服務對象有繼續性醫療照護需要時，應給予轉介並追蹤
3. 護理人員與專業服務 (14) 負起照護責任，提供合乎專業標準的照顧，定期檢討並致力改進 (15) 接受責任時先確立自身身心安全；委以責任時，應先評估被委派者之身心狀況與能力 (16) 維持自我身心平衡，終身學習，提升個人專業行為之標準及執業能力 (17) 委婉謝絕服務對象或家屬的饋贈，以維護社會形象
4. 護理人員與社會互動 (18) 積極參與促進大眾健康的活動，並教育社會大眾，以增廣其保健知識與能力 (19) 對於影響健康之社會、經濟、環境及政治等因素表示關切，視個別專長積極參與有關政策之建言與推動 (20) 不以執業身分替商品代言促銷 (21) 重視環境倫理價值觀，將環境問題視為己任
5. 護理人員與工作團隊 (22) 建立良好團隊合作關係，以專業知識和經驗，凝聚團隊共識，協助其他成員發展專業能力，使其安全合宜的執行角色功能 (23) 當同事或自身健康及安全面臨危險，且將影響專業活動水準和照護品質時，必須採取行動，並適時向上呈報 (24) 對任何危及專業、服務品質或對服務對象身、心、社會方面有影響的活動，都需立即採取行動，同時報告有關人員或主管

表 3-1 護理倫理規範(續)

6. 護理人員與專業成長 (25) 積極充實護理專業知識與技能，致力提升護理執業標準、發展護理實務、管理、研究及教育 (26) 加入護理專業團體，並積極參與對護理發展有貢獻的活動 (27) 成為護生的角色模範，並具教學精神，適時給予指導及心理支持，以培養優良護理人才

資料來源：台灣護理學會(2008)．*護理倫理規範*。https://bit.ly/2JyMGSu

三、影響護理倫理決策的因素

倫理決策(ethical decision-making)是指「做倫理上的決定」，在護理專業中，護理師經常會面臨許多的倫理困境，其必須為病人做最有益的決定，並採取適當的行動以避免傷害。對於倫理的考量是經過個人和文化價值觀的解釋及社會和組織道德觀的影響，也受到組織環境、法律規範等方面的影響。身為護理師必須了解專業的相關規範、病人應有的權利及法律規定，才能在面對複雜的倫理困境時採取公正合理的決策，兼顧病人的權益及問題的解決，並合於法律及專業的要求。鄒海月認為倫理決策受到價值觀、組織及法律等方面的影響(尹，2017)。

如何做倫理決定，應該依據以下步驟逐一施行：確定問題、獲取事實、考量基本倫理原則、從其他觀點或倫理理論看此問題、釐清倫理衝突、考量法律問題，最後做出倫理決定。其中「釐清倫理衝突」即法律所稱之「爭點(issues)」。另外，也須要特別注意相關法律之規定，在做完決定後，要將決定記載於病歷上(吳，2019)。

(一) 價值觀及倫理決策

1. **個人價值觀**：價值觀代表一個人的人格、信念或理想，並指引個人的行為。由於價值觀是來自於個人的生活經驗，因此每個人有不同的價值觀，對價值觀優先順序的認定也不盡相同。若要了解倫理問題及做決策，首先即是要了解個人的價值觀。護理師在處理倫理問題的過程中，應了解病人及其他有關人員的價值系統，並尊重他們的價值信念，以做好執行倫理決策的基礎。
2. **文化價值觀**：個人的文化背景會影響個人的價值觀，文化背景亦會影響人們對於健康與疾病的信念，因為不同文化對於健康的信念及促進健康的方式有不同見解，如許多東方人認為拜佛、吃符水可以消災解厄。許多的文化價值觀也受到宗教的影響，因此護理師在照顧不同文化背景或宗教的病人或家屬時，面對任何有關倫理議題的討論，都要深入考量不同背景及經驗對價值觀的影響，以理解他們的行為及想法，也才能給予病人及家屬適當的尊重。

3. **社會價值觀**：價值觀反映出社會的需要及社會的價值觀，社會的改變會影響對社會價值觀的認定。價值觀的衝突，尤其是道德與非道德的價值觀，也常與病人權益及專業職責相衝突，因此在做抉擇時便顯得十分困難。個人的價值觀也可能與專業的價值觀相衝突，所以護理師在面對價值衝突時需要經過審慎的分析及思考，以下三個基本原則可做為指引方針。
   (1) 凡是符合專業倫理執行及病人福祉的價值觀應優先列入考慮。
   (2) 選擇最明顯有利於專業倫理執行及病人福祉的價值觀。
   (3) 受到決策影響最大的人，其價值觀應優先列入考慮。

4. **專業價值觀**：指專業團體所認同的專業特質，護理專業的價值觀便是來自護理規範及護理執業的規定。有一些傳統的護理專業價值觀是屬於非道德性的，如整潔、有效率及有組織等，另一些護理專業的價值觀是具有道德性的本質，如誠實、堅定及有同情心等。在面對決策時，護理師需將專業的價值觀列為首要考量，以提供病人安全及人性化的照護，並加強對於倫理問題的判斷及抉擇的處理能力。

(二) 組織及倫理決策

內在、外在環境都會影響護理師所做的倫理決策。內在環境指的是教育背景、工作經驗、宗教信仰、家庭及文化背景；而外在環境指的是病人、醫療團隊人員、機構的組織及政策。因此護理師在做決策時應在組織要求、病人需求及個人理念三方面之間尋求一個平衡點。

(三) 法律及倫理決策

法律上認定的規範並不一定符合護理專業的要求及護理師個人甚至病人個人的權利，甚至可能彼此間會互相衝突。由於對於人權的重視，世界人權宣言及保護病人權益及促進精神健康照護要則中提到，希望能讓人權受到保障的同時也別忘記精神疾病人者的權益。讓病人在法律上享有絕對的保障，而醫療機構在法律上也有責任為病人提供合於需求的醫療服務。

拉什頓(Rushton, 1988)認為每一位護理師都必須做好下列各項的準備，以便在遇到倫理爭議問題時，能做出最適當的倫理決策：(1)了解個人和專業的價值觀；(2)了解病人與家屬間的價值觀與決策；(3)了解倫理理論和倫理原則；(4)了解倫理架構或模式；(5)了解法令與政策指引；(6)了解機構的政策；(7)參加倫理委員會；(8)了解專業義務；(9)護理行政主管應提供支持；(10)參與立法委員的競選。

護理師應利用各種管道充實自己，以便在面對倫理爭議問題時，能理性地運用知識與思考，有效地解決倫理困境。

四、精神科常見的倫理困境

當面對一個混淆不清、模稜兩可的問題，且問題並無令人滿意的解決方案時，這種難以做決定的情境，便會造成倫理抉擇的衝突，如道德規範的衝突、行為抉擇間的衝突、思想與行為間的衝突、個人道德觀念與角色責任上的衝突（蕭等，2019）。一旦倫理抉擇出現衝突時，醫療工作者、護理師會因為缺乏明確的工具可以支持自己的判斷是否得當，便造成他們對情境的不確定感並感到害怕。在護理師的日常工作中，發生的倫理困境有以下幾種情形(Smith & Davis, 1980)。

1. **專業職責與個人價值觀相衝突**：護理工作並不符合護理師的個人價值觀，如墮胎。**護理師勿以道德標準來衡量精神病人的行為表現**。
2. **所採取的護理措施各有利弊**：護理師面臨做與不做都兩難的困境時。
3. **醫療護理措施不盡理想時**：治療病人的過程中產生無法控制的情況，如化療。
4. **專業角色要求有衝突時**：專業角色與專業倫理衝突，如：試用藥物但未詳盡說明。
5. **病人要求施行某醫療措施，但尚無明確規定可依循時**：如進行羊膜穿刺了解胎兒性別，以決定是否要繼續懷孕。

精神科臨床工作中會面臨的倫理議題還有病人自主權與自尊、汙名化、住院環境條件、非自願性住院、醫療人員的威權態度等。急性症狀發作期時，為穩定病人情緒及他人安全，常會對病人施予約束，但約束的時間、方式及事件處理的說明是更需要審慎處理的環節。

3-2 精神衛生護理的法律觀

一、精神病人的權利

與精神病人相關多起重大犯罪事件，因社會對精神疾病的不了解及恐懼，加上媒體對事件的報導手法，展現出嫌犯為了脫罪以精神疾病為藉口免於死刑或減輕刑責，使大眾對精神病人烙印上「不正常」、「殺人犯」等汙名化標籤，卻忽略了精神病人身為失能者的弱勢，他們需要治療與復健，其權利也理當需受尊重與維護。

聯合國大會針對精神病人的保護與照顧，在 1991 年通過《保護病人權益及促進精神健康照護要則》(表 3-2)，2006 年通過《身心障礙者權利公約(The Convention on the Rights of Persons with Disabilities, CRPD)》，此為 21 世紀第一個人權公約，影響全球身心障礙者之權利保障，希望能夠「促進、保護和確保實現身心障礙者所有人權和基本自由充分、平等享有，並促進對身心障礙者固有尊嚴的尊重，降低身心障礙者在社會上之不利狀態，以使其得以享有公平機會參與社會之公民、政治、經濟、社會及文化領域。」CRPD 的八大原則包括：(1)尊重他人、尊重他人自己做的決定；(2)不歧視；(3)充分融入社會；(4)尊重每個人不同之處，接受身心障礙者是人類多元性的一種；(5)機會均等；(6)無障礙；(7)男女平等；(8)尊重兒童，保障身心障礙兒童的權利(衛生福利部，2008)。在 2007 年《身心障礙者權益保障法》的修法中亦納入 CRPD 部分精神，並於 2014 年公布《身心障礙者權利公約(CRPD)施行法》，落實 CRPD 權益保障事項。

表 3-2　保護病人權益及促進精神健康照護要則

權益	要則
基本自由與基本權利	1. 人人都有權利接受且得到最佳的精神健康照護 2. 所有精神病人或被視為精神疾病而施予治療者，都應該受到人類與生俱來應有的尊重與人道的待遇 3. 精神病人如無法實行法律行為，應依法律規定指定代理人代為行使其權益 4. 任何病人都有權利在法律規定程序內提出控告及訴訟 5. 在精神病治療場所的每一個病人，絕對充分享有隱蔽、通信的自由、宗教或信仰的自由
未成年保護	於必要時亦可指派家庭成員以外代表人保護之

表 3-2　保護病人權益及促進精神健康照護要則（續）

權益	要則
治療	1. 任何病人都應受到保護，包括免於不當用藥、及其他病人或醫護人員等他人之不當行為所造成的心理沮喪或身體不適 2. 在合乎病人健康及他人身體安全的需要，任何病人有權在不受限制或不受騷擾的環境中接受治療 3. 醫師應保護受刑人或拘留者免於刑求，或其他殘忍非人道的待遇或懲罰。心理衛生的知識或技術絕對不能予以濫用 4. 絕對不可以要求病人或是誘導病人放棄被告知後同意的權利，假若病人願意這樣做，也要向病人解釋清楚，沒有獲得病人被告知後的同意是不能夠進行治療的 5. **不得對未經過知情同意權的病人進行臨床試驗或實驗研究**，除非不能夠表達通知後同意的病人經過合格、獨立所組成的特別單位批准，經過接受臨床試驗或實驗治療
照護	1. 心理疾病治療場所的環境或生活條件應該盡可能地接近他們同年齡正常生活的條件 2. 不得在任何情形下強迫病人勞動，應順應病人的需要，配合醫療處所的行政管理，病人能選擇他所願意從事的工作 3. 精神病人應盡可能有權在社區中居住、生活、工作及接受治療照護 4. 在精神科醫院或精神療養院接受治療之病人，在可能範圍之內應有機會在自己或親友的住家附近接受治療或照護，並且能盡快回歸其生活的社區
保密	病人所有相關資料都應受保密

二、精神衛生法

有鑑於一般醫療法不足以涵蓋對於精神病人的特別醫療照護，《精神衛生法草案》於 1990 年公布施行，自此開拓了我國精神醫療的新世紀。其立法目的為促進國民心理健康，預防及治療精神疾病，保障病人權益，支持並協助病人於社區生活。以下列舉和精神病人相關的權益及醫療照護：

有關精神衛生的相關法律，
掃描 QR code 可以了解更多！

精神衛生法

精神衛生法施行細則

(一) 病人保護及權益保障

1. **第 18 條：**對病人不得有遺棄、身心虐待、留置無生活自理能力之病人於易發生危險或傷害之環境、強迫或誘騙病人結婚，其他對病人或利用病人為犯罪或不正當之行為。
2. **第 19 條：**經專科醫師診斷或鑑定屬嚴重病人者，應置保護人一人，專科醫師並應開具診斷證明書交付保護人，**保護人應由監護人、法定代理人、配偶、父母、家屬等互推一人**。
3. **第 22 條：病人之人格與合法權益應受尊重及保障，不得予以歧視**。對於病情穩定者，除能證明其無勝任能力，**不得以曾罹患精神疾病為由，拒絕**入學、應考、**僱用**或予其他不公平之待遇。
4. **第 23 條：傳播媒體之報導，不得使用與精神疾病有關之歧視性稱呼或描述**，並不得有與事實不符或誤導閱聽者對病人產生歧視之報導。
5. **第 24 條：未經病人同意者，不得對病人錄音、錄影或攝影，並不得報導其姓名或住（居）所**。精神照護機構於保障病人安全之必要範圍內，設置監看設備，不受前項規定限制，但應告知病人。
6. **第 25 條：住院病人應享有個人隱私、自由通訊及會客之權利**；精神醫療機構非因病人病情或醫療需要，不得予以限制。精神照護機構因照護、訓練需要，安排病人提供服務者，應給予病人適當獎勵金。
7. **第 26 條：嚴重病人依精神衛生法相關規定接受強制住院治療之費用，由中央主管機關負擔**。

(二) 確實協助病人就醫、通報及追蹤保護

1. **第 30 條：**矯正機關、保安處分處所及其他以拘禁、感化為目的之機構或場所，如有病人或有精神疾病狀態之人，應由該機關、機構或場所提供醫療，或護送協助其就醫。社會福利機構及其他收容或安置民眾長期生活之機構或場所，如有前項之人，應由機構或場所協助其就醫。
2. **第 32 條：警察機關或消防機關**發現精神病人有自傷或傷人之虞，應通知當地主管機關，並視需要要求協助處理或共同處理；除法律有另外規定，**應即護送就醫**。依規定送醫者，查明身分為病人時，當地主管機關應通知家屬，並協助其就醫。**民眾發現精神病人時，應通知當地警察機關或消防機關**。

3. **第 34 條**：病人擅自離開精神照護機構時，機構應即通知其保護人；病人行蹤不明時，應報告當地警察機關。警察機關發現病人時，應通知原機構，並協助送回。

(三) 落實精神醫療照護業務

1. **第 35 條**：精神醫療照護應視其病情輕重、有無傷害危險等情事，採取之方式有門診、急診、全日住院、日間留院、社區精神復健、居家治療、其他照護方式。
2. **第 37 條**：精神醫療機構為醫療目的或為防範緊急暴力意外、自殺或自傷之事件，得拘束病人身體或限制其行動自由於特定之保護設施內，並應定時評估，不得逾必要之時間。
3. **第 38 條**：精神醫療機構於住院病人病情穩定或康復，無繼續住院治療之必要時，應通知本人或保護人辦理出院，不得無故留置病人。

三、精神科常見的法律問題

(一) 醫療業務

醫療人員在執行醫療業務時，常常會牽涉法律層面的問題，若有不慎或不當，不論是故意為之或非故意所致，都將導致法律問題產生。精神衛生醫療服務常見的執業不當情況如下：(1)洩漏祕密；(2)病人自殺；(3)約束過程中出現傷害或死亡；(4)診斷錯誤；(5)未獲知情同意；(6)電氣痙攣治療相關意外或死亡；(7)病人住院期間出現意外事件，如：跌倒或食物哽噎；(8)病人住院期間擅自離院（逃離醫院）；(9)與病人發生不適當的接觸（如性接觸）；(10)精神科藥物使用相關（如藥物使用錯誤）等。

在《醫療法》及《護理人員法》中皆明文載明若違法之懲處，醫療人員為了避免違法，於執業時應審慎及注意，並對法律相關問題要有更清楚的了解，也要避免工作中情緒可能帶來潛在的傷害及可能觸法之危險，小心並避免其發生，以下就未獲知情同意、病人住院期間擅自離院及病人住院期間出現意外事件說明。

1. **知情同意**：目的是尊重病人自主權，並使醫病能達到良好溝通，減少病人情感落差，精神科過去常因病人狀況不穩定、意識不清或忽略病人權益而疏忽同意書的簽署，造成病人權益損失。

2. **病人住院期間擅自離院**：因精神科疾病屬性及治療性環境需求，精神機構設置時應特別注意相關病人安全性及堅固性，工作流程上亦須注意相關細節，若病人因醫療人員不慎擅離醫院，醫護人員即有管理上及法律上的問題；病人行蹤不明時，應即報告當地警察機關，若病人發生意外或死亡，醫療人員需另負法律責任。

3. **病人住院期間出現意外事件**：精神科部分病人因其症狀干擾或因意識不清，常出現一些傷其身體或生命的危險行為，如食物哽塞或跌倒，故醫療人員在照護過程亦須小心注意，審慎評估病人狀況，避免因自己的疏失而出現這些意外事件。

(二) 強制就醫

強制就醫是指精神病人因無法自我照顧、或出現自傷傷人行為，藉由法律規定強制病人接受必要之治療。基於保護病人及社會安全，病人監護人及家屬有責任協助病人就醫。精神衛生法關於強制就醫的相關規定如下：

1. **第 15 條**：精神疾病強制住院、強制社區治療有關事項，由中央主管機關精神疾病強制鑑定、強制社區治療審查會審查。審查會成員包括：**專科醫師、護理師、職能治療師、心理師、社會工作師、病人權益促進團體代表、法律專家**及其他相關專業人員。審查會議必須通知或主動派員訪查審查案件當事人或利害關係人說明。

2. **第 41 條**：嚴重病人傷害他人或自己或有傷害之虞，經專科醫師診斷有全日住院治療必要者，其保護人應協助病人前往精神醫療機構辦理住院。若病人拒絕治療，直轄市、縣（市）主管機關須指定精神醫療機構予以緊急安置，並交**由 2 位以上之專科醫師進行強制鑑定。但離島地區可由一位專科醫師實施**。強制鑑定結果仍有全日住院必要，若病人拒絕或無法表達時，應檢附病人及保護人意見、相關診斷證明文件，向審查會申請強制住院許可；強制住院可否之決定，應送達病人及保護人。

3. **第 42 條**：
   (1) **緊急安置期間不得超過 5 日**。
   (2) **強制鑑定應自緊急安置日起 2 日內完成**。
   (3) **強制住院期間不得超過 60 日**，但經 2 位專科醫師鑑定有延長必要，並通報審查會許可者得延長，**延長期間每次以 60 日為限**。

4. **第 45 條**：嚴重病人不遵醫囑，導致病情不穩或生活功能退化者，經專科醫師診斷後可接受社區治療，保護人應協助病人接受社區治療。若病人拒絕接受社區治療，可向審查會申請許可強制社區治療。**強制社區治療期間不得超過 6 個月**。
5. **第 46 條**：強制社區治療項目：**藥物治療、藥物之血液或尿液濃度檢驗、酒精或其他成癮物質篩檢、其他可避免病情惡化或提升病人適應生活機能之措施**。強制社區治療得以不告知嚴重病人之方式為之，必要時並得洽請警察或消防機關協助執行。

也就是說，**當社區發現疑似精神病人時，應先打電話通知警察或消防機關，有自傷傷人之虞者**，再**偕同消防機關護送就醫**，**由精神科醫師診斷**鑑定是否為嚴重病人、需不需要強制住院；**無自傷傷人之虞者，則連繫衛生局**視個案需求提供醫療資源或送醫治療，由精神科醫師評估、診斷後，進行下一步的醫療處置。

然而我國身心障礙者權利公約(CRPD)在 2017 年初次國家報告國際審查結論性意見明確提出，強制住院違反公約第 14 條「禁止基於身心障礙的因素，或是非法、任意剝奪身心障礙者的人身自由。」個人不應因為自己的障礙，在沒有經過法律的判決下被限制人身自由。由於 CRPD 在我國具有法律效力，同年桃園地方法院依 CRPD 施行法規定，裁定停止一位精神病人強制住院。此判決一出，使醫界嘩然，認為法官以保護人權之名，剝奪病人得到醫療協助的機會，若病情因此加重，會造成更大的危害（郭、鄭，2018）。但另一方面，強制就醫亦可能在輿論壓力之下，使主管機關執行過程產生瑕疵，限制了病人的自由，傷害病人的人權，最有名的例子便是 2016 年的政大搖搖哥事件，自小燈泡事件後民眾對精神病人的恐懼，迫使台北市政府無預警將搖搖哥強制送醫，引發各界批評。強制就醫與否看來就像是病人自主權和健康權的拉扯，是否侵害病人人權，或如何在這之中取得共識，仍是目前需要探討的課題。

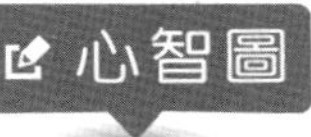

心智圖

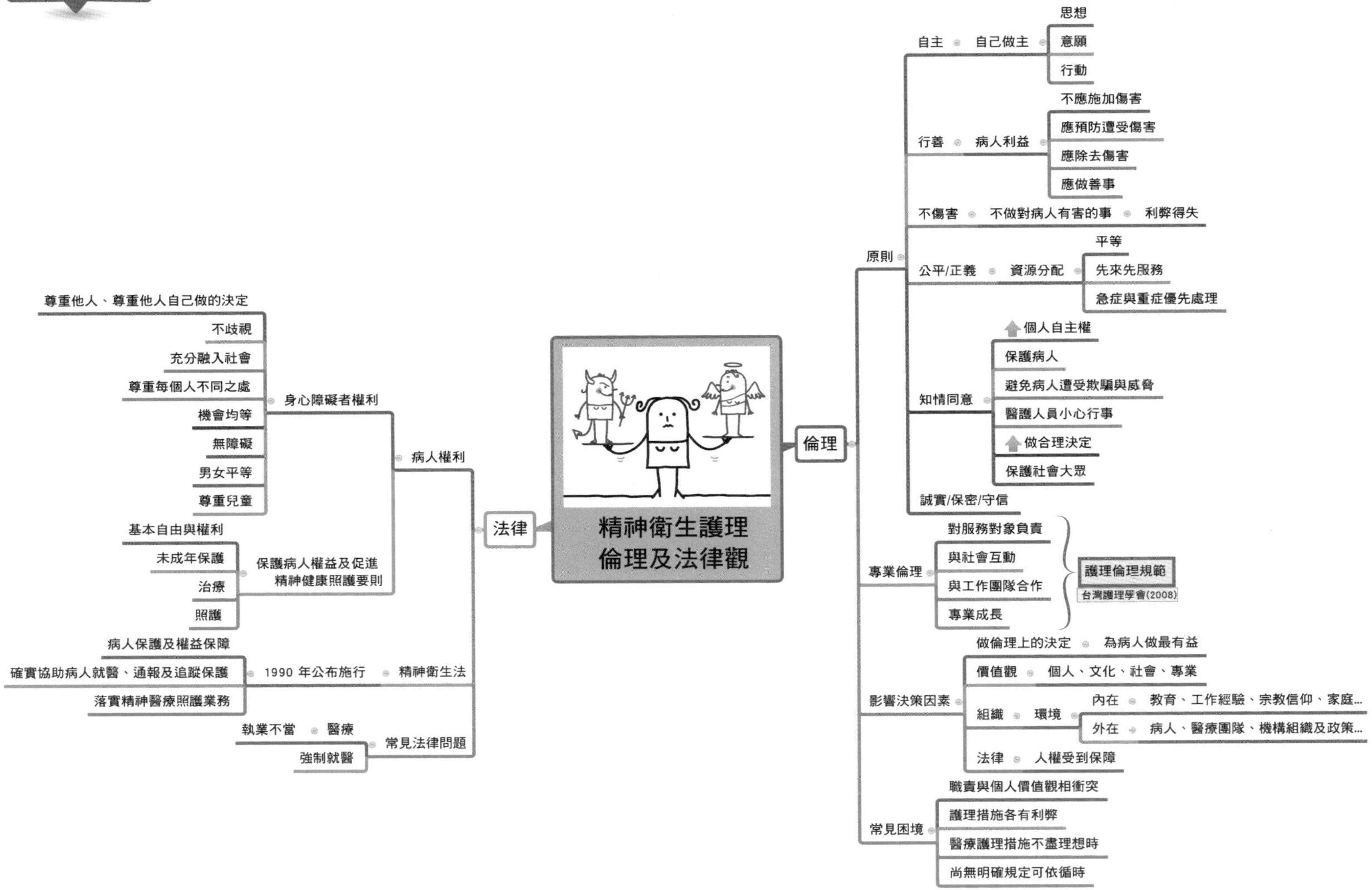

精神衛生護理倫理及法律觀

- 倫理
  - 原則
    - 自主 — 自己做主
      - 思想
      - 意願
      - 行動
    - 行善 — 病人利益
      - 不應施加傷害
      - 應預防遭受傷害
      - 應除去傷害
      - 應做善事
    - 不傷害 — 不做對病人有害的事 — 利弊得失
    - 公平/正義 — 資源分配
      - 平等
      - 先來先服務
      - 急症與重症優先處理
    - 知情同意
      - ↑個人自主權
      - 保護病人
      - 避免病人遭受欺騙與威脅
      - 醫護人員小心行事
      - ↑做合理決定
      - 保護社會大眾
    - 誠實/保密/守信
  - 專業倫理（護理倫理規範 台灣護理學會(2008)）
    - 對服務對象負責
    - 與社會互動
    - 與工作團隊合作
    - 專業成長
  - 影響決策因素
    - 做倫理上的決定 — 為病人做最有益
    - 價值觀 — 個人、文化、社會、專業
    - 組織 — 環境
      - 內在 — 教育、工作經驗、宗教信仰、家庭...
      - 外在 — 病人、醫療團隊、機構組織及政策...
    - 法律 — 人權受到保障
  - 常見困境
    - 職責與個人價值觀相衝突
    - 護理措施各有利弊
    - 醫療護理措施不盡理想時
    - 尚無明確規定可依循時
- 法律
  - 病人權利
    - 身心障礙者權利
      - 尊重他人、尊重他人自己做的決定
      - 不歧視
      - 充分融入社會
      - 尊重每個人不同之處
      - 機會均等
      - 無障礙
      - 男女平等
      - 尊重兒童
    - 保護病人權益及促進精神健康照護要則
      - 基本自由與權利
      - 未成年保護
      - 治療
      - 照護
  - 精神衛生法 — 1990 年公布施行
    - 病人保護及權益保障
    - 確實協助病人就醫、通報及追蹤保護
    - 落實精神醫療照護業務
  - 常見法律問題
    - 醫療 — 執業不當
    - 強制就醫

學習評量

1. 依據現行精神衛生法，基於對精神病人的保護，經專科醫師診斷或鑑定，屬嚴重病人者，應置保護人一人。專科醫師應開具診斷證明書交付保護人，此保護人應考量嚴重病人利益。依條文敘述保護人可為：(1)監護人 (2)法定代理人 (3)同居人 (4)配偶 (5)父母 (6)家屬 (7)心理師。(A) (1)(3)(4)(5)(7) (B) (1)(2)(3)(5)(6) (C) (1)(2)(4)(5)(6) (D) (2)(3)(4)(6)(7)。

2. 王女士 45 歲，獨居，近半年來自我照顧能力差、常常自言自語，經常倒垃圾到鄰居家，鄰居苦不堪言，而多次報警，仍無法有效處理，有關社區心理衛生護理師之處置，下列何者較適當？(A)立即聯合警消一起啟動精神疾病強制住院治療 (B)確認王女士非為精神照護系統內登記之精神病人，故不須處理 (C)通報衛生局連結醫療資源，由精神專科醫師到場評估，以進行確診及下一步處置 (D)為避免與王女士衝突，不予處理。

3. 某日，社區中居於定所、罹患思覺失調症的陳小姐，手持菜刀威脅要砍人。社區精神衛生護理師被通知與警方一同前去處理，下列何者為合適的護理專業評估與處置？(A)做精神鑑定強制住院就醫 (B)由警方支援，協助就醫 (C)協助警方設定警戒線 (D)立即向前進行危機處置，拿下菜刀。

4. 護理師張小姐值夜班時面對激動不安的病人，極擔心發生暴力行為，準備予以病人約束，但基於病人權利考量，卻又認為給予鎮靜劑較合宜，因此護理師張小姐的困擾最主要來自下列何項？(A)產生轉移情感 (B)產生反轉移情感 (C)產生倫理決策的困境 (D)缺乏精神衛生法的知識。

5. 戴先生自精神科病房出院後，原計畫由醫師轉介居家治療，但病人不願接受居家治療。此情境下，戴先生最適合下列哪種精神醫療服務？(A)強制住院 (B)強制社區治療 (C)危機處置 (D)急性精神科住院治療。

6. 下列有關精神障礙病人的權利，何者正確？(A)不得對未經過知情同意權的病人進行臨床試驗 (B)在慢性精神療養中心為統一管理病人，對於出現退化行為的病人，應予以約束 (C)病人因為精神疾患，無權查閱自己的病歷及護理紀錄，只能由法定同意人或律師查閱 (D)慢性精神病人，最好進入機構療養，避免回到社區生活。

7. 在精神科急性病房裡，治療者對有重大暴力失控行為之病人立即約束其四肢，並送入保護室隔離，請問在此事件處置過程中，治療者最不易達到以下哪一項倫理原則的要求？(A)自主原則 (B)不傷害原則 (C)行善原則 (D)公平原則。

8. 依據現行精神衛生法規定，嚴重病人不遵從醫囑導致病情不穩或生活功能有退化之虞，經強制社區治療審查會決定許可強制社區治療，此次嚴重病人在接受強制社區治療期間，不能超過多久？(A) 3 個月 (B) 6 個月 (C) 9 個月 (D) 12 個月。

9. 澎湖縣的王先生為拒絕住院之嚴重病人，需緊急安置強制住院，依據現行精神衛生法得經由下列何者鑑定最為合適？(A)主管機關指定一位專科醫師鑑定 (B)主管機關指定三位以上專科醫師鑑定 (C)主管機關指定一位緊急醫療醫師鑑定 (D)該縣市之任一醫師鑑定。

10. 護理師在照顧精神病人時，應有正確認識，下列何者最為適當？(A)勿以道德標準衡量精神病人的行為表現 (B)使用「封閉性」問句，可引導病人回答問題 (C)應用嚴格管理策略，以建立病人日常生活的規律性 (D)多使用批判言辭，以激勵病人發揮潛能。

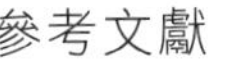
參考文獻

掃描對答案

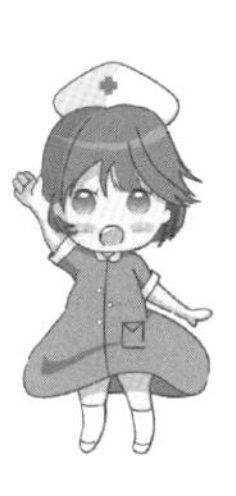

• MEMO •

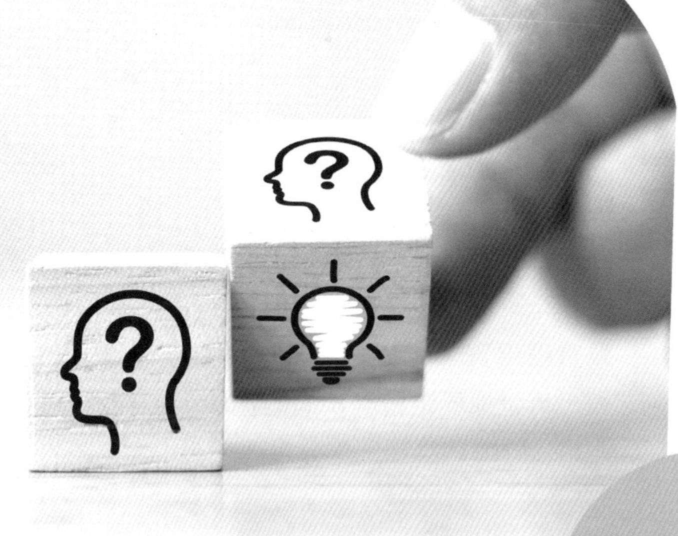

編著：李信謙　修訂：陳永展

精神疾病的病因、症狀、診斷及分類

本章大綱

前言 

由於精神疾病的表現迥異於內外科疾病，許多時候不被歸類為疾病的範疇，而當作是一種靈異、超現實的現象來看待。歷史上，由於對病因的看法分歧，往往導致實際處置、醫療、照護方式南轅北轍。如何完備地認知引發精神疾病的種種病因，清楚地界定精神疾病的症狀，正確地區分各種不同類型的精神疾病，在精神疾病病人的臨床護理上十分重要。

4-1 精神疾病的病因

一、病因研究的歷史演變

早期人類社會中，由於精神疾病異於常人的表現，其發生原因往往被認為與實體世界外的經驗有關，而賦予許多靈異的解釋。其實這種分不清是鬼附、天啟或是精神疾病的情形，在現代社會中仍然屢見不鮮。由於這些神鬼或是靈性之說，很難以現存的科學方法檢驗，所以常常被摒棄於現代精神醫學之外。直到如今，仍然有人持續提倡或運用在精神疾病的處置當中（詳見第 1 章）。

20~21 世紀生物精神醫學的領域突飛猛進，治療目標除了控制精神症狀之外，也強調認知及功能的復健，更加上行為、認知等新興的治療理論，社會學的研究則由廣大的社會現象，更延伸到小社群、次文化及家庭的層面。只是，**精神疾病的發生病因多元而複雜，目前仍然無法用單一的致病因素來解釋，在疾病發展演變的各個階段中，都會受到來自生物、心理、社會三個方面種種因素的影響。**

二、病因個論

(一) 生物病因

意指由生物醫學的角度出發，從個體、器官、組織、細胞、分子的層次來解析疾病的發生及致病的機轉。由於切入的角度不同，又可以分為以下三個方向：

基因遺傳

雖然很早就為人所注意到，精神疾病較容易集中發生在某一個家族的情形。但是這些疾病的發生，到底是先天體質遺傳的結果，還是後天家庭環境的影響，一直難以定論。再加上精神疾病在罹病者血親中的發生比率，即使較高但並非百分之百，且不符合孟德爾的單基因遺傳定律，因此精神疾病的遺傳研究遠較其他疾病複雜許多。

腦神經結構

研究發現，思覺失調症病人的腦室有擴大、大腦皮質萎縮的現象。鬱症病人在核磁共振造影下發現大腦尾核(caudate nuclei)及額葉均較對照組來得小；強迫症的病人也有尾核縮小的現象。

新的精密檢查技術如正子散射斷層掃描(positron emission tomography, PET)及功能性核磁共振造影可以觀察腦部不同區域在不同時期下的代謝狀態。某些報告顯示思覺失調症病人的額葉代謝活動較差，而基底核(basal ganglia)的代謝活動則相對增高。雙相情緒障礙症、憂鬱症及焦慮症病人的大腦皮質也有一些特別的發現。

生物化學

目前，思覺失調症被認為與多巴胺系統的異常有關，而鬱症則和血清素(serotonin, 5-HT)及正腎上腺素(norepinephrine)等神經傳遞物質有關；焦慮症除了上述兩種物質外，與γ-胺基丁酸(γ-aminobutyric acid, GABA)的關係也因為藥物的療效而被重視（表 4-1）。不過，其間的機轉仍待澄清。

除了上述因素外，生物病因更涵蓋了神經、免疫、精神內分泌、神經電生理等生化方面的變化。

表 4-1　神經傳遞物質與精神疾病的關係

神經傳遞物質	分泌減少	分泌增加
多巴胺	憂鬱症、帕金森氏症	思覺失調症（正性症狀）、物質使用障礙症、躁症
血清素	**憂鬱症**、強迫症、恐慌症、思覺失調症（負性症狀）	焦慮症
正腎上腺素	**憂鬱症**	**焦慮症**、躁症、強迫症、恐慌症、社交畏懼症
GABA	焦慮症、癲癇、亨丁頓氏症	－
醣皮質醇	－	憂鬱、躁動

(二) 心理病因

注重個人心理發展中的情緒衝突層面。除以下學說外，還包括古典制約、操作制約、社會學習理論、認知理論（詳見第 10 章）、人本心理、完形理論、溝通分析、客體關係理論等。

精神分析學說

佛洛依德(Freud)開創精神分析學說，藉由夢的解析、自由聯想，來探究個體過去的生活經驗、潛意識內容、心理防衛機轉等，以了解個案人際關係上的問題。

人格心理層次

佛洛依德認為人類行為的原因、生活經驗、被壓抑的想法等，都與潛意識有關，並將人格心理層次分為三部分：

1. **意識**(conscious)：個體可已清楚知覺的部分。
2. **前意識**(preconscious)：介於意識與潛意識間，內容類似潛意識，包括記憶、經驗與受壓抑的情緒，接近知覺的部分。
3. **潛意識**(unconscious)：個體無法覺知的部分。

人格結構理論

佛洛依德認為人的心智都存在本我、自我、超我三部分的建構（圖 4-1），個體存在意識層面的經驗，不過是浮在水面上的冰山。有許多本能(instinct)的想法、情緒與衝動，乃存在無法被理智察覺到的潛意識當中。藉三者的平和維持個體的社會生活。

1. **本我**(id)：遵循享樂原則，原始、與生俱來，不考慮現實、社會接受度和道德。
2. **自我**(ego)：遵循現實原則，為人性現實面，代表理性與機智，監督本我並協調超我。
3. **超我**(superego)：遵循道德原則，是個人價值觀的泉源、習得的社會與道德態度，於個人社會化過程中以社會規範、道德標準來監督個人行為，包括良知與自我理想兩個部分。

心理社會發展理論

艾瑞克森(Erikson)將人生視為連續不斷的過程，人格發展是以自我成長為基礎的心理社會發展歷程，將人生分為 8 個發展階段，每個階段都有發展主題與相對危機（表 4-2）。

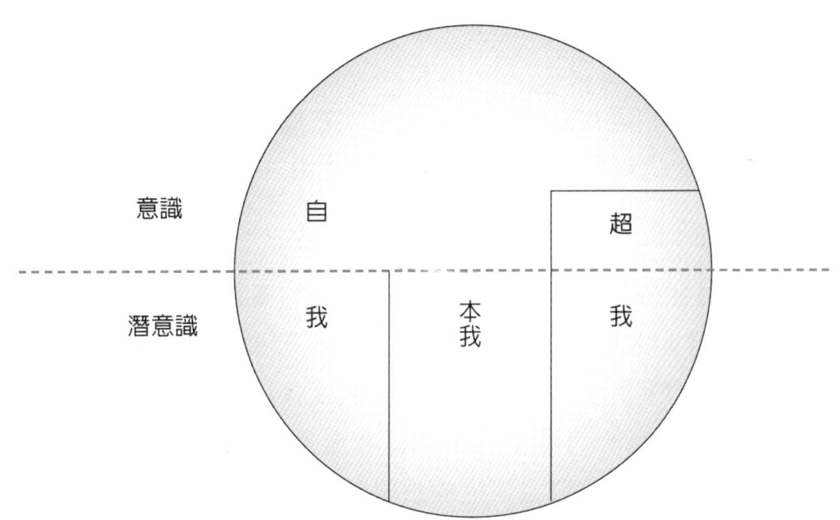

圖 4-1 **佛洛依德的心智結構理論**

表 4-2 **心理社會發展理論**

發展任務與危機		特徵
嬰兒期	信任／不信任	重要關係人能付出關愛，則可發展良好的信任感，若基本需求不被滿足，將影響日後對他人信任的建立
幼兒期	自主／懷疑	對身體與環境的控制力增加，重要關係人合理的限制與約束可使其學習控制行為與慾望，否則將導致羞愧與懷疑
學齡前期	創造／罪惡	學習意願強烈，若能受到鼓勵，則能自動自發，否則將產生內疚及罪惡感
學齡期	勤勉／自卑	掌握學習技能可增加自信心而更努力，若無法得到同儕認同則出現自卑感
青春期	自我認同／角色混淆	藉由自我認同可確定自我角色、自信與希望，否則將產生角色混淆，缺乏自信、叛逆、偏激
青年期	親密／隔離	建立友誼，獲得愛與伴侶的親密關係，否則將感受到孤獨與失落
成年期	**生產創造／停滯**	從事生產工作與創造，否則將停滯不前，即對社會缺乏貢獻
老年期	**自我統整／絕望**	回顧一生，若生命充滿意義則不畏死亡，反之，若人生失誤連連，不堪回首，將感到無限的悔恨與絕望

(三) 社會病因

人是社會的動物，精神疾病的症狀不只出現在個體本身，更常出現在個體與家庭、社會環境、甚至文化背景等三個面向的互動當中。

家庭理論

病態家庭環境可能帶給病人極大的壓力是不爭的事實。研究指出，高情感表露(high expressed emotion)家庭，會增加精神疾病的復發機率。高情感表露係指父母或照顧者，對病人過分的批評、敵意及介入，在過度保護或要求下造成病人的壓力。在情緒障礙疾病中，家庭的病態情形也被證實會影響疾病復原的速度，而研究發現，11 歲前有喪親經驗是成人發生鬱症的重要危險因子。

社會學說

涂爾幹(Durkheim)在 19 世紀末就提出自殺的發生會受社會因素的影響。而後續研究亦指出，病人的社經地位會影響疾病的發生，初期認為低社經地位的不良壓力可能導致精神疾病，此乃所謂社會導因論(social causation)。而另一種看法則認為，精神病人發病後，社會職業功能明顯退化而使病人不能維持原有社經地位，逐漸流到社會底層，此即社會漂流說或稱社會選擇(social selection)。目前認為，社會導因論較適用於鬱症等情緒障礙疾病，而社會漂流說則較適用於思覺失調症。

文化背景

社會文化背景會影響不同種族間精神疾病發病的比率，更會影響疾病的症狀表現，如西方精神病人合併物質使用障礙症的比例比台灣高。因此，在討論疾病的病程及預後時，可能造成相當的差異。單就同一地區而言，不同時期的影響因素也十分明顯，如比較台灣在 1945 年和相隔 15 年後的精神疾病流行病學調查可以發現，思覺失調症等精神病的盛行率相去不遠，但焦慮症相關障礙症的盛行率則大幅增加。這些社會文化背景，當然仍有體質遺傳的因素存在。然而，精神疾病也會受包括居住緯度、濕度、日照、甚至飲食習慣等因素影響。

症狀的形成與界定也會受到文化背景的影響，如居住在台灣西南沿海的思覺失調症病人，常會產生「三太子附身」的宗教妄想症狀，若在西方，宗教妄想的內容則多與基督教或天主教信仰有關。即使類似的症狀，也可能因為表達方式與習慣的不同，而由表面看來相去甚遠。

三、多面向的病因模式

依據疾病發病的時間過程，可以將各樣病因歸入下列三者：

(一) 潛在因素(Predisposing Factors)

指個體生命早期即存在的特性，這些特性會容易使個體在遭受到刺激時罹患疾病，包括個體的**人格特質**、**基因**、**遺傳**、胎兒期的母體狀況（例如孕婦酗酒）以及成長過程的身體、心理、社會環境等（例如父母的不當管教）。潛在因素到**發病的時間間隔可能會相當長**。

(二) 促發因素(Precipitating Factors)

又稱誘發因素，罹病前發生的重要事件或是環境因素，例如：失婚、失業、喪親、大地震等。

(三) 續存因素(Prepetuating Factors)

指發病後影響疾病病程延長或是惡化的因素，在照護病人期間，需評估病人是否有續存因素影響病人疾病復原，並適時介入。例如：**缺乏病識感**、**不規則服藥**、**家庭支持度不佳及照護能力不良等**。如果無法多面向地了解個案致病病因，則不可能提供個案足夠的醫療與照護，甚至影響預後。由台大醫學院精神科胡海國教授(1985)所提出的演進模式精神病理，可以多面向的模式解釋精神疾病的發生。此模式將實證研究發現的病因，依時間流程座標，列出精神病理演進之運作範疇，是一個極為完備的病因模式（圖 4-2）。熟悉這樣的模式有助於臨床上對疾病的了解，更有益於治療計畫的擬定與實行。

4-2 心理防衛機轉

根據精神分析學說，由於潛意識的本能只遵循享樂原則(pleasure principle)。因此個體的心智需要嚴格監控這些本能，使用**防衛機轉**(defense mechanisms)（表 4-3）來處理、轉化這些心理能量。如果使用不適當的防衛機轉，就可能引起精神疾病。譬如一個恐慌症病人之所以會無緣無故出現心悸、呼吸急促等自律神經失調症狀，就是將其潛意識中本能造成的焦慮恐懼轉移(displacement)到不相干的身體症狀上。

多面向病因範例

一位思覺失調症個案的發病因素，可能是他出生於一個有精神疾病遺傳的家庭（生物性潛在因素）。父親因事業不順，從小家庭經濟不穩定（社會性潛在因素）。個案從小黏母親黏的特別緊，甚至忌妒母親和父親間的關係（心理性潛在因素）。服兵役時分發到要求十分嚴格的單位（社會性促發因素）。某日接獲消息知其母意外身亡，不但傷慟不已，更是怨天尤人（心理性促發因素）。因同袍介紹開始吸食安非他命（生物性促發因素），不多時即出現精神症狀，而被送入精神病院治療。個案退伍後仍繼續在精神科門診治療，雖然症狀穩定，但其心理衡鑑中已經出現退化現象（生物性續存因素），且因工作能力不佳而無法找到較持久的工作，多以打零工維生，常發生經濟困難的情況（社會性續存因素）。個案一方面覺得自己沒用，一方面又覺得社會對他不公平（心理性續存因素），因此個案放棄繼續服藥，一段時間後即因症狀復發而住院。

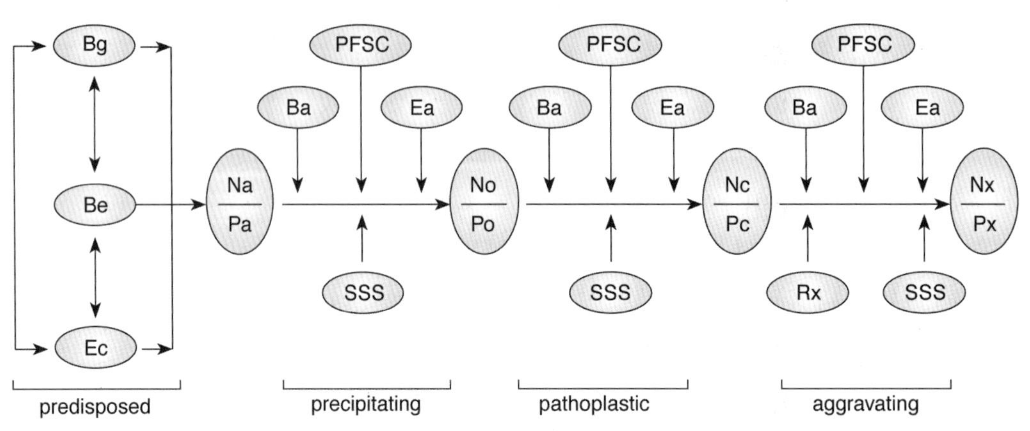

Bg：遺傳因素
Be：生物學因素
Ec：慢性心理適應因素
Na：腦功能
Pa：性格與適應
Ba：急性生物學壓力
Ea：急性心理壓力
SSS：社會支性網路
PSFC：個體之價值體系
No：原始型態的腦功能病理
Po：原始型態的精神疾病表現
Nc：臨床型態的腦功能病理
Pc：臨床型態的精神疾病表現
Rx：治療
Nx：預後型態的腦功能病理
Px：預後型態的精神疾病表現

圖 4-2　精神病理學之演進模式與病因因素（承胡海國教授惠予同意使用）

表 4-3 心理防衛機轉的種類

種 類	說 明
否認作用 (denial)	・是最早出現的防衛機轉，係指對已發生的不愉快、不幸的事實加以否認，用來逃避難以面對的外在現實。是酒精使用障礙症病人常使用的防衛機轉 ・例如：看電影中，見到恐怖的鏡頭即閉上眼睛
退化作用 (regression)	・**個體遇到壓力或挫折時，放棄已學會的態度或行為習慣，而以早期適應挫折的方式來處理** ・例如：有些兒童不想讀書，成績不好，便以頭痛、腹瀉為理由逃學
轉移作用 (displacement)	・**把對某人或某物的態度、情緒轉移到較安全的目標上** ・例如：在工作上遇到不順利的事，回家不分青紅皂白地大發脾氣
潛抑作用 (repression)	・把意識中不能接受的觀念、情感、行為、慾望或衝動，抑制到潛意識中，以保持心境的安寧 ・例如：因產後憂鬱適應不良住院，當護理師詢問小孩的問題時，表示不記得生過小孩，但對其他家人、朋友之事均記得
反向作用 (reaction formation)	・亦稱過度補償作用(over compensation)，指對自己意識或潛意識中無法接受的衝突、觀念、情感、慾望或衝動轉換成相反的態度與行為表現出來 ・例如：事實上對工作內容極端不滿，卻表現出非常接受的樣子
合理化作用 (rationalization)	・**企圖以邏輯的方式解釋某些行為**，或為自己找藉口進行辯護，而將不被接納的態度、信念或行為加以正常化，使自己得以容忍此事，試圖使自己心安，也讓別人接受。有兩種表現：酸葡萄及甜檸檬心理 ・例如：某個男孩追求一女孩未成，即說「這種女孩水性楊花，嫁給我，我都不要」
抵消作用 (undoing)	・以象徵性的行為來抵消已經做過的壞事或不舒服的感覺，以補救心理上的不安、焦慮或難受，為強迫症常使用的心理防衛機轉 ・例如：過年打碎了碗碟會說「歲歲平安」；強迫症的病人會不斷洗手，想洗去所犯的錯誤
外射作用 (projection)	・**將自己無法接受的、慾望、衝動、思想或行為歸咎於他人** ・例如：有些學生考試作弊，認為其他同學也會作弊；**妄想或幻覺**為外射作用的例子
內射作用 (introjection)	・**個體完全接受其他人的意見或價值，為憂鬱症病人常使用之心理防衛機轉** ・例如：小男孩在成長過程中，大人告知手淫是不好的行為，因此在他的成長過程中，總認為手淫是不好的行為

表 4-3　心理防衛機轉的種類（續）

種類	說明
隔離作用 (isolation)	‧ **個體把不愉快、威脅性的情境或與思想有關聯之感受從意識中加以隔離** ‧ 例如：將親人過世說成「歸天」或「到天堂去了」
認同作用 (identification)	‧ **係指個體淺意識中取他人之長歸為己有，做為自己行為的一部分**，以排除煩惱及焦慮等 ‧ 例如：有些人一生無所成就便把自己親戚、朋友中的成功者搬出來吹噓，以提高身價，減輕或消除他人的輕視
補償作用 (compensation)	‧ 係指個體在生理或心理上實際存在或想像存在某些缺陷時，採取種種方法彌補缺陷以減少焦慮 ‧ 例如：個子矮的人喜歡穿高跟鞋，個子高的人彎腰駝背地走路
轉化作用 (conversion)	‧ 係指潛意識中將心理上的焦慮及情緒衝突轉變成身體症狀表現出來 ‧ 例如：某位害怕考試的學生，在臨考前一刻突然眼睛看不見、四肢麻痺，因而免於考試
壓抑作用 (suppression)	‧ 係指個體有意識的刻意不要令自己想起痛苦的思想、感受與衝動 ‧ 例如：與女友分手後，故意不去回想她的一切，然而實際上對過去的事並未完全遺忘
昇華作用 (sublimation)	‧ 係指將社會反對或自己內心無法接受的本能、慾望，轉向更高級的、社會能接受的目標或渠道，進行各項創造性的活動，以使人奮發圖強，有利於社會 ‧ 例如：將打架的衝動改以練拳擊技術
幽默作用 (humor)	‧ 人類最高度技巧的心理防衛機轉，係指個體處於尷尬或困苦的情境時，以開玩笑、說笑話等幽默方式使自己擺脫困境，以緩和、消除緊張情緒，避免產生心靈創傷

心理防衛機轉的分類如下，自戀性、不成熟、神經性心理防衛機轉常是構成精神症狀的要素。

1. **自戀性心理防衛機轉**：5 歲以下小孩最常使用的一種防衛機轉，只照顧自己、愛自己，不關心他人，加上自我與現實的界線尚未形成，常利用否定、外射或歪曲事實來保護自己。
2. **不成熟心理防衛機轉**：出現在 3~16 歲，使用內射、退化等防衛機轉。一般人也會使用，在適當範圍內屬正常現象，若過度使用而扭曲事實，則會造成適應不良。

3. **神經性心理防衛機轉**：兒童逐漸能分辨衝動、慾望與規範後，處理內心掙扎時所表現的心理機制，包括轉移、反向、合理化。

4. **成熟心理防衛機轉**：12 歲以後開始使用，包括昇華、幽默、壓抑。

4-3 精神疾病的症狀

精神症狀不像一般身體症狀，缺乏明確的生理、病理基礎，因而無法像理學檢查或是神經學檢查一樣，將症狀根據器官、系統來分類。現在常用的症狀分類是採取人為的方式做區分。以下我們會分成八個項目來介紹種種精神症狀。

一、意識(Consciousness)

意識是個體對外界事物知覺和對外界刺激反應的能力，意識障礙通常和器質性的腦病變有關，但也可能受到情緒、思考、感受等心智活動的影響，常見的意識障礙包括：

1. **意識矇朧**(clouding of consciousness)：意識模糊，無法完全清醒。通常伴有感官知覺的障礙。

2. **呆滯**(stupor)：對外界刺激失去反應或對周遭環境的知覺降低，可以說是半昏迷(semicoma)狀態。除器質性精神病外，亦可能會出現在嚴重的鬱症發作。

3. **譫妄**(delirium)：意識混亂，有時會產生片段的妄想與幻覺。器質性的原因或是極度的心理變化，以及急性精神狀態都可能出現譫妄的意識。

4. **昏迷**(coma)：**完全失去意識**。

5. **朦朧狀態**(dreamlike state)：好像作夢般的恍恍惚惚。可發生在複雜性部分癲癇(mplex partial seizure)發作之時。

6. **混亂**(confusion)：不但意識障礙，對外界亦有不適當的激烈反應。酒精戒斷引起之震顫性譫妄(delirium tremens)常會有混亂的表現。

7. **嗜睡**(drowsiness)：無法維持清楚意識，隨時會進入睡眠。

心智圖

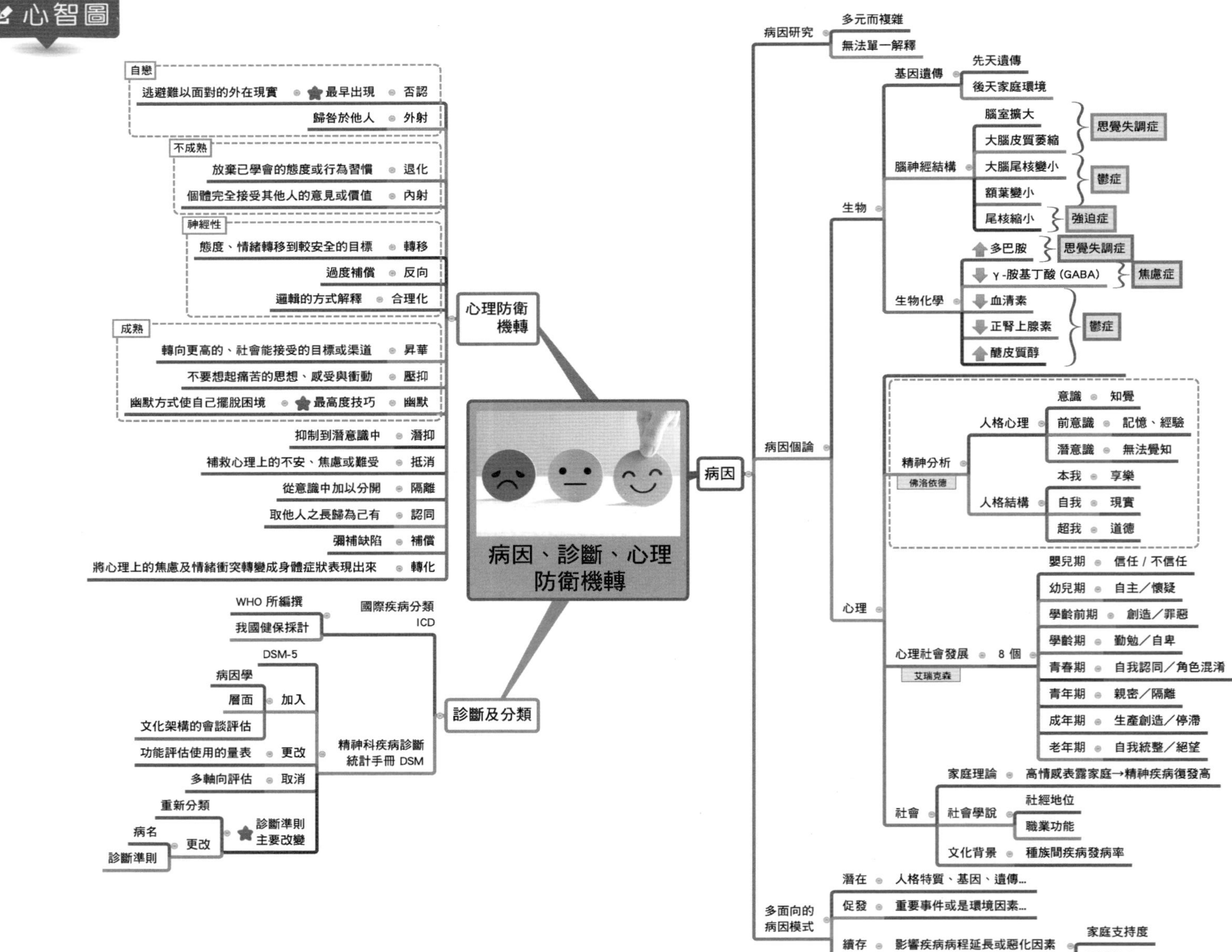
病因、診斷、心理防衛機轉
病因
病因研究
多元而複雜
無法單一解釋
病因個論
生物
基因遺傳
先天遺傳
後天家庭環境
腦神經結構
腦室擴大
大腦皮質萎縮
思覺失調症
大腦尾核變小
額葉變小
鬱症
尾核縮小
強迫症
生物化學
多巴胺
思覺失調症
γ-胺基丁酸 (GABA)
焦慮症
血清素
正腎上腺素
皮質醇
鬱症
心理
精神分析
佛洛依德
人格心理
意識 知覺
前意識 記憶、經驗
潛意識 無法覺知
人格結構
本我 享樂
自我 現實
超我 道德
心理社會發展 8 個
艾瑞克森
嬰兒期 信任 / 不信任
幼兒期 自主／懷疑
學齡前期 創造／罪惡
學齡期 勤勉／自卑
青春期 自我認同／角色混淆
青年期 親密／隔離
成年期 生產創造／停滯
老年期 自我統整／絕望
社會
家庭理論 高情感表露家庭→精神疾病復發高
社會學說
社經地位
職業功能
文化背景 種族間疾病發病率
多面向的病因模式
潛在 人格特質、基因、遺傳...
促發 重要事件或是環境因素...
續存 影響疾病病程延長或惡化因素
家庭支持度
照護能力
心理防衛機轉
自戀
逃避難以面對的外在現實 最早出現 否認
歸咎於他人 外射
不成熟
放棄已學會的態度或行為習慣 退化
個體完全接受其他人的意見或價值 內射
神經性
態度、情緒轉移到較安全的目標 轉移
過度補償 反向
邏輯的方式解釋 合理化
成熟
轉向更高的、社會能接受的目標或渠道 昇華
不要想起痛苦的思想、感受與衝動 壓抑
幽默方式使自己擺脫困境 最高度技巧 幽默
抑制到潛意識中 潛抑
補救心理上的不安、焦慮或難受 抵消
從意識中加以分開 隔離
取他人之長歸為己有 認同
彌補缺陷 補償
將心理上的焦慮及情緒衝突轉變成身體症狀表現出來 轉化
診斷及分類
國際疾病分類 ICD
WHO 所編撰
我國健保採計
精神科疾病診斷統計手冊 DSM
DSM-5
加入
病因學
層面
文化架構的會談評估
更改 功能評估使用的量表
取消 多軸向評估
診斷準則主要改變
重新分類
更改
病名
診斷準則

二、情緒(Emotion)

情緒是對外在事物刺激的反應及感受，可分作由旁人觀察的客觀情感，以及自己主述的主觀心情，常用的情緒狀態描述包括：

情感(Affect)

1. **適當情感**(appropriate affect)：情感與心情的感受可以配合，同時亦有相配合的思考、言行。
2. **不適當情感**(inappropriate affect)：情感與心情的感受無法配合。病人可能在談及悲傷事件時卻哈哈大笑，通常見於思覺失調症病人。
3. **情感平淡**(blunted affect)：情感的外顯程度大幅減低，**對外在刺激幾乎沒有任何喜怒哀樂的情感表達**，可能見於慢性精神病病人。被歸類於思覺失調症的負性症狀(negative symptoms)之一。
4. **侷限情感**(restricted affect)：情感的外顯程度減低，但比前述之情感平淡稍好一些。
5. **波動情感**(labile affect)：即使在缺少外在刺激下，情緒仍然會快速而突兀的高低起伏。病人可能前一分鐘開懷大笑，後一分鐘則放聲大哭。處於躁期的病人常會有波動情感的臨床表現。
6. **情感矛盾**(ambivalence)：同一人在同一時間對一件事（或人）同時出現兩種相反的感覺或情緒，如又愛又恨。早期是用來診斷思覺失調症的基礎症狀之一。
7. **述情障礙**(alexithymia)：無法感知或表述自己或他人的情緒，但身體感官方面卻高度敏感，因此常抱怨身體症狀。

心情(Mood)

1. **不悅心情**(dysphoric mood)：不高興的心情。
2. **平穩心情**(euthymic mood)：處於正常範圍的心情。通常用來強調罹患雙相情緒障礙症的病人，目前處於緩解(remission)階段，情緒既不高亢也不憂鬱。
3. **易怒心情**(irritable mood)：十分容易被激怒。某些躁症病人，特別是年紀較輕者，情緒通常並非欣快感，而是易怒。
4. **欣快感**(euphoria)：心情過分愉悅，情緒高漲**至和目前現實狀態脫節**，甚至伴有膨脹的自我價值及誇大的意念。常見於躁症病人，也可見於使用鴉片類、**安非他命及酒精的病人**。

5. **憂鬱**(depression)：較為病態的哀傷感，喪失對外在事物的興趣。
6. **無欣快感**(anhedonia)：興趣喪失，對外界呈現退縮狀態。除鬱症病人外，也可能見於慢性思覺失調症病人。
7. **焦慮**(anxiety)：對預期危險的緊張反應，通常伴有自主神經系統亢奮症狀。
8. **激動**(agitation)：強烈的焦慮，伴隨坐立難安的表現。除了焦慮的病人外，某些鬱症病人也可能出現這類心情表現。
9. **恐慌**(panic)：急性且陣發的強烈焦慮，常伴隨極度的害怕，擔心失控或死亡及許多自主神經亢奮症狀。通常是病人恐慌發作時經歷的情緒症狀。
10. **淡漠**(apathy)：情緒遲鈍，**對外界漠不關心**，感覺麻木。可能見於慢性思覺失調症或是鬱症病人。

三、言語(Speech)

表達內在意念、思考及感受的媒介，個體主觀內在世界需要用言語表達傳遞，個體間的溝通也需要使用言語。言語的障礙可以出現在腦神經受損傷的病人身上，而呈現種種的失語症(aphasia)。此處所描述的言語障礙，則侷限於精神疾病中較常呈現者：

1. **說話急迫**(pressure of speech)：異常快速的言語表達。除了速度外，言談內容亦是繁多、雜亂，旁人更難以打斷其談興。是躁症病人典型症狀之一。
2. **言語貧乏**(poverty of speech)：不但自發的言談減少，對問題的回應即使有，也相當簡略。除鬱症病人外，慢性思覺失調症病人的言語也可能呈現十分貧乏的現象。
3. **言語內容貧乏**(poverty of speech content)：言語話量雖無顯著減低，但內容十分空洞。病人可能反覆講同一件事，內容千篇一律且貧乏，是慢性精神病病人常見的退化現象之一。
4. **言語迂迴**(circumstantiality)：**無法直接針對問題回答，話題繞一大圈才回到原點**。病人通常在述說一堆略為相關的細節，越扯越遠後，才慢慢回到主題。為慢性思覺失調症病人思考障礙的表現。
5. **答非所問**(irrelevant answer)：**回答的答案與問題不相干**。通常需考慮病人是否故意不合作，或是因注意力不足、聽不清楚問題所致。如果是因為思考障礙，使病人不能做有目標性的思考，而回答的不甚切題或完全偏離時，可以用脫軌

(derailment)或離題(tangentiality)來描述。答非所問可出現在許多精神疾病之中，而思考障礙則多指涉思覺失調症。

6. **語無倫次**(incoherence)：**無法了解病人的言談內容。可能毫無邏輯、沒有因果關係地把片段內容擺在一起**，令人難以理解，反應了思考上的連結鬆弛與混亂。嚴重的語無倫次甚至會說一些不成句子的話，無意義地把一堆單字擺在一起，這種狀況可用字句拼盤(word salad)來描述。
7. **言語持續**(perseveration)：對不同的問題（或刺激）持續重複地回應相同的答案（或反應）。例如評估者詢問病人「你幾歲？」病人回答「50 歲」，再接下去問「住院幾天了？」病人仍舊回答「50 歲」，以下幾個問題，都是同樣的回答。言語持續通常意味著認知功能的缺損，需注意器質性的腦部病變。
8. **重複言語**(verbigeration)：無意義的反覆同樣的單字或片語。不同於言語持續，病人重複的言語內容沒有任何意義。病人可能一直唸著「冰箱、冰箱、冰箱…」。
9. **回音性言語**(echolalia)：**病態性的重複別人說過的話，甚至會模仿說話者的神韻與語調**。像妥瑞氏症(Tourette's disorder)病人，就常出現此現象。病人會重複對方的語尾。如評估者詢問病人「你今年幾歲？」病人回答「幾歲？」接著問「現在有工作嗎？」病人則回答「工作嗎？」。
10. **音韻連結**(clang association)：句子間的關聯並非邏輯上的相關，而是音韻的相近。如病人回答評估者關於平常休閒活動時，回答「我喜歡游泳」，接下來說「勇於認錯，善莫大焉」，最後結論說「醃肉好吃，但是太鹹」。出現在躁症病人身上，也可能是思考障礙中意念飛躍的言語表現。
11. **新語症**(neologism)：沒有根據地（或是以無法理解的方式）**創造新字**、新詞。
12. **不語**(mutism)：緘默不出聲，對外界沒有反應，常見於焦慮症。

四、行為(Behavior)

行為是衝動、慾望及需求的外顯，涵蓋有意義的活動及無意義的運動，精神疾病症狀中常見的行為障礙包括：

1. **回音性動作**(echopraxia)：模仿他人的動作。並非出於刻意開玩笑，而是受到精神疾病的影響。可能的疾病包括思覺失調症與妥瑞氏症。
2. **緊張僵直**(catatonia)：包括一些怪異的動作。如保持僵硬狀態，抗拒任何活動：拒絕現象(negativism)；隨意設定並維持不適切、怪異的姿勢，如固定姿勢

(posturing)；一直維持外界對其肢體所塑造的姿勢，如僵直(catalepsy)或蠟樣彎曲(waxy flexibility)；以及呆滯(stupor)或緘默(mutism)等。可能出現在如腦炎等腦部病變所引起的器質性精神病身上。

3. **拒絕現象或阻抗行為**(negativism)：**對立或抵抗任何要求其移動的指示或企圖**，甚或背道而馳。
4. **刻板動作**(stereotype)：反覆固定的簡單動作，不具特殊意義。
5. **作態行為**(mannerism)：**固定的複雜性動作**，動作有特定涵義，如沒來由地朝路人跪拜等。
6. **激動**(agitation)：無法安靜，過度活動。相對於激動的情緒，此處特指精神運動(psychomotor)的表現。激動的病人即使缺少外在刺激下也沒辦法好好坐著，常無目的的走來走去，雙手可能無意義地搓弄頭髮、衣服等。較常出現在焦慮或是部分鬱症的病人。
7. **活動量過多**(hyperactivity)：活動量過大，通常伴隨一些攻擊及破壞行為。除躁症外，器質性的腦部病變也可能出現此症狀。相對於**活動過少**(hypoactivity)。
8. **抽搐**(tic)：不自主、陣發且刻板性的動作。是一種運動障礙的症狀，病人的身體某部分，像脖子、手或腳會突然地動一下，看起來好像在轉頭、揮手或是作勢踢人一般。抽搐也可以在聲音方面，稱作發聲抽搐(vocal tic)，病人可能一直發出「嘖嘖」或是清喉嚨的聲音，有時則像在罵人一樣。
9. **靜坐不能**(akathisia)：主觀的坐立不安的感覺，因此表現出持續不斷的動作。通常是抗精神病藥物的副作用。
10. **強迫行為**(compulsion)：反覆的動作及行為，如反覆地洗手、檢查瓦斯開關、門鎖及拔頭髮等，若病人試圖抵抗此強迫動作，則會產生強烈的焦慮。強迫症中常伴隨強迫意念。
11. **攻擊行為**(aggression)：通常是有目的性的侵略行為，可以是語言或是行動。
12. **遲滯**(retardation)：不僅指動作緩慢，思考、反應亦變慢。鬱症病人會出現此症狀。
13. **社會退縮**(social withdrawal)：對一切社會性活動，缺乏主動與興趣。可能因精神疾病引起的關係意念、被害妄想所致，也可能是思覺失調症的負性或退化症狀。

14. **怪異行為**(bizarre behavior)：病人**出現無法解釋的怪異行為**，例如：走一步退三步的前進。

15. **操縱行為**(manipulate behavior)：為滿足病人內心的需要，而藉由行為控制他人，例如病人以生命安全威脅護理師滿足外出的慾望。

五、思考(Thinking)

正常的思考狀態乃是個體為了解決問題，在符合現實的情形下，遵循邏輯原則而進行的心智活動。由於思考是內在的，必須靠言語及行為彰顯出來，因此同一個現象的描述，有時會放在前述的言語障礙及行為障礙之中。精神症狀中的思考障礙，通常會分成流程(process)的障礙與內容(content)的障礙兩種。

思考流程障礙

思考流程障礙由於常常用言語的形式顯現，因此如上述言語迂迴、答非所問、語無倫次等等，有時也會被歸類在思考流程障礙之中。一般若有連結鬆弛或失去邏輯的言談表現，可以統稱為思考流程變異(formal thought disorder)。雖然這種變異可以出現在不同精神疾病，但一般仍以思覺失調症為思考流程變異疾病的代表。

1. **意念飛躍**(flight of idea)：**思考過程中的意念，一個接一個飛快地出現，意念間通常仍有關聯**。病人有說話急迫的現象，是躁症病人常見的症狀。

2. **連結鬆弛**(loosening of association)：思考流程中，意念的連接完全沒有道理可循。病人說話時會在完全不相干的話題中轉換，導致旁人很難理解，無法適當的溝通。嚴重時可達到語無倫次甚或字句拼盤。較常出現在思覺失調症病人。

3. **思考中斷**(thought blocking)：在一段思考流程未結束前突然中斷。病人可能在會談中忽然停止說話，短暫沉默後，病人完全記不起剛才說什麼，也記不起接下來要說什麼事情。病人在經歷這種駭人的經驗，可能進一步描述好像思考被抽走一般(thought withdrawal)。過去是診斷思覺失調症的重要依據。但正常人在極度疲累或焦慮狀況下，也可能出現類似情況。

4. **思考插入**(thought insertion)：思考過程中，出現感覺像是外界插入的思考、意念。

5. **思考抽離**(thought withdrawal)：認為自己的思考、意念被他人或外力移出自己的思想當中。

6. **思考廣播**(thought broadcasting)：覺得自己的思考被廣播或是放映到周圍環境之中，**導致自己的想法，即使沒有說出來，感覺別人也都知道**。
7. **自閉思想**(autistic thinking)：思考內容與形式以自我為中心，脫離現實邏輯思考。

思考內容障礙

1. **內容貧乏**(poverty of content)：思考內容空洞，多僅重複單一內容。外在呈現言語內容貧乏。常見於慢性精神病病人。
2. **過度重視之意念**(overvalued idea)：固著、但不合理的錯誤信念。強度稍弱於妄想。病人可能十分擔心有人要加害於他，但深談後，病人通常可以稍微改變立場，不再堅持己見。除了精神病人，正常人也有可能出現。
3. **妄想**(delusion)：錯誤且固著的信念，就算有證據證明此信念錯誤，仍堅信不疑。病人的想法通常不合理，與社會文化背景亦不相合。又可根據妄想內容區分成下列數種：
   (1) 被害妄想(delusion of persecution)：相信自己正遭受他人的侵害。為最常見的妄想內容。
   (2) **關係妄想**(delusion of reference)：**相信別人所做和自己有關**。看到有人聚集，就覺得他們在談論自己。病人因此在人際關係間呈現緊張、敏感的現象。
   (3) **誇大妄想**(delusion of grandeur)：**相信自己有特別的地位、重要性及特殊的能力**。大多發生在躁症，但也會出現在其他精神疾病中。
   (4) **虛無妄想**(nihilistic delusion)：相信自己、他人、或是世界都已不存在，或是即將毀滅。例如**病人堅信自己內臟器官都已流失**，故拒絕進食。嚴重鬱症病人可能會產生此症狀。
   (5) 身體妄想(somatic delusion)：妄想內容在於懷疑自己身體的功能或狀態。譬如病人堅信自己皮膚底下有寄生蟲，即使反覆檢查並無所得，仍不改其志。
   (6) 被控制妄想(delusion of being control)：堅信自己的意志、思考或感覺都被外力所操控。
   (7) 嫉妒妄想(delusion of jealousy)：毫無理由或是根據一些證據力薄弱的理由堅信自己的情人不忠實或伴侶有外遇。
   (8) **情愛妄想**(erotic delusion)：**相信他人會追求或愛上自己，並想要與自己結婚**。
   (9) 宗教妄想(religious delusion)：妄想內容與宗教有關，但一般並不符合此宗教教義。

4. **慮病**(hypochondria)：**過度擔心健康**。整天掛念自己是否罹患了嚴重的疾病，但此擔心並非基於醫學檢查結果，而是因為誤認並誇張身體症狀，導致不斷求醫要求做更多檢查來確定。譬如上腹部稍微悶痛，就擔心罹患肝癌。

5. **強迫思想**(obsession)：**反覆出現無法消除的意念**、思考及心像，**無法經由邏輯性的思考而消除**。例如病人老是擔心水龍頭沒關緊，或是總覺得得雙手染上髒東西。即使覺得不道德，腦海中一直出現淫穢的畫面。

6. **畏懼**(phobia)：不合理且過度地持續的害怕某種特定事物。病人可能會意識到此畏懼是不合理的，但畏懼意念仍會持續存在，病人可能為此而必須努力避免接觸這些事物。包括：
   (1) 社會畏懼(social phobia)：畏懼公開的演說、表演等。
   (2) 懼高症(acrophobia)：害怕處在高處。
   (3) 特定場所畏懼症(agoraphobia)：不敢處在特定的地方，特別是當病人有狀況時無法立即逃脫或獲得協助的地方。

六、知覺(Perception)

知覺是個體和外在世界聯繫的基礎，正確知覺的完成，有賴由外在物理刺激、感覺器官、神經傳導、乃至腦部中樞的辨認與解釋的一連串過程。任一過程出差錯都會造成錯誤的知覺。常見於精神疾病中的知覺異常包括：

1. **錯覺**(illusion)：**對外在真實存在的刺激產生錯誤感受或錯誤解釋**。多半發生在物理刺激較弱，或是個體知覺能力較差時。例如把繩子看成蛇、**杯弓蛇影**。除器質性因素造成意識障礙外，如焦慮、憂鬱、或是其他精神症狀不穩定，使病人太專注內在狀態時，亦容易出現錯覺症狀。

2. **幻覺**(hallucination)：**沒有外在刺激下產生的錯誤知覺**。發生在思覺失調症病程當中時，病人通常會加入妄想的解釋。可以根據幻覺的感覺型態或發生的時機分為下列數種：
   (1) **聽幻覺**(auditory hallucination)：**是思覺失調症最常見的幻覺類型**，通常以人聲為主，多半帶有威脅、命令、批評的被害性質。病人有時會聽到自己的思考內容(audible thought)。
   (2) **視幻覺**(visual hallucination)：顧名思義，是視覺的幻覺型態。**為譫妄等器質性精神病最常見的幻覺類型**。
   (3) 入睡幻覺(hypnagogic hallucination)：快睡著時感受到的幻覺。

(4) 醒覺幻覺(hypnopompic hallucination)：快醒來時感受到的幻覺。與入睡幻覺都可出現在一般正常情形，或是特殊睡眠障礙症當中。

(5) 其他知覺類型之幻覺：包括**嗅幻覺**(olfactory hallucination)、**味幻覺**(gustatory hallucination)、**觸幻覺**(tactile hallucination)及體幻覺(somatic hallucination)等，雖然見於思覺失調症病人，但需留意器質性因素及藥物之影響。

3. **失真感**(derealization)：**感覺周遭環境變得陌生、不真實**。

4. **自我感消失**(depersonalization)：覺得自身變得不真實、怪異、不熟悉。某些病人會形容類似靈魂出竅的感受。

上述兩項除思覺失調症外，情緒障礙病人也可能出現此症狀，亦可以是解離或轉化症的症狀，或是出現在急性壓力反應時。譬如病人目睹親人意外身亡時，感覺忽然麻木，出現現實感及自我感消失的症狀。

七、一般智能(Intelligence)

智能涵蓋範圍甚大，即使完備的心理衡鑑工具，也無法說明個體的全部智能狀況。智能的表現也會受上述各種精神症狀的影響，如憂鬱時病人可能因動機不足或是精神運動遲滯，而呈現類似認知障礙症的症狀，稱作假性失智(pseudodementia)。

JOMAC 認知功能評估

臨床上常用簡易的 JOMAC 來測試及表現病人的智能狀況：

1. **判斷力**(judgement)：正確評估情境並做適當反應的能力，例如「失火時該如何處理」「如果你撿到一封貼好郵票，寫明地址的信封時，你會怎麼做？」「如果你聞到房中有濃濃的瓦斯味，你會怎麼辦？」。

2. **定向力**(orientation)：**對人、時、地的正確認知程度**。定向感障礙(disorientation)發生時，可能把早上說成晚上，或是不知自己身處何地等，常出現在譫妄、認知障礙症等器質性腦病變。急性譫妄時最先出現的通常是對時間的定向感障礙。

3. **記憶力**(memory)：據事件的遠近分為立即、近期、遠期等。器質性失憶症如認知障礙症，通常最先出現近期記憶障礙，**無法記憶最近時間內發生的事情；解離性失憶症發生於當病人生命中突然發生重大事件，而造成選擇性的失去某段記憶**。

(1) 立即記憶(immediate memory)：回憶數秒鐘之前出現事物的能力，會受到注意力的影響，例如請病人覆誦剛剛聽過的數字串。

(2) **近期記憶**(recent memory)：回憶數分鐘至一天之內所發生的事的能力，例如「今天的早餐內容？」

(3) **遠期記憶**(remote memory)：**記得長久過去發生之事的能力**。

4. **抽象思考**(abstract thinking)：運用多方面認知來了解抽象概念及隱喻並做成適當結論的能力。**通常可運用相似性及成語兩方面測試**。用相似性測驗抽象思考能力時，能力不佳者可能只能描述物理性狀外的相似性，無法描述兩種物件間其他的相似處，更無法歸類。例如**無法說明桌、椅都是屬於家具**，只能說它們都是木頭做的、都是硬的或是深咖啡色的。解釋成語的能力則更高於相似性的能力表現。

5. **計算能力**(calculation)：除計算本身外，尚牽涉注意力、立即記憶力等。通用問題如「100 減 7 減五次，共有五個答案，請你一個一個回答。」

簡易認知功能評估(Mini Mental Status Examination, MMSE)

除了 JOMAC 之外，臨床上也經常使用簡易認知功能評估篩檢老人是否罹患失智症，或評估器質性腦病變（如腦傷）病人的認知功能，其包括五大施測項目：

1. **定向感**(orientation)：評估時間和地點的定向能力。
2. **訊息登錄**(registration)：請受試者立即記住三樣東西，之後還要在第四大項回憶，做測試使用。
3. **注意力與計算能力**(attention and calculation)：如同 JOMAC 中的計算能力施測方式進行。
4. **記憶力**(recall)：請受試者重述訊息登錄所記住的三樣東西。
5. **語言**(language)：包含語言理解、空間概念和操作能力的測驗。

八、病識感(Insight)

正確了解疾病概念、涵義及成因的能力，指個案對自己疾病的認知程度，可問個案：「你為何來醫院？」「你為何須吃藥？」一般可以分為幾個不同的程度：

1. **情緒性病識感**(true emotional insight)：認為自己的確生病，需要治療，並有相對應的行動去改變不良的健康型態。
2. **理智性病識感**(intellectual insight)：認為自己生病，但沒有進一步行動去改善健康。
3. **部分病識感**(partial insight)：認為自己有異常，但歸因於他人或環境所造成。
4. **無病識感**(no insight)：否認自己有任何不舒服或生病，拒絕治療。

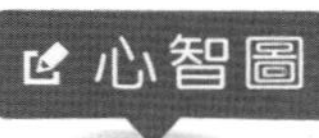

心智圖

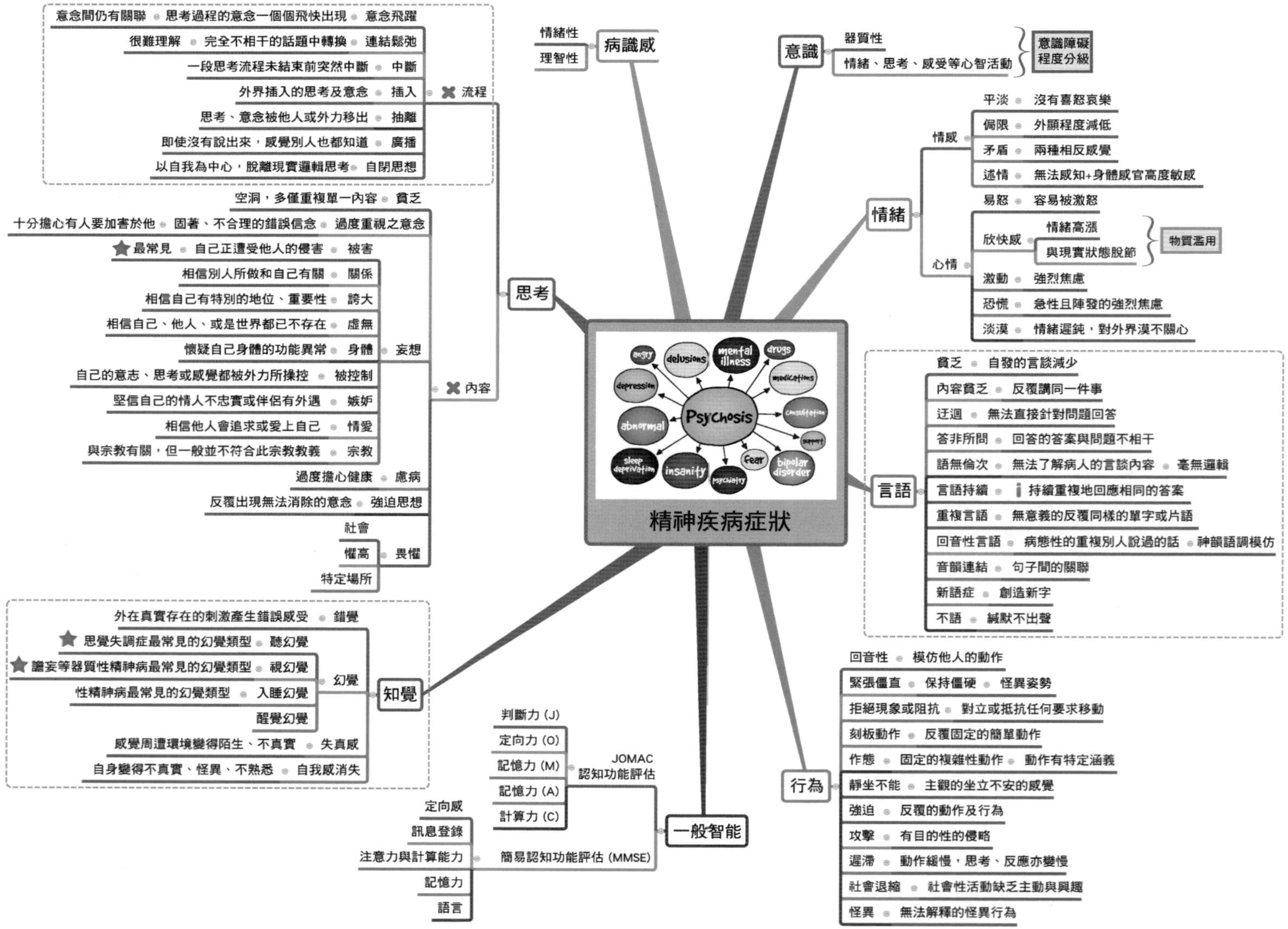

精神疾病症狀

- 意識
  - 器質性
  - 情緒、思考、感受等心智活動 → 意識障礙程度分級
- 病識感
  - 情緒性
  - 理智性
- 情緒
  - 情感
    - 平淡：沒有喜怒哀樂
    - 侷限：外顯程度減低
    - 矛盾：兩種相反感覺
    - 述情：無法感知＋身體感官高度敏感
  - 心情
    - 易怒：容易被激怒
    - 欣快感
      - 情緒高漲
      - 與現實狀態脫節
      - （物質濫用）
    - 激動：強烈焦慮
    - 恐慌：急性且陣發的強烈焦慮
    - 淡漠：情緒遲鈍，對外界漠不關心
- 言語
  - 貧乏：自發的言談減少
  - 內容貧乏：反覆講同一件事
  - 迂迴：無法直接針對問題回答
  - 答非所問：回答的答案與問題不相干
  - 語無倫次：無法了解病人的言談內容：毫無邏輯
  - 言語持續：持續重複地回應相同的答案
  - 重複言語：無意義的反覆同樣的單字或片語
  - 回音性言語：病態性的重複別人說過的話：神韻語調模仿
  - 音韻連結：句子間的關聯
  - 新語症：創造新字
  - 不語：緘默不出聲
- 行為
  - 回音性：模仿他人的動作
  - 緊張僵直：保持僵硬：怪異姿勢
  - 拒絕現象或阻抗：對立或抵抗任何要求移動
  - 刻板動作：反覆固定的簡單動作
  - 作態：固定的複雜性動作：動作有特定涵義
  - 靜坐不能：主觀的坐立不安的感覺
  - 強迫：反覆的動作及行為
  - 攻擊：有目的性的侵略
  - 遲滯：動作緩慢，思考、反應亦變慢
  - 社會退縮：社會性活動缺乏主動與興趣
  - 怪異：無法解釋的怪異行為
- 一般智能
  - JOMAC 認知功能評估
    - 判斷力 (J)
    - 定向力 (O)
    - 記憶力 (M)
    - 記憶力 (A)
    - 計算力 (C)
  - 簡易認知功能評估 (MMSE)
    - 定向感
    - 訊息登錄
    - 注意力與計算能力
    - 記憶力
    - 語言
- 知覺
  - 錯覺：外在真實存在的刺激產生錯誤感受
  - 幻覺
    - 聽幻覺：★思覺失調症最常見的幻覺類型
    - 視幻覺：★譫妄等器質性精神病最常見的幻覺類型
    - 入睡幻覺：性精神病最常見的幻覺類型
    - 醒覺幻覺
  - 失真感：感覺周遭環境變得陌生、不真實
  - 自我感消失：自身變得不真實、怪異、不熟悉
- 思考
  - 流程
    - 意念飛躍：思考過程的意念一個個飛快出現：意念間仍有關聯
    - 連結鬆弛：完全不相干的話題中轉換：很難理解
    - 中斷：一段思考流程未結束前突然中斷
    - 插入：外界插入的思考及意念
    - 抽離：思考、意念被他人或外力移出
    - 廣播：即使沒有說出來，感覺別人也都知道
    - 自閉思想：以自我為中心，脫離現實邏輯思考
  - 內容
    - 貧乏：空洞，多僅重複單一內容
    - 過度重視之意念：固著、不合理的錯誤信念：十分擔心有人要加害於他
    - 妄想
      - 被害：自己正遭受他人的傷害：★最常見
      - 關係：相信別人所做和自己有關
      - 誇大：相信自己有特別的地位、重要性
      - 虛無：相信自己、他人、或是世界都已不存在
      - 身體：懷疑自己身體的功能異常
      - 被控制：自己的意志、思考或感覺都被外力所操控
      - 嫉妒：堅信自己的情人不忠實或伴侶有外遇
      - 情愛：相信他人會追求或愛上自己
      - 宗教：與宗教有關，但一般並不符合此宗教教義
    - 慮病：過度擔心健康
    - 強迫思想：反覆出現無法消除的意念
    - 畏懼
      - 社會
      - 懼高
      - 特定場所

4-4 精神疾病的診斷及分類

傳統上或理想上，疾病的分類是根據病因和組織病理的發現，並由此發展出治療及預防方式。但到目前為止，能夠用來診斷精神疾病的實驗室或影像學檢查，尚未發展成熟，更由於精神疾病病因學及病理基礎的複雜、不確定性，造成精神疾病分類上的困難。對病因的看法不同，往往造成分類方法大相逕庭。因此目前精神科診斷方式，改成採用臨床上可觀察到的症狀，將一群的症狀集合而為一精神疾病的診斷。

一、國際疾病分類

二次世界大戰後，美軍為了在戰爭中及戰爭後所注意到的心理精神疾病發展了一套命名系統，這套系統被參考納入第六版國際疾病分類(International Classification of Disease, ICD)中，這也是精神疾病第一次被納入疾病分類當中。現行的國際疾病分類由 WHO 所編撰，約 10 年修訂一次，成為各國臨床診斷參考的指南，用以界定疾病、失調等健康狀況範疇，其他研究者也會依 ICD 統計死亡、疾病與傷害，保險公司也依 ICD 作為理賠基礎。

ICD-10 於 1992 年出版，現行的診斷系統以 2010 年發行的 ICD-10-CM (ICD, 10th Revision, Clinical Modification)為主。我國於 1994 年健保採 ICD-9-CM，2010 年啟動 ICD-10-CM 導入計畫，2016 年全面以 ICD-10-CM 申報。而 WHO 在 2018 年起草，並於 2019 年更新國際疾病分類為 ICD-11，ICD-11 在 2022 年 1 月起生效，其新增內容包括：過勞納入疾病分類；嗜打電玩歸類為遊戲成癮，與物質成癮並列；強迫性性行為歸類為心理障礙，但未視為成癮。

二、精神科疾病診斷統計手冊

美國精神醫學會在 1980 年出版第三版精神科疾病診斷統計手冊(Diagnostic and Statistical Manual of Mental disorders 3rd edition, DSM-III)中引進明確的診斷準則以及多軸向評估(multi axial assessment)，並對各項病因學說保持中立。配合 DSM-III，更發展出半結構性的診斷會談，使得精神疾病診斷的信度大增。透過許多臨床研究及流行病學調查，更增加診斷系統的效度。

DSM-III 的**多軸向評估已在** 2013 年出版的 **DSM-5 取消**。DSM-5 彙整當代精神醫學多層面的精神病理研究成果，包括分子遺傳學、神經生物學、認知科學、腦影像學、社會－文化－性別研究等領域的實證資料，帶來精神疾病的新認識和分類上的新調整，為未來的精神病理研究提供另一種嶄新的視野。DSM-5 相較於 DSM-IV-TR 最大的改變，除了將版本編號由羅馬數字(IV)改為阿拉伯數字(5)之外，尚有以下的重大差異，也是 DSM-5 特別強調的要素（DSM-5 診斷詳見附錄）。

1. **加入病因學的發現於診斷系統中**：DSM 的診斷以臨床上的症狀觀察為主，非以病因或組織病理的發現作為診斷。但在認知類障礙症(neurocognitive disorder)，加入神經影像學及基因檢測於診斷準則內，有將病因學發現放入診斷準則中的趨勢。
2. **加入層面的的概念**：DSM-5 承繼 DSM-IV-TR 的類別化(categorical)的概念，將精神疾病分為如憂鬱症、焦慮症、解離症等一個一個的類別，使用診斷準則評估病人是否有一個又一個的精神疾病。DSM-5 另外又加入層面(dimentional)的概念，也針對每一種精神症狀（每一層面）評估其嚴重度。例如思覺失調症病人在評估時除了要注意病人的幻聽、妄想層面外，還要評估情緒層面是否憂鬱、有焦慮層面的症狀等，即使病人憂鬱或焦慮的症狀沒有嚴重到成為診斷。使用層面的概念評估，仍可讓臨床工作人員知道病人除了思覺失調症症狀需要治療之外，憂鬱或焦慮症狀仍然需要在治療過程中關注。
3. **更改功能評估使用的量表**：DSM-IV-TR 在第五軸中使用整體功能評估量表(global assessment of functioning, GAF)評估病人的功能表現，但 GAF 中病人精神症狀、自殺危險以及社會、職業、學業、自我照顧功能等評估項目，其分數不一定能反映病人目前的功能，因此 DSM-5 改採用 WHO 身心障礙評估表(WHO Disability Assessment Schedule, WHODAS)評估病人的認知、行動能力、生活自理、與他人相處、居家活動／工作與學習、社會參與等六個面向的功能。
4. **文化架構下的會談評估**：評估不同國家、種族、文化、性別影響精神症狀的表達、評估及診斷。
5. **取消多軸向評估**：DSM-5 在診斷時不再如 DSM-IV-TR 一般分成五軸的評估，但並非不注重第一軸向之外的生物心理社會因素，而是將第一、第二、第三軸向的診斷全放在一起，若有原本應該記錄在第四軸向的重要心理社會或環境問題，也一樣可以在診斷當中一併呈現。
6. **診斷準則的主要改變**：DSM-5 將 DSM-IV-TR 17 個診斷類別擴充到 22 個，有些疾病被重新分類、更改了病名，有些更改了診斷準則，有些兼而有之（表 4-4）。

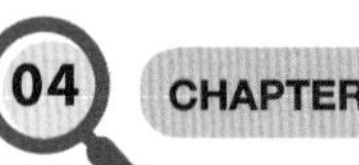

表 4-4　DSM-IV-TR 與 DSM-5 診斷的改變

改變	DSM-IV-TR	DSM-5
重新分類	情感性疾患	1. 分為「雙相情緒及其相關障礙症」和「憂鬱症」兩類 2. 「憂鬱症」此類別中新加入侵擾性情緒失調症和經期前情緒低落症
	強迫症屬於焦慮性疾患	另立「強迫症及相關障礙症」，並加入身體臆形症（原在身體型疾患中）、儲物症（新增診斷）、拔毛症（原分類在衝動控制疾患）、摳皮症（新增診斷）等
	創傷後壓力症及急性壓力症於 DSM-IV-TR 屬於焦慮性疾患	另立「創傷及壓力相關障礙症」，並加入反應性依附障礙症（原在「通常初診斷於嬰兒期、兒童期或青春期的疾患」）、失抑制社會交往症、適應障礙症等
	適應性疾患	取消此一類別
	性疾患及性別認同疾患	分成性功能障礙、性別不安、性偏好症三類別
	人為障礙症	取消此一類別。人為障礙症歸類到「身體症狀及相關障礙症」
	飲食性疾患（心因性厭食症和心因性暴食症）	1. 改為餵食及飲食障礙症 2. 加入異食症及反芻症（原在「通常初診斷於嬰兒期、兒童期或青春期的疾患」） 3. 心因性厭食症分為迴避／節制型攝食症及厭食症 4. 心因性暴食症分為暴食症及嗜食症
	排泄障礙症為「通常初診斷於嬰兒期、兒童期或青春期的疾患」類別	排泄障礙症獨立成一類別
	1. 「通常初診斷於嬰兒期、兒童期或青春期的疾患」中的對立反抗症及行為規範障礙症 2. 「衝動控制疾患」中的間歇暴怒障礙症、病態縱火症、病態偷竊症	兩類別整合為「侵擾行為、衝動控制及行為規範障礙症」

表 4-4　DSM-IV-TR 與 DSM-5 診斷的改變（續）

改變	DSM-IV-TR	DSM-5
重新分類（續）	「通常初診斷於嬰兒期、兒童期或青春期的疾患」中的部分疾患	歸類到「神經發展障礙症」
	譫妄、痴呆、失憶性疾患、及其他認知疾患	歸類到「認知類障礙症」
	DSM-5 重新編排診斷類別的順序，呈現出由嬰幼兒到老年期可能出現的精神疾病的時間分布	
更改病名	智能障礙(mental retardation)	智能不足(intellectual disability)
	自閉症(autistic disorder)、**亞斯伯格氏症**(Asperger's disorder)、兒童期崩解性疾患(childhood disintegrative disorder)、Rett 氏疾患的廣泛性發展疾患(pervasive developmental disorder)	自閉症類群障礙症 (autistic spectrum disorder)
	失智／痴呆(dementia)	認知障礙症(major neurocognitive disorder)
	物質使用疾患(substance use disorder)，包含物質依賴(dependence)及物質濫用(abuse)	物質使用障礙症
	身體型疾患 (somatoform disorders)	身體症狀及相關障礙症 (somatic symptom and related disorders)
	慮病症(hypochondriasis)	罹病焦慮症(illness anxiety disorder)
	性別認同疾患 (grender identity disorder)	性別不安(gender dysphoria)
	睡眠性疾患(sleep disorders)	睡醒障礙症(sleep-wake disorders)
更改診斷準則	精神分裂症(schizophrenia)	1. 改為思覺失調症(schizophrenia)，並省略妄想型(paranoid)、混亂型(disorganized)、緊張型(catatonic)、殘餘型(residual)等亞型分類 2. 另立僵直症(catatonia)的診斷
	經期前情緒低落症 (premenstrual dysphoric disorder) （研究中的診斷）	正式的診斷

綜上所述，DSM-5 著重臨床症狀觀察，並以此為基礎發展其精神醫學知識和診斷系統。ICD-10-CM 則著重歐洲傳統精神病理學的概念。ICD-10-CM 的另一作用是臨床工作者依此疾病編碼申請健保給付，或是民眾依此申請保險理賠。所有 DSM-5 的診斷類群在 ICD-10-CM 內都有，但並非所有在 ICD-10-CM 內的診斷類群都可以在 DSM-5 內找到。儘管兩者診斷系統中對於同一疾病的診斷說明或準則不完全一樣，但是有越來越一致的趨勢，也力求可以在雙方診斷系統中有相對應的疾患。

結語

精神疾病的診斷與治療，應該用生理－心理－社會的綜合模式作為基礎，太過單面向的治療取向，無法達到滿意的治療成效。在照護精神疾病病人之始，全面性地了解不同層面的病因，熟悉疾病的症狀辨別，知道疾病分類的精神，有助於臨床工作的開展。

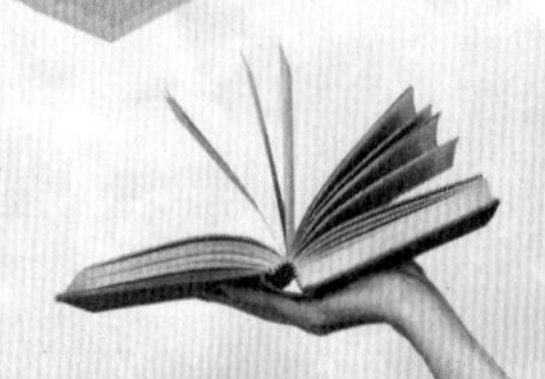

基本資料

⊕ 個案基本資料

姓名：葉○○　男性　35 歲　未婚

⊕ 個案疾病診斷

思覺失調症

⊕ 個人及過去病史

個案從小就被注意到發展較為遲緩，經臨床評估發現個案的智力表現達中度智能不足。個案於 20 歲當兵時發病，使用藥物治療之後，食慾增加，體重從 60 公斤增加到 95 公斤。於 30 歲時被診斷同時罹患糖尿病及高脂血症。

⊕ 現在病史

個案於 20 歲時出現幻聽、幻視及被害妄想，被診斷為思覺失調症，雖可規則於精神科門診治療。但因為個案缺乏病識感，不規律遵循醫囑服藥，導致個案仍持續有精神症狀，案母需要經常叮囑查看個案服藥，其服藥狀況才較規律，精神症狀才較為穩定，長期無法工作。一個月前，主要照顧個案的案母因病過世，個案在乏人照顧下，精神科藥物完全沒有服用，上述精神症狀加劇，在社區也有干擾行為，個案連治療糖尿病和高脂血症的藥物也沒有服用。後來因為意識不清被送至急診，抽血檢查發現有糖尿病酮酸血症。

診斷結果

1. 思覺失調症
2. 中度智能不足
3. 第二型糖尿病
4. 糖尿病酮酸血症
5. 高脂血症
6. 與主要支持團體相關的其他問題：單純的喪親之痛
7. 不遵從醫療

學習評量

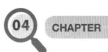

1. 王小姐被診斷為憂鬱症，她最常使用的防衛機轉，下列敘述何者正確？(A)外射(projection) (B)內射(introjection) (C)否認(denial) (D)合理化(rationalization)。
2. 運用簡易心智量表(Mini-Mental State Examination, MMSE)評估老年人精神狀態，下列何者不是其評估的功能表現？(A)定向感 (B)注意力 (C)記憶力 (D)情緒狀態。
3. 護理師問病人：「100 減 7 是多少？」然後連續減了五個 7。這種方式除了可以評估病人的計算能力外，還可以評估下列何種能力？(A)定向感(orientation) (B)注意力(attention) (C)判斷力(judgement) (D)病識感(insight)。
4. 阿宏為家中獨子，父親是成功企業家，因工作關係常不在家，對阿宏要求很高，很少稱讚。阿宏上國中後開始瘋狂追逐並模仿某一韓籍男星的穿著舉止，多日曠課且計畫去韓國，此種行為最可能是下列何項心理防衛機轉？(A)取代作用(substitution) (B)幻想作用(fantasy) (C)反向作用(reaction formation) (D)認同作用(identification)。
5. 病人因罹患厭食症入院治療，母親說病人多次表示自己並非其親生的，很恨母親。但病人於會談中告訴護理師：「母親非常完美，而且非常懂得如何愛小孩。」病人主要使用何種防衛機轉？(A)否認(denial) (B)反向(reaction formation) (C)壓抑(suppression) (D)內射(introjection)。
6. 下列何種神經傳導物質的變化最能說明引發焦慮症病人焦慮症狀的生理機制？(A)正腎上腺素(norepinephrine)分泌濃度過高 (B) γ-胺基丁酸(γ-aminobutyric acid, GABA)分泌濃度過高 (C)醣皮質素(glucocorticoid)分泌濃度過低 (D)乙醯膽鹼(acetylcholine, ACh)分泌濃度過低。
7. 下列何者為貝克(Beck)認知學說的主要論述？(A)精神問題與個人童年早期未解決之衝突及焦慮有關 (B)人格是被環境所塑造，可用行為改變技巧矯正 (C)情緒低落是對自己、他人及外界的錯誤解釋 (D)高情感表露的家庭可能會增加精神疾病的復發率。
8. 吳女士，診斷思覺失調症，坐在餐桌前，不斷以手拍打桌子，口中喊著說：「怎麼這麼多蟑螂，快來幫忙打蟑螂。」雖然護理師告訴她沒有蟑螂在桌上，但她仍堅持桌上看到許多蟑螂。此為下列何種精神症狀？(A)妄想(delusion) (B)自我感消失(depersonalization) (C)幻覺(hallucination) (D)失真感(derealization)。

9. 有關精神病理學症狀的描述，下列何者正確？(A)病人認為電視、收音機、或報紙所載知識與自己有關，為關係妄想(delusion of reference) (B)病人認為自己思想與感受都隨時被他人所知悉，為被控妄想(delusion of being controlled) (C)病人認為自己變強大是因腦子被植入晶片，心臟被放節律器，為虛無妄想(nihilistic delusion) (D)病人認為護理師向他微笑，就是對自己有意思或愛上他，想進一步交往，為誇大妄想(delusion of grandeur)。

10. 黃先生，55 歲，被診斷為思覺失調症，與案母同住，服藥不規則，須由案母提醒他吃藥。一個月前，案母因病過世，黃先生認為鄰居透過社區的 LINE 群組說他的壞話，因此作勢要攻擊鄰居。黃先生最可能有以下何種症狀？(A)關係妄想(delusion of reference) (B)誇大妄想(delusion of grandeur) (C)虛無妄想(nihilistic delusion) (D)嫉妒妄想(delusion of jealousy)。

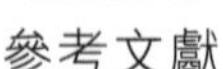

掃描對答案

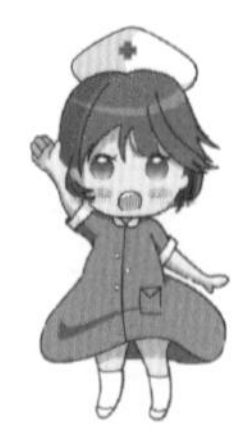

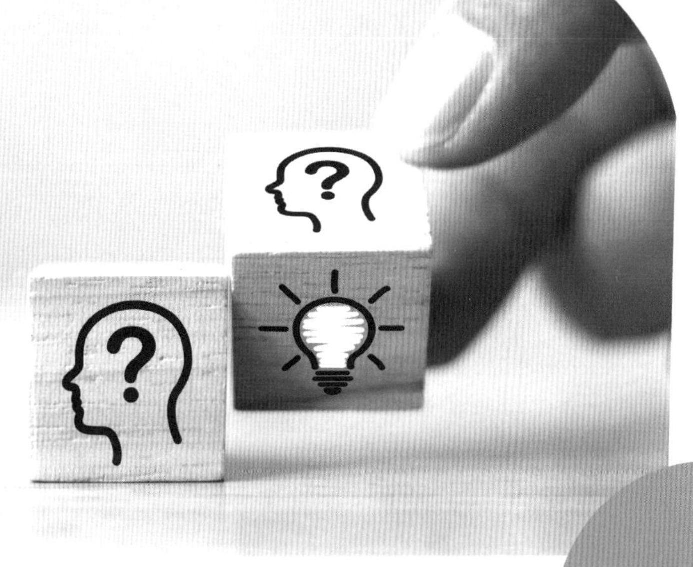

編著：楊翠媛

精神科護理評估

本章大綱

精神疾病的評估
　一、評估原則
　二、評估工具
　三、評估方式

整體性護理評估
　一、生理層面
　二、心理層面
　三、智能層面
　四、社會層面
　五、靈性層面

臨床實例

前言 

護理評估是護理過程的第一步，根據美國護理學會(American Nurses Association, ANA)所修訂的精神科護理過程共有以下步驟：評估、診斷、確立目標、計畫、執行。由此可見護理評估為護理過程的第一步驟，當護理師接觸個案的同時，護理評估就已開始，重點在收集個案相關資料，作為決定往後照顧方向的依據。個案是護理評估的首要對象，但很多時候個案並無法提供完整資料，因此其他重要的關係人，如家屬、朋友、照顧人員，甚或過去病歷等，都可以作為資料收集的重要參考。本章將針對進行整體性護理評估時應注意的評估原則、評估項目與內容加以說明，期能協助護理師收集完整資料，以便確立正確的護理診斷，與擬定護理計畫的參考。

5-1 精神疾病的評估

一、評估原則

1. **病人安全最重要**：包括身體及精神上的危急狀態，例如生命徵象是否穩定，意識程度，或者自傷、傷人的衝動等需要立即處理的情況，是護理師接觸個案第一刻時必須立即且快速評估的。
2. **系統性、持續性收集完整資料**：系統性收集資料的格式，可給予評估者提示與引導，而不致遺漏重要的訊息，因此應善加利用既有的評估表單，作為評估指引。**收集資料過程中需具彈性，且持續進行，不只要留意異常的部分，對於正常的部分也要留意。**
3. **記錄所收集的資料**：記錄應客觀、忠實，宜注意家屬探視時個案的表現狀況。避免下診斷，記錄內容應完整、合邏輯、易懂，並寫上記錄時間，最後須簽名。

二、評估工具

資料收集的範圍包括病人的生理、心理、社會、靈性及發展階段，可參考整體性護理評估、戈登 11 項功能性健康型態、歐倫自我照顧模式、羅氏適應模式、紐曼系統模式等內容架構，進行完整而有系統的評估。善用評估工具可協助評估者獲得較客觀的資料，作為日後病程進展的比較依據，並可提供治療參考及研究上的需要。

三、評估方式

在與個案的互動中，可藉由**會談、觀察、測量及參考過去病史等方法收集資料**，另可利用各種測量工具，如憂鬱量表、焦慮量表等收集量性資料。**同時還可觀察個案的人際關係，以評估其社會功能**。

(一) 病史收集

1. **個案主訴**：個案自己敘述此次住院或求診的原因。
2. **現在病史**：將個案前來求診的問題依時間順序紀錄，以了解發病的過程。評估內容包括發病症狀、發生時間與原因、求醫過程、治療方式、發病前壓力症狀或干擾因素等。
3. **過去病史**：了解過去發病的情形及治療經過，評估內容包括過去發病次數、治療與就醫情形、用藥狀況等。
4. **家族史**：收集個案家人的健康狀況，繪製成**家庭樹**(family tree)。**一般評估至少三代**，記錄個案家庭成員的年齡、性別、婚姻狀況、排行順序、職業、學歷、內外科及精神科病史等，若有重大家庭變故需依序註記。

(二) 會談(Interview)

會談是有計畫的溝通或有目的的對話，透過溝通的過程，與個案建立護病關係，並能鼓勵其針對問題做表達，以收集資料、發現問題核心。會談過程中要表現對個案的同理與接納，如個案的身體狀況、注意力、思考過程等是評估進行快慢要考慮的重要因素，表現信任、尊重、同理的態度可使第一次的會談經驗是正向的，也會使以後的資料收集更順利。更多關於治療性溝通及會談技巧，請見本書第 7 章。

(三) 心理測驗(Psychological Test)

除了利用會談、觀察等技巧評估狀況外，亦可輔藉心理測驗，以客觀性、科學性的工具方法，加強對個案心理特徵、歷程與內容的了解。國內臨床上常用之心理測驗(psychological test)有：班達完形測驗(Bender-Gestalt test)、魏氏成人智力量表(Weshsler adult intelligence survey, WAIS)、羅夏氏墨漬測驗(Rorschach test)、柯氏性格量表(Ko's mental health questionnaire, KMHQ)、畫人測驗(draw-a-person test)、統覺測驗(thematic apperception test, TAT)及句子完成測驗(sentence completion)等（表 5-1）。

表 5-1　臨床常用的心理測驗

測驗名稱	種類	評估範圍	施測方式	測驗目的
班達完形測驗	視動協調測驗	認知能力及知覺型態	請受測者畫出所示之 9 張幾何圖片的圖形	了解大腦神經系統活動，以及智力、性格、人際關係、情緒等
魏氏成人智力量表	智力測驗	智力及認知能力	請受測者完成 6 種語文性測驗及 5 種操作性測驗，而算出語文智力(verbal IQ)、操作性智力(performance IQ)及總智力(full IQ)	了解受測當時的智力程度及表現的水準，並可推論其智力受損程度
羅夏氏墨漬測驗	投射測驗	思考型態，思考、推理及聯想的發展程度	請受測者說明所示 10 張圖片像什麼或看到什麼	了解情緒與理智歷程，精神症狀、防衛機轉、心理需求等
柯氏性格量表	性格測驗	性格類型及知覺感受	請受測者完成 11 項問卷測驗	可解釋診斷、症狀及性格傾向
畫人測驗	投射測驗	思考型態、對自我及他人的心像	請受測者在紙上畫自己、別人或其他不具名的人	了解對自我或對他人的身體心像，及有否精神疾病或器質性疾病
統覺測驗	投射測驗	思考型態、對假設狀況的反應	請受測者從 31 張圖片中選出 20 張看圖說故事	了解有否精神疾病及社會反應型態
句子完成測驗	投射測驗	思考內容及思考型態	請受測者作答未完成的句子或片語	了解內在想法，對自我或對他人的身體心像，及有否精神疾病或人格異常

5-2 整體性護理評估

本章採用整體性護理評估的架構，評估內容主要分為身體、心理、智能、社會及靈性五大層面，在進行精神科整體性護理評估前，應先熟悉精神科疾病各種症狀之定義及臨床表徵，將有助於評估進行。根據以下五大層面的評估，應能收集完整資料，但個案是有個別差異的，護理師應依個案狀況隨時調整，方能順利完成。

一、生理層面(Physical Dimension)

精神疾病使病人在溝通、認知、尋求協助等能力受到缺損，因此可能造成身體疾病、症狀無法被知道，甚至無法接受適當治療。尤其使用抗精神病藥物容易使體重上升，引發糖尿病、高血壓等問題。往往個案行為的改變起因於身體的問題，身體狀況會影響心理狀況，如久病造成憂鬱症，而心理因素也會影響到身體狀況，如工作壓力造成胃潰瘍，因此身心是密不可分的關係。在與個案接觸的初期，有時由身體狀況的了解反而容易降低防衛性。生理層面的評估包括外觀、身體健康狀況、睡眠、營養、排泄、日常活動、物質或酒精使用情形等（表 5-2）。

二、心理層面(Psychological Dimension)

根據對人外表的觀察，其實很容易看出其情緒狀況，但是精神病人所說或所表現出來的，常與所觀察到的情緒狀態有很大差異，因此正確描述個案的情緒很重要。情緒是一種複雜的感覺狀態，在臨床上常以情感(affect)及心情(mood)來描述（詳見第 4 章）。

情感(Affect)

情感是指個案表達出來的情緒，它是明顯且可被觀察到的，通常藉由個案的臉部表情、行為或身體姿勢表現出來，如表達出來的情感與外界情境不協調，在悲傷情境中痴笑(silly laughter)，或與該社會文化應有的反應不一致，或個案在述說悲傷的事卻毫無表情等，稱之為不恰當的情感(inappropriate affect)。**若同時存在有兩種相反的情緒，則為情感矛盾**(ambivalence)。

1. **臉部表情**：如痴笑、愁眉苦臉、流淚、無表情、恐懼狀及焦慮狀等。
2. **行為或身體姿勢**：如坐立不安、無精打采、神采奕奕、冒汗、奇怪姿勢、踱步、顫抖、抽搐及不規則呼吸等。

心情(Mood)

是個案主觀的感覺，是一種持續的情緒狀態，如個案感覺焦慮、害怕、憂鬱或興奮等；此外須注意個案心情的穩定狀態，如情緒是否改變快速(labile mood)，或容易受外界刺激而改變，或心情游盪不定(mood swimming)。

壓力因應能力

壓力因應能力是了解個案對壓力事件的認知，或面對壓力時的態度與因應方式。

三、智能層面(Intellectual Dimension)

應考慮個案之精神症狀、教育程度之影響，評估內容包括個案之思考、知覺及認知（詳見第 4 章）。

思考(Thinking)

在與個案溝通過程中可評估其思考過程及思考內容之異常情形，亦需注意個案的非語言行為，非語言行為較不易掩飾，故可從中找出是否與個案所表達的內容有相衝突之處。

1. **思考過程**(thinking process)：係指個案如何表達想法，包括表達是否清楚、有系統、有組織、合邏輯，在臨床上表現如談話主題是由一個主題很快跳到另一個主題(flight of idea)，或答非所問、語無倫次、思考遲緩、思考中斷、說話急迫、說話繞圈或字句拼盤等。
2. **思考內容**(thinking content)：係指個案對事件的解釋或描述，如**妄想**(delusion)是指不合事實的錯誤信念，雖一再澄清，個案仍深信不疑；在臨床上表現如誇大妄想、關係妄想、被害妄想等。除了妄想之外，病人是否有慮病意念、強迫意念、恐懼意念或思考貧乏等。

知覺(Perception)

指個案出現了感官上的障礙，造成個案對外界的刺激產生錯誤的解釋，影響其適應能力。知覺障礙是許多精神疾病的主要症狀，常見有錯覺(illusion)及幻覺(hallucination)，器質性因素如酒精中毒、藥物成癮、腦部病變、癲癇等也會造成知覺障礙。評估時應了解病人是否有錯覺、幻覺等知覺扭曲，並釐清是否為器質性因素所致。

認知(Cognition)

主要評估個案在判斷力、定向力、記憶、抽象思考、計算能力(JOMAC)，以及一般常識、注意力、病識感（詳見第 4 章）。

四、社會層面(Social Dimension)

社會層面的資料包括個案的自我概念(self-concept)、人際關係(interpersonal relationships)、家庭狀況(family status)、角色功能(role functioning)及文化因素(cultural factors)，除了從個案的生活環境中獲得資料，亦可由其人際活動中了解。

五、靈性層面(Spiritual Dimension)

人生觀

旨在了解個案對生命的看法，生活的目標及意義，以及對目前困擾的看法及期待，是否感到灰心？

宗教信仰

了解個案有哪些宗教信仰？參加宗教活動的情形？宗教是否帶給個案力量？家人在信仰上是否有衝突？對治療是否有所影響？

自我超越及實現

評估個案對過去、現在、未來的期待及看法，希望生活是平常無奇或有些起伏？如何生活自己會較滿意？

表 5-2　整體性護理評估

項目		評估重點
生理層面	外觀	利用觀察技巧，評估個案整體外觀，如： 1. 衣著、打扮儀表、姿態、特徵 2. 衛生清潔等是否特異，如不合時節、不合年齡、身分、性別、濃妝豔抹、有異味等
	身體健康狀況	1. 了解過去或目前是否有任何疾病，使用任何藥物及其劑量 2. 個案身體不適之主訴、外觀的傷痕，生長發育過程 3. 月經是否規則、量多寡，是否懷孕或剛生產完 4. 生命徵象是否異常，必要時應進行身體檢查
	睡眠	個案平時的睡眠情形如何，包括： 1. 何時睡、何時醒來、睡多久、是否中斷、是否多夢？ 2. 是否有午睡習慣？是否須服用助眠劑？發病後睡眠是否改變？

表 5-2　整體性護理評估（續）

項目		評估重點
生理層面（續）	營養	1. 是否過瘦或過胖？三餐的進食情形如何？是否有吃點心的習慣？ 2. 總進食量、食物種類是否符合身體所需？是否有食物偏好或禁忌？ 3. 液體攝取量如何？進食是否受症狀影響，如拒食、生食或其他改變
	排泄	1. 個案每天的大小便情形如何？是否使用相關藥物？ 2. 發病後是否有改變？如隨地大小便或腹瀉
	日常活動	1. 個案平時的主要活動及休閒活動為何？興趣為何？ 2. 活動量是否足夠或太多？活動是否受到限制？ 3. 是否有不適當的活動或奇怪行為？
	物質或酒精使用情形	包括菸、咖啡、藥物、酒精的使用種類、使用量、每天使用的時間、已使用多久、最後一次使用的時間、停用時的反應，或其他任何相關的問題
心理層面	情感與心情	1. 個案情感表露狀態為何？是否過強或過弱？ 2. 情緒變化的速度？表情變化狀態？ 3. 情感表達的適當性，如是否與當時情境、心理意念或說話內容相符？
	壓力因應能力	1. 住院時的心情與言行反應？ 2. 面對壓力的調適方法？採取何種防衛機轉？ 3. 對壓力事件是否作扭曲解釋？是否運用何種資源？是否能有效解決問題？
智能層面	思考過程與內容	1. 說話速度快慢、話量、音量、音調？ 2. 話語的連貫性，是否停頓、鬆散、不合邏輯、重複？ 3. 說話時的表情、態度，是否焦慮、懷疑、過度樂觀？
	知覺	1. 表情、態度、行為如何？是否驚恐、過度愉悅、害怕、傻笑、自言自語？ 2. 怪異行為出現的頻率？何時出現？在什麼情況下會出現？
	認知	1. 判斷力(J)：假如你撿到一封貼有郵票的信，你要如何處理？ 2. 定向力(O)：今天是幾月幾日？這裡是哪裡？ 3. 記憶力(M)：你今天早餐吃什麼？你西元幾年結婚？ 4. 抽象思考(A)：什麼是千軍萬馬？香蕉與橘子有哪裡相同？ 5. 計算能力(C)：100 減 7 連續 5 次答案為何？ 6. 病識感：你知道自己為什麼來醫院嗎？

表 5-2 整體性護理評估（續）

	項 目	評估重點
社會層面	自我概念	1. 指個案對自己的看法，希望自己是一個怎麼樣的人？ 2. 自己的優缺點是什麼？希望自己有哪些改變？
	人際關係	1. 評估個案與家人、朋友、同學、同事相處得如何？與異性關係如何？ 2. 別人對自己的期待是什麼？而自己對自己的期待乂是什麼？ 3. 哪些人可以是個案的支持者或幫助者？ 4. 個案對他人的信任情形如何？
	家庭狀況	1. 評估個案與家庭成員間的關係如何？相互依賴程度如何？ 2. 溝通模式如何？誰是個案的主要照顧者、支持者、決策者？ 3. 是否有家庭暴力？是否有經濟問題？
	角色功能	1. 個案在家中、工作中、學校中、社區中的角色如何？ 2. 是否勝任各種角色？對自己是否滿意？是否有法律上的困擾？
	文化因素	了解文化因素對個案行為、情感表達、道德標準、生活型態、父母教養方式及接受治療方式等的影響
靈性層面	人生觀	1. 個案對生命的看法、生活的目標及意義？ 2. 對目前困擾的看法及期待，是否感到灰心？
	宗教信仰	1. 有什麼宗教信仰？參加宗教活動的情形？ 2. 宗教是否帶給個案力量？家人在信仰上是否有衝突？ 3. 對治療是否有所影響？
	自我超越及實現	1. 個案對過去、現在、未來的期待及看法？ 2. 希望生活是平常無奇或有些起伏？如何生活自己會較滿意？

心智圖

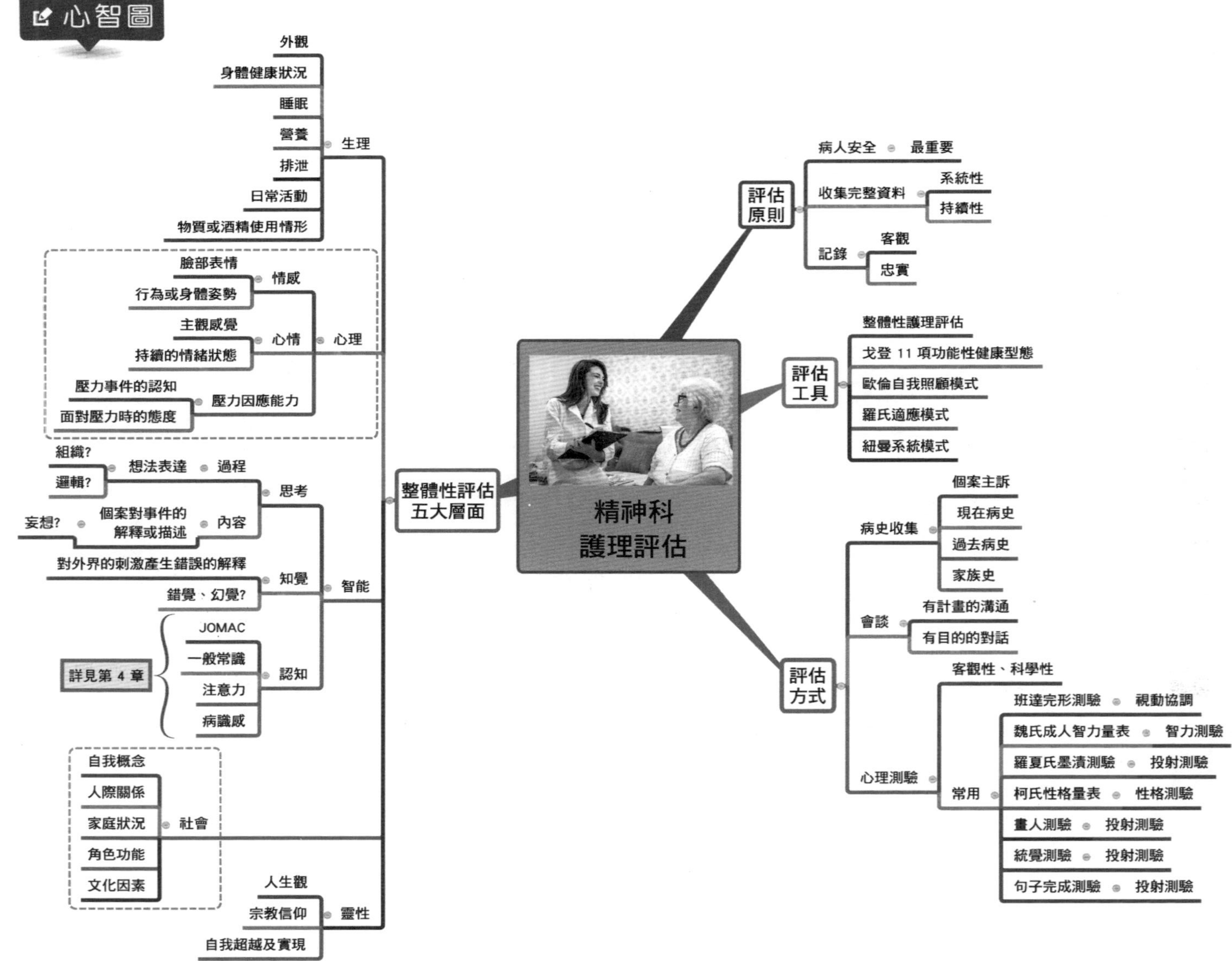
精神科
護理評估
評估原則
病人安全
最重要
收集完整資料
系統性
持續性
記錄
客觀
忠實
評估工具
整體性護理評估
戈登 11 項功能性健康型態
歐倫自我照顧模式
羅氏適應模式
紐曼系統模式
評估方式
病史收集
個案主訴
現在病史
過去病史
家族史
會談
有計畫的溝通
有目的的對話
心理測驗
客觀性、科學性
常用
班達完形測驗
視動協調
魏氏成人智力量表
智力測驗
羅夏氏墨漬測驗
投射測驗
柯氏性格量表
性格測驗
畫人測驗
投射測驗
統覺測驗
投射測驗
句子完成測驗
投射測驗
整體性評估五大層面
生理
外觀
身體健康狀況
睡眠
營養
排泄
日常活動
物質或酒精使用情形
心理
情感
臉部表情
行為或身體姿勢
心情
主觀感覺
持續的情緒狀態
壓力因應能力
壓力事件的認知
面對壓力時的態度
智能
思考
過程
想法表達
組織?
邏輯?
內容
個案對事件的解釋或描述
妄想?
知覺
對外界的刺激產生錯誤的解釋
錯覺、幻覺?
認知
JOMAC
一般常識
注意力
病識感
詳見第 4 章
社會
自我概念
人際關係
家庭狀況
角色功能
文化因素
靈性
人生觀
宗教信仰
自我超越及實現

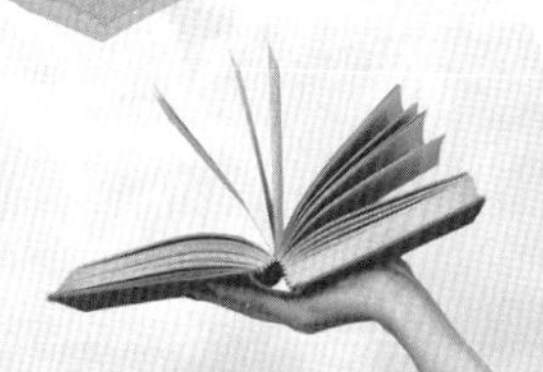

臨床實例

基本資料

⊕ 個案基本資料

姓名：張○○　女性　20 歲　未婚

⊕ 個案疾病診斷

思覺失調症

⊕ 個案入院經過

個案自小個性內向安靜，國中時成績維持全校前 20 名，14 歲時獨自一人到國外念高中，15 歲開始發病，變得對社交活動感到退縮，出現幻聽、被害妄想、自殺兩次，在國外門診接受治療，20 歲那年開始停藥後又發病，故回台灣在教會接受宗教治療，但症狀越來越嚴重而入院治療。

護理評估

項　目		相關資料及分析
生理層面	外觀	個案因注意力集中在妄想內容上，故表情顯得愁苦、焦慮，衣著隨便，且多日未換洗，頭髮散亂，嘴唇乾裂，顯得有戒心，且多疑
	身體健康狀況	個案使用精神科藥物多年，但未有其他疾病或不適。自述月經不規則，有時會 2~3 個月一次
	睡眠	夜間常聽到爸爸的聲音說不要她，而常醒來，總睡眠時數約 3~5 小時，白天時常抱怨想睡覺，而常躺在床上
	營養	身高 153 公分，體重 47 公斤，在正常範圍內。飲食沒有禁忌，可自行進食，每日液體攝取量不到 1,500 ml，熱量攝取約 1,500 大卡，符合基本生理需要
	排泄	入院前排便正常，入院後曾有 3~4 天解一次便，故睡前服用緩瀉劑後有改善。有排尿困難情形，依醫囑使用藥物後有緩解，但在案母探訪時，頻頻希望案母帶她上洗手間，案母走後，排尿次數正常
	日常活動	走路緩慢，肌肉僵硬，關節活動度正常但不靈活，在父母面前動作更遲緩。可自己刷牙洗臉，但需提醒才洗澡，能依氣溫增加衣服。喜歡看書、看電視、讀聖經，住院後因覺得思想被人抽走，沒辦法讀書
	物質使用情形	未有使用精神科以外藥物或其他菸酒之習慣

項　目		相關資料及分析
心理層面	情感與心情	整日表情愁苦憂鬱、焦慮不安、意志消沉，擔心被父母遺棄，症狀干擾時會哭泣
	壓力因應能力	因症狀干擾，認為自己不如死了算了，不願服藥，並有逃跑的企圖，用椅子重擊房門。當父母來訪時，產生退化性行為，日常生活變得無法自理，依賴母親，活動變得遲緩且僵硬，抱怨便祕及排尿困難
智能層面	思考過程與內容	・剛入院時語無倫次且答非所問，連結鬆弛而遲鈍，講完一句話要等很久才說第二句，或講到一半腦子突然一片空白 ・思考內容障礙：如擔心被父母遺棄，教會牧師要施法加害於她，讓其智齒消失，認為思想被牧師的法力取走了，要求護理師像上帝一樣赦免她膜拜偶像、說謊及殺嬰孩的罪行。認為男病友想跟她發生性關係之情慾妄想
	知覺	病房監視螢幕上沒有人，個案卻看到爸爸在裡面，並自述心裡可聽到男女生批評她的聲音，有爸爸的聲音告訴她，要遺棄她
	認知	JOMAC 及一般常識皆正常，但因注意力分散，精神渙散，談話時容易分心，以致於回答較緩慢。個案無病識感，認為自己入院是因要孝順父母，覺得藥物的治療無用
社會層面	自我概念	自述對自我要求高，且壓抑，成績不錯，自認為是聰明的人，只是在住院後，被人陷害，所以就變笨了，覺得很無力，常搞不清楚自己在做什麼
	人際關係	個性內向，少與同學或朋友交往，常待在家中讀書，對異性有興趣，期待發展兩性關係。父母及弟弟是個案的主要支持者，生病後對父母更為依賴。深信聲音說爸爸不要她，聽不進工作人員的解釋
	家庭狀況	家人間的關係相當緊密，並經常來探視個案。父親是主要決策者，對個案的教導慎嚴，對課業要求嚴格，認為個案是長女必須做榜樣，教導方式不是打就是罵。發病後父親開始不給個案壓力，並希望藉宗教治療個案。但對個案的復原表示沮喪，甚至希望個案安樂死
	角色功能	個案發病前很了解自己是長女的角色，是弟弟的榜樣，要成為一個品學兼優的好學生。發病後，學業中斷，出現角色模糊，不知道如何扮演。個案了解自己性別的角色，自述有手淫的情形，曾經懷疑自己懷孕，更說自己墮過胎，殺死了一個小生命。案弟表示個案很容易暗戀男生，以為對方會喜歡她，而造成對方困擾
	文化因素	個案發病時身處國外，因學校風氣開放，能接受個案的問題。個案每週固定與社會工作者會談兩次，也接受當地門診治療，個案不會排斥就醫，只是不喜歡住院，因為活動會受限制。因家人篤信宗教，曾將個案留住在教會中接受宗教治療
靈性層面	人生觀	個案覺得應該聽父母的話，孝順父母。如果被父母拋棄，就沒有活下去的意思。考慮過要安樂死或跳樓自殺。個案希望自己能夠早日出院，做個乖小孩，不要增添父母的麻煩。如果有機會，希望能夠在國內念大學，全家人都搬回台灣

項　目		相關資料及分析
靈性層面	宗教信仰	個案信奉基督教，常研讀聖經，遇到問題時，會跟上帝求助。道德觀強，常要求護理師赦免她的罪，如：說謊、膜拜偶像、淫慾及殺嬰孩等
	自我超越及實現	個案的想法很悲觀，活在世上唯一的價值是孝順父母，厭惡自己，覺得自己的想法很髒，別人對自己的看法也是負向的。希望自己做個乖小孩，不要增添父母的麻煩

學習評量

1. 李小姐覺得家人和鄰居皆要害她，且堅信不移，這可能是什麼精神症狀？(A)幻想　(B)妄想　(C)幻覺　(D)錯覺。
2. 護理師評估急性住院思覺失調症病人之彭小姐可能受到幻聽干擾或妄想，而出現潛在危險性暴力行為。護理師進行的是何層面的評估？(A)身體　(B)情緒　(C)智能　(D)社會。
3. 陳先生是 39 歲剛自急性病房出院的個案，接受居家護理初次服務，最優先的護理措施為何？(A)評估服藥情形與副作用　(B)轉介適當的復健處所　(C)協助申請社區資源與福利　(D)確認其生活作息的正常化。
4. 黃先生因急性精神症狀入院治療，表示聽到有人不斷指責他不負家庭責任，對父母不孝感到自責，而常搥打頭部。在病房獨來獨往，有時不洗澡。下列何者是最優先的護理目標？(A)穩定症狀及提供安全環境　(B)協助認識精神症狀　(C)協助自我照顧活動　(D)維持基本人際互動功能。
5. 王先生，因罹患思覺失調症(schizophrenia)而被家人帶來住院，護理師予進行精神護理評估，下列陳述何項正確？(1)問病人：有志者事竟成之含義為何？屬抽象能力評估　(2)問病人：今天一天中發生的事情？屬近期記憶評估　(3)問病人：男人與女人有何不同？屬判斷力評估　(4)問病人：台灣過年時大家都會作些什麼事？屬一般常識評估。(A)(1)(2)(3)　(B)(1)(2)(4)　(C)(1)(3)(4)　(D)(2)(3)(4)。
6. 當護理師要進行會談時，病人不悅的表示「問什麼問，我的事情大家早就都知道了，還裝什麼？」此為下列何種症狀？(A)思維廣播　(B)被控制妄想　(C)強迫思想　(D)嫉妒妄想。
7. 病人以編造故事的方式掩飾其功能障礙，稱為虛談現象(confabulation)，這是以下何種障礙？(A)語言障礙　(B)知覺障礙　(C)意識障礙　(D)認知功能障礙。
8. 陳先生說電視上都在演他的故事，病房外面車子的喇叭聲在暗示他。這是什麼症狀？(A)思維廣播(thought broadcasting)　(B)關係妄想(delusion of reference)　(C)被操縱妄想(delusion of being controlled)　(D)虛無性妄想(nihilistic delusion)。

9. 王小姐，診斷思覺失調症，護理師發現王小姐眼神怪異，表情緊張。於是問王小姐是不是在獨處時會聽到有人對她說話。請問這是屬於整體性護理評估的哪一種層面？(A)情緒層面　(B)智能層面　(C)靈性層面　(D)社交層面。

10. 下列何者適宜用來評估個案的抽象思考能力？(A)陪你來辦理住院手續的人是誰？　(B)「千軍萬馬」是什麼意思？　(C)你昨天中午吃什麼？　(D)你看到附近鄰居家失火，你會怎麼辦？。

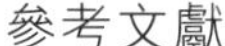
參考文獻

掃描對答案

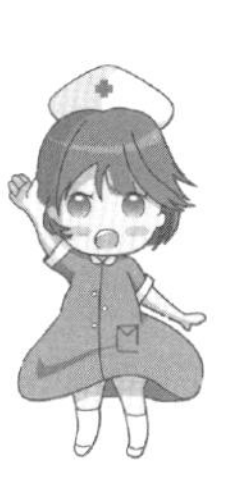

• MEMO •

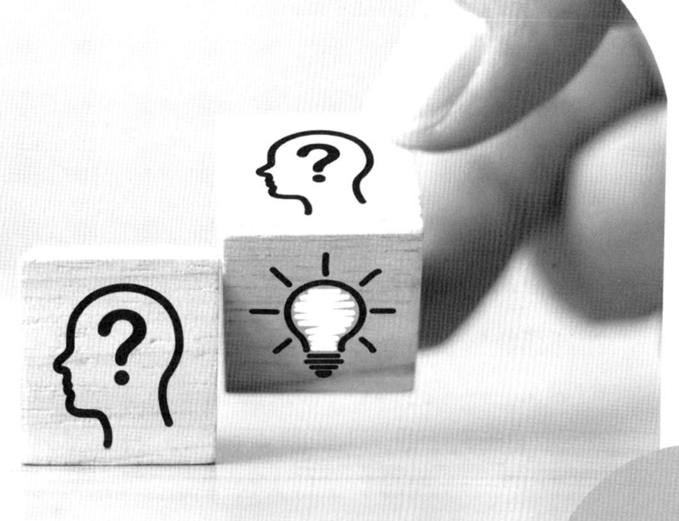

編著：謝佳容

治療性人際關係

本章大綱

前言 

護病關係的互動是種特別的經驗，可相互學習，而對個案而言，亦是種修正的情緒歷程，我們應該了解護理師與個案的關係(nurse-patient relationship, N-P-R)，運用關係特質及專業技巧照顧個案，並洞察其情緒和行為的改變，進而發揮護理獨特的專業性，促使個案成長與改變，提升護理品質。美國精神科護理始祖佩普洛(Peplau)在其所著《人際關係在護理上的應用(Interpersonal Relationship in Nursing)》一書中表示：精神科工作人員進行心理治療(psychological therapy)時，必須利用談話和個案建立關係，才能藉此改變個案的行為，安定個案的情緒。因此，本章所提的護病過程是種專業性的關係，在精神科護理領域更把此關係當成是治療的一部分。藉由專業關係的建立，達到治療性的效果，亦稱為治療性人際關係(therapeutic interpersonal relationship)，此為照護個案最基本的專業能力，也是協助個案解決問題的必要條件。

6-1 治療性人際關係的基本概念

一、治療性人際關係的定義

治療性環境(therapeutic situation)是護理師與個案產生治療性人際關係的場所。而治療性人際關係是有目的的互動，且彼此之間是求助者與協助者的關係，而非社交性的關係，其目標是促進個案健康，重點在於個案的行為表現上。治療性人際關係的互動中，同時也是雙方互相學習的機會及對個案的情緒經驗做修正(corrective emotional experience)。治療性人際關係建立過程中，**護理師應引導整個關係建立的過程**，運用個人的特質及專業技巧，以真誠、關心的態度，協助個案建立病識感(insight)，**重視自己，了解自己是獨特的個體**，且願意改變自我偏差行為、增強適應能力。

二、治療性人際關係的目標

治療性人際關係的目標**多元化的**，主要是能夠促使個案自我成長，並使個案（呂，2015）：

1. 能夠增加**自我了解**、自我接受、**自我認知**及自尊心。

2. 能夠清楚感覺到**個人認同感**(personal identity)及增加人格統整(personal integration)。
3. 能夠有能力去發展親密及相互依賴的人際關係，並能夠接受及給予愛。
4. 能夠增加個人的能力以滿足自我的需要，並達成實現個人的目標。

為使個案達成這些目標，**護理師應仔細觀察個案語言及非語言部分所想表達的意義，讓個案表達其對事物的知覺**(perception)、**想法及感受，並鼓勵其參與社會及家庭活動，以期能達到自我認同**。

三、治療性及社交性人際關係的比較

治療性人際關係和社交性人際關係有很大的差異，在治療性人際關係中，一方（通常稱之為個案(client)）有求於另一方；而另一方有義務協助對方，並且能夠應用專業知識及技能來幫助對方，如在會談過程中運用溝通技巧。而社交性人際關係，通常彼此間較沒有義務與權利關係，沒有一方必須求助於另一方，大部分都是為了消遣、有人作伴而建立起的關係，會談時少用溝通技巧而多為聊天，此二者是有差異的（表 6-1）。

表 6-1 社交性及治療性人際關係的比較

特 性	社交性人際關係	治療性人際關係
目的	為彼此友誼滿足雙方的需要	促進個案的健康、成長或解決問題
目標	無明確目標，通常是彼此間交流愉快、滿意，視雙方需求而定	以個案為主，共同擬定符合個案的需求及明確具治療性的目標
責任	維持關係是彼此共同承擔的責任	以目標為導向並維持此關係，過程中必須不斷評值其成效
價值觀	分享彼此的價值觀和信念，可互為肯定或否定	非批判性的接受個案的價值觀和信念
會談安排	隨興的、隨機的也可能是有計畫的，視雙方需求而定	有規則性、有計畫性，在特定的時間、地點、會談特定的主題
會談主題	無特定，常是雙方面感興趣的事情	以個案的生活事件、行為、想法、感受或情緒等為主題
自我開放程度	彼此對等的關係，開放的程度決定於彼此關係建立的深淺	當護理師個人資料有助於個案時才會有限度的、有目的的自我開放，並藉此鼓勵個案學習進行自我探索

表 6-1 社交性及治療性人際關係的比較（續）

特　性	社交性人際關係	治療性人際關係
溝通技巧	不需要、隨興、平時生活的談話技能，**較常使用同情心**	需要運用專業的理念及溝通技巧，**較常使用同理心**
關係維持期間長短	有彈性，視彼此是否情投意合，可達數年或短時間即結束	有時間限制，配合治療目標達成或個案出院等即結束
關係結束	漸進的，少有計畫，通常彼此間不會刻意討論	在有計畫性及可預期下，彼此回顧討論，如能妥善處理結束則有利於個案的自我成長

四、治療性人際關係的特質

在治療性關係中，不同的價值觀應被尊重，並肯定個案的能力與價值，而兩人對話討論的過程，是須雙方的參與互動，並非單一對話的方式。羅傑斯(Rogers)整理出可促進個案成長的關係特質，如表 6-2。

表 6-2 在助人關係中促進成長的特質

1. 我在別人眼中是否值得信任，或與內在特質一致？
2. 我是否能充分表達自己是一個什麼樣的人，並且不相互矛盾？
3. 我是否能感受他人的正向態度（溫暖、關懷以及尊重）？
4. 我是否夠堅強足以與他人分開成為一個獨立個體？
5. 我是否有足夠的安全感可融入他人的感受及周遭的世界中，並由他人的角度觀察一切？
6. 我是否能接受他人呈現在我面前的每一層面？我是否能接受對方做他自己？我能否表達這種態度？或者，我只能有條件地接受對方？或只接受對方的某部分，並暗中或公開地反對其他層面？
7. 我在關係建立過程中是否有充分的敏銳度？且自己的行為不會被視為威脅？
8. 我能否使對方免於被外在評價的威脅？
9. 我能否配合當事人而改變？

五、治療性人際關係的基本要素

護理師必須是具有治療性的功能，因其目標是使個案能夠對於所經驗到的壓力加以調適，使自己成為獨特的個體。在與個案建立治療性人際關係中，護理師必須具備的基本要素包括：信任、同理心、關懷的態度、接納、尊重與真誠，運用這些概念可使護理師更具技巧與敏感度，以下加以詳述。

(一) 信任感(Trust)

信任感是人際間的基本發展，信任感若發展障礙，會使其人際關係產生困擾，變得不敢相信別人、不和別人分享自我，會造成隔離、孤獨、焦慮甚至猜疑的性格，所以在治療性人際關係中建立個案的信任感是一件非常重要且有意義的工作。信任感是護病關係建立時的基礎，強調對於一個人的可信度、誠實、正義感的堅強信念，而不用害怕結果，且在某些情況下能對對方的行為表現能有把握或預測(Murray, 1991)。

當個案在發生疾病或功能失常時前來求助，此時護理師須運用許多方法與個案建立信任感，首先要先評估個案信任他人的能力，並設計每個可增加信任感的護理措施。例如，當護理師和個案約定每日的會談時間，就必須在約定時間進行，若因忙碌的護理工作而須延遲也必須事先通知個案，且確實執行約定事項。透過這樣的過程或每次非語言訊息的傳達，使個案願意信任護理師，進而提高信任感。其次是清楚的溝通，護理師在建立信任感時需和緩使用個案所能了解的字詞傳遞訊息，提供會談時間讓個案分享感覺及不安。

(二) 同理心(Empathy)

同理心係指設身處地為他人設想，能敏銳地感受個案的情緒、感覺、想法及處境，藉由情感的介入以走進個案的內心世界，並**體會、了解個案的感受**；要讓個案能真正的接受護理師；唯有採取同理心，**讓個案感受到真誠與關懷的態度**，並讓他知道你是真的願意了解他、協助他。同理心的表達方式有很多種，如語言、非語言及行為等，護理師可利用這些方式並以理智與客觀的態度進入個案的生命中，分享個案的喜怒哀樂及生活態度。

同理心的發展，在於護理師要學習用各種方法來觀察和傾聽，且態度需中立、客觀且不具批判性。對於個案所有的談話內容護理師不一定需要表示認同，重點在於對個案表達出你對他的尊重與接受的態度。藉由下列的語言及非語言行為可以向個案表達出高度的同理心：

1. 護理師向個案作自我介紹。
2. 頭與身體位置面向個案，並偶爾地往前傾。

3. 適當地對個案有所回應，且將重點放在個案的優點及可利用的資源。
4. 持續性地與個案作眼神的接觸，並適當反應個案的非語言暗示，例如：聲音的高低起伏及臉部表情的變化。
5. 護理師藉由臉部表情表現出對個案感到興趣、溫暖及關心。
6. 態度應一致，聲調與臉部表情及口語反應一致。
7. 護理師與個案之間的位置及姿勢可顯示出彼此目前的關係。

(三) 關懷的態度(Caring)

在治療性人際關係中關懷的表現是非常重要的，它可以表現在與個案的每個互動中，是一種傳達出關心、溫和及慈悲的過程。護理之所以被稱為「關懷的專業」，關鍵就在於護理師毫無條件地接納與關懷每個人。對於健康照顧體系有負面印象的人，常會對護理師抱持防備及質疑的態度，所以有些個案會懷疑護理師是否真的能發自內心的付出，同時也可能將內心的不信任表現在言語上，以表達他們希望被關懷、被愛的需要。比如說：「你對我好只是因為你在工作，下班後就不是這樣了。」「你只是假裝對我好而已。」

在照顧個案時最好由固定的主護護理師長期提供照顧，才能與個案建立良好及信賴的護病關係，進一步地讓個案願意嘗試與他建立良好的人際關係。以下四個步驟，可以提高建立護理師關懷態度之能力。

1. 能覺察個案是一個獨立的個體。
2. 學習尊重個案的獨特性與個別性。
3. 增加對個案需求的覺察能力。
4. 互相分享的能力。

(四) 接納(Acceptance)

接納是治療性互動的基礎，護理師將個案視為一個獨立且有價值的「人」，並非只是接納其疾病或症狀，而是相信個案當下所表現出來的行為是他現階段所能表現最佳的壓力調適法。接受並了解個案行為的動機及其中所隱含的意義，不要對個案的行為、思想下評語，也不要用批判性的態度來面對個案。

當個案的行為出現不適當時，護理師應適時給予指正，並教導個案應如何表現出符合現實需求的行為，或規範其行為的範圍，而不要只是指責或排斥個案。適當控制自己的情緒，並教導個案如何表達自己的情緒，例如：當護理師照顧一位時常出現干擾行為，造成他人的不悅之個案時，應以接納的態度來面對個案，而不是表現出否定與排斥的態度，讓個案覺得自己是個不受歡迎的人，教導個案較佳的人際互動方式，能友善的發展社交關係，等他學習新的行為模式後，即可解決其問題行為。

(五) 尊重(Respect)

相信個案是一個有價值、有意義的人，而且對個案的了解越多，對他的尊重也相對的會增加，尊重是一種無條件的正向關懷(unconditional positive regard)。對個案表現出尊重的態度有很多種方式，護理師可由語言、非語言的方式表現出來，協助個案發掘自己的長處及優點，降低自卑感，並培養成就感、自信心，使其能重視自己，增強自信心，達到治療的效果。例如：當個案傷心、哭泣時，護理師靜坐一旁陪伴，不加個人意見，也不嘲諷個案；當個案拒絕分享其私人生活經驗時，仍須抱持著接受的態度；或若個案因無心之過而造成言語的傷害時，亦應接受其致歉；真誠地傾聽個案也是一種尊重，若個案的要求無法達到，應有適當的理由或解釋，因此，尊重是可經由學習的，同時尊重也是和個案建立信任感的重要關鍵。

(六) 真誠(Genuineness)

真誠是護理師**以開放、誠實、誠摯的態度，真心誠意的關心個案**。若護理師表現出冷漠、無誠意或事不關己的態度，會讓個案更沒信心，貶低自我，而認為自己是一個不受歡迎的人，失去做人的價值和意義。

真誠並不表示護理師必須要做到完全敞開自我，而是在對個案有幫助的情況下適當的表露自己，但是仍要對自己誠實，不違背內心真實的感覺，且治療性人際關係的目的是為了促使個案成長及改善行為問題，而非為滿足護理師的需要，所以護理師要認清個案才是最主要的焦點。

6-2 護理師的個人特質

護理師應充分運用自我了解與自我剖析的方式，**分析自己的特性及感受是否會響治療性人際關係的建立**，再配合臨床上的特殊技巧（如溝通技巧、行為技巧等）以改變個案在認知和行為上的差異，同時亦提供優良品質的護理照護。自我覺察(self-awareness)是精神科護理經驗中一個主要的成分。護理師的目標是達到真誠、開放及溝通，並能檢視個人感覺、行動及反應，正向地運用自己的人格特質做為幫助個案改變的工具。對自我有堅定的了解及接受，能允許護理師肯定個案的差異及獨特性。周哈里窗(Johari Window)分成四個象限，這些象限代表了全部的自我（圖6-1），可以幫助我們了解自知的程度。

1. **象限 1**：是開放象限(open quadrant)，包括行為、感受，以及對他人及自己的想法。代表自己與他人都知道的範圍，即他人認識和你所知道的自己一致的部分。
2. **象限 2**：是盲目象限(blind quadrant)，包括所有他人都知道但自己卻不知道的事。
3. **象限 3**：是隱私象限(hidden quadrant)，包括只有自己知道有關自我的一些事，而他人卻不知道的部分。
4. **象限 4**：是未知象限(unknown quadrant)，包括自己和他人都不知道的自我部分。

	自己知	自己不知
他人知	1. 開放象限	2. 盲目象限
他人不知	3. 隱私象限	4. 未知象限

圖 6-1　周哈里窗

由以下的三個原則可協助澄清自我所代表的功能：(1)每個象限彼此間都會互相影響；(2)象限 1 越大，溝通越良好；(3)當象限 1 變大，其他象限越小，意味著人際關係也在改變。個人自我覺察增加的目標在於象限 1 的擴大，且其他象限跟隨減少，護理師可藉由聆聽自我(listen to the self)而達到自我了解的目的，即真實面對自己的情緒，能認同與接受自我，並讓自己身體置於自由及自發性的方式，包括探索個人的想法、感受及衝動。藉由聆聽他人及從他人學習(listening to and learning from others)可降低象限 2 的大小，當人與人之間的互動產生時，便會影響個體的自我認知，進而增進對自我的了解，但這種學習需要主動傾聽及對他人的回饋採開放的態度。藉由**自我揭露**(self-disclosing)**或向他人透露自我重要的部分則會減少象限 3 的大小**。

當護理師自我覺察越多，則象限 1 越大，顯示個人在與他人的互動中有較足夠的經驗與能力，能夠展現出較真誠的情感與他人互動；反之，若護理師自我覺察越少，則象限 4 越大，顯示其行為及感受缺乏變化且極為有限。護理師如越能增加自我覺察，越能擴大自己的開放象限，則在和個案建立治療性關係上，越能有效地運用自己幫助個案，進而維護個案的生命安全（圖 6-2）。

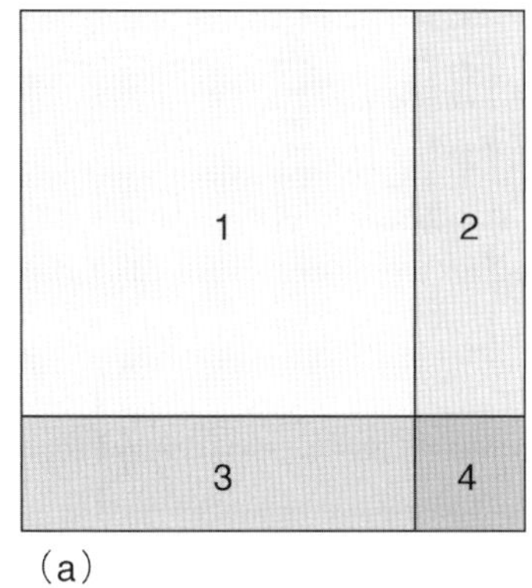

(a)

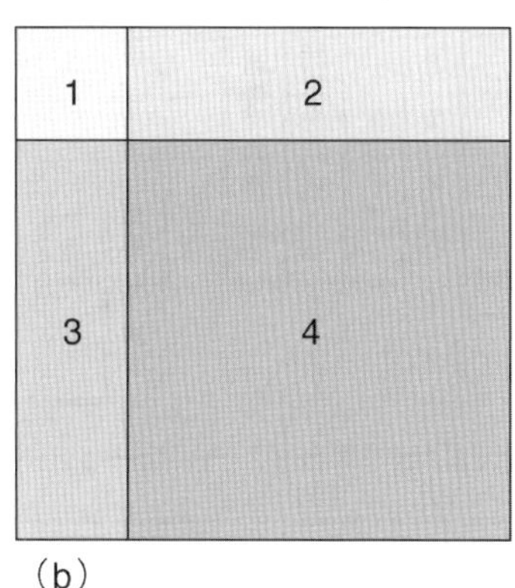

(b)

圖 6-2　周哈里窗顯示自我覺察的不同程度

6-3 治療性人際關係建立的過程

人際關係模式(interpersonal model)由蘇利文(Sullivan)首創，為**佩普洛**(Peplau)所倡導，其**重視護理師透過關懷與支持與個案建立信任、真誠的治療性人際關係**，並將關係的發展分為互動前期、介紹期、工作期及結束期，任何一個時期均以目標為導向，每個階段依序發展並有特殊任務，各階段雖有其獨特性，但亦多少**會有所重疊**，且前一階段是下一階段發展的基礎，**在與個案開始接觸的介紹期即需做結束的準備**，所以**治療性人際關係是在計畫與討論下中止的**。

一、互動前期(Preinteraction Phase)

護理師接觸個案前的這段期間，是人際關係建立中唯一沒有個案參與的時期。

(一) 收集個案的相關資料

1. 互動前期的首要任務即是**收集與個案相關的基本資料**，包括個案的過去病史、現在病史等。

心智圖

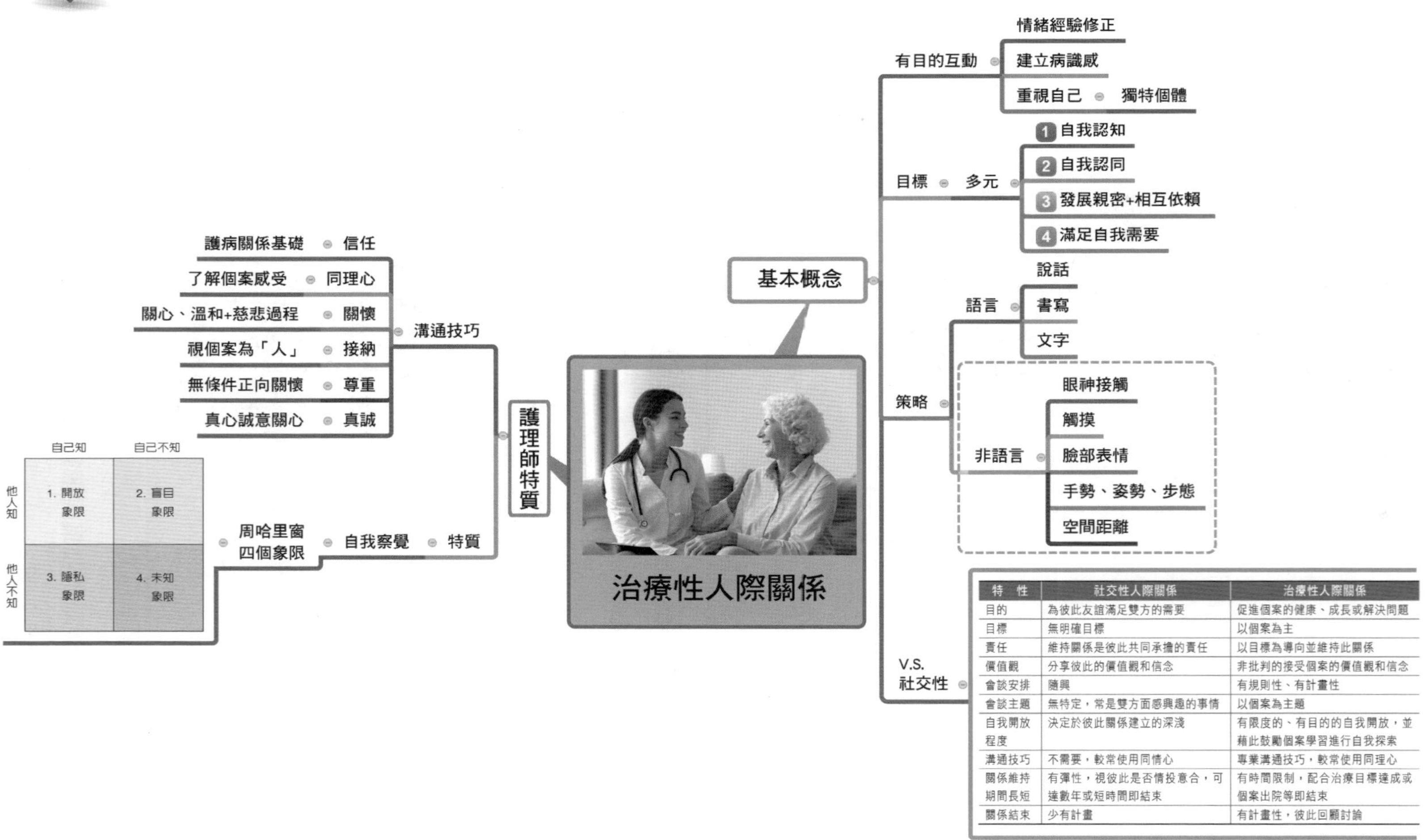

特性	社交性人際關係	治療性人際關係
目的	為彼此友誼滿足雙方的需要	促進個案的健康、成長或解決問題
目標	無明確目標	以個案為主
責任	維持關係是彼此共同承擔的責任	以目標為導向並維持此關係
價值觀	分享彼此的價值觀和信念	非批判的接受個案的價值觀和信念
會談安排	隨興	有規則性、有計畫性
會談主題	無特定，常是雙方面感興趣的事情	以個案為主題
自我開放程度	決定於彼此關係建立的深淺	有限度的、有目的的自我開放，並藉此鼓勵個案學習進行自我探索
溝通技巧	不需要，較常使用同情心	專業溝通技巧，較常使用同理心
關係維持期間長短	有彈性，視彼此是否情投意合，可達數年或短時間即結束	有時間限制，配合治療目標達成或個案出院等即結束
關係結束	少有計畫	有計畫性，彼此回顧討論

2. 開始著手計畫如何與個案建立良好的護病關係，並預測可能發生的問題。切記「不要對個案貼標籤，要保持中立態度」，儘管所有的個案都被貼上了精神病的標籤，但不代表他們會表現出一模一樣的行為。
3. 可藉由查詢相關的書籍、期刊、論文或研究報告，亦可請教資深的護理師，以提早做好相關的準備與擬定相關的護理措施，增加自己的知識。

(二) 護理師省思自己對個案的感覺及想法

1. 護理師要**釐清自己對個案的想法與感覺**，並認知是否有任何因素會形成自身在照顧個案時的阻力。
2. 會影響護理師的主要情緒反應是焦慮、害怕或緊張，尤其常見於各種新的經驗當中，亦可能會有矛盾或不確定的感受，進而懷疑自己的能力。
3. 護理師也會擔心因為說錯話而將個案傷害更深；或是擔心自身的經驗、知識與能力不足，並懷疑自己是否能協助個案；甚至會擔心自己因為長期照顧精神科個案而影響自己，造成也發生心理或精神疾病。
4. 護生會有輕度焦慮是常見的，因為輕度的焦慮可以增加警覺性，但高度焦慮則會影響護生的判斷力，因此護生實習時需要評估自己的情緒反應，如有問題最好能尋求督導者、資深護理師或老師的協助。

(三) 計畫與個案的第一次互動

依據臨床經驗顯示，第一次與個案會談是很重要的，會影響個案對護理師的第一印象與接受程度，也會影響護理師對個案日後的護理活動之執行，故護理師應該要妥善的安排、計畫與個案第一次會談的時間、地點、相互稱呼、會談內容、次數等。需注意的是，會談時氣氛越和諧，環境布置不具威脅性，安靜不被打擾的場所效果越好。

✚ 二、介紹期(Orientation Phase)

介紹期所指的時期為護理師第一次與個案接觸的時候，此時護理師與個案彼此由陌生到認識，護理師利用先前收集到與個案相關的基本資料來確立個案問題，並**與個案共同訂定治療目標**，直到彼此都接納對方是個獨立個體為止。介紹期的基本目標是要與個案**培養信任感**，進而使護理師成為個案的重要他人。首先要先認識彼此，**護理師必須先自我介紹**，並等待個案的反應。接著開始**說明自己的工作內容**，

特別是要強調與個案有關的部分，讓個案知道在這段治療性關係中他可以期望的程度。

如何才能知道個案已經對護理師產生信任感了呢？當個案表現出比較放鬆、不緊張、不害怕時，可能表示個案已對護理師產生了信任感和安全感，此時護理師可以開始**採取開放式的溝通**，同時也較易收集有意義的資料，以確立個案的問題。護理師剛開始接觸個案時，必須主動給予個案關心的資訊，如介紹病房環境規則和工作人員，以減少焦慮及不安全感，協助個案盡快熟悉環境。但對於**被害妄想**、關係妄想等疑心重的個案則不宜太過主動積極，而是以**被動友善**的方式和個案接觸，以免受到個案誤會產生敵意（表 6-3）。在此階段的工作任務為下：

表 6-3　初步會談的注意事項

個案的狀態	建　議
持有敵意，懷疑心重，強烈被害妄想	切忌太過熱心，以被動友善的態度等待個案提出要求
擔心被利用、好辯	態度中立，醫療團隊態度保持一致
退縮、少話	利用多次、短時間的探視陪伴個案，持續提供關懷，引導個案注意護理師的存在與關心
健忘、憂鬱	多次接觸，重複會談內容
話多、滔滔不絕	給予適當限制，集中會談主題

(一) 確定個案尋求醫療協助的原因

護理師在經過收集資料和個案第一次會談後，應**確定個案此次求醫的主要原因**，同時也要了解個案接受治療的意願，是家人強迫治療的或是自己主動接受治療的，並**評估個案目前的主要問題**，這將影響護理師和個案建立關係的方向，如他們描述被嚴厲的咒語鎖住，主動希望他人幫助，我們可以試著澄清精神症狀並試圖了解其生活經驗，這可協助信任感的建立。

(二) 共同訂立契約

在治療性關係中所訂立的「**契約**(contract)」是為了幫助個案達到治療性目的，是個相互過程，需要讓個案完全參與其中，而非單方的觀點，應讓個案感覺到有改變的需要，並提供其所需的支持性環境。形式上可以是書面記載或口頭約定。

契約訂定的開始在於護理師和個案的自我介紹、交換名字及角色的解釋。契約的訂定最好是以書面格式呈現，而且護理師與個案皆在上面簽名以示負責，彼此共同遵守。雙方要有共識，一旦訂定契約，一定要依照契約履行承諾，以增進護病關係之信任感。契約的要素包括：(1)個案姓名；(2)護理師及個案的角色；(3)護理師及個案的責任；(4)護理師及個案的期待；(5)關係建立的目的；(6)會談的方式、地點、時間與次數；(7)結束關係的條件；(8)隱私保密。

(三) 揭露個案的思考、感受及行動

在介紹期過程中，護理師應覺察個人的焦慮及害怕，進而探究出個案的思想、感受和行動，並了解個案的自我強度、優點等，以協助個案疾病恢復的能力，或個案的防衛機轉是否過度使用不當而阻礙疾病的恢復。可以**引導的方式**鼓勵個案盡量以言語表達自己思想及感覺，並加強其溝通的能力。**需告知個案其會談內容與資料若與個案病情治療有相關的話，必要時會通知醫療成員**。

個案可能會因為在前一次會談中面對大量的自我揭露或因特殊的話題而引起焦慮的感受，也可能會表現出暫時性退化反應。在此時期個案可能會出現操縱或試探行為，這表示個案可能在探索護理師的一致性及意圖。

(四) 確認個案問題

隨著治療性關係的進一步發展，護理師需在此期進一步找出阻礙個案進步的原因，並明確肯定其求醫的主要問題行為和造成思考、行為、感受障礙的因素。例如個案因為出現聽幻覺而尋求醫療協助，聽幻覺會影響個案日常作息，造成個案嚴重脫離現實，故護理師應詳細評估聽幻覺對個案的日常生活所造成的影響，並進一步調查聽幻覺的內容、頻率、誘因等。

(五) 與個案訂定目標

當護理師與個案彼此間建立了信任感，且能夠表達自己的困難，而護理師在此期中對於個案的護理評估工作大致完成之後，便可和個案一起訂立未來努力的目標，此目標的訂立可以先從近程且簡單易做的開始，例如：每天在同一時間固定會談 30 分鐘，且彼此討論聽幻覺的相關內容，且學習如何面對聽幻覺及轉移注意力技巧的練習。

此期可能發生的問題及注意事項如下：

焦慮(Anxiety)

此為護理師與個案關係建立初期都可能產生的反應。主要是由於陌生的人、事、物或環境所引起。護理原則為盡量避免個案情緒激動，以持續性及一致性的態度提供詳細的資料，介紹病房環境、工作人員、病房規則、其他焦慮的個案等，並鼓勵個案表達內心真實感受、問題或需要，以減輕不安及焦慮，並增加安全感。

情感轉移(Transference)

指個案將他過去對某人的關係、感覺轉移到治療者身上，這種關係轉移可能是正面的或負面的。有些個案則會出現敵意，強烈地要求終止治療性關係，或者對護理措施顯得興趣缺缺；另一些個案則是相當地順從、依賴及被動。通常會出現轉移現象的個案比較容易過分高估護理師的特質，或是對治療性關係有不合現實的期望。**護理師可以藉由這層關係與個案討論相關的題材，並改善個案的行為**。但這種關係不可永久持續下去，護理師必須協助個案面對事實並建立平等的關係。

臨床上妄想症病人(paranoid state)較易出現情感轉移。有二種類型的情感轉移在護病關係會出現。第一是敵意的情感轉移(hostile transference)，當個案將敵意表現出來時；第二是依賴反應的情感轉移(dependent reaction transference)，這類個案通常會出現順從、附和及逢迎討好護理師。

情感反轉移(Counter Transference)

指治療者將人生中重要的他人之情感轉移到個案身上，可能是正面的或負面的情感。情感反轉移的反應包括：過分強烈的敵意、關懷、厭惡、干涉及焦慮，倘若護病關係出現反轉移關係，**護理師必須經常自我反省與檢討**，不可因而影響對個案的行為及情境判斷的客觀性，且除了主要靠護理師本身的自我評估來覺察外，最好能有資深護理師或督導來協助護理師一起分析及處理此護病關係，若關係的進展影響到治療性目標的達成，中止護病關係另調換護理師與個案也是個選擇的辦法。

護理師在護病關係過程中應該運用自我檢測，尤其是當個案有身體攻擊或口頭批評時，以下問題對於自我覺察可能有幫助：

1. 我對個案感覺為何？
2. 我是否期待看到個案？
3. 我是否對個案感到難過或同情？
4. 我是否對個案感到不耐煩，認為彼此關係沒有任何進步？

5. 我是否害怕個案？
6. 我是否對於即將看到個案具有極大的壓力？
7. 我是否想要保護、拒絕或強迫個案？
8. 我是否害怕與個案會談，且在整個談話過程中感到緊張？
9. 我是否對個案印象深刻？或試圖讓個案對我印象深刻？
10. 個案是否讓我非常生氣或挫折？

如果對上述的問題顯示出困難，護理師應尋求其答案及相關協助。

試探性行為(Testing Behavior)

在介紹期會因護理師和個案彼此間信任感尚未建好，而可能出現試探性行為，個案之所以會出現此種行為主要是想要發洩內在的焦慮，並藉此試探護理師是否真正關心他及關心程度如何。出現試探性行為的個案其行為表現有：**消極、反抗、忽冷、忽熱的情緒行為**，例如可能會以**缺席**、遲到、出言不遜或拒絕表達感受來**試探護理師是否真的關心他或值得信任的**，其實個案是相當敏感且缺乏自信的。當發覺個案出現試探的行為時，護理師仍需遵照契約，表現出延續治療關係的意願，在合理的範圍內盡可能滿足個案的需要，**藉由言行不斷表達出對個案之關懷態度**，讓個案感到受到尊重，以持續一致性之態度對待個案。**若會談過程中個案出現沉默不語的情況，護理師此時可在一旁陪伴，等候個案後續反應**。一旦個案信任感足夠，護病關係便可往下階段進展。

阻抗行為(Resistance)

通常發生在建立**介紹期與工作期**關係開始，**通常容易發生在過去曾有負向經驗的個案身上**。是指個案在治療過程中潛意識中壓抑著不被接受的衝動，因而產生**對心理治療的否定、抗拒或拖延**；或在關係建立的過程中，**觸及到問題核心**、無法感受到受尊重或被接受，對周遭因為不確定及不了解而有焦慮、不安的情況。表現出轉移話題、避重就輕、**沉默**、生氣、逃避等行為。

三、工作期(Working Stage)

通常在護理師與個案已建立信任的關係，個案病情症狀逐漸穩定且有意願面對問題，並可接受治療者的限制及要求時，即開始進入工作期，此期將持續至彼此關係結束。大部分主要的治療工作在此期進行，護理師與個案藉由連結認知、思考、感受或行動**探討相關的壓力源**及提升個案的洞察力，**增加自我了解**。這些洞察力可轉換為行為，並與個人的生活經驗統合。此階段是**解決個案問題**的階段，主要的任務如下：

(一) 探索相關壓力源

通常在工作期護理師同理心的運用會更為明顯廣泛，和個案探討較深入的感覺、行為、期望、挫折及困難，發覺個案生活中的相關壓力源，**共同討論並找出問題的解決方式及住院的護理計畫**，以適當的方式解決問題。

(二) 提升個案病識感的發展及建設性因應機轉的使用

護理師**引導個案分享其內心真實想法、感覺，嘗試以不同方式尋求壓力源的解除，促使個案產生病識感**，並使病識感整合到生活中，協助個案處理再次面臨焦慮時的方法，增加獨立及自我責任感，並發展有效的適應機轉。

(三) 引導學習新的行為模式

此時期最重要的是要改變個案的行為，也牽涉到目標的設定。目標的設定有許多注意事項，但原則是要具體切實可行，才能做有效的評估，重點是目標需要能激起個案的動機，願意去解決問題，其中的課題是協助個案行使「建設性行為(constructive behavior)」，協助個案選擇採用不傷害別人或自己、減少破壞性、能被社會接受的行為，並且**練習新的行為模式**。

護理師在此可扮演「試腳石(stepstone)」的角色，當作是個案接觸現實的學習對象，個案可先向護理師表達或練習不敢表達的事情或嘗試新的行為模式，試試看是否安全，在嘗試的過程中，護理師可再給予協助修正，待個案練習好後，再向他原來的對象正式表達，這個方法對那些退縮(withdraw)或退化(regression)的個案特別有效。

(四) 工作期克服阻抗行為

當治療已觸及個案的心理癥結時，個案會產生阻抗行為。當個案出現阻抗行為，無法改變行為時，護理師更需小心應對，因有些個案其實會對自己的行為有所自覺、也常感到羞恥、容易受傷，故護理師應以接受與信任的態度協助個案度過阻抗行為。

在工作期階段，護理師可能需要面臨個案的試探行為，當個案面對目標停滯不前，感到十分沮喪時，護理師應將步調作調整，放寬時間與空間，尊重個案，以平靜不具感覺的方式進行關係工作的進展，直至問題的解決。

四、結束期(Termination Phase)

當護理師與個案開始建立關係時，也應該開始作結束期的準備。然實際臨床上，治療性關係的結束亦會受到諸多因素所影響，如家庭經濟問題、個案的安置等。通常護病關係開始進入結束期的情況有：當個案的各種症狀及不穩定的情緒已有所改善、預備出院，或是護理師轉調病房、護生實習結束時。

(一) 應具備的條件

1. 個案的症狀或問題已獲得解決。
2. 個案的社會功能已改善。
3. 個案的自我認同感(self-identity)增加。
4. 個案學會運用適應性的防禦機轉。
5. 個案已達成所訂定的目標。
6. 專業護病關係建立過程中，出現無法排除的障礙。

(二) 進入結束期的標準

1. 個案的現存症狀緩解或問題解決，**準備出院**。
2. **治療目標已達成**。
3. 個案**能獨立，且已有能力執行自我照顧**。
4. 個案的自尊及自信均已增強。
5. 個案的社交功能已改善。
6. 個案**應付挫折、焦慮與發洩敵意的能力與行為因應策略已加強**。

(三) 此階段的工作任務

1. **建立分離的事實**：護理師應明確地告訴個案治療性關係即將結束，並說明理由，同時須讓個案做好心理準備，讓個案能接受分離的事實，且護理措施也應做調整，如減少會談的次數、時間，會談的主題導向未來回歸社會而不是目前的問題等，讓個案漸漸地適應分離。且在此時需慢慢地擴展個案的人際關係範圍，由單一的治療性關係逐漸增加至團體性人際關係的建立，藉此以減少個案的依賴性，增加個案和外界環境及其他重要他人的相互依賴。

2. **回顧治療的過程及目標的達成**：護理師需和個案**一同回顧與討論**疾病發病過程及問題所在，若彼此護病關係良好，發展出信任感，則此期護理師及個案均能藉此關係而成長許多，進而發展深刻的信任感及親密感，這些在結束期時更是達到高點。同時也要鼓勵個案，探討並評值，讓個案知道這段期間已進步許多，**對個案的成就及成長的事實給予回饋**，及目前仍需努力的方向，未來碰到同樣狀況時該如何處理，哪些資源是可利用的（如找誰幫忙）。亦可漸進式安排個案嘗試治療性外出(trial of visit)、治療性外宿，如利用假日讓個案返家，適應家庭生活，並在個案返院時與專業人員討論，給個案提出問題的機會，協助其解決問題，如此才能讓個案**適應出院的生活，重建人際關係**。
3. **相互分享及探索彼此對分離的感覺**：對個案而言正向的護病關係發展，是一次美好的人際關係的經驗，要結束它實在非常不易。對一些個案而言，結束期是一個很重要的治療經驗，因為這些個案有許多過去的關係多是以負向方式結束，而留給他們無法理解的感受，如被拋棄、拒絕、傷害及憤怒等。所有這些個案的反應有一個類似的目的即因應分離的焦慮(separation anxiety)及否認結束的過程。護理師一定要和個案溝通，讓個案表達對出院的感覺，給予支持，並且讓他知道，當遇到問題回來醫院時，仍願意給予協助。

(三) 個案可能出現的情緒反應及處理

個案對結束期可能否認分離感、否認關係的存在及接著而來的分離。以下就個案對**分離焦慮或失落感**所引起的行為反應及處理加以分述：

1. **憤怒**(anger)：個案公然向護理師表示憤怒和敵意，不是明顯地以口語表達，就是暗地裡藉由遲到、缺席或是表淺的對話來表達不滿。憤怒的表達對個案疾病的痊癒是有幫助的，因他能將心中的憤怒發洩出來，護理師可利用剩餘的時間與個案討論，引導以社會可接受的方式發洩情緒的反應及處理自己的問題。
2. **動作性行為**(acting out behavior)：個案可能會以相當不成熟的方式表現出動作性行為，如強烈拒絕、摔東西、攻擊他人、衝出醫院、責備別人、要求立即終止關係或有自殺意圖等來發洩不穩定和不滿的情緒，此表現較少見且難以處理。
3. **退化性行為**(regressive behavior)：個案可能恢復過去適應不良之行為，如焦慮增加，對約定遲到或缺席，或對治療性關係的價值提出質疑，依賴或症狀惡化等退化行為表現。這種退化通常是暫時性的，可能是個案對此治療結束的一種無言的抗議。

4. **潛抑**(repression)：此為較難處理的情緒反應，當護理師告知個案結束的日期時，個案毫無反應，此時個案的內心中有複雜的反應，但無法表達出來，藉由否認(denial)與壓抑作用，逃避接受現實的分離。

5. **接受**(acceptance)：個案可能會深表惋惜或暫時不悅，但很快即能適應並接受護病關係的結束，此乃表示個案已能獨立處理分離反應，及面對重要的人（護理師）的失落，能有較好的調適。

醫護人員應了解隱藏在這些行為背後的感覺，及個案出現以上行為的原因，協助個案了解他自己的行為意義，在剩餘的時間內多給予情緒上的支持，並向個案保證仍可由其他工作人員處得到足夠的照護，並持續表達出對個案的關懷態度。

以上四期，每個分期環環相扣，各有各的特色及重點，現將各期主要的工作任務，整理於表 6-4。

表 6-4　護理師與個案治療性人際關係建立的各期工作內容

各期	工作內容	常見問題
互動前期	1. 收集個案的相關資料 2. 省思自己對個案的感覺與想法 3. 計畫與個案的第一次互動	護理師的焦慮、害怕、緊張情緒
介紹期	1. 確定個案尋求醫療協助的原因 2. **共同訂立契約** 3. **建立信任**、接納及開放的溝通 4. 揭露個案的思考、感受及行動 5. **確認個案問題** 6. **與個案訂定目標** 7. **鼓勵個案主動參與護理計畫**	焦慮、情感轉移、情感反轉移、試探性行為、阻抗行為
工作期	1. 探索相關壓力源 2. **提升個案病識感**的發展及建設性因應機轉的使用 3. 引導學習新的行為模式 4. 工作期克服阻抗行為	試探性行為、阻抗行為
結束期	1. **建立分離的事實** 2. **回顧治療的過程及目標的達成** 3. **相互分享及探索彼此對分離的感覺**	分離焦慮、失落感引起憤怒、動作性行為、退化性行為、潛抑等情緒反應

結語

治療性人際關係提供護理師一個有力的工具，進而促進個案的成長與改變，自我了解與獨立。透過治療性人際關係的過程，鼓勵個案將能朝向更有效、更適應性的生活方式。精神科護理是以個案為中心，致力於建立治療性人際關係，再延伸至其他的護理活動，這過程需要有更資深的工作人員從旁督導協助，以促進護理師的成長，進而完整且適當地照顧個案，促進個案提升較佳的生活品質。

心智圖

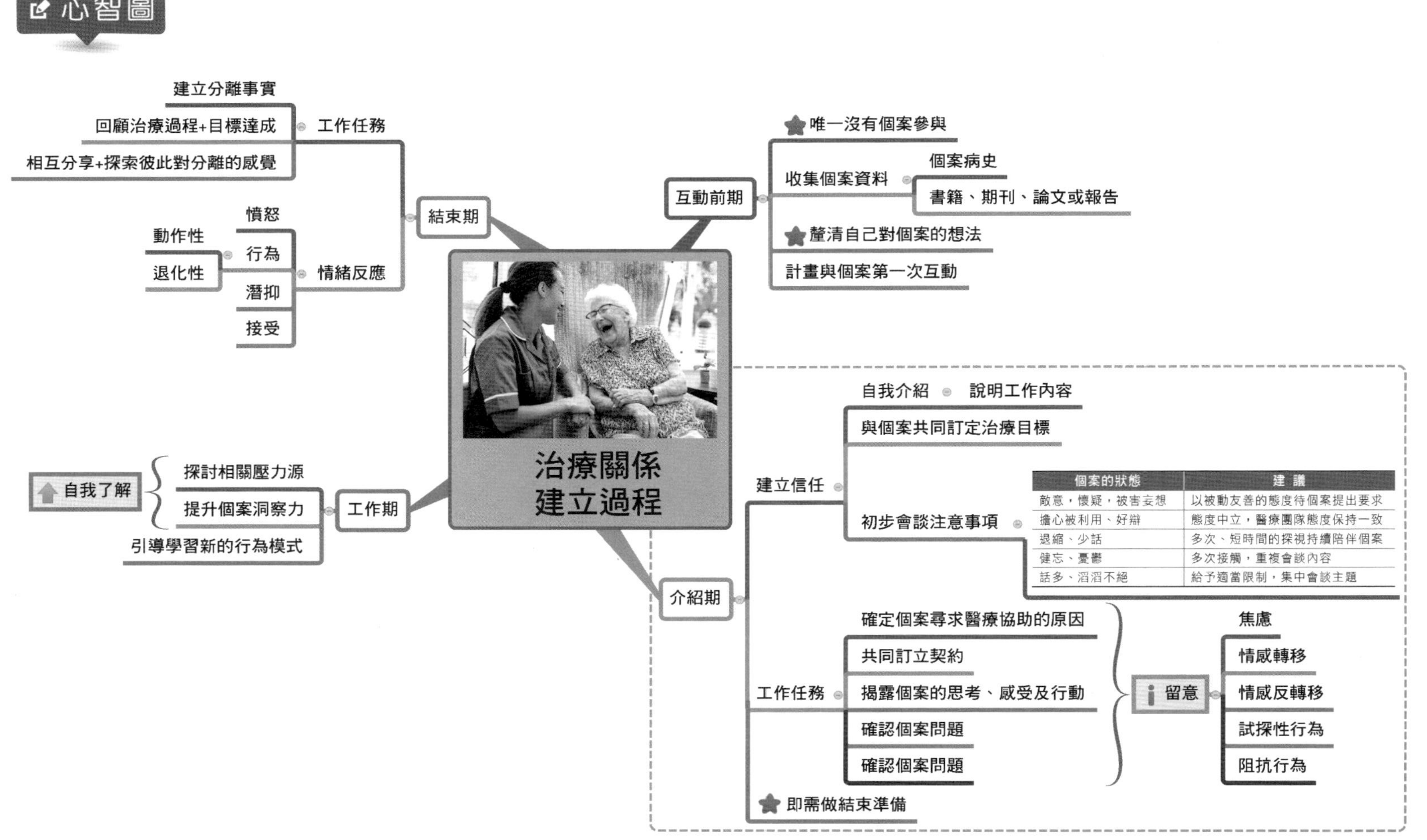

治療關係建立過程
互動前期
唯一沒有個案參與
收集個案資料
個案病史
書籍、期刊、論文或報告
釐清自己對個案的想法
計畫與個案第一次互動
介紹期
建立信任
自我介紹
說明工作內容
與個案共同訂定治療目標
初步會談注意事項
個案的狀態
建議
敵意，懷疑，被害妄想
以被動友善的態度待個案提出要求
擔心被利用、好辯
態度中立，醫療團隊態度保持一致
退縮、少話
多次、短時間的探視持續陪伴個案
健忘、憂鬱
多次接觸，重複會談內容
話多、滔滔不絕
給予適當限制，集中會談主題
工作任務
確定個案尋求醫療協助的原因
共同訂立契約
揭露個案的思考、感受及行動
確認個案問題
確認個案問題
留意
焦慮
情感轉移
情感反轉移
試探性行為
阻抗行為
即需做結束準備
工作期
探討相關壓力源
提升個案洞察力
自我了解
引導學習新的行為模式
結束期
工作任務
建立分離事實
回顧治療過程+目標達成
相互分享+探索彼此對分離的感覺
情緒反應
憤怒
行為
動作性
退化性
潛抑
接受

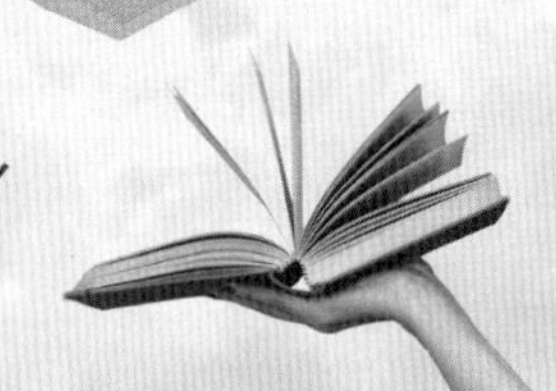

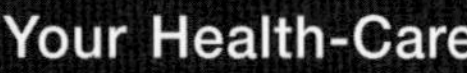

臨床實例

基本資料

⊕ 個案基本資料

姓名：湯〇〇　男性　20 歲　未婚

⊕ 個案疾病診斷

思覺失調症（目前正在接受急性住院治療）

⊕ 過去病史

個案為高三時發病，當時面對升學壓力，常放學後便躲於房間內，吃飯睡覺都要媽媽催促，且常拒食，擔心食物被下毒，終日不出門，覺得有人在監視他，導致課業一落千丈，說話語無倫次、哭笑無常、覺得靈魂出竅、對外界刺激皆無反應，經家人發現後，帶至醫院治療過，症狀有緩解，但之後門診追蹤常不定期，不認為自己需要服用藥物，家人多次勸導亦無效。

⊕ 現在病史

此次入院是因為個案在家中出現不吃不睡，擔心有人要再度害他，且有聲音批評他，說他沒有用，趁早了結算了，所以他在家中嘗試要開瓦斯自殺，結果被家人發現，故送醫入院治療。入院初期對醫療團隊的協助表現出淡漠反應，討論的內容只停留在表淺的層面，並常表現出阻抗的態度。過去二週來有關聽幻覺的陳述極少，但又會呈現出突然轉向聲源的動作，時而自言自語，容易在會談時分散注意力，不易集中。

精神狀態評估

1. 儀表：個人衛生差、衣服髒亂且怪異、指甲長且藏汙納垢，經常體臭難聞。
2. 態度：戒心強，對醫護治療活動可被動式配合。
3. 意識：正常。
4. 注意力：多沉默不語坐於床上或椅子上，似乎不曾注意任何事。
5. 情感：表情淡漠、情緒低落。
6. 行為：活動量少，坐於床上或椅子上與人互動少。
7. 言語：話少。
8. 思考：被害妄想、聯想鬆弛。

9. 知覺：聽幻覺。
10. 記憶力：無明顯障礙。
11. 智力：測 JOMAC 時，個案搖頭不語，無法測。
12. 慾望：睡眠品質差，常躺在床上，有時眼睛會閉上，不知是否有入睡，但個案表示睡不好，會額外要求安眠藥。食慾差，表示不想吃東西。性慾亦降低。
13. 病識感：無。

護理評估

⊕ 生理層面

1. 外觀、儀表及態度：個案入院時，衣服髒亂且怪異，指甲長且藏汙納垢，不洗澡、不刷牙，致使體臭難聞，個人衛生差。戒心強，會有防禦式的行為模式，對醫護治療活動可被動式配合。
2. 營養狀況：個案體重 54 公斤，身高 172 公分，住院期間常不吃醫院的伙食，覺得食物被下毒。
3. 睡眠狀況：入院期間表示夜間睡不好，睡眠常中斷，每天睡眠時間約 3~4 小時。
4. 排泄狀況：個案有便祕情形，約 3~4 天解一次大便。
5. 活動與休閒狀況：個案注意力不易集中，有社交退縮的情形，常待在床邊少與人互動。
6. 健康狀況：個案除目前精神疾病以外，並無其他生理特殊疾病或症狀。

⊕ 心理層面

個案的情感表露少，常顯得表情淡漠。情緒方面欠穩定，顯低落。

⊕ 智能層面

1. 知覺方面：有聽幻覺，內容多為批評指責，出現的頻率不一定，但在近一步與個案討論時，其大都不語。
2. 思想過程與內容方面：個案有明顯的被害妄想，常擔心有人要害他，思考貧乏且聯想鬆弛，會有語無倫次、答非所問的情形出現。
3. 認知方面：注意力不易集中。

⊕ 社會層面

個案自我價值感低，多採悲觀、消極的態度，認為自己樣樣都不好；在人際關係方面，與他人互動畏縮，少與家人或朋友表達。目前個案的重要關係人是母親，家人很關心他的病情，家庭支持系統可。

㈩ 靈性層面

個案本身無特別的宗教信仰。

健康問題

無效性因應能力／與自我概念的紊亂有關。

護理目標

個案能適當的表達及確認與內心感受的壓力相關事件。

護理措施

1. 在第一次會面時，收集有關個案的家庭史與過去病史的資料。
2. 計畫每次會談的時間、地點及目標。
3. 每次會談時，建立溫暖、接受的氣氛。
4. 協助個案以其可了解及接受的用語確認其感受。
5. 注重個案表達其感受，使其感到被了解及受重視。
6. 鼓勵個案對感受的描述，如此可減少壓迫感。
7. 協助個案確認其聽幻覺干擾的問題。
8. 訂定契約，減少因聽幻覺對生活可能造成的傷害。
9. 協助個案學習正向的思考技巧，並與適度鼓勵。

護理評值

個案在前兩次會談時仍保持沉默，二週前開始願意與護理師進行互動談話，且願意針對聽幻覺的內容表達心中感受與想法，並討論問題。

學習評量

1. 護理師在與病人建立關係的過程中常需要自我坦露(self-disclosure)，有關自我坦露的敘述，下列何者較適當？(A)與病人關係對等，坦露程度決定於關係建立的深淺　(B)自我坦露是有目的、有限度的　(C)只要對病人有助益，都要分享自己的類似經驗　(D)自我坦露能擴大「周哈里窗」(Johari window)之自我隱私象限。

2. 工作期是護理師與病人彼此已建立信任感，面對問題有共識，關於工作期的主要任務為下列何者？(A)解決個案問題　(B)發展安全感　(C)訂定契約　(D)收集基本資料。

3. 陳護理師與李先生進行支持性心理治療，每次討論到工作挫折時，李先生總是表示不想討論，護理師再次引導李先生表達，病人就表示要停止會談。李先生呈現的是下列何種行為？(A)試探性行為(testing behavior)　(B)阻抗行為(resistance behavior)　(C)潛抑(repression)　(D)昇華行為(sublimation behavior)。

4. 在治療性人際關係發展的初期，下列何項工作最為重要？(A)探討個案所承擔的壓力　(B)處理個案的失落感　(C)發展信任感　(D)對個案不恰當的行為給予限制和建立行為契約。

5. 吳護理師為精神科日間病房林女士的主護護理師，某日吳護理師帶著林女士去找團體代理者理論，認為其規定的家庭作業太困難使林女士無法完成，吳護理師的反應為下列何者？(A)內射作用　(B)投射性認同　(C)情感轉移　(D)情感反轉移。

6. 護理師在精神科急性病房照顧王老先生期間，王老先生常表示她就像是自己的女兒一樣，並以「女兒」稱呼護理師。對此狀況之解釋，下列敘述何者較適當？(A)病人對護理師發生情感轉移　(B)病人有假性痴呆症之變化　(C)這是一般老人對人親切之稱謂　(D)這表示病人對護理師極高之評價。

7. 在精神科病房住院病人中，護理師與病人接觸時間最多，與病人建立治療性人際關係，宜善用此治療性人際關係，促進病人自我改變與成長，護理師在評估病人是否適合個別心理治療之條件中，下列何者為宜？(1)智力中上　(2)個性執著　(3)症狀不嚴重　(4)有內省的能力。(A)(1)(2)(3)　(B)(1)(2)(4)　(C)(1)(3)(4)　(D)(2)(3)(4)。

8. 護理師在照顧初入院個案時，最可運用於治療性人際關係的資源是：(A)護理師自己 (B)治療性環境 (C)個案自己的知識 (D)個案的家人。

9. 下列何項不符合護病關係進入結束期的標準？(A)個案自我功能增強 (B)護理師離職 (C)病人要求更換新的護士照顧 (D)症狀緩解準備出院。

10. 護理師評值治療過程及目標的完成，並與病人分享彼此對關係結束的感覺，是屬於治療性人際關係過程中哪一期的任務？(A)結束期 (B)退化期 (C)工作期 (D)互動期。

11. 護理師對所護理的對象產生情感反轉移現象時，下列常見的行為表現是：(1)難以同理病人的某些行為表現 (2)腦海中經常出現充滿與病人有關的想像 (3)與病人有私人或社交性質的互動 (4)從多元角度看待病人的問題與行為表現。(A)(1)(2) (3) (B)(2)(3)(4) (C)(1)(3)(4) (D)(1)(2)(4)。

12. 下列敘述，何者最符合蘇利文與佩普洛所提出的人際關係模式？(A)護理師透過關懷與支持，幫助病人體驗真誠互信的護病關係 (B)協助病人以能減輕焦慮且可被接受的行為取代偏差行為 (C)護理師引導病人發展轉移關係，經由解析病人的抗拒行為來確認問題所在 (D)指出病人語言和非語言溝通行為不一致之處，教導良好溝通原則，改善與他人之溝通。

13. 護病關係建立過程中，病人將其對過去經驗中重要對象的感覺、態度和希望投射至護理師身上，稱為：(A)情感轉移 (B)情感反轉移 (C)試探行為 (D)隱匿溝通。

參考文獻

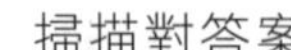

掃描對答案

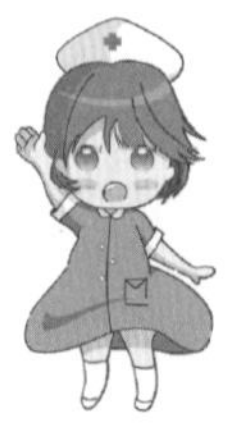

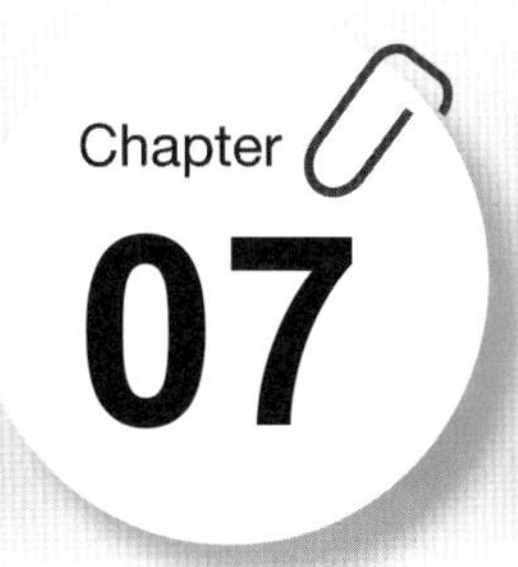

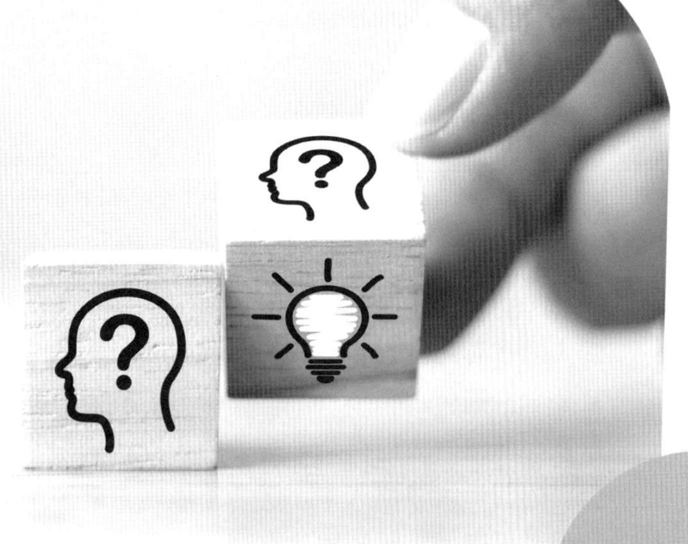

編著／修訂：巫慧芳　修訂：吳瓊芬

治療性溝通

本章大綱

前言

溝通(communication)係指兩個人或兩個以上的人以言語及非言語方式互相交換訊息，並解釋訊息所代表的意義，為一動態的複雜過程。一般可發生在三個層次：個人內在溝通(intrapersonal communication)、人際溝通(interpersonal communication)及公眾溝通(public communication)。精神科護理中特別重視護理師個人的內在溝通以及與個案的人際溝通。有效的人際溝通是治療性人際關係的基礎，也是護理過程重要的關鍵。在臨床中，溝通不僅是對個案的評估也是護理措施的一部分，護理師利用溝通與個案開啟與建立關係，個案也利用溝通分享情感、表達思想。透過與護理師的人際接觸，個案將學會更有效的溝通方式。

7-1 溝通的相關概念

一、溝通的元素

溝通是訊息傳遞的過程，柏羅的溝通模式(Berlo's model, 1960)指出溝通包含五個元素：刺激、傳訊者、訊息、管道及接受者（圖 7-1）。

1. **刺激**(stimulus)：是溝通的開始，可能是來自於個人需要獲得訊息、舒適或是他人的意見。對護理師而言，刺激可能是因為發現個案的不適或混亂；對個案而言，刺激可能是因為感受到焦慮、沮喪或痛苦。

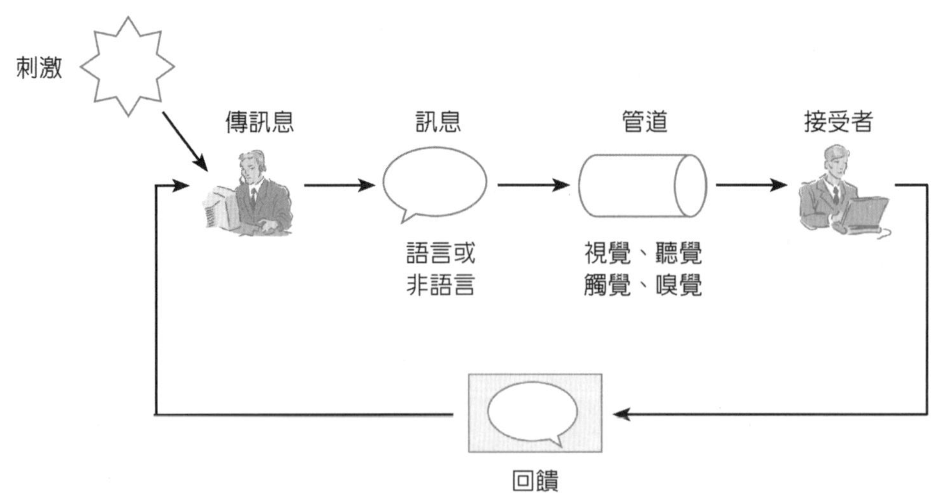

圖 7-1　溝通過程

2. **傳訊者**(sender)：係指發出訊息，開啟人際互動者。可能為個案、醫師、社會工作人員、心理治療師或護理師等。

3. **訊息**(message)：指被送出或被表達的資訊，即溝通的內容。最清楚的訊息是經過整理的，而且是被接受者所熟悉的方式，一般可分為語言訊息與非語言訊息。

4. **管道**(channel)：訊息透過不同的管道送出，例如：視覺、聽覺、觸覺及嗅覺等。因此一個人即使是沉默不語，也可以透過身體動作及外觀傳達出和語言同等效果的訊息。而接受者亦透過視覺、聽覺及觸覺等感覺來獲取訊息或體會溝通的意義。

5. **接受者**(receiver)：指接受並解釋訊息者。經由對訊息的內在評估及比較過去經驗，對訊息產生情緒反應，並對傳訊者做出回饋(feedback)；透過回饋，傳訊者可以了解訊息是否被接受者正確理解，也由於回饋，溝通才能形成互動的過程。

二、溝通的型式

1. **語言溝通**(verbal communication)：使用口語或文字傳遞訊息。要達到語言溝通必須具備知覺、理解及傳達語言或書寫訊息的能力。精神科個案常有溝通困難，例如幻覺中的個案之所以無法理解訊息，是因為他本身內在世界的溝通已經將來自真實世界的訊息排除在外；思覺失調症病人則是抽象思考能力退化，以至於無法順利使用合乎現實的字詞；而對憂鬱症病人而言，他們常常只能很艱難的用一兩個字詞來表達感覺。護理師在與這些個案溝通時要將這些現象加以考量。

2. **非語言溝通**(nonverbal communication)：不同社會文化背景影響其所代表意義。非語言溝通包含身高、體重、身體動作、打扮、修飾、面部表情、眼神、聲音、清潔衛生及衣著外觀等，傳達出傳訊者的自我概念或期待他人對自己的看法。

當語言與非語言溝通不一致時，會造成訊息的矛盾與困惑，而使傾聽者感到挫折、憤怒與混淆。護理師必須學會同時**觀察個案的語言及非語言溝通**，以了解個案真正的涵義，並嘗試澄清其特殊意義及重要性。

三、影響溝通的因素

1. **個人因素**：會阻礙訊息的正確傳遞與解釋，例如：生理狀態、情緒狀態、知識背景、語言、文化差異及種族背景等。

2. **環境因素**：包括物理環境（如噪音、缺乏隱密及不舒適的座位等）及社會因素（如有其他人在場及來自他人的期望等）。

7-2 治療性溝通的相關概念

一、治療性溝通的相關理論

(一) 溝通分析理論(Transactional Analysis, TA)

1961 年，接受過心理分析訓練的醫師伯恩(Berne)出版《心理治療中的溝通分析》一書，並提出「溝通分析」一詞。伯恩相信每個人都有三種自我狀態(ego state)，溝通時運用不同的自我狀態而產生三種溝通型態。分述如下：

1. **自我狀態**：指此時此刻的心理狀態及有關該狀態的行為組型，包括（表 7-1）：
   (1) 父母型自我(parent ego, P)：重視規律與價值。
   (2) 成人型自我(adult ego, A)：其行為依據對現實世界的觀察。
   (3) 兒童型自我(child ego, C)：重視情緒與慾望。此三種自我狀態構成一個人的人格。

表 7-1 自我狀態

自我狀態		積極功能	消極功能	常用字眼
父母型	控制型(controlling or critical parent, CP)	批評、糾正、處罰、遵守道德規範、追求理想、善惡分明	偏見、吹毛求疵、不信任、苛責、自責、霸道	你應該… 你必須… 你給我聽著…
	照顧型 (nurturing parent, NP)	善解人意、體貼關懷、原諒包容、賞識別人優點、維護傳統文化	溺愛、嘮叨、過度犧牲	你累了吧… 吃一點… 我來幫你…
成人型	理智型	配合此時此刻、收集客觀資料、理性分析與決定、就事論事	缺乏彈性、工作狂、數據化	根據… 建議你… 我個人的看法…
兒童型	順應型 (adaptive child, AC)	合作、順從、妥協	壓抑、委曲求全、無奈、不滿	我不敢… 我好笨 沒意見、隨便
	自由型(free child, FC)	天真熱情、自由自在、好奇、冒險、有創造力	眼高手低、三分鐘熱度、小時了了、幻想	…哦！哇！ 好棒！ 我好想…

2. **溝通型態：**

(1) **互補式溝通**(complementary transaction)：傳訊者與接收者的自我狀態符合對方期待，**溝通的方向平行不交錯**，因此溝通順暢（圖 7-2）。

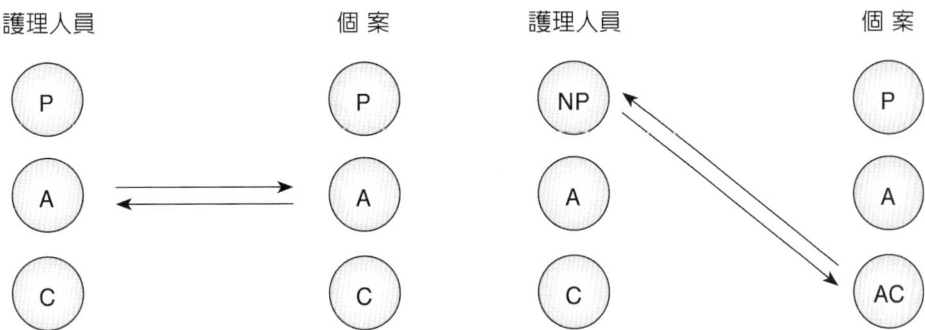

・護理人員：「上午八點是做早操的時間。」
・個案：「好的，我會準時參加。」

・護理人員：「你怎麼了，看起來好累。」
・個案：「謝謝你，可能是昨天晚上沒睡好。」

圖 7-2　互補式溝通

(2) **交錯式溝通**(crossed transaction)：傳訊者與接收者的自我狀態非彼此所期待，**溝通的方向呈現交叉，因而溝通出現障礙或人際衝突**（圖 7-3）。

(3) 曖昧式溝通(ulterior transaction)：溝通中出現雙面訊息，表面上是互補式溝通，真正的想法卻是暗藏玄機、另有意圖（圖 7-4）。

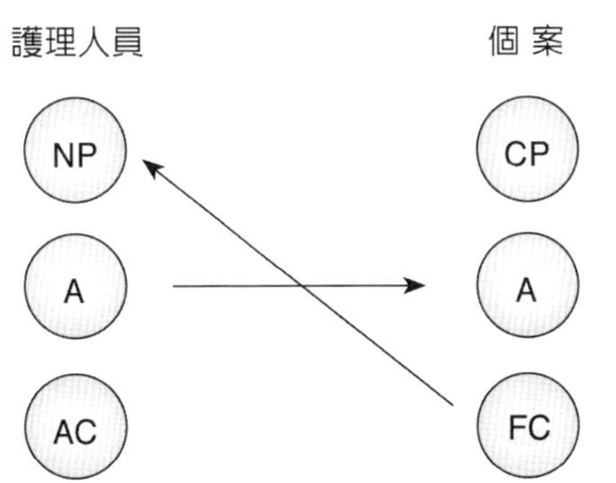

・護理人員：「上午八點是做早操的時間。」
・個案：「我不想去，你讓我睡覺嘛。」

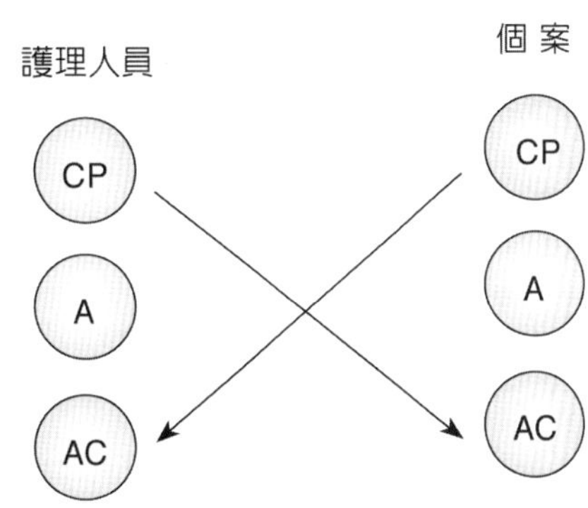

・護理人員：「都已經八點了，你怎麼還沒起床摺棉被！」
・個案：「我是病人，應該是你要為我服務！」

圖 7-3　交錯式溝通

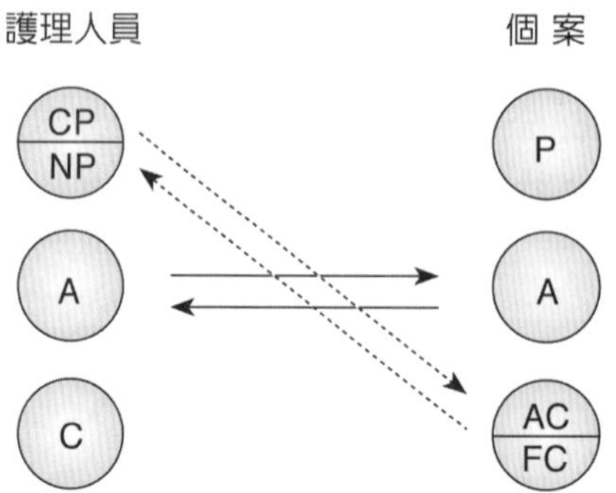

·（表面上：實線）護理人員：「出院以後記得規律服藥。」個案：「我會的，謝謝。」
·（內心裡：虛線）護理人員：「連吃個藥都要再三叮嚀！」個案：「出院後我愛怎麼樣就怎麼樣。」

圖 7-4　曖昧式溝通

伯恩指出，人與人之間的互動常隱含有操縱對方的意圖，而溝通分析的主要目標是建立人格中的情感與理智間能有最開放、真實的溝通，並促使人們洞察自己所希望的變化。由於每個人都希望獲得正向回饋，所以溝通的本質應該是正向的。因此護理師應將焦點置於個案能做什麼（而非不能做什麼），以促進更有效更滿意的溝通。

(二) 溝通回饋理論

溝通是一連串的刺激與反應所形成的回饋環。它是一個循環的過程，訊息由某人傳給他人並再傳送回來，亦即每一次的訊息可能是對刺激的反應，每一個反應也形成下一個溝通的刺激（圖 7-5）。

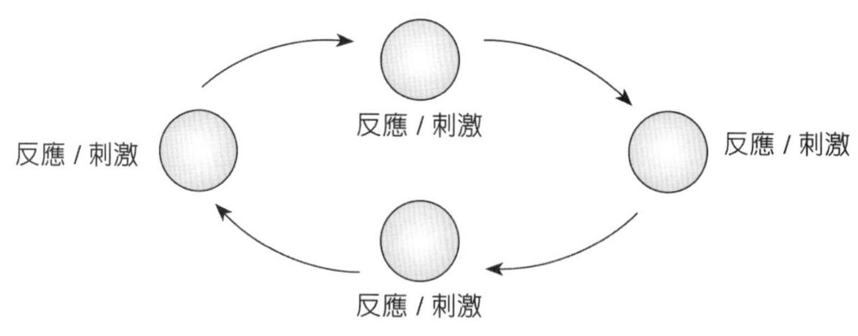

圖 7-5　溝通回饋環

(三) 神經語言理論

神經語言理論的理論基礎是由艾瑞克森(Erickson)所提出，他在 1980 年去世之前，一直被認為是最偉大的催眠醫學家。班得勒(Bandler)及格林得(Grinder)分析艾瑞克森的理論後，建立了一個概念架構，即所有的有效溝通都是一種催眠的狀態，它可以改變一個人的意識狀態。學習某人的溝通模式，例如眼神的移動、語言的型態、說話的節奏，將有助達成有效的互動。

(四) 領域論

領域論是由 Schefien、Birdwhistell 兩位學者所提出，認為時間和空間是影響溝通的重要因素。會談時間的安排包括時間的長短、分配、約定的時間與沉默的運用，注意力短的病人會談時間最好不要超過 30 分鐘；空間的部分指的是會談距離的調整，空間距離是個人界線與安全感的重要表現，空間大小、距離遠近與人際關係的本質有關，護理師必須尊重個案的個人空間。空間與社會人際的關係如下：

1. **親密空間**：0~45 公分，與家人、情侶的距離。
2. **個人空間**：46~120 公分，與病人討論事情的距離。
3. **社交空間**：120~360 公分，與同事、一般朋友的距離。
4. **公開空間**：360 公分以上，上台報告者與台下聽眾的距離。

(五) 腳本分析論

成人行為會受童年經驗影響，伯恩(Berne)認為人生就像劇本，在孩童時期就已為自己寫下一生計畫，人生腳本就像是生活計畫，讓人在生命的舞台上演出各種不同角色。腳本透過經驗→認定→心理地位→行為強化而形成，最後可產生 4 種人生態度：

1. **我好－你好**：相信自己與他人，能積極面對自己與他人，能對他人寬容、尊重、感同身受。
2. **我好－你不好**：**不相信別人、自大，易以憤怒的狀態去面對別人**，把自己的過錯與不幸歸咎於他人，認為自己被傷害或不當對待。少年犯罪者常為此類型者。
3. **我不好－你好**：覺得自己沒有價值，常歸咎自己，認為人生不快樂，缺乏自信、自我貶低，常有退縮、沮喪的感覺。
4. **我不好－你不好**：覺得自己、他人，甚至全世界都毫無意義，對自己與他人全盤否定、對生活失去興趣，甚至自我封閉、阻斷一切人際往來。

二、治療性溝通的原則

1. 會談時環境的安排以**安全**、**隱密**為主。
2. **會談的主題需以個案為中心，並尊重個案為一個獨立個體**。
3. 會談方式需正式，且須以目標為導向。
4. **鼓勵個案表達，減少說理，漸進式引導個案討論問題癥結**。
5. 治療者問問題的技巧：先傾聽再問問題、清晰明確、簡明扼要。
6. 盡量採開放式問句(opened question)，並立即回饋。
7. 盡快處理個案的問題，不要拖延。
8. **治療者需接納個案，減少自我表露**。
9. 真誠比溝通技巧更重要。

三、治療性溝通技巧

治療性溝通技巧(therapeutic communication techniques)運用得當，將促進護病關係的進展，增加個案對護理師的信任（表 7-2）。

表 7-2 治療性溝通技巧

治療性溝通技巧	定義／治療性價值	舉例
傾聽(listening)	・主動接受訊息的過程及檢視接受到訊息的反應 ・以非語言方式傳達出對個案的興趣、接納與尊重 ・有效的傾聽可以促使護理師更明瞭個案的需要，同時發現隱藏的訊息及想法，減少誤會以及達到澄清效果	維持適當的目光接觸、身體微微朝向個案前傾。點點頭或說「繼續說。」讓個案將訊息完整傳達，不要試圖打斷
提供自己 (offering self)	・**讓個案了解護理師的角色、所能提供的協助等** ・個案能增加自我價值感；能了解護理師是可以尋求協助的對象	護理師：「這半小時我會在這裡陪你。」「**若你對住院後將參加的活動有疑問，可以到護理站來問我**。」

表 7-2 治療性溝通技巧（續）

治療性溝通技巧	定義／治療性價值	舉例
同理心(empathy)	・護理師將自己易地而處在個案的情況中，體驗並反映對方內在的感受及意義 ・是分享個案世界的一種能力、技巧及態度。護理師進入個案的生命經驗，分享個案的情緒、意義及態度	個案因為體重過重而被其他病友嘲笑，因而躲到房間哭泣。護理師：「你對剛剛在客廳發生的事感到相當難過及憤怒。」
闢寬話題 (broad openings)	・鼓勵個案選擇欲討論的話題 ・**會談中盡量使用開放式問句傳達護理師的問題、接受與期待，刺激個案主動思考本身的問題，使個案願意表達內心真實感受**	護理師：「你正在想些什麼？」「你想要談哪些事？」
重述重點(restating)	・**重複個案表達的主要思想** ・傳達出護理師的傾聽與肯定，將焦點至於重要的話題上；若有誤解，可加以澄清	個案：「當我很小時，可能是5 歲吧，我媽就離家出走，再也沒回來。」 護理師：「你說你的母親在你5 歲時離開了你。」
澄清(clarification)	・**將個案的模糊意念或不清楚的思考內容以言語表達出來，以促進護理人的理解，或是請個案解釋其意義** ・澄清個案的感覺、意念及知覺，了解它們與個案行為間的關聯	護理師：「你的意思是…」「我不太確定你的意思，你能夠再說明一次嗎？」
反詰(reflection)	・**對個案的想法、感覺、問題與意圖予以反應** ・確定護理師能了解個案談話，表現同理、興趣與尊重	個案：「昨晚我先生走了之後，我一直想著他所說的話，根本睡不著。」 護理師：「你之所以覺得緊張、失眠是因為昨晚與先生的談話嗎？」
幽默(humor)	・對不完美的現象，藉由有趣的、愉悅的方式表現出來 ・促進對潛抑事物的省察、解決矛盾、緩和攻擊、呈現新的選擇，其為一種社會可接受的昇華	個案與護理師間玩笑地說：「看來我們對神經病這個字會有不同的看法。」

表 7-2 治療性溝通技巧（續）

治療性溝通技巧	定義／治療性價值	舉例
提供訊息(informing)	· 給予訊息的技巧 · 提供促進個案安適、自我照顧之健康教育，或者告知與住院有關之治療活動及規定，協助個案減輕焦慮	護理師：「我想你需要多知道一些藥物作用。」「每個星期三都有一個小時的病房生活討論會，希望你準時參與。」
集中話題(focusing)	· **協助個案將問題或談話集中於重要話題上** · 維持以目標為導向的溝通	護理師：「回到我們本來正在討論的事，也就是你對出院的想法。」「我想我們應該多談論些與你父親間的關係。」
透露感受(sharing perceptions)	· 請個案確認護理師對個案的感受是否正確了解 · 傳達護理師對個案的了解，澄清可能的溝通困惑	護理師：「你雖然正微笑著，但我感覺到其實你對我非常生氣。」
點明主題(theme identification)	· 指出互動過程中個案一再提及的潛藏話題或問題 · 促進個案的表露與對重要問題的了解	護理師：「我注意到在所有你曾經提到的人際關係中，你曾被某個男人拒絕。你認為這是一個重要事件嗎？」
沉默(silence)	· 因治療性理由暫停語言溝通 · **給予個案時間思考及獲得洞察**，降低互動步調及鼓勵個案促進溝通；傳達護理師的支持、了解與接納，並**藉機觀察病人的一切非語言性的行為表徵**	坐在個案身旁，非語言地傳達出興趣與關懷
給予認知(giving recognition)	· 就事論事地陳述個案所做的改變 · 個案進步的表現可經由護理師的指出而獲得增強	護理師：「我注意到你今天自己整理床鋪。」「很高興你今天主動對我打招呼。」「**我看到你今天早上把房間打掃得很乾淨，而且也把自己打扮得很整齊！**」
陳述真實狀況(presenting reality)	· **以客觀堅定的態度將事實說出** · 與個案建立信任關係後，適時澄清個案錯誤的知覺以協助建立現實感	護理師：「**我知道你說聽到一些聲音，但現在除了你和我，房間並沒有其他人。**」「你是被救護車送進來的，不是被外星人的飛碟抓來的。」

表 7-2　治療性溝通技巧（續）

治療性溝通技巧	定義／治療性價值	舉例
提出疑問 (voicing doubt)	・**對個案言行扭曲與不合理處提出理性的懷疑，但不加以批評** ・與個案建立信任關係後，促使個案思考自我言行是否不合理或不恰當，而能加以修正	護理師：「從十五樓跳下來沒受傷？聽起來很難令人相信。」「一般人並不會把摩托車騎到高速公路，不是嗎？」
引導會談繼續進行 (offering general leads)	・**運用簡短的句子，鼓勵會談持續進行** ・傳達出護理師對個案所談論的事有興趣	護理師：「原來是這樣。」「後來呢？」「接下來是…」加上點頭、專注的眼神
鼓勵個案表達感受 (encourage description of perception)	・**鼓勵個案將知覺感受描述出來。通常運用於有幻覺症狀的個案** ・評估個案幻覺、妄想、焦慮等徵兆以採取及時的護理措施；協助個案接觸現實	護理師：「告訴我你現在發生什麼事？」「你又聽到有聲音吵你了嗎？」「你聽到的聲音在對你說些什麼？」
提出觀察(making observation)	・**護理師將自己觀察到的，對個案的看法及感受表達出來** ・個案感到被重視；協助個案了解其不自覺的情緒行為反應	護理師：「我發現你今天眼睛不看我，似乎在想些什麼。」「我注意到你不斷看錶。」
鼓勵比較 (encouraging comparison)	・鼓勵個案將事件發生的經過，列舉出來比較 ・協助個案釐清問題，增進個案的表達	護理師：「你以前有類似的經驗嗎？」「你用過不同的方式解決這件事嗎？」
建議(suggestion)	・對個案解決問題的方法提供其他的相關想法 ・促進個案思考可能的選擇	護理師：「你曾否想過以不同方式來對待你的老闆？比如說，你可以直接問他是不是出了什麼問題？」
面質(confrontation)	・當治療性關係建立後，護理師以有意義的陳述及同理心，配合關懷尊重的態度，協助個案重新思考自我扭曲、逃避與矛盾的行為，以促進個案自我了解 ・改善阻礙個案改變的因素，鼓勵自我探索，覺察自我矛盾	護理師：「你好幾次說到家人都不關心你，但是，每次爸爸來看你、想和你說話時，你卻總是轉過身去不答話，你自己發現到了嗎？」

表 7-2　治療性溝通技巧（續）

治療性溝通技巧	定義／治療性價值	舉例
將事件依先後次序排列 (placing the event in time sequence)	・澄清事件發生的次序，以了解問題的因果關係 ・協助個案整理思緒，使個案及護理師更能了解事件的意義	護理師：「這件事是什麼時候發生的？」「爸爸過世是在結婚前還是結婚後？」「住院後又發生了什麼事？」
說出暗示的意義 (verbalized implied)	・將個案間接表達的隱含之意描述出來 ・協助沉默或表達能力受限的個案表達其潛藏的意念	個案：「我到這裡來是浪費時間，我不想任何人說話。」 護理師：「你覺得沒人能了解你的問題嗎？」
綜合結論 (summarizing)	・**於會談告一段落或結束前，將曾討論之重點作綜合結論** ・確認雙方的了解，檢討是否需要澄清，作為下次會談的參考	護理師：「我們今天討論到了兩個問題…這半個小時裡你提到的有…」
鼓勵評價(encourage evaluation)	**當個案病情較穩定，且有病識感時，可鼓勵個案自行評價**	「說說看在情緒控制方面，住院前和現在有什麼不同？」

四、非治療性溝通行為

新進人員若專業度不足，使用非治療性溝通行為(non-therapeutic communication behavior)，可能會影響日後個案與護理師的護病關係，故應盡量避免使用（表 7-3）。

表 7-3　非治療性溝通技巧

非治療性溝通行為	定義	舉例
缺乏傾聽	以自己的想法取代個案的想法	於個案說話時打呵欠、頻頻看錶或忽視個案的訊息
未了解個案的感受	未要求個案描述抽象語詞的意義，如：痛、憤怒及病了	個案：「我的頭受傷了。」 護理師：「這是因為你正在適應新藥。」
未仔細探究	未澄清或確認個案的描述	個案：「我和醫師之間曾有很不愉快的經驗。」 護理師：「那真的太糟了。」

表 7-3 非治療性溝通技巧（續）

非治療性溝通行為	定義	舉例
造成模糊描述	未鼓勵個案解釋訊息	個案：「我一直聽到聲音。」 護理師：「嗯，我知道了。」
給予不適當回答	未收集足夠資料以正確回答個案問題	給予藥物衛教後才發現個案對藥物過敏
鸚鵡式重述	持續重述個案的話	個案：「我覺得好可怕。」 護理師：「你覺得好可怕。」 個案：「我兩個晚上沒睡了。」 護理師：「你兩個晚上沒睡了。」
過度依賴標準格式	使用一問一答的形式來收集資料	護理師：「你在咀嚼上有問題嗎？」 個案：「沒有，不過我晚上會喉嚨痛。」 護理師：「你在消化或便祕上有問題嗎？」
批判(disapproval)	給予贊同，要求個案的想法與自己相同	個案：「我今天與我太太碰面。」 護理師：「你應該對她好一點才對。」
給予建議 (giving suggesting)	告訴個案應該做些什麼，表現出個案沒有能力作決定的態度	個案：「我對要和醫生見面覺得很緊張。」 護理師：「你只要走過去，說出你想要什麼，不要提高音調就好了。」
態度防衛(defending)	企圖保護某事或某人，避免與個案溝通	個案：「那個新來的護士是個笨蛋。」 護理師：「這裡所有的護士都經過良好的訓練。」
挑戰(challenging)	要求個案解釋、有所行動或競爭	個案：「你知道我已經死了。」護理師：「假如你已經死了，那你的心臟為何還在跳？」

表 7-3　非治療性溝通技巧（續）

非治療性溝通行為	定義	舉例
給予再保證 (giving reassuring)	否定個案感覺及提供錯誤希望	個案：「我永遠無法離開這裡了。」 護理師：「凡事都會好轉的。」
拒絕(rejecting)	拒絕討論個案的感受或所關心的	個案：「你知道我強暴了我的妹妹。」 護理師：「我們應該談些別的。」
千篇一律的反應	陳腔濫調，浮泛的說辭	個案：「我今天覺得好憂鬱。」 護理師：「每個人都有感到憂鬱的時候。」
否認(using denial)	**護理師未了解個案真正的感受或問題的嚴重性，即否定其想法**	個案：「我沒價值、我什麼也不是。」 護理師：「每個人都有價值，你也是。」 個案：「我死了。」 護理師：「說什麼傻話。」
與事實不符的讚許 (giving approval)	過分地讚美個案，使個案覺得護理師不夠真誠，或只為了討好護理師而產生心理負擔	護理師：「你最棒了，沒有人比得上你。」「你是全院病人的模範。」
完全同意個案 (agreeing)	同意或支持個案的所有想法，使個案無法察覺自己的非適應行為	護理師：「你講的真對。」「我完全同意。」
過度探查(probing)	持續地提出問題，要求個案回應不願討論的話題，個案會認為自己的價值只是在回答護理師的問題而產生防衛心	護理師：「告訴我，媽媽在你小時候是怎麼虐待你的？」 個案：（沉默不語） 護理師：「我必須知道，媽媽現在已經去世了，你有什麼感覺？」
試探(testing)	為評估個案的病識感而提出相關問題，但過度使用時會使個案感到不被信任、被貶抑	護理師：「你知道這是什麼醫院嗎？」「你知道自己在吃哪一種藥嗎？」

表 7-3　非治療性溝通技巧（續）

非治療性溝通行為	定義	舉例
要求解釋 (requesting an explanation)	不斷要求個案解釋其想法、感覺及行為。不斷使用「為什麼？」詢問時，會造成個案的防衛心	個案：「我沒有活下去的理由。」護理師：「你為什麼會這樣想？」個案：「我真的好想死。」護理師：「你為什麼要這麼做？」
轉移話題 (introducing an unrelated topics)	護理師因自己的焦慮或喜好而改變進行中的話題	個案：「我沒有活下去的理由。」護理師：「這禮拜會有人來看你嗎？」

7-3 善意溝通

善意溝通，或稱非暴力溝通(non violent communication)，是由美國威斯康辛大學心理學博士，馬歇爾．盧森堡博士自 1963 年起開始推廣的一種新的溝通方式，也是一種較有結構的同理心訓練。迄今已在 65 個國家設有訓練中心了。他早年生活在底特律市，曾目睹也遭遇過暴力事件，因而他對創新善意溝通產生了濃厚的興趣。善意溝通教導我們在和人談話時，要依序停下**「觀察」，聽辨自己的和他人的「感受」，看清自己和他人的「需要」，進行合宜的「請求」**。國內則由鄭若瑟醫師將善意溝通的理念引進、推廣。

一、暴力語言

盧森堡博士提出常會產生的暴力言語可分為四大類，那就是診斷、否認、命令及應得，又稱 4D 語言。

第一類：診斷(Diagnosis)

發生來源是道德判斷、論斷、貼標籤，比較批評、分析，揣測他人動機、指正、勸導、提供自以為是的解決方法，自以為很厲害。舉例如下：

1. **評論**：你就是太軟弱，人善被人欺……。
2. **分析**：我看，你就是太喜歡吃甜才會這麼胖。
3. **揣測**：你剛開會時一直講話，想要出風頭……。

4. **比較**：這算不了什麼，我以前當學生的時候……。

5. **回憶**：我們以前一直都這樣做，從來沒事……。

6. **同情**：哦，你這可憐的人……。

7. **諷刺**：除了呼吸，你什麼都不會。

第二類：否認(Denial)

產生的來源可以是否認自己的責任，千錯萬錯都不是我的錯。舉例如下：

1. **辯解**：我原想早點打電話給你的，但昨晚……。

2. **更正**：事情的經過不是那樣的……。

3. **安慰**：這不是你的錯，你已經盡最大的努力了……。

第三類：命令(Demand)

產生的來源可以是指示、要求、命令、威脅、讓對方內疚非做不可像個暴君。舉例如下：

1. **說教**：如果你這樣做……你將會得到最大的好處。

2. **恐嚇**：你若沒有用功讀書，以後只能當乞丐……。

3. **下令**：你馬上給我……。

4. **情感勒索**：你不來看我，我就死給你看。

第四類：應得(Deserve)

發生來源可以是強調責任，沒做到應該被處罰，只會一直要求。舉例如下：

1. **加責任**：身為媳婦，妳要忍讓……。

2. **建議**：我想你應該……。

3. **指導**：你有個好家庭，好工作，好房子，應該要感恩……。

盧森堡博士提到「**也許我們並不認為自己的談話方式是暴力的，但我們的言語確實常常引發自己和他人的痛苦。**」暴力言語來自各方面的影響，如家庭、學校教育、社會與文化、媒體與輿論、宗教信仰、生理因素、個人對經驗的詮釋、個性與特質等。

二、善意溝通的模式與元素

這是基於人們心理上，施與受過程的架構概念產生的二個模式。(1)**了解自己與同理對方。了解自己是誠實地表達自己，而不是批評或指責；**(2)**同理對方是關切地傾聽他人的感受和需要，也不解讀為批評或指責。把複雜不易懂的同理心，用四元素「觀察、感受、需要、請求」來聆聽及表達**，以下分別說明。

1. **同理自己：**
   (1) 觀察：「當我（看、聽、想）……」
   客觀地描述發生了什麼？具體行為是否有助於或無助於我的福祉。
   (2) 感受：「我感到……」
   說出我的感受（情感而非思想）。
   (3) 需要：「因為我需要或看重……」
   什麼樣的需要或價值（而非偏好或具體行為）導致我那樣的感受？
   (4) 請求：「你是否願意……」
   清楚地提出請求（而非命令），說出能夠滿足需要的具體行為。

2. **同理對方：**
   (1) 觀察：「當你（看、聽、想）……」
   客觀地描述發生了什麼？具體行為是否有助於或無助於他的福祉。
   (2) 感受：「你感到……嗎？」
   對於這些行為，對方有什麼樣的感受（情感而非思想）？
   (3) 需要：「因為你需要或看重……」
   什麼樣的需要或價值（而非偏好或具體行為）導致對方那樣的感受？
   (4) 請求：「你希望我……」
   關切地傾聽那些豐富對方生命的具體請求，而不解讀為命令。

三、善意與暴力言語的區隔

(一) 觀察不同於評論

觀察不帶批判，我們在與人溝通時不斷提醒自己，不要以是非道德判斷對方，那會在彼此間築牆，而看不到自己和他人的感受和需求。觀察就如攝影機般，就特定時間和情境中進行觀察，並清楚地描述觀察結果。將觀察和評論混為一談，別人會傾向聽到批評並反駁我們。例如：「我從未見過懶惰的人，我見過有個人有時在下午睡覺，在雨天不出門，但他不是個懶惰的人。」這例子中「懶惰」是一種評論。「我見過有個人有時在下午睡覺，在雨天不出門」是觀察。

(二) 感受不同於想法

感受又因影響的不同情緒可分為正向和負向二類（圖 7-6、圖 7-7）。當我們的基本需要受到滿足時，我們會有正向感受，當我們的基本需要不被滿足時，我們會有負向感受。我們觀察事件時，多數人的直覺反應是用腦分析，所以腦中有了想法。然而善意溝通是一種心對心的溝通，充滿慈悲心，所以我們想學習善意溝通必須先學習什麼是感受。先學會聆聽自己的感受，才能知道自己的基本需要；自己照顧好了，才有能力去聆聽體會他人的感受和需要。

正向感受

開心	平安	情感	心智
・愉悅	・寧靜	・溫暖	・專注
・快樂	・安心	・友善	・清晰
・活力	・和諧	・欣慰	・自信
・樂觀	・自在	・窩心	・好奇
・興奮	・放鬆	・甜蜜	・有趣
・希望	・滿足	・感動	
	・踏實	・感激	
	・安全	・幸福	
		・陶醉	

圖 7-6　正向感受

負向感受

困頓	失落	受挫	生氣	焦慮	疲喪
・困擾	・鬱悶	・震驚	・不滿	・緊張	・無聊
・困惑	・悲傷	・失望	・不耐	・擔心	・無趣
・茫然	・痛心	・挫折	・厭惡	・害怕	・沮喪
・混淆	・心碎	・厭惡	・憤怒	・恐慌	・灰心
・混亂	・不捨	・尷尬	・煩躁	・窒息	・氣餒
・猶豫	・孤獨	・慚愧	・激動	・壓力	・洩氣
・懷疑	・寂寞	・內疚		・煩惱	・沉重
	・遺憾	・罪惡		・嚇死	・麻木
	・無力	・後悔			・想睡
	・無助	・嫉妒			・疲倦
	・絕望				・耗竭
					・頹喪

圖 7-7　負向感受

以下例子我們將想法當感受，事實上這並不是感受，而是想法，在分析他人是怎樣對待了我：(1)我覺得被誤解了；(2)我覺得被利用了；(3)我覺得被批評了；(4)我覺得被忽視了。

(三) 需要不同於策略

需要(need)是生命健康成長的要素，每個行為都是在滿足自己的需要而每個感受都在說明我們的需要是否得到滿足，所以意識到我們的需要就可以進一步想策略來滿足我們的需要。策略是滿足需要的策略，可以是複數，所以當意識到需要，就可以進一步構想一些策略來滿足需要，而真正成功的人，經常不只構想出一個策略。

人們常見的需要有下列幾種：

身心滋養	知性	自主性	相互依存
・空氣、食物、水 ・健康、運動、休息、性表達、觸摸 ・安全、安全感、免於傷害 ・樂趣、娛樂、歡笑	・成長 ・學習 ・創造力 ・有能力 ・新奇	・表達自己 ・自己做決定 ・自由 ・尊重 ・平等對待	・歸屬、接納 ・支持、合作、傾聽、信任、理解、體諒 ・親密關係、友誼、關心、體貼、愛、溫馨、疼惜

慶祝／紀念	正直	自我實現	靈性
・慶祝 ・分享 ・紀念 ・失落 ・哀悼	・真誠 ・忠實 ・符合信念 ・榮譽	・欣賞、肯定、被看見 ・有貢獻、有價值、參與 ・角色成功 ・成就感	・美 ・和諧、穩定 ・內心平安、自在 ・意義、目的感 ・希望、夢想

(四) 請求不同於命令

請求是表達策略來滿足需要，其要件是「請幫忙」、「麻煩你」、「可不可以」、「請考慮……」，並且他人可以自由決定要不要。請求表達的原則是用正面表示：

1. 希望「要」什麼，不是「不要」什麼。
2. 具體可行。
3. 含明確的時間。

說清楚我們的請求，有時是困難的。可是，如果我們都不清楚自己想要什麼，對別人來說，那就更難了！以下列舉些例子供參考：

1. 「請告訴我，這三件衣服選擇哪一種？」正確表述。
2. 「我希望你經常回家。」不正確表述，因為非具體可行，可說我希望你一星期回家一次。
3. 「不要在吃飯時滑手機了。」不正確表述，可說「吃飯後再滑手機。」

命令式的請求常用「應該」、「必須」、「一定要」、「立刻」等言語。如果讓他人認為不答應我們就會受到責備，就會把我們的請求看作命令，聽到命令時，只看到兩種選擇：服從或反抗。他人認為我們是在強迫他們，就不會樂於滿足我們的需要。

四、善意溝通實例

善意溝通需要避免讓人衝突的語言、過濾評論、講出觀察、相互分享感受、找出各方的需要，再討論各種可能請求。善意溝通需要操練演習，就像同理心訓練，首先需明瞭客觀的觀察，進而熟悉感受詞後，再與需要詞連結，才能做出請求。重要的是要有慈悲心才能與他人有心對心的善意溝通（圖 7-8）。以下例來說明善意溝通的四個因素：

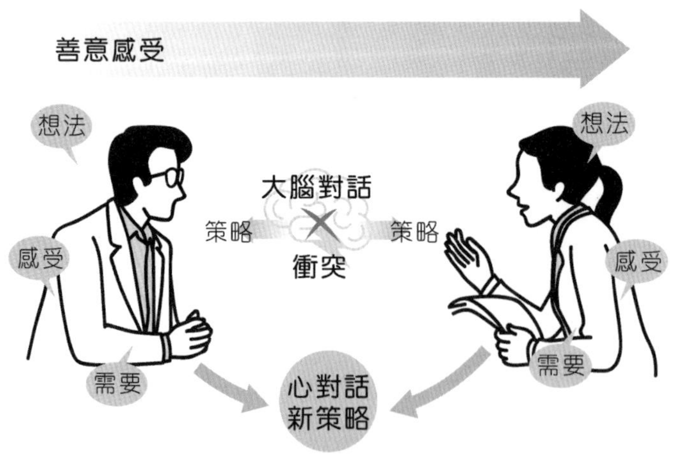

圖 7-8　善意感受

- 護理長看到護理師一臉愁容

護理長：「看你一臉不對勁，好像不太開心？」 （觀察）
護理師：「我剛剛被病人罵了。」 （想法）
護理長：「難過嗎？好像有點委屈？」
護理師：「太氣人了！」 （感受）
護理長：「妳希望他能理解妳為他所做的事情是嗎？ （需要）
要說一說嗎？」 （請求）

上面例子，護理長用善意溝通來協助護理師表達，而不是幫他分析、講對錯、或妳是護理師應該忍讓等 4D 語言。護理師除了可以得到情緒支持之外，更可以針對問題（病人需要要理解對他照顧上的重要性）來解決。護理師若用善意溝通的四元素表達可以這樣說：「我被病人指責，心中很生氣和委屈，我需要他能理解為他所做的事情的對他照顧上的重要性，你可不可以幫我呢？」

「我和病人有了口角」是觀察，「心中很生氣和委屈」是感受，「被理解對他照顧上的重要性」是需要，「你可不可以幫我呢？」是請求。

善意溝通對臨床工作十分有助益，建議上 Youtube 以關鍵字「善意溝通」找相關影片和閱讀有關書籍繼續學習。

善意溝通

7-4 臨床會談

護生初入精神科實習時常會擔心兩件事：我該如何開始會談？及我該如何對個案的特殊行為做出反應？以下是與個案第一次會談可以遵循的一些準則。

一、如何開始與個案會談

1. **環境選擇**：為了互動過程的品質，選擇一個護理師與個案雙方都感到舒適、安全的場所是必要的，而且可以促進治療性關係的安全感。這個地方可能是會談室或單位中安靜的角落，總之最理想的地點必須有相當的隱私性，但又能在其他工作人員的視線範圍內。

2. **座位安排**：適當安排座位的距離與角度，可以讓會談時保持恰當的聲調頻率及舒適的眼神接觸。
3. **自我介紹**：在介紹期的開始，護生應該告訴個案：姓名、學校、會談目的、會談時間、實習期間，以及最重要的：保密性。
4. **如何開始**：自我介紹後護理師可以利用以下開放性問句開啟會談，例如：
   (1) 我們應該從哪裡開始？
   (2) 談談你最近是否擔心什麼？
   (3) 近來你有什麼壓力需要處理？
   (4) 談談你最近這幾週發生了什麼事？
   (5) 也許你可以讓我知道你近來的煩惱？
   (6) 告訴我你有哪些困難？
5. **避免的行為**：
   (1) 不要爭辯、輕視及挑戰個案。
   (2) 不要不當讚美個案或給予不實的保證。
   (3) 不要急著解釋或判斷個案的問題。
   (4) 不要質問個案所敏感在意的問題。
   (5) 不要強迫個案接受治療。
   (6) 不要附和個案對他朋友、雙親及同事的攻擊。
   (7) 不要參與個案對其他護理師及工作人員的批評。

二、如何對個案的特殊行為做出反應

護生常擔心不知如何對精神科個案做出反應，表 7-4 列舉了個案可能有的反應、護理師的可能反應與適當反應。

表 7-4　個案常見行為與護理師的反應

個案行為	護理師的反應	適當反應
當個案哭泣時	護理師常覺得不舒服、焦慮，對個案哭泣感到自責	1. 護理師陪在個案身邊，告訴個案哭泣並沒有關係 2. 「你現在很想哭！」 3. 「你對弟弟的死仍然覺得悲傷！」 4. 「你現在在想什麼？」 5. 適時遞面紙給個案
當個案要護理師保守祕密時	護理師會想知道個案的重要想法，卻又不知是否可以承諾個案，常因此感到矛盾衝突	1. 護理師絕不能答應個案，因為這個「祕密」可能與個案或其他人的健康甚至安全有關 2. 「我不能答應你，因為它可能相當重要，所以我必須讓其他工作人員知道。」 3. 接下來讓個案決定是否要說出訊息
當會談未結束，而個案卻離開時	護理師會覺得被拒絕、被放棄或焦慮升高，認為是自己導致的	1. 有些個案即使焦慮並未升高，也無法維持長時間的互動，這可能是個案對護理師的試探 2. 「我會在這裡繼續等你 15 分鐘，直到會談時間結束。」 3. 護理師在這段時間不要與其他個案或工作人員交談 4. 當時間已到，告訴個案他的會談時間已經結束，重述下一次的會談日期與時間
當其他個案介入而打斷會談時	護理師為了不想失禮而左右為難，有時候只好同時與兩個個案交談	1. 護理師與自己的個案訂有契約，這段會談時間是屬於個案的，所以此時必須讓個案了解護理師很重視彼此的談話 2. 告訴另一個個案：「我接下來的 20 分鐘要與羅先生談話，10 點結束後我會去找你談話 5 分鐘。」
當個案表示想自殺時	護理師覺得不知所措，有責任要說服個案放棄自殺意念，有時也會認同個案的無助感	1. 告訴個案這是一件嚴肅的事，護理師不希望看到個案受到傷害，同時必須將這件事交班給其他工作人員 2.「王先生，這是件嚴肅的事。我不希望有任何傷害發生在你身上。我也必須讓其他工作人員知道這件事。」

表 7-4　個案常見行為與護理師的反應（續）

個案行為	護理師的反應	適當反應
當個案表示他不想說話時	新進護理師對此情境會感到被拒絕或自己無能	1. 一開始護理師可以這麼告訴個案：「沒關係，我還是可以利用這段時間陪你，我們可以不用說話。」 2. 或者護理師可以利用頻繁但時間短的方式（如 5 分鐘）陪伴個案 3. 「5 分鐘到了，10 點鐘時我會再來陪你 5 分鐘或更久一點。」 4. 這些方式可以讓個案了解護理師是認真且守時的；也讓個案對護理師下次的出現能有所預期，而較不感到威脅
當個案想要延長會談時	有時個案會在會談時間結束時，才分析自己的心理狀況或提到一些引人注意的主題，但這常是為了測試或操縱護理師	1. 護理師必須設限，重申原來的會談契約；告訴個案會在下次會談時討論這些話題 2.「江小姐，我們的會談時間結束了，但是這也是我們下次會談很好的開始，我們星期三早上 10 點見。」

心智圖

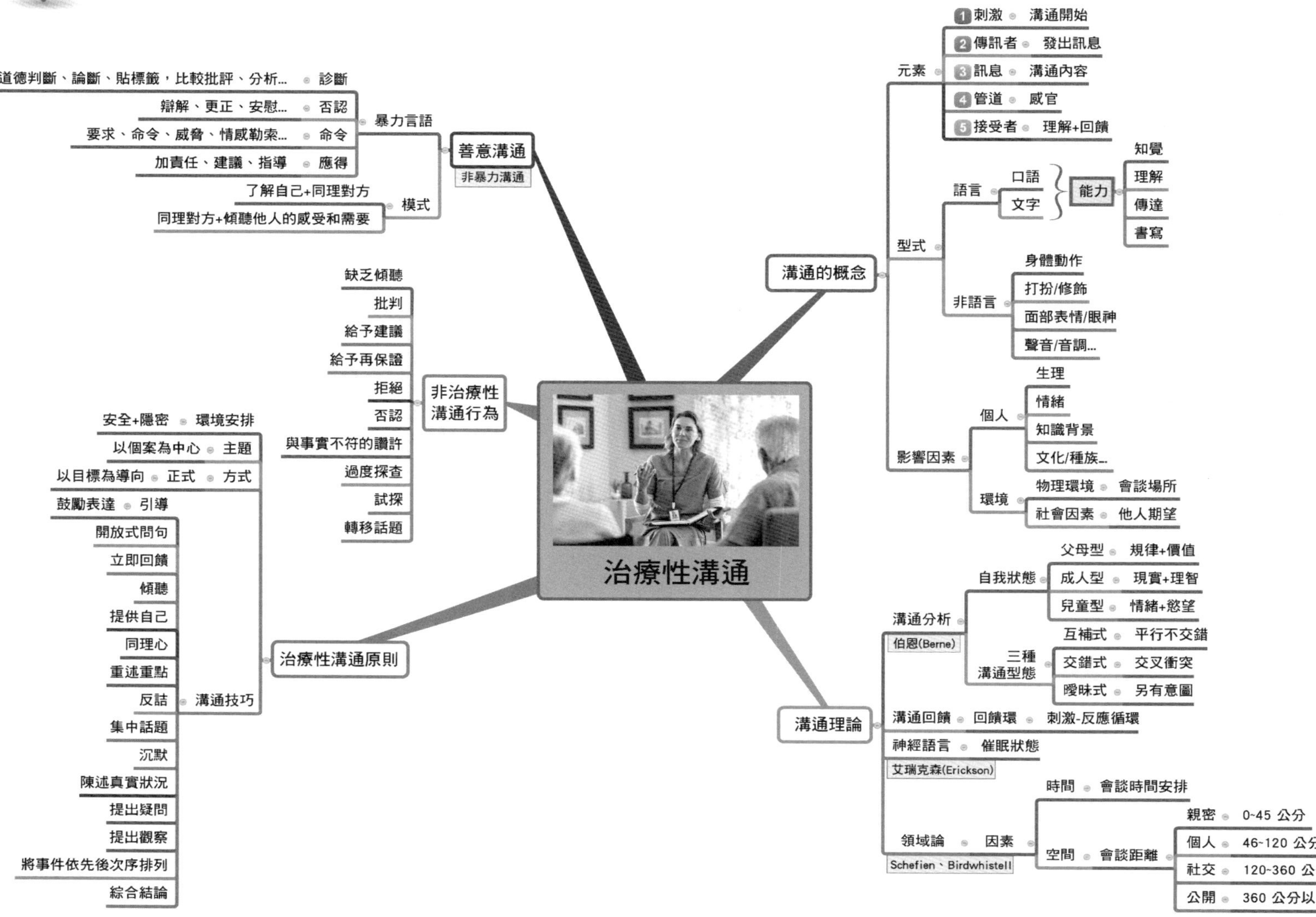
治療性溝通
溝通的概念
元素
1 刺激 溝通開始
2 傳訊者 發出訊息
3 訊息 溝通內容
4 管道 感官
5 接受者 理解+回饋
型式
語言
口語
文字
能力
知覺
理解
傳達
書寫
非語言
身體動作
打扮/修飾
面部表情/眼神
聲音/音調...
影響因素
個人
生理
情緒
知識背景
文化/種族...
環境
物理環境 會談場所
社會因素 他人期望
溝通理論
溝通分析
伯恩(Berne)
自我狀態
父母型 規律+價值
成人型 現實+理智
兒童型 情緒+慾望
三種溝通型態
互補式 平行不交錯
交錯式 交叉衝突
曖昧式 另有意圖
溝通回饋 回饋環 刺激-反應循環
神經語言 催眠狀態
艾瑞克森(Erickson)
領域論 因素
Schefien、Birdwhistell
時間 會談時間安排
空間 會談距離
親密 0~45 公分
個人 46~120 公分
社交 120~360 公分
公開 360 公分以上
善意溝通
非暴力溝通
暴力言語
道德判斷、論斷、貼標籤，比較批評、分析... 診斷
辯解、更正、安慰... 否認
要求、命令、威脅、情感勒索... 命令
加責任、建議、指導 應得
模式
了解自己+同理對方
同理對方+傾聽他人的感受和需要
非治療性溝通行為
缺乏傾聽
批判
給予建議
給予再保證
拒絕
否認
與事實不符的讚許
過度探查
試探
轉移話題
治療性溝通原則
安全+隱密 環境安排
以個案為中心 主題
以目標為導向 正式 方式
鼓勵表達 引導
溝通技巧
開放式問句
立即回饋
傾聽
提供自己
同理心
重述重點
反詰
集中話題
沉默
陳述真實狀況
提出疑問
提出觀察
將事件依先後次序排列
綜合結論

Your Health-Care 臨床實例

臨床會談的內容與方向應由個案決定、引導。有效的溝通技巧並非與生俱來，而是不斷學習的過程。行為過程實錄(process recording)廣泛地被應用在臨床實習，藉著寫下行為過程實錄，護生可以自我分析與個案的溝通過程，並經由實習指導老師的分析評述，引導護生對會談內容作較深入的了解，以真正掌握個案所處狀況的意義。行為過程實錄若能在與個案會談之後，找個不受干擾的空間立刻完成是最好的；有些臨床人員會在進行會談的同時做記錄，但這容易導致雙方分心，也會使某些個案（如妄想症病人）感到焦慮或誤解工作人員的訊息。

實例：護生與個案會談的行為過程實錄

⊕ 護生姓名

黃○○

⊕ 個案基本資料

姓名：柯○○　男性　10 歲　未婚

⊕ 個案疾病診斷

疑似對立反抗症

⊕ 個案入院經過

個案在三個星期前由於在家中對父母有反叛、突發性的衝動與破壞行為，因此住進兒童病房。個案目前情緒反應相當淡漠。

⊕ 會談的短期目標

晨間團體時，個案主動表示他今天的目標是與他的護理師討論「為什麼我在就寢時間出現不應該的行為」。而後我第一次見到個案，我問他是否可以與他會談，他答應了，於是我們約好在一個小時後的上午休息時間。過程一開始我讓個案選擇會談的地點，讓個案擁有控制與決定權。短期目標是協助個案透過問題解決過程以完成他的目標。

㊉ 會談時間

20××/1/13，9:30~10:00 am

個案之溝通	護生之溝通	學生的分析	老師的評述
（自在的坐著，眼光維持接觸且專注）	「你今天要達到的目標很有意思，你能告訴我有關你就寢時間做了什麼事嗎？」	直接探尋原因	這是與個案的第一次接觸，以較開放的態度詢問個案，讓個案選擇他所關心、在意的話題，可使個案感到被尊重。例如：「想談些什麼？」
「喔！睡覺時我被他們吵醒後往門外偷看，工作人員看到了我，便把我隔離到保護室。」		個案顯得認真且專注，對這個話題已經有自己的看法	
	「誰吵醒了你？」	澄清。將焦點集中於具體事實，以了解個案到底做了什麼行為	用同理心了解個案此時此刻的情緒，例如：「你覺得不舒服我很關心，可否再多說些？」然後再了解「發生了什麼事」，畢竟被隔離到保護室的感覺並不好受
（指著大廳周圍）「就是大廳這些男生，他們吵醒我室友和我，他們很吵。不過沒關係，我們還是朋友。」		指出這件事還牽涉其他人，但個案不因此對其他人有敵意或憤怒。難道其他人這麼做沒關係，而自己這麼做就不行？這一點很值得深入了解，但我那時沒把握住機會	是的！很值得利用這個機會了解個案對人際互動的期待與模式

個案之溝通	護生之溝通	學生的分析	老師的評述
	「接下來發生什麼事？」	了解事情發生的時間順序	放下會談者急於澄清過程的焦慮，以溫暖與包容的態度讓個案擁有會談主控權，去討論他想談的，以避免落入「質詢」的模式
（保持適當的眼神接觸並繼續回答）「當我醒來時，我有時會想找些事做，而我當時是往大廳看，」（伸出頭來好像就正往門外偷看）「此時工作人員也看到我。」		我對個案的專注與清晰表達印象深刻。個案幾乎沒有情緒起伏	非語言行為的觀察與描述很仔細，很好！
	「當工作人員看到你時又發生什麼事？」	澄清，但是個很封閉性的問題	是的，很好的發現！仍僅止於了解事件經過，而未能進入個案的情緒經驗中。故可問：「當工作人員看到你時，你有什麼感受？」
「所以我進了保護室。」		能具體描述，合乎其發展階段。表示「我進了保護室」，而非「工作人員要我進保護室」，聽起來似乎願意承擔其行為責任	
	「你知道自己為什麼要進保護室嗎？」	探尋原因。評估個案對隔離原因的理解，以確認個案是否能知道其行為需要修正	這個「為什麼」問句，會引起個案防衛反應而造成合理化的回答。先包容個案的感覺要比急於修正個案的行為重要

個案之溝通	護生之溝通	學生的分析	老師的評述
「我不應該往大廳看，我應該在床上睡覺才對。」		個案認為自己的行為是造成隔離的原因，並不責怪其他人	
	「你說你醒來時會找點事做，像什麼事？」	重述與澄清。發生事之後，我想知道個案下床的特殊動機。現在我才發現他的偷竊或許是想吸引注意，好被「逮到」，這是種自傷行為。也許我應該問他是否想要被工作人員看到	很有意義的推測，個案會以不適應的方式以吸引注意，這值得在未來的會談中再了解
「有時候我會整理房間或看看我的棒球卡。」(動了一下手臂，就好像正在自己的房間整理東西)		直到目前都能針對主題	
	「這個時候做這些事恰當嗎？」	要求解釋。這是個封閉式且帶有威脅的問句，來自於我內在的父母型自我。我想了解個案是否知道在那時候做這些事是不應該的	是的，很好的自我省思。避免在治療性會談中出現「價值觀的批判」
「不恰當。」(幾乎沒有情緒表露)		可能是他控制情緒或是根本沒有情緒	或者是因為個案已在這「你問我答」的會談模式中被壓抑了情感表露
	「好…(停頓)…那麼我們現在要做些什麼？」	建議個案合作。原本我以為是自己成功結束上一段談話，其實為什麼我不把會談的控制權丟給他？這第一次	很好的領悟，可利用開放性問題及非語言的鼓勵引導個案自由地往下談

個案之溝通	護生之溝通	學生的分析	老師的評述
		的一對一會談是個案要求的，他也許有能力達到他的目標？當時我是這麼想的。現在我才知道我們其實已經完成解決問題的第一階段，接下來則是繼續確認未來的行動	
「我現在要寫下四件我可以做到的事。」(微笑)		了解問題解決的過程，似乎也很喜歡自己能控制過程	
	「你需要紙和筆嗎？」	給予小小的鼓勵	
「有，有很多。」(站起來走向書桌，拿了一些紙筆，看起來已做好準備要寫，卻又不動筆)		已經準備好卻又顯得猶豫…可能是等待允許或有人指示	很好，可提出護生的觀察
	「你現在要做什麼事？」	集中焦點。幫助個案繼續問題解決的過程	「『你』要做什麼」是一種催促，可以給病人更多的空間，可在旁陪伴即可
「嗯…我已經想好四件醒來後該做的事，這樣就不會進保護室了。(用鉛筆指著紙)我現在要寫下來。」		確認手邊該做的事。我對個案掌握事情與接受責任印象深刻，這和我從病歷上看到的情況不同：上面寫著個案常需要有人提醒責任問題	你能發現這個不同，非常好！引導個案發揮本來就擁有的自我控制能力，是治療性關係中護理師的工作重點
(接下來的幾分鐘，個案想著他的四個原則。他看看房間周圍、玩玩		個案獨立地達到目標，過程中越來越能感受到他的興奮，我想他的確對	

個案之溝通	護生之溝通	學生的分析	老師的評述
筆，要我幫他檢查有沒有錯字。他一邊寫一邊大聲唸出來，順利地完成，沒有分心。）「1.回去睡覺。2.別理他們。3.別跟他們一樣。4.別下床。」		自己所完成的事樂在其中	
	「看起來很好，接下來我們要做什麼？」（我對著他微笑）	給予認知。但仍由個案控制過程	能適度地支持個案，不過要更具體地說明「哪些表現是『很好』」
「我要把它貼在公告板上。」		能繼續維持話題	
（個案將紙貼在公告板，看看我，看看紙，又看看我。）	（點點頭）「好啊」	給予小小的鼓勵。他似乎在尋求下一個指示或是想到此結束	
	（看看個案再看看紙）「這四點中你下次會先做哪一個？」	鼓勵採取計畫中的行動，我們還在進行解決問題	
（看看紙）「第一點、回去睡覺。」		他已經做出正確的決定以解決問題	
	「聽起來不錯。」（停頓）「你還想談些什麼或做些什麼嗎？」	給予認知。如果沒有進一步的主題，現在結束應該是恰當的	可試著和個案討論對於這次會談的感受、訂好原則的心情，以作為會談結束的準備
（看看錶）我想到外頭休息		他達到了目標，可以獲得適當的獎賞	
	「好，那麼下次再看見你時，我們來看看你的計畫做的如何。」	綜合結論。為問題解決的最後評值階段鋪路	

⊕ 老師的意見：

1. 非語言行為的觀察與描述很仔細，也能自省會談過程中的情緒反應，很好！
2. 在護生一連串「一問一答」的詢問中，個案也相當「順從」地一一回應；不過會談中若能強調尊重、溫暖、以病人為中心一多了解事件中個案的情緒、感受，並給予同理支持，將能更顯現治療性溝通的價值！

學習評量

1. 面對有自傷意念的憂鬱症病人，下列敘述何者最符合治療性溝通行為？(A)「憂鬱症應該可以治好的，不要擔心」 (B)「我認為你應該辭職，專心養病才對」 (C)「想要自殺的人，都在逃避負責任」 (D)「你對目前自己的狀況，不是很滿意」。

2. 護理師於會談中詢問病人：「為什麼到醫院來？」、「就你所知，醫師為什麼開這些藥物給你？」請問是為了獲得哪方面的評估資料？(A)病人對環境的了解 (B)病人對疾病的了解 (C)病人的疾病史 (D)病人對疾病的因應能力。

3. 沈女士為慢性精神病病人，平日都可依醫囑按時服用抗精神病藥物，但情緒仍常受幻聽干擾而時有波動，護理師提供的護理措施，下列何者錯誤？(A)同理病人的感受 (B)詢問病人：「聲音說些什麼？」 (C)直接向病人說：「不要胡思亂想！」 (D)鼓勵運用可行之阻斷幻聽的方法。

4. 根據溝通分析理論(transactional analysis)，護理師告訴病人：「參加活動可以幫助你增加社交技巧。」病人回答：「我好累喔，拜託讓我休息嘛。」這是屬於何種溝通型態？(A)互補性(complementary transaction) (B)交錯性(crossed transaction) (C)清楚性(clear transaction) (D)隱祕性(ulterior transaction)。

5. 林小姐入院診斷為憂鬱症，常向護理師表示自己做錯事害得父母離婚，又因為自己不夠好，所以男友跟她分手。下列何項回應最適當？(A)勸導她何必單戀一枝花，男友再找就有了，是他不懂林小姐的好 (B)傾聽並同理她低自尊的感受，適時澄清其價值觀 (C)告訴她事情都過去了，多參加外面的活動就好了 (D)勸她不要再提父母離婚與她有關的想法

6. 陳護理師接新住院病人，依據治療性溝通原則與新病人進行會談，下列描述何項是陳護理師較適切的表現？(A)與病人保持 200 公分以上的距離，以確保安全 (B)病人可能有暴力行為，選擇在人來人往的走廊會談較安全 (C)引導病人表達，減少說理 (D)選擇封閉式問話，不必訂定目標。

7. 病人長期失眠，對護理師抱怨：「不能睡比死還難過，好痛苦。」若此時護理師希望採用同理心，反映個案的行為及感覺，下列回應何者正確？(A)放輕鬆就可以睡著了 (B)像我失眠也很難受 (C)你覺得很痛苦，我不覺得是個嚴重的問題 (D)嗯！睡不著一定很難過，我們一起來想想辦法。

8. 護理師從事治療性溝通時，下列哪一項行為較合適？(A)隨時觀察病人的情緒反應 (B)為了與病人更親近，談論自己的私事 (C)對病人提出的問題給予建議 (D)盡量使用專業用語，避免口語化的方式。

9. 王先生跟太太說：「我們一起到日月潭玩，慶祝結婚 5 週年！」太太回應：「這個月家裡收支結算下來需要節省開銷。」根據交流分析理論，上述溝通模式為何種溝通型態？(A)互補(complementary) (B)交錯(crossed) (C)隱密(ulterior) (D)深層(profound)。

10. 會談中護理師說：「你有什麼是想告訴我？」「我們從哪兒談起？」這屬於治療性溝通中的何種技巧？(A)給予認可(giving recognition) (B)闢寬話題(gining broad openings) (C)提出疑問(voicing doubt) (D)提供資料與訊息(giving information)。

11. 林太太在描述過去喪子之事時，護理師表示：「當時小孩過世時，您的感受如何？」此時是運用何種治療性溝通技巧？(A)接受 (B)提供資訊 (C)鼓勵描述感受 (D)摘要。

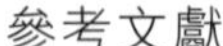

掃描對答案

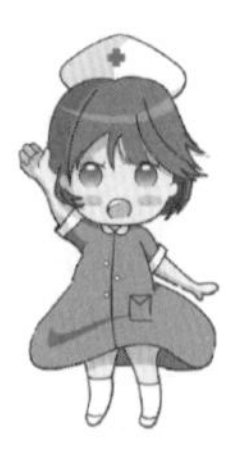

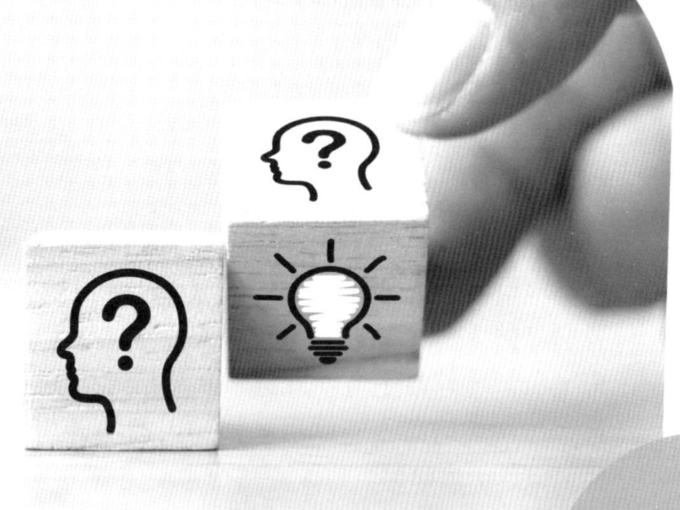

編著：楊翠媛　修訂：王俊凱、黃威智

肌體治療

本章大綱

精神藥理學

精神科藥物治療

一、抗精神病藥物

二、抗憂鬱藥物

三、情緒穩定劑

四、抗焦慮藥物及鎮靜安眠藥

五、其他藥物

非藥物之肌體治療法

一、電氣痙攣療法

二、快速安神法

三、光線治療

四、腦部磁波刺激療法

五、迷走神經刺激療法

六、精神外科手術療法

七、胰島素休克治療法

八、其他肌體治療

前言

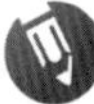

精神藥理學是新發展不久的一門科學，主要藥物如第一代抗精神病藥物、三環抗鬱劑和單胺氧化酶抑制劑等，在 1952 年發明後才開始發展並廣為臨床使用。藥物發明之前人們嘗試以水療、發熱療法、長期睡眠治療、胰島素休克療法、身體約束、監禁、外科手術等方法來治療精神疾病，後發明電氣痙攣療法治療。1952 年後，抗精神病藥物的應用，使病人的精神症狀獲得緩解，並提高治療效果及安全性。上述治療除電氣痙攣療法尚被使用外，其他治療多已少見。

精神病人往往需長期、甚至終生接受藥物治療，且藥物治療牽涉層面甚廣，如藥物半衰期、效價(potency)、副作用、藥物耐受性(tolerance)、抗藥性及藥物交互作用之加成或減弱反應等，皆會影響治療的成效。近年來由於科技的發展，光線治療、腦部磁波刺激療法、迷走神經刺激療法等在臨床的運用逐漸增加，草藥療法(herbalism)、順勢療法(homeopathic medicine)、針灸、瑜珈等，亦是現今持續開發的治療方式。護理專業的建立與提升有賴於知識的累積及應用，對於身為照顧病人最前線的精神衛生護理師而言，需熟知上述各種肌體治療法的原理、評估及照護注意事項，並與醫療團隊協同合作，才能為病人及家屬提供更高品質的治療照護服務。

8-1 精神藥理學

精神疾病常肇因於大腦神經系統之異常失調，因此要熟悉精神科藥物治療之藥理機轉，首先應了解神經元的結構及中樞神經系統重要神經傳遞物質之角色功能，才能進一步了解藥物在治療機制調控上所扮演的角色。此外，能影響神經傳遞物質的合成及釋放步驟的藥物，同樣會對神經系統造成影響，導致直接或間接的藥理作用。與精神藥理學相關之重要神經傳遞物質如下：

1. **正腎上腺素**(norepinephrine)：為腎上腺素性神經元的神經傳遞媒介，理論上可以興奮所有種類的腎上腺素性接受器，但實際使用於人體時通常影響 α 接受器。對於 α_1 接受器具有中等親和力的藥物，可漸進式給藥，減少姿勢性低血壓的發生。
2. **多巴胺**(dopamine)：為大腦基底神經系統之神經傳遞物質，可活化 α 及 β 腎上腺素性接受器，與帕金森氏症的成因有關，尤對肌肉張力及運動活性的功能有所影響。多巴胺接受器分為兩類，多巴胺第一型接受器(D_1-receptor)能活化腺苷酸環化酶(acetylate cyclase)，多巴胺第二型接受器(D_2-receptor)則抑制腺苷酸環化酶。對於 D_2 接受器具有高親和力的藥物，可改善攻擊性及精神病症狀。

3. **血清素**(serotonin, 5-HT)：具多重活性之神經傳遞物質，主要位於腸嗜銘細胞(enteroendocrine cell)、血小板、中樞神經系統內的基底核及下視丘神經元，與疼痛感、正常及異常行為、憂鬱症、食物攝取調節、睡眠、體溫、血壓及神經內分泌（如腦下垂體之調節荷爾蒙）等功能有關。對 5-HT_{2A} 受體具有高親和力的藥物，可改善攻擊的行為及躁動。平衡血清素和多巴胺接受器的拮抗作用，可以減少錐體外症候群的發生。
4. **乙醯膽鹼**(acetylcholine, ACh)：為膽鹼性神經元之神經傳遞物質，有蕈毒鹼接受器(muscarinic receptor)及菸鹼接受器(nicotinic receptor)二種，負責認知學習記憶功能，故和認知障礙症的成因有關。
5. γ-**胺基丁酸**(gama-amino butyric acid, GABA)：為主要的抑制性神經傳遞物質，與突觸後神經元細胞膜上的接受器結合後，會打開細胞膜上的氯離子或鉀離子通道，產生抑制性突觸後電位(IPSP)，使神經元不易興奮。

8-2 精神科藥物治療

一、抗精神病藥物(Antipsychotic Agents)

抗精神病藥物為治療思覺失調症與其他精神病的主要用藥，可以改善病人的精神症狀（表 8-1）。

(一) 多巴胺假說(Dopamine Hypothesis)

思覺失調症的「多巴胺假說」是一種早期的簡化理論，意指思覺失調症是因為大腦裡的多巴胺活性過高而引起的。為什麼會有這個理論呢？第一個原因是科學家發現會增加腦中多巴胺活性的藥物，例如安非他命與古柯鹼，都會引發幻聽、妄想等類似思覺失調症的症狀。第二個原因是許多治療思覺失調症的藥物都會阻斷腦中多巴胺的活性。然而使用阻斷大腦多巴胺活性的藥物，雖然可以減輕病人的幻聽、妄想的症狀，卻容易造成其他副作用，也無法完全改善病人的生活功能。

表 8-1 抗精神病藥物

	藥物名（商品名）	成人劑量(mg/day)	效價
第一代	phenothiazine 衍生物		
	1. Aliphatic 類：**chlorpromazine** (Wintermin®、Morefine®、Coliman®、Winsumin®)	50~800	低
	2. Piperidine 類：thioridazine (Melleril®、Mellazine®)	50~800	低
	3. Piperazine 類：		
	・perphenazine (Trilafon®、Triomin®)	3~24	高
	・trifluoperazine (Fluzine®、Stelazin®)	2~30	高
	・fluphenazine (**Fluphenazine Decanoate®**、Modecate®)	12.5~25	高
	thioxanthene 衍生物		
	・**thiothixene (Navane®)**	6~30	高
	・flupenthixol (Fluanxol®)	3~9	高
	・flupenthixol (Fluanxol depot®)（長效針劑）	20 mg／2 週	高
	・zuclopenthixol (Clopixol®)	30~10	高
	butyrophenone 衍生物		
	・**haloperidol (Haldol®**、Binin-U®、Apo-Haloperidol®)	1~15	**高**
	・haloperidol (Haldol Decanoate ®)（長效針劑）	50~300 mg／3~4 週	高
	dibenzoxazepine 衍生物		
	・loxapine (Loxapac®)	25~250	中
	diphenylbutypiperidines 衍生物		
	・pimozide (Orap®)	2~10	高
	benzamide 衍生物		
	・**sulpiride** (Dogmatyl®、Susine®、Sulpyride®)	200~1,200	低
	dibenzothiazepune 衍生物		
	・clothiapine (Etumine®)	40~200	低
第二代	血清素及多巴胺阻斷劑 (serotonin-dopamine antagonist, SDA)		–
	・**risperidone** (Risperdal®)	6~16	
	・risperidone (Risperidal Consta®)（長效針劑）	25~37.5 mg／2 週	
	・ziprasidone (Geodon®)	40~160	
	・paliperidone (Invega®)	3~12	
	・paliperidone (Invega Sustenna ®)（長效針劑）	100 mg／4 週	
	・lurasidone (Latuda®)	40~160	
	第二型及第三型多巴胺特別性接受器阻斷劑 (specific D_2/D_3 antagonist)		–
	・**amisulpride (Solian®)**	400~800	

表 8-1 抗精神病藥物（續）

	藥物名（商品名）	成人劑量(mg/day)	效價
第二代（續）	混合型受體阻斷劑(mixed receptor antagonists) ・**clozapine** (Clozaril®、Clopine®、Zapine®、Mezapin®、Uspen®) ・olanzapine (Zyprexa®) ・olanzapine (Zyprexa Zydis®)（口溶） ・olanzapine (Zyprexa RAIM®)（注射） ・quetiapine (Seroquel®) ・zotepine (Lodopin®)	 300~900 10~15 10~15 10~30 50~400 75~300	－
第三代	局部性多巴胺接受器促進劑 (partial dopamine agonist) ・aripiprazole (Abilify®) ・aripiprazole (Abilify Maintena ®)（長效針劑）	 10~30 400 mg／4 週	－

隨著研究與臨床的進展，科學家發現思覺失調症不是「大腦裡的多巴胺活性過高」這樣簡單的說法可以解釋的。首先，多巴胺活性過高不一定是多巴胺分泌過多，也有可能是多巴胺接受器過多或過度敏感。其次，思覺失調症也可能是大腦某些區域的多巴胺活性過高，而另一些區域的活性過低引起的，而非全面性的過高，例如中腦－邊緣多巴胺路徑的多巴胺活性過高會引起幻聽、妄想等正性症狀，而中腦－皮質多巴胺路徑的多巴胺活性過低會引發認知障礙、負性症狀以及情緒障礙（圖 8-1、表 8-2）。此外，思覺失調症牽涉的神經傳遞物質不是只有多巴胺，還包括血清素(serotonin)、正腎上腺素(norepinephrine)、麩胺酸(glutamate)、γ-胺基丁酸(GABA)等。以上的發現都使得思覺失調症的治療邁向嶄新的境界。

表 8-2 大腦中的多巴胺路徑

路 徑	說 明	功 能
中腦－邊緣多巴胺路徑(mesolimbic DA pathway)	由腦幹的腹側被蓋區(ventral tagmental area, VTA)出發，投射到邊緣系統中的依核(nucleus accumbens)	與動機、情緒產生、藥物濫用的欣快感相關，以及思覺失調症的正性症狀，如幻覺、妄想有關
中腦－皮質多巴胺路徑(mesocortical DA pathway)	由腦幹的腹側被蓋區出發，投射到大腦皮質，包括前額、扣帶、內嗅皮質等區域	連結到背外側前額葉(DLPFC)的支線，主要是跟思覺失調症的認知功能有關；連結到腹內側前額葉(VMPFC)的支線，主要是跟思覺失調症的情緒症狀有關

表 8-2　大腦中的多巴胺路徑（續）

路徑	說明	功能
黑質－紋狀體多巴胺路徑 (nigrostriatal DA pathway)	由腦幹的黑質出發，投射到紋狀體	和自主運動的調節有關，也和多巴胺阻斷造成的錐體外症候群(EPS)有關
結節－漏斗部多巴胺路徑 (tuberoinfundibular DA pathway)	由下視丘發出，投射到腦下垂體前葉	和泌乳素的分泌有關，多巴胺阻斷劑造成的高泌乳素血症(hyperprolactinemia)，容易產生無月經、月經不規則、男性女乳、性衝動減少、勃起困難、射精斷續、無法高潮等內分泌失調症狀
第五條路徑	由大腦導水管周圍的灰質、腹側中腦、下視丘核以及外側臂旁核等部位發出，投射到視丘	目前功能未明

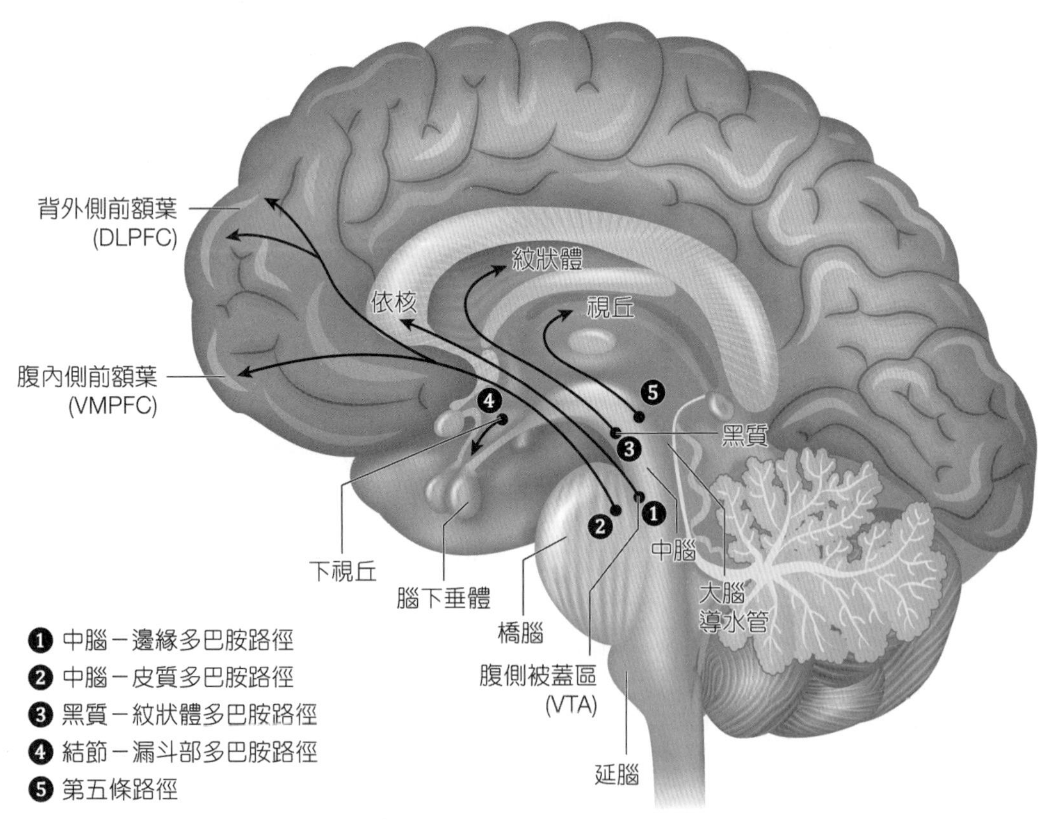

圖 8-1　多巴胺路徑

(二) 第一代抗精神病藥物(First-Generation Antipsychotic Agents)

第一代抗精神病藥物又稱為傳統型抗精神病藥物，能直接與突觸後神經細胞接受器結合，**防止突觸前神經元釋放的多巴胺與突觸後神經元接受器結合，阻斷腦內及周邊的多巴胺傳遞功能**，而減少精神症狀（圖 8-2）。其臨床療效主要與阻斷 D_2 接受器的能力有關，D_2 接受器位於腦內之邊緣系統，因此具有劑量選擇性，只在高濃度才會阻斷 D_1 接受器，另外也有阻斷膽鹼性、腎上腺素性及組織胺接受器作用（圖 8-3）。此類藥物可依其對 D_2 接受器結合強度之差異分為高效價(high potency)和低效價(low potency)兩種。一般而言，**效價高的抗精神病藥物，產生錐體外徑症候群**(extrapyramidal symptoms)**副作用的機會高，而抗膽鹼作用**(anticholinergic effect)**和鎮靜作用**(sedative effect)**弱**；效價低的抗精神病藥物則相反，產生錐體外徑症候群副作用的機會低，而抗膽鹼作用和鎮靜作用強。

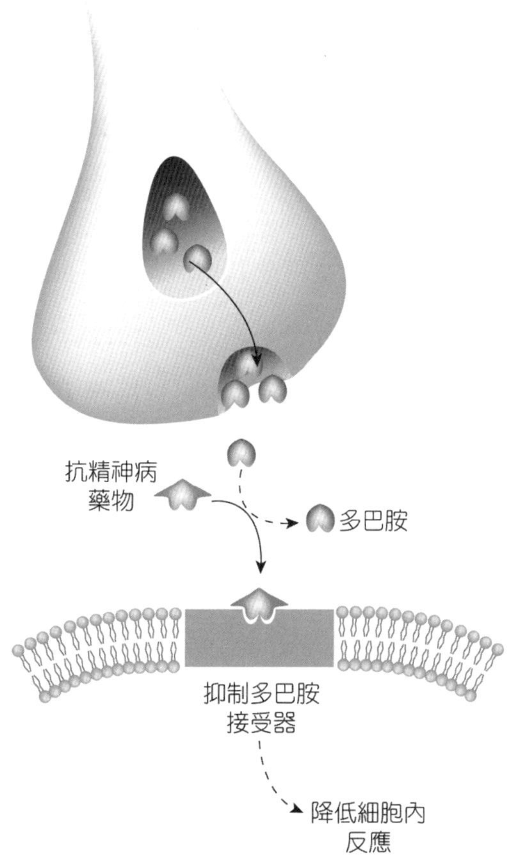

圖 8-2 **抗精神病藥物藥理作用**

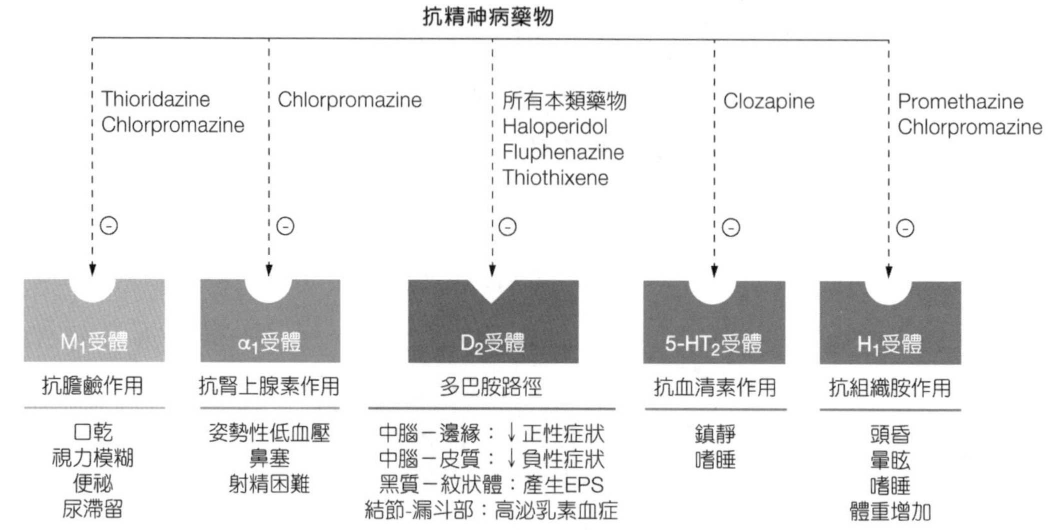

圖 8-3　抗精神病藥物阻斷的接受器

主要在治療思覺失調症，**可改善病人的正性症狀**，包括攻擊性行為、過度活動、緊張、妄想、失眠等行為，也可用於其他有明顯精神症狀的疾病，如降低雙相情緒障礙症、認知障礙症之幻覺、妄想、現實感缺損等，亦用於各種精神疾病之急性激躁、過度活動等急性症狀。於短時間內注射高效價短效抗精神病藥物，如 haloperidol，可使病人安靜下來，之後再改為口服投藥，此為快速安神法。

副作用

第一代抗精神病藥物抗膽鹼及抗組織胺作用程度較第二代抗精神病藥物大，某些藥物鎮靜效果強。

1. **錐體外徑症候群**(extrapyramidal symptoms, EPS)：**高效價抗精神病藥物之 EPS 副作用比低效價者強**，其排序為：Haldol® > Stelazine® > Serentil® > Wintermin®；此副作用對病人生活影響甚大，因此常拒藥，護理師應給予心理支持。可使用 biperiden (Akineton®)、diazepam (Valium®)或 trihexyphenidyl (Artane®)**預防副作用**（表 8-3）。其症狀包括：
   (1) **類帕金森氏症**(pseudoparkisonism)：又稱藥物誘發之帕金森氏症反應，**多發生於服藥後 3 個月內**，與多巴胺抑制有直接關係，可以用抗膽鹼藥物治療，如 trihexyphcnidyl (Artane®)。臨床表現包含手腳震顫（震顫若發生於口唇周圍，又稱為兔子症候群，rabbit syndrome）、**流涎**（口腔及舌頭動作不靈活）、快速小碎步、移動困難、步態前傾、肌肉無力、駝背、震顫、手指數鈔票動作、齒輪樣僵硬動作及臉部油膩、無表情（面具臉）等。若影響生活時，如吃飯及拿東西等，護理人員應予協助並**防止跌倒**。

(2) **急性不自主運動**(acute dyskinesia)**及肌張力不全**(dystonia)：**多發生於開始服藥的 4~5 天內**，主要原因是調節肌肉群收縮或放鬆作用之神經功能發生障礙所導致，症狀如斜頸、頭後仰或側傾(torticollis)、眼球上吊、張嘴吐舌、牙關緊閉(trismus)、口齒不清及角弓反張(apisthotonus)、作鬼臉及背部痙攣等，當發生於喉嚨時會引起吞食困難或呼吸困難。若因頭後仰或眼球上吊影響活動時，應讓病人暫時休息，並予必要的協助。

(3) **靜坐不能**(akathisia)：身體無法休息及需要移動的不舒服感，**病人出現無法靜坐、坐立難安等現象，多發生於服藥後數天到幾週間**，可鼓勵病人來回踱步，減輕不適。可使用 β-阻斷劑，如 Inderal®治療。

表 8-3　抗精神病治療藥物副作用之預防

種類	藥物	劑量 (mg/day)	途徑	適用情況
抗膽鹼劑	biperiden (Akineton®、Biperin®)	2~6	PO	急性肌張力異常 類帕金森氏症
	biperiden (Bipiden®)	5	IM	
	trihexyphenidyl (**Artane**®、Switane®)	2~10	IM	
抗組織胺	diphenhydramine (Benadryl®)	25~300	PO	急性肌張力異常 類帕金森氏症 靜坐不能
增加多巴胺釋出	amantadine (PKmerz®)	200	PO	急性肌張力異常 類帕金森氏症
β-阻斷劑	propranolol (**Inderal**®)	60~120	PO	靜坐不能、手抖、攻擊暴力、降低心跳、抗焦慮
BZD	diazepam (Valium®)	2~6	PO, IV	靜坐不能 急性肌張力異常
	lorazepam (Ativan®)	0.5~2	PO, IV	
蕈毒鹼作用劑	bethanechol (Urecholine®)	20~40	PO	解尿困難、尿瀦留

(4) **遲發性不自主運動**(tardive dyskinesia, TD)：發生率與服用本類藥物之時間長短成正比，**通常發生於長期**（2 年以上）**使用抗精神病藥物的病人**，主要症狀是頭部（特別是舌頭下頷）、四肢及軀幹的肌肉發生不隨意、不規則、舞蹈性重複動作，影響病人的外態及行為，最常見為口唇周圍症狀，如鼓嘴、伸舌、舌頭扭轉（如蟲樣蠕動、咬嘴、移動下巴、吸嘴）、咀嚼、皺眉、扮鬼臉、眨眼及手足聳動、手指不自主運動、手掌緊握等不自主運動且不可逆的反應，嚴重時引發頸部、軀幹或腰部扭動或搖擺、衝撞，可藉由藥物調整來改善。

2. **抗精神病藥物惡性症候群**(neuroleptic malignant syndrome, NMS)：發生率為 0.5~1%，是可能致命的嚴重反應，死亡率達 20~30%，病人出現**發燒**、**意識改變**、**肌肉僵硬**、盜汗、協調障礙、動作遲鈍或激動、**心跳過速**、**血壓上升**、木僵(stupor)、**白血球增加**、**血清肌酸酐磷酸酶**(creatinine phosphokinase, CPK)**上升及腎衰竭**等症狀，症狀在 1~3 天內惡化，持續時間可達十數天。fluphenazine 常造成此副作用，此時應注意鑑別診斷，以便及早處理，如**停用所有藥物**、**支持性症狀照顧**、**補充體液**、**降低體溫**、**注意腎臟排泄**。

3. **抗膽鹼作用**(anticholinergic effects)：亦即抗蕈毒鹼作用，包括**口乾**、視力模糊、抑制腸胃道及泌尿道平滑肌而導致便祕、排尿困難及尿瀦留等症狀。應每日監測病人解便情形，解尿時做放鬆運動及聽流水聲，鼓勵多食用纖維食物，**多次、少量飲用水分，以水濕潤嘴唇**、**嚼無糖口香糖**。

4. **心血管作用**(cardiovascular effects)：包括**姿勢性低血壓（因阻斷 α 接受器）**、心跳加快、頭昏、心臟毒性（造成 EKG 的改變，如 QT、PR 間隔延長）。應教導病人漸進改變姿勢，如起身坐起一段時間再站起來，以預防意外發生。使用腎上腺素藥物會使血壓更低，為提升血壓，可使用正腎上腺素藥物。

5. **鎮靜作用**(sedative effect)：嗜睡(drowsiness)及缺乏警覺等，有助於夜眠，易出現於開始給藥的 2 週內，一般來說抗精神作用藥強的藥物，鎮靜作用藥弱。服用時避免開車、操作機械等工作，**須預防跌倒**。

6. **皮膚感光過敏**(photosensitivity)：chlorpromazine (Wintermin®)易曬傷及起紅疹，**應避免直接曝曬陽光**，並使用太陽眼鏡、防曬用品、穿著長袖衣褲、戴帽子。

7. **新陳代謝**：因飽食中樞抑制而**體重增加**，建議減少糖、澱粉、脂肪的攝取，增加蛋白質及運動。

8. **內分泌系統**：多巴胺為泌乳素抑制因子，多巴胺被阻斷後泌乳素濃度提高，導致無月經、月經不規則、溢乳、不孕症、男性女乳、**性衝動減少**、勃起困難、射精斷續、無法高潮等症狀。
9. **痙攣發作**(convulsive seizure)：因痙攣閾值將低而引起。
10. **造血系統**：chlorpromazien、thiothixene 偶爾會發生骨髓抑制，造成**白血球缺乏症**(agranulocytosis)，一旦發現有此情形應立即停藥，給予抗生素治療以防感染。
11. **其他**：chlorpromazien 引起黃疸及光敏感，加速眼睛水晶體老化，thioridazine 會導致視網膜沉著，出現色素性視網膜炎，形成不可逆的視力障礙。

(三) 第二代抗精神病藥物 (Second-Generation Antipsychotic Agents)

又稱為非傳統型抗精神病藥物，能**與多巴胺、血清素和其他接受器結合**，選擇性作用在中腦邊緣系統之多巴胺受體（除 D_2 外，亦作用在 D_1、D_4 等），避開黑質紋狀體系統之 EPS 副作用，亦選擇性作用在血清素、組織胺等神經傳遞物質上，產生多種阻斷作用，**可有效減輕正、負性精神症狀，且較少引發錐體外徑症候群**。常用於對第一代抗精神病藥物無療效的思覺失調症病人，亦用於治療躁症及憂鬱症病人。

副作用

1. **錐體外症候群**(EPS)：第二代抗精神病藥物**較少引發** EPS，但會發生類似強迫症的症狀，若嚴重時可以抗憂鬱藥物治療。risperidone 使用劑量＞6 mg/day 易出現 EPS。quetiapine、clozapine、zotepine 和 amisulpride **風險較低**，ziprasidone、olanzapine 在高劑量下才會出現 EPS。
2. **痙攣發作**：clozapine **與** SSRIs（如 Prozac®）**併用**會增加痙攣的可能。
3. **心血管系統**：延長心電圖 QT 波，造成心律不整、猝死，ziprasidone 危險性最高。
4. **新陳代謝**：clozapine、olanzapine 易造成**體重增加，引發代謝症候群**(metabolic syndrome)，包括體重過重、腰圍過粗、高三酸甘油酯、低高密度脂蛋白膽固醇、高血壓及高血糖，用藥前應檢測基準值，之後持續追蹤。而 quetiapine、risperidone 對體重的影響較輕，amisulpride、ziprasidone 幾乎不會影響體重。

5. **內分泌系統**：risperidone 會造成泌乳素升高及性功能障礙，clozapine、zotepine、quetiapine、ziprasidone 幾乎不會發生，olanzapine 多是暫時性發生。
6. **造血系統**：clozapine 會引起顆粒性白血球缺乏症而危及生命，投藥後前 3 個月應每週**檢查白血球數目**，之後每月檢查一次。

(四) 第三代抗精神病藥物

為多巴胺穩定劑(dopamine system satbilizers, DSS)，部分活化 D_2 接受器，阻斷過多的多巴胺活性，可穩定多巴胺的過度興奮、神經傳導，對正性、負性症狀皆有療效，亦可用於輔助憂鬱症治療。較第一代、第二代抗精神病藥物無明顯 EPS、泌乳素上升、體重增加的副作用，常見藥物如 aripiprazole (Abilify®)。對 5-HT_{1A}、5-HT_{2A}、α_1 接受器有親和力，副作用包括姿勢性低血壓、頭痛、噁心嘔吐、便祕、失眠、嗜睡、疲勞等。

(五) 長效針劑

作用時間可達 2、3 週~1 個月，適合門診、服藥遵從性差、欠缺病識感、腸胃道吸收效率差的病人。大部分長效針劑是高效價藥物，如 risperdon (Risperidone Consta®)（表 8-1），易產生 EPS 症狀，應先使用相同藥物的口服劑型，降低持久的特異性反應，使用時從低劑量開始，漸漸調整到適當劑量。長效針劑為**油性製劑，以 Z 形注射法做深部肌肉注射**於三角肌或**臀部肌肉，注射後不可按摩**。

二、抗憂鬱藥物(Antidepressants)

中樞神經系統調整情緒的神經傳遞物質主要結構為單胺，包括血清素、正腎上腺素及多巴胺。單胺經由突觸前神經細胞釋放，進入神經細胞間隙，再與突觸後神經細胞接受器結合，提高中樞神經系統的代謝；存在突觸間隙內未被利用的單胺，會經由突觸前神經細胞再吸收，部分則被單胺氧化酶破壞。憂鬱症是因為單胺功能不足所致，故抗憂鬱藥物主要在**抑制突觸前神經細胞對單胺再吸收**，或抑制單胺氧化酶，或直接作用於突觸後神經細胞接受器的結合，使單胺的利用增加，進而改善憂鬱症狀（圖 8-4、表 8-4）。

以抗憂鬱藥物治療後約有 65~70%病人的病情會改善，但**須服用 2 週以上才會逐漸出現療效，故應避免病人自行停藥或不當的藥物轉換**，茲將臨床上常用之抗憂鬱藥物分述於下。

心智圖

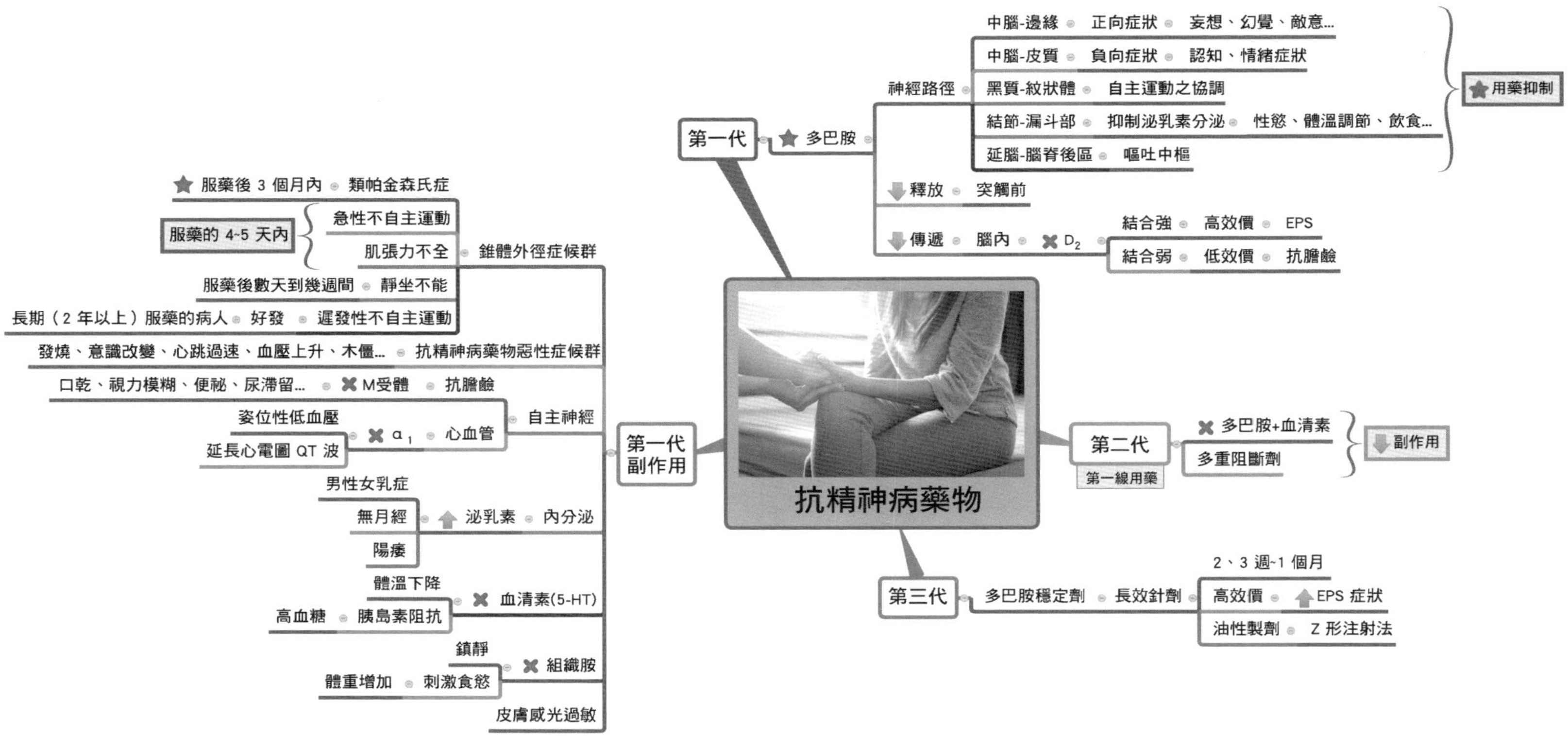

抗精神病藥物

- 第一代
  - ★ 多巴胺
    - 神經路徑（★ 用藥抑制）
      - 中腦-邊緣 → 正向症狀 → 妄想、幻覺、敵意...
      - 中腦-皮質 → 負向症狀 → 認知、情緒症狀
      - 黑質-紋狀體 → 自主運動之協調
      - 結節-漏斗部 → 抑制泌乳素分泌 → 性慾、體溫調節、飲食...
      - 延腦-腦脊後區 → 嘔吐中樞
    - ↓ 釋放 → 突觸前
    - ↓ 傳遞 → 腦內 → ✖ D_2
      - 結合強 → 高效價 → EPS
      - 結合弱 → 低效價 → 抗膽鹼
- 第二代（第一線用藥）（↓ 副作用）
  - ✖ 多巴胺+血清素
  - 多重阻斷劑
- 第三代
  - 多巴胺穩定劑 → 長效針劑 → 2、3 週~1 個月
    - 高效價 → ↑ EPS 症狀
    - 油性製劑 → Z 形注射法
- 第一代副作用
  - 錐體外徑症候群
    - ★ 服藥後 3 個月內 → 類帕金森氏症
    - 服藥的 4-5 天內
      - 急性不自主運動
      - 肌張力不全
    - 靜坐不能 → 服藥後數天到幾週間
    - 遲發性不自主運動 → 好發 → 長期（2 年以上）服藥的病人
  - 抗精神病藥物惡性症候群 → 發燒、意識改變、心跳過速、血壓上升、木僵...
  - 自主神經
    - 抗膽鹼 → ✖ M受體 → 口乾、視力模糊、便秘、尿滯留...
    - 心血管 → ✖ α_1
      - 姿位性低血壓
      - 延長心電圖 QT 波
  - 內分泌 → ↑ 泌乳素
    - 男性女乳症
    - 無月經
    - 陽痿
  - ✖ 血清素(5-HT)
    - 體溫下降
    - 胰島素阻抗 → 高血糖
  - ✖ 組織胺
    - 鎮靜
    - 刺激食慾 → 體重增加
  - 皮膚感光過敏

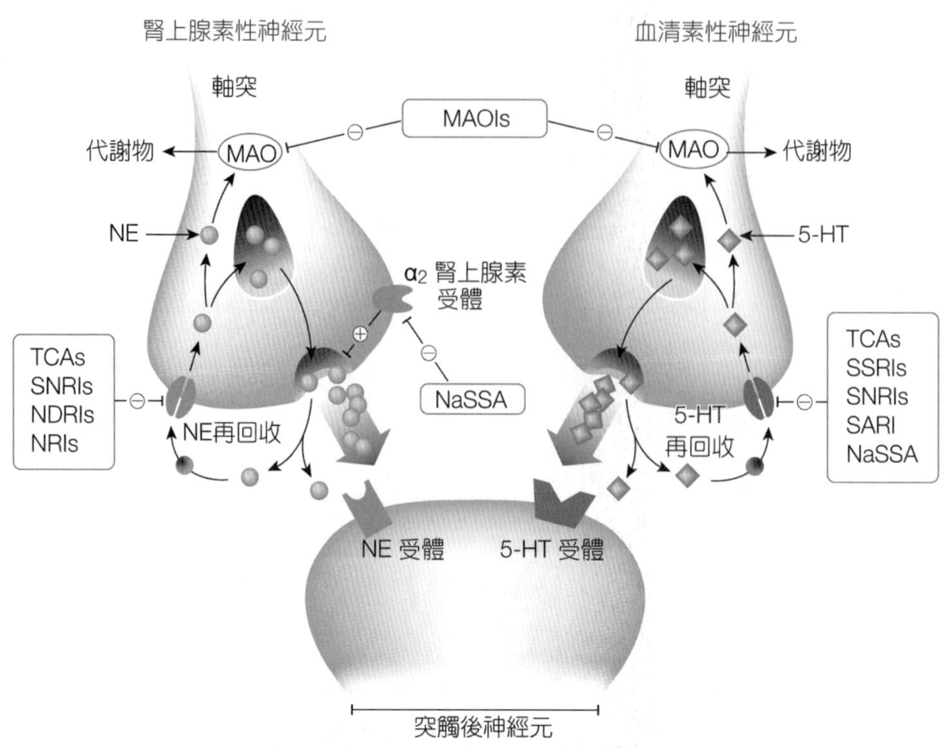

圖 8-4 抗憂鬱藥物藥理作用

表 8-4 抗憂鬱藥物

藥物名（商品名）		成人劑量(mg/day)
三環抗鬱劑 (TCAs)	二級胺(secondary)	
	· desipramine (Norpramin®)	75~100
	· nortriptyline (Aventyl®、Pamelor®)	50~150
	· protriptyline (Vivactil®)	30~60
	三級胺(tertiary)	
	· amitriptyline (Saroten®、Elavil®、Tryptanol®)	75~300
	· clomipramine (Anafranil®)	75~250
	· doxepin (Sinequan®)	100~300
	· **imipramine** (Fronil®、**Tofranil®**)	75~300
	· trimipramine (Surmontil®)	75~100
四環抗鬱劑	· maprotiline (Ludiomil®)	75~150
	· **mianserine** (Tolvon®、**Norval®**)	30~60

表 8-4 抗憂鬱藥物（續）

	藥物名（商品名）	成人劑量(mg/day)
單胺氧化酶抑制劑	傳統單胺氧化酶抑制劑(traditional MAOIs)	
	・isocarboxazid (Marplan®)	20~60
	・tranylcypromine (Parnate®)	20~60
	・**phenelzine (Nardil®)**	45~90
	・nialamide (**Niamid**®)	70~300
	可逆性 A 型單胺氧化酶抑制劑(RIMA/MAO_AI)	
	・**moclobemide** (Aurorix®)	150~600
	可逆性 B 型單胺氧化酶抑制劑(MAO_BI)	
	・selegiline (Deprenyl®)	5~10
單胺再吸收抑制劑	選擇性血清素再吸收抑制劑(SSRIs)	
	・fluoxetine (**Prozac**®)	40~80
	・fluvoxamine maleate (Luvox®)	100~300
	・**sertraline HCl (Zoloft®)**	50~150
	・citalopram (Cipram®)	20~40
	・escitalopram (Cipratex®、Lexapro®)	10~20
	・paroxetine (Paxil®、Seroxat®)	20~60
	血清素及正腎上腺素再吸收抑制劑(SNRIs)	
	・venlafaxine (**Efexor**®)	
	・duloxetine (Cymbalta®)	75~375
	・milnacipran (Ixel®)	30~120
		50~100
	正腎上腺素及多巴胺再吸收抑制劑(NDRIs)	
	・bupropion HCl (**Wellbutrin**®)	150~450
	正腎上腺素再吸收抑制劑(NRIs)	
	・reboxetine (Enronax®、Vestra®)	4~10
單胺接受器調整劑	血清素抑制劑(SARI)	
	・trazodone (Desyrel®、Mesyrel®)	150~600
	正腎上腺素及血清素拮抗劑(NaSSA)	
	・mirtazapine (Remeron®)	30~45

(一) 三環抗鬱劑與四環抗鬱劑

三環抗鬱劑(tricyclic antidepressants, TCAs)以及四環抗鬱劑(tetracyclic antidepressants)主要**抑制突觸前神經細胞對血清素及正腎上腺素的再吸收，增加血清素與正腎上腺素的功能。通常在使用藥物後 3~4 星期才會有治療反應**，半衰期長，一天投予一次即可，可改善憂鬱情緒、焦慮、缺乏興趣、睡眠改變等症狀，用於治療憂鬱症、焦慮症、強迫症、遺尿症等，如 clomipramine (Anafranil®)可治療強迫症，amitriptyline (Saroten®)可治療神經痛，imipramine (Tofranil®)對遺尿症有效，但會引起心律不整。此外，治療時需注意病人是否自殺意圖。

三環抗鬱劑可再分類為二級胺、三級胺，二級胺抗膽鹼及抗組織胺作用較三級胺弱，副作用也較少，三級胺則會代謝成仍具藥理作用的二級胺。目前三環抗鬱劑及四環抗鬱劑因副作用較大，已漸少使用，但對使用 SSRIs、SNRIs 無效之憂鬱病人，仍可能有治療效果。

副作用

1. **抗膽鹼作用**(anticholinergic effects)：口乾、視力模糊、畏光、排尿困難、便祕、青光眼惡化，多數病人可逐漸適應這些副作用，如少量多次喝水緩解口乾。前列腺腫大、隅角性青光眼病人禁用此類藥物。
2. **心血管作用**(cardiovascular effects)：姿勢性低血壓、心跳過速，可教導病人改變姿勢時避免太快，以防跌倒。
3. **腸胃反應**：缺乏食慾、便祕及噁心等。
4. **中樞神經系統**：嗜睡及疲憊等容易發生於剛開始服藥的病人，可將藥物集中於睡前服用。doxepine (Sinequan®)、amitrityline (Saroten®)作用較強，偶爾出現精神混亂、癲癇閾值降低，引發癲癇；impramine (Tofranil®)適用於動作遲緩的病人，嗜睡效果較前者低。
5. **其他：皮膚過敏**、黃疸、手抖、加重癲癇等；可能會使躁症情況更加明顯化。

TCAs 亦與其他藥物發生交互作用，如酒精、麻醉藥、降血壓藥、MAOIs，此類藥物中毒時，主要由於大量的抗膽鹼作用造成痙攣、呼吸抑制、運動失調、心跳過速或過慢以及昏迷。故應注意病人保管藥物的情形，以免服用過量造成生命危險，尤須預防病人憂鬱情形未明顯改善前，作為自殺的藥物。若出現藥物中毒，可使用乙醯膽鹼酯酶抑制劑 physostigmine (Anticholium®)提高 ACh，緩解譫妄、幻覺等中毒反應。

(二) 單胺氧化酶抑制劑(Monoamine Oxidase Inhibitors, MAOIs)

單胺氧化酶(MAO)有 A 型(MAO_A)、B 型(MAO_B)兩種型態，MAO_A 可分解血清素、正腎上腺素，MAO_B 存於中樞神經系統，分解腦內多巴胺及胺類物質（如酪胺酸）。MAOIs 可促使血清素及正腎上腺素等神經傳遞物質的利用率增加，其作用如同 TCAs，需要數週才具療效，且有輕度中樞神經興奮之效果，可治療憂鬱症、畏懼症、嗜睡症。

傳統不可逆、非選擇性 MAOIs（如 isocarboxazid、tranylcypromine、phenelzine）會同時抑制 MAO_A、MAO_B，副作用較大，造成嚴重肝毒性、低血壓等，同時服用含酪胺酸(tyramine)的食物，如乳酪、發酵煙燻、醃漬食物、動物肝臟、醬油、臘腸、啤酒、葡萄酒、蠶豆、酵母相關製品、巧克力等，會引起**高血壓危象**(hypertensive crisis)，產生血壓升高、頭痛劇烈、頸部僵硬、心律不整、心悸、臉紅、噁心、嘔吐、怕光。可以 phentolamine 或 chlorpromazine 肌肉注射控制，並在必要時停藥。病人要**避免食用含酪胺酸的食物**，停藥後兩星期內，仍應限制酪胺酸食物攝取。

可逆性 A 型單胺氧化酶抑制劑(MAO_AI)不會與含酪胺酸的食物發生交互作用，可提高血清素、正腎上腺素含量，但不影響多巴胺神經活性，對非典型憂鬱症之治療效果更佳，不可與 selegiline (Deprenyl®)、TCAs、SSRIs 併用，以避免產生**血清素症候群**(serotonin syndrome)。故 MAOIs 要改用 TCAs 須等 2~3 週為宜。

可逆性 B 型單胺氧化酶抑制劑(MAO_BI)與小劑量 L-dopa 併用可阻止多巴胺的破壞，以延緩帕金森氏症惡化，要避免服用含酪胺酸的食物、SSRIs、SNRIs、TCAs、MAOIs、鴉片類藥物，可治療憂鬱症、認知障礙症。

⊕ 副作用

傳統 MAOIs 因嚴重肝毒性等副作用，目前已不用。MAO_AI 副作用較少、過量時較無心血管毒性，但會引起頭痛、焦慮、激躁、坐立不安、失眠、性功能障礙、體重增加、排尿困難、便祕及口乾等抗膽鹼作用。

(三) 單胺再吸收抑制劑

⊕ 選擇性血清素再吸收抑制劑 (Selective Serotonin Reuptake Inhibitors, SSRIs)

抑制突觸前神經細胞對血清素的再吸收，增加血清素的濃度。用於治療憂鬱症、畏懼症、強迫症、焦慮症、飲食障礙症等。療效與 TCAs 相當，約 2~4 週才會呈現藥效，但**副作用較 TCAs 少**，安全性高，大部分 SSRIs 一日服用一次，故病人服藥順從性高，且容易忍受。**無抗膽鹼作用**、心律不整、姿勢性低血壓、鎮靜及食物交互作用，中毒致死劑量較高，故為目前治療憂鬱症常用藥物之一。為減少副作用之不適，應小劑量開始再慢慢提高。SSRIs 副作用如下：

1. **中樞神經系統**：焦慮、手抖、**睡眠障礙**。fluoxetine (Prozac®)是最普遍使用的抗憂鬱藥物，對強迫症、恐慌症、焦慮症等亦有療效，服用後會振奮精神，故**建議早上服用**；paroxetine (Seroxat®)藥效強、具有更高選擇性，副作用少，但會引起嗜睡，建議於睡前服用，可用於焦慮引起的憂鬱症、創傷後壓力症、廣泛性焦慮症等。SSRIs 與 clozapine (Clozaril®)併用會增加痙攣的風險。
2. **消化系統**：**噁心**、**嘔吐**、腹瀉、口乾、食慾下降、體重減輕。可以空腹或隨食物一起服用，**但空腹服用可能造成腸胃不適**。
3. **生殖系統**：**性功能障礙**。
4. **血清素症候群**(serotonin syndrome)：與 MAOIs 或其他血清素藥物併用會導致血清素濃度過高，症狀包括激躁、混亂、震顫、心悸、不協調及體溫過高等，須立即停用 MAOIs、血清素類藥物。可以 BZD 如 clonazepam (Clonopam®)、lorazepam (Ativan®)緩解肌肉痙攣、躁動不安。
5. **血清素再吸收抑制劑停斷症候群**(SSRI discontinuation/withdrawal syndrome)：使用半衰期短的 SSRIs，如 fluvoxamine (Luvox®)、paroxetine (Seroxat®)，突然停藥後 1~2 天可能出現焦慮、噁心、頭暈、震顫、感覺異常等症狀。可先加回原藥物再慢慢減量，或者更換為半衰期長的 SSRIs。半衰期越短者越適合老年人服用，其效力越大但劑量越少。

血清素及正腎上腺素再吸收抑制劑 (Serotonin-Norepinephrine Reuptake Inhibitors, SNRIs)

抑制突觸前神經細胞對血清素及正腎上腺素的再吸收，增加血清素及正腎上腺素的濃度，療效與 TCAs 相似，較無抗膽鹼、抗組織胺、α-腎上腺素作用，用於治療憂鬱症、焦慮症、飲食障礙症、**尿失禁**及慢性疼痛等。與其他藥物併用時較少有交互作用，最常見的副作用主要為抗膽鹼作用、鎮靜，而有噁心、**頭暈**、**失眠**、**便祕**、**流汗**、**口乾**、**排尿不順**等症狀，可能導致血壓與心跳微幅升高（正腎上腺素的作用），故須定期量血壓，必要時使用 Inderal®。性功能障礙發生比例雖不高(<10%)，但往往是停藥或換藥的主要因素。

正腎上腺素及多巴胺再吸收抑制劑 (Norepinephrine-Dopamine Reuptake Inhibitors, NDRIs)

抑制突觸前神經細胞對多巴胺及正腎上腺素的再吸收，增加多巴胺及正腎上腺素的濃度，如 buoropion (Wellbutrin®)適用於不能接受 SSRIs 副作用（食慾、性慾喪失）之病人，用於治療憂鬱症、戒斷菸癮、注意力不足／過動症、暴食症的輔助治療。常見副作用是噁心、焦慮、失眠、食慾降低、口乾、便祕等，較不會引起嗜睡、心臟傳導障礙，沒有 SSRIs、SNRIs、MAOIs 常見的性功能障礙。此藥會誘發癲癇，有癲癇病史及飲食障礙症病人禁用。

正腎上腺素再吸收抑制劑(Norepinephrine Reuptake Inhibitors, NRIs)

作用機轉為抑制突觸前神經細胞對正腎上腺素的再吸收，增加正腎上腺素的濃度，可治療憂鬱症、恐慌症、焦慮症、注意力不集中。常見的副作用是口乾、便祕、噁心、頭痛、感覺異常，較不會產生嗜睡及性功能障礙，不適用於年輕、有自殺傾向的憂鬱、癲癇、青光眼病人。reboxetine (Vestra®)是一種 NRI，目前僅於歐洲上市。

(四) 單胺接受器調整劑(Monoamine Receptor Modulator)

血清素抑制劑(Serotonin-2 Antagonist/Reuptake Inhibitor, SARI)

可同時抑制突觸後神經細胞內的 5-HT_{2A} 接受器與突觸前神經細胞之血清素再吸收。如 trazodone (Mesyrel®)，起效快、藥效短、無抗膽鹼作用，適合老人、青光眼或前列腺肥大的憂鬱病人使用。有鎮靜、陰莖持續勃起及姿勢性低血壓等副作用，陰莖持續勃起不常見，應向男性病人說明在小劑量時不會發生，一旦發生應停藥、立即就醫。嗜睡作用強，建議就寢前 2 小時服用，避免白天服用。

正腎上腺素及血清素拮抗劑 (Noradrenergic And Specific Serotonergic Antagonist, NaSSA)

可同時抑制突觸後神經細胞內的 5-HT_2、5-HT_3 接受器與突觸前神經細胞的 α_2-腎上腺素接受器。如 mirtazapine (Remeron®)為憂鬱症第一線用藥，尤其是睡眠障礙無法改善時，作用快，對多巴胺、膽鹼性接受器作用低，因此較少腸胃道、性功能障礙等副作用，具鎮靜、頭暈、食慾增加、體重增加等副作用，有引起痙攣之傾向，應特別注意。

(五) 其他

agomelatine (Valdoxan®)為一種新型抗憂鬱藥物，屬於第一型及第二型褪黑激素受體(MT_1、MT_2)促進劑，以及 5-HT_{2C} 拮抗劑，可增加正腎上腺素與多巴胺從大腦皮質前葉釋放，對於血清素細胞外濃度無影響，有促進睡眠、調整睡醒節律、改善情緒的效果。常見副作用為頭痛、頭暈、困倦、偏頭痛、腸胃不適、多汗、背痛、疲勞、焦慮、肝指數上升等症狀，較不會有體重增加、性功能障礙等問題。服用本藥的病人應定期追蹤肝功能(GOT/GPT)。

三、情緒穩定劑(Mood Stabilizers)

情緒穩定劑主要用來治療及預防雙相情緒障礙症，包括鋰鹽及抗痙攣劑，可控制亢奮、憂鬱、衝動等症狀，使病人情緒起伏不會太高或太低，其藥物功能有：(1)治療躁症及鬱症發作或預防復發；(2)增強抗憂鬱藥物、抗精神病藥物之輔助用藥；(3)其他精神疾病若合併有亢奮、衝動行為時亦可使用。目前臨床最常用且效果最明顯的情緒穩定劑為鋰鹽(lithium)、valproic acid (Depakine®)及 carbamazepine (Tegretol®)（表 8-5）。某些 BZD（如 clonazepam、lorazepam）、鈣離子通道阻斷劑（如 verapamil）、抗精神病藥物（如 olanzapine）亦有情緒穩定作用。

olanzapine (Zyprexa®)可以預防或治療躁症及雙相情緒障礙症症狀，與鋰鹽或 valproic acid 併用可有更好的抗躁症療效，其他相似藥物尚有 risperidone、quetiapine、ziprasidone、aripiprazole，clozapine 則有預防自殺的作用。

表 8-5 情緒穩定劑

藥物名（商品名）		成人每日劑量
鋰鹽	lithium carbonate (Lilipin®、Camcolit®、Ligilin®)	600~2,400 mg
抗痙攣劑	· carbamazepine (Tegretol®)	200~1,600 mg
	· valproic acid (Depakine®、Cebotval®、Convulex®)	200~1,500 mg
	· lamotrigine (Lamictal®)	200~400 mg
	· gabapentin (Neurontin®)	300~1,800 mg
	· topiramate (Topamax®)	200~600 mg

心智圖

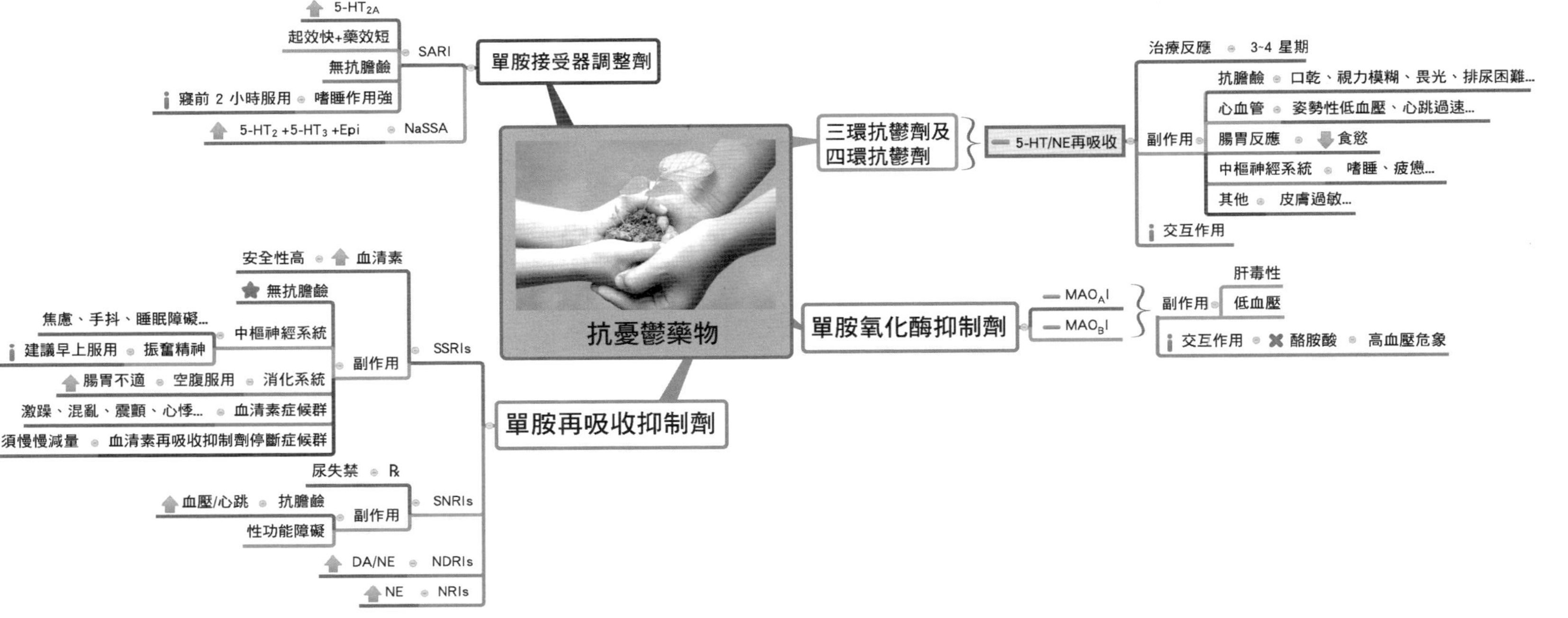
抗憂鬱藥物
單胺接受器調整劑
SARI
5-HT2A
起效快+藥效短
無抗膽鹼
寢前 2 小時服用
嗜睡作用強
NaSSA
5-HT2 +5-HT3 +Epi
三環抗鬱劑及四環抗鬱劑
5-HT/NE再吸收
治療反應
3~4 星期
副作用
抗膽鹼
口乾、視力模糊、畏光、排尿困難...
心血管
姿勢性低血壓、心跳過速...
腸胃反應
食慾
中樞神經系統
嗜睡、疲憊...
其他
皮膚過敏...
交互作用
單胺氧化酶抑制劑
MAOAI
MAOBI
副作用
肝毒性
低血壓
交互作用
酪胺酸
高血壓危象
單胺再吸收抑制劑
SSRIs
安全性高
血清素
無抗膽鹼
副作用
中樞神經系統
焦慮、手抖、睡眠障礙...
建議早上服用
振奮精神
消化系統
空腹服用
腸胃不適
血清素症候群
激躁、混亂、震顫、心悸...
血清素再吸收抑制劑停斷症候群
須慢慢減量
SNRIs
尿失禁
℞
副作用
抗膽鹼
血壓/心跳
性功能障礙
NDRIs
DA/NE
NRIs
NE

(一) 鋰鹽(Lithium Carbonate)

1949 年澳洲醫師凱德(John Cade)發現鋰鹽可治療雙相情緒障礙症病人；1960 年代中期確立鋰鹽對躁症的療效和對雙相情緒障礙症的預防效用。鋰離子是最輕的化學元素且易溶於水，可經由消化道吸收後分布於體液內，與鈉離子、鉀離子互相競爭，其作用機轉相當複雜，主要是直接抑制或穩定突觸後細胞之磷酸肌醇(phosphoinositide)循環，使磷酸肌醇之可利用率下降，緩和整個訊息傳遞系統，以改善躁症、鬱症發作及再發。

主要用於**治療及預防雙相情緒障礙症**，改善情緒高張、易怒、誇大等症狀；對思覺失調症及其他精神疾病之急性過動症狀、暴食症、酒精使用障礙、暴力行為及人格障礙症等亦有效。鋰鹽全日劑量可分 2~3 次口服給藥，**服用後半小時至 2 小時血清濃度達到高峰，此時較易產生中毒症狀**。**療效一般在服藥 7~14 天後出現**，急性期可併用抗精神病藥物改善激躁。

副作用

副作用易出現在服藥後 1~2 小時，不須立即停藥，繼續服用後症狀一般會消失，服用過量則可能引發中毒，應與醫師共同討論用藥適當性。

1. 初期常出現噁心、嘔吐、腸胃不適、解稀便（空腹時易發生），可多次服藥，或與食物同時服用。
2. 輕微手顫抖、倦怠、記憶力問題。
3. 口乾、多尿，有促進食慾作用而造成體重增加，長粉刺。
4. 甲狀腺功能異常：有高達 20%長期服用鋰鹽的病人，尤其女性，有甲狀腺腫大或甲狀腺功能低下，故須半年檢查一次。

鋰鹽在口服 6~8 後完全吸收，**50%經腎臟排出**，若有腎臟疾病會阻礙其代謝，引發中毒。長期服用易造成腎臟性尿崩症，此時應減輕劑量並補充大量液體、電解質，攝取足夠的鈉離子及水分(2,500~3,000 ml/day)，或以生理食鹽水加速鋰鹽之排泄。重碳酸鈉、尿素、aminophylline 亦可幫助鋰鹽代謝。

鋰鹽與利尿劑、非類固醇抗發炎劑、心血管用藥（如 ACE inhibitor）**併用**，會造成鈉離子排出而影響鋰鹽代謝；服用過量、鈉攝取不足、體液電解質流失，也會使血中鋰鹽濃度上升，甚而引起鋰鹽中毒。故有心臟病或**腎臟功能不全者禁用**，兒童與**孕婦亦禁用**。

鋰鹽中毒

為達臨床療效，鋰鹽**血中濃度須維持於 0.6~1.5 mEq/L**，勿超過 2 mEq/L。急性躁症狀態時，鋰鹽治療濃度可提升至 1.0~1.4 mEq/L，症狀改善後維持在 0.6~1.0 mEq/L，**超過 1.5 mEq/L 即可能產生中毒症狀**，而老人的治療濃度則應維持在 0.6~0.8 mEq/L。鋰鹽的有效治療濃度與中毒濃度十分接近，故**忘記服藥時不可將此次劑量與下次劑量併服**，中毒之症狀如下：

1. **中毒前兆**(1.5~2.0 mEq/L)：噁心、嘔吐、腹痛、腹瀉、手抖、肌肉顫動、抽搐、口齒不清、頭部肌肉反射亢進、運動失調、耳鳴、眩暈、衰弱、昏睡。
2. **鋰鹽中毒**(＞2.0 mEq/L)：發燒、尿量減少、血壓下降、脈搏不規則、意識不清、全身抽搐、昏迷甚至死亡。應立即停藥、大量給水(5~6 L/day)，或使用生理食鹽水、aminophylline 等幫助鋰鹽排出。
3. **重度中毒**(＞4.0 mEq/L)：危及生命，會診腎臟科醫師評估，**採腹膜透析或血液透析治療**。

臨床上懷疑有鋰鹽中毒時，應立即停用鋰鹽、測定生命徵象及中毒徵象（尤其極度混亂的病人，不易描述身體不適）、抽血檢測鋰鹽血清濃度（報告可能不會馬上出來，應先治療），一般每隔 3~7 天，**在服用鋰鹽 12 小時後檢查鋰鹽血清濃度，病情穩定後每隔 1~2 個月檢查一次**。護理師應教導病人辨識和處理中毒情況，包括導致鋰鹽濃度增加的原因，按時服藥維持濃度的穩定。

(二) 抗痙攣藥物(Anticonvulsants)

此藥物除了可抗痙攣外，亦可穩定病人情緒，透過阻斷鈉離子通道，減弱異常神經衝動之傳遞；或增強 GABA 濃度，延長氯離子通道開啟時間，抑制神經傳導；或減少麩胺酸(glutamate)釋放而阻斷鈉離子與鈣離子通透性，以抑制異常興奮性傳導。此類藥物與鋰鹽、抗精神病藥物併用可增加療效。carbamazepin 和 valproic acid 可用於急性躁症的治療。

1. carbamazepine (Tegretol®)：為 1960 年代的抗痙攣藥物，對顳葉癲癇病人能有情緒穩定作用，治療濃度為 8~12 μg/ml，但因有造成致命性的血液副作用，而成為第二線用藥。副作用包括嗜睡、暈眩、步態不穩、視力模糊、複視、眼球跳動、顆粒性白血球缺乏症及血小板降低等（骨髓抑制）、皮疹、**史蒂芬－強生症候群**(Steven-Johnson syndrome)。

2. valproic acid (Depakine®)：為第二個作為情緒穩定劑的抗痙攣藥物，需持續給藥至血中濃度達 50~100 μg/L 始有效果；鎮靜、嗜睡、手抖、步態不穩、噁心、嘔吐、體重增加、頭髮脫落、胰臟炎、肝臟功能失調。

3. lamotrigine (Lamictal®)：為鈉離子通透劑，主要用於癲癇或處於明顯鬱期之雙相情緒障礙症之治療、有明顯鬱期或鬱躁期循環之雙相情緒障礙症預防。副作用包括皮膚紅疹、頭暈、視力模糊、嗜睡、噁心、步態不穩、食慾不振，**史蒂芬－強生症候群則極為罕見**。

4. gabapentin (Neurontin®)：用於處理安眠藥成癮的戒斷躁症，副作用包括頭暈、步態不穩、疲勞、嗜睡。

5. topiramate (Topamax®)：用於治療成人及兒童癲癇局部發作，副作用包括嗜睡、行動或講話變慢、思考混亂、視野變小、噁心、體重減輕。

史蒂芬－強生症候群(Steven-Johnson Syndrome)

史蒂芬－強生症候群是一種藥物引起的致命皮膚、黏膜過敏反應，包括抗癲癇藥物、非類固醇抗發炎藥(NSAID)、降尿酸藥(allopurinol)、磺胺類藥物等。該症極為罕見，初期有發燒、淋巴腫大等症狀，之後皮膚開始圓環狀的皮疹，面積逐漸擴大後出現水泡，皮膚的侵犯使表皮細胞死亡，表皮與真皮分離，皮膚廣泛性脫落、壞死、黏膜糜爛，形成眼、口、鼻、生殖器以及其他重要器官的損傷，導致體液流失、體溫調節失調、代謝率增加。治療首先是停止引起該病之藥物，並給予體液補充、症狀治療，必要時可使用類固醇藥物控制過敏反應。

心智圖

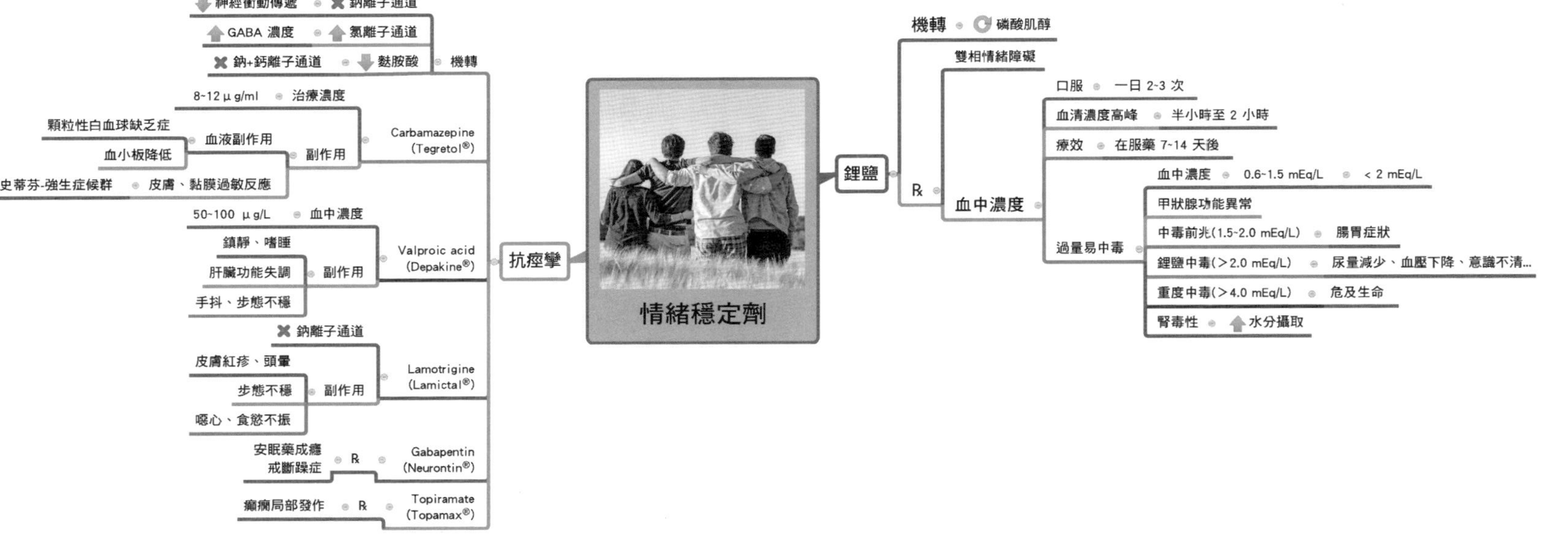
情緒穩定劑
抗痙攣
機轉
神經衝動傳遞 ‧ 鈉離子通道
GABA 濃度 ‧ 氯離子通道
鈉+鈣離子通道 ‧ 麩胺酸
Carbamazepine (Tegretol®)
8-12 μg/ml ‧ 治療濃度
副作用
血液副作用
顆粒性白血球缺乏症
血小板降低
皮膚、黏膜過敏反應 ‧ 史蒂芬-強生症候群
Valproic acid (Depakine®)
50-100 μg/L ‧ 血中濃度
副作用
鎮靜、嗜睡
肝臟功能失調
手抖、步態不穩
Lamotrigine (Lamictal®)
鈉離子通道
副作用
皮膚紅疹、頭暈
步態不穩
噁心、食慾不振
Gabapentin (Neurontin®)
℞
安眠藥成癮戒斷躁症
Topiramate (Topamax®)
℞
癲癇局部發作
鋰鹽
機轉 ‧ 磷酸肌醇
℞
雙相情緒障礙
血中濃度
口服 ‧ 一日 2-3 次
血清濃度高峰 ‧ 半小時至 2 小時
療效 ‧ 在服藥 7-14 天後
血中濃度 ‧ 0.6-1.5 mEq/L ‧ < 2 mEq/L
過量易中毒
甲狀腺功能異常
中毒前兆(1.5-2.0 mEq/L) ‧ 腸胃症狀
鋰鹽中毒(>2.0 mEq/L) ‧ 尿量減少、血壓下降、意識不清...
重度中毒(>4.0 mEq/L) ‧ 危及生命
腎毒性 ‧ 水分攝取

四、抗焦慮藥物及鎮靜安眠藥(Antianxiety Agents & Hypnotics)

抗焦慮藥物具有鎮靜及催眠效果，理想抗焦慮藥物應有明顯減輕或消除焦慮之作用、無鎮靜作用、不會產生耐受性、不易產生身體依賴性、過量時不會致死。可分為苯二氮平(benzodiazepines, BZD)及非苯二氮平(nonbenzodiazepines)兩大類，其中 BZD 是目前使用最廣泛的藥物，除了精神科外，亦用在神經科、麻醉科及內科等；非 BZD 類藥物則包括 β-腎上腺素阻斷劑、抗組織胺、抗憂鬱藥物等（表 8-6）。

表 8-6　抗焦慮藥物及鎮靜安眠藥

藥物名（商品名）			成人每日劑量
BZD 類	抗焦慮	長效	
		‧ chlordiazepoxide (**Librium®**)	15~100 mg
		‧ clonazepam (Klonopin®)	0.5~10 mg
		‧ clorazepate (Clozene®、Tranxene®)	7.5~60 mg
		‧ **diazepam (Valium®)**	2~40 mg
		‧ halazepam (Paxipam®)	0~160 mg
		‧ nordazepam (Calmday®)	10 mg
		‧ prazepam (Centrax®)	20~60 mg
		中效	
		‧ alprazolam (**Xanax®**)	0.5~4 mg
		‧ lorazepam (**Ativan®**、Anxiedin®、Silence®、Lowen®)	2~4 mg
		‧ oxazepam (Serax®、Lotin®)	30~120 mg
	鎮靜安眠	長效	
		‧ nitrazepam (Mogadon®)	5~10 mg
		‧ quazepam (Doral®)	7.5~50 mg
		‧ flurazpam (Dalmadorm®)	15~60 mg
		‧ flunitrazapam (Rohypnol®)	1~4 mg
		中效	
		‧ estazolam (Eurodin®、ProSom®)	1~2 mg
		‧ clonazepam (Rivotril®、Clonopam®)	0.5~4 mg
		短效	
		‧ temazpam (Restoril®)	15~20 mg
		‧ midazolam (Dormicum®)	7.5~15 mg
		‧ **triazolam (Halcion®)**	0.25~0.5 mg
β-腎上腺素阻斷劑		‧ propranolol (Inderal®)	10~40 mg

表 8-6　抗焦慮藥物及鎮靜安眠藥（續）

藥物名（商品名）		成人每日劑量
抗組織胺	‧diphenhydramine (Benadryl®) ‧hydroxzyine (Atarax®)	50~100 mg 100 mg
抗憂鬱藥物	‧trazodone HCl (Mesyrel®)	50~200 mg
褪黑激素 (melatonin)	‧ramelteon (Rozerem®) ‧tasimelteon (Hetlioz®)	4~8 mg
食慾素(orexin)受體拮抗劑	‧suvorexant (Belsomra®)	10 mg
其他抗焦慮及鎮靜安眠藥	azapirone ‧buspirone HCl (Relac®、BuSpar®、Busron®)	10~60 mg
	imidazopyridine ‧zolpidem (Ambien®、Stilnox®、Sleepman®)	5~10 mg
	cyclopyrrolone ‧zopiclone (Imovane®、Genclone®、Zolon®)	3.25~7.5 mg
	pyrazolopyrimidine ‧zaleplon (Sonata®)	5~10 mg

(一) Benzodiazepines (BZD)

傳統巴比妥鹽(barbiturates)因耐受性與成癮性高而列入管制藥，改由選擇性高且副作用低的 BZD 取代，為目前最普遍使用的焦慮解除劑。刺激大腦藍斑(locus coerulus)會引發焦慮，**BZD 則可抑制過度活躍的大腦藍斑，與中樞神經系統內之 $GABA_A$ 複合體結合**，增加氯離子通透性，產生抑制性神經衝動（圖 8-5），產生抗焦慮、促進睡眠的作用。此類藥物由劑量低至高、作用部位之不同，依次有解除焦慮、鎮靜及安眠（邊緣系統及大腦皮質）、抗痙攣（腦幹）、肌肉鬆弛（脊椎）等效果。

可治療焦慮症及焦慮相關障礙，如恐慌症、畏懼症及強迫症等，並**有鎮靜、肌肉鬆弛及抗痙攣之療效**，也用來控制抗精神病藥物所引起的錐體外徑症候群，如肌張力不全、靜坐不能、類帕金森氏症狀及酒精戒斷症狀等。對於睡眠障礙者，長效的 flunitrazepam (Rohypnol®)可用於睡眠中斷病人，短效的 triazolam (Halcion®)則可促進入睡，但須注意**越短效的 BZD 越容易造成生理依賴**，可採用間歇方式給藥避免成癮。

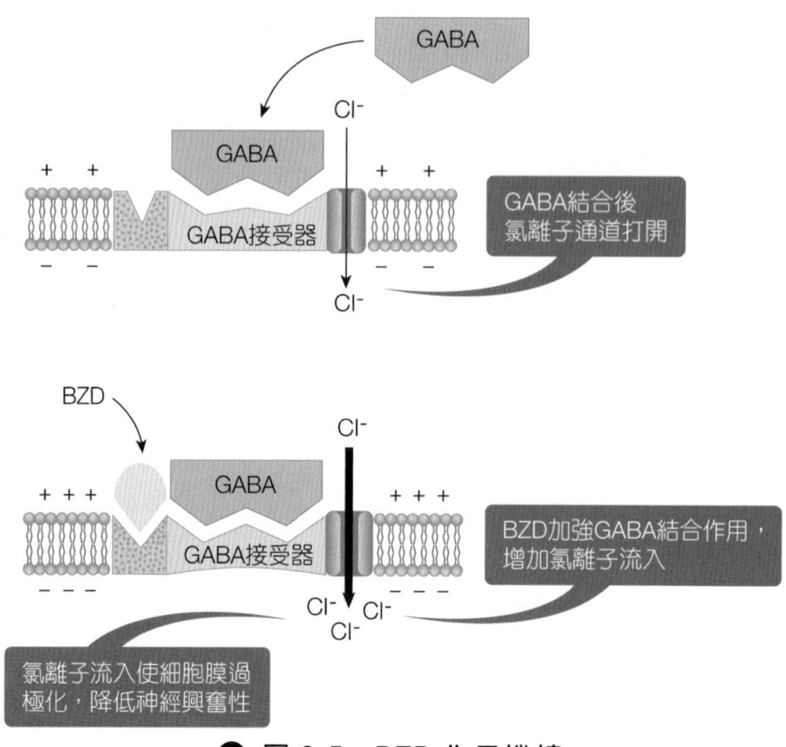

圖 8-5　BZD 作用機轉

初次服用應選擇平均劑量的最小值，再逐次增加。BZD 空腹時口服吸收快，但制酸劑會影響其吸收；均為脂溶性藥物，大部分易通過胎盤，孕婦及授乳婦女禁用。部分藥物經肝臟代謝，故老年人及肝功能不佳的病人不宜使用長效藥物，可考慮中短效藥物，或使用肝臟代謝負擔最少的 lorazepam (Ativan®)。避免與酒精、抗組織胺、中樞神經抑制劑併用，以免加強 BZD 的中樞神經抑制效果，若與呼吸抑制劑併用則會產生加乘效果。**避免與葡萄柚、紅黴素併用**，以免 BZD 血中濃度增加而加強藥效。

副作用

1. **過度鎮靜**(oversedation)、嗜睡、頭痛、噁心、口乾、躁動不安、疲憊及運動失調等，須小心開車或使用機械設備。BZD 會導致精神混亂，甚至損害認知功能，產生健忘、降低學習能力與記憶力，**使譫妄症狀更嚴重**。
2. 服藥後會造成肌肉鬆弛，**活動時應小心跌倒**。
3. **長期使用有耐受性及依賴性**，應短期使用，**突然停藥會造成戒斷症狀**，如失眠、躁動不安、盜汗、緊張等，**停藥時應慢慢減量**，但過量服用時的危險性不高。

(二) 非 BZD 類藥物

1. **β-腎上腺素阻斷劑**：propranolol (Inderal®)在內科被廣泛用在高血壓及心臟病等，在精神科則用於治療鋰鹽引起的手抖、抗精神病藥物引起的靜坐不能、酒精戒斷、攻擊行為及恐慌症等，亦可改善表演焦慮（performance anxiety，如上台報告、音樂會演出）。
2. **抗組織胺**：主要用於治療流鼻水、皮膚癢等過敏症狀，部分具有強力鎮靜、思睡作用，可用以改善睡眠，但有口乾、心悸等副作用。此藥易有耐受性，不少人連續服用不到一週就無效，且容易合併認知功能受損、食慾增加等副作用。
3. **抗憂鬱藥物**：部分藥物因具強力鎮靜催眠作用，可用於治療憂鬱症引起的失眠。如 trazodone (Mesyrel®)改善失眠時劑量為睡前 1~2 錠(50~100 mg)，治療憂鬱症時則為 150~600 mg/day，**此藥最好於入睡前 1~2 小時服用**，可避免隔日上午昏沉。
4. **非 BZD 類抗焦慮藥物**
   (1) buspirone (BuSpar®、Relac®)：與 BZD 不同的是 buspirone **不具成癮性，沒有鎮靜安眠、肌肉鬆弛**、抗痙攣等效果，然而此藥須持續服用數週才能見效，因此限制了臨床上的應用。
   (2) zolpidem (Ambien®、Stilnox®、Sleepman®)：選擇性與 $GABA_A$ 接受器群組中之 ω_1 次型結合，局部增加 GABA 系統的傳遞作用。偶見頭痛、健忘、惡夢、**暈眩**、**日間思睡**等副作用，由於受體連結選擇性高，**較少出現抗焦慮、肌肉鬆弛**、抗痙攣等副作用，故比 BZD 更適合老年人、肺功能不佳及重症肌無力的失眠病人。此藥的半衰期短（3 小時），病人易於半夜醒來自行加藥，近年來因為相關藥物依賴、夢遊症、失憶的問題倍受關注，**列為第四級管制藥**。臨床上若每晚服用兩錠仍未見效，應找醫師仔細評估換藥或以其他藥物輔助治療。
   (3) zopiclone (Imovane®、Zolon®、Genclone®)：的作用機轉和 zolpidem 類似，具有誘導睡眠與安眠之效果。此藥半衰期約 5 小時，適合入睡困難之病人，常見的副作用為隔日醒來口中有苦味。若連續使用超過兩週，突然停藥時會產生戒斷症狀（焦慮、失眠），如考慮減藥應與醫師討論逐量降低。
   (4) zaleplon (Sonata®)：半衰期僅有 1 小時，通常病人可睡 4 小時，醒來少有殘留效應。此藥除治療入睡困難外，亦有鎮定、抗焦慮、肌肉鬆弛、抗痙攣等作用。

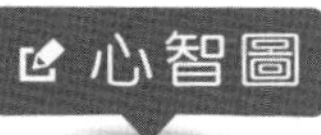

心智圖

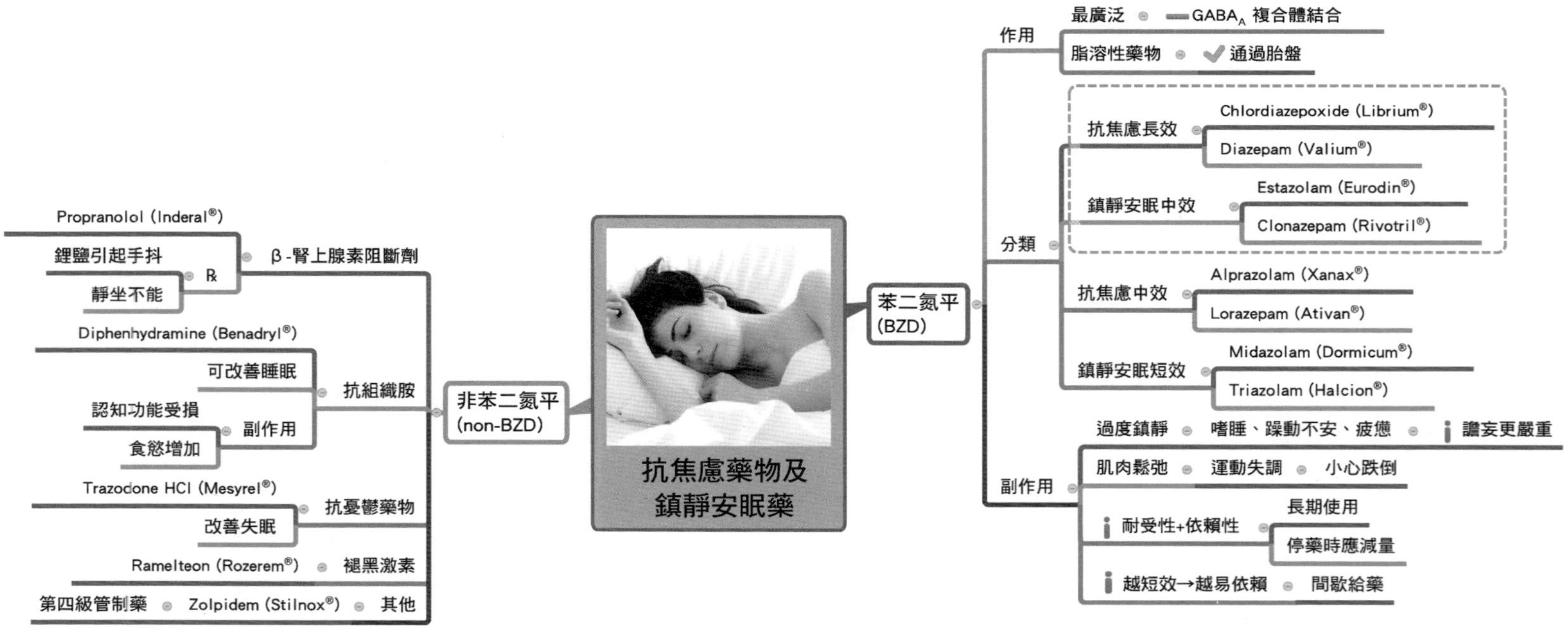

抗焦慮藥物及鎮靜安眠藥

- 苯二氮平 (BZD)
  - 作用
    - 最廣泛 — GABA$_A$ 複合體結合
    - 脂溶性藥物 — ✔ 通過胎盤
  - 分類
    - 抗焦慮長效
      - Chlordiazepoxide (Librium®)
      - Diazepam (Valium®)
    - 鎮靜安眠中效
      - Estazolam (Eurodin®)
      - Clonazepam (Rivotril®)
    - 抗焦慮中效
      - Alprazolam (Xanax®)
      - Lorazepam (Ativan®)
    - 鎮靜安眠短效
      - Midazolam (Dormicum®)
      - Triazolam (Halcion®)
  - 副作用
    - 過度鎮靜 — 嗜睡、躁動不安、疲憊 — ! 譫妄更嚴重
    - 肌肉鬆弛 — 運動失調 — 小心跌倒
    - ! 耐受性+依賴性
      - 長期使用
      - 停藥時應減量
    - ! 越短效→越易依賴 — 間歇給藥
- 非苯二氮平 (non-BZD)
  - β-腎上腺素阻斷劑
    - Propranolol (Inderal®)
    - ℞
      - 鋰鹽引起手抖
      - 靜坐不能
  - 抗組織胺
    - Diphenhydramine (Benadryl®)
    - 可改善睡眠
    - 副作用
      - 認知功能受損
      - 食慾增加
  - 抗憂鬱藥物
    - Trazodone HCl (Mesyrel®)
    - 改善失眠
  - 褪黑激素 — Ramelteon (Rozerem®)
  - 其他 — Zolpidem (Stilnox®) — 第四級管制藥

五、其他藥物

對於兒童注意力不足／過動症(ADHD)及成人嗜睡發作症，常使用精神刺激劑(psychostimulants)，如 methylphenidate (Ritalin®、Concerta®)藉著減緩多巴胺在神經突觸間的再吸收，延長多巴胺在神經突觸間的作用時間，需早上服用，以免影響睡眠。本藥具有鎮靜作用，易導致成癮、濫用，並會引起副作用，如激動、坐立不安、頭痛、頭暈、神智不清、口乾、食慾不振、肌肉疼痛、心律不整、心悸，冒汗、血壓上升等。每年需計畫性停藥兩次，以改善身體發育遲緩的副作用。

乙醯膽鹼酯酶抑制劑(anticholinesterase drugs)可增加腦部 ACh 含量，減少腦神經退化，用來治療輕、中度阿茲海默症引起的認知缺損，如 tacrine (Cognex®)、donepezil (Aricept®)、galantamine (Reminyl®)、rivastigmine (Exelon®)等藥物，能改善病人的智能，副作用包括暈眩、頭痛、噁心、嘔吐、腹瀉及心搏過緩等。

8-3 非藥物之肌體治療法

一、電氣痙攣療法(Electroconvulsive Therapy, ECT)

電氣痙攣療法乃指以人為方式將電流通過已麻醉病人頭部的電極，產生大發作(grand mal seizure)，**用於治療嚴重憂鬱症**、藥物治療無效或躁動的思覺失調症。

(一) 作用機轉

ECT 在 1938 年由 Cerletti 及 Bini 所提出，近年來研究發現，若將電極板置於病人單側顳骨（**非優勢大腦半球那一側**）或兩側前額，較放置於雙側顳骨少出現定向力及記憶力缺失，各式電極板放置位置如圖 8-6 所示。電氣痙攣療法之作用機轉至今仍未明確，大多數的理論多以電氣痙攣療法對憂鬱症的治療功效為討論重點，包括：

1. **神經傳遞物質理論**：作用就如同抗憂鬱藥物一樣（與 TCAs 機制相似），主要在增加單胺系統的神經傳導，並能提高神經傳遞物質的利用率，改善憂鬱症狀。
2. **神經內分泌治療理論**：主要透過釋放下視丘或腦下垂體徑路激素（如泌乳素、甲狀腺刺激素、腎上腺皮質素和腦內啡），以產生抗憂鬱效果。
3. **抗痙攣理論**：可能透過升高痙攣發作的閾值上升，且縮短其痙攣時間，癲癇病人在 ECT 的治療之後會減少痙攣的發作。

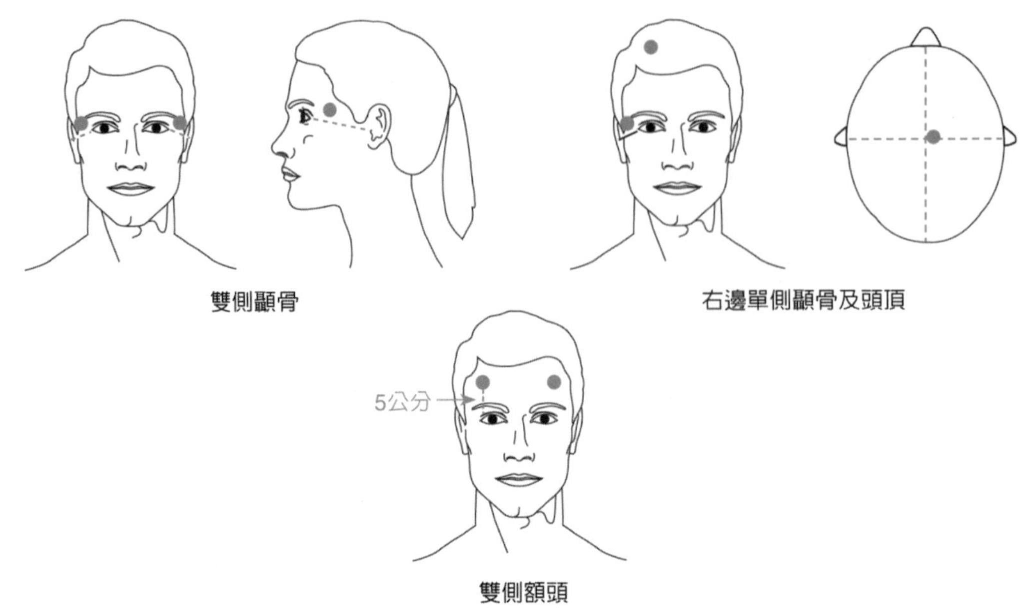

圖 8-6 電氣痙攣療法電極板位置

電氣痙攣療法的治療次數，依病人的問題及對治療的反應而不同，一般一個療程為 6~12 次，一週進行 2~3 次，隔日實施，或每日一次；思覺失調症病人可能實施 30 次；某些個案在症狀緩解後，可持續此治療每週一次，再漸減至每月一次，最後再改以抗憂鬱藥物來預防再發。

治療時是以 70~150 伏特的電流通過腦部 0.1~1 秒，使病人短暫意識昏迷，並引發全身痙攣，**先是強直性痙攣**(tonic convulsion)約 5~10 秒，**接著是陣發性痙攣**(clonic convulsion)約 20~30 秒，造成腦內電子重新排序、改變正腎上腺素與血清素的濃度達治療效果，可快速達到療效。痙攣過後，病人可能出現短暫呼吸停止，須予刺激使呼吸恢復，此時意識仍呈現朦朧狀態，約 20 分鐘才會逐漸恢復。

(二) 適應症

1. **憂鬱症**：80%以上憂鬱症病人對 ECT 的反應良好，尤其是對藥物反應不佳，或併有**自殺**、自傷、拒食拒藥、極度退縮之病人，其效果明顯。
2. **躁症**：對於急性躁症病人之過度活動，造成體力耗竭，或出現攻擊、激躁時，亦能以電氣痙攣療法治療。
3. **思覺失調症**：當病人對抗精神病藥物無效，或出現自傷、自殺、激動不安時，可考慮使用 ECT 治療，尤其對僵直症病人之阻抗行為及木僵，效果顯著。
4. **其他**：可用於治療嚴重厭食症，及對抗精神病藥物副作用過於敏感之老年病人。

(三) 禁忌症

進行電氣痙攣療法時會引起腦內壓突然上升，故腦出血、**腦瘤**病人應絕對禁用此療法；治療時亦會增加心血管之負擔，故近期內曾有**心肌梗塞**、心絞痛或惡性高血壓發作病人應避免；另外對於患有**視網膜剝離**、急性肺出血者、**孕婦**等亦應避免。曾經因麻醉後引起併發症之病人，也會增高電療的危險性。

(四) 併發症

1. **呼吸暫停**：電氣痙攣治療後常發生呼吸暫停現象，應立即維持病人呼吸道通暢，必要時給予施行人工呼吸。
2. **系統性影響**：如頭痛、眩暈、食慾減退、噁心、肌肉痠痛、背部痠痛、停經及無力嗜睡等。
3. **認知**：電氣痙攣治療後會引起**短暫**的意識朦朧及**記憶喪失**，其中記憶喪失有可能持續整個電氣痙攣療程，大部分在停止治療後一個月至半年應可恢復。
4. **骨折、脫臼：第 4~8 胸椎易發生壓迫性骨折**，此外肱骨及股骨亦可能發生骨折，下顎關節易發生脫臼，治療時應準備硬板床，並固定下顎、肩及髖關節。

(五) 護理措施

治療前

1. 確認病人有無禁忌症、各項身體檢查結果，包括血液生化、尿液檢查、X 光、心電圖、腦波及心肺功能等檢查結果，並評估其記憶力。向家屬及病人**說明治療方式、程序、療效及成功機率、危險性與副作用，並填寫同意書**。
2. 治療前禁食 6~8 小時，以避免治療中發生吸入性肺炎。
3. **治療前一日先洗頭，減少因油垢附著而增高電阻**。
4. 準備硬板床、小枕頭、生理食鹽水或電膠液、電極板、壓舌板、酒精棉片及檢查電療儀器功能。
5. 準備急救用物，包括急救藥物、氧氣、抽痰器、氣管內管、血壓計及聽診器等。
6. 電療前 20~30 分鐘皮下注射**減少呼吸道及唾液分泌的藥物**（如 Atropine®），並準備靜脈注射之**超短效麻醉劑**（如 Brietal sodium®、Pentothal®）減輕治療時病人的恐懼與焦慮，或**短效肌肉鬆弛劑**(Anectine®)以減少肌肉之痙攣，在電療前注射，使病人全身麻醉，減少骨折或扭傷。

7. 囑病人穿著寬鬆衣服，**去除活動假牙**、身上的飾物，如眼鏡、隱形眼鏡、腰帶項鍊及手飾等；並**排空膀胱**，以防痙攣時尿失禁或膀胱破裂。
8. 在注射超短效麻醉劑前，讓病人將**壓舌板**或咬合器咬在上下大臼齒間，以防止電擊抽搐時咬到舌頭、唇或頰部。
9. 電療前測量生命徵象，並記錄之。

治療時

1. 維持呼吸道通暢：協助病人仰臥於治療床，**將小枕墊或布捲置於病人頭頸下方**，使頭往後仰，以維持呼吸道通暢。
2. 按醫囑給予注射超短效麻醉藥品，待病人睡著、眼睫反射消失後再予電療。
3. 治療部位皮膚準備：於頭部放置電極片部位以酒精或生理食鹽水將皮膚油垢擦拭乾淨（以減少因油垢附著而增高電阻），並塗抹電膠液於皮膚上，再貼上電極板連結電療儀器。
4. 骨折與脫臼的預防：固定病人下顎、肩、髖關節後，但勿過於用力，即可開始電療。
5. 電療時應隨時注意生命徵象，必要時應給氧、抽痰或行人工呼吸等。

治療後

1. 治療後病人呈現朦朧狀態，護理人員應予陪伴，並**使用床欄，以防意外發生**。
2. 維持呼吸道通暢：將病人側臥或平躺頭側一邊並拍擊其背部，以利呼吸道之分泌物流出及防吸入分泌物，**必要時給予抽吸呼吸道黏液**並給予全濃度之氧氣。
3. 監測生命徵象：每隔 15~20 分鐘監測生命徵象一次直到病人清醒為止。
4. 病人逐漸醒來後，會出現躁動現象，應預防意外發生；完全清醒後，可給予進食。
5. 治療後數小時內，病人可能因麻醉引起頭痛、暈眩及噁心等，可予症狀治療。
6. 當病人因記憶力減退而極度不安時，說明此為暫時現象，治療停止後會恢復記憶，並盡量避免讓個案回憶，以減輕焦慮。
7. 仔細觀察病人治療後之反應，並詳加記錄，作為治療的參考。

二、快速安神法(Rapid Tranquilization, RT)

快速安神法乃指每間隔 30~60 分鐘密集投予抗精神病藥物，以便快速地達到治療效果。對於激動、暴力、攻擊、自殺、傷人或過度興奮等急性精神狀態之病人，每隔 20~30 分鐘給予口服或肌肉注射高效價抗精神病藥物如 haloperidol (Haldol®) 5~10 mg，口服劑量約為注射劑量的 1.5~2 倍，當總劑量達到 50 mg 前，一般病人已較為安靜或合作，此時即可停止快速安神法，改予其他治療計畫。部分病人在快速安神治療後 24 小時內可能出現輕微錐體外徑症候群及姿勢性低血壓，故應注意病人安全，並在每次給藥前先測量血壓，若收縮壓低於 90 mmHg 則應停藥。

三、光線治療(Phototherapy)

光線治療係指**經由眼睛對光的照射效應**，影響生理時鐘及腦中神經傳遞物質，是以生物時鐘為治療基礎的肌體制療法，約 3~7 天症狀會改善。可單獨使用或輔助藥物治療，其方法為將病人曝露於比室內照明還亮約 5~20 倍的人工治療性光線（強度約為 2,500~10,000 lux）5~20 次，病人坐於光源前約 3 呎（約 90 公分），可照常看書、吃東西或移動，光線強度及照光時間、次數都將依個人不同而異，但研究顯示光線越亮其效果越好；另外亦有如頭罩式的光線療法。

此治療無耐受性，可在家中進行，不會干擾到規律生活，主要適用範圍為季節性憂鬱症（如**冬季憂鬱症**）**和憂鬱症者**，尤其是北方國家。常見併發症為眼睛疲勞及乾燥、頭痛、易怒、失眠、眼睛和鼻部黏膜乾燥等，可調整治療時間及光源距離來改善。

四、腦部磁波刺激療法(Transcranial Magnetic Stimulation, TMS)

腦部磁波刺激療法乃指將電流通過放於頭部特定部位的金屬線圈，使產生磁場並發出磁性脈衝，以影響腦部活動。此療法是一種藉由非侵入性的工具，不需像電氣痙攣療法(ECT)一樣要被麻醉，也少了電氣痙攣療法對於記憶力影響的副作用。重複地在左前額葉皮層進行磁波刺激，可改善憂鬱症；在右前額葉皮層進行磁波刺激，則可改善躁症，另對思覺失調症、強迫症、創傷後壓力症亦有效，但相關研究仍在進行中。

五、迷走神經刺激療法(Vagus Nerve Stimulation, VNS)

迷走神經刺激療法乃指在病人胸部植入電流器（脈衝產生器），電極線經由皮下纏至個案左頸部之迷走神經，再藉由電腦操控產生電流刺激。作用機轉仍未明確，但在臨床上用來治療痙攣與癲癇，對於雙相情緒障礙症、焦慮症、睡眠障礙等之嘗試，亦正積極研究中。

六、精神外科手術療法(Psychosurgery)

利用立體定位設備準確地以放射性同位素植入(radioactive implants)、冷凍探針(cryoprobes)、電擊凝法(electrical coagulation)、陽電子束(proton beams)或超音波(ultrasonic waves)等方法，破壞腦部特定部位，如腦葉截開術(lobotomy)，或其連接的徑路，如纖維束截斷術(tractotomy)、額葉白質截除術(leukotomy)，以減輕嚴重精神病症狀。約 50~70%病人可獲得明顯改善，且手術後 1~2 年間仍持續進步，對於藥物及行為等治療反應較手術前佳，認知方面也有進步，僅 3%變得更差，1%產生術後痙攣。

精神外科手術療法適用於曾嘗試多種治療皆無效之慢性（5 年以上）精神病人，如慢性嚴重憂鬱症、焦慮症、恐慌症及強迫症，亦可用於神經科之癲癇及慢性疼痛病人，但對於躁症發作及攻擊性行為是否適用，則仍多爭論。

七、胰島素休克療法(Insulin Shock Therapy)

胰島素休克療法又稱胰島素昏迷治療法，是指注射大量胰島素引起病人低血糖昏迷(hypoglycemic coma)甚至癲癇發作(seizure attack)，進而改善思覺失調的精神症狀。此療法詳細機轉仍不明，在 30 年代中期至 50 年代初期曾盛極一時，但由於危險性高且耗時耗力，加上療效並未優於後來問世的抗精神病藥，目前在臨床上已經極少使用。

德國醫師薩克爾(Manfred Sakel)治療思覺失調症病人時，原本想使用胰島素促進胃口，意外給予過大的劑量而引發了癲癇。未料病人醒來後，精神狀態竟然有所好轉。薩克爾研究改良，於 1933 年完成胰島素休克治療法的操作指引，後來便廣泛被運用於治療思覺失調症。實施的步驟如下：在病人早上空腹的時候，為其注射胰島素，起始劑量為 10~15 單位，逐漸增加至 100~200 單位以引起昏迷；而令其昏迷的時間須每日逐漸增加，第一日 5 分鐘，第二日 10 分鐘……至每日 50 分鐘為止。

每次治療結束時，須由鼻胃管或靜脈注射給予高濃度葡萄糖水，使昏迷的病人在數分鐘內甦醒。整個療程約需進行 30~50 次，可依病人的病況而調整。

胰島素休克治療法的風險很高，病人容易出現的併發症有：癲癇大發作、延長昏迷、再度昏迷、吸入性肺炎、胃出血或過敏反應等。此療法的短期效果較明顯，長期療效並不令人滿意；且欲達到較好的療效，需要引起較強烈的休克反應，但如此一來風險也隨之升高，故臨床上的運用大受限制。

八、其他肌體治療

由於神經科學及生物醫學的發展，使得各種肌體治療的研發不斷增加，除了上述治療外，還有以睡眠剝奪療法(sleep deprivation therapy)治療憂鬱症、長期睡眠治療法(prolonged sleep therapy, PST)治療自殺危險性高或電氣痙攣療法仍無法改善的病人，另外草藥、瑜珈、催眠、針灸、按摩及肌肉放鬆等，亦都嘗試用於治療精神疾病，但療效則有待更進一步臨床評估。

心智圖

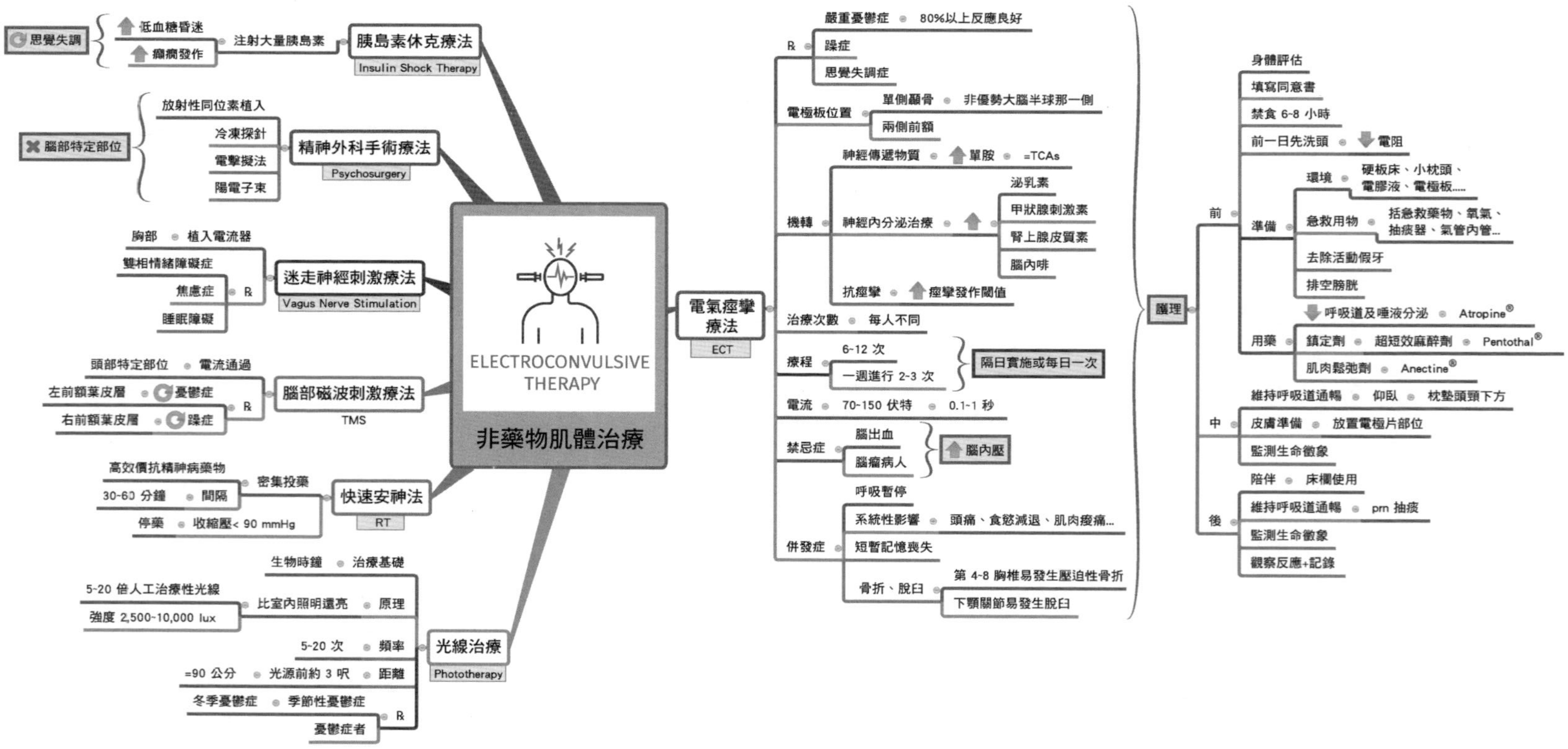

非藥物肌體治療

ELECTROCONVULSIVE THERAPY

- 電氣痙攣療法 ECT
  - ℞
    - 嚴重憂鬱症 ● 80%以上反應良好
    - 躁症
    - 思覺失調症
  - 電極板位置
    - 單側顳骨 ● 非優勢大腦半球那一側
    - 兩側前額
  - 機轉
    - 神經傳遞物質 ● ⬆單胺 ● =TCAs
    - 神經內分泌治療 ● ⬆
      - 泌乳素
      - 甲狀腺刺激素
      - 腎上腺皮質素
      - 腦內啡
    - 抗痙攣 ● ⬆痙攣發作閾值
  - 治療次數 ● 每人不同
  - 療程
    - 6-12 次
    - 一週進行 2-3 次
    - } 隔日實施或每日一次
  - 電流 ● 70-150 伏特 ● 0.1-1 秒
  - 禁忌症
    - 腦出血
    - 腦瘤病人
    - } ⬆腦內壓
  - 併發症
    - 呼吸暫停
    - 系統性影響 ● 頭痛、食慾減退、肌肉痠痛...
    - 短暫記憶喪失
    - 骨折、脫臼
      - 第 4-8 胸椎易發生壓迫性骨折
      - 下顎關節易發生脫臼
  - 護理
    - 前
      - 身體評估
      - 填寫同意書
      - 禁食 6-8 小時
      - 前一日先洗頭 ● ⬇電阻
      - 準備
        - 環境 ● 硬板床、小枕頭、電膠液、電極板.....
        - 急救用物 ● 括急救藥物、氧氣、抽痰器、氣管內管...
        - 去除活動假牙
        - 排空膀胱
      - 用藥
        - ⬇呼吸道及唾液分泌 ● Atropine®
        - 鎮定劑 ● 超短效麻醉劑 ● Pentothal®
        - 肌肉鬆弛劑 ● Anectine®
    - 中
      - 維持呼吸道通暢 ● 仰臥 ● 枕墊頭頸下方
      - 皮膚準備 ● 放置電極片部位
      - 監測生命徵象
    - 後
      - 陪伴 ● 床欄使用
      - 維持呼吸道通暢 ● prn 抽痰
      - 監測生命徵象
      - 觀察反應+記錄
- 胰島素休克療法 Insulin Shock Therapy
  - 注射大量胰島素
    - ⬆低血糖昏迷
    - ⬆癲癇發作
    - } 思覺失調
- 精神外科手術療法 Psychosurgery
  - 放射性同位素植入
  - 冷凍探針
  - 電擊擬法
  - 陽電子束
  - } ✖腦部特定部位
- 迷走神經刺激療法 Vagus Nerve Stimulation
  - 胸部 ● 植入電流器
  - ℞
    - 雙相情緒障礙症
    - 焦慮症
    - 睡眠障礙
- 腦部磁波刺激療法 TMS
  - 頭部特定部位 ● 電流通過
  - ℞
    - 左前額葉皮層 ● 憂鬱症
    - 右前額葉皮層 ● 躁症
- 快速安神法 RT
  - 密集投藥
    - 高效價抗精神病藥物
    - 30-60 分鐘 ● 間隔
  - 停藥 ● 收縮壓< 90 mmHg
- 光線治療 Phototherapy
  - 生物時鐘 ● 治療基礎
  - 原理 ● 比室內照明還亮
    - 5-20 倍人工治療性光線
    - 強度 2,500-10,000 lux
  - 頻率 ● 5-20 次
  - 距離 ● 光源前約 3 呎 ● =90 公分
  - ℞
    - 季節性憂鬱症 ● 冬季憂鬱症
    - 憂鬱症者

學習評量

1. 當病人服用下列何種藥物時，護理師需教導病人有關體重增加之副作用？(A) alprazolam (Xanax) (B) propranolol (Inderal) (C) olanzapine (Zyprexa) (D) venlafaxine (Efexor)。

2. 病人服用抗精神病藥物，有關錐體外徑副作用(extrapyramidal symptoms, EPS)之敘述，下列何者正確？(A)會有體溫升高至 41℃以上，與肌肉僵硬 (B)出現斜頸、牙關緊閉和舌頭收縮，稱之為遲發性不自主運動 (C)出現坐立不安、來回走動或原地踏步是出現靜坐不能(akathisia)的現象 (D)出現鼓嘴、不斷眨眼和做鬼臉，是屬於急性肌肉緊張異常(acute dystonia)的現象。

3. 病人在服用 phenothiazines 類的藥物時，通常會配合服用 Artane®，其主要的原因為何？(A)加強 phenothiazines 類的藥效 (B)預防姿位性低血壓 (C)減少過敏性反應 (D)預防錐體外徑副作用。

4. 有關抗精神病藥物的敘述，下列何者藥理作用最能歸屬於「第二型及第三型多巴胺特別性接受器阻斷劑(specific D_2 / D_3 antagonist)」？(A) amisulpride (Solian®) (B) olanzapine (Zyprexa®) (C) risperidone (Risperdal®) (D) ziprasidone (Geodon®)。

5. 牛先生，最近被診斷為憂鬱症，醫師開立服用 sertraline (Zoloft®)藥物治療，有關 Zoloft 之敘述，下列何者正確？(1)選擇性血清素回收抑制劑(SSRIs) (2)血清素－正腎上腺素回收抑制劑(SNRIs) (3)一般持續服用 2 週以上才有療效出現 (4)服藥會有嗜睡、噁心嘔吐等副作用。(A) (1)(2)(3) (B) (1)(2)(4) (C) (1)(3)(4) (D) (2)(3)(4)。

6. 護理師在照顧精神疾病病人服藥時，下列關於評估病人可能出現服藥副作用的敘述，何者正確？(A)服用 clozapine 者最需要注意靜坐不能(akathisia)的發生，應評估其焦躁、來回走動的情形 (B)服用 chlorpromazine 者最需要注意光過敏反應的發生，應提醒避免直接日曬 (C)服用 haloperidol 者最需要注意體重增加與月經不規則的可能，應主動給予護理指導 (D)服用 sulpiride 者最需要注意顆粒性白血球缺乏症的發生，謹慎監測全血球計數。

7. 針對以藥物治療焦慮症狀之敘述，下列何者最為正確？(A) BZD (benzodiazepine) 對焦慮症的療效是阻斷大腦藍斑(locus coerulus)的過度活躍 (B) BZD (benzodiazepine)類的藥物因可減少血清素的失調現象，因此可用於治療強迫症狀

(C) TCA (tricyclic antidepressant)類的藥物藥效因比其餘抗憂鬱劑快，因此可用於恐慌發作初期的病人　(D) BZD (benzodiazepine)類的藥物因可分成數次服藥，因此可為治療老年病人焦慮症狀的首選。

8. 有關錐體外徑症候群之藥物副作用(extrapyramidalsymptoms, EPS)的敘述，下列何者正確？(A)開始使用抗精神病藥物治療的最初 3~4 天，最常產生的 EPS 是靜坐不能(akathisia)　(B)開始使用抗精神病藥物治療 1 個月後，病人最常產生的 EPS 是急性肌肉緊張異常(acutedystonia)　(C)開始使用抗精神病藥物治療 1 個月內，通常會出現遲發性不自主運動(tardivedyskinesia, TD)　(D)開始使用抗精神病藥物治療的前 3 個月，就可能產生類似巴金森氏症的運動不能、表情呆板及手抖副作用。

9. 王女士平日容易緊張且抱怨晚上睡不好，醫師開立 triazolam (Halcion) 0.25 mg 睡前服用，護理師給予服藥注意事項之指導，下列何項正確？(1)注意暈眩並防跌倒　(2)造成靜坐困難　(3)避免同時吃葡萄柚　(4)避免同時服用紅黴素(erythromycin)。(A)(1)(2)(3)　(B)(1)(2)(4)　(C)(1)(3)(4)　(D)(2)(3)(4)。

10. 鋰鹽(lithium)是治療雙相情緒障礙症(bipolar disorder)之重要的情緒穩定劑，當病人持續使用鋰鹽治療時，必須定期醫療檢查的項目，下列何項正確？(1)肝臟功能　(2)腎臟功能　(3)甲狀腺功能　(4)肺臟功能。(A)(1)(2)　(B)(2)(3)　(C)(1)(3)　(D)(1)(4)。

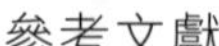
參考文獻

掃描對答案

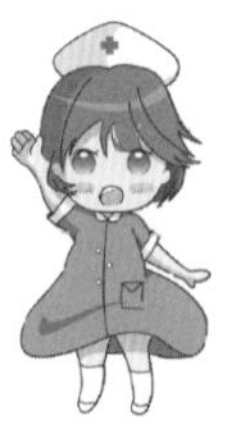

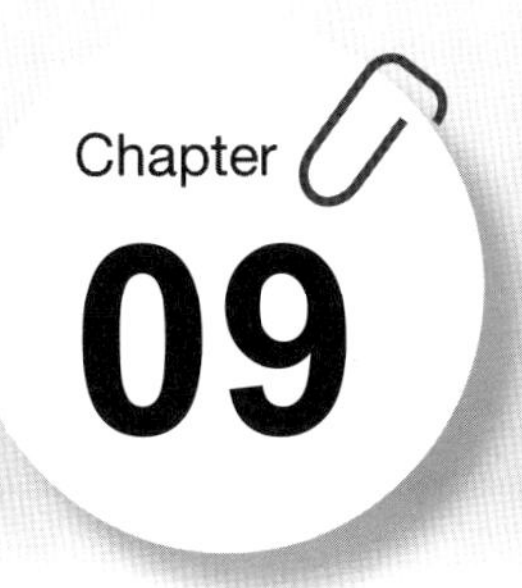

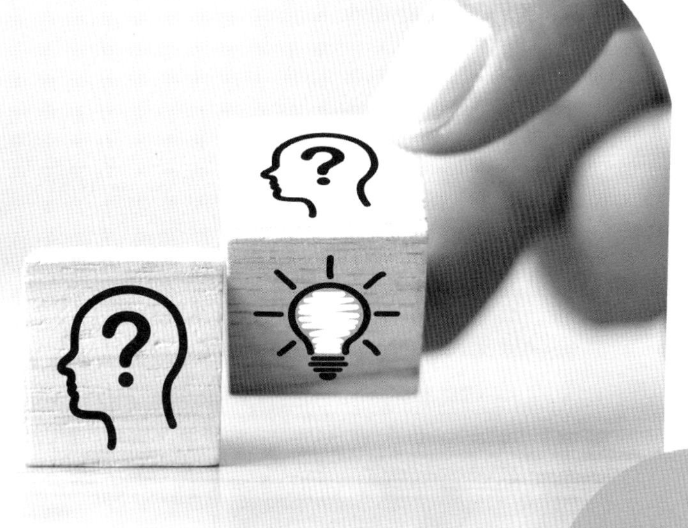

編著：陳淑貞

個別心理治療

本章大綱

心理治療的發展沿革

精神分析治療

一、精神分析治療的治療性關係及目標

二、精神分析治療的策略

人文－存在主義心理治療法

一、以個人為中心的心理治療

二、完形心理治療

三、情緒取向的心理治療

四、現實治療

五、存在主義心理治療

其他心理治療法

一、動機式晤談法

二、焦點解決治療

前言 

精神衛生領域中，分別有各專業治療師執行心理治療，在國外包括精神科醫師、心理治療師、諮商師、社工師，還有精神衛生護理師；早在 1967 年，美國護理協會(American Nurses Association)就明列精神科護理師的執業角色，包括擔任個人、團體、家庭心理治療者(Wheeler, 2014)；在台灣，中華民國精神衛生護理學會於社區精神衛生照顧基本能力鑑定考試中，明定需具備的十大實務能力，包含支持性團體心理治療，雖未列入個別心理治療，然而在臨床實務中，心理治療的助人理念與相關策略，多可應用在精神心理衛生護理照顧上，顯示精神衛生護理師具備各式心理治療知識仍有其必要性。

9-1 心理治療的發展沿革

14 世紀歐洲文藝復興之後，人文主義、存在主義及現象學等各種哲學流派蓬勃發展，人文主義重視屬人的價值，存在主義講究理性哲學及科學的客觀性，現象學則主張人的生命經驗就是知識與真理的來源，這些思想都對現代心理治療發生影響。

首先對現代心理治療有直接重大影響的當屬 19 世紀的佛洛依德(Freud)，他的精神分析學派主張從人的內在心理因素來解釋精神障礙，探討應當如何幫助病人，因此精神分析治療被視為第一波心理治療學派，對後來的各式心理治療有重大影響；第二波心理治療學派為行為治療學派，起於帕夫洛夫(Pavlov)史金納(Skinner)等人對制約行為的研究，企圖介入修正個案的行為來進行改變；1960 年代後，美國心理學家如羅傑斯(Carl Rogers)等人，開始探討以人文主義、存在主義及現象學為根基的心理學論述，形成第三波心理治療學派(Busch, 2019; Knight, 2014)。

本章將介紹常見的個別心理治療，包括創立最早的精神分析治療、應用及影響廣泛的個人中心心理治療法、完形心理治療、情緒取向的心理治療、現實治療、存在主義心理治療、動機式晤談法及焦點解決短期治療，說明各學派的主張、治療者與個案的關係、治療目標、常見的治療策略，以及在精神衛生領域的應用。

9-2 精神分析治療(Psychodynamic Psychotherapy)

傳統的精神分析學派是由佛洛依德(Sigmund Freud)提出，他認為人類原始的性驅力和攻擊驅力，在非意識覺察的情況下，這些驅力直覺地暗中影響個人的行為；人格結構中本我(id)、自我(ego)、超我(super-ego)的衝突，可能帶來心理障礙，因為「本我」主張滿足個體的原始生理慾望，「超我」是個體內化源自父母的教訓及倫理法則，主張要符合道德規範，盡力自我克制，而符合現實主義的「自我」會出來協調本我與超我的衝突，幫助個體發揮和諧的自我功能；若內在自我狀態的衝突無法解決，則形成心理障礙(Busch, 2019; Wheeler, 2014)。

佛洛依德主張精神心理障礙的原因應從性心理發展的角度來探討，他認為人從出生成長到青年期，會經歷五個心理發展階段(Wheeler, 2014)，主要是因為性驅力在背後策動，其能量在每個階段有不同的發展重點，如果個體無法成功完成階段任務，衍生出來的心理問題或病態特質，可能持續出現在往後的人生中(Busch, 2019; Wheeler, 2014)（表 9-1）。

表 9-1　佛洛依德性心理發展

發展階段	年齡	發展任務	可能障礙
口腔期 (oral stage)	出生~1.5 歲	建立信任感、滿足口腔欲望	易羨慕與嫉妒、自戀、過度依賴、過度樂觀、過度悲觀
肛門期 (anal stage)	1.5~3 歲	學習獨立、控制	井然有序、固執、節儉、極度矛盾、凌亂、易怒、強迫症
性蕾期 (phallic/oedipal stage)	3~6 歲	認同同性的父親或母親、發展性向認同	性向認同障礙、男性閹割恐懼、女性羨慕陰莖、過度罪咎感
潛伏期 (latency stage)	6~12 歲	性別昇華、重視同性別的同儕	無法將能量昇華在學習上、過度內在控制、強迫的特質傾向
生殖期 (genital stage)	13~20 歲	與父母分離、和他人建立成熟的人際關係	重構(reworking)所有先前的發展議題、建立不依賴父母的生命

資料來源： Wheeler, K. (2014). *Psychotherapy for the advanced practice psychiatric nurse: A how-to guide for evidence-based practice* (2nd ed., pp. 228). Springer.

一、精神分析治療的治療性關係及目標

精神分析治療(psychodynamic psychotherapy)的治療師，從專業的立場與角度來詮釋個案的心理衝突，盡量維持客觀性，目的在探索個案過去成長經歷如何形成目前的心理障礙，把潛意識中的內容帶到意識層面，以便形成洞察(insight)，當個案可以對自己的內在衝突產生理解與洞察，就可以帶來改變(Wheeler, 2014)。

精神分析治療師與個案建立的關係，可能存在情感轉移(transference)、情感反轉移(counter-transference)，甚至個案可能產生心理**抗拒現象**(resistance)或稱阻抗（詳見第 6 章）。這些情感轉移的現象可發生在潛意識中，實際影響人際互動；抗拒現象則反映出個案潛意識對改變的焦慮，焦慮便形成了抗拒的動力。為此治療師將引導個案檢視內在，增加其對內在心理防衛機轉的了解(Busch, 2019)。

二、精神分析治療的策略

精神分析治療旨在幫助個案回顧過去，產生對自我內在衝突的洞察(insight)；治療師**透過引導個案自由聯想，或藉夢的解析技巧**，回顧生命早期的經驗，探討對人格特質及現存問題的影響。

1. **自由聯想**：治療師邀請個案隨意說出腦中出現的任何想法，不去預設要講什麼或該怎麼講，隨著思緒自由地想到什麼就講什麼，這種自由聯想的技巧可幫助個案發掘更多內在心理的潛意識資訊(Busch, 2019)。
2. **夢的解析**：夢境常是潛意識及隱晦記憶的表現，是大腦企圖要處理的資訊，把白天零星片段整合到記憶的體系內，治療師請個案記錄及訴說夢的內容，以便探討分析其與心理的關聯性(Wheeler, 2014)。

9-3 人文－存在主義心理治療法

各式心理治療學派中，以個人為中心的心理治療、存在主義取向的治療、完形心理治療、情緒取向的心理治療等，皆同屬於「人文主義暨存在主義取向的心理治療法(humanistic-existential psychotherapy)」(Knight, 2014; Ivtzan et al., 2016)。Knight (2014)歸納出「人文－存在主義取向的心理治療」具有下列七項特色：從現象學的

角度切入（關注當事人的主觀經驗）、以治療性關係為中心、具備全人的信念、聚焦在此時此刻(here and now)、強調人文－存在主義的議題（**自由**、抉擇、意義、責任、自我實現等一般人共同的生命經驗）、凸顯治療的歷程、使用強化個案經驗的各式技巧。

一、以個人為中心的心理治療(Person-Centred Psychotherapy)

「以個人為中心的心理治療」主張「每個人都有自我實現的潛能，並且不斷地朝這個方向前進；每個人都擁有最多關於自己的知識，並具備自我引導的能力，可以活出一個有效的、有生產力的生活。」學派創始人羅傑斯(Carl Rogers)秉持這些理念，強調治療師提供個案無條件的正向關懷、真誠同理地了解個案，讓個案感到被接納、尊重、同理與支持，且能在安全、舒適的情況下省視自己的經驗，覺察自己的問題，以發揮潛能、找到解決困難的方法，達成自我成長與自我實現(Tolan, 2003)。

(一) 以個人為中心治療的治療性關係及目標

個人中心學派的心理治療不主張治療者以專家的角色「指導」個案，不去告訴個案當如何做，而是發展對人的敏感度以及同理心，進入個案的世界，體會個案所經歷的種種，並將這種同理的了解(empathetic understanding)真誠不帶批判地回饋給個案，如此個案能夠感受到治療者是信實的(authentic)、一致的(congruent)、真誠的(genuine)；這樣溝通的過程，治療者要能客觀地區辨人我界線，在深度同理個案，進入個案的世界、體會對方感受的同時，不會失去自我，也不會在回應個案時，夾雜自己的想法或價值判斷，而是讓個案覺得完全的被了解與同理支持。

(二) 以個人為中心治療的策略

Tolan (2003)指出，個人中心治療學派的另一個核心要素就是「**無條件的正向關注**(unconditional positive regard)」，個案的心理困頓不是一時一刻能改變的，通常是一個漫長的歷程，治療者需要耐心陪伴，不管個案表現或好或壞、或進步或退步，治療者都能持續的相信個案，並且接納個案過程中的起起伏伏，這是一種無條件的正向關注，是治療師對個案正向積極的態度。

對以個人為中心的治療而言，最重要的治療策略就是治療師積極發揮上述的治療性態度及技巧，真誠一致、同理、不批判、無條件的正向關注，因為此學派不主張指導性(directive)的治療策略，而是希望治療師透過這些營造溫暖接納、正向積極的治療性氣氛，幫助個案得到支持與接納、覺察出對自我的理解，並探索出解決之道，最終成為一個有效能的個體，可以調適現存或未來的困難(Tolan, 2003; Wilkin, 2016)。

個人中心治療學派強調治療師對個案展現積極關懷與接納，事實上這些專業治療性知能是所有助人者應具備的特質與能力，因此個人中心治療對當今健康照顧、諮商輔導等助人專業皆有深刻的影響，包括護理專業，因護理專業提供個案的關懷照顧也是非常注重個別性、尊重個案的自主性，強調協助發揮既有能力或潛能。

二、完形心理治療(Gestalt Psychotherapy)

完形治療是由德籍醫師 Fritz Perls 和心理學家 Laura Perls 於 1951 年創立，完形(gestalt)源自德語，意思是組織完好的個體，整體性(holism)是完形治療的核心重點，視「人」為一個能持續因應外界環境改變、能做自我調節以達成平衡的有機體(Knight, 2014)。

完形治療認為：「如果個體自我調節的歷程受破壞，可能會失去部分的自我，而變得不完整，個體可能以降低感受、切割、拋棄受虧損的部分。如此，個體的自我會變得不真實，但得以繼續生存面對環境。」

(一) 完形治療的治療性關係及目標

完形治療的目標是幫助個案重建一個具備自我調節功能的個體，將「失去的部分自我」重新整合回來，「不真誠或未完成的自我」則以「再重新經歷」的方式來重建，最終希望當事人可以成長、有活力，找到意義，恢復生命的統整性。治療師和個案維持合作的夥伴關係，一起分享、探討個案的生命經驗，治療師尊重個案主張什麼是重要的，提供個案同理性的理解。

(二) 完形治療的策略

完形治療認為「改變」是發生在此時此刻(here and now)，治療師會關注當下出現什麼、是什麼干擾個案自我調節，使他無法去感受覺察、做真實的接觸？治療師甚至會把過去、現在、未來都帶到此時此刻的當下，以便再經歷或再統整。常用的治療性技巧如下(Knight, 2014)：

空椅法(Empty-Chair Method)

處理個案對某人想說而沒說、或不敢說、想表達而未表達的情感／情緒（或稱為「未竟之事(unfinished bussiness)」)，治療師會取一張空椅，假設某人坐在椅上，邀請個案把他想對某人說的話說出來、想表達的情感情緒表達出來。此法也適用於處理個體有兩個互相衝突對立的內在自我，治療師會請個案假裝自己某個內在自我坐在椅子上，自己再以另一個自我的立場發言，對著椅子上坐的那個自我說話，表達立場與想法，之後可交換表達，意即換成說話的這個自我坐在椅子上，原本坐在椅子上的自我站起來說話。空椅法可以幫助當事人表達、統整經驗與感受(Knight, 2014)。

身體覺察(Body Awareness)

人們有時會出現抖腳、玩弄手指、說話音量或呼吸微弱，其實是自我阻隔身體的能量，治療師會創造機會幫助個案覺察身體，例如藉由提問：「現在你的身體感覺如何？」、「進到你的身體裡，看看身體在說什麼話？」(Knight, 2014)。

負責任的言語(Language of Responsibility)

為了減少感受、降低覺察的強度或減少接觸，有些個案會以偏轉的、間接的言語來敘事，例如：個案描述看到一個非常氣憤的場景，會說成：「看到這情況，你真的會氣到吐血！」事實上，氣到要吐血的是個案的感受，而不是「你」的感受，精準一點表達，應該是：「看到這種情況，『我』真的氣到要吐血！」因此，治療師會邀請個案以負責任的言語直接表達說出：「看到這種情況，我真的氣到要吐血！」如此幫助個案坦誠面對自己的情緒，直接接觸自己的感受。

透過這些具體可操作的策略，完形治療幫助個案再次經歷，把未完成的、被排斥切割的部分自我統整回來，即使是過去的經驗，也透過類似實驗的操作，把過去的事重新拉回來此時此刻的當下，再度感受與經歷，希望如此可以重塑個體的完整性(Knight, 2014)。

在健康照顧領域，有時可見因至親驟然逝世分離，無法調適而造成延遲性悲傷，空椅法可以幫助個案完成未竟之事，調適悲傷的情緒反應；有些個案具身體感覺變異的癥狀，透過身體覺察可幫助個案再檢視身體感受與情緒等其他自我的相關聯，增加自我的統整與和諧。

三、情緒取向的心理治療(Emotion-Focused Psychotherapy)

從情緒層面介入心理治療，廣泛應用的知名學派當屬艾里斯(Ellis)在 1960 年代提出的「理情治療(rational emotion therapy, RET)」，他認為情緒困擾常與當事人的想法有關，所以艾里斯以 ABC 來解釋情緒困擾如何發生(Trial & Trial, 2018)（詳見第 10 章）。幾經演變，同樣是處理當事人情緒的「情緒取向治療(emotion-focused theray, EFT)」整合個人中心學派、完形學派等，發展出更聚焦於個案的情緒治療法，幫助治療憂鬱症、飲食障礙症、社交畏懼症及有創傷經驗的個案(Goldman & Watson, 2016)。

Goldman 及 Watson (2016)將情緒區分成如下四大種類，後三者屬於功能不良的情緒：

1. **適應性的原發情緒**(primary adaptive emotions)：這種情緒一般人都有，當個體面對複雜的情境，出現這類情緒可以幫助當事人快速地做反應，例如：在人群中聽見槍響、尖叫、部分群眾開始驚慌，你馬上產生「恐懼」，接著立即採取防衛的行動。這原發性的「恐懼」情緒發揮功能，不經過太多縝密思考，幫助你迅速採取必要的適應性反應。
2. **不適應的原發情緒**(primary maladaptive emotions)：這類情緒通常源自過去的創傷經驗，會干擾個案，使他無法建設性地面對當下，例如：親密關係的暴力受害者，往後無法再面對關懷或親近的人際關係，因為在他經驗中，親密和暴力是連結在一起的，因而產生排斥和憤怒。
3. **反應型的次發情緒**(secondary reactive emotions)：這類情緒是在原發性情緒反應之後被誘發出來的，可能不適合個案當下所處的情境，例如：一個人遭遇排斥，他會有原發性情緒，如感到傷心或害怕，接著誘發出「憤怒」的感覺，若此種次發性憤怒情緒朝向外界，則對「排斥」他的人事物感到生氣；若朝向自己，則生氣自己為何要害怕。
4. **工具型的情緒**(instrumental emotions)：這類情緒被當作工具，用來控制他人或影響他人，例如：用「惺惺作態地傷心」來贏得別人的支持；用「憤怒」來支配他人，要別人順從。

情緒困擾常造成個案的失能，這類困擾常見四個主要來源，包括：(1)情緒失調；(2)無法覺察情緒；(3)不適當的情緒反應；(4)對「存在的意義(existential meaning)」、「敘事建構(narrative construction)」，產生困擾(Goldman & Watson, 2016;

Greenberg & Watson, 1998)。在治療過程中，辨識出這些有問題的狀態，深入追究，可以探討出背後真正的問題，進行有效的介入處置。

(一) 情緒取向治療的治療性關係及目標

情緒取向治療師聚焦在探討個案目前的經驗中，有什麼背後潛在的問題，所以治療師在過程中會扮演引導的角色，同時要具備人際敏感度，以便能呼應個案的狀態。治療師積極建立安全而信任的治療性關係，使個案自在地表達情緒；當個案自我揭露、探討意涵、訴說自己的生命故事時，治療師需要充分地同理個案。

(二) 情緒取向治療的策略

情緒取向心理治療法有系統地喚起當事人的經驗，Goldman 及 Watson (2016)指出當個案出現下列的情況，代表值得進一步追究探討：

1. 個案不明白為什麼總是以某一些特定的方式做反應。
2. 個案發覺自己在壓制某一些自己的經驗。
3. 個案採取互相衝突的、非常不同的行動方案。
4. 總是無法和他人自在相處，或對持續維護人際關係，感到困難或痛苦。

當事人出現上述的困境時，情緒取向治療師可提供個案專屬的解決方案，練習處理情緒、試著採取不同角度看待事物、或學習和自己及他人相處。

✚ 四、現實治療(Reality Therapy)

與理情治療的艾里斯(Ellis)大約相同的 1960 年代，葛拉瑟(William Glasser)提出「現實治療」的主張，認為人因為內在的需求與慾望，促成採取行動來滿足：愛與被愛的歸屬感、自由、歡樂(fun)及影響力(power)，這些是人類共同的需要；個體會透過思考、決定採取何種行動，以展現出對自己生命的控制(Wubbolding, 2012)。

個體出現心理疾病，是因為不能自我負責、無法以正確有效且符合現實的行為方式，來滿足自己的心理需求；常見無法符合現實，是因當事人受制於過去的經驗或外在的困境，造成無法執行眼前應當做的(Corey, 2013; Wubbolding, 2012)。

(一) 現實治療的治療性關係與目標

Corey (2013)指出現實治療師透過主動指導、心理教育、甚至說教的方式，在尊重與信任的關係中，幫助當事人找到更有效的方式，來滿足個案自己的歸屬感、影響力、自由及歡樂的需要；最主要著重在幫助個案改善與生命中重要他人的關係，不管是熟識已久或初識的重要他人，和個案重建和好的關係，是現實治療師和個案共同努力的目標，為此雙方共同建立「治療同盟(therapeutic alliance)」的聯結。

(二) 現實治療的治療性策略

現實治療師會幫助個案檢視、評價個案當下所做的、所想的是否真的可以幫助他獲得生命中想要的東西，並教導個案如何作抉擇(choice)，透過技巧性地問話、質詢、甚至挑戰個案，深入的檢視個案的所作所為，形塑改變的動機，制定行動方案進行改變；過程中，**現實治療師協助個案信守承諾，負責任地徹底執行，直到當事人重新贏回對自己生活的控制**(Corey, 2013)。

現實治療所主張的內涵是人類的共同需要與經驗，所以它深具實用性，在世界各國廣泛採用(Corey, 2013)，幫助各式精神病人、或有不良適應行為的個體（李、洪、蕭，1996；劉、丁、鄭，2010；Corey, 2013）。

五、存在主義心理治療(Existential Psychotherapy)

源自存在主義(existentialism)的「存在主義心理治療法」，是以存在(existence)的哲學性論述為根基，於 1950 年代末開始歷經多位心理學家延伸論述，後來由耶隆(Irvin Yalom)和施奈德(Kirk Schneider)將存在主義心理治療法進一步發展，主張人的一生中有四個既定的存在，包括：自由與責任、孤獨、喪失意義、死亡。每個人都是單獨地出生／死亡，可以按自己的抉擇自由地建構自己的人生，但要負起責任來採取行動，過程中不斷追尋生命的意義與目的，若失去意義感，就會感到空虛、陷入真空狀態，害怕面對生命的終點：死亡，而每個人都存有死亡的恐懼，唯有直接面對死亡恐懼才能活出真正的生命(Knight, 2014)。

(一) 存在主義心理治療的治療性關係及目標

存在主義的心理治療師必須是一個成熟的個體，具備個人對生命的哲思，才能使用自己成為一個治療性工具，真實、開放地與個案對話，建立一個成熟的治療性關係；治療目標是了解個案當前的經驗後，幫助個案找出他想要的生命為何，並且自己承擔起主宰的責任(Corey, 2013; Knight, 2014)。

(二) 存在主義心理治療的治療性策略

存在主義心理治療法並沒有特定的治療性技術，治療師可以彈性地引用其他治療學派的技巧，來幫助個案強化自我覺察，拓展個案的生命經驗，使從中得到生命的意義與生活的重心(Corey, 2013)。

Knight (2014)指出，為了幫助個案反思自己當下的生命狀態，存在主義治療師常對個案提問：

1. 你生命的目的是什麼？
2. 對你而言，「意義」來自哪裡？
3. 你想要活出一個真實的人生，但是，你還是持續待在這個讓你不滿意的人際關係／工作中，是你自己的什麼卡住你自己？
4. 你認為在治療的療程中，可以幫助你活的更真實的是：完成哪一些事／任務？

透過這些反思性的提問，治療師與個案深度對談，幫助個案釐清這些生命終極的思辨，使個案能從經驗中找到意義。在醫療領域，常見存在主義心理治療法應用於緩和安寧照護、臨終護理及靈性關懷照顧（方、李，2008；蔡，2004）。

9-4 其他心理治療法

一、動機式晤談法(Motivational Interview)

動機式晤談法在精神衛生領域很廣泛使用，它不是一種治療，而是一種以個案為中心的溝通方法，強調個案的自主性、尊重個案最知道自己該如何改變，治療師透過溝通激勵個案改變的動機，幫助解決矛盾衝突，以便順利進行改變計畫，最常用於各種成癮病人的戒癮計畫（陳，2018）。改變的實質內涵包含下列兩大方向：

1. **改善問題行為**：如戒治毒癮、藥癮、酒癮、菸癮、節食減重。
2. **建立健康的行為**：如長期監測血糖、血壓、生酮飲食計畫、長期服藥控制。

(一) 動機式晤談法的治療性關係及目標

和羅傑斯(Rogers)的個人中心治療學派一樣，動機式晤談法非常看重接納、同理、推崇個人價值與能力，強調個案的優勢與能力，尊重他們的自主性，治療師和個案之間維持尊重、合作的夥伴關係(Hamera, 2014)。

心智圖

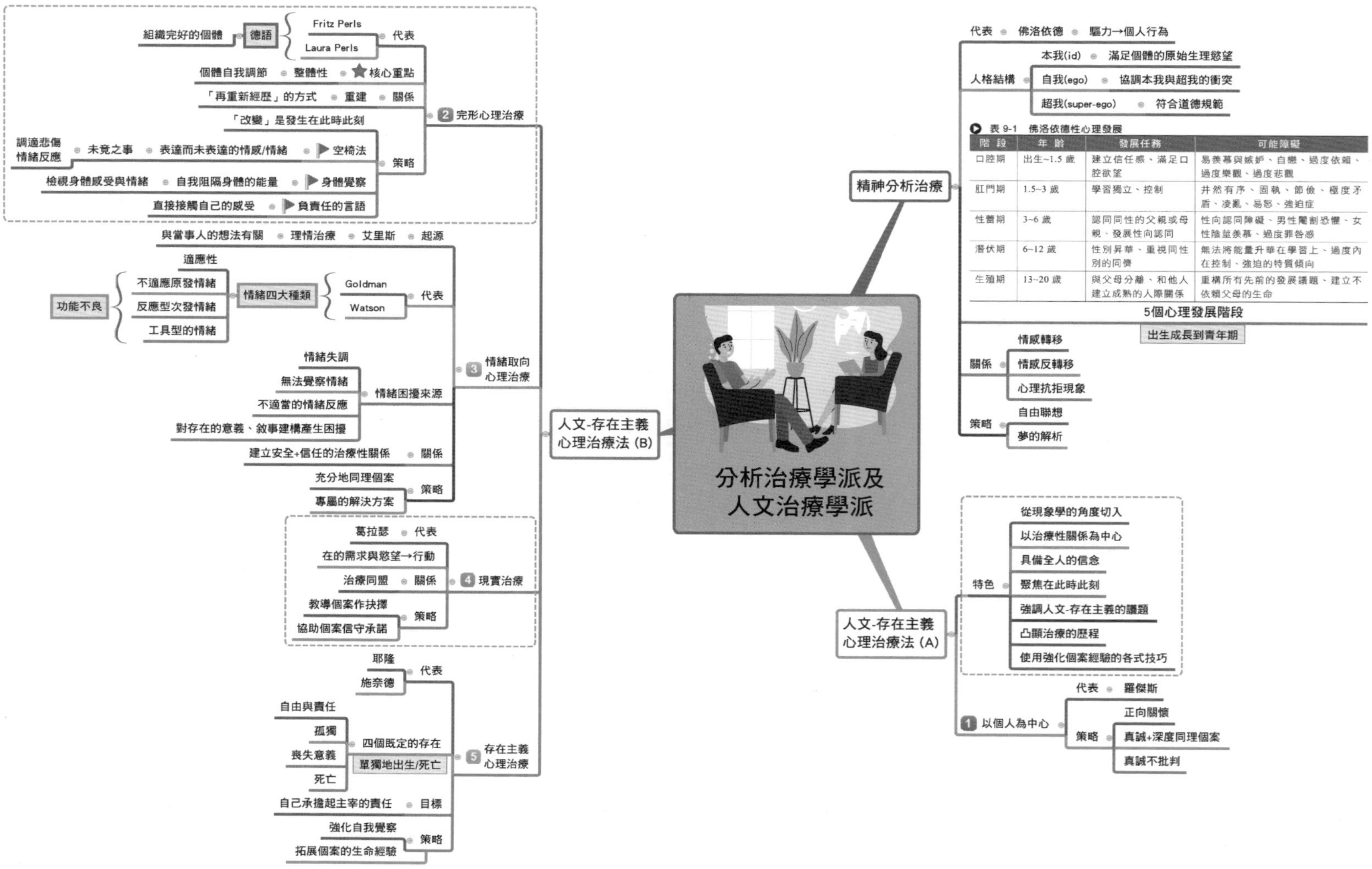

分析治療學派及人文治療學派

精神分析治療

- 代表：佛洛依德 → 驅力→個人行為
- 人格結構
  - 本我(id)：滿足個體的原始生理慾望
  - 自我(ego)：協調本我與超我的衝突
  - 超我(super-ego)：符合道德規範
- 5個心理發展階段（出生成長到青年期）

表 9-1 佛洛依德性心理發展

階段	年齡	發展任務	可能障礙
口腔期	出生~1.5 歲	建立信任感、滿足口腔欲望	易羨慕與嫉妒、自戀、過度依賴、過度樂觀、過度悲觀
肛門期	1.5~3 歲	學習獨立、控制	井然有序、固執、節儉、極度矛盾、凌亂、易怒、強迫症
性蕾期	3~6 歲	認同同性的父親或母親、發展性向認同	性向認同障礙、男性閹割恐懼、女性陰莖羨慕、過度罪咎感
潛伏期	6~12 歲	性別昇華、重視同性別的同儕	無法將能量升華在學習上、過度內在控制、強迫的特質傾向
生殖期	13~20 歲	與父母分離、和他人建立成熟的人際關係	重構所有先前的發展議題、建立不依賴父母的生命

- 關係：情感轉移、情感反轉移、心理抗拒現象
- 策略：自由聯想、夢的解析

人文-存在主義心理治療法 (A)

- 特色
  - 從現象學的角度切入
  - 以治療性關係為中心
  - 具備全人的信念
  - 聚焦在此時此刻
  - 強調人文-存在主義的議題
  - 凸顯治療的歷程
  - 使用強化個案經驗的各式技巧
- 1 以個人為中心
  - 代表：羅傑斯
  - 策略：正向關懷、真誠+深度同理個案、真誠不批判

人文-存在主義心理治療法 (B)

- 2 完形心理治療
  - 代表：Fritz Perls、Laura Perls（德語 → 組織完好的個體）
  - 核心重點：整體性 → 個體自我調節
  - 關係：重建 → 「再重新經歷」的方式
  - 「改變」是發生在此時此刻
  - 策略
    - 空椅法 → 表達而未表達的情感/情緒 → 未竟之事 → 調適悲傷情緒反應
    - 身體覺察 → 自我阻隔身體的能量 → 檢視身體感受與情緒
    - 負責任的言語 → 直接接觸自己的感受
- 3 情緒取向心理治療
  - 起源：艾里斯 → 理情治療 → 與當事人的想法有關
  - 代表：Goldman、Watson → 情緒四大種類
    - 適應性
    - 功能不良：不適應原發情緒、反應型次發情緒、工具型的情緒
  - 情緒困擾來源：情緒失調、無法覺察情緒、不適當的情緒反應、對存在的意義、敘事建構產生困擾
  - 關係：建立安全+信任的治療性關係
  - 策略：充分地同理個案、專屬的解決方案
- 4 現實治療
  - 代表：葛拉瑟
  - 在的需求與慾望→行動
  - 關係：治療同盟
  - 策略：教導個案作抉擇、協助個案信守承諾
- 5 存在主義心理治療
  - 代表：耶隆、施奈德
  - 四個既定的存在：自由與責任、孤獨、喪失意義、死亡（單獨地出生/死亡）
  - 目標：自己承擔起主宰的責任
  - 策略：強化自我覺察、拓展個案的生命經驗

(二) 動機式晤談法的策略

會談技巧

動機式晤談的會談技巧以 OARS 代表四大重點，說明如下(Miller & Rollnick, 2013)：

1. 以開放式問句來提問(asking **o**pen questions)。
2. 肯定個案的努力與長處(**a**ffirming)。
3. 以反映(**r**eflection)的會談技巧，說出個案話語的內容及話語背後明顯或隱藏的情緒。
4. 以摘要(**s**ummerising)的技巧，總結出個案所說的話，彙整所談的各項資訊以結束談論某主題，或便於開啟另一個話題。

改變的階段

以動機式晤談法來激勵個案改變時，治療師必須敏銳衡量對方正處於改變的哪一個階段，才能適切地推動改變。人的改變可分成下列階段(Hamera, 2014)：

1. **約定承諾**(engagement)：這是起心動念的初始階段，最重要的是治療師和個案建立信任和尊重的良好關係，透過積極傾聽、真誠同理，充分理解個案的狀況。
2. **聚焦重點**(focusing)：聚焦在找到改變的方向，釐清不改變可能帶來的後果，若遭遇個案抗拒改變、或抗拒面對問題，可採用反映(reflection)的會談技巧來稀釋個案的抗拒力道，或不斷地接納個案的抗拒，讓他知道「改變與否」是他自己可以做決定的；若個案表達出好幾個改變的方向，則幫助對方釐清哪一個改變是最有效的，先從那個著手。
3. **喚起**(evoking)：此階段著重誘發改變的動機。人的習慣性及舊環境的線索會驅使人們繼續原有的行為，仔細搜尋改變帶來的任何可能好處，可以喚醒改變的動機，治療師可以多和個案談改變帶來的好處、不改變帶來的後果，以便強化動機。有時候個案會缺乏信心，不相信自己真的可以改變，這種現象常出現在個案反覆發作／發病時，因此需要治療師持續地支持，指出他以往歷次企圖改變雖然沒有成功，但企圖心值得嘉許！治療師可協助將改變分成更多小步驟或小目標，增加成功達標的機率。另外，治療師可邀請個案以 1~10 分的簡易分數量表，針對改變的重要性進行評分，10 分代表重要性的最高等級，給分越高可推估個案持續改變的可能性越高。

4. **計畫**(planning)：規劃具體的改變策略，此時治療師要格外小心，不要建議個案改變的方法或提供他套裝歷程，如此很容易引起個案的抗拒。治療師應站在協助的立場，幫助個案發展改變的計畫，鼓勵他繼續委身進行改變。

治療原則

在以動機式晤談治療的過程中，有以下重要的原則（邱，無日期；陳，2018）：

1. **表達同理心**(expressing empathy)：以溫柔、反映式傾聽的會談技巧，在整個治療過程中同理並接納個案的觀點，但接納並不代表同意，而是不帶批評、判斷、意見或責怪的傾聽個案的想法，改變或不改變的選擇權依然掌握在個案手上。
2. **比較差異，創造不一致**(developing discrepancy)：幫助個案看見眼前現實情形與目標理想情境的差異，在治療過程中著眼並擴大這個差異，形成個案改變的動機。
3. **避免爭辯**(avoid argumentation)：避免以爭辯方式說服個案，或面質個案，以免造成反效果，使個案抗拒改變。
4. **改變抗拒**(rolling with resistance)：相信個案是有能力可解決問題，過程中邀請個案加入新的觀點看待問題，發現自己的不一致，並協助個案積極參與問題解決的過程，化阻力為助力。
5. **支持自我有能感**(supporting self-efficacy)：提升個案對於治療的自信與希望，使個案相信自己有能力可以克服障礙、改變成真。

二、焦點解決治療(Solution-Focused Therapy, SFT)

焦點解決治療是一種短期的、聚焦在解決問題的心理治療法，故又稱為短期焦點解決治療(solution-focused brief therapy, SFBT)，是 Berg 和 Shazer 於 1970 年末發展出來，用於幫助成癮的個案及其家屬，他們認為心理治療不必然要處理問題才能解決問題，這樣會聚焦在問題上，心理治療應該要聚焦在問題的「解決」上，重點不是問題如何在過去的時間產生，重點是現在及未來如何解決，正向強化個案的能力及優勢資源，在短期間內解決問題。即使是長期的問題，短期間之內解決一個問題所帶來成功的經驗，亦可使個案複製成功經驗來解決更多問題，因此治療師會集中和個案談論問題解決法(solution talk)，而非一直探討問題(problem talk)，同時詢問個案他期待將來變成怎樣，幫助個案形塑一個具體改變的意象(Knight, 2014; Lutz, 2014)。

(一) 焦點解決治療的治療性關係及目標

治療的目標集中在兩點：個案想要未來什麼不一樣的生活？要怎麼做才能讓這些發生？透過具體描述未來這些改變發生的細節，可以帶來希望感，也讓個案覺得改變是有可能發生的(Knight, 2014)。

治療師和個案維持合作關係，尊重、肯定個案，治療師可假設自己是在「不知所以」的位置，也就是用學習者的角度切入，學習個案言語的意涵(Knight, 2014)，強調個案說出的正向話語，以便讓個案能充分建構解決的方案、設定周延的目標，目標必需設定是正向的行為、是具體有個別性而且是可以操作的行為。

(二) 焦點解決治療的策略

治療師和個案剛接觸時可先不去談個案的問題，而是自由談論，先了解個案的興趣、長處、優勢是什麼？誰是個案生命中最重要的他人(very important person, VIP)？個案最喜歡或最感激他什麼？他曾經如何幫助過個案嗎？治療師藉此建立關係並更了解個案(Luts, 2014; Knight, 2014)。若個案依然有傷害性的負向行為，治療師需維持不預設立場、不批判個案，詢問個案促成負向行為背後的理由是什麼，或這樣做對他有什麼幫助？

焦點解決治療過程中，治療師藉由向個案「提問」引導會談，而不是以專家的姿態「詮釋」問題，因為唯有個案是他自己生命的專家，表 9-2 統整治療師使用的各式提問技巧及其發問的目的(Luts, 2014; Knight, 2014)。

表 9-2　焦點解決治療師向個案的提問

問句	目的
· 我可以怎麼幫助你？ · 你期待今天的面談要有什麼內容，你才會覺得今天有被幫助到？ · 從現在到下次我們碰面，我想請你留意你生活中已經有改變的一件事	邀請個案參與治療
· 假設今晚睡覺時，會有一個奇蹟發生，這奇蹟就是你來到這邊尋求幫助的問題，有一件會被解決，那會是什麼？ · 你怎麼知道的？ · 如果奇蹟真的發生了，隔天早上醒來，你會發現有什麼不一樣？	詢問假設「奇蹟」發生的問題，幫助釐清個案的目標與渴望

表 9-2　焦點解決治療師向個案的提問（續）

問句	目的
· 其他還有什麼，是你很擅長的？ · 其他還有什麼人，在你生命中是很重要？ · 其他還有什麼有效的方法／資源？ · 其他還有什麼你很感謝／欣賞他們的？	「其他還有……？」治療師詢問此類問題，目的是幫個案挖掘出更多有助益的資源／支援
· 你曾經經歷過完全沒有……的時候嗎？請你描述一下那個例外的狀況 · 你曾經經歷……很輕微的時候嗎？請你描述一下那個例外的狀況 · 這例外的狀況，有幫助嗎？怎麼樣有幫助的？ · 在這例外的狀況中，你有做什麼嗎？你怎麼做到的？	治療師相信個案面臨的問題或困境總會有問題不太嚴重或完全沒有問題的時候，這些是「例外」的狀況。詢問個案例外的狀況，探討其中的正向差異，了解可能的成功線索或可行策略，以便幫助個案做正向的改變
· 最低 1 分，到最高 10 分，……時是幾分？現在是幾分？ · 針對達成目標的自信心，現在你有幾分？ · 假設我詢問你的 VIP，你這樣做的行為是否有助益，以 1~10 分來衡量，10 分是代表最有幫助，那你覺得 VIP 會給幾分？	量化自評的提問：以 1~10 分的簡要數字（10 分是最高分）請個案以數字量化來評量情況 切記：量化的分數是用來評量「解決策略」，不是用來評量「問題」！
· 未來這目標達成後，你會收穫什麼？ · 未來這事發生以後，會出現怎樣的美好景況？	詢問關於未來，這類問題的對話，旨在幫助個案將未來的目標視覺化，激勵動機
· 看起來這事對你真的很不容易，你還是持續在做，你是怎麼辦到的？ · 真的很佩服你！有辦法讓情況不要變壞，你做了哪些事？	「鼓勵繼續努力」的提問：旨在幫助當事人找出繼續努力的資源或策略
· 家人和同事都很肯定你耶！他們怎麼稱讚你？都說了些什麼？ · 好厲害喔！你這麼快就完成了	讚許個案：強化及肯定個案的成就
· 今天面談結束之後，在下週面談之前，設想你自己更能勝任工作，然後觀察紀錄自己變得怎樣不一樣？ · 情況改善了，下週你觀察記錄一下自己做了什麼？思考想了哪些？	在治療期間，提供個案演練作業

註：VIP (very important person)意指對個案而言生命中很重要的人。

焦點解決治療師藉由上述的正向提問，聚焦在挖掘個案的能力資源、提升解決問題的自主性，引導實際付諸行動，努力營造成功經驗；在心理衛生領域，因其著重短期可見的問題解決成效而越來越被重視，如兒童輔導、減緩焦慮困擾等（林、謝，2003；許、鄭、陳，2007）。

結語

19 世紀開始，佛洛依德(Freud)首創精神分析學派，從人的內心狀態及性心理發展過程，來解釋心理障礙如何發生，也企圖以精神分析的策略來幫助個案；後續各種心理治療學派陸續蓬勃發展，本文介紹其中常見的：以個人為中心的心理治療、動機式晤談法、完形心理治療、焦點解決法等，透過認識各種心理治療主張的理念、治療師和個案之間的治療性關係、治療目標還有治療策略，初步理解在心理衛生領域中，幫助心理障礙的個案時，可以進行治療性介入的多層面向，這對執行精神衛生照顧的護理師，是訓練照護能力必備的基本知識。

心智圖

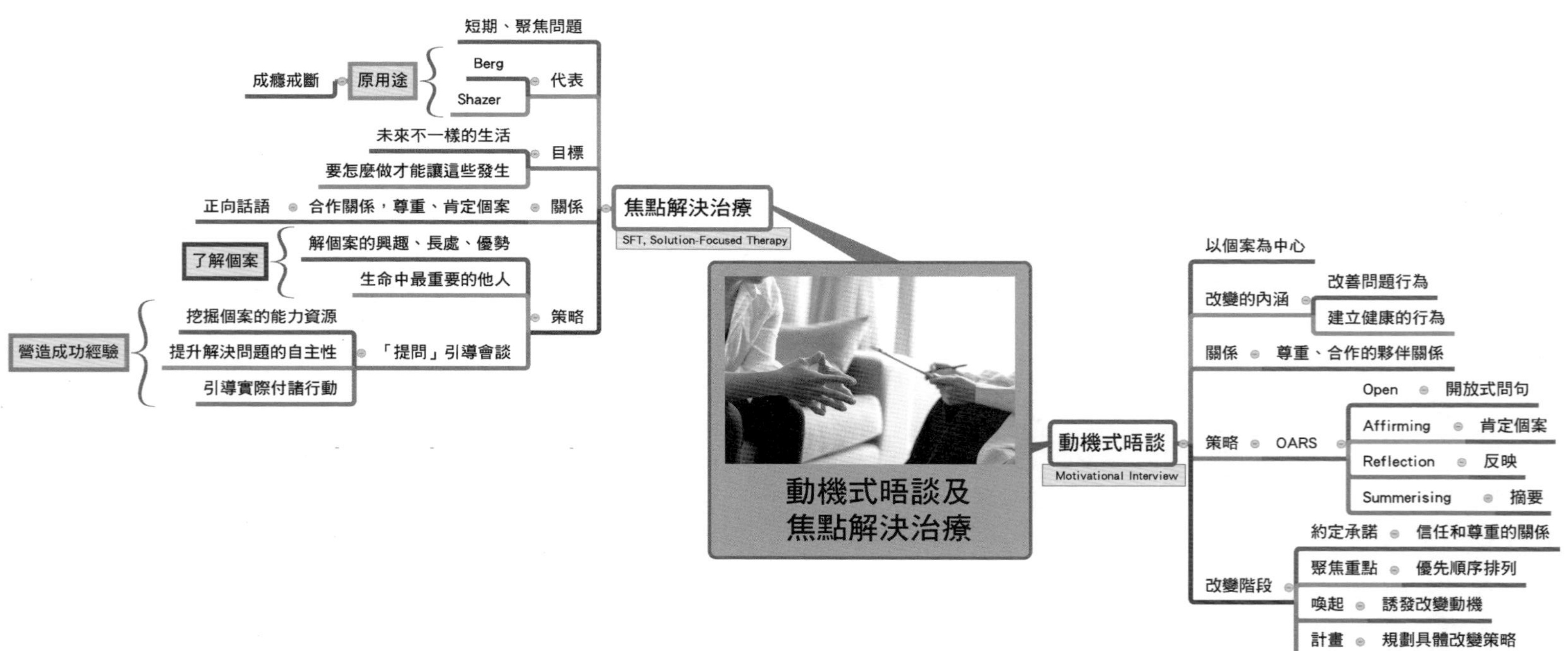
動機式晤談及焦點解決治療
焦點解決治療
SFT, Solution-Focused Therapy
短期、聚焦問題
代表
Berg
Shazer
原用途
成癮戒斷
目標
未來不一樣的生活
要怎麼做才能讓這些發生
關係
合作關係，尊重、肯定個案
正向話語
策略
解個案的興趣、長處、優勢
生命中最重要的他人
了解個案
「提問」引導會談
挖掘個案的能力資源
提升解決問題的自主性
引導實際付諸行動
營造成功經驗
動機式晤談
Motivational Interview
以個案為中心
改變的內涵
改善問題行為
建立健康的行為
關係
尊重、合作的夥伴關係
策略
OARS
Open
開放式問句
Affirming
肯定個案
Reflection
反映
Summerising
摘要
改變階段
約定承諾
信任和尊重的關係
聚焦重點
優先順序排列
喚起
誘發改變動機
計畫
規劃具體改變策略

學習評量

1. 首度從人的內在心理因素來解釋精神障礙，其開創的心理治療學派，深遠影響後來的其他心理治療，此人是：(A) Freud (B) Rogers (C) Perls (D) Beck。
2. 根據精神分析學派的主張，下列有關人格的敘述，何者錯誤？(A)人格結構包括本我、自我及超我 (B)自我是符合現實主義的 (C)超我來自內化父母的教訓或道德規範，擔任協調者 (D)本我來自人的原始生理慾望。
3. 根據佛洛依德的主張，三到六歲兒童的性心理發展階段，具有下列何特色？(A)需要口腔慾望的滿足 (B)學習獨立、控制 (C)發展性向認同 (D)與父母分離、和他人建立關係。
4. 根據精神分析治療學派的主張，治療者與個案建立的人際關係，可能出現的現象，不包括下列何者？(A)情感轉移 (B)情感反轉移 (C)抗拒 (D)認同。
5. 下列敘述何者錯誤？(A)人文主義重視數人的價值 (B)現象學看重個人的生命經驗 (C)存在主義講究理性哲學思考 (D)精神分析注重此時此刻的心理議題。
6. 以個人為中心的心理治療，強調治療師需具備的知能，不包括下列何者？(A)真誠一致 (B)同理支持 (C)無條件的正向關懷 (D)以上皆是。
7. 下列有關動機式晤談法的描述，何者為誤？(A)常用於幫助成癮患者持續戒治 (B)是一種治療、溝通的方式 (C)主要是激勵當事人心動念做改變 (D)治療者需對個案所處的改變階段很敏銳。
8. 完形治療常引用具體的治療策略，幫助個案統整自我，不包括下列何者？(A)空椅法 (B)身體覺察法 (C)負責任的言語 (D)自由聯想。
9. 運用精神分析模式為基礎的臨床照護，其治療過程焦點為何？(A)運用自由聯想和夢的解析解釋病人潛意識的衝突 (B)討論病人病情的變化與預後 (C)治療的過程即是透過教育改變行為 (D)透過治療性人際互動，協助病人建立現實感。
10. 關於焦點解決短期治療，下列何者錯誤？(A)著重在問題解決，而不是問題本身 (B)正向強化個案的能力優勢資源 (C)治療師以提問正向的問題來引導會談 (D)探討個案的內在心理衝突。

參考文獻　掃描對答案

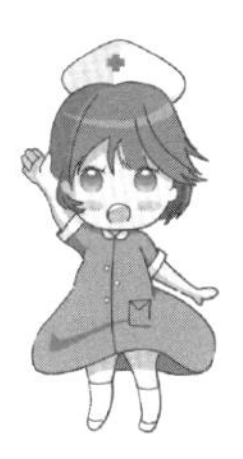

MEMO

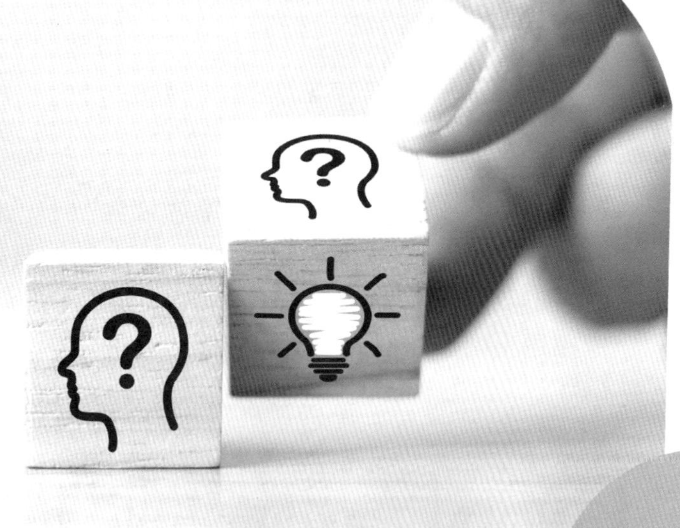

編著／修訂：王美業

行為治療與認知治療

本章大綱

行為治療與認知治療理論
- 一、古典制約
- 二、操作制約
- 三、社會學習理論
- 四、認知理論

行為治療
- 一、行為治療基本概念
- 二、行為治療策略

認知行為治療
- 一、認知偏誤
- 二、理情行為療法

認知行為治療的臨床應用
- 一、減輕焦慮
- 二、學習新行為

行為修正歷程
- 一、建立治療關係
- 二、問題行為的分析及確立
- 三、設立具體目標
- 四、擬定及執行行為改變方案
- 五、分析行為改變的效果

臨床實例

前言

自 1950 年代以來，行為治療以古典制約及操作制約的概念開始，發展出各種行為評鑑及治療心理疾病的治療策略，成為心理治療領域中的重要學派。現代行為治療應用上則加入個人的認知層面，合併為認知行為治療(cognitive-behavior therapy, CBT)。

10-1 行為治療與認知治療理論

一、古典制約(Classical Conditioning)

古典制約代表人物為**帕夫洛夫**(Pavlov)，強調**制約刺激**(conditioned stimulus, CS)與**制約反應**(conditioned response, CR)的關係。其原理是把原來不會產生反應的中性刺激與可以引起反射動作的刺激配對，即可把這個中性刺激轉變成制約刺激，引發制約反應。以狗的「唾液分泌反射」實驗為例，在一般的狀況下，狗聽到鈴聲（中性刺激）並不會引發唾液分泌，但如果經過許多次把肉和鈴聲同時配對出現之後，即使只有聽到鈴聲（制約刺激），狗仍會出現分泌唾液的反射動作（制約反應）（圖 10-1）。

古典制約實例

實驗心理學家華森(Watson)利用古典制約使一個小孩產生對小白鼠的驚嚇反應。實驗對象是一名小男孩亞伯特，他跟大多數小孩子一樣，當聽到巨大聲響時會顯得害怕。實驗前亞伯特並未對小白鼠特別感到害怕，所以小白鼠對亞伯特而言原本為中性刺激，然而，當他和小白鼠玩耍時，工作人員即在他身後製造巨響，使得亞伯特感到驚嚇。在此種配對（小白鼠與巨響）反覆出現後，小白鼠此時已轉變為制約刺激，所以亞伯特再看到小白鼠時就會開始害怕而哭泣起來。諸如此類的東西都能用和小白鼠實驗相同的方法產生類似的反應，即使在不同的房間進行實驗也是一樣，且過段時間再度測試，亞伯特依然會對這些東西產生恐懼。由上述的實驗可知，人類的行為能夠被刻意的制約，經由古典制約所產生的行為即是針對制約刺激所呈現的制約反應，且對不同的物品和環境皆有效。

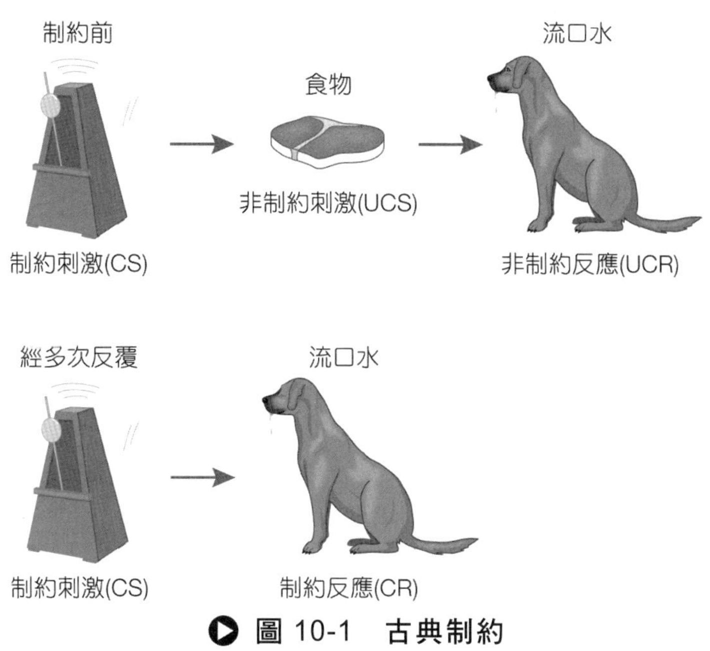

圖 10-1　古典制約

二、操作制約(Operant Conditioning)

史金納(Skinner)主張行為的改變之所以發生，乃因受到行為發生後所伴隨結果的影響，因此強調**增強**(reinforcement)的作用。依據操作制約的理論，行為乃由其後果所決定，意即若某行為會產生滿足的結果，且這種結果可經由經驗驗證，則該行為出現的次數即會增加。若某行為會產生令人厭惡的結果，此種造成失敗的行為出現即會減少，甚而因此被摒棄剔除。史金納並且認為在缺乏增強的狀況下，不管正向增強或負向增強，行為都不會發生，因此某件行為若被增強，則此行為不僅不會只出現一次，還可能持續，但若受忽視或懲罰，行為就會減少。因此，治療的重點即在於改變行為與其後果的連結關係。常用的策略如正向增強、負向增強、處罰及消除等。

操作制約實例

將一隻老鼠關在籠子裡，觀察牠如何取得架子上的食物。可發現老鼠最初都是以隨機的方式來試圖取得食物，在所有的混亂動作中，老鼠偶然碰到籠內的踏板，使得食物落下，經過幾次之後，老鼠在籠內的混亂動作會逐漸減少，而踩踏板的次數增多，最後老鼠即會以明確的方式去踩碰踏板。

三、社會學習理論(Social Learning Theory)

古典制約和操作制約均強調研究觀察個人的外顯行為，但之後許多的學者認為操作制約的原理可能過度的簡化，人類行為的學習並不能只單純地以制約的理由解釋，因此社會學習理論強調對個人內隱行為的研究。

社會學習理論是由**班都拉**(Bandura)提出，強調行為是由下列三個調節系統所組成：外在刺激事件、外在強化的因素及個人認知歷程的影響，此三個因素會相互循環影響個人的行為。當一個人面對外在刺激事件時，個人行為的反應會取決於個人是如何知覺及解釋這個事件，此會受到個人過去經驗及環境事件的影響，之後個人所做出的行為會引發某種外在狀況，並對此行為有一回饋，此回饋所產生的經驗也會使個人決定日後的行為模式及期望。

由上可知，班都拉提供不同的角度來看待心理疾病的成因，也引發行為治療對個人認知歷程的重視。此外，本學說也強調治療者的另一個功能是作為個案的角色模範，個案學習新行為的基本歷程之一即是模仿，因此治療過程中工作人員可成為個案重要的學習楷模，以達到治療的成效。

四、認知理論(Cognitive Theory)

美國精神科醫師貝克(Beck)的認知理論強調患有情緒障礙的個人常有負向期待(negative expectation)、過分概化(overgeneralize)、極端(extreme)等邏輯錯誤的傾向。整體而言，病人對自己、他人以及未來的重要信念和假設均抱持負面的偏差認知。**貝克認為鬱症病人的心情之所以會低落，是因為他們對自己、他人及外在世界的認知扭曲所致，面臨壓力時病人會全盤接受自己的不足，無法停止負向思考，且拒絕接受現實上較客觀的解釋，因此常覺得無望、無助、挫折以及罪惡感**。這些錯誤的認知解釋，使得原本是中性、無關緊要的事件或訊息，在病人心中引起負面情緒。治療重點即在於協助病人界定這些負面的認知。

貝克將行為治療的療效從表面的行為改變，導入內在認知過程的改變，由鬱症病人的治療開始，逐步應用推廣到焦慮症、恐慌症、強迫症、甚至人格障礙症、物質使用障礙症、雙相情緒障礙症及思覺失調症等精神疾病。治療策略上強調須與個案建立合作性的治療關係，藉由家庭作業、引導個案確認自己的認知偏差與修正不當的假設／前提，以及練習自我分析與自我監控，讓個案能修正不合理的假設，演練認知技巧，進而協助個案改變負向的認知模式。

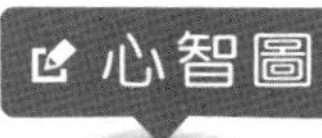

心智圖

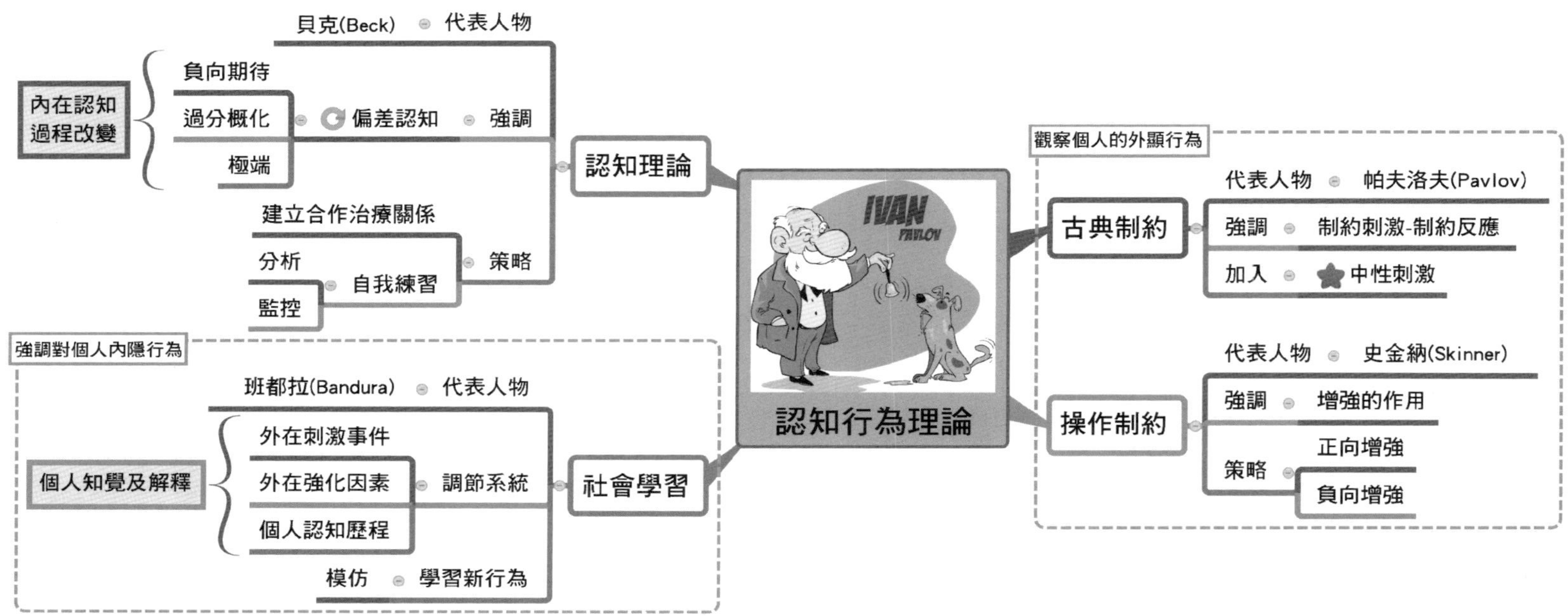

認知行為理論

- 認知理論
  - 代表人物：貝克(Beck)
  - 強調：偏差認知
    - 負向期待
    - 過分概化
    - 極端
    - （內在認知過程改變）
  - 策略
    - 建立合作治療關係
    - 自我練習
      - 分析
      - 監控
- 社會學習（強調對個人內隱行為）
  - 代表人物：班都拉(Bandura)
  - 調節系統
    - 外在刺激事件
    - 外在強化因素
    - 個人認知歷程
    - （個人知覺及解釋）
  - 學習新行為：模仿
- 古典制約（觀察個人的外顯行為）
  - 代表人物：帕夫洛夫(Pavlov)
  - 強調：制約刺激-制約反應
  - 加入：中性刺激
- 操作制約（觀察個人的外顯行為）
  - 代表人物：史金納(Skinner)
  - 強調：增強的作用
  - 策略
    - 正向增強
    - 負向增強

10-2 行為治療

一、行為治療基本概念

(一) 行為治療的定義

行為治療(behavior therapy)是指系統性地利用各種行為修正技術，安排或改變與行為有關聯的情境因素，以達到減緩個人失能的程度與增進生活品質。根據行為理論及學習理論等相關論點，配合實驗心理學原理及各項行為操弄技術所發展出之治療模式，主要目標著重在修正不適當的「**刺激**(stimulus)－**反應**(response)，S→R」連結，以學習的原理，設計出一套結構化的治療過程，掌控治療情境，以改善個案目前的症狀行為。行為治療幫助個案改變不適當的行為模式，並進而獲得新的因應技巧、增進溝通能力、克服自我挫敗的情緒衝突。

(二) 行為治療的特色

1. **所有的行為皆是經由學習得來**：行為治療是以學習理論為基礎，行為問題可運用再學習的原理，**矯正不當的行為或反應，並著重於處理此時此刻的問題**。過程中治療者有策略地運用行為分析，選擇欲改變的目標行為。以漸進式由易而難的方式進行，一次處理一個部分，逐步及系統化完成整個問題的治療。例如面對一位自我照顧功能障礙的個案，可以從簡單的儀容整理、盥洗、穿衣、沐浴、到整個個人單位環境的整理，階段化完成整個行為修正的治療過程。
2. **強調個人外顯行為或反應均可被量化**：行為治療的目標與成效需以具體、可觀察、可測量的變項來評值。例如可以採用個案主動參與病房活動的次數來加以量化個案的退縮行為是否已有改善，而非含糊的標註個案仍有退縮行為。
3. **運用到個案的日常生活**：行為治療鼓勵當事人不論是在治療情境中或是一般生活情境裡，學習觀察自己的行為並演練所學習到的應變技能。同時強調教導當事人學會自我管理的技能，必要時可在每次的治療後指派家庭作業。
4. **需先與個案及家屬充分溝通**：**以評估個案改變意願及收集個案之問題行為，與個案共同訂定契約**，並以一致性的態度依契約的內容執行。個案行為的改變亦要如實記錄，以能確實評值行為治療的成效。契約內容包含治療的時間、情境／地點、目標行為、**目標行為的標準**、**增強物的種類**、獎勵或懲罰的標準等。

二、行為治療策略

(一) 增強行為

正向增強法(Positive Reinforcement)

正向增強法是最被廣泛使用的行為治療程序之一，可用來增強個案被期待行為的出現，即當個案出現被期待的行為後給與獎賞，加強行為頻率。一般而言，執行初期可採連續性增強原則，每次行為發生後或固定時距持續給予增強，深化行為改變動機。在個案逐漸養成新良好行為習慣時，增強的方式可變更為不固定次數或時間給予，如每隔某段時距施予強化（時距強化方式），或是累積某次數的正確反應後施予強化（比率強化方式），此方式可促進個案持續表現良好行為習慣，為間歇性增強原則。

常見的增強物說明如下：

1. **初級增強物**：對個人而言，該增強物不需經學習或事先與其他增強物聯結就可直接使個人滿足，基本上能滿足人類基本需求的增強物皆可為初級增強物，例如人不需要經過學習就可知道食物、水可帶來滿足。但須注意**初級增強物並非任何情境下都有增強的效用**，如對剛吃完大餐的人來說食物就不是增強物了。
2. **次級增強物**：需經過學習或制約才具有作用的增強物。意即這些增強物本身沒有什麼價值，但與其他增強物產生聯結後，可增強個人行為的價值。次級增強物包含各種象徵性的實物，如分數、名次、獎狀或是**代幣**(token)等；或是具有增強作用的社會性增強物，如稱讚、獲得注意和贊同、擁抱等。

負向增強法(Negative Reinforcement)

負向增強法與正向增強法目的類似，可用來增強個案被期待行為的出現。負向增強法一般是使用令人不愉快或不利於個人的刺激，在負向增強的過程中，個人因試圖減少或取消負向刺激，故表現出某種預期行為。例如在太太的嘮叨下（負向刺激），先生才去倒垃圾，之後先生出現主動倒垃圾的行為（被期待行為）。因為先生學會如果不這麼做的話，太太一定會嘮叨懶惰，為了免除嘮叨，所以先生只好先倒垃圾再做其他的工作，這就是利用負向增強法增加某種被期待行為的表現，而該行為是可以避免或逃避厭惡的事件（負向刺激）。

使用增強技術時需注意：

1. 治療者必須確定增強物的強度需足以引起個案的動機，以表現出適當行為，但**不可以增強物操縱個案**。
2. 治療者必須有系統的使用增強技術。
3. 正向增強需在適當行為出現後才能給予獎賞。
4. 適當行為的標準必須具體明確，可被量化。

逐步養成(Shaping)

逐步養成又稱塑型法，是指**應用操作制約原理**，連續增強與目標行為有關的一連串細小步驟，來建立個案新行為的歷程。**把欲塑造的行為分成數小步驟，從簡單的行為開始，在完成一個步驟後即給予增強，逐漸養成新的良好行為習慣**。**此法常被用來訓練個案的自我照顧技巧**，例如教導個案如何穿衣，從穿袖子到扣鈕扣，由最簡單的步驟進步到完成整個行為，依次增強來塑造新的行為。

相互抑制(Reciprocal Inhibition)

相互抑制是以古典制約為基礎，個人在面對制約刺激時會出現制約反應，一般人的行為反應只能有一種狀態，以焦慮症狀的治療為例，行為學派認為焦慮是種習得的行為，起源於個案針對某一情境所出現的不當反應，焦慮主要會出現呼吸急促、血壓升高、肌肉緊張，在放鬆與焦慮是相互抑制不可能共存的情況下，若個案能練習放鬆技巧，如深呼吸、冥想等，即可抑制個案焦慮反應。系統減敏法即是採用相互抑制的原理。

同時給予兩個不同的刺激時，刺激較小的一方將會被抑制。例如：當個案很緊張時，可以請病人想像一些很輕鬆、自在的畫面，或者**學習漸進式肌肉放鬆法**來放鬆自己；**運用深呼吸及自我暗示來控制焦慮都是相互抑制法的運用**。

(二) 減少行為

處罰(Punishment)

主要目的為消除或弱化個案某種不適當行為。作法包含在個案出現某種不適當行為後，**施予個案厭惡的刺激，或剝奪／撤離個人喜歡或原本可以享有的刺激**。例如在出現攻擊行為後，依處罰的原理，個案被帶進**保護室**約束，**約束**是個案所厭惡的刺激，進保護室亦會剝奪個案原本可以享有參與病房活動的機會，故個案之後不再出現攻擊的行為。

嫌惡治療法(aversion therapy)運用處罰原則，常見於酒精使用障礙症治療，服用制癮劑後**若再度飲酒，會使個案嘔吐並感到極度不適，以防止個案飲酒**。另一種常用的技巧為反應代價(response-cost)，是一種較緩和的懲罰方式，在不當行為出現後，有條件的剝奪原本的權益，例如原本可免費借閱圖書館的書籍，但逾時未還後，便取消借閱資格。因違反交通規則以致吊銷駕照的作法也是反應代價的一種。暫時隔離法(time-out)則常用於處理兒童不當的行為表現，當兒童做出某種非期待行為時，取消他可以獲得注意與其他獎賞的機會（**自由或參與活動**），例如當兒童哭鬧時，將其隔離在沒有玩具、音響、電視或其他可引起興趣或樂趣東西的房間，**使得兒童必須暫停他喜歡的情境或活動**。

使用處罰原則治療時應向病人解釋，處罰為就事論事，僅針對病人不當的行為，而非病人個人，不可將處罰作為威脅或控制病人的手段，或為治療者發洩本身情緒的方法。治療者需注意，懲罰雖能立即減弱行為，但持續效果不佳，容易引起強烈的情緒反彈，獎勵（增強）永遠優於懲罰。

懲罰與負增強最大的差別在於懲罰是出現某種不適當行為後，施予個體所厭惡的刺激，目的在消除或弱化個案不適當的行為；負增強則是藉由為了要移除負向刺激，而強化了被期待行為的出現與頻率的增加。

消除(Extinction)

係指在制約反應建立後，當個案再出現某行為時，**不給予原先的增強物，使該行為因不再被增強而減少出現次數**。如原先個案哭鬧時，會得到他人的關心與陪伴，這些關心與陪伴常在不知不覺中增強個案的哭鬧行為，當他人開始對其行為不予理會，停止給予關心（增強物），個案哭鬧行為即消失。

(三) 示範(Modeling)

社會學習理論指出個人可藉由觀察、模仿別人的行為，而將該新行為成為自己的行為。示範法以觀察學習為理論基礎，強調治療過程中治療者即是個案的角色模範；治療者有目的地提供榜樣的示範性行為，使個案在觀察後模仿該榜樣行為，學會新的反應或技巧，作出相同的行為。示範不僅可應用於個案不良行為的矯正，也常運用於協助個案新行為的建立，如社交技巧訓練等。

(四) 類化(Generalization)

類化是指個案能將所學得或修正後的適當行為，能舉一反三在非訓練情境中出現，人際溝通或社交技巧訓練的治療目標即是期望個案能將學習到的技巧類化到真正的生活情境中。個案若具備類化的能力，可把已有的概念或已學的行為反應轉移到新的事物或新的情境中，不需再經由重新學習。如學習過馬路要注意紅綠燈，所以在一般的生活情境中，亮紅燈即代表危險；或是學會乘法後，也學會除法。治療者可利用自然增強的方式訓練個案類化的技巧，如在各種場合下若都能在發言前先舉手，就可以得到治療者口頭的稱讚或鼓勵的眼神，讓個案能在自然的情境下表現出學習到的技能和行為。另外，治療者須給個案充分的實例，不同的刺激提示，讓個案學會即使是不同人用不同的方式，仍可以做出類化的反應。例如：**教導肌肉放鬆技巧處理焦慮症狀，在日常生活中也可運用此技巧，處理人際互動的焦慮**。

10-3 認知行為治療

古有諺語所謂「知而後行」，即在強調個人產生行為之前，內心必有某種認知的出現（**認知→情緒→行為**）。因此認知治療學者重視個案所抱持的信念系統和思考，對個人行為和情感決定的重要影響（圖 10-2）。

認知治療強調協助個案**修正不當認知**，治療者引導個案找出不當的信念，利用各種評量工具、問卷來評估個案的問題、教導個案紀錄不良的想法，以收集資料，決定治療策略，亦可透過**家庭作業**（或稱行為觀察日誌）**的指派**，讓個案記錄情緒變化時的事件情境、自己的情緒感受、事件當時及事後的想法，蒐集自己的負面想法，讓個案了解自己的想法和現實間的差距，以及想法與情緒間的關聯，使之嘗試**用新的替代方式解決問題**（詳見 10-5 節、表 10-2）。

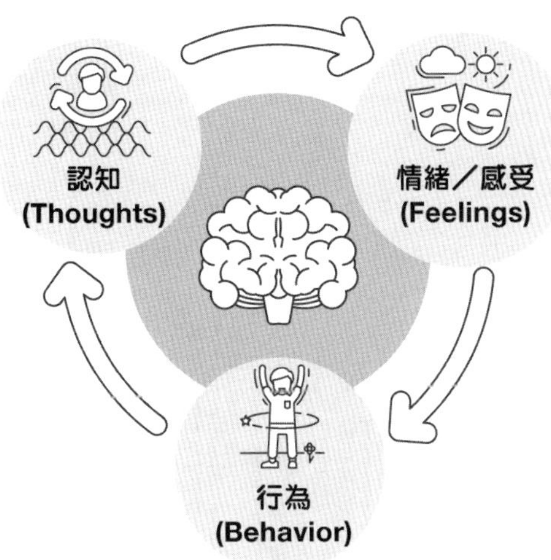

圖 10-2 認知行為治療模式

一、認知偏誤(Cognitive Errors)

認知偏誤是指個案以以自己主觀的感受，而非以現實客觀的態度做判斷，導致判斷失誤或扭曲，與真實情況不符，甚而將這些認知偏誤推論到每天的生活情境中，使認知失真、不合邏輯。

1. **過度推論**(over generalization)：以偏概全的認為過去曾經發生過的狀況，未來一定也是如此。即使是曾經發生過但僅有一次的單一事件，個案卻將此單一事件不恰當地推論至各種事件或情境。

   範例：曾經有一次數學考試不及格，就認為自己永遠不會學好數學。

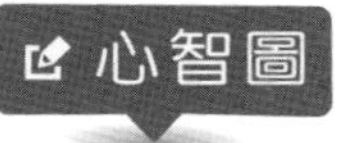

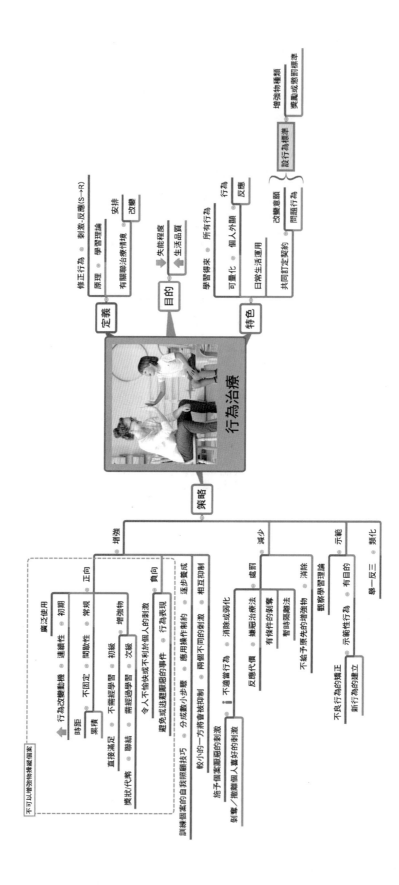

行為治療

- 定義
  - 修正行為 — 刺激-反應(S→R)
  - 原理 — 學習理論
  - 有關聯治療情境
    - 安排
    - 改變
- 目的
  - ⬇失能程度
  - ⬆生活品質
- 特色
  - 學習得來 — 所有行為
  - 可量化 — 個人外顯
    - 行為
    - 反應
  - 日常生活運用
  - 共同訂定契約
    - 改變意願
    - 問題行為
    - } 設行為標準
      - 增強物種類
      - 獎勵或懲罰標準
- 策略
  - 增強（不可以增強物操縱個案）
    - 正向
      - 初期 — 連續性 — ⬆行為改變動機
        - 廣泛使用
      - 常規 — 間歇性 — 不固定
        - 時距
        - 累積
      - 增強物
        - 初級 — 不需經學習 — 直接滿足
        - 次級 — 需經過學習 — 聯結 — 獎狀/代幣
    - 負向
      - 令人不愉快或不利於個人的刺激
      - 行為表現 — 避免或逃避厭惡的事件
    - 逐步養成 — 應用操作制約 — 分成數小步驟 — 訓練個案的自我照顧技巧
    - 相互抑制 — 兩個不同的刺激 — 較小的一方將會被抑制
  - 減少
    - 處罰
      - 消除或弱化 — 不適當行為
        - 施予個案厭惡的刺激
        - 剝奪／撤離個人喜好的刺激
      - 嫌惡治療法 — 反應代價
      - 有條件的剝奪
      - 暫時隔離法
    - 消除 — 不給予原先的增強物
  - 示範
    - 觀察學習理論
    - 有目的 — 示範性行為
      - 不良行為的矯正
      - 新行為的建立
  - 類化 — 舉一反三

2. **選擇性偏差推論**(selective abstraction)：當看到事情失敗或不好的部分，就斷章取義，而忽略正面的訊息。意即在沒有明確證據的支持下，個案就以整個事件中的單一細節做解釋並輕易下結論，且這些細節的內容大都為負面的事件或記憶，例如自己的失敗、不足、弱點。

   範例：考試成績不理想回到家後，又想到媽媽沒有對自己打招呼，就下結論認為：「她一定覺得我很糟糕。」

3. **獨斷的推論**(arbitrary inference)：在缺乏充足、可靠的相關證據之下，就無根據的妄下判斷，造成對事實的扭曲認知。

   範例：配偶聚會遲到，就認為配偶一定是不再愛自己，才會故意如此。

4. **擴大與誇張**(magnification and exaggeration)：把一個不重要的小問題過分誇大，過度強調負向事件的重要性；或把還沒發生的事看成很嚴重。

   範例：即使今天業績還算表現的不錯，但因為還是沒有及時回覆某個顧客的電話，就認為自己沒有達到標準，是個不夠完美的人。

5. **個人化**(personalization)：傾向於認為所有的事都與自己有關，必須對所有的事情負責，尤其是自己應該為所有悲慘、失敗的事負責，過度自責。

   範例：離婚是自己的問題，是自己沒有扮演好配偶的角色，所以我是失敗者。

6. **極端化的思考／二分法**(polarized thinking/dichotomous thinking)：思考或解釋事情時傾向用全有或全無的方式，以二分法的思考模式把事情都分為「好或壞」、「非黑即白」或「不是……就是……」，認為事情必須依我們想要的樣子那樣發生，否則就是失敗，對任何事情的看法很極端。

   範例：如果我考試沒有考取第一名，我就是失敗的。

7. **災難化思考**(catastrophizing)：對事情總是想到最糟的結果，且最糟的結果會發生在自己身上。

   範例：妹妹去爬山時沒有接聽我的手機來電，必定是已經遭遇山難了。

治療者可引導個案察覺、定義、測試以及修正這些認知偏誤。例如當個案出現「過度推論」的狀況時，治療者可與個案一起深入討論與察覺，此種把某件單一事件產生的極端信念不恰當地應用在不相似的事件或環境中的邏輯繆誤，並界定出何種情境才適用此事件來推論標準，讓個案了解會影響事情結果的因素不是僅有過去的經驗而已；面對個案的「災難化思考」，可讓個案列舉出實際可能會發生的狀況，並且聚焦在有何證據會支持最壞的事情一定會發生。

二、理情行為療法(Rational Emotive Behavior Therapy, REBT)

認知行為取向最具代表性的即艾里斯(Ellis)所提出的理情行為療法。艾里斯提出人類情緒和行為失調是個體所存有的非理性信念系統，治療時不以消除精神症狀為目標，而是引導個案檢視其價值觀，**評估、反駁並改變個案的非理性信念，協助產生一套理性的生活哲學**，藉由改變想法來消除情緒困擾。

理論主要概念為「A-B-C」模式，提出個人對**促發事件**(activating event, A)的反應、**情緒的結果**(consequences, C)，是受到個人對 A 的**信念**(belief, B)所引發，而非表面上所認為的是由 A 引發 C，意即個人的感受是受到內在對事情的信念來決定，而非事情本身，就如同樂觀的人與悲觀的人對同樣只剩半杯水的反應不同。因此治療上所強調的就是引導個案自我監測，培養個案對不良信念的洞察力，**駁斥**(dispute, D)個案內在原本不良的非理性信念系統，發展新策略、改變原有的不當想法，產生**適當的情緒與行為**(effective emotion and behavior, E)，並對事件有**新的感受**(new feeling, F)（圖 10-2）。

誘發事件在影響不同個體後，造成了不同的情緒反應，關鍵就在於個別的信念。對精神病人而言，他們的信念往往是不合理而且帶有偏見的。在這種扭曲的思考認知底下，即使沒什麼衝擊的誘發事件，也會引起嚴重而惱人的情緒結果。

REBT 適用於**恐慌症、焦慮症、身體症狀及相關障礙症，以及某些類型的憂鬱症**。治療時主要原則在評估、駁斥並改變這些非理性信念。REBT 常利用家庭作業來訓練個案分析自己的信念，並學習合理的思考方式。除改善不良的認知外，REBT 並廣泛採用各種行為治療技術包含放鬆技術、行為示範、系統減敏感法等，使個案能將所學習到的合理信念與行為來配對練習，相輔相成，達到症狀改善的治療目標。

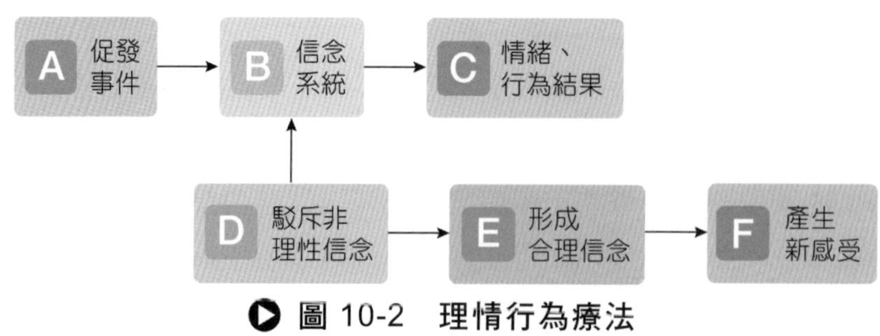

圖 10-2 理情行為療法

10-4 認知行為治療的臨床應用

一、減輕焦慮

(一) 鬆弛練習(Ralaxation Training)

利用相互抑制的原理減化焦慮，可併用於其他行為技術，包含系統性減敏感法、想像減敏法、主見訓練、生理回饋、誘導鬆弛法、催眠及冥想等。目前已普遍應用於各種臨床問題，尤其是與壓力及焦慮相關的心身症狀，如高血壓、心臟血管病變、偏頭痛、氣喘及失眠等。

鬆弛練習的場所必須選擇安靜的環境，以讓當事人能放鬆心情，交互練習緊繃和放鬆肌肉，如靜坐、腹式呼吸、冥想等，肌肉放鬆法中最常見為傑克森(Jacobson)漸進式肌肉鬆弛法。治療者以非常輕、柔、愉快的聲調，指導個案漸進地放鬆肌肉，並引導個案把注意力放在愉悅的想法或影像上，讓個案進入安靜平和的狀態，例如想像自己身處於令人輕鬆的沙灘上。步驟可由頭部開始，分別進行到頸部、肩膀、背部、腹部、胸部及下肢等全身，循序將每部分肌肉逐漸繃緊以達到緊張狀態，之後再放鬆肌肉，體驗放鬆的細微反應，對於個案了解如何放鬆極有助益。

(二) 系統減敏法(Systematic Desensitization)

系統減敏法是利用互相抑制的原理，主張個人無法在同一時間內同時感到焦慮又覺得身心放鬆，故教導個案如何面對壓力情境下保持放鬆後，個案將不會再度出現焦慮的情形。**本法可用來處理因焦慮所產生的退縮及逃避行為**，尤其為臨床上治療**畏懼症**最常用的行為技術。系統減敏法執行步驟共分為三項：

1. **鬆弛訓練**：先讓個案學會利用肌肉鬆弛法進行放鬆。
2. **定出焦慮階層表**：在讓個案進行肌肉鬆弛訓練的同時，與個案分析會引起焦慮行為的特定刺激，例如哪些情況會感到焦慮？遭到拒絕、批評、嘲笑？如果是社交情境所引起的焦慮，其程度是否會因人數的多寡而變？此外也會請個案利用一星期的時間監測自己，並觀察與記錄會引發焦慮的情境。上述資料有助於個案將會引起焦慮或逃避傾向的壓力源依強弱排序，從最輕微焦慮的情境到最焦慮的情境，0 分代表在此情境下可完全放鬆，100 分代表在此情境下會極端焦慮，通常可定出 10 個左右的階層，這些階層是主觀的，完全依照當事人而定（表 10-1）。

3. **進行系統性減敏程序**：進行前需有足夠的時間讓個案學習鬆弛的方法，並在家裡練習。以**逐步循序**的方式，**從會引發輕微焦慮的情境開始**，若個案仍能維持放鬆的話，接著要求個案再進入更高一階層會引發焦慮的情境；**過程中可和病人討論自身的焦慮程度，並標示出來**。若個案表示感到無法克制焦慮時即中止，一直達到個案可因應最感到困擾和焦慮的情境為止，至此便可結束治療。

欲提高系統減敏法的效果，家庭作業的練習是一重要的因素。個案可藉由每日練習鬆弛方法及檢討前次練習的成效，增加自己處理焦慮的能力。

表 10-1　焦慮階層表（以畏懼症為例）

壓力階層	事件
100	獨自在擁擠的市區內開車
90	獨自嘗試短距離的開車
80	由治療者陪伴，嘗試在擁擠的市區內開車
70	由治療者陪伴，在不擁擠的鄉間道路上開車
60	由治療者陪伴，嘗試短距離的開車
50	單獨乘坐火車
40	由治療者陪伴，乘坐火車
30	獨自乘坐較為擁擠的公車
20	由治療者陪伴，坐進行駛中的公車，並在不擁擠的鄉間道路上行駛
10	由治療者陪伴，進入到停在公車站內的公車上
0	由治療者陪伴，一起到公車站，想像自己準備去坐車

(三) 生物回饋法(Biofeedback)

利用生理回饋儀器監測個案生理現象，並將生理變化轉變成可讓個案接收的視聽訊號，使個案能自行監測。例如讓病人配帶生物回饋機，以手指溫度變化為指標，在處於焦慮的狀態下，個案手指末端溫度越冰冷，儀器發出的聲音越刺耳，當個案開始放鬆，手指溫度逐漸上升的狀況下，儀器改發出悅耳的聲音。此法常用於治療自律神經系統功能相關疾病，特別是**焦慮症**、**創傷及壓力相關障礙症**及**身體症狀及相關障礙症**等，個案在利用生物回饋法觀察自己的身體反應後，便可學習以自我暗示、肌肉放鬆等技巧來控制自己的身體，緩解緊張焦慮的狀態。臨床上常結合肌肉鬆弛法或其他行為療法控制焦慮。

(四) 洪水法(Flooding)

又名快速暴露療法(rapid exposure)，相較於系統減敏法，洪水法採取逐步接近壓力源的做法，首先找出最引起個案害怕或焦慮的畫面或情景，接著以真實或想像的方式要求個案暴露於最令其感到害怕或焦慮的情境中，並持續體驗該事件的意象。洪水法前後亦會實行鬆弛練習，以讓個案能學會自控焦慮。

二、學習新行為

(一) 社交技巧訓練(Social Skill Training)

社交技巧訓練即藉由**結構化的練習活動，安排學習情境與提供學習機會**，演練各種日常生活情境，訓練個案接受訊息，知道他人在說什麼，對方的目的為何，傳達出何種情感及需求，以及知道自己該說些什麼，如何表達，使用何種技巧，如何表現本身的非語言行為等。許多的文獻指出**社交訓練可增加個案在生活中應對、表達的能力，藉此改善個案的人際關係，增加生活適應能力**，並可降低病人因重複住院所造成的醫療成本。

社交技巧訓練內容涵蓋各種社會情境，包含自我照顧能力技巧，如儀容修飾、服飾、沐浴、進食與基本功能等。而溝通技巧包含社會知覺技巧，如傾聽、澄清、時機及情緒的認定、談話內容是否與主題相關。特殊情境應對技巧則包含求職、約會、交友，也包含症狀管理、金錢使用、假期安排等情境。此外，自我肯定訓練是讓個案學習肯定自我、調整自我概念，以適當、正確的方式表現肯定行為，而非以攻擊的方式與人互動。大部分的自我肯定訓練是以認知行為治療法的原理為基礎，重點放在個案是否有負面的自我陳述、自我挫敗的信念，以及錯誤的想法。因此常見的演練情境包含：如何接受批評、讚美、請求協助與衝突處理等。

社交技巧訓練可採用個人或團體的方式進行，其施行原則如下：

1. 社交技巧訓練為行為治療臨床應用之一，因此其訓練計畫的制定也應掌握行為治療的特點，意即需確定個案的問題行為及訓練目標，分析個案社交功能的基準線，選擇適當的增強物，並掌握訓練的情境，所有工作人員的態度應一致，並取得家屬的配合。
2. 社交技巧訓練可自由應用代幣制(token economy)、逐步養成、示範、類化等行為修正技術，藉由重複指導、講解、模仿、實況演練及他人的回饋，提升訓練的成效。訓練時並可配合個案生活背景，演練之實例須力求與個案之現實生活配合，以增加社交技巧的實用性。

3. 訓練時應注意訓練的**目標需明確**，並考量個案的個別性，**循序漸進**，**由簡至繁**，出現正向行為時，需給予**正向回饋**，且可藉由家庭作業，鼓勵個案在日常生活中，**多加重複練習**。

(二) 代幣制(Takon Economy)

利用**正向增強法**來達到行為修正效果的一種行為治療法。當個案**出現被期望的行為**時，以代幣作為獎勵，待累積至一定數量即可換取其他的報酬或增強物，例如：團體治療時，發言一次就給積分一點，最後依點數兌換獎品。

選擇代幣需以個案喜好為依據，可以是貼紙或其他物品；可按目標完成分為幾種等級，獎品價值由小到大；也可選擇社會性增強物，如一段親子獨處時間。

(三) 塑型法(Shaping)

以**循序漸進**的方式建立個案行為的過程。將預期達成的行為目標劃分各個步驟，當個案完成某一步驟即給予增強，直到完成整個行為為止。例如：欲提升自我照顧能力差的個案，護理計畫初期只要他能自行洗臉就給予增強，之後必須自行洗臉並刷牙才給予增強，並逐漸提高行為標準。

(四) 嫌惡治療(Averison Therapy)

此法不常使用，多用於治療偏差行為，如酒精使用障礙症、吸菸、暴露狂等，利用負向刺激消除負向行為，例如：個案每天習慣吸 15 支菸，最近又出現隨意觸碰工作人員或其他病人等行為，屢勸不聽效，因此醫療團隊告知病人若再出現隨意觸碰行為，就將菸減為一天 3 支。護理師須注意勿將此當作操縱之手段。

(五) 肯定訓練法(Assertive Training)

當個案**對自我的評價低**、**自尊較低**，而不敢表達自己的想法與感覺，只能順從他人接受支配，導致對自我的評價更差，**甚至社交退縮時**，此時即可使用肯定訓練法來提升個案的自尊心與自我價值感。

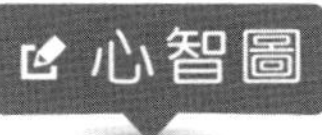

心智圖

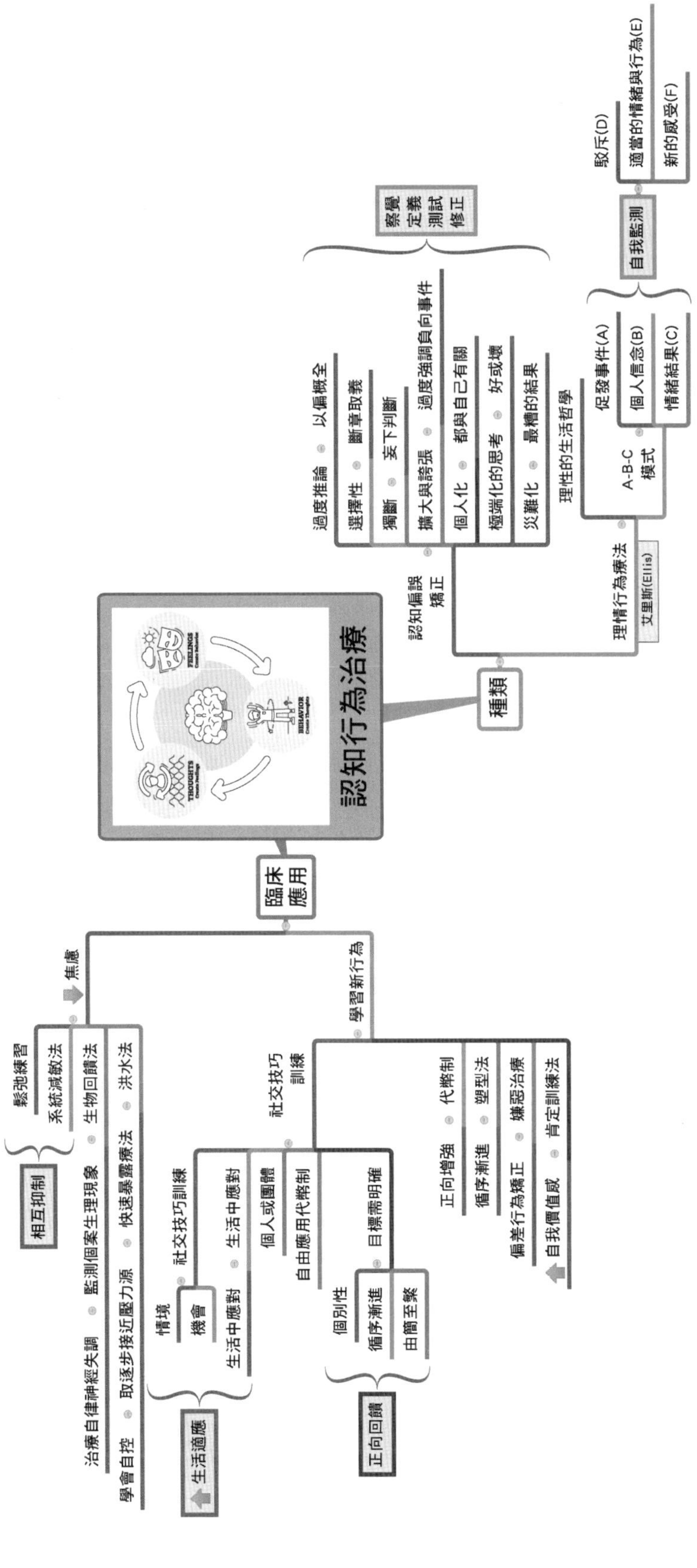

- **認知行為治療**
  - **臨床應用**
    - 焦慮（↓）
      - 相互抑制：鬆弛練習、系統減敏法
      - 生物回饋法 － 監測個案生理現象 － 治療自律神經失調
      - 洪水法 － 快速暴露療法 － 取逐步接近壓力源 － 學會自控
    - 學習新行為
      - 社交技巧訓練
        - 社交技巧訓練：情境、機會 → 生活適應（↑）
        - 生活中應對 － 生活中應對 → 生活適應（↑）
        - 個人或團體
        - 自由應用代幣制
        - 目標需明確：個別性、循序漸進、由簡至繁 → 正向回饋
      - 代幣制 － 正向增強
      - 塑型法 － 循序漸進
      - 嫌惡治療 － 偏差行為矯正
      - 肯定訓練法 － 自我價值感（↑）
  - **種類**
    - 認知偏誤矯正（察覺、定義、測試、修正）
      - 過度推論 － 以偏概全
      - 選擇性 － 斷章取義
      - 獨斷 － 妄下判斷
      - 擴大與誇張 － 過度強調負向事件
      - 個人化 － 都與自己有關
      - 極端化的思考 － 好或壞
      - 災難化 － 最糟的結果
    - 理情行為療法（艾里斯(Ellis)）
      - 理性的生活哲學
      - A-B-C模式
        - 促發事件(A)
        - 個人信念(B)
        - 情緒結果(C)
        - 自我監測
          - 駁斥(D)
          - 適當的情緒與行為(E)
          - 新的感受(F)

10-5 行為修正歷程

現今認知行為治療已廣泛應用在焦慮症、強迫症、畏懼症、慢性精神病人及恐慌症等個案上，亦為精神科護理臨床實務中常見之治療模式，護理師比其他的精神醫療團隊成員有更多的機會、時間，應用認知與行為治療改善病人不適當的行為模式，例如操縱、過度要求、攻擊或自我照顧能力缺失、社交技巧缺失等，客觀地觀察分析行為產生的因素，並做適當的處理。

一、建立治療關係

良好的關係是所有學習的根本，如欲提高行為治療的成效，必須先與個案及家屬建立互信的關係。護理師透過此種關係，可了解並接納個案，並表明雙方是為同一陣線、在一起的立場，尊重個案，以能深入了解個案的困難問題及取得個案合作的意願。

二、問題行為的分析及確立

1. **指明問題並剖析問題的層面**：首先需對個案的問題行為模式做一評估，行為評估的重點是針對可被他人清楚觀察到的特定行為，而非廣泛的特性或特質，例如可針對個案的各項自我照顧能力、生活管理、特定治療活動的出席率等，而非只是以個案內務管理不佳或是活動量過大等籠統的字句陳述。

   此外，需注意不能依個案的疾病診斷即認定個案會出現何種行為問題，且評估時強調的是當前行為的評估，而非個案過去的行為。問題行為的評估可利用訪談、病歷報告、自陳量表及對個案行為的觀察等方式蒐集資料，有些測量工具已被發展用以評估特定的問題行為。除了自我報告和他人的評估外，直接觀察的方式也常被採用。表 10-2 說明如何以系統式詢問法(6W)來觀察及分析個案的問題行為，藉由此表可分析問題發生的前因與結果，例如行為出現時的情境，是否在不同場合／時間點都會發生等。

2. **分析行為的基準線**：分析問題行為出現的過程，以了解特定的刺激、行為反應與環境間三者互動的結果，確定何種刺激會產生適當或不適當的問題行為。記錄問題行為的時間、地點、強度、頻率、次數與感覺，並找出對個案而言何者為正向或負向的增強物，或是潛在的增強物，最後亦需確定護理師是否能控制該特定的刺激及增強物，掌握可取代問題行為的替代行為。

表 10-2 行為觀察日誌

個案姓名			日 期		
When 何時發生的（日期／時間）	What 觀察到何種行為（注意需將行為定量）	Where 行為是在何處發生的	Who 行為出現時有誰在場？當時他們在作什麼？	Why 當時還有什麼事發生？有什麼事會引發或導致此行為的出現？	How 其他人對此行為的反應為何？個案是如何反應的？

3. **個人發展和一般整體評估**：分析修正該問題行為所需的其他先備技能。此外，個案過去成功或失敗的經驗、人際關係、個案對改變的動機、自我管理的能力、個案本身的技巧以及是否有受到生理因素的影響均須評估。

三、設立具體目標

經由與個案及家屬的討論，以及護理師的臨床判斷，確立要改變的目標行為(target behavior)，並排定問題處理先後順序，與期望個案要達到的改善標準。需注意行為治療的特徵是強調治療目標的特異性，因此目標的訂定需要特殊化、量化和簡單化。

四、擬定及執行行為改變方案

根據問題的獨特性選定行為改變策略。行為治療必須與所設定的目標一致，並以個案的利益為優先，設計有利的情境例，如醫療團隊及家屬的態度一致，促進被期望的行為出現。治療的步驟需循序漸進，由簡入繁。治療措施的基本原則可遵循前述的技巧，善用學習的原理，如採用增強技巧，或是示範及類化等原則建立或學習新行為，不適當的行為則採用消除的原則，以達到出現適應行為的目標。過程中並注意有何因素會影響行為治療的進行，隨時加以分析與說明。當適當行為出現後，可採用類化的原理，將行為推展至一般日常生活情境，並注意適當行為的維持（表 10-3）。

表 10-3　行為修正歷程一覽表

項　目	說　明
建立治療關係	與個案及家屬建立互信關係
問題行為的分析及確立	1. 陳述問題行為 (1) 指明問題並剖析問題的層面 (2) 行為前發生的情境及行為出現之後的狀況 2. 分析行為基準線 (1) 頻率及時間長短 (2) 可用來當作增強的物件 3. 個人發展及一般整體評估（生理因素、個案的改變動機與能力）
設立具體目標	1. 與所有人共同確立目標行為 2. 排定目標行為問題處理先後順序 3. 設立適當的目標，包含改變之後應達到的行為標準
擬定及執行行為改變方案	1. 選定行為改變的策略 2. 選定適當的增強物 3. 設計有利的情境 4. 循序執行改變方案
分析行為改變的效果	1. 說明執行修正計畫之後的成效 2. 說明是否還有其他必須的改變 3. 說明如何維持所修正後的行為

五、分析行為改變的效果

記錄行為修正的過程，可將結果以曲線圖或表格呈現，並於治療過程中隨時評值行為改變的成效，以及如何維持修正後的行為。常見造成行為治療成效不佳的原因包含行為目標訂得太過抽象，治療者與個案的認知不同，容易討價還價；懲罰扣點太多／正增強鼓勵不足，實行的難度太高，讓個案失去動機或反抗；個案先備技能不足，示範模仿過少，很難出現成功經驗；以及增強方式一成不變，沒有善用間歇性增強原則等。

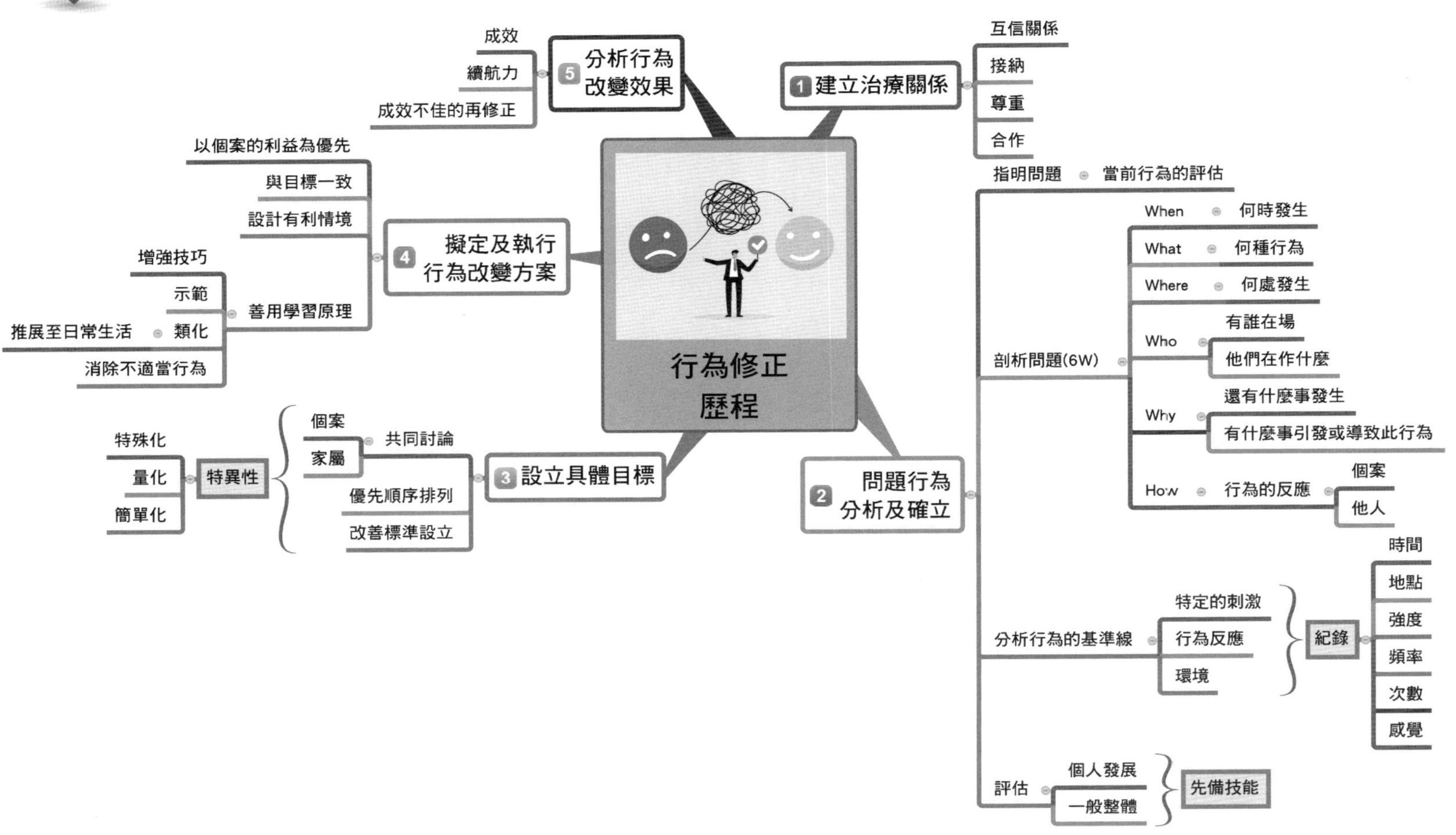
心智圖
行為修正歷程
1 建立治療關係
互信關係
接納
尊重
合作
2 問題行為分析及確立
指明問題
當前行為的評估
剖析問題(6W)
When
何時發生
What
何種行為
Where
何處發生
Who
有誰在場
他們在作什麼
Why
還有什麼事發生
有什麼事引發或導致此行為
How
行為的反應
個案
他人
分析行為的基準線
特定的刺激
行為反應
環境
紀錄
時間
地點
強度
頻率
次數
感覺
評估
個人發展
一般整體
先備技能
3 設立具體目標
共同討論
個案
家屬
優先順序排列
改善標準設立
特異性
特殊化
量化
簡單化
4 擬定及執行行為改變方案
以個案的利益為優先
與目標一致
設計有利情境
善用學習原理
增強技巧
示範
類化
推展至日常生活
消除不適當行為
5 分析行為改變效果
成效
續航力
成效不佳的再修正

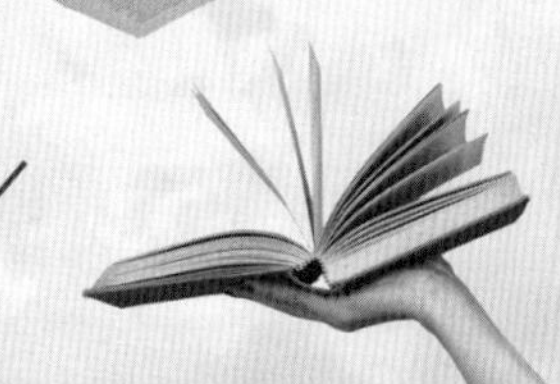

Your Health-Care

臨床實例

基本資料

⊕ 個案基本資料

姓名：張○○　女性 26 歲　未婚　夜二專畢　無業

⊕ 個案疾病診斷

思覺失調症

⊕ 個人發展史及過去病史

在發展史上無顯著問題，無物質使用障礙病史，無自殺史。18 歲時因失眠、暴躁、攻擊父母，無法自我照顧而至精神科求診，發病後曾多次住院，勉強完成學業，現平日以 clozaril 150 mg/day 於門診治療，日常自我照顧功能尚可，需他人提醒，正性精神症狀偶爾出現。

⊕ 現在病史

此次為於二個月前，個案因自覺吃藥後有副作用（全身發熱、有痰、想吐口水）而拒藥，之後個案之幻聽、關係妄想等精神症狀加劇，並出現欲攻擊家人的行為而入急性病房治療。

行為修正過程

建立治療關係

與個案及家屬建立良好互信的治療性關係，增加合作的意願。

問題行為的分析及確立

利用臨床觀察記錄及翻閱病歷，針對個案行為分析找出個案的主要問題行為，並評估個案問題行為的基準線。

1. 主要行為問題：個案現今出現攻擊他人、搥打牆壁、敲門，不會用語言表達需要及情緒，不斷重複拿取同病房病友之衣物，執行沐浴修飾等自我照顧過程草率，個人單位周遭環境髒亂等問題行為。
2. 行為基準線：平均每一小時出現攻擊行為 1~2 次；攻擊的對象以母親、護理師最多，病友其次；引起攻擊他人的情境包含母親要離開病房時，護理師交接班時，服用藥物時，自覺別人在旁議論她等。不會出現攻擊行為的情境包含由護理師陪伴散步、聽音樂、單獨處於安靜的環境中等。

3. 一般評估：個案之攻擊行為沒有明顯受到精神症狀及藥物副作用影響，且個案的認知能力足以改變目前的問題行為。

設立具體目標

1. 行為修正計畫順序：因須以個案及其他病友、工作人員之安全為優先考量，故首先處理個案之攻擊行為。
2. 訂定目標：初期目標訂定為個案每天攻擊行為的次數能減少到 5 次以下。

擬定及執行行為改變方案

1. 在進行行為修正前分別約談個案及家屬，了解其對行為修正的態度意願及期望，以求得家屬與治療團隊人員態度一致。
2. 全責護理師與醫療小組討論個案行為修正的內容，並將修正行為之項目、獎勵方法等以書面方式與家屬及個案訂定同意書。
3. 與個案討論其喜好之物品或想要的權益，個案表示希望有護理師陪伴聊天及每天能有一次購物的機會，故初步將護理師的陪伴及外出購物做為增強物，增強物會依治療成效於不同階段調整。
4. 決定使用正向增強法、反應代價、隔離等策略改變個案行為。

⊕ 正向增強法

1. 當個案不出現攻擊行為時，即有護理師於特定的時間內陪伴 15 分鐘。
2. 當個案攻擊行為於 8 小時內少於 5 次時，隔天即有護理師陪伴購物一次。

⊕ 反應代價

病人一出現攻擊行為時，即需回到病房，並剝奪其外出活動的自由及護理師的陪伴。

⊕ 隔離

1. 每班由護理師以「正」字記錄攻擊行為發生的次數、出現時間及行為種類，結果並以曲線圖呈現，作為評值的參考。
2. 將所有攻擊行為合併計算，每滿 5 次，即隔離 30 分鐘。

分析行為改變的效果

1. 從曲線圖可看出攻擊行為在三天後降至一天出現 5~6 次。
2. 後續治療個案得到增強物的依據可更趨嚴格，如攻擊行為次數每天能減少到 3 次以下，並可將外出的行為表現合併計算在內。
3. 隨著個案的症狀日趨穩定，增加個案行為修正的項目，如沐浴修飾及個人單位周遭環境的維護，並採用間歇性增強原則以使個案持續出現所期望的行為。

學習評量 

1. 理情行為療法(rational emotive behavior therapy, REBT)，常利用家庭作業來訓練個案分析自己的信念，並學習合理的思考方式，有關其步驟之陳述，下列何者正確？(1)正確的描寫情緒 (2)記錄導致情緒反應的客觀事件 (3)找出不可替代的合理信念 (4)記錄個案對此客觀事件的內在信念。(A)(1)(2)(3) (B)(1)(2)(4) (C)(1)(3)(4) (D)(2)(3)(4)。
2. 有關精神科護理中認知治療的敘述，下列何者最適當？(A)宜強調個案過去的事件，而非此時此刻的問題 (B)個人的邏輯推理錯誤或不合理想法，常造成焦慮或適應不良 (C)以單一事件對大多數事件做推論，是屬於過度個人化(personalization) (D)生理回饋儀是基本必備，始能達到認知改變。
3. 有關行為治療的「逐步養成法(shaping)」之敘述，下列何者最適切？(A)是應用「削弱」原則，建立想塑造的行為 (B)行為塑造過程，經常由最困難的行為先著手 (C)移動步驟建議越快越好，降低個案反應牢固現象 (D)經常應用於自我照顧功能缺失的個案身上。
4. 下列何者為貝克(Beck)認知學說的主要論述？(A)精神問題與個人童年早期未解決之衝突及焦慮有關 (B)人格是被環境所塑造，可用行為改變技巧矯正 (C)情緒低落是對自己、他人及外界的錯誤解釋 (D)高情感表露的家庭可能會增加精神疾病的復發率。
5. 護理人員應用行為治療原則於急性病房住院精神疾病病人，下列何者最適當？(A)病人一出現不適當行為，一律立即給予懲罰 (B)醫師與護理師分別扮黑白臉，對懲罰的態度可不同，以增強其適當的行為 (C)出現攻擊行為後，取消禁止外出購物活動，是符合負向增強法 (D)選擇對個案有影響的增強物，可增強適當的行為。
6. 治療酗酒個案時，在酒中加催吐劑，使個案喝酒後產生嘔吐及不適反應，累積多次使個案將喝酒與不適反應配對，達成戒酒效果，此為何種行為治療方法？(A)負向增強法 (B)消除法 (C)嫌惡治療法 (D)隔離。
7. 護理師在進行精神病人的行為治療過程中，依病人特性設計有效的行為治療計畫，其常用的治療技術，下列何項正確？(1)正增強 (2)認知療法 (3)代幣制度 (4)行為逐步養成。(A)(1)(2)(3) (B)(1)(2)(4) (C)(1)(3)(4) (D)(2)(3)(4)。

8. 下列何種病人最適合使用系統性減敏感法來治療？(A)思考障礙病人　(B)認知障礙病人　(C)知覺障礙病人　(D)焦慮恐慌病人。
9. 當病人在社交技巧訓練的過程中，出現退步的情形時，應做何種處置？(A)給予懲罰　(B)忽略退步的行為，加強新行為　(C)注意到退步的行為，與其討論　(D)指責其故意退步的行為。
10. 護理師在採用行為治療的護理措施時，宜遵守下列何項原則？(A)由護理師擬定治療目標、方式與進度，供病人遵行　(B)宜採斷然的速度改變行為　(C)不可將增強物之給予作為操縱病人的手段　(D)若病人出現反抗行為，以懲罰作為行為改變的手段。

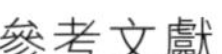

參考文獻

掃描對答案

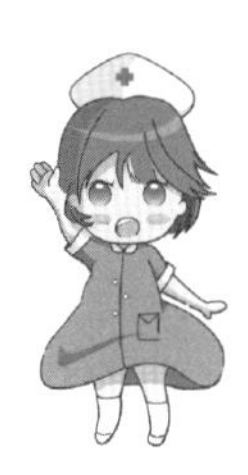

• MEMO •

Chapter 11

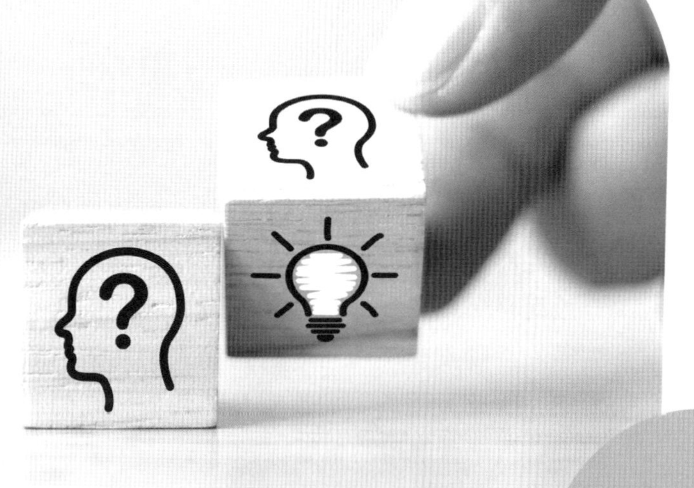

編著：蔡素玲　修訂：徐瑩孅、梁妙儀

團體心理治療

本章大綱

Psychiatric Nursing

前言 

在精神科臨床照護中，團體心理治療是目前潮流之所趨，有獨特的治療原理、方法且應用範圍甚廣，亦是現今精神科臨床護理工作中運用極廣的一項護理治療。一般而言，精神科病人普遍存有自尊心低落、社交退縮、行為或情緒等問題，經由團體的活動安排，可有效改善病人的問題。團體是一種有彈性且有效率的心理治療模式；因此，認識團體治療及如何運用團體於精神科護理領域中，是所有精神科護理師必須學習應用的重要課題之一。

11-1 團體心理治療的發展史

團體心理治療始於 1905 年，美國內科醫師普瑞特(Pratt)在波士頓將罹患有肺結核病人組織起來，定期聚會，除了介紹有關醫療知識外，還努力創造出一種團體氣氛，病人之間相互交流，互相幫忙，以此排解病人焦慮與憂傷。1919 年雷奇爾(Lazell)和馬許(Marsh)在思覺失調症病人中發展團體形式的治療，教導有關疾病及生活知識之討論。1925 年布羅(Burrow)開始將團體治療運用到心身症(neurotic disorder)或情緒障礙(emotional illness)病人身上。與此同時，莫里諾(Moreno)創立了心理演劇(psychodrama)治療，讓病人透過不同角色的扮演，來表達或接受自己與他人的感受。

40 年代以後，團體心理治療被不同心理治療學派所運用，如 Lazarus (1968)發展出行為團體治療(behavior group psychotherapy)；Rogers 提出以個案為中心的團體治療學說(client-centered group psychotherapy)等，團體治療至此始百花齊放。

11-2 團體心理治療模式

團體心理治療有許多理論與治療模式，將其內容描述如下：

(一) 心理分析模式

佛洛依德認為每個人過去的記憶、生活經驗，或被壓抑著的需求與想法，都會存在潛意識裡。**藉由心理分析治療能協助個案表露其潛意識，以達到人格的重建。**

(二) 人際關係模式

人際關係模式的代表人物是**蘇利文**(Sullivan)**及佩普洛**(Peplau)，主要認為人是藉由人際關係中獲得安全感及滿足感，若人際互動發生障礙，則會引發焦慮與不安，進而影響個體的情緒或行為上的表現。例如**鼓勵個案與他人分享感受，並感謝他人的包容與信任**。

(三) 溝通分析模式

溝通分析模式的代表人物是伯恩(Berne)及瓦茲拉威克(Waltzlawwick)，主要認為溝通可透過語言及非語言方式來表達，同時需考量發訊者及接收者對訊息的解釋，當訊息溝通不良時，反而無法滿足個體需求，進而造成行為的偏差。而**透過治療性溝通可幫助成員相互交流，並解決個人或團體中的問題**。

(四) 行為治療模式

行為治療模式的代表人物是帕夫洛夫(Pavlov)及史金納(Skinner)，認為行為是學習得來的，因此也可以透過學習去除或修正該行為，運用策略包括增強、處罰、消除、逐步增強、示範、類化法等。此模式強調以行動為導向，在行為治療裡，個體從事特定的行動，尋求改變，以了解本身的問題。

(五) 認知行為治療模式

認知行為治療模式的代表人物是貝克(Beck)及艾里斯(Ellis)，認為個體的情緒困擾乃由其對事物有不合理的信念所導致，因此可藉由訓練個體分析自己的信念，並協助學習合理的思考方式，以達到症狀改善的治療目標。

(六) 存在主義及完形主義

代表人物分別是耶隆(Yalom)及波爾茲(Perls)，存在主義學派強調對個體的尊重，在治療過程中，接受治療者與治療者的地位平等，**透過治療者本身情緒經驗或過去經歷的適度自我表露的引導下，於團體中分享內心感受，促進接受治療者之間的表達與分享**。而完形學派則是讓個體的內在矛盾呈現出來，再讓其交替處於兩極之中，體驗兩極的對話過程，藉此整合其內心的衝突。兩者皆**著重於個體的責任、自我省察能力及其行為改變的自由與責任**。

(七) 團體動力模式

著重於團體的整體動力，強調成員的個別表現是受團體發展的影響，因此需探討團體的運作過程、此時此刻討論的議題、成員間的人際互動及彼此間的影響等。

(八) 心理演劇(Psychodrama)

心理演劇是美國羅馬尼亞裔醫師**莫里諾**(Moreno, J. L., 1892~1974)所創，一種行動化的心理治療方法，**強調自發性與創造性，使個體的情感藉由語言及非語言方式自然宣洩出來**，協助個體解決問題。過程中導演讓主角在舞台上自由表達出自身過去的一段生活經驗、內心的困擾或對未來夢想等需處理的問題，而配角依主角劇情的需要來扮演其父母、朋友或主角的替身等，幫助主角投入劇情，也促進主角對自身問題的深入反思，是劇場中相當重要的元素。台下的觀眾是指在劇場中未被指派角色的成員，他們不只被動的觀看演出，觀眾的反應能幫助主角成長，主角原來認為是羞恥的事若能讓觀眾所接納，則可幫助主角減輕自責感，有時觀眾的共鳴與相似經驗的回饋，也會讓主角感到較不孤單。待演劇結束後，導演會作一總結，**重視當下的感受與體驗**，而不對主角的過去經歷作分析或評斷。

11-3 團體中的有效治療因素

有效治療因素(therapeutic factors)意指團體治療過程中，因為治療者、團體成員或病人本身的作為，而促使病人問題獲得改善的種種因素。耶隆(Yalom)將團體之所以能發揮治療效果的因素統整為下列 11 項。

1. **希望灌注性**(instillation of hope)：在團體中，當病人觀察到其他具有相同問題的成員，**藉由治療得到幫助及改善，使他們也對自己及治療結果抱有希望**。例如酒癮匿名團體，運用已痊癒病人之見證，激勵成員們的希望之火。
2. **問題普及性**(universality)：病人進入團體心理治療後，領會到並非只有自己有此心理困擾或情緒行為問題，因而產生**同病相助、同舟共濟的感受**。
3. **資訊的傳授**(imparting of information)：團體中經由治療者的直接講授，或藉由團體討論時，來自治療者及其他成員的意見、建議與指導，有形無形提供病人各種資料訊息。

4. **利他性**(altruism)：**幫助別人**，優先滿足他人需要，並由此產生助人的感受。利他感可**使人產生有用感、有價值感**，也可以間接提高對他人的感受性，減輕過分的自我關注。利他感是形成團體凝聚力的重要因素之一。

5. **原生家庭情境的重現及修正**(the corrective recapitulation of the primary family group)：在團體中，病人慣於使用過去經驗所造成的認知及行為去與他人相處，自然而然的呈現原始家庭的互動關係。透過團體互動過程，治療者指出病人不合宜的行為型態，協助其審查並嘗試一些新的行為，使其受早年家庭影響而形成的僵化人際關係獲得改善。

6. **社交技巧的發展**(development of socializing techniques)：任何團體都會有社交的學習，不論角色扮演，或是自由回饋，成員可以從其間學得如何傾聽、如何反應、如何同理、如何少批評多體驗等相當多的社交技巧。

7. **模仿行為**(imitative behavior)：團體中的成員常會模仿其他成員或治療者，這種模仿在成員嘗試新的行為型態之過程中，是一種很有價值的催化劑，可藉以改變或化解病人原本固執的行為型態。

8. **情感宣洩**(catharsis)：**成員從團體中學習如何表達自我感受**，且明白如何表達才不會對社交上造成不好的後果。

9. **存在性因子**(existential factors)：人生在世必須面對許多存在的課題，如死亡、孤獨、空虛、自由的抉擇等課題。團體治療能有形提供公開的討論，或無形給予成員經歷存在的喜悅與限制，成員在團體中學習到別人的教導及支持是有限的，自己有責任於團體的進行，而且存在的孤獨感是不可避免的。

10. **凝聚力**(cohesiveness)：團體成員在宣洩中，感受到彼此有許多共通點，漸漸地**產生一種向心力與歸屬感**，覺得互相被接受、被了解。凝聚力是團體中重要的因子，也是預期及判定治療結果好壞的因素之一。

11. **人際學習**(interpersonal learning)：病人在團體中顯現出病態行為，再藉由其他成員的回饋或自我觀察領悟，**發現自己的行為結果**，而開始醒覺自己需對自己行為負責任及做改變。當新的行為產生，促使一個新的人際學習（**呈現行為、他人回饋、自我觀察或領悟**）循環，此人際學習行為將由團體內而轉往團體外。

11-4 團體治療的實施方法

在團體建立之後，治療者在不同的發展階段需要發揮應有的角色功能；最後必須針對所建立的團體，進行有效的評量與檢討。以下針對此三階段步驟詳述之。

一、建立團體

(一) 訂定團體目標

治療目標必須是特定的可以達成的，並且能隨團體成員的能力及潛力加以調整。團體應該帶給成員一個成功的經驗，不應該讓病人因為無法達成團體中的治療作業，而受到傷害。故選擇可達成及可評量的目標是必須的。

(二) 團體環境設施及團體大小

1. **團體環境設施**：該場所必須是**隱密**、**舒適**、不受干擾且一直可以被使用的、有足夠的大小、舒適的座椅及具隱密性等。座位安排以圓環形為最恰當，讓團體成員都能看到所有成員及治療者。
2. **團體大小**：一個團體最適合的大小，與領導者期望能在團體中營造哪些治療因子有密切的關係。**以 8~10 人最為理想，並圓形圍坐在一起**。

(三) 聚會時間長短及頻率

對於持續進行的高功能病人所組之團體(high level group)，每次團體時間最好為 60~120 分鐘，暖身需要 20~30 分鐘，而該次主要主題討論至少要 60 分鐘；超過 2 小時，團體效益便會減少。低功能病人所組之團體(low level group)則**以 45~60 分鐘為恰當**，不致於超過較脆弱病人能力所能承擔的範圍，而影響到團體效益。團體聚會的頻率主要取決於該團體的臨床限制及治療目標，一般而言治療團體最佳的聚會頻率為每星期 1~3 次；在門診病人團體工作中，每週進行一次的會程最為常見。

(四) 選擇開放式團體或封閉式團體

治療者在團體創立最初就必須決定團體將採開放式或封閉式。

1. **封閉式團體**(open group)：係在團體一旦開始進行時，成員人數及團體進行次數固定不再更動，即使有人員中途流失，也不另外遞補，多為短期的治療團體，每週進行一次聚會，前後持續約六個月。優點是人員穩定度高，易產生向心力，有助於團體關係的深入發展與探討，但因過程中偶會有成員退出而使人數過少，導致團體治療效果降低。

2. **開放式團體**(closed group)：保持一定的團體規模，一有成員離開，就有其他成員遞補進來，團體進行的次數也具有相當彈性，有團體甚至進行數十年之久。其優點是有新團員加入可刺激學習新的行為，但因成員不固定，**常會阻礙團體關係更進一步的發展與探討**。

(五) 協同治療者的運用

大多數團體治療者喜歡有個協同治療者。協同治療者(co-therapist)可以在團體中與主治療者兩人互補和彼此支持，亦可以澄清彼此在團體中的陳述所引發的移情性扭曲，並互相支援，俾以面對強大的團體壓力。

(六) 選擇病人

依據不同的治療目標，仔細篩選參加者。篩選團體成員之基本原則如表 11-1。團體依其性質可分為同質性與異質性：

1. **同質性團體**：團體成員具有同一特質，成員間的性別、年齡、職業、教育程度、疾病診斷等相似性高者稱之，例如**酒癮匿名團體**、**戒藥團體**、衛教、服藥團體等。
2. **異質性團體**：團體成員具有不同特質時稱之，較可提供更多元的經驗分享，如人際關係、**社交技巧訓練**、**自助團體**、青少年團體、離婚婦女團體、生活討論會等。

表 11-1　選擇團體心理治療病人之準則

可參加團體成員條件	不宜參加團體成員條件
1. 有能力履行團體作業者	1. 嚴重精神症狀病人
2. **有動機參與治療者**	2. 極度躁動不安者
3. 個人問題癥結與團體治療目標一致者	3. 極不易與人和睦相處者
4. 承諾能遵守團體約定者	4. 無法遵守團體約定者
	5. 有偏差行為傾向者

(七) 預備團體

開始團體前，成員的準備可以減少中途離席率，增加團體凝聚力。一般住院病人團體在每次聚會前 5~10 分鐘進行，而門診病人團體則在進行前花 30~40 分鐘做準備。準備內容包括須讓成員認識團體舉行的時間、地點、組成與團體目標，並針對團體中適當行為建立協定與契約。

二、團體發展階段及治療者的角色功能

(一) 團體初期認識階段(Orientation Stage)

此期成員普遍是困惑、試探、猶豫的，成員可能會困惑團體活動與其個人目標的關係何在；亦會在心理估量彼此或估量團體，在乎自己是否被喜歡、尊敬或忽視；**成員會有試探行為出現**，以評估團體所期望或讚許的行為，進而確認自己在團體的地位。**此期治療者主要功能即是與成員建立關係、介紹團體目標、訂規範、激發團體的互動、關懷成員的需要、提供成員安全感**。

(二) 團體衝突階段(Conflict Stage)

此期團體的重心轉為關注團體的支配、控制和權利等問題，成員間的批評與負面意見會增加，團體中也會出現控制權的強奪，有時以沉靜、鬱積或白熱化方式呈現，甚至對治療者產生敵意。此期治療者主要工作則為澄清及調節衝突，並利用衝突來促進團體成員的人際學習；必須避免衝突憤怒累積到爆炸性的程度，協助成員直接地、適當的表達憤怒，讓每一位成員從憤怒、衝突互動中學到東西。治療者在此期可扮演的角色為**催化劑**(catalyst)，**以促進團體任務的達成及引導與協助團體的進行**。

(三) 團體工作期(Working Stage)

團體此期雖然延續上個階段的衝突，但團體漸漸形成一個有凝聚力的整體，在這個階段中，**團體士氣、相互信任感、自我坦露及對他人的看法都會增加**，一些成員會透露他們接受治療的「真正」原因，分享祕密或長期隱瞞的踰矩行為，**討論的內容與目標更加接近**。此期治療者須促進成員溝通的順暢、**分享意見與感受**，並幫助成員體會團體中所發生事件的意義，促進成員的自我認識及成長。**此期也是出現成員中途離席、逃避、意見不同等常見的時期**。

(四) 團體結束期(Termination Stage)

當團體目標達成、團體次數完成或其他原因促使團體必須結束，此期成員可能會有失落或分離焦慮等情緒的產生，因此治療者須幫助成員面臨分離失落的感受，並能成熟的面對及調適。

三、團體結果評量

目前國內精神科最常用的團體成效評量方法如下：

(一) 團體治療療效因素的評估

由耶隆(Yalom)設計的方法，主要考慮團體如何幫助參加成員改善精神症狀及人際關係：設定各項治療性因素(therapeutic factors)來評估在不同團體及不同階段呈現療效因素之意義。所提 11 項因素如 11-3 節所述。

(二) 精神復健潛能的評量

精神復健潛能(rehabilitation potential)即評量病人復健治療四階段之臨界點，包含回歸社會工作、從事社區庇護性工作、接受院內復健工作訓練、安排養護及生活自律訓練，評估病人能在復健治療中有多大的恢復。

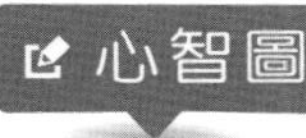

心智圖

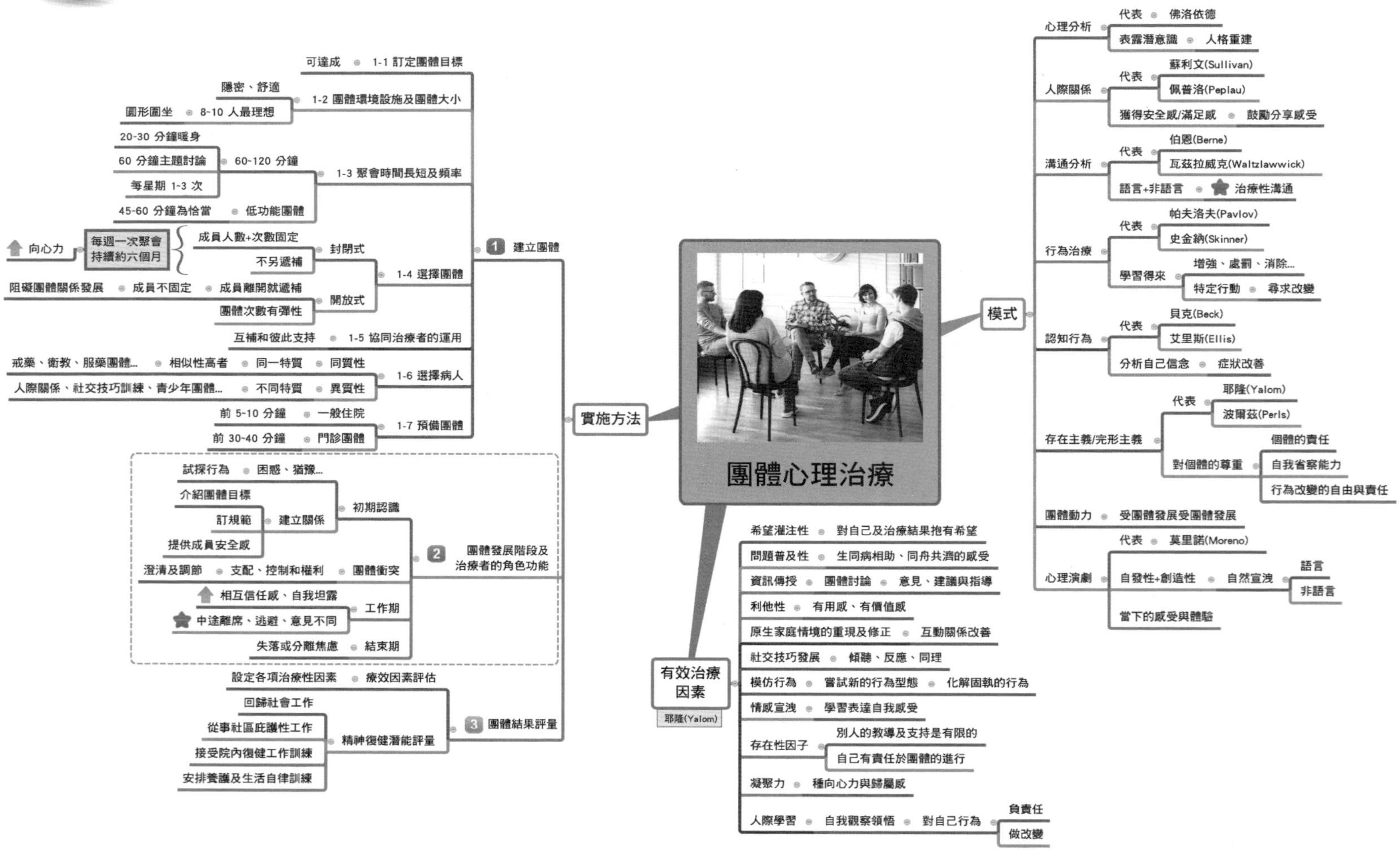

團體心理治療

- 模式
  - 心理分析
    - 代表：佛洛依德
    - 表露潛意識：人格重建
  - 人際關係
    - 代表：蘇利文(Sullivan)、佩普洛(Peplau)
    - 獲得安全感/滿足感：鼓勵分享感受
  - 溝通分析
    - 代表：伯恩(Berne)、瓦茲拉威克(Waltzlawwick)
    - 語言+非語言：★治療性溝通
  - 行為治療
    - 代表：帕夫洛夫(Pavlov)、史金納(Skinner)
    - 學習得來
      - 增強、處罰、消除...
      - 特定行動：尋求改變
  - 認知行為
    - 代表：貝克(Beck)、艾里斯(Ellis)
    - 分析自己信念：症狀改善
  - 存在主義/完形主義
    - 代表：耶隆(Yalom)、波爾茲(Perls)
    - 對個體的尊重
      - 個體的責任
      - 自我省察能力
      - 行為改變的自由與責任
  - 團體動力：受團體發展受團體發展
  - 心理演劇
    - 代表：莫里諾(Moreno)
    - 自發性+創造性：自然宣洩
      - 語言
      - 非語言
    - 當下的感受與體驗
- 有效治療因素（耶隆(Yalom)）
  - 希望灌注性：對自己及治療結果抱有希望
  - 問題普及性：生同病相助、同舟共濟的感受
  - 資訊傳授：團體討論：意見、建議與指導
  - 利他性：有用感、有價值感
  - 原生家庭情境的重現及修正：互動關係改善
  - 社交技巧發展：傾聽、反應、同理
  - 模仿行為：嘗試新的行為型態：化解固執的行為
  - 情感宣洩：學習表達自我感受
  - 存在性因子
    - 別人的教導及支持是有限的
    - 自己有責任於團體的進行
  - 凝聚力：種向心力與歸屬感
  - 人際學習：自我觀察領悟：對自己行為
    - 負責任
    - 做改變
- 實施方法
  - 1 建立團體
    - 1-1 訂定團體目標：可達成
    - 1-2 團體環境設施及團體大小
      - 隱密、舒適
      - 8-10 人最理想：圓形圍坐
    - 1-3 聚會時間長短及頻率
      - 60-120 分鐘
        - 20-30 分鐘暖身
        - 60 分鐘主題討論
      - 每星期 1-3 次
      - 低功能團體：45-60 分鐘為恰當
    - 1-4 選擇團體
      - 封閉式
        - 成員人數+次數固定 }
        - 不另遞補 } 每週一次聚會，持續約六個月：↑向心力
      - 開放式
        - 成員離開就遞補：成員不固定：阻礙團體關係發展
        - 團體次數有彈性
    - 1-5 協同治療者的運用：互補和彼此支持
    - 1-6 選擇病人
      - 同質性：同一特質：相似性高者：戒藥、衛教、服藥團體...
      - 異質性：不同特質：人際關係、社交技巧訓練、青少年團體...
    - 1-7 預備團體
      - 一般住院：前 5-10 分鐘
      - 門診團體：前 30-40 分鐘
  - 2 團體發展階段及治療者的角色功能
    - 初期認識
      - 試探行為：困惑、猶豫...
      - 建立關係
        - 介紹團體目標
        - 訂規範
        - 提供成員安全感
    - 團體衝突：支配、控制和權利：澄清及調節
    - 工作期
      - ↑相互信任感、自我坦露
      - ★中途離席、逃避、意見不同
    - 結束期：失落或分離焦慮
  - 3 團體結果評量
    - 療效因素評估：設定各項治療性因素
    - 精神復健潛能評量
      - 回歸社會工作
      - 從事社區庇護性工作
      - 接受院內復健工作訓練
      - 安排養護及生活自律訓練

團體設計及執行實例

時間	活動名稱	活動目標	活動內容	備註
1	相見歡	1. 成員能說出自己對團體的期待 2. 成員能了解團體活動內容與目標	1. 彼此自我介紹 2. 領導者引導成員分享參予團體的經驗	開場白音樂、白紙、蠟筆、成員名片、前測問卷
2	認識疾病	1. 成員能說出一個或一個以上疾病導因 2. 成員能說出自己生病的感受 3. 成員能說出或寫出二個或以上的疾病症狀	1. 疾病的介紹 2. 症狀如何處理 3. 我的感想	台北市立聯合醫院松德院區衛教手冊
3	認識藥物	1. 成員能說出自己目前服藥的藥物名稱 2. 成員能說出自己服藥的目的 3. 成員能說出藥物的作用至少一項 4. 成員能說出對服藥的感受	1. 藥物的認識 2. 藥物作用的介紹 3. 我覺得…	精神科藥物書籍、台北市立聯合醫院松德院區衛教手冊
4	我該怎麼辦？（談副作用處理）	1. 成員能說出服藥可能發生的副作用至少三項 2. 成員能說出副作用出現如何處理 3. 成員能分享以前自己處理的經驗	1. 認識副作用 2. 提供處理方法 3. 經驗分享 4. 心得分享	精神科藥物書籍、台北市立聯合醫院松德院區衛教手冊
5	生活大哥大	1. 成員能覺察到自我常見的溝通表達方式 2. 成員能說出家庭中常見溝通的型態 3. 成員能學習良好的家中溝通表達技巧	Warm up 1. 將成員分成三組，以角色扮演的方式，讓成員選擇當：P-權威的父母、A-懂事的成人、C-天真的小孩	小組討論法、經驗分享、角色扮演

時間	活動名稱	活動目標	活動內容	備 註
5			2. 依情境內容（賴床、看電視）讓成員表達出該角色表達方式 3. 引導成員想各種角色的溝通方式不同點 4. 成員彼此分享自己與家人溝通表達的技巧	
6	家家有本難念的經	1. 成員能寫出自己與家人相處的困難處 2. 成員能說出與家中人際互動的經驗 3. 成員能學習到良好的人際相處技巧 4. 成員能相互學習適應居家生活	前一週讓成員寫生活適應團體病人手冊 12 頁「家家有本難念的經」之單元，包含： 1. 我和誰住在一起 2. 在家中我和誰感情較好？ 3. 在家中我和誰較容易起爭執？	小組討論法、經驗分享、病人手冊之填寫
7	未來不是夢	1. 成員能彼此分享從事義工的心中感受 2. 成員能說出對未來的生活安排 3. 成員能提出遭遇生活問題與困難時，解決的可能方法	Warm up－猜職業遊戲 1. 領導者事先準備幾種職業，列出它的三種特徵 2. 讓成員輪流唸出，然後大家猜未來生活的安排	小組討論法、經驗分享
8	揮手道祝福	1. 成員能覺察到自我生活的態度 2. 成員能分享自我於團體中的感受與收穫 3. 成員能針對團體過程予以評價，且填寫團體治療效果的問卷 4. 成員能彼此互道珍重，結束團體活動	Warm up－生活的色彩 1. 把各種顏色及形狀的紙張放在團體的中央 2. 領導者指示成員閉上眼睛回想 (1) 自己喜歡的顏色且試著想喜歡的原因 (2) 自己生活若以顏色來代表會是什麼色彩，	小組討論法、經驗分享、教具－幾何形色彩紙、問卷調查法

時間	活動名稱	活動目標	活動內容	備 註
8			成員間彼此分享自己的感受 3. 領導者引導成員統整團體過程的學習經驗 (1) 參與疾病與藥物認知經驗 (2) 參與生活適應的學習經驗 4. 團體結束期，處理分離焦慮，使成員能於開放的氣氛下，自然抒發其情緒並能彼此互道珍重，結束團體	

資料來源：謝佳容、蔡素玲、蕭淑貞(2000)・精神科日間留院病房生活適應團體之成效・*新台北護理期刊*，*2*(1)，71-83。

學習評量

1. 團體成員在團體中，覺得自己的問題不再是那麼特殊，可以分享各自的感受，而得到相互支持，這項團體的治療性因子，下列何項正確？(A)利他性(altruism) (B)寄予希望(installation of hope) (C)普及性(universality) (D)情感的解脫(catharsis)。
2. 護理師在精神科病房帶領團體治療，鼓勵病人與他人分享生病感受，並在團體中表示感謝其他病人對他的包容、接納與信任，此活動運用下列何項精神護理概念模式？(A)行為模式 (B)人際關係模式 (C)心理分析模式 (D)存在主義模式。
3. 參與團體治療後，病人分享：「團體中別人給我的回饋幫助我了解到，如何表達自我感受，才不會造成不好的後果」，這表示團體治療對此病人最能達到下列何種治療因子？(A)利他性(altruism) (B)希望灌注(instillation of hope) (C)人際學習(interpersonal learning) (D)情感宣洩(catharsis)。
4. 治療者詢問團體中其他成員：「大家是否有類似的感受或經驗？」請問治療者的用意為何？(A)引導出問題的共通性 (B)重現原生家庭經驗 (C)示範社交技巧 (D)促進成員對生命本質的了解。
5. 護理師在精神科病房帶領團體治療，病友在團體中感謝其他病人對他的接納與信任，分享他從團體中體驗到人與人之間是可以相互信賴，此活動運用下列何項精神護理概念模式？(A)行為模式 (B)人際關係模式 (C)心理分析模式 (D)存在主義模式。
6. 溫先生，80 歲，罹患鬱症多年，常有時不我與的感嘆。護理師應安排溫先生參加下列何種團體治療，以幫助其重整過去生活事件？(A)娛樂團體 (B)會心團體 (C)懷舊團體 (D)心理演劇。
7. 承上題，在團體過程中，溫先生感受到「經由幫助他人使自己在生活中變得更重要，也更看重了自己」，進而提升他的自尊心，上述現象，下列何項最符合團體治療性因子？(A)利他性 (B)共通性 (C)人際學習 (D)發展社交技巧。
8. 張護理師帶領支持性團體治療已進入第五次，在工作期階段成員彼此之間的互動增加、彼此支持並分享意見，有關此階段治療之重點，下列何者正確？(1)尋找阻礙改變的因素 (2)鼓勵面對焦慮的情境 (3)探討病人的內心世界 (4)幫助病人回顧團體的成長。(A)(1)(2)(3) (B)(1)(2)(4) (C)(1)(3)(4) (D)(2)(3)(4)。

9. 團體成員表示：「自己曾經被其他同學毆打，所以覺得自己是最沒有用的人」，護理師詢問參與團體的其他成員：「團體中有哪些人也有類似的經驗？」此項技巧最可以促進下列何種團體治療因子的產生？(A)希望灌注 (B)模仿行為 (C)普遍性 (D)利他性。

10. 團體治療過程中張先生和史先生因意見不合而互相爭執，張先生因此憤而離開團體，使團體瀰漫著不安的氣氛，團體治療者的處置，下列何者正確？(1)中斷團體的進行安撫史先生 (2)強調成員應遵守團體規範 (3)允許害怕的成員暫時離開團體 (4)鼓勵成員表達此時的感受。(A)(1)(2)(3) (B)(1)(2)(4) (C)(1)(3)(4) (D)(2)(3)(4)。

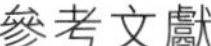
參考文獻

掃描對答案

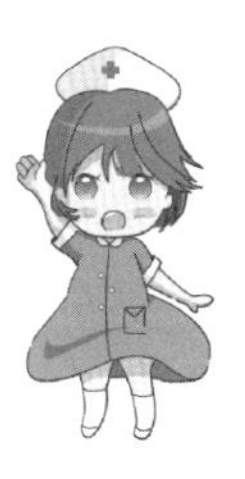

• MEMO •

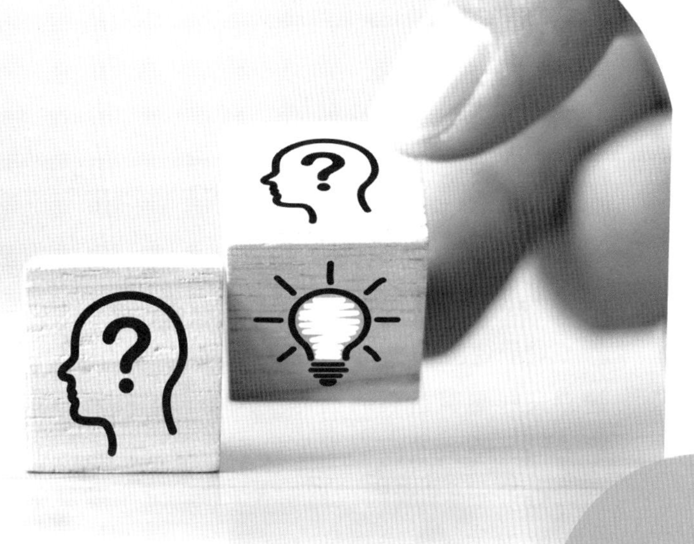

編著：徐瑩媺　修訂：陸秀芳

家庭治療

本章大綱

家庭的特性
- 一、健康家庭
- 二、家庭生命週期

家庭治療
- 一、家庭治療的定義
- 二、基本概念
- 三、家庭治療理論

家庭功能評估
- 一、生態圖
- 二、家庭圖

家庭護理過程
- 一、護理評估
- 二、健康問題
- 三、護理措施

前言 

家庭是幫助個人培養成熟人格、完成自我分化、奠定社會化基礎的搖籃，Bradshaw (1993/1998)認為所謂成熟的人格是可區分和接受自己與他人是不同的個體，並能建立清楚的自我界線(self boundary)，有良好的自我概念，能和自己的家庭建立良好而有意義的關係，又不會過度的融入家人的生活而迷失自己，可自由的表達情緒，不會滿腹怨忿，也不會愛的太切；而不健全的家庭其自我界線則過分的連結（被侵犯）、混淆或嚴密（疏離）。一個健康的家庭可以幫助個人兼顧依附家庭和獨立的需求，完成在社會上的自我實現，但是每個家庭並非時時運作良好，有時會因情境衝突而造成家庭系統應付失調，一旦家庭危機造成運作不良，因此無法提供家庭成員健康的成長時，便需要醫護人員提供專業的協助。

12-1 家庭的特性

一、健康家庭

(一) 特 徵

在了解家庭治療的特點之前我們必須先了解健康家庭的特徵。Hansen (1981)曾提出健康家庭的特徵有以下幾點：家庭互動順利，隨時可面對問題；具有直接而明瞭的溝通模式，父母可傾聽子女的想法，並保持合乎實際的期待；父母具權威性，但不是建立在處罰上；夫妻的協商具高度自主性。一本家庭心理衛生書籍作者Sedwick (1981)提到有效家庭的特徵有：(1)家庭重點在滿足成員情感、生理、社會等需求，而非獲致社會地位或財富等其他相關事務；(2)家庭可以理解、重視及接納每一位成員的差異；(3)家庭具有彈性及穩定性，以適應各種內、外在的改變；(4)家庭能尋求並同時使用外在可用的資源並維持家庭的自主性；(5)家庭能以家庭目標、成員的年齡、經驗來做決策並執行。

(二) 家庭規則

Bradshaw (1993/1998)認為家庭規則可反應出父母對生命的信念和價值觀，也決定他們用什麼方式來養育孩子。家庭中通常制訂許多管理規則，包括經濟、家事分工、節日的慶祝方式、教育的、情感的、性的、身體的（包括生病和健康），還有教養的規則，這些規則自有其態度、行為、溝通等不同層面的定義；例如：做家事的規則，家庭環境必須整齊清潔（態度），用餐後碗盤立刻都要洗乾淨（行為），若沒做到小孩子就會挨罵（溝通）。因此，功能良好的家庭，家庭規則是清楚而明顯的，家庭成員間透過溝通來做決策。然而功能不佳的家庭，設定了許多「應該」、「必須」來限制小孩；例如：「你不應該這樣想？」「你怎麼那麼笨？」「你只是在空想。」所以陳腐不宜的家庭規則，視服從為最高的價值，在服從之外還要整齊清潔、控制情緒和慾望，當孩子依著指示思考和行動時才是「好孩子」。

(三) 有效的溝通

Bradshaw (1993/1998)提出所謂家庭中有效的溝通，即是能夠清楚自己內在過程，包括個人想法、感覺和慾望，且留意別人的感受，所以包括下列的條件：

1. 好的自我覺察和對別人的敏感度，即有良好的「自我界限」，為自己的感受、認知和解釋負責，要理解自己溝通的出發點和目的；例如：我的衣服髒了，想請其他家庭成員協助時，可表示「我想請你明天早上 9 點幫我把套裝拿去洗衣店乾洗，可以嗎？」
2. 對別人未察覺的行為及自己的感受給予適切的回饋；例如：「你看起來很生氣，嘴巴閉得緊緊地，拳頭也握得很緊，而且你也沉默 20 分鐘，我不知道你怎麼回事，讓我很心急。」
3. 溝通要具體，清楚的用「我」的訊息來表達「自我負責」的意願；例如：「當我要跟你說話時，你卻拿報紙出來看，我覺得很挫折，好像被拒絕了一樣。」
4. 願意透露個人的感覺、慾望和認知。

✚ 二、家庭生命週期

不同階段的家庭有其獨特之發展任務，一個健康的家庭要隨時間的變化，而完成每一階段獨特的任務，所以提出家庭生命週期或家庭發展史的概念。有許多學者提出不同的看法，如卡特(Carter)和麥戈德里克(McGoldrick)將尚未結婚的成人到退休後的生活分成六個階段，分別敘述如下：

1. **單身年輕成人**：離開原生家庭，開創自己的事業；參加職業或娛樂團體，從工作和經濟的獨立，發展個人的自主性。
2. **新婚家庭**：成立婚姻關係，夫妻雙方重組自己和配偶的家庭，並調適現實和理想的差距。

3. **有年幼小孩的家庭**：扮演為人父母之角色，並滿足小孩的生理及心理需求。此時面臨經濟、育兒、生涯及情感四者間的衝突。
4. **有青少年的家庭**：學習處理緊張的親子關係，面對自己、配偶、小孩和年老父母的生理及心理變化。
5. **孩子長大的空巢期**：面對孩子離家，女性注重中年的自覺，男性重視保健，夫妻互相扶持，重尋生活重心，面對處理父母（祖父母）的殘疾和死亡。
6. **後期的家庭生活**：面對老年、退休、死亡而失去生活的活力，可能出現憂鬱、沮喪及焦慮情緒，生命的回顧與統整，此時親人的關懷和照顧很重要。

杜瓦爾(Duvall)和希爾(Hill)則以家庭中第一個子女的生長過程教育階段作為分類的基礎，所提出家庭生命週期的八個階段至今也常被引用，但隨著時代變遷，家庭的發展階段與任務也有莫大的變化（表 12-1）。

表 12-1　家庭發展階段的定義與發展任務

<table>
<tr><th colspan="2">發展階段</th><th>發展情況</th><th>發展任務</th></tr>
<tr><td>建立期</td><td>階段 1</td><td>新婚階段，無子女</td><td>1. 婚姻關係的適應與協調
2. 建立家庭規則，如家務分工
3. 雙方親屬的認識與熟悉
4. 為人父母的準備</td></tr>
<tr><td rowspan="4">擴展期</td><td>階段 2</td><td>幼兒期家庭，最大孩子未滿 3 歲</td><td rowspan="4">1. 初為父母的準備與適應
2. 夫妻關係的調整與適應
3. 親子、手足關係的適應與協調
4. 家庭與學校的聯繫與溝通</td></tr>
<tr><td>階段 3</td><td>學齡前期家庭，最大孩子 3~6 歲</td></tr>
<tr><td>階段 4</td><td>學齡期家庭，最大孩子 6~13 歲</td></tr>
<tr><td>階段 5</td><td>青少年期家庭，最大孩子 13~20 歲</td></tr>
<tr><td rowspan="3">收縮期</td><td>階段 6</td><td>最大孩子將離開家庭</td><td rowspan="3">1. 中老年夫妻的調整與適應
2. 退休生活的安排
3. 為人祖父母的準備</td></tr>
<tr><td>階段 7</td><td>中年期家庭，空巢期</td></tr>
<tr><td>階段 8</td><td>老年期家庭，夫妻退休至死亡</td></tr>
</table>

12-2 家庭治療

一、家庭治療的定義

家庭治療(family therapy)簡單的說是一種以整個家庭體系為治療單位的心理治療方法。在此體系中，**若家人間互動或家庭關係改變時，會影響家庭中每個成員的行為**。家庭治療者的觀點認為病人的症狀是家庭病狀的顯影，所以整個家庭體系才是治療的對象。其**目的在協助家庭消除異常和病態之情形，改善家庭功能、協助家庭改善問題**。當一個家庭在結構、組織、溝通、情感表達、角色扮演、聯盟關係或家庭認同方面出現功能失調，無能力自行改善時，則需透過家庭治療來改善家庭心理功能，**並改善家庭成員的互動方式**。

家庭治療是 1950 年代美國興起的助人心理治療，為因應第二次世界大戰戰後許多家庭的突然重聚，帶來社會、人際、文化及環境的問題，而開啟家庭治療運動。加上美國社會的變遷，家庭制度的瓦解，組織和結構出現變化，由傳統的男主外、女主內的核心家庭轉變為夫妻雙方皆外出工作造成家事分工的改變，離婚率大幅上升增加家庭生活的多變性，例如：單親、同居及組合等家庭的出現。故家庭治療師認為家庭是一「情緒單位」，它可以影響很多心理疾病及社會問題的出現。初期以精神分析導向來處理家庭問題，後來臨床心理學、精神科社會工作和諮商心理學家基於實際需要，開始運用家族治療。發展迄今，有以下幾種家庭治療的型態：

1. **個別性的家庭治療**：治療對象為家庭中的關鍵人物，適時約談家庭成員以了解彼此的關係和協助維持和諧。
2. **夫妻治療**：主要針對夫妻的婚姻衝突進行危機處理。
3. **聯合性家庭治療**：治療對象為核心家庭中相關的成員，找到問題共同解決。
4. **多元性家庭治療**：結合家庭治療和團體治療，借助團體動力讓不同家庭彼此學習扶持。

二、基本概念

1. **一切以家庭整體為重點**：將注意力由個人問題轉移到家庭整體上。
2. **採用系統之觀念與看法**：在系統中各單位彼此互相影響，且會到達平衡狀態，一旦要產生變化必須運用相當大的能量。

3. **以人際關係分析成員間的相互行為**：家庭內的人際互動是一種特殊關係，如父子、夫妻及手足等，各成員間所發生的行為，要以人際關係的角度來了解其性質。
4. **以群體的觀念了解全體家庭行為**：家庭是一個小群體，所以要以群體的組織、權力分配、領導、角色、溝通、情感與關係等觀念來把握團體的心理與行為。

三、家庭治療理論

家庭治療理論自 1960 年開始發展，至 1980 年代其理論與技術漸趨成熟，家族治療中運用系統理論的精神於家庭、婚姻、人際等議題；並認為由於系統有問題而反應於個體身上，治療師透過實務經驗建構家庭治療理論的基礎，發現以系統觀點看個體，可以獲得不一樣的視野。家庭治療理論發展至今，非常具有多元性，目前有更多的理論正在修正應用中，而治療師由於運用的理論架構不同，因此採取的治療技巧亦有所差異，雖然如此，其目的皆在協助家庭解決心理健康問題。

(一) 系統性家庭治療(Family System Therapy)

包溫(Bowen)於 1950 年提出，認為**家庭是一動態的平衡系統**(homeostatic system)，**當家庭成員出現功能上的改變，會影響其他成員**。其中注重人際關係中情緒的功能失調，任何成員所出現的症狀，無論是社會性（犯罪或孩童受虐）、身體性（物質使用障礙症）、情緒性（憂鬱症）或衝突性（婚姻衝突）都被視為情緒過程失調的證據。此理論將視家庭為一治療單位，**主張偏差行為或心理問題是整個家庭系統的產物，而不是個人單一的問題**，主要概念有自我分化、三角關係、核心家庭的情感系統、代際間的傳遞過程、家庭投射過程、手足順序、情感的阻斷。

(二) 結構性家庭治療(Structural Family Therapy)

米紐慶(Minuchin)特別注重家庭的組織、關係、角色與權力之執行等結構，主要在調整家庭結構的問題，包括家庭權力之劃分、家庭關係（包括輩分、性別和興趣）及家庭界限，當結構轉化後，成員在家庭中的定位也會隨著改變，結果每個成員都會體驗到改變。

(三) 策略性家庭治療(Strategic Family Therapy)

海利(Haley)的策略性家庭治療理論發展自溝通家庭治療(communicational family therapy)，由海利與薩提爾(Satir)共同發展出來。溝通家庭治療主要協助家庭成員由溝通過程中表達自己，打破原有成員僵化的溝通模式，幫助成員時常接受新的成長，促進學習新的因應和溝通過程。策略性家庭治療理論主要針對家庭問題本質了解，焦點放在問題與解決辦法上，治療者設計一套策略來引導改變。

(四) 經驗家庭治療(Experiential Family Therapy)

和結構及策略學派一樣，薩提爾(Satir)、華特克(Whitaker)強調家庭當前的問題，不重視探就過去的病因，強調此時此地的互動，而非探索過去的經驗，增加當事人對自己內在潛能的察覺，並敞開家庭互動關係的管道。

(五) 世代家庭治療(Transgenerational Family Therapy)

包溫(Bowen)關注幾代的家庭動力與心理動力理論的發展與歷史，並認為家庭問題是一代傳一代，現在是過去的延伸，所以發展一跨時間的治療歷程，治療目標為消除症狀、減輕焦慮，提高各家庭成員之自我區隔化的程度。

(六) 行為家庭治療(Behavioral Family Therapy)

李伯曼(Liberman)認為，家庭中當成員出現偏差行為時，必定影響其他人所有的行為。所以行為家庭治療主要在觀察家庭成員間的行為表現，建立具體的行為改善目標與計畫，促進家庭行為的改善。

(七) 分析性家庭治療(Psychodynamic Family Therapy)

包溫、阿克曼(Ackerman)以心理分析的角度了解各成員的深層心理與行為動機，主要著手改善情感上的表達、滿足與慾望的處理，促進家人的心理成長。

12-3 家庭功能評估

在整個家庭治療中，不同的理論模式都可以建立獨特的評估方式，家庭功能評估被使用來認識家庭動力之過程，其目的包括：了解哪些家庭成員適合接受治療；家庭的問題及潛伏的原因；家庭面對問題時，問題解決能力及可運用之資源；治療員是否有能力、動機處理此個案；計畫未來治療方向等。家庭功能評估方法在此引用 1978 年 Norton 提出雙重觀點來認識家庭的壓力及問題。目標在認識個人的培育系統（包括目前及延伸家庭、非正式的支援系統、鄰舍）及其支持系統（包括工作、學校、其他社會服務機構）間所產生的衝突，因這些衝突和壓力常常會增加家庭的失調。評估工具包括生態圖和家庭圖，當家庭成員一同參與繪畫生態圖和家庭圖時，他們會慢慢的明白自己外來壓力及家庭內在的關係在系統中如何產生問題。

一、生態圖(Ecomap)

1978 年哈特曼(Hartman)的生態圖可以幫助治療員認識家庭之內在及外在次系統，以了解次系統與家庭問題及功能的關係。生態圖可提供的訊息包括：家庭成員的年齡、彼此的關係、社會地位、宗教信仰及與環境的關係（包括學校、工作、社團、交友、娛樂、健康醫療及其他等）（圖 12-1）。

二、家庭圖(Genograms)

家庭圖是採用 1978 年包溫(Bowen)的家庭系統理論發展出來的，是把成員間關係用家庭樹的形式描繪顯示。每個成員不是活在此時此刻，而是同時呈現部分歷代之家庭事跡，包括權力、角色、生活型態及家庭健康事件等。透過此圖，治療者可更深入的了解家庭發展的模式，家庭解決問題之影響因素（圖 12-2、圖 12-3）。

蕭氏情境家庭護理治療

家庭護理治療是指護理師以家庭為照護中心，依病人及家庭成員健康與病況進行評估及需求分析，使其能獲得完善照顧，協助病人適應社會，提升家庭生活品質（李，2013）。蕭氏情境家庭護理治療為蕭淑貞教授(2012)針對家庭護理角色功能、評估及處置技巧所提出，具備人性、同理心、謙虛，治療方向著重合作互動，充滿護理關懷照顧的精神。評估內容包括結構性家庭特質、家庭功能評估、社會支持系統；治療過程涵蓋投入、賦能和靈悟，強調家庭場景及其在身心靈、社會層次承受的苦惱；處置技巧包括對存在現象的體諒關懷、正向回饋、面對沉默的自在、互動式溝通、促進感知的活動、透明自我、促進問題解決過程、給予自我轉變的空間等。

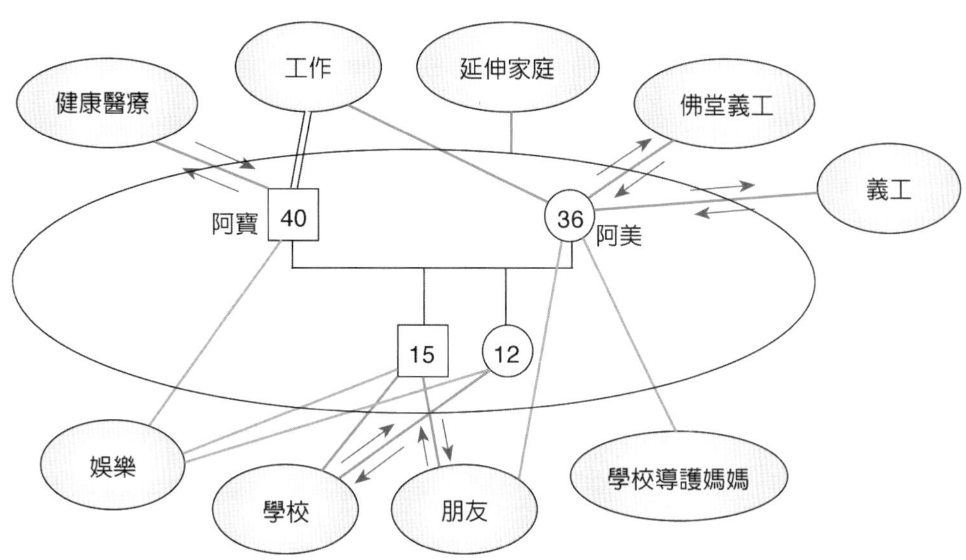

圖 12-1 家庭生態圖

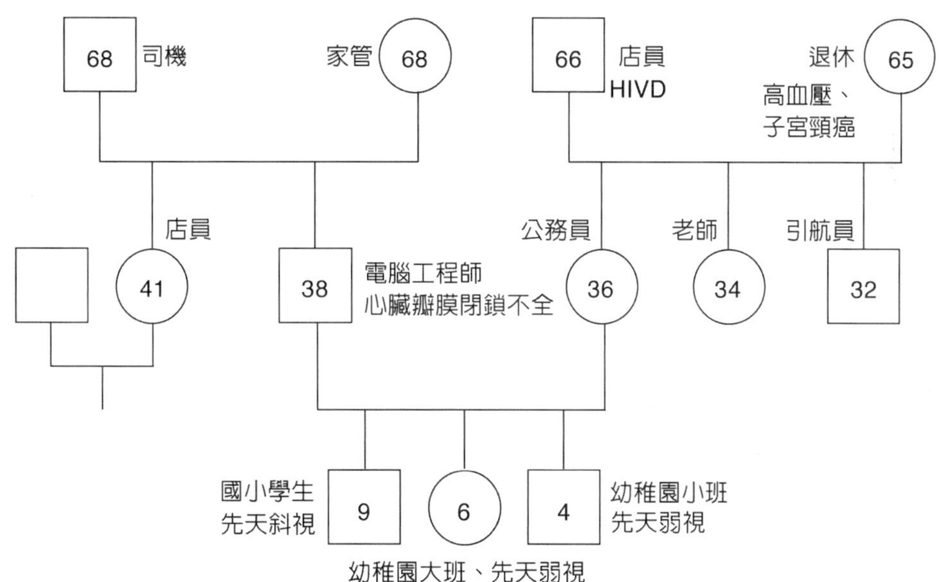

圖 12-2 三代家庭圖

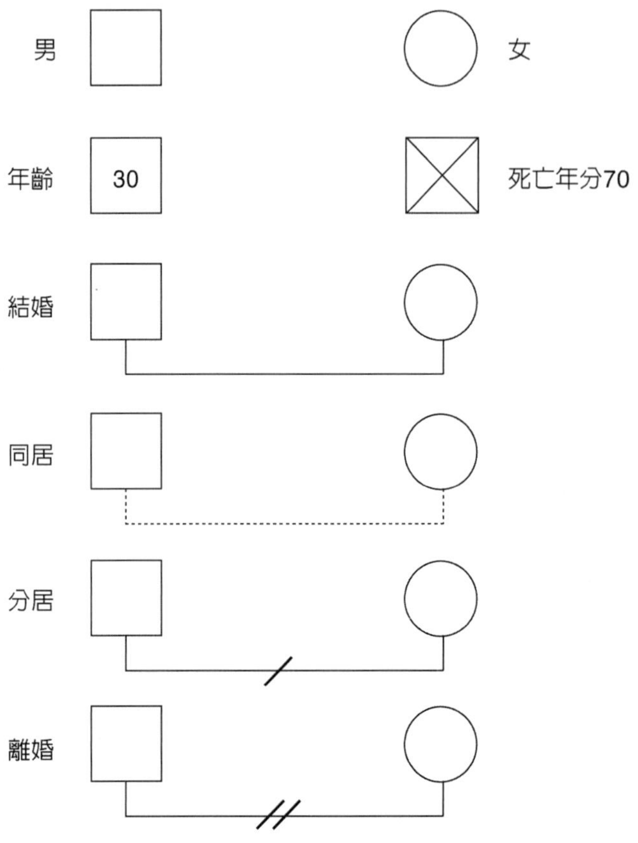

圖 12-3　家庭圖的標記意義

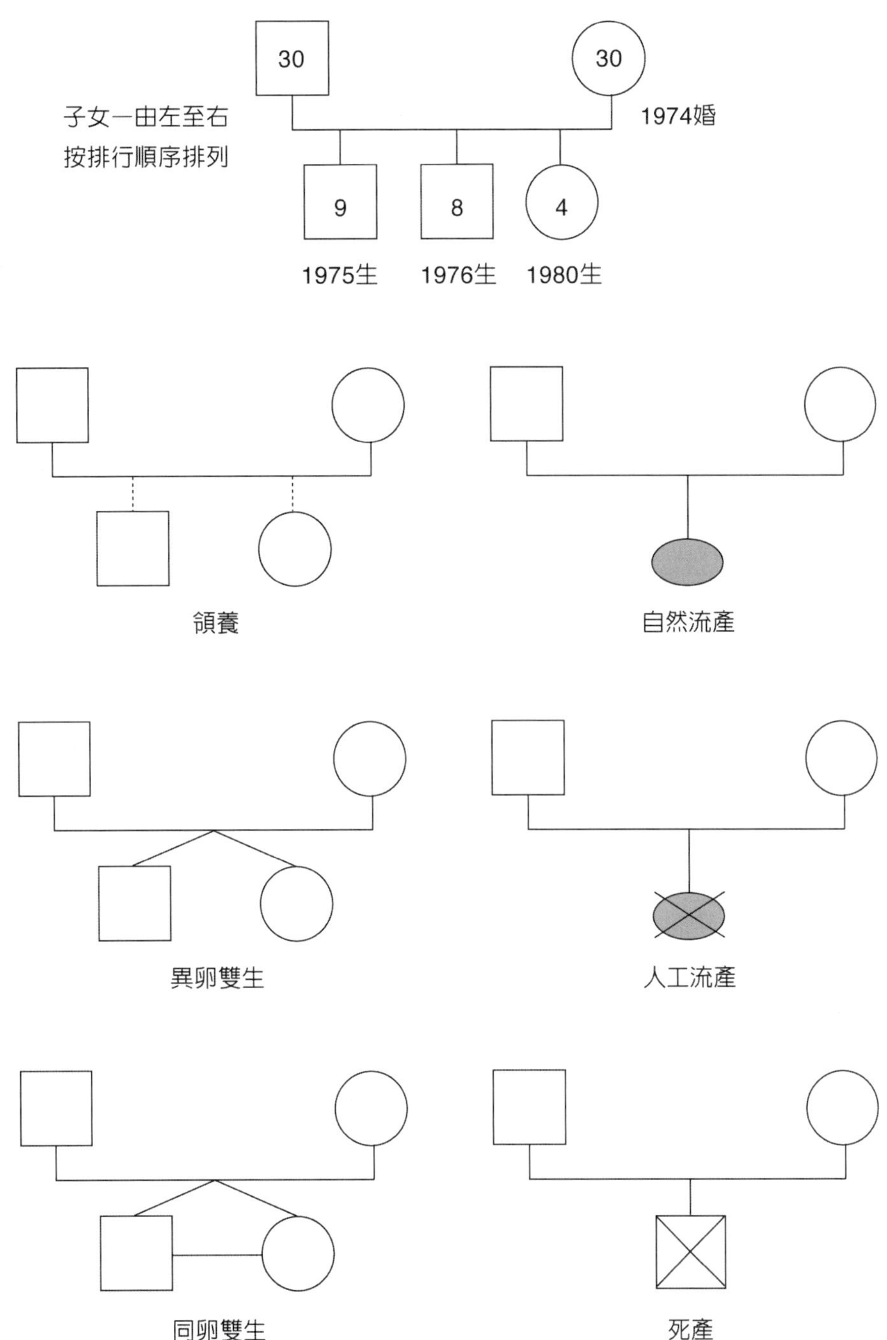

圖 12-3　家庭圖的標記意義（續）

資料來源：王行(2002)．*家庭歷史與心理治療－家庭重塑實務篇*（三版）．心理。

12-4 家庭護理過程

一、護理評估

當護理師面對個案出現健康問題時，需觀察家庭是否受到影響，一旦家庭無法以平日的方式正常的運作，而必須重組家庭之結構、角色、互動方式及彼此關係，此時會出現個人或家庭不平衡的狀況，護理師即需針對個案的家庭功能、互動型態、角色及權力等關係，進行完整評估，敏銳的發現問題，則可適時提供協助，幫助家庭恢復健康。依據蕭(2012)提出情境家庭護理治療理論，進行家庭護理評估以結構性家庭特質、家庭功能、社會支持系統三大項來進行：

1. **家庭結構**：包括基本資料、家庭發展階段、家庭環境和家庭圖譜。
2. **家庭功能**：
   (1) 問題解決能力：面對問題時家庭成員能否彼此討論處理方式和討論成效。
   (2) 權力與決策能力：家庭中主要決策者是誰？以及其他成員意見能否表達並共同討論。
   (3) 溝通能力：每一位家庭成員能直接說出及了解彼此想法和內心感受。
   (4) 情緒：面對承擔責任時，其家庭氣氛如何？有否衝突？彼此間情緒能否相互支持、共同進行家庭活動。
   (5) 角色功能：家庭成員能否善盡角色責任、共同分擔家務及遵守日常生活作息。
   (6) 夫妻關係：夫妻間情緒支持、性生活滿意。
   (7) 健康照顧規範：家庭有否規則進食、適當穿著、有共同的外出休閒活動？能否注意彼此生活型態的改變和醫療需求。
   (8) 家庭規範功能：有哪些家庭規範？當家庭成員任意改變或沒有遵守家庭規則時是否引起爭執。
   (9) 獨立及依賴功能：每位成員能安排自己的事、成員間是否有相互影響的情形。
   (10) 教養功能：父母能否允許子女有適當的自由活動、並能坦誠討論問題、管教子女方法、情緒支持、教導子女日常生活。

3. **社會支持系統：**
   (1) 實質性：醫療費用、用品、病人照顧人力由誰能否負擔或分擔。
   (2) 情感性：家庭間成員能否感受到尊重、同理心、關愛、傾聽、安全等感受。
   (3) 訊息性：能否提供、接受關於照顧病人的意見並相互討論。

二、健康問題

護理師根據家庭評估所收集的資料，確立有關家庭問題相關的健康問題，與家庭有關者，提供以下參考：

1. 照顧者角色緊張／與照顧者和受照顧者健康狀況與關係、照顧活動、家庭過程有關。
2. 潛在危險性照顧者角色緊張／與受照顧者有心理或認知問題、出現家庭情境危機、照顧者與受照顧者關係不佳、照顧任務繁重有關。
3. 增進家庭因應能力的準備度／與基本需要充分被滿足、且有效的執行調適任務，使個人自我實現目標展現有關。
4. 危害性家庭因應能力／與照顧者相關人員採取適應方式不協調、家庭成員產生極大分歧有關。
5. 家庭運作過程失常：酒精使用障礙／與不當的因應技巧、酒精使用障礙家族史與拒絕治療有關。
6. 家庭運作過程紊亂／與家庭成員間的權力轉移、角色改變、家庭社會地位或經濟變更、出現發展或情境危機有關。
7. 親職角色衝突／與婚姻狀況改變、家庭生活因居家照顧方案而受到干擾有關。
8. 親職功能障礙／與照顧任務複雜、父母缺乏照顧技巧、社會支持、孩童個別問題或氣質有關。

三、護理措施

家庭護理照顧過程中，以家庭為中心，家庭評估與家庭措施是一持續不斷的過程，當確認問題後，護理師應幫助家庭成員自我覺察、充分的溝通，有效的面對問題，協助成員改變問題及現象並預防再次發生。家庭護理措施主要是以提供預防性的措施及協助家庭的改變為主，其中改變主要分為兩個層次（林，2019）：

1. **第一層次改變**：目的在提供家庭支持性措施，因此護理師可運用情緒支持，安撫處於衝突情境中的家庭成員，並以正向角度思考幫助當事人面對問題。
2. **第二層次改變**：目的在改變家庭互動方式，當家庭功能出現不良時，即需協助改變家庭中之互動方式。此時需要進行家庭治療，有計畫的安排會談及建立信任關係，並鼓勵家庭成員表達其擔心、澄清疑慮，評估家庭功能和問題，及促進成員間有效溝通、化解彼此的衝突、幫助家庭規則的運作、家庭成員關係具彈性、家庭維持接納及支持的氣氛、家庭與社區產生良好的互動及提升家庭成員的自我價值感。

結語

家庭治療者必須具備專業的家庭治療理論、家庭評估、治療技巧等的訓練，一般是由碩士學位及經過訓練的精神科醫師、心理治療師、社工師或護理師來擔任，如果護理師未經過專門的訓練時，可將家庭成員轉介給家庭治療專家，並協助個案與治療者做初步的接觸。在家庭治療中首要步驟即是提早接觸問題家庭，並能針對家庭功能加以評估，確立完整的健康問題，根據護理診斷設定合適的護理計畫與措施，提供一持續的評估方式，以求達到完整性的護理照護。

心智圖

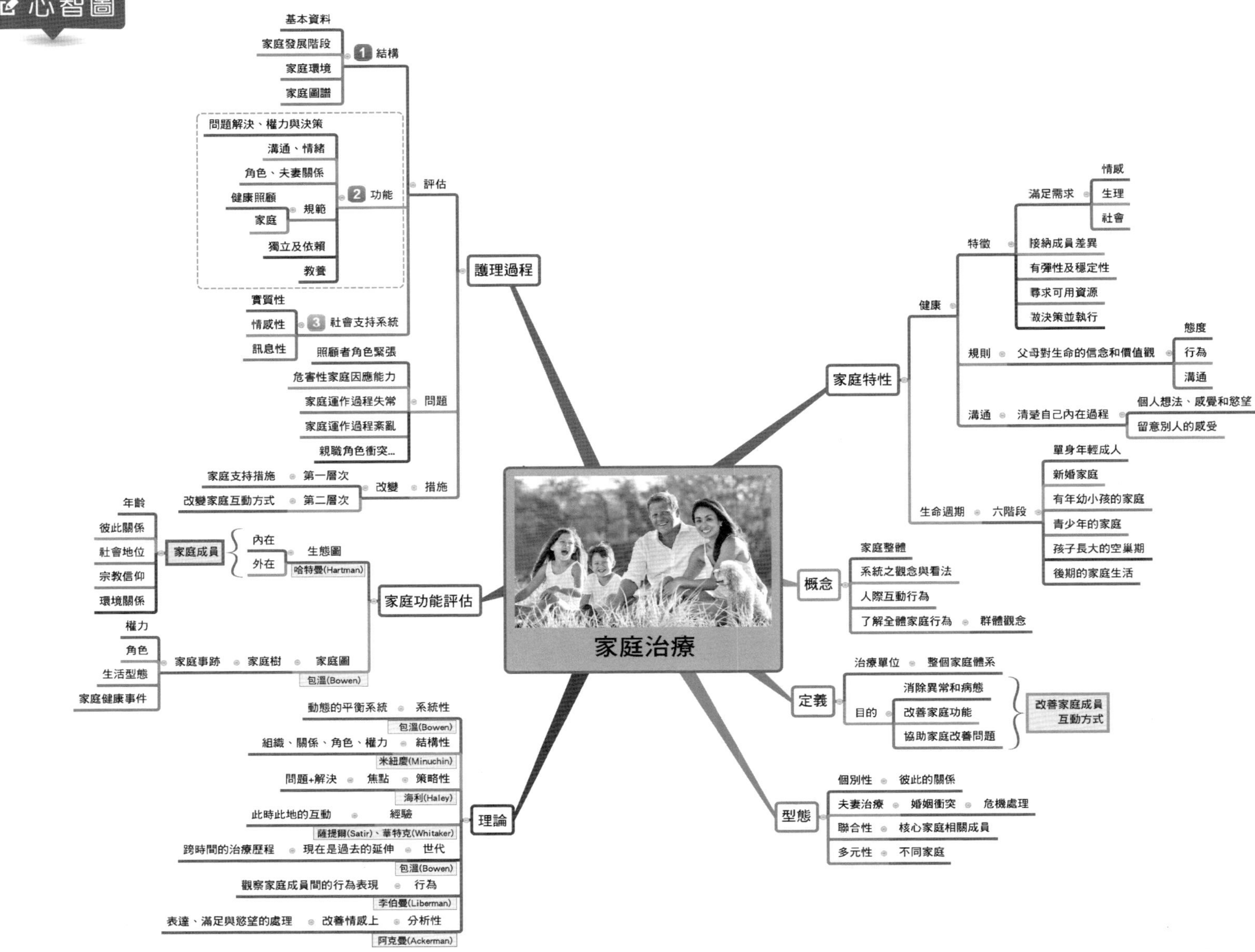
家庭治療
家庭特性
健康
特徵
滿足需求
情感
生理
社會
接納成員差異
有彈性及穩定性
尋求可用資源
做決策並執行
規則
父母對生命的信念和價值觀
態度
行為
溝通
溝通
清楚自己內在過程
個人想法、感覺和慾望
留意別人的感受
生命週期
六階段
單身年輕成人
新婚家庭
有年幼小孩的家庭
青少年的家庭
孩子長大的空巢期
後期的家庭生活
概念
家庭整體
系統之觀念與看法
人際互動行為
了解全體家庭行為
群體觀念
定義
治療單位
整個家庭體系
目的
消除異常和病態
改善家庭功能
協助家庭改善問題
改善家庭成員互動方式
型態
個別性
彼此的關係
夫妻治療
婚姻衝突
危機處理
聯合性
核心家庭相關成員
多元性
不同家庭
理論
系統性
動態的平衡系統
包溫(Bowen)
結構性
組織、關係、角色、權力
米紐慶(Minuchin)
策略性
焦點
問題+解決
海利(Haley)
經驗
此時此地的互動
薩提爾(Satir)、華特克(Whitaker)
世代
現在是過去的延伸
跨時間的治療歷程
包溫(Bowen)
行為
觀察家庭成員間的行為表現
李伯曼(Liberman)
分析性
改善情感上
表達、滿足與慾望的處理
阿克曼(Ackerman)
家庭功能評估
家庭成員
年齡
彼此關係
社會地位
宗教信仰
環境關係
內在
外在
生態圖
哈特曼(Hartman)
家庭圖
家庭樹
家庭事跡
權力
角色
生活型態
家庭健康事件
包溫(Bowen)
護理過程
評估
1 結構
基本資料
家庭發展階段
家庭環境
家庭圖譜
2 功能
問題解決、權力與決策
溝通、情緒
角色、夫妻關係
規範
健康照顧
家庭
獨立及依賴
教養
3 社會支持系統
實質性
情感性
訊息性
問題
照顧者角色緊張
危害性家庭因應能力
家庭運作過程失常
家庭運作過程紊亂
親職角色衝突...
措施
改變
第一層次
家庭支持措施
第二層次
改變家庭互動方式

學習評量

1. 阿雄國小三年級，自從父母離婚後，與母親相依為命，但於母親再婚後出現翹課、不參加活動，顯得鬱鬱寡歡，母親極為苦惱而接受家庭治療的幫助，有關其家庭治療的主要目的，下列何項正確？(1)矯正個人性格的偏差 (2)改善家庭功能 (3)協助家庭改善問題 (4)改善家庭成員的互動。(A)(1)(2)(3) (B)(1)(2)(4) (C)(1)(3)(4) (D)(2)(3)(4)

2. 家庭治療理論中，認為當家庭成員出現功能上的改變，會影響其他成員，且主張偏差行為或心理問題是整個家庭系統的產物，而不是個人單一的問題，此為哪類學派之理論？(A)系統性家庭治療 (B)策略性家庭治療 (C)結構性家庭治療 (D)分析性家庭治療。

3. 下列何者不是家庭治療的特點？(A)針對家庭各成員做心理治療 (B)注重家庭各成員間之人際關係 (C)個人的病態行為會因其他成員的需要而持續 (D)改變病態行為要從整個家庭系統著手。

4. 有關杜瓦爾和希爾(Duvall & Hill)家庭發展理論的敘述，下列何者正確？(A)將家庭發展分為四個階段 (B)每個階段都有其重要的發展工作 (C)青少年的家庭指家中最大的孩子約 10~12 歲 (D)老年期的家庭是指空巢期至退休階段的家庭。

5. 家庭治療著重於：(A)深入探討家庭成員個人的心理狀態 (B)改善家庭成員相處的方式 (C)討論過去爭執的情境 (D)靜觀家庭成員的互動情形。

6. 依據家庭理論對於思覺失調症的敘述，下列何者正確？(A)低情緒表達的家屬比高情緒表達的家屬易出現排斥及拒絕個案 (B)個案常是家中最受寵的孩子，因而失去社會適應能力而產生症狀 (C)混淆不清的世代界線，易造成子女成為思覺失調症病人 (D)病人自我(ego)較強，原我(id)較弱，致使內在產生衝突而呈現的症狀。

7. 治療目標為消除症狀、減輕焦慮，提高個家庭成員之自我區隔化的程度，是哪一學派的強調重點？(A)分析性家庭治療(psychodynamic family therapy) (B)策略性家庭治療(strategic family therapy) (C)世代家庭治療(transgenerational family therapy) (D)結構性家庭治療(structural family therapy)。

8. 護理師在進行精神病人之家庭評估時，家庭生態圖最主要為提供下列何項訊息？
 (A)了解家庭發展的模式 (B)了解家庭解決問題的模式 (C)了解家人的健康狀態
 (D)了解次系統與家庭問題及功能的關係。

參考文獻

掃描對答案

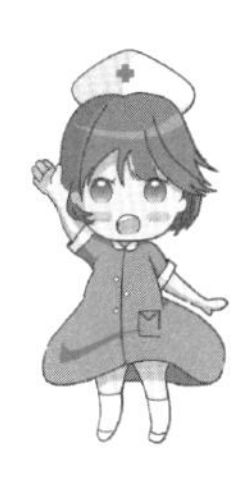

• MEMO •

Chapter 13

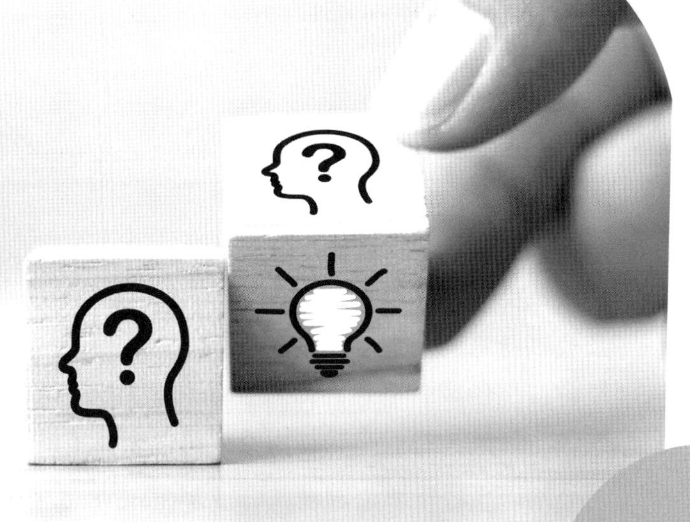

編著：沈孟樺　修訂：黃一玲

環境治療

本章大綱

環境治療的發展沿革
- 一、人道治療
- 二、態度治療
- 三、環境治療

環境治療的概念
- 一、環境治療的基本假說
- 二、環境治療的功能

環境治療的應用原則
- 一、環境治療目標
- 二、環境治療原則

環境治療的臨床運用
- 一、硬體環境
- 二、治療性氣氛及態度治療
- 三、醫療行為情境

環境治療於不同診斷病人之應用

臨床實例

前言 

在精神科病房中應用環境治療(milieu therapy)乃指有目的、有計畫地架構和組織病人周圍環境中關係密切的人事物，以幫助病人了解並控制其不適應行為，且學習及發展適當的心理社會調適技巧，以增進病人面對日常生活的能力。治療性的環境不會自然形成，需透過系統性、功能性、目標性的建立，它能為病人創造一種促進成長的氣氛，甚至亦能為醫療人員帶來治療的額外效益。

環境也提供醫療團隊此時此刻(here and now)評估病人功能的機會。事實上，醫療人員藉由對病人的環境治療過程，可同時檢討自己的行為與感覺，了解自己與病人之間如何互相影響。因此**醫療人員亦應先我覺察，了解自己**，善用自己的治療性功能，透過與病人的溝通互動、病人的參與及軟硬體資源的應用，創造一個支持病人正向行為發展及促進病人自我控制力的環境。本章中將介紹環境治療的原則及運用，並討論環境治療對病人的影響。

13-1 環境治療的發展沿革

一、人道治療(Moral Therapy)

18 世紀是人文主義的萌芽時期，法國醫師**畢乃爾**(Pinel)提倡以人道態度對待精神病人，他相信精神病人也應與其他人一樣擁有相同的自由、平等、博愛。1793 年在巴士底(Bicetre)監獄和 1795 年在沙爾皮翠厄(Salpetriere)醫院，畢乃爾醫師解除了病人的手銬腳鐐，提供新鮮的食物、乾淨衣服、清新的空氣，改以仁慈和善的照顧方式，同時也將有暴力傾向的病人與較穩定的病人隔離，以促進病人發展出正向的行為，此人道行為就此拉開對環境治療的序幕。

隨著對精神病病因的認識及對治療方式的選擇性增加，促使精神科領域朝新的方向發展。1896 年佛洛依德(Freud)創立了精神分析學說(psychoanalysis)，雖其內容著重在潛意識的探討，但也使得人與環境的關係更加受到重視。在 1900~1920 年間，德國的西蒙(Simon)將環境治療概念融入醫院的治療系統中，他認為病人會對他人所賦予的期望有行為反應，因此依照病人發病復原狀況及背景，分配適合病人的活動及工作，然後依病人的適應程度逐漸增加對其的要求，另一方面也鼓勵他們完成工作。

二、態度治療(Attitude Therapy)

1932 年門寧格(Menninger)提出醫院不應只是強迫病人去適應現場的環境，而是需要顧慮到病人的需要。他利用心理分析學說的概念發展出態度治療理論(attitude therapy theory)，並應用於門寧格療養院，特別挑選並訓練相關工作人員，安排每天的日常活動時間表，提供每位病人與工作人員有個別接觸的時間，以增進醫病關係。

三、環境治療(Milieu Therapy)

瓊斯(Jones)於 1953 年首先提出「治療性社區(therapeutic community)」的概念，目的是希望能設計一種促進健康人格(healthy personality)的整體文化，重視環境對於病人症狀、行為及病情進展的影響，病人被期望主動參與活動，在團體中分享感覺與訊息，執行個人的工作任務及參與環境事務的決策。環境可以提供經驗以增進病人的適應能力；環境也可以培養病人的責任感，進而增進其行為控制力。

醫院環境被認為是精神病人治療計畫中的一項重要因素。對於精神科住院病人而言，治療性環境的創造及管理是精神衛生護理師的一項重要任務。病人有權利居住在最少限制的環境中，且在這樣的治療性環境中，醫療工作人員被認為是影響病人成長及病情改善的重要因素。

對精神衛生護理師而言，應將環境視為一種意識層面中的態度，並藉此視病人個人及病人團體的健康為一項挑戰。護理師參與病房單位中大部分的活動，也是促進環境發展的重要一環。

13-2 環境治療的概念

狹義的環境指病人居住的空間，廣義的環境指病人居住的社區。環境亦包含硬體、軟體與醫療行為情境，硬體環境為有形的物理環境，包括病房的結構、隔間、布置、色彩、溫濕度、通風、聲音及安全性，其變化會影響居住者的感受，如隔間狹窄的房間讓人有壓迫感，光線幽暗的空間讓人感到沉悶，通風不良的空間會使人昏昏欲睡，溫度太高或音量過大的環境會令人煩躁不安。軟體環境為無形的治療性氣氛之營造，治療性氣氛需要醫療人員有良好及有效的工作態度，此工作態度如能運用得當，將能營造成功的治療性關係，透過態度治療，也能改善病人的症狀或行為問題。醫療行為情境包括環境中的各式活動，精神科病房的醫療行為情境是指醫療團隊或相關人員透過專業的知識學習、了解病人的需求後，創造出各種實務性質的規則或互動團體。

環境治療是一種治療方法，也是一種理念，使生活中的個案能藉由所賦予的責任感、權利、正性的期望等，而有機會發展出恰當的行為及修正不適應行為，並對自己有更多的認識。**其旨在進行環境的科學性建構，以影響病人的生理、心理、行為等的改變，進而促進病人的心理健康及日常功能。**

一、環境治療的基本假說

史金納(Skinner, 1979)提出環境治療的七個基本假說：

1. **每個個體的健康是可被理解的，並被鼓勵成長的**：不論個體的失能程度如何，都具有其功能性、價值性及創造性的一面，可作為促進健康的基礎。
2. **每次的互動都是提供治療性措施的機會**：改善病人的社交技巧是一個重要目標。醫療人員與病人之間的語言溝通必須明確，甚至醫療人員與醫療人員之間的溝通更需明確。需注意溝通態度與溝通內容間的一致性，避免曲解意思。
3. **病人擁有自己的環境**：每位病人都是醫療環境中的一員，而且是基本的必要成員，因此病人需參與單位的架構、管理及活動。每位參與者都有機會依照自己所面臨的處境做決定及解決問題。這不僅可以**滿足病人掌控自己自主權的需求**，更可以讓這團體如同一整體地操縱環境，以因應病人團體的需要。
4. **病人擁有自己的行為**：環境中的每位病人都須為自己及個人的行為負責。
5. **同儕壓力是一種有用及有力的工具**：只要給予機會，病人團體會發展出自己的榮譽感，自治團體的規範遠比工作人員所訂定出來的規則有效得多。治療性環境不僅需要環境中的每一個人為自己及個人的行為負責，也要為環境中相關的他人盡到監督的責任。讓彼此明瞭自己的行為將可能會對他人造成什麼樣的影響，也有必要重新學習能讓別人接受的行為。
6. **不適應行為須在當下處理**：對於病人的不適應行為、行為隱含意義、行為對他人造成的影響，護理師皆須在當下給予護理措施。
7. **避免限制及處罰**：當需要以外在力量（如約束、入保護室）控制病人時，必須告知病人工作人員處理的理由。團體動力產生的容忍力其實是相當高的，但如果病人個人的安全受到威脅時，大家也能接受他們之中的危險份子暫時被隔離，直到該病人可以控制自己的行為就可以再回到團體的環境中。

二、環境治療的功能

岡德森(Gunderson, 1978)指出環境治療可提供五種功能：

1. **阻遏**(containment)：**藉由對於病人行為上的限制來維持其生理的完整性**，保護其安全。基本的環境治療需提供病人食物、衣著和安全方面的環境與設備，尤其當病人有自傷或傷人等暴力行為時，環境中軟體、硬體的各種預防措施均能提供病人安全感，藉由環境的設備輔助與支持，病人可學習自我控制。在病人剛入院及處於急性症狀階段時，阻遏的功能在緊急處置中相當重要。
2. **結構**(structure)：**提供一個可預測的架構，使環境治療的運作更加完善**。在精神科病房，環境的改變及對空間應用的感受亦是引起病人有暴力行為的可能導因(Wilson & Kneisl, 1996)。結構亦包括訂定規則、活動內容安排及工作人員一致性態度的準備，使病人知道工作人員所期望的適當行為為何，且病人可藉由具結構性的活動，練習及實驗新行為發生的機會，**增加信任感、安全感及社會化**。
3. **支持**(support)：可以減少病人焦慮程度、增加參與活動的能力及提高自尊心。支持包括協助病人完成日常生活自我照顧、設計病人自我功能的活動、鼓勵病人參加活動，以及口頭認同病人的改變與進步等，都是屬於支持的範圍。
4. **參與**(involvement)：環境治療中人人可參與的氣氛，**可使病人對於所處環境有一份責任感**，也能對病人主動參與及支持各種活動產生鼓舞的作用；**病人亦能從參與中體會到自己存在的重要性及對周圍其他人的影響力，而不因反覆住院及低自尊失去掌控自己生活的能力**。
5. **自我確認**(validation)：病人透過環境中所有人員對其特質的接受與認可，以讓其感受到真實的自我，鼓勵病人參與治療計畫的擬定，了解病人能力的限制，藉此增強病人對自我的認識。

13-3 環境治療的應用原則

一、環境治療目標

在治療性環境中，病人是主動參與的基本成員，他們能夠參與和自己生活有關的事務，而非被動地接受醫療機構或醫療人員所給予的設備、活動甚至照護。這意味著病人擁有他自己的行為及環境，因此在管理病人時，需讓病人有參與的機會，由病人自己來參與，表達他們期望中的環境安排及欲達成的目標，病人參與過程，如有認知的扭曲、衝突及不適應行為都需在當下(here and now)進行解決。在進行環境治療時，需促使病人能夠達到以下目標：

1. 為病人及工作人員促進個人的基本尊重。
2. 藉著病人及工作人員間溝通的機會達到最佳的利益。
3. 鼓勵病人充分表現自己的能力，並增進其自尊。
4. **促進社會化**。
5. 提供病人參與單位管理的機會。

二、環境治療原則

護理師的功能即是持續進行環境治療，以達上述目標。在醫療情境中進行環境治療，須結合團隊的力量以達到最大的效益，因此進行環境治療時須注意以下的基本原則（施，2019）：

1. **提供治療性的硬體環境**：如活動室、餐廳等，具有學習人際互動機會的治療性環境。
2. **提供個別化的治療活動**：提供適合病人年齡、性別、能力、背景、文化的個別化活動。活動內容需盡可能滿足病人的需求，且不侵犯他人的權力為主。
3. **提供自治自主的機會**：勿因住院而限制或剝奪病人自決自主的能力。私人物品的擁有，如**放置家人的照片**，可以**減輕病人的孤獨感或焦慮感**。
4. **聯繫病人的家庭**：在住院過程中仍須增進病人及家屬的溝通。
5. **連結社區資源**：運用社工與居家護理師的專業，連結社政、衛政資源（如生活津貼補助、當地鄰里重要人物）以**協助病人社會化**。
6. **人性化的精神醫療團隊**：團隊間的人際關係將大大影響病人治療與安寧，因此對於人性化治療性環境的安排，**工作人員需先自我覺察，能自尊也尊重別人**。

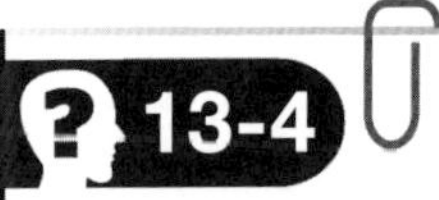

13-4 環境治療的臨床運用

布朗(Brown)與法勒(Fowler)認為治療性環境需具備八個特點：

1. 對情境熟悉，知道自己被期待的行為或任務。
2. 於環境中覺得舒服、身心感到安全。
3. 能滿足基本的生理需要。
4. 有乾淨的環境及設備。
5. 不受自己或他人衝動的傷害，**避開先前環境引發的焦慮來源**，且免於承受目前能力無法做決策的壓力。
6. 尊重其個別性，**接受病人的需要及建議，視其行為為一種表達方式**。
7. **給予最少的必要限制，提供最大的自由選擇**。
8. **提供執行新行為的情境及機會**。

另外，同儕學習在環境治療中也被認為是一種有效學習情境，透過不同背景病人的互動所產生之壓力，往往能激發病人的潛能。因此，環境治療除了硬體的有形物理環境之外，亦包含軟體及醫療行為情境的人際互動及病房治療活動，以下針對硬體、治療性氣氛及治療態度、醫療行為情境分別做說明。

一、硬體環境

(一) 病房類型

精神科病房依病人需要分為許多種類（表 13-1）。

表 13-1　精神科病房類型

分　類	病房種類
依年齡層	‧ 兒童青少年精神科病房(child-adolescent psychiatric ward) ‧ 成人精神科病房(adult psychiatric ward) ‧ 老年精神科病房(elder psychiatric ward)
依病情程度	‧ 精神科加護病房(psychiatric intensive care unit) ‧ 急性精神科病房(acute psychiatric ward) ‧ 身心病房(neurosis ward) ‧ 慢性復健病房(rehabilitation unit)：如日間病房、護理之家及康復之家
依管理型態	‧ 封閉病房(close ward)：病人暫住於大門封閉的病房，出入有條件限制，如急性精神科病房 ‧ 開放病房(open ward)：病人可自由出入病房，如日間病房

(二) 病房設計

臨床上，在設計硬體環境時，需考量空間、溫度、音量及顏色的感受，另外也應考量安全性設計問題，以使環境發揮最大的治療效果。

1. **空間**：依據衛生福利部對醫療機構設置標準的規定，精神科急性病房每床最小面積（不含浴廁）應有 7.5 m^2、慢性病房每床最小面積（不含浴廁）應有 6 m^2、日間病房活動空間每人至少 15 m^2。
2. **溫度**：適當的室溫維持在 64~74℉ (18~23℃)。
3. **音量**：適當的音量維持在 50 分貝以下。感覺到給人積極、活躍、奔放的感覺。
4. **顏色**：**暖色調顏色**（如紅色、橘色及黃色）對人類感官而言有熱情、刺激、興奮、積極及溫暖的影響，能增加活力。**寒色調顏色**（如藍色、藍紫色及藍綠色）對人類感官而言有鎮靜、理智、涼爽及緩和的影響，能幫助鬆弛。**老人住院病房牆壁與地板宜採對比色，以防跌倒**。
5. **安全**：
   (1) 病室環境：重視安全性及人性化的環境規劃；因為公共場所全面禁菸；選置家具等硬體設備時，除了重視美觀、堅固耐用，以易搬易組合為佳；工作空間（如庫房、汙物間等）應隨時上鎖。病室任何一角的布置設計皆須顧及是否具有危險性或傷害性，例如：
      a. 護理站：尤其是急性單位之護理站應裝設強化玻璃，以防病人受到症狀干擾，擊破玻璃後攻擊自己或他人。
      b. 浴室：蓮蓬頭及水龍頭直接固定在牆壁，出水孔採斜面設計、置物架及水龍頭安裝高度應防意外發生、緊急鈴的拉線須注意長短、安全扶手呈現具彎度之直式安裝、鋪設防滑地墊（圖 13-1）。

   (2) **門禁管理**：入住精神科急性單位的病人，因症狀干擾等問題，所以設有門禁，且以兩道門禁為常見，由病室警衛人員控管出入的人員，訪客需於會客時間才能進入病室，另外禁止同時開啟兩道門，以避免病人逃跑。

   (3) **安全檢查**：當急性期的病人住在封閉式病房，為了落實環境安全，在病人一入院、訪客入病室前及特殊狀況發生時，皆會進行安全檢查。為了加強安檢的成效，病室也會採固定例行性安檢時間，對於特殊防範個案，如防自傷、防暴力，甚至會增加安檢的次數。安檢時著重**危險**、**違禁及貴重物品**的辨識及保管，如玻璃瓷器、刀剪類、繩索類、打火機、筷子、電池、腰帶、藥品、咖啡、茶包、酒精、手機、錢財等，依照病人的特殊性，有個別性的安檢處置。回收保管的物品病人可在工作人員的監督或協助下使用，使用完後再立即予以回收。

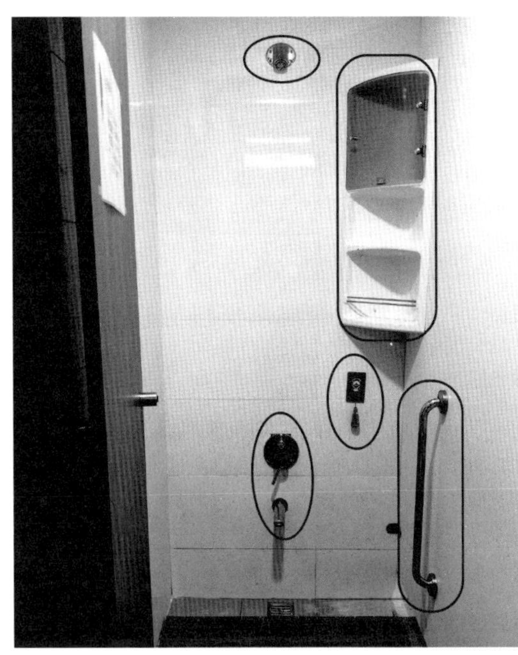

特色

1. 蓮蓬頭及水龍頭固定在牆壁，出水孔採斜面設計
2. 置物架及水龍頭安裝高度應防意外發生
3. 緊急鈴拉線須注意長短
4. 安全扶手呈現具彎度之直式安裝
5. 鋪設防滑地墊

圖 13-1　急性精神科病房之浴室

（經亞東紀念醫院精神科病房同意取得）

(三) 環境設施

精神科病房所提供的治療性環境除了一般病房所擁有的護理站、治療室、病房及衛浴設施外，還需要能滿足基本生理需求、乾淨的設備或保護隱私性的設施，包括：

1. **餐廳／客廳**：鼓勵病人至公共區域用餐，在愉快氣氛又人多的環境，可輕鬆的與病友、家屬及其他工作人員互動。
2. **活動室**：為多功能的活動空間，可提供病人社交互動機會，所以病人可在此從事個別性的休閒活動，如聊天、打牌、下棋、看電視、聽音樂、閱讀書報雜誌等，亦可參與團體性的治療活動，如生活討論會、團體衛教及職能團體。
3. **會談室**：提供工作人員與病人、家屬及工作人員之間進行較隱密性的會談與治療，此封閉式空間可減少外在環境干擾的機會。

4. **保護室**：設立目的並非是要懲處病人，而是為了提供一個具保護性、安全性的獨立環境，協助病人緩和情緒、增加自我控制的能力。依照醫療機構設置標準，保護室空間最小面積應有 10 m^2，宜採用柔和的顏色，如淡藍、淡綠等為佳，加上有適宜的空調及燈光，以協助病人穩定情緒，並安裝監視器、對講設施，協助工作人員隨時掌握病人的動態，門板具有防爆觀察窗，且門板、牆面、地板應增鋪防焰軟墊，可提高安全（圖 13-2）。

5. **洗衣房、配膳室**：此兩個空間基本上都是為了訓練病人有學習自我照顧的機會，從改善及提升自我照顧的能力，進而獲得對自我的肯定。

6. **其他**：裝設公用電話提供病人對外聯絡、懸掛日曆及時鐘，以能保持對現實環境的定向感、安裝緊急呼叫系統，以能在突發狀況有尋求支援的設備。

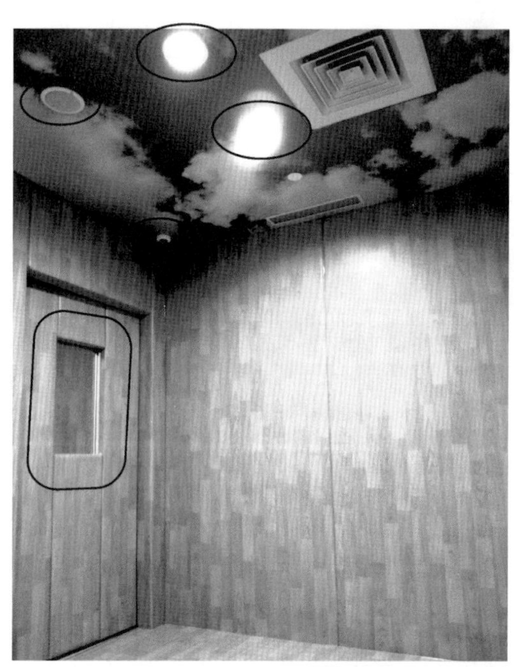

特色

1. 符合醫療機構設置標準之空間
2. 天花板採用柔和的淡藍色
3. 適宜的空調及燈光
4. 安裝監視器、對講設施
5. 門板具有防爆觀察窗
6. 門板、牆面、地板增鋪防焰軟墊

圖 13-2　保護室

（經亞東紀念醫院精神科病房同意取得）

二、治療性氣氛及態度治療

(一) 營造治療性氣氛

精神科病人多數有人際互動障礙問題，但如能運用正向的治療性關係及治療性溝通技巧，重視其想法與感受，提供病人支持、接納、關懷、尊重、溫暖及鼓勵的態度，即能卸除防衛心及取得信任感，營造有助於病人學習與成長的治療性環境。

(二) 態度治療

為了改善及解決病人的健康問題或行為態度，應從工作人員開始執行合宜的治療性態度。1962 年門寧格(Menninger)即提出態度治療理論(attitude therapy theory)，因此治療性關係是否能順利經歷正向的互動過程，有個極重要的影響因素就是取決於治療者本身的態度。以下列出六種具治療性意義的態度運用：

1. **寬容**(indulgence)：面對病人出現脫離現實、症狀干擾或行為退化，但又不至於造成他人困擾或傷害時，其不合邏輯的言行，例如：妄想、自笑、自言自語、咆嘯、儀式化行為，則採取接納的彈性態度，遷就包容病人是因疾病症狀所導致。
2. **主動友善**(active friendliness)：面對病人出現憂鬱情緒、社交退縮，則採取主動出擊的態度，持續性的提供溫和及親善的陪伴，透過高關懷互動模式，以能增強其安全感。
3. **被動友善**(passive friendliness)：面對病人出現敏感多疑、缺乏信任，則採取不過度表達關懷的態度，僅予以必要性的訊息、簡要性的問候，但縮短時間接觸病人之餘，也要讓病人知道當其需要協助時，治療者仍會適時地提供該有的回應，耐心等後其對人能產生信賴感。
4. **就事論事**(matter-of-facts)：**面對病人出現人際挑撥、操縱行為、重複不合理要求**，則採取不責備、不批評的口吻，按照事件本身的性質來評定是非。治療者如能注意到自己的負面情緒展現，即能降低病人不恰當言行出現的頻率。
5. **警覺**(watchfulness)：面對新病人（尤其是初次入院）、有特殊防範的病人（自傷、暴力或逃跑等），則應採取敏銳觀察、機警反應的態度，隨時提高警覺，可避免意外事件的發生。
6. **溫和堅定**(kind firmness)：面對行為退化、智能障礙、操縱挑戰、不易配合病室規則的病人，則採取一致性且溫和堅定的態度，清楚說明規則及合宜之行為規範，以能促進病人的配合度。

三、醫療行為情境

(一) 病人方面

病房規則

病人入院時告知病房規則及活動內容，並有清楚及明確的書面內容或公布於病室、布告欄。訂立病房規則可提供病人了解工作人員對其期望的行為及建立對團體時間的規律性。

生活討論會

病房中所有病人與工作人員一起開會，可由工作人員與病人共同主持。會議目的在澄清及討論病房規則、討論病房中的生活與人際問題、計畫病房中的活動、討論病人的出入院變動並分享感覺等，工作人員的主要功能在協助病人確認討論的主題，注意成員間能否開放地溝通，並處理病人的不適切行為或干擾行為。病房生活討論會可提供病人解決衝突壓力的機會，體驗與其他人合作及分享責任的經驗。

病人自治會議

通常由病人組成自治會，設有主席、副主席、祕書及總務等職位。會議由主席主持，會中著重討論環境中的議題，工作人員作為諮詢者的角色，提供醫院的相關策略與訊息。其功能有：利用團體的力量控制病人的不適當行為、提供病人策略擬定的機會、作為病人與工作人員間的溝通管道、促使病人參與病房環境的管理，病人可以學習擔負責任，為自己的行為後果負責，並可經歷正向學習經驗及發展新的行為模式。

病情討論會

由醫療團隊成員主持，通常是以醫師擔任此角色為多，成員包含 10 位左右的病人，深入地討論病人的用藥問題、疾病影響因素等，並確認更有效的調適技巧。

心理演劇(Psychodrama)

由莫里諾(Moreno)於 20 世紀早期所創，乃運用戲劇活動表達個體所面臨的問題及生活情境，協助澄清議題重點，運用戲劇的技巧演出個體的情緒掙扎，並增強學習及發展新的技巧（詳見第 11 章）。

職能治療(Occupational Therapy, OT)

梅耶(Meyer)認為病人的整體性功能很重要，應於個體生產力、自我照顧能力及休閒活動間取得平衡，因而啟動了職能治療的發展。美國職能治療協會(American Occupational Therapy Association)認為職能治療是有意義地應用活動設計或措施，以達到促進健康、預防疾病或殘障，及發展、改善、維持個體最佳的獨立功能。職能治療的目標如下：

1. 提供任務導向的活動，以評估注意力、衝動控制力、挫折耐受度及問題解決能力的程度。
2. 持續教育病人重建個人於自我照顧、衣著與健康方面的生活技能及良好習慣。
3. 促進發展獨立的生活技巧，如學習溝通技巧與壓力管理。
4. 透過感覺整合活動或運動，改善個體的感官動作技巧。
5. 提供出院計畫及重回社區的社區資源。
6. 提供職業功能評估，練習工作面談情境及進行工作導向的任務。

休閒／活動治療(Recreational Therapy)

美國休閒治療協會(American Therapeutic Recreation Association)認為休閒／活動治療是一種治療服務，可以改善功能及促進獨立，並降低疾病及殘障的影響，治療者負責計畫、組織及指導活動的進行。休閒／活動的範圍極廣，包括視聽活動、球類運動、觀光、下廚、園藝及野餐等。休閒／活動治療主要有以下四個目標：

1. **提供個體一個具架構性、正常的日常生活活動**。
2. 促進個體發展休閒技巧及適於生活型態的興趣。
3. 協助個體建立醫院及社區間的橋樑，減少代溝。
4. 觀察個體潛抑及壓抑的反應。

藝術治療(Art Therapy)

美國藝術治療協會(American Art Therapy Association)認為藝術治療是運用藝術充滿想像、創造性的過程，協助個體發展社交技巧、管理行為、促進自我覺察及解決問題，並降低焦慮、增加自尊及現實感。藝術治療主要有以下四個目標：

1. 提供個體一個免於被批判的安全環境，可自由地表達感覺、認知及潛意識的內容。

2. 選擇一個能適當處理壓抑或運用健康防禦機轉的方式，達到治療的平衡性。
3. 鼓勵個體以言語表達及分享自己的作品，增加個體對自己的覺知及與他人的連結。
4. 提供一個具創意的經驗，讓個體感受情緒、認知及知覺。
5. 將個體置於充滿藝術氣息的環境中，個體可藉由其中的顏色及設計獲益。

音樂治療(Music Therapy)

美國音樂治療協會(The National Association of Music Therapy)認為音樂治療是運用音樂達到治療目標，其可以維持及改善心理與生理的健康。在音樂治療師於治療性環境中的指導之下，達到期望的行為。音樂治療主要有以下的長期目標：(1)改善自尊及身體自覺；(2)增強溝通技巧；(3)增加有意義運用能量的能力；(4)減少不適應的行為；(5)促進獨立的能力；(6)增加與同儕及他人的互動；(7)刺激創造力及想像力；(8)增強情緒的表達及因應能力；(9)增加參與的行為；(10)改善精細及粗略的動作技巧；(11)改善聽力知覺。

懷舊治療(Reminiscence Therapy)

常用於老人照護方面，老年人面對老化過程而感失落、無力、無望或憂鬱時，回憶與生命回顧(life review)最能協助其體驗生命意義並重享功能與滿足，透過與老人討論其過去成功的經驗，可幫助老人整合生命，找到生命的意義，促進社會化關係，進而**提升其自尊心**、**自信**與生活滿意度。

(二) 精神醫療團隊人員方面

晨間會報(Morning Meeting)

每日由護理師向醫療團隊報告前一天入院、防自殺、防暴力、約束隔離或有特殊狀況的病人，再經由團隊溝通討論後，產生具有共識性的處置。

團隊討論會

個案討論會(case conference)、團隊會議(team meeting)是全體醫療人員皆要參加，包括精神科醫師、精神科護理師、心理治療師、社工師、職能治療師及實習學生等，會議進行過程醫療人員須提出對病人行為與病情的觀察，**討論每位病人的治療計畫**及各專業的處理措施，並討論工作人員間的溝通協調問題。

家屬座談會

為了加強家屬對精神科疾病及照護有進一步的了解，維繫家屬與病人之間的親情關係，發揮家庭的情感連結功能，由醫療人員主導（通常是社工師），透過座談會形式，進行家屬之間的分享與討論，面對面互動過程，除了能釐清照護上的疑慮，也能讓家屬獲得支持的力量，調節照顧壓力。

13-5 環境治療於不同診斷病人之應用

環境治療適用於住院病房的通則處理，但針對不同個案的狀況，會有彈性調整。環境治療應用於不同診斷病人、族群的說明如下：

思覺失調症

1. 精神科住院個案排名首位的疾病，症狀表現有其特異性，因防衛心明顯，急性期時之思考及知覺障礙往往會影響其日常生活功能或是出現攻擊、自傷行為，因此運用環境治療的概念時，必須加強病人對治療者的信任感，不宜採取質疑爭辯的態度，才能**提供病人新的、正向的認同對象**。
2. 為了提升其病識感，須注意病人服藥的態度，當病人經過治療，精神症狀緩解，引導其與現實環境進行連結，再透過團體活動轉移症狀、訓練社交技巧，以能改善人際互動動機。

躁症

1. 病人因常表現活動量過多、誇大的言談及不合宜的干擾行為，因此住院期間必須協助病人確認其情緒表達的適切性，**簡化環境的擺設**，且盡量減少環境的刺激源，**與其討論設限的範圍**，安排參與能精力發洩的活動。
2. 要預防病人破壞或傷害他人的物品及身心，必要時採取約束或隔離時，須予以合理的解釋。

憂鬱症

1. 病人因負性症狀影響，多數呈現精神運動性遲滯(psychomotor retardation)，故需長時間提供陪伴，持續性地對病人表達溫暖關懷，積極傾聽病人內心的想法，促進其社交的意願。

2. 對於出現自傷或自殺行為，採不批評或不責備態度，**提供簡單的環境**，但須密切監督其情緒與行為變化，**預防病人自殺成功**。

認知障礙症

1. 即指「失智症」，病人最常見的臨床特徵為定向感及記憶力缺失，因此在軟硬體的環境安排上，以其熟悉的人、事、物為佳，進而提供病人安全感。
2. 可設計能刺激感官知覺的活動，喚醒病人視、聽、觸、嗅、味覺，引導病人覺察此時此刻(here and now)的感受與想法，有助於達到穩定情緒及認知訓練。

兒童及青少年

1. 此年齡層因身心尚在持續發展中，故需提供安全、舒適、支持的環境，減少讓病人依賴的機會，設計增加學習自我照顧的活動，則可減輕精神症狀的影響。
2. 與主要照顧者（如父母親）建立互信的關係，注意主要照顧者是否過於介入治療情境。

心智圖

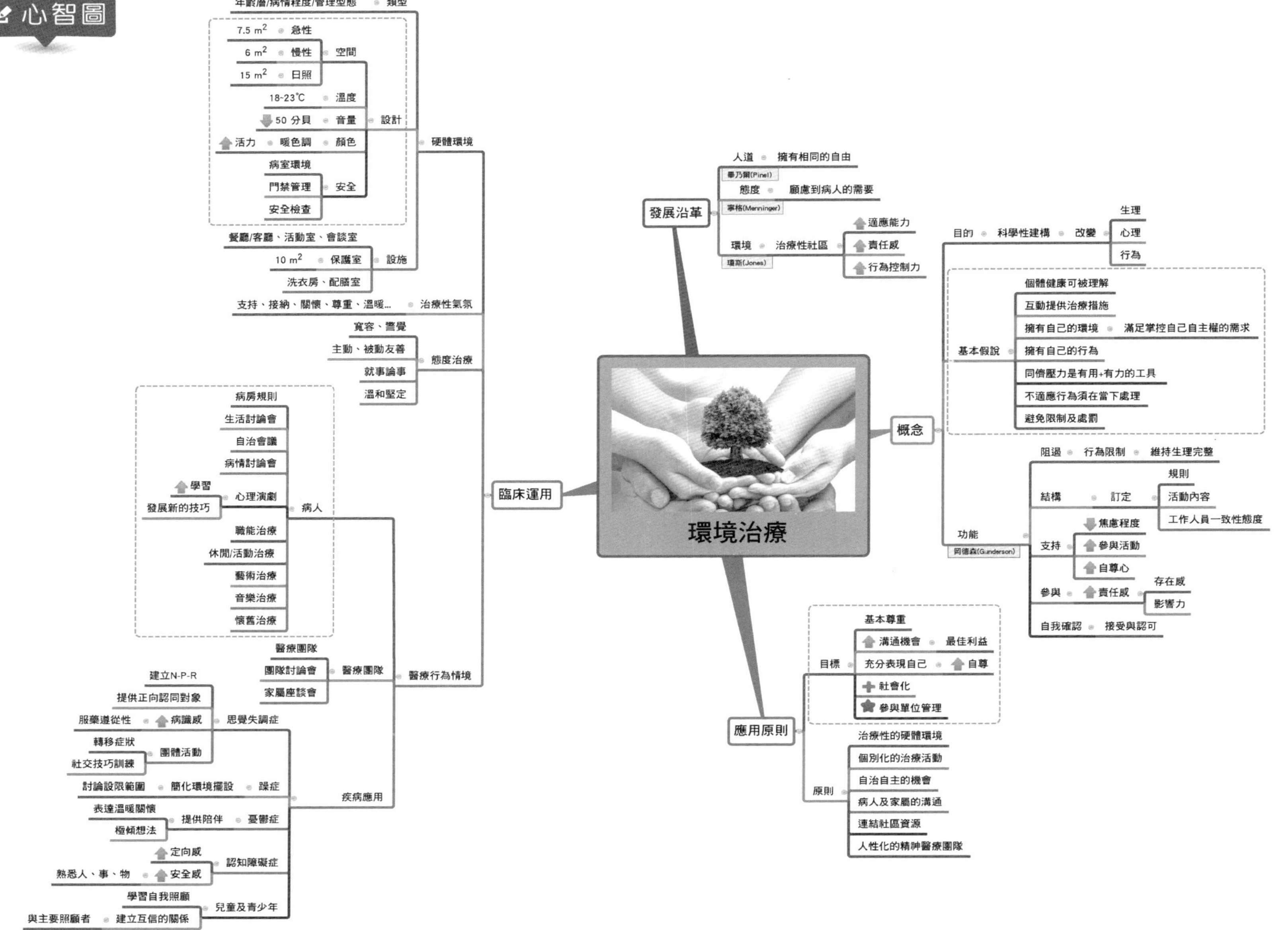

環境治療
發展沿革
人道
擁有相同的自由
畢乃爾(Pinel)
態度
顧慮到病人的需要
寧格(Menninger)
環境
治療性社區
瓊斯(Jones)
適應能力
責任感
行為控制力
概念
目的
科學性建構
改變
生理
心理
行為
基本假設
個體健康可被理解
互動提供治療措施
擁有自己的環境
滿足掌控自己自主權的需求
擁有自己的行為
同儕壓力是有用+有力的工具
不適應行為須在當下處理
避免限制及處罰
功能
岡德森(Gunderson)
阻遏
行為限制
維持生理完整
結構
訂定
規則
活動內容
工作人員一致性態度
支持
焦慮程度
參與活動
自尊心
參與
責任感
存在感
影響力
自我確認
接受與認可
應用原則
目標
基本尊重
溝通機會
最佳利益
充分表現自己
自尊
社會化
參與單位管理
原則
治療性的硬體環境
個別化的治療活動
自治自主的機會
病人及家屬的溝通
連結社區資源
人性化的精神醫療團隊
臨床運用
硬體環境
類型
年齡層/病情程度/管理型態
設計
空間
急性
7.5 m²
慢性
6 m²
日照
15 m²
溫度
18-23℃
音量
50 分貝
顏色
暖色調
活力
安全
病室環境
門禁管理
安全檢查
設施
餐廳/客廳、活動室、會談室
保護室
10 m²
洗衣房、配膳室
治療性氣氛
支持、接納、關懷、尊重、溫暖...
態度治療
寬容、警覺
主動、被動友善
就事論事
溫和堅定
醫療行為情境
病人
病房規則
生活討論會
自治會議
病情討論會
心理演劇
學習
發展新的技巧
職能治療
休閒/活動治療
藝術治療
音樂治療
懷舊治療
醫療團隊
醫療團隊
團隊討論會
家屬座談會
疾病應用
思覺失調症
建立N-P-R
提供正向認同對象
病識感
服藥遵從性
團體活動
轉移症狀
社交技巧訓練
躁症
簡化環境擺設
討論設限範圍
憂鬱症
提供陪伴
表達溫暖關懷
極傾想法
認知障礙症
定向感
安全感
熟悉人、事、物
兒童及青少年
學習自我照顧
建立互信的關係
與主要照顧者

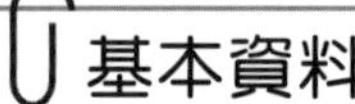

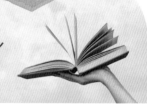

臨床實例

基本資料

個案基本資料

姓名：王○○ 男性 76 歲

經醫師診斷為認知障礙症已一年，目前可自由活動，但定向感較差。

環境治療目標

硬體環境及軟體環境之設計應注意安全、舒適，並兼顧其活動需求。

環境治療的硬體及治療環境

⊕ 硬體環境

1. 注意空間、溫度、顏色、聲音及音量。
2. 設有餐廳、活動室。
3. 設有操作簡易之器材及公用電話，如：
   (1) 洗衣房：備有洗衣機、烘衣機等，教導洗衣機、烘衣機之操作或提供洗衣服務。
   (2) 開水間：備有熱水器、飲水機，並教導操作方式。
   (3) 廁所：加裝緊急呼叫鈴、安全扶手及防滑設備，地板並保持乾燥，提供合宜照明。
   (4) 寢室：提供夜間適度光線，定期了解病人物品保管情形。

⊕ 治療氣氛及態度治療

1. 提供適度的接納、關懷，尊重病人的想法與感受。
2. 以現實為導向引導病人與此時此刻的情境進行連結。
3. 包容病人定向感缺失的問題，必要時溫和、堅定、簡短的重複回應病人。

⊕ 醫療行為情境

1. 病人方面：增強定向感
   (1) 人：為病人戴上手鍊，衣服上繡病人名字、電話，或掛上身分識別標誌；病人可置放熟悉的個人物品，如照片、擺飾。盡量安排固定照護人員，且照護人員並須向病人重複介紹自己。

(2) 時：掛大時鐘、日曆。

(3) 地：掛有明確指示牌，標明醫院及病室名稱；或於寢室門口放置病人自己的照片，且不隨意更動房間及擺飾。

2. 病房方面：規律地安排適合的日常活動，促進現實感，並鼓勵病人參與下列活動：

(1) 生活討論會。

(2) 職能治療。

(3) 休閒及活動治療：適合其年齡之動靜態活動，如書法、下棋、麻將等。

(4) 藝術治療。

(5) 音樂治療。

(6) 懷舊治療。

學習評量

1. 環境治療應用於急性住院病房之敘述，下列何項較適當？(A)提高環境刺激，以照護躁症病人感官增加之需求 (B)不論哪種情境使用身體約束及保護室隔離，都不符合環境治療原則 (C)多種感官刺激的環境不適合失智症個案的照護 (D)運用環境治療設計的原則於「住院生活作息表」及「生活討論會」。
2. 醫院病房的陌生環境，易使個案產生不安的情緒，在此狀況下，改善個案對住院環境不安的措施，下列何者最適切？(A)認知治療 (B)行為治療 (C)環境治療 (D)心理治療。
3. 在精神病房有關環境治療之敘述，下列何者最適切？(A)就病房環境治療而言，「使參與(involvement)」是緊急處置的最重要功能 (B)急性病房基於安全考量，所有病人著病人服，且不建議提供電話卡或鏡子 (C)病房活動設計，盡量增加團體統一的活動，降低個別差異 (D)需要提供自治自主的機會，且住院中便要連結家庭與社區資源。
4. 有關環境治療的敘述，下列何者為非？(A)同時顧及個人自我發展和環境間關係等變數 (B)病人能正向地影響本身的治療及別人的治療 (C)以醫師為中心的治療型式 (D)提供民主及社會化的機會。
5. 護理師運用環境治療原則照護一位處於重鬱狀態的病人時，最適宜的處置是：(A)安排互動多的團體 (B)提供積極的學習活動 (C)安排職能治療活動 (D)安排簡單的環境。
6. 有關多元與安全醫療照護環境的敘述，下列何者正確？(A)人性化治療性環境的安排，工作人員需先自我覺察，能自尊也尊重別人 (B)人性化治療性環境的考量，病人在入院時不可進行安全檢查 (C)病房的布置應盡量溫馨，但絕對不可放置病人自己的物品 (D)為減輕病人症狀的干擾，不宜讓病人參與環境中的決策。
7. 童先生因情緒高昂，要求出院未果，出現摔杯子與怒罵情形，正被帶入保護室隔離。此時護理師如何處置較恰當？(A)向童先生解釋此處置原因 (B)擬定暴力之行為契約 (C)建立疾病的病識感 (D)提醒再犯需加倍處罰。
8. 下列何種治療性環境最能增加病人的責任感？(A)提供實驗新行為的機會 (B)利用封閉環境阻遏混亂 (C)傳達護理師對病人的期待 (D)鼓勵參與病房中之決定與管理。

9. 下列何者不是懷舊治療(reminiscence)的主要成分？(A)回憶過去經歷　(B)增加社交互動　(C)求證過去事實　(D)檢視生命歷程。

10. 下列何者符合環境治療的原則？(A)老人住院病房牆壁與地板宜採對比色，以防跌倒　(B)精神科病房的保護室宜採用鮮紅的顏色，以幫助情緒壓抑的病人有宣洩管道　(C)精神科病房須嚴格限制病人保有私人物品，以維護病人安全　(D)精神科病房宜增加競爭活動，以幫助暴力病人有宣洩管道。

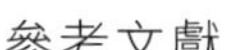
參考文獻

掃描對答案

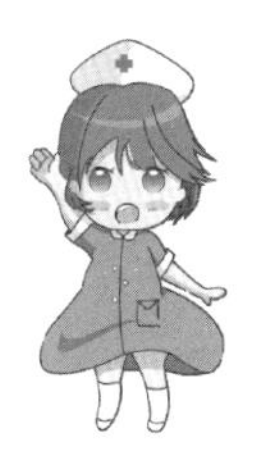

• MEMO •

Chapter 14

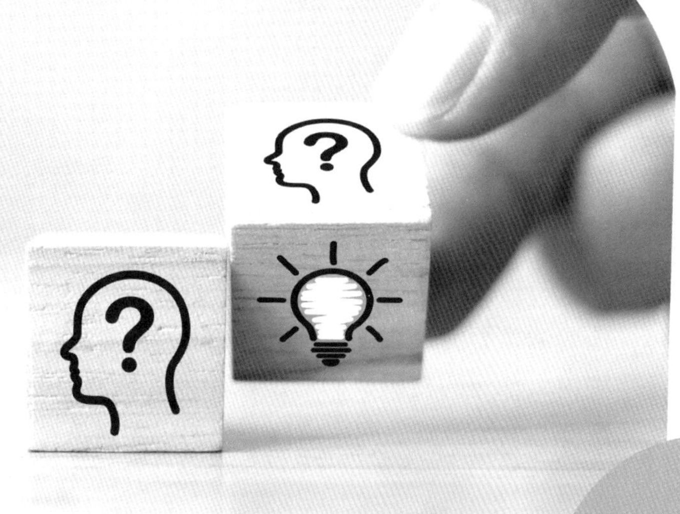

編著：蔡素玲、徐瑩媺　修訂：李怡賢

思考障礙的護理

本章大綱

前言

在所有精神科的個案當中，最引人注意的莫過於思考障礙個案，而思覺失調症病人特別占其中大多數。思覺失調症全球終生盛行率大約 1%，除盛行率不低外，其造成個案智能及生活功能的全面缺損，對個案、家屬及社會有相當大的衝擊。目前國內大部分的精神科病房是以治療此類個案的封閉性病房為主，因此認識如何評估這群個案，並針對問題進行有效的護理措施，就成為臨床精神科護理的重要課題。

14-1 思考障礙

一、思考

思考是人類與生俱來腦部運作的功能，此一精神現象(psychic phenomenon)可以區分及統合個人內在與外在的刺激，調節日常生活的經驗與記憶，以憑藉其計畫、評估、想像、創造、推理等過程來處理事務，並且透過語言、姿態、行為等外在表現，呈現出一個人的心理狀態。

二、思考障礙

思考障礙是指個體的思考過程失去連貫性、邏輯性，在解決問題時，無法遵循邏輯原則做出正確的分析與判斷，產生怪異、脫離現實的思想及語言型態。

DSM-5 診斷中，非妄想症在思覺失調類群病症中以思覺失調症占了其中的絕大多數。以下就最常見的思覺失調症與妄想症加以介紹其特性、症狀與病程。

14-2 思覺失調症

思覺失調症是一種思考、情緒、知覺、行為障礙的疾病，會有不合於現實的想法、意念或認知而嚴重影響到生活功能，亦是 20 世紀以來最為人所注意的重大精神疾病之一。19 世紀初期，法國精神醫學家莫雷爾(Morel, 1809~1873)首先用早發性失智(démence précoce)的病名來形容一群在青春期發病而呈現慢性退化的個案。到了 1896 年，克雷普林(Kraepelin)以早發性失智(dementia praecox)來形容上述的臨床特徵，並將其分為妄想型(paranoia)、青春型(hebephrenia)及僵直型(catatonia)三種亞型，這類個案以青春期發病居多，有妄想與幻聽的臨床表徵，且是慢性進行性退化病程。

1911 年，瑞士精神科醫師布洛爾(Eugen Bleuler)提出精神分裂症(schizophrenia)，希臘字中 Schizo 代表分裂現象，而 Phrenia 代表精神。布洛爾並認為這種疾病的主要特徵就是人格分裂，其主要呈現思考、情緒、知覺和行為等多方面的障礙，且**精神活動與現實有明顯脫節，影響正常生活功能，甚至呈現人格崩潰之狀態**。

在台灣的流行病學調查顯示其盛行率約為 3‰ 左右。**發病年齡多在 15~45 歲之間（青年及成年早期），男女比率相當**約為 1：1，但男性發病年齡較早，尖峰期在 15~25 歲，女性發病年齡約比男性晚 5 歲。schizophrenia 原本翻譯成精神分裂症，為了去汙名化，並強調此疾病是思考與知覺功能的失調，個案經過治療是有恢復的可能性，2012 年在精神個案家屬團體與精神醫療專業人員努力下，正名為思覺失調症。

一、病因

(一) 生理因素

遺傳因素

所有病因中，**遺傳因素約占 70%**。研究顯示，個案家族的發病率高於一般人口，有家族聚集現象。**一級血親有罹患思覺失調症者，其也較容易得病**；若父母一方有病，子女罹病率為一般人口的 12%；雙親均有病，子女罹病率高達 40% 以上，**同卵雙胞胎的罹病率高於異卵雙胞胎**。遺傳模式以多基因遺傳最有可能。

神經心理及神經生理學

神經心理學測驗發現，思覺失調症病人的智力、視覺、立體能力、持續注意力、計畫執行功能、短期記憶、手功能與動作速度皆有不同程度的缺損。從研究中可發現，慢性思覺失調症病人在神經心理學的缺陷，有如廣泛性的腦損傷病人一般。

神經生化學

思覺失調症病人的**多巴胺受體**(dopamine receptor)數目在邊緣系統及基底核**過多，以致多巴胺濃度過高**，研究顯示**正性症狀**與多巴胺功能增加密切相關（多巴胺假說請見第 8 章)，而**血清素**(serotonin, 5-HT)則與**負性症狀**有關。其他如 glutamate、nicotine、GABA、正腎上腺素等神經傳遞物質，近年來也被認為可能與思覺失調症的致病機轉有關。

神經影像學

腦部電腦斷層攝影及核磁共振掃描顯示，約 20% 病人呈現腦側室或**第三腦室擴大**、一部分小腦萎縮、腦組織濃度異常和腦部不對稱等異常。在單光子射出造影及正子散射斷層掃描結果發現，病人前額葉的代謝有明顯降低，但枕葉的代謝則增加，顯示思覺失調症病人有明顯的額葉功能缺損情形。

(二) 心理社會因素

精神分析學說

佛洛依德(Freud)認為思覺失調症為一種自我缺損的狀態，個案因嬰兒時期與母親的關係扭曲，造成日後無法自我有效控制內在本能衝動，即**自我**(ego)**強度薄弱而本我**(id)**過強**，致**現實生活中表現出內向、退縮、孤僻、自戀及怪異行為**，面對壓力時產生退化(regression)與防禦(defense)的現象。

家庭互動關係

家庭系統理論(family systems theory)視家庭為一個整體，是一個互動系統，家庭互動充滿批評、不確定感或其他負面因素時，會使家庭成員彼此互相受到傷害，若個體無法有足夠強度的自我去面對這些問題時，可能會成為家庭中的代罪羔羊，將引發不同程度的身體疾病。如父母對子女的行為過分干涉、嚴格的**高度情緒表達**(height emotional expression, HEE)**家庭，容易使子女罹患思覺失調症，且易復發**。

貝德生(Bateson)的**雙重束縛型溝通理論**(double-bind communication theory)又稱溝通矛盾束縛說中即提到，當父母雙方同時傳遞相反的訊息給子女時，會使孩子左右為難、無所適從，而影響孩子的正常自我功能發展，最後形成思覺失調症。在偽共生家庭假說(pseudomutual families)中亦指出，極僵化的家庭關係中，家庭成員雖共同生活在一起，卻個自獨立缺乏彼此情感上的支持與聯繫，造成個體無法獲得足夠的親情支持，因而嚴重影響了個人人格的正常發展，目前此說法仍具爭議性。

人際關係理論

蘇利文(Sullivan)和佩普洛(Peplau)認為人有安全及舒適的驅力，當需求未獲滿足時就會產生焦慮，而思覺失調症病人大多**早年經歷過痛苦的親子關係**，如從母親中了解到自己為壞我(bad me)，進而演變為非我(no me)的不合現實邏輯的幻想，以致於長大後通常會缺乏安全感、低自尊、易焦慮、害怕與人相處等障礙，於是產生退化或自閉行為以免於受到更多的傷害及挫折。

社會文化因素

有研究統計結果發現，低社經地位、移民較多、社會較動亂的地區及文化上的不和諧，其居民罹患思覺失調症的比例較高，但此影響因素仍未完全被證實。

二、臨床症狀

思覺失調症的症狀如下：

1. **前驅症狀**(prodromal symptoms)：發病多為漸進式，在活性症狀出現前常有前驅症狀，包括**自我照顧不佳**、傻笑、社交退縮、奇怪偏執的想法、不尋常的感官經驗、奇特的行為和語言等，並出現人際關係差，學業成績退步，適應障礙等問題；部分病人也會以焦慮、憂鬱、模糊的身體症狀等神經官能性症狀表現。
2. **妄想／幻覺症狀**(delusion/hallucination symptoms)：思覺失調症最常見的症狀之一。妄想為在所處的社會文化中，一種錯誤但個案卻深信不已，即使加以說明或有足夠的證據，也無法動搖其信念或想法。妄想經常扭曲事實或非現實的內容，有些病人甚至系統化成一「妄想的世界」，且會受妄想內容操控而影響自己原來的正常生活及人際關係，**最常見的為被害妄想及關係妄想**。在幻覺方面，任何類型（包括聽、視、嗅、味）的持續性幻覺都可能出現，尤以**聽幻覺居多**。在許多方面，這些幻覺與夢境類似，但卻是發生在清醒的時候。
3. **解組症狀**(disorganizing symptoms)：正常人大腦對於外來的刺激能加以分類、解析，然後做出反應，且這些反應是合乎邏輯並可預測的。但思覺失調症病人在言語上呈現**思考流程障礙**(formal thought disorder)，包括言語迂迴(circumstentiality)、離題(tangentiality)、連結鬆弛(loosening of association)、嚴重到所謂的字句拼盤(word salad)及新語症(neologism)等症狀；情感上則呈現傻笑、不適當情感(inappropriate affect)等症狀；行為上則為混亂不適切，如自言自語、自笑、隨地便溺、個人衛生無法維持或無法預測的激動或怪異行為等。
4. **殘餘症狀**(residual symptoms)：在急性發病期或經過治療後，個案常殘存一些症狀，包括較輕微的思考流程障礙、一些不合理的信念、某些特殊的感官經驗、不適當的情感表達、奇怪的穿著及行為等，症狀的嚴重程度未達到急性發病期；但會出現明顯的生活懶散、缺乏動機及意志力、表情平淡、言語貧乏等負性症狀。

布洛伊勒提出原發症狀及續發症狀，原發症狀包括**連結鬆弛**(associative disturbance)、**自閉式思考**(autistic thinking)、**情感障礙**(affective disturbance)**和矛盾情感**(ambivalence)，簡稱為 4A 症狀，後人加上**聽幻覺**(auditory hallucination)成為 5A 症狀；續發症狀包括妄想、**幻覺**（以聽幻覺最常見）、刻板行為、僵直等，常出現在精神個案或其他精神疾病個案身上較不具獨特性的症狀。19 世紀，費雪(Fish)及傑克森(Jackson)建議將思覺失調症分為第一型(type I)及第二型(type II)（表 14-1）。

表 14-1　思覺失調症的分類型態

型態	第一型(type I)	第二型(type II)
臨床表現	**正性症狀**	**負性症狀**
症狀	**妄想、幻聽、思考障礙及怪異行為**	**情感平淡、思考貧乏、動作遲緩、人際關係異常、社交退縮**（表 14-2）及對事物不感興趣、對外界漠不關心，雖不像正性症狀明顯，但也會嚴重影響個案的日常生活功能
理學檢查	腦影像學檢查正常，腦組織受損少	腦室擴大，腦神經元損失較多
發病期	**短**	**較長**
藥物反應	佳	差
預後	**較好**	**殘餘病徵引發慢性失能，影響恢復能力**

表 14-2　思覺失調症社會功能受損

社會功能	受損部分
生活上的障礙	缺乏主動性、自我照顧技巧退化、生活懶散、不注意儀容、飲食起居不正常、過度使用金錢、服藥管理困難、不擅利用社會資源
與人相處的障礙	不善與人來往、人際關係不良、欠缺對他人的體諒、與他人協調困難、不容易照顧他人
工作上的障礙	喪失積極生活的態度及工作的動機，作業上效率、集中力、持續力低，工作上缺乏融通性、學習技藝遲緩並容易出現疲勞、遵守工作程序很差
統籌能力上的障礙	對自己的判斷及評價不確實、社會常識不足、無法臨機應變及掌握全局、思考容易僵硬化，常常拘泥於細微的事情、情緒控制不良及壓力處理不當、處理家事與理財的能力變差

三、診斷準則及分類

(一) 診斷準則

1. 在 1 個月內（如果成功治療時病程少於 1 個月）出現下列症狀中的 2 項（或更多），至少有一項必須為(1)、(2)或(3)：
   (1) **妄想**。
   (2) **幻覺**。
   (3) **胡言亂語**：如話題離題或前後不連貫。
   (4) 整體上混亂或僵直的行為。
   (5) 負性症狀。
2. 發病後，個案工作能力、人際關係、自我照顧能力明顯的低於發病前。
3. 思覺失調症的症狀若**持續 6 個月以上**即可確立診斷（可包含前驅期或殘餘期），若持續 6 個月至 2 年即屬於亞慢性；**超過 2 年則屬於慢性思覺失調症**。

(二) 疾病分類

DSM-5 中刪除思覺失調症中妄想、緊張、混亂和未分化及殘餘型四種亞型，新增「僵直症(catatonia)」，強調僵直症也可用於雙相情緒障礙症、憂鬱症，以及其他和一般醫療條件引起的精神異常。

四、病程發展

1. **前驅期**(prodromal phase)：發生於發病前，**以負性症狀為主**，個案的功能突然無故的明顯下降，如成績退步、缺乏上進心或興趣或活力、忽略個人衛生及儀容、平淡或不合宜的情感表現、出現怪異想法及動作、不尋常的知覺等。周遭親友常形容個案的個性被動、沉默寡言、怪怪的、難以相處，和以前不一樣，但大多可容忍或不理會，有人會認為個案只是受到驚嚇及刺激，多半尋求民俗療法不會就醫。這段時期時間長短因人而異。
2. **發病期**(active phase)：症狀轉趨於明顯，出現妄想、幻覺、語無倫次、自言自語、連結鬆弛、僵直、破壞等行為，因而干擾他人，出現暴力或自傷行為等，**一般與心理社會壓力事件有關**。家屬難以照顧及忍受，一般會尋求資源，入院接受治療。

3. **殘餘期**(residual phase)：**治療後功能未完全恢復**，表現似前驅期症狀，**以情感平淡及角色功能缺失較為常見**。可能保留少數發病期症狀，但程度較輕。

五、治療方法

急性期治療的目標是在緩解急性精神症狀，以藥物治療為主，包括住院或其他加強照護。**慢性期治療的目標是在維持和改善功能，藥物仍須持續規則服用，併以精神復健、強調技能訓練與再教育為主**；預防（持續和維持）治療則以改善功能及預防精神症狀復發為主；治療方法包括藥物治療、電氣痙攣療法、社會心理治療及精神復健治療等，以下說明。

1. **藥物治療**：抗精神病藥物是治療思覺失調症最主要的藥物，早期研發傳統抗精神病藥物如 haloperidol 或 thioridazine，主要透過阻斷多巴胺(D_2)接受體，而發揮治療的效果，此類藥物對正性症狀的改善具有 80~90% 的效果，但對負性症狀效果差。近年來研發的新藥如口服 Risperidone®、Clozapine®，或是使用長效針劑 Risperdal Consta®維思通、Invega Sustenna®善思達，除阻斷多巴胺受器外，尚能作用於血清素，故對正性症狀及負性症狀均能改善。
2. **電氣痙攣療法**(electroconvulsive therapy, ECT)：對思覺失調症之興奮(excitement)及木僵(stupor)症狀治療效果極佳；當病人對藥物治療效果差，或對藥物副作用無法忍受，或急性發病或惡化時，會考慮以抗精神病藥物合併電氣痙攣療法治療。
3. **社會心理治療**：強調思覺失調症病人心理及適應的困擾，並加強病人社交及處理事務的能力，及幫助恢復日常生活與責任心。可使用的方法有：行為治療、婚姻治療、家庭治療、個人心理及團體治療、心理演劇等。
4. **精神復健治療**：思覺失調症的復健治療除了協助個案症狀的轉移外，主要的重點在於自我照顧的能力訓練、獨立生活訓練、社交技巧訓練及職業技能訓練等，協助個案能回歸社區，幫助他們獲得有薪資的工作。

六、預防再復發

思覺失調症個案之治療重點在於預防疾病再復發，有證據顯示急性發作次數越多越難治療，喪失的功能也越多，而適當的治療對預防或延緩復發非常有效。故個案出院後規則的門診追蹤和服藥是非常重要的。如何預防或延緩思覺失調症之復發是家屬和醫療人員共同關注的話題，因此要預防疾病再復發，通常在症狀改善或緩解後仍須注意以下事項：

1. 維持低劑量藥物治療，並遵守服藥規定、**不隨便停止或調整藥量，建議病人可記下用藥後的感受**，如欲停藥則需要與醫師商量視狀況而做決定。
2. 與醫療機構保持聯繫，接受復健治療，並按時回門診追蹤。
3. 面對生病的事實，學習與疾病共存，**了解目前治療的重要性**。
4. 學習妥當的情緒管理，放鬆自己，抒解壓力。
5. 正常的作息，充足的睡眠與適當的休閒活動。
6. 保持家庭氣氛和諧，提供支持，不過度批評、干涉。
7. 參加支持性團體，彼此分享經驗。
8. 教導個案及家屬學習如何判斷自殺及復發的前兆。

七、預 後

思覺失調症的預後視個人體質、發病年齡、發作次數、病前性格、症狀嚴重程度等，而有所差異（表 14-3）。**大部分的症狀可以用藥物控制**，故首要正確的診斷及早期的治療。病人由急性期恢復時，可提供其適當的自主空間，讓他們自由的安排生活，不要給予太大壓力或過度保護。同時給予支持、了解、關懷及尊重，並協助其克服疾病帶來的恐懼、孤立及社會烙痕(stigma)。一般而言，經過治療後約 30%的個案可以從事簡單的工作，30%可以自我照顧，其餘則需要長期慢性療養。

表 14-3　影響預後因素

影響預後因素	預後好	預後差
家族史	一等親無人患病	一等親有人患病
社會支持度	足夠	缺乏
有病識感	有	缺乏
發病症狀	快（突然發病，正性症狀）	慢（症狀不明顯，負性症狀）
發病年齡	晚發病	早發病
腦部結構	正常無損傷	不正常，有結構改變
藥物反應	好，用藥後症狀明顯改善	差，對於藥物反應不好，症狀持續
發病原因	有明顯事件或因素	無明顯發病源

雖然有效的治療可以讓病人恢復到較高的功能，但是許多仍需長期社會幫助，如殘障津貼、住所、維持個人衛生與健康飲食等。鼓勵個案持續治療、避免酒精及物質使用障礙、學習自殺前的徵兆及認出復發的前兆，一般可達到最佳的治療效果。

14-3 妄想症

妄想(delusion)是妄想症(delusional disorder)最顯著或唯一的症狀，由於妄想症的個案不會自覺有病，家人也未必能強迫就醫，故其詳細之盛行率並不清楚。不過一般認為妄想症在人口中仍穩定地存在著，以美國而言，估計約在 0.025~0.03%，遠低於思覺失調症的 1%。平均發病年齡約在 40 歲，女性罹病率稍高於男性。

一、病 因

1. **神經生化學**：腦部邊緣系統及基底核的多巴胺活動量升高時會引發妄想行為。
2. **心理動力學**(psychodynamic)：妄想症病人主要是**對人缺乏基本的信任、不當的猜疑、敏感等**，與心理防衛機轉中的**否認作用**(denial)、**投射作用**(projection)**及反向作用**(reaction formation)具有高度相關。佛洛依德(Freud)認為妄想症病人是過度扭曲操作心理防衛機轉所導致。**人格異常是妄想症的危險因子之一**。
3. **心理社會**：學者提出低社經地位、移民、遷移、嚴重壓力源等皆可能誘發妄想的發生。而妄想症病人大多會有社交隔離、低自尊、缺乏安全感傾向，故其**人際關係、婚姻關係普遍不好**。
4. **遺傳因素**：家族研究顯示妄想和思覺失調症或雙相情緒障礙症無明顯相關。

二、臨床症狀

妄想症和思覺失調症不同之處，在於**妄想的內容非事實，但在現實中仍可能發生**（如配偶對其不忠）；而**思覺失調症之妄想則可能十分荒謬，連現實中也不可能發生**（如被外星人跟蹤或自己是比爾蓋茲的兒子等）。**妄想發病年齡較遲，30 多歲發病較多**。個案除了在妄想系統之外的思考內容，並未受到症狀波及，因此**只要不**

觸及其妄想內容時，個案一切表現皆正常。妄想症個案可能會合併憂鬱症狀，但一般而言，不像雙相情緒障礙症那樣全面性，且在情緒平穩時妄想依然清楚存在；一般**無幻覺**，若有幻覺發生多是短暫的。

精神健康基金會與台大共同製作思覺失調症宣導影片，從病人發病到回歸社會的過程，讓民眾更了解思覺失調症。

思覺失調症教育宣導影片

三、診斷準則及分類

(一) 診斷準則

1. 出現一種（或多種）**持續超過 1 個月**（含）**以上**的妄想。
2. 思覺失調症的症狀不會出現在此疾患中，但與妄想相關幻覺可能出現，例如感覺到被不明生物感染，身上有生物爬的感覺。
3. 除了妄想或其相關事物的衝擊影響外，功能並未明顯受損，**行為也無明顯奇特怪異之處**。
4. 若躁症(mania)或鬱症(major depressive episode)與妄想同時發生，則其發作的時間相對而言是比妄想的時間短。
5. **症狀並非由使用某種物質**（如藥物濫用或臨床用藥）或一般性醫學狀況的直接生理效應所造成，也無法以**身體臆形症**(body dysmorphic disorder)**或強迫症作解釋**。

(二) 疾病分類

依據 DSM-5 將妄想症依「妄想主題」作區分為特異型及非特異型。

1. **特異型**(specified type)：妄想通常相當系統化，有明顯的妄想主題。較常見的類型為被害型及嫉妒型，誇大型次之，愛戀型及身體型最罕見。
   (1) 愛戀妄想型(erotomanic type)：妄想有人深愛著自己，而此人通常屬於較高階層的人，且其妄想是屬於較羅曼蒂克和精神上的結合，而非性方面的吸引。
   (2) **誇大妄想型**(grandiose type)：個案常妄想自己擁有誇大的價值、權力、知識、身分、或與神或名人有特殊的關係，而這些名人如還活著則會被個案視為冒牌貨。**實際上個案藉此妄念來消除自身的緊張和無能感**。
   (3) 嫉妒妄想型(jealous type)：妄想自己的配偶或性伴侶對自己不忠實。

(4) 被害妄想型(persecutory type)：妄想自己或其親近者受到某種惡意的對待，此妄想可能是單存一個主題，或是經過精心策劃的一連串相關的主題。

(5) 身體妄想型(somatic type)：妄想自己身體某些部位有缺陷或一般的醫學問題，而至各科求診醫治。

(6) 混和妄想型(mixed type)：妄想沒有明顯的主題時，就適用此型。

2. **非特定型**(unspecified)：當妄想主題無法確定或無法符合特定類型，例如關係妄想(reference delusion)。

四、治療方法

由於妄想症個案多半是在非自願情形下接受治療，因此較難以建立治療性人際關係。故在心理治療上，以建立醫病信任關係為首要目標，但不宜過早面質其妄想，反而須先同理其因妄想所致之內心痛苦。在藥物治療上，仍以抗精神病藥物為主，並可視情況需要輔以家庭治療。

妄想症個案若有較好的工作、社會適應能力、發病時間較短、有明顯的誘發因子，並能接受適當的治療，則大部分的個案預後皆良好。

14-4 護理過程

一、護理評估

個案可經由門診、急診、院際間轉診等入院接受治療。護理師可在個案入院、住院初期、急性症狀期及穩定期間等，透過觀察、會談及舊病歷等收集個案相關的資料以進行護理評估。其會談對象包括：個案本人、家屬及其至親、或是協助轉介個案入院的相關人員（包括護理師、社工師、警察等）。

(一) 過去病史

疾病史的評估包括個人生理疾病史及精神疾病史。評估生理疾病史時，可詢問個案家屬個案是否曾有腦傷的經驗，包括車禍、被撞擊情形及其他內外科疾病等。精神疾病史部分，如果是第一次入院的新個案，最重要的是了解個案的家族史、發病原因、發病經過以協助醫師確立診斷。如果是再入院的個案，則需進一步了解發病後再復發的情形？治療配合度，包括門診追蹤情形、服藥遵從性、副作用程度、症狀控制情形及社會功能的表現程度等。最近一次出院後的治療情形？

(二) 家庭史

思覺失調症個案有極高的家族病史，所以詢問家族史不僅具有協助診斷之意義，並且可提供護理師未來計畫護理指導之重要參考。所以可詢問家族中是否有人曾經罹患過精神或心理相關疾病？

(三) 主要症狀

常見的精神症狀包括敵意、疏離、淡漠、夜眠欠佳、幻聽干擾、行為混亂、妄想、幻想或社交退縮等。評估主要症狀時可詢問何時出現精神症狀？主要的精神症狀為何？持續多久？是否具危險性或干擾行為？自傷或是傷人情形？是否出現異於平常之行為、語言或動作等？

(四) 護理評估

臨床上可運用不同的護理理論進行評估，以下主要引用整體性評估：

1. **生理層面**：思考過程障礙個案受到症狀或抗精神病藥物干擾，可能影響到個案沐浴、穿著、進食、如廁等自我照顧能力，所以評估內容包括一般外觀、營養、睡眠、排泄、活動及休息、身體健康狀況等。
2. **心理層面**：思考過程障礙個案一旦受到症狀干擾嚴重時，經常會處於自己的幻想世界中，此時情緒受到影響而可能出現焦慮、恐懼、憂鬱等情緒，進一步造成個人因應能力失調。評估其情緒表達是否合宜、穩定、焦慮不安、多疑或喜怒無常之反應。
3. **智能層面**：思考過程障礙個案可能受到幻聽干擾，或是出現妄想，一旦症狀干擾嚴重，可能出現潛在危險性暴力或自傷行為，甚至影響言辭溝通能力，也可能因為缺乏病識感或是藥物副作用而造成不遵從藥物情形。評估個案知覺感受、思考內容與形式、判斷力、定向感、記憶力、抽象思考、計算能力(JOMAC)、病識感及智力情形等。
4. **社會層面**：思考過程障礙會造成 3/4 的個案社會功能退化及職業、社交功能退化，所以需評估個案的人際關係、家庭狀況、角色功能及文化環境因素等。
5. **靈性層面**：由於疾病慢性化，個案長期受到大眾的排斥，會影響病人對生命有較進一層的感覺與想法，所以需評估人生觀、價值觀及生存的意義等。

二、健康問題

護理師根據所收集的資料進行評估，並整理成健康問題。適合用於思考障礙個案的護理診斷如表 14-4。

表 14-4　思覺失調症常見健康問題

生理層面	心理層面
1. 自我照顧能力缺失／與知覺感受、思考過程改變有關 2. 忽略自我健康管理／與知覺感受、思考過程改變有關 3. 身體活動功能障礙／與抗精神病藥物副作用有關：錐體外徑症候群(EPS) 4. 睡眠型態紊亂／與視聽幻覺、疾病影響有關 5. 無效性健康維護能力／與妄想、幻覺、疾病影響有關 6. 便祕／與藥物副作用、靜態生活型態有關 7. 體重過重／與藥物副作用、靜態生活型態有關	1. 焦慮／與健康狀態及社經地位受到威脅有關 2. 恐懼／與知覺障礙、知識不熟悉有關 3. 情緒控制不穩定／與症狀干擾有關
智能層面	**社會層面**
1. 家庭運作過程失常／與健康狀況改變有關 2. 社交隔離／與溝通障礙、自我概念紊亂有關 3. 無效性社區因應能力／與缺乏社會支持系統有關 4. 無效性因應能力／與缺乏社會支持系統有關 5. 娛樂活動缺失／與經常或長期的治療或機構化時間過長有關	1. 潛在危險性對他人的暴力行為／與症狀干擾有關 2. 潛在危險性對自己的暴力行為／與症狀干擾有關 3. 潛在危險性自殺／與症狀干擾、疾病影響有關 4. 防衛性因應行為／與人格障礙、自我系統受威脅有關 5. 不遵從／與健康價值信念有關 6. 思考過程紊亂／對內、外刺激缺乏處理及統整能力有關 7. 言辭溝通障礙／與思考過程障礙、退化有關
靈性層面	
1. 心靈困擾／與信仰和價值挑戰：極度受苦的狀況 2. 長期性低自尊／與精神疾病、功能退化有關 3. 無望感／與長期活動受限導致社交隔離有關	

三、護理目標

依照顧需求不同而分為三期：

1. **急性期**：協助穩定症狀及提供安全環境，為病情穩定建立基礎。
2. **穩定期**：協助復健，強調教導個案確認復發症狀及自我症狀的處理。
3. **復健期**：強調衛教個案和家屬預防復發和處理症狀的技巧，以享受高品質的生活。

四、護理措施

(一) 生理層面

協助執行自我照顧

1. **急性期**的個案大部分由於症狀干擾嚴重，屬自閉思考又脫離現實，經常沉浸在幻想中，所以對個人的自我照顧功能會出現障礙，**護理師需要主動提醒或協助其執行日常生活功能**，包括吃飯、穿衣、沐浴等。
2. 有些個案受到負性症狀的影響，執行個人衛生過程較草率，需要護理師在旁耐心的指導。**當與個案有身體接觸的護理活動時，必須先向個案解釋**。
3. **如果執行個人衛生指導不佳時，可進一步運用行為修正法來協助個案建立習慣**。
4. 透過病房生活討論會的團體亦可提出，運用同儕的力量幫助指導個人衛生不佳的病友，並鼓勵其進步，亦不失為一有效的方法。
5. 因疾病慢性化的影響而出現生活散漫、無所事事、缺乏意志力，護理重點為**鼓勵其參與自我照顧及結構性活動**。鼓勵個案參加病房活動的護理措施為**協助個案安排日常作息、每天運用短暫時間與個案接觸、藉由病房活動來提供刺激**。

規則服藥

1. 給藥時，向個案解釋藥物作用、副作用及其服用方法。**做任何治療前皆須先給與簡單解釋**。
2. 密切觀察有無藥物副作用的產生，如有則盡速協助處理其不適的情形。
3. 觀察藥物效果，如個案精神症狀是否改善。

4. 通常精神個案缺乏病識感，所以給藥時，**需觀察個案是否有藏藥物的行為**，透過檢查舌下、兩頰、上下唇、手指夾縫、杯子內（尤其不透明像是鋼杯）或和個案講講話等皆可幫助確認。
5. **了解病人拒服藥的原因**，觀察個案是否出現吐藥行為，需在視線範圍內將藥物服下，有的個案會躲避監視器的位置吐藥。
6. 必要時可與醫師討論是否改予長效針劑或滴劑。
7. 當個案出現激躁不安的情緒，必要時，通知醫師給予進行快速安神法。

維持足夠的熱量

1. 有些被害妄想的個案因擔心有人下毒，而不願用餐，此時可考慮以下措施。
   (1) 對於初次處理時，可以簡單堅定的口氣告知個案：「食物中沒有下毒。」
   (2) **不要隨意動個案的餐點，讓個案自行動手協助準備或自備食物**，特別是包裝食品。
   (3) 安排和其他病友一起進食，觀看別人用餐的情形。
   (4) 面對個案的被害妄想時，護理師須保持同理及接納的態度。
   (5) 持續觀察個案用餐的情形，當拒食行為可能造成生命威脅時，須提供點滴輸液或鼻胃管灌食，並事先給個案清楚的解釋。
   (6) 有的個案在自閉或退化情形下不願改變姿勢，則須以口頭引導協助個案用餐或協助餵食。
2. 有些個案因抗精神病藥物副作用而導致口渴，**可衛教多喝水**，但是如果出現過度飲水情形，可衛教個案含冰塊、吃酸梅、嚼無糖口香糖，並注意有無不適之症狀。
3. 當個案因症狀干擾、藥物副作用或是其他身心因素造成食慾減低時，可適時陪伴用餐，提供個案少量多餐、軟質易消化或流質的食物。

注意排便問題

1. 個案可能因服用抗精神病藥物造成便祕，故需每天觀察個案排便的次數、性質、顏色及量等。
2. 當出現便祕情形時，可增加運動量、進食高纖食物、建立排便習慣及增加飲水量。
3. 必要時，請醫師開軟便劑，並監測排便情形，如果出現輕瀉現象則必須報告醫師處理。

(二) 心理層面

1. 接受個案有情緒高低起伏及發洩情緒的需要，並提供情緒發洩的空間及方法。
2. **若個案言辭表達出現障礙或拒絕活動時，護理師仍須陪伴在身旁，並且在固定的時間來接觸個案，讓個案感受到關懷之意**。
3. 指導個案覺察焦慮情緒引發的原因，並教導焦慮的處置方法。
4. 如果外界環境會造成個案的焦慮度上升，可能造成病友間的衝突時，此時須提供一保護性的環境，如回房間或進保護室，隔離個案和外界的接觸，以減少刺激，保護個案的安全；或是引導其發洩情緒，如對提供保護室環境讓個案大叫、搥沙袋及跑步等。
5. **不要在個案看不到的場所討論個案，以減少個案的誤解**。

(三) 智能層面

幻聽的護理

1. **安排固定的護理師照顧個案以建立信任的關係**，仔細傾聽，並採接納的態度，鼓勵個案用言語表達，使個案願意透露幻聽的經驗。
2. 投予抗精神病藥物，並合併執行行為和認知治療。
3. 評估幻覺症狀，包括持續期間、強度和頻率，預防個案因症狀而做出傷人傷己的行為。當幻覺更加惡化時，須確認是否使用藥物和飲酒。
4. 當被個案詢問是否有相同的幻聽經驗時，**可提供現實感**，但不予斥責、批評、爭辯，以**平穩**的聲音先**同理個案的感受，再簡單的澄清**、表達自己目前沒有經驗相同的刺激，如：**我知道你很害怕，很不知所措，我也相信你有聽到聲音，但我並沒有聽到**。
5. 協助個案描述及比較最近和過去的幻覺內容，可提供為預測行為的線索。對於命令式幻覺(voice command)需要特別警覺，因可能強迫個案出現某些行動，如要他殺人「殺！殺！殺！」或是去撞牆等，造成突然自我傷害或是傷害他人的行為，**如情況嚴重時，給予安全上的約束**，並向個案解釋如此可幫助控制焦慮或衝動行為。**約束期間護理師須觀察個案的生命徵兆、血液循環、舒適狀況、營養、水分補給等**。

6. 維護個案的安全：10%的思覺失調症個案會出現自殺行為，所以**必須保持環境的安全性，避免放置危險或尖銳的物品**，包括水果刀、打火機、剪刀、線、棒針及玻璃瓶等。
7. 教導個案透過一些方法以增強對外界的刺激：即轉移注意力，可有效的減低幻覺的方法，如戴耳機、與人交談、閱讀及運動等方式。
8. 協助個案確認需要：需要可能反應在幻覺內容中，重視其未滿足之需要，並討論需要與個案的關係。
9. 確認個案症狀對日常生活的影響：評估症狀對個案的影響，並幫助個案認識症狀及預防症狀再發生。
10. 施行個別或團體心理治療：對幻覺予以解釋，可增加個案對幻覺的認識，並**鼓勵個案描述對幻覺的感受及看法，以緩解幻覺帶來的不安、威脅及恐懼**；或透過病友說明其克服症狀干擾的方法或調適的方式，以分享成功的經驗。

妄想的護理

1. 以時間軸討論妄想的內容及確認引發因子，如果引發原因與焦慮有關時，可教導焦慮的處置方法。
2. 評估妄想的強度、頻率及持續時間，此時安靜的傾聽，不需要探討。
3. 確認妄想的情緒狀態，無論妄想是否合理，**鼓勵個案討論對妄想內容的生氣、焦慮和害怕等**。
4. **觀察思考障礙的語言症狀**，如言語迂迴、離題、容易變更話題等，**此時不宜指出現實和妄想的差別**。
5. 觀察個案使用因果關係的能力，如可根據過去的經驗做合理的預測。
6. 確認有關真實情境的錯誤信念之後，在個案沒有幻覺干擾下增強個案驗證事實的能力。
7. **有時和個案討論妄想有助於其了解妄想不是真實的，但你表現的行為和個案的妄想內容一致時，會增強個案的妄想**。
8. 當個案做好準備時與之討論妄想的影響，讓個案為自己的健康負責任。
9. 以**分散注意力**方式停止個案陷入妄想，如規劃生活或執行體能性的活動等。

(四) 社會層面

1. **給予學習的機會：教導由簡單容易完成的事情開始執行**，當工作完成或表現良好時，給予鼓勵與稱讚。
2. **提供與他人相處及交往的機會**：如安排家庭聚餐、參加宴會或戶外活動等。
3. **教導家屬危機處理的方法：當個案出現攻擊破壞的行為時**，不要慌亂，先控制自己的情緒，**將個案帶離現場**，並以沉穩的態度、肯定的語氣，且避免挑釁和敏感性的言詞或話題告訴個案，這是一種不被喜歡的表現方式，轉移其注意力，並迅速移開環境中可能被用來攻擊的物品，如有需要尋求他人或團體的協助，嚴重時送醫治療。
4. **教導個案及家屬病情復發的症狀**：國外的研究指出復發的症狀包括情緒和生理波動，初期的症狀是睡眠障礙，之後出現憂鬱的情緒，逐漸疏於個人梳洗和衛生，食慾變差，甚至會錯過三餐，之後出現身體抱怨，包括不快感、頭痛和便祕等，拒絕做任何事情，之後逐漸出現症狀。
5. **教導個案及家屬再復發的處理**：再復發的處理包括創造安全的環境，有協助者在一旁觀察症狀、**學習適當的情緒管理**、**適當的休閒活動**、**主動找醫師討論是否應調藥**、**學習判斷自殺的前兆**、與自己信任的人分享症狀和避免接觸負面的資訊。
6. **衛教個案和家屬確認引起復發的原因**：包括治療的遵從度、藥物的副作用、壓力事件、家庭情感表露的程度。
7. **協助家屬建立支持系統**，運用社會資源：如介紹家屬參加支持團體、重大傷病卡之辦理、社區相關復健機構之運用、社會補助之辦理等。

(五) 靈性層面

1. 與個案分享精神疾病對其生命的價值觀、信念、人生觀及生存意義的影響。
2. 轉介宗教團體，提供靈性需求之支持。

五、護理評值

需依照個案病情變化制定護理措施，並依護理目標進行評值，適時的修定以個案為中心之目標。

1. **生理層面**：評估自我照顧能力、排泄、睡眠及藥物副作用等影響之情形。
2. **心理層面**：評估情緒變化、家屬是否出現高情感表露及是否具支持性等。
3. **智能層面**：評估個案症狀干擾改善情形、所提供給個案的環境是否安全及個人疾病適應狀況等。
4. **社會層面**：評估個案的職業功能、人際互動、社會適應狀況、家屬心理支持及社會資源之運用情形等。
5. **靈性層面**：評估個案靈性需求的滿足程度。

心智圖

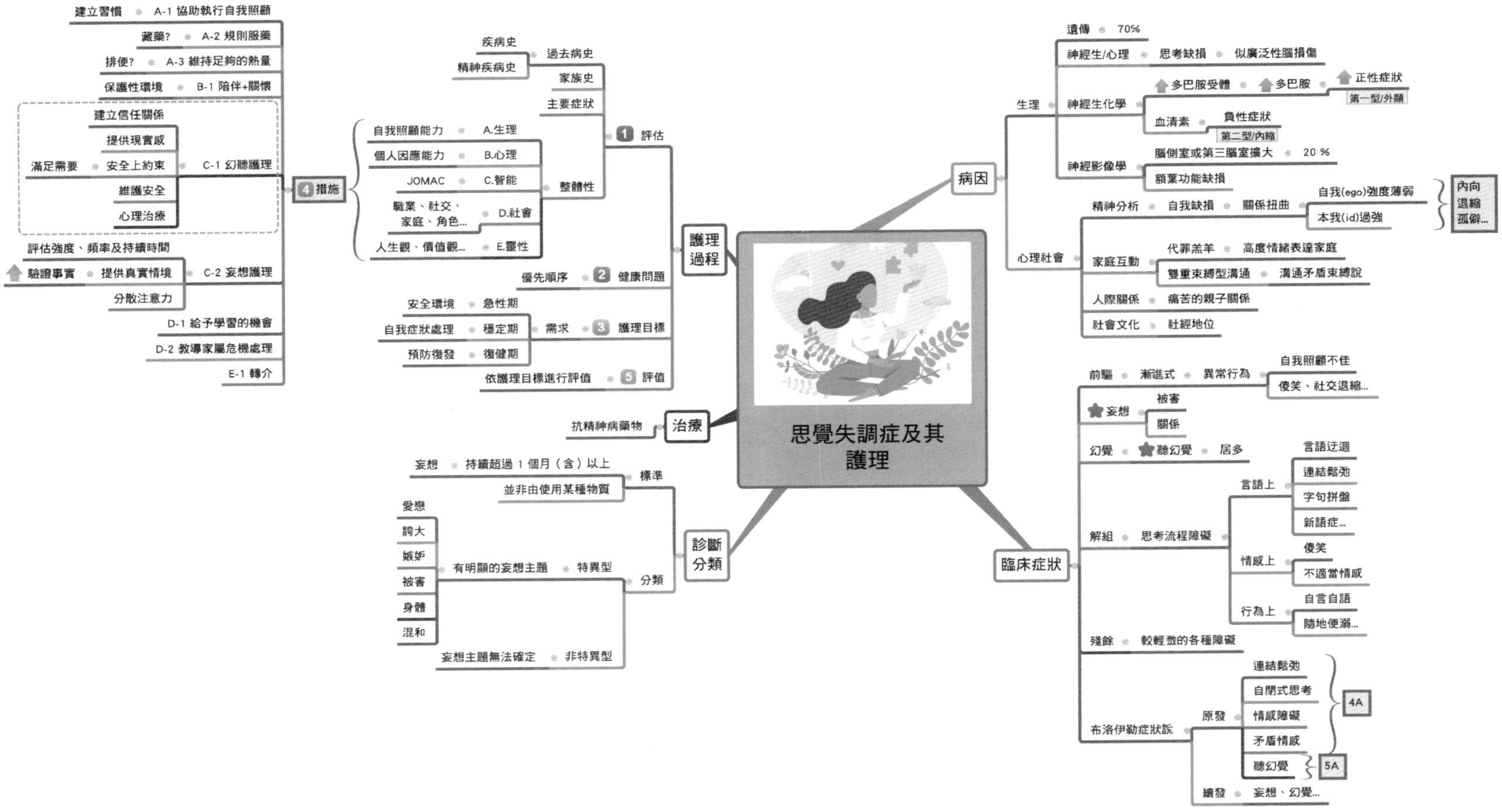

思覺失調症及其護理

- 病因
  - 生理
    - 遺傳：70%
    - 神經生/心理：思考缺損 → 似廣泛性腦損傷
    - 神經生化學
      - ⇧多巴胺受體 → ⇧多巴胺 → ⇧正性症狀（第一型/外顯）
      - 血清素 → 負性症狀（第二型/內縮）
    - 神經影像學
      - 腦側室或第三腦室擴大 → 20 %
      - 額葉功能缺損
  - 心理社會
    - 精神分析 → 自我缺損 → 關係扭曲
      - 自我(ego)強度薄弱
      - 本我(id)過強
      - } 內向、退縮、孤僻…
    - 家庭互動
      - 代罪羔羊 → 高度情緒表達家庭
      - 雙重束縛型溝通 → 溝通矛盾束縛說
    - 人際關係 → 痛苦的親子關係
    - 社會文化 → 社經地位
- 臨床症狀
  - 前驅 → 漸進式 → 異常行為
    - 自我照顧不佳
    - 傻笑、社交退縮…
  - ★妄想
    - 被害
    - 關係
  - 幻覺 → ★聽幻覺 → 居多
  - 解組 → 思考流程障礙
    - 言語上：言語迂迴、連結鬆弛、字句拼盤、新語症…
    - 情感上：傻笑、不適當情感
    - 行為上：自言自語、隨地便溺…
  - 殘餘 → 較輕微的各種障礙
  - 布洛伊勒症狀群
    - 原發
      - 連結鬆弛、自閉式思考、情感障礙、矛盾情感 } 4A
      - 聽幻覺 } 5A
    - 續發 → 妄想、幻覺…
- 診斷分類
  - 標準
    - 妄想 → 持續超過 1 個月（含）以上
    - 並非由使用某種物質
  - 分類
    - 特異型 → 有明顯的妄想主題：愛戀、誇大、嫉妒、被害、身體、混和
    - 非特異型 → 妄想主題無法確定
- 治療
  - 抗精神病藥物
- 護理過程
  - 1 評估
    - 過去病史：疾病史、精神疾病史
    - 家族史
    - 主要症狀
    - 整體性
      - A.生理：自我照顧能力
      - B.心理：個人因應能力
      - C.智能：JOMAC
      - D.社會：職業、社交、家庭、角色…
      - E.靈性：人生觀、價值觀…
  - 2 健康問題 → 優先順序
  - 3 護理目標 → 需求
    - 急性期 → 安全環境
    - 穩定期 → 自我症狀處理
    - 復健期 → 預防復發
  - 5 評值 → 依護理目標進行評值
  - 4 措施
    - A-1 協助執行自我照顧 → 建立習慣
    - A-2 規則服藥 → 藏藥？
    - A-3 維持足夠的熱量 → 排便？
    - B-1 陪伴+關懷 → 保護性環境
    - C-1 幻聽護理
      - 建立信任關係
      - 滿足需要
        - 提供現實感
        - 安全上約束
        - 維護安全
        - 心理治療
    - C-2 妄想護理
      - 評估強度、頻率及持續時間
      - 提供真實情境 → ⇧驗證事實
      - 分散注意力
    - D-1 給予學習的機會
    - D-2 教導家屬危機處理
    - E-1 轉介

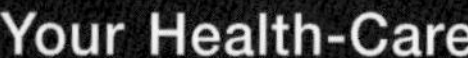
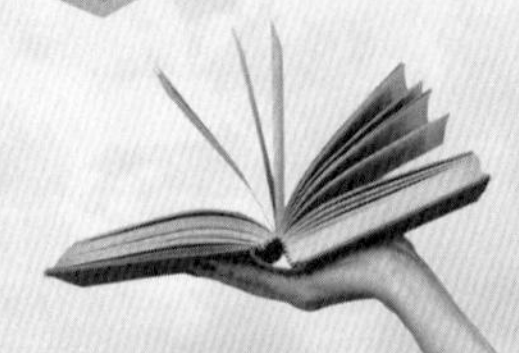

基本資料

⊕ 個案基本資料

姓名：陳○○　女性　32 歲　未婚　國中老師 師大畢業

⊕ 個案疾病診斷

思覺失調症

⊕ 住院日期

20**年 5 月 18 日到 7 月 25 日

⊕ 個人及過去病史

信仰佛教。在生理疾病史方面，個案沒有腦傷的病史。在精神疾病史方面，19 歲時曾出現夜眠欠佳，28 歲時第一次發病後自覺幻聽干擾、睡不著覺，曾住馬偕醫院 2 週，被診斷為思覺失調症，之後在門診規則接受服藥。

⊕ 家庭史（家庭樹）

無思覺失調症之家族史。

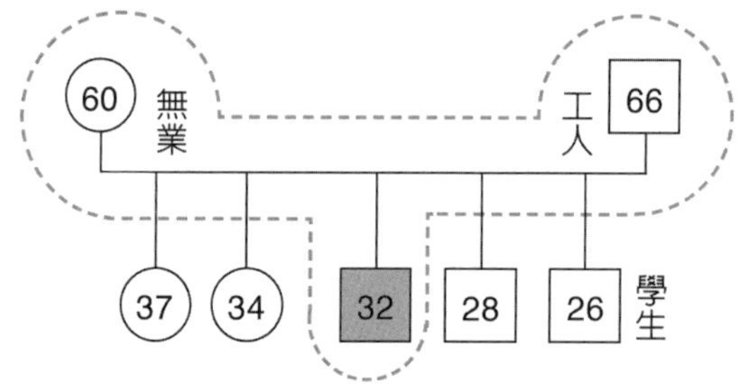

⊕ 現在病史

家屬表示半年前嬸嬸跳樓自殺，個案因參加宗教性社團，朋友勸說不必服藥，個案因此而停藥，之後症狀出現，近兩個月陸續有自言自語、眼神怪異、敵意、出現跪地膜拜行為、無法工作及執行自我照顧情形，半夜會突然跑到父母房內作勢要攻擊人，因家人忙於辦喪事所以無暇協助個案，故予強制個案入院接受治療。

護理評估

⊕ 生理層面

入院時意識清楚，外觀全身髒亂、髮髒、身有臭味、神情倦怠、三餐須提醒；入院後多在病室內漫步，夜眠早醒片斷。

⊕ 心理層面

入院時情感愁苦、常嘆氣、不願多談、顯無助與失落，初入院時為抗拒住院而對工作人員出現憤怒及威脅語言，之後對環境出現被害想法，顯得警戒又多疑。發病前個性內向善良、具同情心、孝順、自律甚高及少說話。

⊕ 智能層面

語言話少、回答少，言談內容缺乏現實感，多以嘆息表達「講了你們也不相信」，有怪異行為，會出現對空推掌表示在練功或是跪地膜拜，用力磕頭等行為。思想脫離現實，有被害想法「我可以和微生物溝通」、「身體在空中飄，他正要拿斧頭砍我！」、「他們說『我該死，要我死』！」；有視幻覺「有一個頭在那」、「有好多微生物」；聽幻覺「他們說『我該死，要我死』！」；缺乏病識感。智能表現：對人、時、地定向感差、錯認病友是自己過去的朋友。注意力不集中，缺乏耐心，計算能力、記憶力、一般常識、判斷力無法測知，表示「你不要問那麼多」。

⊕ 社會層面

入院後多在病室內漫步、少與人互動、反應遲緩，偶張眼瞪人、不語，或坐在沙發上沉思。平日人際關係部分，與父母共住，與家人互動可，與母親關係較佳，有兩個姐姐、兩個弟弟皆在外面工作，較少來往。與鄰居互動可、在學校與同事相處和諧。工作功能有變差的情形，本來教物理，改為教地科，之後又改為教體育。

⊕ 靈性層面

對生命有悲觀看法，表示「我不知道活著要做什麼？」不願多談，顯得無助與失落。

健康問題

1. 睡眠型態紊亂／與知覺感受改變有關。
2. 自我照顧能力缺失／與知覺感受、思考過程改變有關。
3. 潛在危險性對自己的暴力行為／受到視、聽幻覺之指揮。
4. 心靈困擾／與信仰和自體挑戰有關：因視聽幻覺、被害忘想而造成其極度受苦的狀況。

護理目標

1. 維持個案良好的夜眠品質。
2. 引導個案執行儀容、沐浴、更衣及用餐等日常生活基本功能。
3. 維護個案安全，預防意外的發生。
4. 建立信任關係，並在引導下可表達感受。
5. 增加與外界環境的互動，提高現實感。
6. 個案可表達出自己對疾病的價值觀。

護理措施

⊕ 睡眠型態紊亂／與知覺感受改變有關

1. 衛教個案減少食用刺激性食物，如茶、咖啡、可樂及菸等。
2. 監測個案夜眠的品質情形。
3. 增加個案白天的活動量。
4. 維持安靜的病室環境。

⊕ 沐浴、如廁、進食自我照顧能力缺失／與知覺感受、思考過程改變有關

1. 每日定時引導個案執行晨間護理，如刷牙、洗臉及刮鬍子等。
2. 每週一、三、五由母親引導沐浴、更衣，每週洗頭一次。
3. 定時提醒個案如廁。
4. 每日三餐觀察個案進食情形及進水量。

⊕ 潛在危險性對自己的暴力行為／受到視、聽幻覺之指揮

1. 當個案出現異常的眼神、態度、言談和行為時須密切監測行蹤。
2. 每日評估視、聽幻覺之內容是否具有危險性。
3. 必要時，提供個案一安靜、不受干擾之環境。
4. 當個案出現無法制止之自傷行為時，須通知醫師適時的予以保護性隔離、約束或針劑藥物治療。

⊕ 心靈困擾／與信仰和自體挑戰有關有關：因視聽幻覺、被害忘想而造成其極度受苦的狀況

1. 藉陪伴、主動積極傾聽和不批判的方式鼓勵個案表達感受。
2. 提供機會表達對生命意義之看法，引導成功經驗，以提供希望感。
3. 提供治療改善之成功案例。

護理評值

1. 個案於第三週後夜眠穩定，持續維持 7 小時 30 分到 9 小時。
2. 個案於第一週時提醒其執行儀容、沐浴、更衣等日常生活基本功能時顯不耐煩、且草率。第三週後可配合引導執行。三餐進食在引導下皆可用完全餐。
3. 個案於第一週出現偶張眼瞪人不語，或坐在沙發上沉思，會出現對空推掌表示「我在練功」或是跪地膜拜，用力磕頭表示「我要成佛」、忽然親吻、觸碰女病友、撞門及自摑耳光等怪異行為。曾多次予以保護室隔離及針劑治療，一個月後不再出現自傷行為。
4. 個案於第一個月時在引導下可參與病房的活動，如早操及團體活動；第二個月時能夠分辨幻聽與現實的差別，表示「那個好像是幻聽」。
5. 個案於第六週症狀干擾改善後，較願意分享其生命經驗，於第二個月時可提出正向的生命經驗，如學校老師的關心及母親的照顧等。

學習評量 

1. 對有聽幻覺(auditory hallucination)、被害妄想(delusion of persecution)的病人進行溝通時，下列回應何者較適當？(A)這裡除了我和你，並沒有其他人在說話 (B)你說有人要害你，其實這是你的想像 (C)你說有人害你，可是你還活得好好的 (D)你這是幻聽、妄想的精神症狀，藥物可以改善。
2. 當罹患思覺失調症病人不斷敘述妄想內容時，下列何項護理措施較適當？(A)引導病人談與妄想內容有關的情緒與感受 (B)告訴病人不要胡思亂想，症狀就會慢慢不見 (C)強烈質疑病人的妄想內容，讓病人感到自我矛盾與錯亂 (D)盡量不要跟病人討論以免加重病情。
3. 有關妄想症(delusional disorder)的敘述，下列何者正確？(A)出現至少持續兩週的妄想 (B)人格異常是妄想症的危險因子之一 (C)導因是因為物質使用或身體病況的生理效應 (D)行為明顯的奇特或怪異。
4. 初次入住精神科急性病房的李先生，擔心醫院伙食被人下毒，有被害妄想不願意用餐，下列何者護理措施最適當？(A)警告他如果不吃，就須鼻胃管灌食 (B)讓病人協助準備食物，或自備食物 (C)同意先讓他不吃，等餓了自然就肯吃 (D)請其他病人向他保證食物沒有毒。
5. 劉先生為思覺失調症病人，身體具異味，衣著髒亂，無法自行清潔身體，針對劉先生自我照顧功能退化的護理，下列何者正確？(A)尋求人力支援 (B)幫劉先生洗澡 (C)教導劉先生洗澡 (D)尊重劉先生意願。
6. 對於缺乏病識感的思覺失調症病人，拒絕服藥時，下列處理何者較為適當？(A)向病人解釋此為維他命沒有副作用，只要肯服下就好 (B)了解病人拒服藥的原因，觀察其是否有藏藥行為 (C)警告病人不服藥，就不能出院 (D)採鼻胃管灌藥，以確保服下藥物。
7. 下列何項症狀屬於布洛伊勒所提 4A 的自閉症狀？(A)李小姐坐在大廳自言自語且自笑 (B)莊先生在談到母親去世的事，在唱卡拉 OK 時流下眼淚隨即又大笑 (C)吳先生外觀髒亂 (D)方太太認為自己的住家附近有高壓電，所以傷到腦部才會生病。

8. 王同學診斷妄想症，某科考試不及格，出現易怒，無法與人互動，最近因為症狀嚴重故入院治療，住院第 4 天，會談時表示同學們忌妒他成績比較好，都會中傷他，老師也受到其他同學的挑撥，對他特別嚴格，會談中出現哭泣現象，此時護理師的措施何者最適切？(A)與病人探討妄想症狀的原因　(B)與病人分享自我失敗經驗，並鼓勵病人絕對可以走過這不舒服階段　(C)以和緩的態度詢問病人「為何大家都針對你，而不針對別人呢？」　(D)陪伴並傾聽病人的表達及感受。

9. 陳女士 45 歲，診斷思覺失調症，已有 20 年病史，無明顯急性症狀，有部分自我照顧能力不足，下列護理措施何項較適合？(A)餵陳女士吃飯　(B)逐步引導陳女士準備洗澡用物　(C)固定時間請家屬至醫院幫陳女士洗澡　(D)與家屬討論，付費請功能較好的病友幫陳女士洗衣服。

10. 人際關係理論探討思覺失調症(schizophrenia)的病因，其指出思覺失調症病人早年大部分經歷過痛苦的親子關係，此為下列哪位學者的觀點？(A)佛洛依德(Freud)　(B)蘇利文(Sullivan)　(C)李茲(Lidz)　(D)克雷佩林(Kraepelin)。

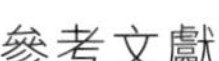
參考文獻

掃描對答案

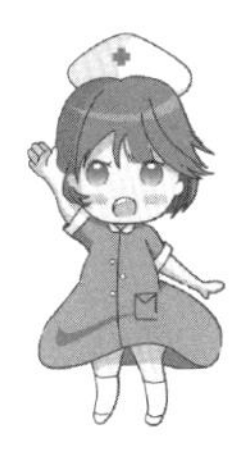

• MEMO •

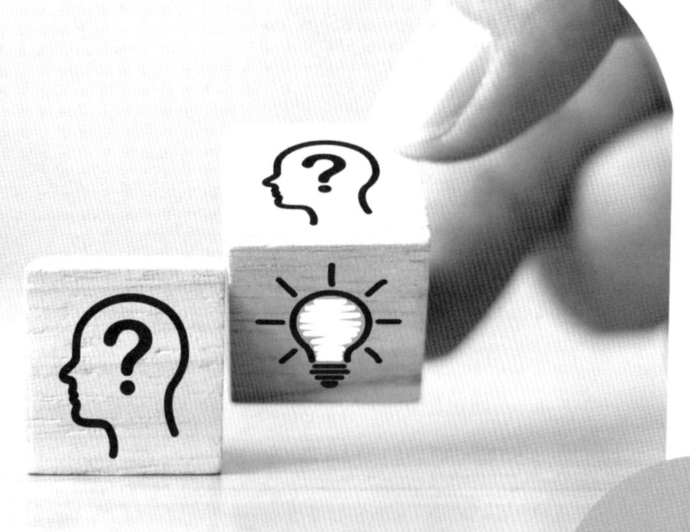

編著／修訂：謝佳容

雙相情緒障礙症及憂鬱症的護理

本章大綱

雙相情緒障礙症

一、病　因
二、臨床症狀
三、診斷分類
四、診斷準則
五、治療及預後

憂鬱症

一、病　因
二、臨床症狀
三、診斷分類
四、診斷準則
五、治療及預後

護理過程

一、護理評估
二、健康問題
三、護理目標
四、護理措施
五、護理評值

臨床實例

前言 

人生舞台上我們扮演著各種角色，有喜怒哀樂的情緒變化，如果失去常軌則會引起不適當的情緒表達，並伴有躁狂或憂鬱症狀。長期影響個人的認知與情緒，使生理、心理、行為各項功能呈現障礙，此即所謂的雙相情緒障礙症。憂鬱症所帶來的失能(disability)將帶給個人、家庭乃至社會造成極大的影響，與癌症、後天性免疫缺乏症候群(AIDS)號稱為 21 世紀三大殺手疾病，值得我們加以重視。

DSM-5 將原本的情感障礙症分成雙相情緒障礙症與憂鬱症兩個獨立章節，然而在診斷標準上，與 DSM-IV 無異。

15-1 雙相情緒障礙症

雙相情緒障礙症(bipolar disorders)昔稱躁鬱症，是指病人週期性的出現躁症與鬱症，情緒過於高昂者稱為躁症，過於低落者稱為鬱症。病人的情緒起伏大，且持續時間長，躁症、輕躁症與鬱症的情緒轉換可能非常快速，也可能呈不同變化。盛行率約 1%，男女罹病比例相當。

一、病 因

雙相情緒障礙症並非單一原因所造成，而是許多因素交互作用而產生。

(一) 生理因素

基因遺傳

雙相情緒障礙症具有較高遺傳性。大部分的研究結果顯示，罹患雙相情緒障礙症病人之親屬比一般人有較高的罹患率，雙親中一人罹患雙相情緒障礙症，則小孩罹患率較一般人增加 25%，倘若雙親皆罹患雙相情緒障礙症，小孩罹患率增加 50~75%。另外，當**同卵雙胞胎中一人罹患雙相情緒障礙症，另一位的罹患率則增加 40~70%**；倘若是異卵雙胞胎中一位罹患雙相情緒障礙症，另一位的罹患率提升 20%。由以上證據顯示基因扮演著重要的影響力。

生物化學

1. **內分泌系統改變**：甲狀腺機能亢進與躁症有關。
2. **神經傳導物質調節失常**：與正腎上腺素、多巴胺、血清素等神經傳導物質濃度有關，**腦中的腎上腺素、多巴胺等兒茶酚胺**(catecholamine)**濃度過高將導致躁症，血清素過低則造成鬱症發作**。
3. **電解質不平衡**：以鈉離子而言，鬱症病人體內殘留的鹽類增加約 50%，**躁症病人則增加約 200%**。

腦部結構與功能

躁症與杏仁核過度活化、大腦前額葉功能失調有關，影響情緒感受、人格表現和社會行為，導致做事衝動、不考慮後果，發病時常會做出明顯違背常理的事情。鬱症則與杏仁核活化程度低有關。

季節轉換

躁症與鬱症的發作通常呈季節性變化，且症狀有主動復發的現象。躁症發作常見於夏季，鬱症則在春季、秋冬常見，症狀會受環境因素而改變，如氣候、經緯度、日照時間長短等。

物質使用

物質使用並不會直接導致雙相情緒障礙症的發生，但可能造成發作或惡化疾病的進程，可待因(cocaine)、搖頭丸、安非他命等藥物會引發躁症，酒精及鎮靜劑則會引發鬱症。某些藥物可能引發躁症，尤其是抗憂鬱藥物，其他還有非處方感冒藥、食慾抑制劑、皮質類固醇、甲狀腺藥物。

(二) 心理社會因素

精神分析理論

一般來說，躁症病人較常使用防衛機轉中的否認、投射與反向機轉來逃避痛苦，並以反向行為（如積極與外界互動、誇大、多話等）掩飾內心無助及自卑等真實情感，藉由操縱行為獲取別人的關心。

慢性壓力及生活壓力事件

親密關係（如家人、同儕）中的慢性壓力、生活壓力事件（如工作壓力、喪失親人等），若無適當的宣洩、釋放，可能造成雙相情緒障礙症。家庭中的不利因素

（如低家庭溫暖）與青春期前期、青少年雙相情緒障礙症緩解期(remission periods)較短有關；同儕關係中的慢性壓力則會加劇情緒症狀，造成躁症較難緩解。隨著年紀的增長，成人對壓力敏感度可能造成親密關係中更高程度的壓力，致使情緒症狀越難改善，與疾病前期相比，疾病後期的壓力事件會提升疾病復發的可能性。

二、臨床症狀

雙相情緒障礙症的症狀呈現躁症及鬱症交替出現，因鬱症與憂鬱症症狀相同，故以下介紹躁症的臨床症狀，鬱症詳細內容請見第二節（表 15-1）。

表 15-1　躁症及鬱症的臨床表徵

分類	躁症	鬱症
生理層面	· 減少對睡眠的需求，而且不會感到疲倦 · 活動量過多	· 活動量過少 · **食慾不振、睡眠障礙** · 喪失精力或持續的嗜睡
心理層面	· 欣快感、**高昂的情緒、過度的樂觀和自信** · **自大妄想、膨脹的自我意識** · 易怒、具侵略性	· 無助感、絕望感 · 長時間的悲傷或無法解釋的哭泣 · 容發怒、**不安**、躁動或焦慮 · **悲觀或冷漠**
思考層面	· 多言、意念飛躍 · **說話速度快、思考快速** · 誇大妄想 · 宗教妄想	· 思考不連貫、遲鈍認知及貧乏 · **覺得罪惡沒有價值** · 自殺意念 · 自悲妄想
智能層面	· **判斷力差、容易分心**	· **無法專心或無法做決定**
社會層面	· 行為莽撞、**衝動** · **受挫時易有攻擊性行為**	· 無法從以往有興趣的活動中得到樂趣或是不願意參加社交活動

(一) 生理層面

病人活動量高、整天忙碌不已、**精力旺盛**、出現不適切行為，如**愛管閒事**、**愛花錢**、愛妝扮，可能出現誇張化妝或奇裝異服，也可能為了展現身材而過分暴露或不加任何掩飾的表現性衝動，因病人沒有心思去顧慮到現實的基本需求，雖然穿著豔麗，但個人衛生常是骯髒汙穢。

病人**處於忙碌狀態無法靜下來**，沒時間用餐，**因愛找人聊天、說話**而忘了喝水，造成體重減輕，呈現衰竭狀態。睡眠無法持續，**入睡困難**或是入睡後不久又醒來，造成**睡眠不足**，一天通常睡不到 3 小時。白天時病人外表看起來很疲倦、沒精神，但其內心卻還是很衝動，無法完全停下來休息。性生活方面，性慾增加，喜歡和異性在一起，喜歡談性的問題，會讓他人感覺輕浮及不舒服。

(二) 心理層面

出現**高度誇大**、不穩定的情感，表現**欣快感**(euphoria)、**情緒高昂**(elation)、樂不可支、好像坐在火箭上要往上衝的感覺。**態度主動、積極、具侵略性、慷慨大方**、過分自信及敢做敢當。說話幽默及逗趣，充滿戲謔的言詞，說話速度快、急促，易與人爭辯，**對任何事他都能侃侃而談，但說話內容無重點**。病人的自我約束能力差，對於本身所愛好的事物會不顧一切的想要得到，且對事情的忍受力低，加上思想變化快、敏感、驕傲、**自大、不易接受他人意見**，因此可能會時常責怪別人或情緒易怒、暴躁、衝動、**不安**和**具有敵意**。

(三) 思考層面

受到情緒影響，其**思考方式快速**，常出現音韻連結(clang association)，且有**意念飛躍**(flight of ideal)**情形，談話的主題跳來跳去，無法抓住說話的重點**，甚至會有字句拼盤(word salad)現象出現。

(四) 智能層面

注意力容易分散，判斷力較差，工作時會表示有許多的計畫，開始時不眠不休，多半沒有組織，過於草率行事，且談不上效率，過不了幾天就要放棄，再重新找新的事物，造成過度參與具有潛在痛苦的享樂活動（如愚昧的商業投資）。

(五) 社會層面

在團體當中，病人喜歡出風頭、喜愛表達自己的意見、蠻橫、無理、愛批判他人、愛操縱整個環境的行為，甚至喜歡在工作人員、病人間挑撥離間、搬弄是非，而造成一些誤會衝突的場面。由於病人愛與他人交談、互動、交朋友，因此容易與陌生人成為知己，但因其情緒不穩定，讓人捉摸不定，故很難維持穩固的親密關係。

三、診斷分類

DSM-5 中，雙相情緒及其相關障礙症被分為以下幾類：

1. **第一型雙相情緒障礙症**：包含躁症發作、輕躁症發作、鬱症發作。
2. **第二型雙相情緒障礙症**：包含輕躁症發作、鬱症發作。
3. 循環型情緒障礙症。
4. 物質／藥物引發的雙相情緒及其相關障礙症。
5. 另一身體病況引起的雙相情緒及其相關障礙症。
6. 其他特定的雙相情緒及其相關障礙症。
7. 非特定的雙相情緒及其相關障礙症。

四、診斷準則

(一) 躁症發作(Manic Episode)

1. 在清楚的一段時期內，異常並持續地具有高昂的(elevated)、開闊的(expansive)或易怒(irritable mood)的心情，**不斷進行目標導向活動，延續至少一週**，將近一整天和幾乎每一天皆呈現此種狀態（如果需要住院，則持續時間不限制）。
2. 在情緒困擾期間，同時出現下列 3 項（或更多）症狀（若只是情緒易怒則需要出現 4 項症狀），明顯改變平常行為。
   (1) 膨脹的自尊心或自大狂(grandiosity)。
   (2) **睡眠需求減少**（如只睡 3 小時就覺得休息足夠）。
   (3) 比平時多話或不能克制地說個不停。
   (4) 意念飛躍(flight of idears)或主觀經驗到思緒在奔馳(throughts are racing)。
   (5) **注意力分散**(distractibility)（即注意力太容易被不重要或無關的外界刺激所吸引）。
   (6) 增加目的取向之活動（有關社交、工作或學業或性生活）或精神運動性激動（例如：無意義的非目標導向行為）。
   (7) 過分參與極可能帶來痛苦後果的娛樂活動，如從事無節制的大採購、輕率的性活動或愚昧的商業投資(foolish busincss investments)。

3. 此心情障礙已嚴重到會造成職業功能、一般社會活動或與他人關係的顯著損害；或必須住院以避免傷害自己或他人；或有顯著的精神病性特質。
4. 此障礙並非由於使用某種物質（如藥物濫用、臨床用藥或其他治療）或一般性醫學狀況（如甲狀腺功能亢進症）的直接生理效應所造成。

(二) 輕躁症發作(Hypomanic Episode)

1. 在清楚的一段時期內，持續地具有高昂的(elevated)、開闊的(expansive)或易怒的心情，與平日非憂鬱狀態的一般心情明顯不同，延續至少 4 天，並且一整天，幾乎每一天都呈現此狀態。
2. 在情緒困擾時，持續出現以下 3 項（或更多）症狀（若只是情緒易怒則需要出現 4 項症狀），明顯改變平常行為。
   (1) 膨脹的自尊心或自大狂。
   (2) 睡眠需求減少（如只睡 3 小時就覺得休息足夠）。
   (3) 比平時多話或不能克制地說個不停。
   (4) 意念飛躍或主觀經驗到思緒在奔馳。
   (5) 注意力分散（即注意力太容易被不重要或無關的外界刺激所吸引）。
   (6) 增加目的取向之活動（有關社交、工作或學業、或性生活）或精神運動性激動（例如：無意義的非目標導向行為）。
   (7) 過分參與極可能帶來痛苦後果的娛樂活動，如從事無節制的大採購、輕率的性活動或愚昧的商業投資。
3. 此發作會引起明顯的功能改變，其功能與非發作時期會有明顯不同。
4. 他人可以觀察的到病人的心情障礙及功能變化。
5. 疾病未嚴重到足以影響社交、工作或需住院的程度，若有精神病症狀，則為躁症。
6. 發作無法歸因於某物質（如藥物濫用、臨床用藥或其他治療）的生理效應所造成。

(三) 鬱症發作(Major Depressive Episode, MDE)

1. 2 週內以下症狀同時出現至少 5 項，造成先前的功能改變，並至少包含(1)或(2)。
   (1) 憂鬱情緒(represses mood)：幾乎整天且每天憂鬱，可透過主觀陳述（如感覺悲傷、空虛、無望）或是他人觀察得知，如容易哭泣(appears tearful)。
   (2) 失去興趣或愉悅感(loss of interest or pleasure)：幾乎一整天且每天都顯著的對所有的活動失去興趣或愉悅感。

(3) 體重明顯減輕或增加（如一個月內的體重改變超過 5%），或者幾乎每天食慾增加或減少。
(4) 幾乎每天失眠或嗜睡。
(5) 幾乎每天精神動作激動或遲緩(hypermotor agitation or retardation)。
(6) 幾乎每天倦怠或無精打采(loss of energy)。
(7) 幾乎每天感到無價值感，或者是過度或不恰當的罪惡感。
(8) 幾乎每天的思考能力和專注力降低，或者是猶豫不決。
(9) 反覆想到死亡（不只是害怕死亡）、反覆性自殺意念但無具體計畫，或是有自殺舉動、或是具體的自殺計畫。

2. 症狀造成臨床上顯著的痛苦或於職業、社交功能或其他重度的功能損害。
3. 此症狀發作無法歸因於某物質或另一身體病況的生理效應所造成。

(四) 循環型情緒障礙症(Cyclothymic Disorder)

1. 至少 2 年內多次出現輕躁症狀，但不符合輕躁發作的診斷準則；並有多次出現憂鬱症狀時期，但不符合鬱症發作的診斷準則。
2. 在上述 2 年（孩童和青少年為至少 1 年）間，至少有一半時間出現輕躁症狀和憂鬱症狀時期，病人不曾超過 2 個月沒有症狀。
3. 從未符合鬱症、躁症或輕躁症發作準則。
4. 1.的症狀無法以情感性思覺失調症、思覺失調症、類思覺失調症、妄想症或其他特定或非特定思覺失調類群和其他精神病症做更好的解釋。
5. 症狀無法歸因於某一物質使用（如藥物濫用、醫藥）或另一身體狀況（如甲狀腺機能亢進）之生理效應所造成。
6. 症狀造成臨床上顯著困擾或於社交、職業或其他重要領域功能減損。

五、治療及預後

病人可能在躁症或輕躁症發作時不願求診（因為頗為快樂），故沒有接受治療的比例很高，估計在社區中約有 40%；即使接受治療，一旦停藥，復發率極高，故須小心謹慎評估，以免延遲病情。躁症的治療以藥物治療為主，當藥物反應不佳時可使用電氣痙攣治療輔助，輕躁症病人的自我控制力較佳，除藥物治療外，亦可同時配合心理治療，鬱症則以藥物及心理治療為主（請見第二節）。

(一) 治 療

藥物治療

躁症的藥物治療主要為情緒穩定劑、抗精神病藥物。

1. **情緒穩定劑**：包括鋰鹽、carbamazepine (Tegretol®)、valproic acid (Depakine®)。鋰鹽是治療躁症使用最廣泛的藥物，用於治療急性躁症及預防躁症再復發，需較長的時間才能發揮作用，約 1~2 週，由於鋰鹽的治療濃度(1.0~1.4 mEq/L)與中毒濃度相近(1.5 mEq/L)，使用時必須監測血中鋰鹽濃度，以防中毒。當躁症症狀嚴重時，可並用 carbamazepine 和 valproic acid，是廣泛用做替代鋰鹽的治療藥物。
2. **抗精神病藥物**：躁症症狀嚴重時可以併用第一代抗精神病藥物，如 chlorpromazine (Wintermine®)和 haloperidol (Haldol®)，通常透過短期給藥可把混亂不安的情緒控制下來，同時配合鋰鹽、抗痙攣藥物治療。因第一代抗精神病藥物副作用較大，建議改用第二代抗精神病藥物，如 olanzapine (Zyprexa®)、risperidone (Risperdal®)、queriapine (Seroquel®)等。急性期後仍建議連續治療，維持治療期間若發生憂鬱症，仍可考慮抗憂鬱藥物，但需小心誘發躁症。

電氣痙攣療法(ECT)

臨床經驗顯示，電氣痙攣療法在躁症和憂鬱症上同樣具有治療效果，但在躁症中，為了維持療效所需的治療頻率較憂鬱症高（通常前者每週 3 次，後者每週 2 次）。臨床上電氣痙攣療法並不是第一線的治療選擇，其多半是用在對抗精神病藥物沒反應的少數個案，或者投予抗精神病藥物後產生嚴重副作用，才考慮使用。

心理治療

即使透過藥物能控制雙相情緒障礙症，但仍偶有復發情形，心理治療有助於預防再發作，且教導病人處理輕躁症或鬱症病發症狀，能增進病人對疾病的了解，促使規則服藥，有助於壓力調適、提升自尊、改善家庭和人際關係。

認知行為治療(cognitive behavioral therapy, CBT)合併藥物治療可以協助病人找出非理性信念，藉由非藥物治療控制較輕微的症狀，早期監測躁症及鬱症的發作、嚴重程度，學習壓力調適的能力，使病人能積極參與治療，進而促使其改變，改善服藥遵從性。

(二) 預 後

1. **復發**：有嚴重復發的可能性，**發作的時間越早、頻率越多則預後就越差**，但發作的頻率因人而異，有人一輩子只發作一次，有人卻接二連三的發作，且一次比一次更為嚴重。一般而言，第一次發作用鋰鹽控制，2 年內不再復發，便可歸於低危險群；若曾發作 2 次以上，預防再發就需 5 年，甚至要終身服藥，因此必須囑咐病人不可隨意自行停藥。鋰鹽的使用在再發的雙相情緒障礙症上有較好的效果。

2. **預後**：研究發現**單純以躁症表現的病人，預後常較躁症、鬱症交替出現者佳**。另外發病時間較短、較少出現自殺想法及並存其他精神科或內科疾病者，這些因素皆傾向於有較佳的預後。

3. **生活功能：經長期治療後的追蹤研究顯示，約有 2/3 的病人社會功能恢復的相當良好**，即在藥物控制下，他們均能正常的生活；但仍有 1/3 的病人其日常生活受到影響。

15-2 憂鬱症

WHO 指出，影響全球的三大嚴重疾病為心血管疾病、憂鬱症、愛滋病，憂鬱症名列第二，僅次於心血管疾病。18 歲以上的憂鬱症(depressive disorder)盛行率為 3%，且**女性發生率為男性的 2 倍**。憂鬱症在造成人類失能的十大疾病中排行第一名，不僅使人無法工作、生產力下降，同時增加了家庭、社會嚴重的損失與遺憾。

一、病 因

(一) 生理因素

基因遺傳

雙親中一人罹患憂鬱症，小孩罹患率較一般人高。同卵雙胞胎中的發病機會大於異卵雙胞胎中（約 2~3 倍）。

生物化學

1. **內分泌系統改變：愛迪生氏症會導致憂鬱症**。另外，許多憂鬱症病人體內可發現皮質醇(cortisol)分泌過度的情形，其血液中的**可體松**(cortisone)**濃度也較一般人高**，故臨床上可使用迪皮質醇抑制試驗(dexamethasone suppression test, DST)加以檢測。

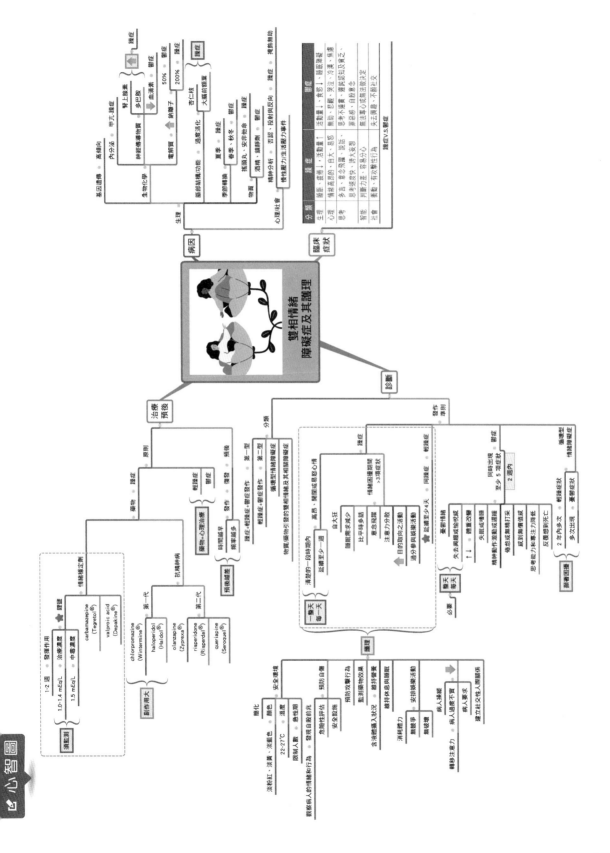

心智圖

雙相情緒障礙症及其護理

- 病因
  - 生理
    - 基因遺傳 — 高傾向
    - 生物化學
      - 內分泌 — 甲亢-躁症
      - 神經傳導物質
        - 腎上腺素、多巴胺 ↑ — 躁症
        - ↓ 血清素 — 鬱症
      - 電解質 — ↑ 鈉離子
        - 50% — 鬱症
        - 200% — 躁症
    - 腦部結構/功能 — 過度活化 — 杏仁核、大腦前額葉 — 躁症
    - 季節轉換
      - 夏季 — 躁症
      - 春季、秋冬 — 鬱症
    - 物質
      - 搖頭丸、安非他命 — 躁症
      - 酒精、鎮靜劑 — 鬱症
  - 心理/社會
    - 精神分析 — 否認、投射與反向 — 躁症 — 掩飾無助
    - 慢性壓力/生活壓力事件
- 臨床症狀

分類	躁症	鬱症
生理	睡眠、疲倦↓，活動量↑	活動量↓、食慾↓、睡眠障礙
心理	情緒高昂的、自大、易怒	無助、悲觀、哭泣、冷漠、焦慮
思考	多言、意念飛躍、說話、思考速度快、誇大妄想	思考不連貫、遲鈍認知及貧乏、罪惡感、自殺意念
智能	判斷力差、容易分心	無法專心或無法做決定
社會	衝動、有攻擊性行為	失去興趣、不願社交

躁症V.S.鬱症

- 治療預後
  - 原則
    - 藥物 — 躁症
      - 情緒穩定劑
        - 鋰鹽（須監測）
          - 1-2 週 — 發揮作用
          - 1.0~1.4 mEq/L — 治療濃度
          - 1.5 mEq/L — 中毒濃度
        - carbamazepine (Tegretol®)
        - valproic acid (Depakine®)
      - 抗精神病
        - 第一代（副作用大）
          - chlorpromazine (Wintermine®)
          - haloperidol (Haldol®)
        - 第二代
          - olanzapine (Zyprexa®)
          - risperidone (Risperdal®)
          - queriapine (Seroquel®)
    - 藥物+心理治療 — 輕躁症、鬱症
  - 預後 — 復發 — 發作
    - 時間越早、頻率越多 — 預後越差
- 診斷
  - 分類
    - 第一型 — 躁症+輕躁症+鬱症發作
    - 第二型 — 輕躁症+鬱症發作
    - 循環型情緒障礙症
    - 物質/藥物引發的雙相情緒及其相關障礙症
  - 發作準則
    - 躁症
      - 清楚的一段時期內（一整天每一天）
      - 延續至少一週 — 高昂、開闊或易怒心情
      - 情緒困擾期間 >3項症狀
        - 自大狂
        - 睡眠需求減少
        - 比平時多話
        - 意念飛躍
        - 注意力分散
        - ↑ 目的取向之活動
        - 過分參與娛樂活動
      - 輕躁症 — 同躁症 — ★ 延續至少4天
    - 鬱症 — 同時出現至少 5 項症狀（2 週內）
      - 憂鬱情緒、失去興趣或愉悅感（整天每天，必要）
      - 體重改變 ↑↓
      - 失眠或嗜睡
      - 精神動作激動或遲緩
      - 倦怠或無精打采
      - 感到無價值感
      - 思考能力和專注力降低
      - 反覆想到死亡
    - 循環型情緒障礙症（顯著困擾）
      - 輕躁症狀 — 2 年內多次
      - 憂鬱症狀 — 多次出現
- 護理
  - 安全環境
    - 簡化
    - 顏色 — 淡粉紅、淡黃、淡藍色
    - 溫度 — 22-27°C
    - 急性期 — 限制人數
  - 預防自傷
    - 發現自殺前兆 — 觀察病人的情緒和行為
    - 危險性評估
    - 安全設施
  - 預防攻擊行為
  - 監測藥物效果
  - 維持營養 — 含液體攝入狀況
  - 維持休息與睡眠
  - 安排娛樂活動
    - 消耗體力
    - 無競爭
    - 無破壞
  - ↓
    - 病人操縱
    - 病人過度不實 — 轉移注意力
    - 病人要求
  - 建立社交性人際關係

2. **神經傳導物質調節失常**：目前較多證據顯示，**憂鬱症是正腎上腺素及血清素(serotonin)分泌失調的緣故**。由神經影像(neuroimaging)亦可知憂鬱症病人大腦血清素傳導管道出現異常，血清素在攻擊、焦慮、心智運作、食慾、性行為、睡眠／清醒、晝夜規律、神經內分泌、體溫、認知及痛覺中扮演重要的角色。
3. **電解質不平衡**：以鈉離子而言，鬱症病人體內殘留的鹽類增加約 50%。
4. **生物性節律**(biological rhythms)：**季節性憂鬱症可能在每年相同季節時發生，常見於秋、冬季節**。有研究顯示，憂鬱症病人在夜間睡眠之快速動眼時期(REM)開始出現的時機太早，其持續時間相當於正常人首次 REM 的 2 倍。
5. **藥物影響**：會引發情緒障礙的藥物有類固醇、降壓藥（尤其是 reserpine）、抗痙攣劑、抗結核病劑、酒精、興奮劑及迷幻藥等。

(二) 心理因素

朝向內在的自我攻擊理論

佛洛依德(Freud)曾以此理論解釋憂鬱症的原因，認為**憂鬱症病人易使用防衛機轉中的內射**，將內心憂傷或憤怒等情感轉為自我譴責，以宣洩情感，一個人的自殺行為則象徵著對抗自我，這是一種對個體又愛又恨的攻擊行為表現，或反向作用不當使用的結果。

客體失落理論

該理論認為**憂鬱症的產生是因為個體與生命中的重要關係人分離，而造成的一種失落與哀傷**，例如：出生 6 個月大的嬰兒與母親已發展出一種依附關係，一旦這種依附關係因為分離而遭到破壞時，嬰兒即會經驗到分離的焦慮或悲傷哀痛，而這種因為早期造成的創傷會影響未來人格的發展，並可以預測將來可能會罹患精神疾病，此種失落可以被視為一個預期的壓力源。而從研究的觀點來看，早期客體失落與成人憂鬱症之間存在著一種複雜的關係，其可信度仍受到存疑，並非早期經歷失落的個體在成人時就會罹患憂鬱症，但仍建議在分離階段中，倘若母親能適當發揮親職功能，就可以預防兒童產生問題。

延續此理論的近期觀點則較注重在母親本身的憂鬱情緒對嬰兒和兒童所造成的負面影響，此理論認為母親情緒若無法抒解，對兒童而言，所造成的傷害會比生理上的分離更具威脅。

認知理論

貝克(Beck)假設人們因為思考紊亂而造成憂鬱，認為憂鬱症是一種思考障礙疾病，病人對自己所生活的世界及將來**有負向期待**(negative expections)、**兩極化思考**、**獨斷推論**、**過度類化**，有任何不好的事情發生都覺得是自己能力不足所致，**把事情的焦點擺在自己的錯誤**，無法認同自己的能力、成就和特性。病人常常貶低自己，和他人接觸的經驗都是負向的，**長期的負向認知系統而取代客觀的想法**。

學習來的無助感及無望感模式

史列格曼(Seligman)認為一個人會產生憂鬱症並非因為受到創傷所致，而是在經歷創傷後，認為自己對於生活已無法掌控，並預期會產生負向結果，導致無望感、無助感的產生，最後形成憂鬱症。通常憂鬱症病人會有「沒有任何一個人會協助我做任何事情」的信念。

人格組織架構理論

目前有三種導致憂鬱的人格組織架構型態，其人格特徵如下：

1. **受他人支配**(dominant other)：病人藉由依賴他人進而建立自尊。此類人格特徵為固執、被動、操縱和避免憤怒的情緒。在個人目標及問題焦點缺乏明顯性與具體性。
2. **受目標支配**(dominant goal)：疏離人群、傲慢自大，並且常有強迫的特質。會設定不切實際的目標，並且以全或無的定律標準來評值。
3. **感覺永恆不變的模式**(constant model of feeling)：病人強烈地執著於某些禁忌，抑制任何可以得到滿足感的型式。他們經驗到空虛感、慮病的症狀、人際關係的痛苦及對於他們本身和他人具有一種冷酷批判的態度。

依附上的失落

失落是一種被剝奪的負面感受。失落可能是真實存在或想像，且可能包括失去所愛的人、重要他人、身體的功能、狀態不穩定或**失去尊嚴**、**權力**、**身分**、**理想**。由於所失落的事件對個體而言代表著許多的意義，也因此個體可能會出現與事實不符的反應，甚至於是一件令人愉悅的事件，例如：結婚可能表示失去昔日的生活情境，離開原先家庭和親友相聚的機會減少，亦會有失落情感。生活中另一種常見且重要的失落感受則是「失去希望」。有些研究發現失落和分離事件皆可能造成憂鬱症的發生，但憂鬱症也可能導致失落和分離事件。

(三) 社會因素

行為模式

認為憂鬱症的產生與否受到個人與環境間的互動所影響，當人與環境之間的互動產生正向結果，則可提供正面的強化作用，加強鞏固個人的行為表現；當人與環境之間沒有正向回饋的互動結果，則會引起個人感到傷心難過。

憂鬱症病人通常會表現出疏離、淡漠、負面情緒，無法和他人產生有效地互動行為。若缺乏正向作用的事件，憂鬱則容易發生，特別是在以下幾類情境之中，例如：正向的經驗、社交互動的回饋、令人愉悅的戶外活動、單獨居住或能力勝任的經驗，這些情境意味著「用我自己的方式來做事情」。憂鬱也發生在某些處罰事件出現的時候，特別是人們處於下列三種情境時，例如：婚姻或人際互動之間的不和諧、工作上或課業上的困擾和他人對其有負面的反應時。

生活壓力事件

研究顯示，**憂鬱症病人在發作前半年所遭遇的生活事件是一般人的 3 倍**，如離婚、失業、喪親等重大改變，而使自尊心受損、人際關係失調、社交互動障礙等。根據 Stuart 的研究顯示，憂鬱症病人的憂鬱情緒可能與其兒童早期受虐經驗有關，例如童年時缺乏父母親的關懷與溫暖，因而對於解決家庭衝突時較少有理性討論的機會；病人的童年可能多經歷到與重要關係人的分離焦慮，或是家中有人罹患慢性病。

角色緊張度

不同的性別角色具有不同壓力源的影響，在許多社會角色壓力源分析的文獻中發現，**女性**由於受到社會的價值觀、文化的影響之下較易產生心理壓力，而**易形成憂鬱症的危機**，例如在現代社會中對於女性受傳統角色期許所導致的角色緊張；職業婦女面對家庭主婦和工作角色的壓力源刺激時，若家庭中缺乏適當支持系統等。

因應資源(Coping Resources)

指社會支持程度、經濟能力等個體資源，包括自身的社會經濟狀態（教育程度、社會地位、職業、收入）、家庭型態（核心或擴展型式）、人際關係網絡，及外在社會環境所提供的次級組織，如社會團體組織。在許多研究結果皆呈現社會支持會影響憂鬱症的發生，例如老年人的教育程度不高、健康狀況不佳、社會資源和經濟資源缺乏，皆可能產生憂鬱症現象。

因應機轉(Coping Mechanisms)

個體在面臨生活情境壓力時的因應機轉，可以是建設性或非建設性的解決問題。例如喪失重要親人時哀傷反應可以是正常的悲傷或單純的失落，當哀傷調適完成之後，個體會改變自我的情緒與認知，並對其他新的客體投入情感。然而如果使用防禦機轉中的否認及壓抑機轉，企圖想要逃避強大的困擾或災難時，容易造成哀傷的延遲。

憂鬱症病人會因為深層的罪惡感、憤怒和沮喪，而將重點著重在個人自我的無價值感，因而出現否認和失落的表現。有些人認為狂躁行為是鬱症的一體兩面，雖然其行為表現相異，但是動機和因應機轉是相關的。依據此觀點，狂躁行為可說是因為個人企圖否認無價值感和無望感，因而產生之一種對抗憂鬱症的防禦機轉表現。

二、臨床症狀

(一) 生理層面

動作遲緩活動量少，對外界失去興趣，外表看來疲倦、無力、憔悴、**抱怨身體諸多不適**；腸胃系統因為功能受抑制，出現**食慾不振**或消化不良症狀，**病人甚至會因為罪惡感而覺得自己不配吃太好的食物，只要隨便吃或吃別人剩下的即可，或認為讓自己餓死算了**。由於吃的越來越少，體重也因此慢慢的下降，可能在不刻意控制下，明顯減輕多於 5%；同時也因為腸蠕動減少，所以病人會出現便祕的問題；此外還有尿瀦留、月經週期改變、性慾減低、性冷感、陽萎等問題。

在睡眠和休息方面，雖然病人活動少，喜歡一直躺在床上，但**因睡眠障礙，不是入睡困難，就是睡著了中途惡夢驚醒，特別是更年期以後的鬱症，大多數屬於早醒型的失眠**。自我價值感低，對自我要求很低，不在乎自己的儀容外表以及給人的感覺和印象，故外表給人的感覺是髒的，個人衛生習慣不好。

鬱症病人的生理和行為均呈低下現象，恰好與躁症病人相反，**話少，動作也少，速度慢**，對問話的回答也慢，有時候還會停一下子才作答，聲音小而且音調低。

(二) 心理層面

出現悲觀、鬱悶沮喪、無助、**自責**、**自暴自棄**及絕望等意志消沉情緒。常常會不自覺的哀傷起來、心情不好、不快樂，有時還會沒有理由的哭了起來。**對任何事**

均提不起興趣、漠不關心、反應遲鈍、優柔寡斷。**常會認為自己毫無價值、自尊心低落、自信心降低，所有不對的事情都是自己的錯**，一切都是別人對，孤獨感且罪惡感很重，覺得人生乏味，**容易有自殺的衝動**。

(三) 思考層面

病人的認知及思想呈現貧乏、思考遲鈍、不連貫的型態。思考內容皆是屬於悲觀及消極等想法，對任何事情興趣缺缺，自覺沒希望，且常自責、自我毀謗，內心充滿罪惡感，屬自我毀滅思考，亦可能反覆想到死亡，同時出現有或無特殊計畫的自殺意念或企圖，嚴重者有時還會出現錯覺和妄想，如認為自己身體的某一部分已經不存在了，沒有功能了，常伴有虛無妄想。

(四) 智能層面

病人的**注意力**、判斷力及記憶力均出現**退步**的現象，對於身邊的事物會以錯誤的觀點來解釋與判斷，缺乏耐受性和自動性。

(五) 社會層面

病人的情緒抑鬱、精神運動遲緩，較少為自我的需要而提出要求，過度依賴，不喜歡與他人互動，經常是一個人獨處或整天躺在床上，無法與他人互動並建立人際關係，容易造成社交退縮，社交隔離的現象。

三、診斷分類

1. 侵擾性情緒失調症。
2. 鬱症。
3. 持續性憂鬱症（輕鬱症）。
4. 經期前情緒低落症。
5. 物質／醫藥引發的憂鬱症。
6. 另一身體病況引起的憂鬱症。
7. 其他特定憂鬱症。
8. 非特定憂鬱症。

四、診斷準則

(一) 侵擾性情緒失調症(Disruptive Mood Dysregulation Disorder)

DSM-5 新增診斷，此為避免過多兒童因情緒易怒、行為失控而被診斷雙相情緒及其相關障礙症，並讓侵擾性情緒失調症與行為障礙（如 ADHD）之間的聯繫弱化，以突顯治療煩躁心情的目的。

此疾病的核心為兒童慢性、嚴重的煩躁且持續易怒，診斷準則包括頻率平均每週 3 次，並發生在不同的場合（指學校、家裡、同儕間），症狀持續 12 個月以上（這段期間，沒有連續 3 個月不出現以上症狀），在 10 歲前就發生（6 歲以下 18 歲以上初診不適用），且排除為其他精神病（尤其雙相情緒及其相關障礙症）、藥物、身體狀況所造成。

下載精神健康基金會的「腦力壓力紅綠燈 APP」，為自己的精神健康做個檢測吧！

腦力壓力紅綠燈 APP

(二) 鬱症(Major Depressive Disorder)

1. 2 星期內同時出現下列症狀至少 5 項，呈現原先功能的改變，且至少包含(1)、(2)。
   (1) 憂鬱心情：幾乎每日、整天都處於憂鬱的心情。在兒童及青少年可為易怒的心情（可由主觀報告或由他人觀察而得知）。
   (2) 失去興趣或愉悅感：幾乎一整天且每一天都顯著地對所有活動失去興趣或愉悅感（可由主觀報告或由他人觀察而得知）。
   (3) 非處於節食下而體重明顯下降或增加（如 1 個月內體重變化量超過 5%）；或幾乎每天都食慾減少或增加。在兒童如無法增加預期應增的體重時即應考慮。
   (4) 幾乎每日都失眠或嗜睡。
   (5) 幾乎每日精神都處於激動或遲滯狀態（別人觀察到，不僅是主觀感受不安或緩慢）。
   (6) 幾乎每日都疲倦或失去活力、無精打采。
   (7) 幾乎每日都有無價值感或過分、不合宜的罪惡感（可達妄想程度；不僅是對生病自責或內疚）。

(8) 幾乎每日都有思考能力、專注能力減退或無決斷力(indecisiveness)（主觀報告或他人觀察）。

(9) 反覆想到死亡（不只是害怕自己即將死去）、重複出現無特別計畫的自殺意念、有過自殺嘗試或已有實行自殺的特別計畫。

2. 此症狀造成臨床上重大的困擾，或損害社交、職業或其他重要領域的功能。
3. 此障礙並非由於使用某種物質（如藥物濫用、臨床用藥）或一般性醫學狀況（如甲狀腺功能低下症）的直接生理效應所造成。
4. 鬱症發作無法以其他情感性思覺失調症等做更好的解釋。
5. 從未有躁症或輕躁症發作。

(三) 持續性憂鬱症(Persistent Depressive Disorder)

為 DSM-IV 中慢性鬱症、輕鬱症兩者的合併。其診斷準則為：一天大部分時間都覺得憂鬱，至少持續 2 年（兒童及青少年至少為 1 年），並同時出現下列 2 項以上症狀：(1)食慾變差或吃太多；(2)失眠或嗜睡；(3)無精打采或疲勞；(4)自卑；(5)專注力差或難以做決定；(6)無望感。且不曾出現躁症或輕躁症、非物質或其他疾病所造成。

(四) 經期前情緒低落症(Premenstrual Dysphoric Disorder)

DSM-5 新增診斷，在月經開始前一週出現 5 項以上症狀，而在經期開始後幾天改善，經期結束後症狀轉為輕微或消失。下列症狀至少存在一項：(1)明顯情緒不穩（易感到悲傷或流淚）；(2)顯著易怒、憂鬱憤怒或人際衝突變多；(3)明顯情緒憂鬱、無望感或自我貶抑的想法；(4)明顯焦慮、緊張和激動。以下症狀含上述 4 項加起來要有 5 項以上：(1)日常活動興趣降低；(2)專注力降低；(3)容易疲乏、沒有精神；(4)食慾變化；(5)嗜睡或失眠；(6)快要崩潰的感覺；(7)身體症狀。**且這些症狀會干擾工作、學業、社會活動與人際關係。**

雙相情緒障礙症、憂鬱症是什麼，讓影片來告訴你！

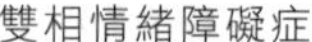

雙相情緒障礙症　憂鬱症

五、治療及預後

(一) 治 療

憂鬱症治療的方法有藥物治療、心理治療、光線治療及電氣痙攣療法等。一般輕度憂鬱症病人，特別是當疾病是因生活壓力事件所引發，且該事件已緩解時，就不一定需要抗憂鬱藥物的治療。應該鼓勵病人表達其感受，並討論他們的問題。如果誘發的因素是可以改變的，應該鼓勵病人改變這些因素，假使這些因素無法受到改變，則要協助病人適應環境，這樣的協助對於喪親或是某種程度的失落尤其重要。

對於中度及重度的憂鬱症病人，當病情輕微時，應鼓勵病人利用工作將注意力自憂鬱的念頭中分散，工作也可以提供友誼的協助，以度過難關。嚴重憂鬱症病人會出現遲滯、注意力不集中及缺乏動力，使工作表現更差，增加無助感。有時工作能力下降會危及他人，當這種潛在的傷害可能導致嚴重後果時（如病人是大貨車駕駛），即使發生的機會很小，病人還是需要將工作內容做適度調整為宜。

藥物治療

大部分中度憂鬱症病人都需要抗憂鬱藥物的治療，尤其是有「生物性(biological)」症狀者；而之前對藥物反應良好及有嚴重症狀者也都建議使用藥物治療。選擇抗憂鬱藥物時要注意：(1)副作用，如 trazodone 雖可能在急性期減少焦慮及激動，但抗憂鬱藥物之使用經常是長期的，一旦病情穩定，鎮靜作用將使病人嗜睡，影響工作及日常生活，造成服藥遵從性變差；(2)過去對抗憂鬱藥物的反應；(3)目前的症狀；(4)服藥次數和方便性；(5)藥物的相互作用；(6)是否伴有其他身體疾病；(7)家屬對藥物的反應；(8)門診急性期病人自殺危險性高，給藥之份量不宜超過 7 天，以避免病人吞藥自殺。若使用足夠劑量達 6~8 週還無效則應換藥，不過一般觀察 3~4 週即足夠，若足量用藥 3~4 週仍完全沒效，大部分 6~8 週也不會有效。

選擇性血清素再吸收抑制劑(SSRIs)主要作用機轉是抑制突觸前神經細胞對血清素(serotonin)的再吸收。目前臨床上常用的共有五種，包括：fluoxetine (Prozac®)、fluvoxamine、sertraline、paroxetine 及 citalopram。有研究結果顯示，服用抗憂鬱藥物的病人可能在治療初期的前幾週有自殺意念，這也包括了憂鬱症兒童及青少年，醫師在首次投藥或更改劑量時，更加謹慎評估及觀察。

心理治療

心理因素常影響一個人是否容易受到憂鬱症的侵襲。過於自卑、對個人及整個世界一直抱持著悲觀主義或容易被壓力擊潰等，都易使人罹患嚴重的憂鬱症，因此心理治療則有助於病人學習更多有效的方式來處理生活上的種種問題。許多形式的精神療法可用來幫助憂慮症病人，如**人際關係心理治療認為憂鬱症病人常見的問題是角色轉換困難、人際糾紛**；認知行為治療會幫助病人改變因憂鬱導致的負面思想與行為；另外，藉由分析式的治療，治療者可在談話的過程中幫助病人洞察解決問題所在。

職能治療

提供病人從事各種與職業工作有關的活動，訓練病人如何與人來往，獲得環境治療的效果，幫助病人重建社會可接受的行為，適應社會生活以便日後可重返社會。

社區復健

由於醫院床位有限，大部分的病人均閒散在家，整日無所事事，浪費了其尚存的潛能，也造成家屬的負擔，因此需要社區復健治療協助，提供庇護性的工作機會，或訓練病人將來工作所需的能力和工作態度，如規律的作息、持續度、人際關係等，讓他們能過一個較有獨立性、生產性及滿意的生活。

(二) 預 後

憂鬱症常早發且持續，亦有再復發的可能性，頻率因人而異，50%的病人一生僅有一次憂鬱症發作，其餘 50%會有第二次（或兩次以上），憂鬱症的發作復發的次數越多，再復發的機率越大，且每次發病的間歇期越來越短，對抗憂鬱藥物反應越差，變得難以治療，致使生活的品質下降，影響工作、社會功能，15%的憂鬱症病人最後死於自殺。

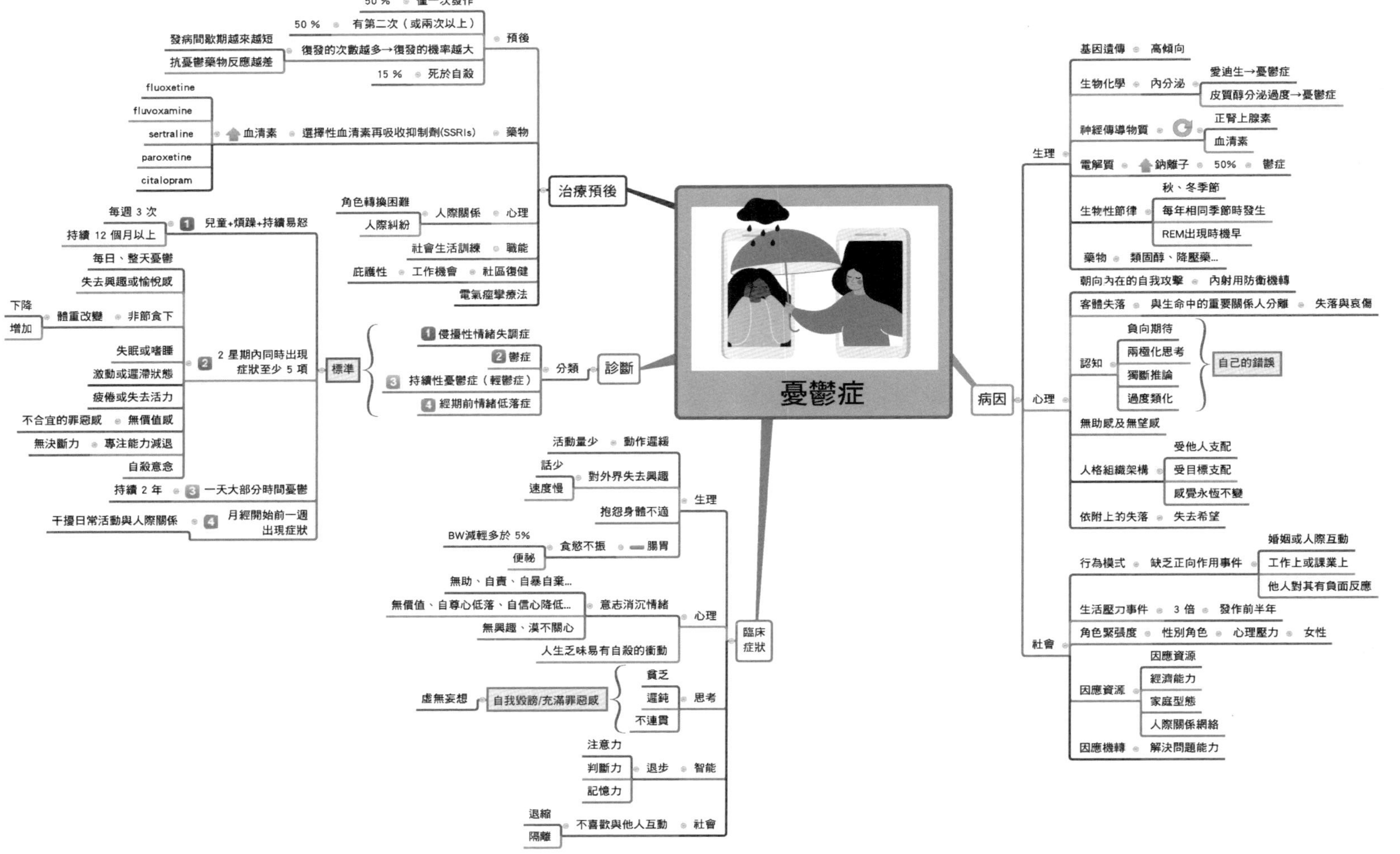
心智圖
憂鬱症
病因
生理
基因遺傳
高傾向
生物化學
內分泌
愛迪生→憂鬱症
皮質醇分泌過度→憂鬱症
神經傳導物質
正腎上腺素
血清素
電解質
鈉離子
50%
鬱症
生物性節律
秋、冬季節
每年相同季節時發生
REM出現時機早
藥物
類固醇、降壓藥...
心理
朝向內在的自我攻擊
內射用防衛機轉
客體失落
與生命中的重要關係人分離
失落與哀傷
認知
負向期待
兩極化思考
獨斷推論
過度類化
自己的錯誤
無助感及無望感
人格組織架構
受他人支配
受目標支配
感覺永恆不變
依附上的失落
失去希望
社會
行為模式
缺乏正向作用事件
婚姻或人際互動
工作上或課業上
他人對其有負面反應
生活壓力事件
3 倍
發作前半年
角色緊張度
性別角色
心理壓力
女性
因應資源
經濟能力
家庭型態
人際關係網絡
因應機轉
解決問題能力
治療預後
預後
50 %
僅一次發作
有第二次（或兩次以上）
復發的次數越多→復發的機率越大
發病間歇期越來越短
抗憂鬱藥物反應越差
15 %
死於自殺
藥物
選擇性血清素再吸收抑制劑(SSRIs)
血清素
fluoxetine
fluvoxamine
sertraline
paroxetine
citalopram
心理
人際關係
角色轉換困難
人際糾紛
職能
社會生活訓練
社區復健
工作機會
庇護性
電氣痙攣療法
診斷
分類
1 侵擾性情緒失調症
2 鬱症
3 持續性憂鬱症（輕鬱症）
4 經期前情緒低落症
標準
1 兒童+煩躁+持續易怒
每週 3 次
持續 12 個月以上
2 2 星期內同時出現症狀至少 5 項
每日、整天憂鬱
失去興趣或愉悅感
非節食下
體重改變
下降
增加
失眠或嗜睡
激動或遲滯狀態
疲倦或失去活力
無價值感
不合宜的罪惡感
專注能力減退
無決斷力
自殺意念
3 一天大部分時間憂鬱
持續 2 年
4 月經開始前一週出現症狀
干擾日常活動與人際關係
臨床症狀
生理
動作遲緩
活動量少
對外界失去興趣
話少
速度慢
抱怨身體不適
腸胃
食慾不振
BW減輕多於 5%
便秘
心理
意志消沉情緒
無助、自責、自暴自棄...
無價值、自尊心低落、自信心降低...
無興趣、漠不關心
人生乏味易有自殺的衝動
思考
貧乏
遲鈍
不連貫
自我毀謗/充滿罪惡感
虛無妄想
智能
退步
注意力
判斷力
記憶力
社會
不喜歡與他人互動
退縮
隔離

15-3 護理過程

一、護理評估

護理師利用溝通與觀察的技巧，從生理、心理、社會、靈性等多層面去了解和評估病人過去疾病發作的經驗？在躁期或鬱期的主要症狀為何？是否有誘發情境因素？藉以了解病人待以解決的問題，並針對問題設定護理目標，依優先次序處理。亦或可以藉助各種不同的量表來檢測個案（如台灣人憂鬱症量表、貝克憂鬱症量表），並作資料收集。

(一) 過去病史

一段內科疾病史，如糖尿病、高血壓或頭部外傷經驗等及治療情況與反應，並需評估其過去面對壓力源的情緒感受和行為表現特徵，壓力因應策略為何？

(二) 家庭史

家庭成員有無相關精神疾病史的資料或任何遺傳性疾病均應收集記錄，近 6 個月來有無重大的生活事件改變，且誰是重要的主要照顧者，並簡明畫出三代的家庭樹，亦需註明家庭成員的年齡、教育職業、婚姻及成員間的互動性、親密情形及疏離界線等。

(三) 主要症狀

病人此次住院或求診主要的原因與困擾問題為何？疾病發作開始時間和持續過程為何？有無相關的誘發情境因素？發病前有何情緒困擾或壓力因素？到目前為止，採用過哪些藥物或治療方法？效果為何。

(四) 護理評估

採用整體的護理評估，其評估之項目主要分為五大層面：

1. **生理層面**：泛指與身體有關的資料皆需評估，包括一般外觀及身體心像、營養、睡眠、排泄、活動與休息、身體健康狀況、自我照顧；尤其與躁症及鬱症有關的情緒原因與症狀或問題更需詳細了解。

2. **心理層面**：從病人的表情、行為、身體姿勢和主訴可了解其情緒狀態，包括情緒穩定度、持續度、強度、壓力因應策略機轉等。觀察是否表現得欣悅或愉快、冷漠或憤怒？有無傷心、憂鬱的情形？焦慮不安？多疑？情緒衝動無法控制？**是否有攻擊或自傷行為**？
3. **智能層面**：評估認知功能（包括學習能力、計算能力、判斷力、記憶力及注意力）、知覺狀態、思考過程與內容（包括思考過程有無意念飛躍？思考內容有無誇大妄想、宗教妄想及被害妄想等），上述狀態皆可能有明顯的缺損，以及病識感的評估。
4. **社會層面**：包括自我概念、人際關係、家庭狀況、角色功能、文化和環境因素。由於情感障礙，病人的人際互動是否受到影響？病人角色與功能有無改變？生病前後病人與家屬的關係有無改變？工作能力是否逐漸受到影響？家屬支持系統是否足夠？
5. **靈性層面**：旨在探討生命的意義及能加強個體力量的信念。了解病人對生命的看法、信仰的力量、自我超越感及自我實現，可由家屬或待病人症狀穩定後再適時評估。

二、健康問題

適合用於雙相情緒障礙症及憂鬱症病人的健康問題整理於表 15-3。

表 15-3　雙相情緒障礙症與憂鬱症常見健康問題

生理層面	心理層面
1. 進食自我照顧能力缺失	1. 焦慮
2. 如廁自我照顧能力缺失	2. 長期性低自尊
3. 沐浴自我照顧能力缺失	3. 無力感
4. 穿著自我照顧能力缺失	4. 無望感
5. 營養不均衡：少於身體需要	5. 情緒調整障礙
6. 身體活動功能障礙	6. 潛在危險性對自己的暴力行為
7. 便祕	7. 潛在危險性對他人的暴力行為
8. 睡眠型態紊亂	8. 無效性因應能力
9. 性功能障礙	

表 15-3　雙相情緒障礙症與憂鬱症常見健康問題（續）

智能層面	社會層面
1. 言辭溝通障礙 2. 無效性健康維護能力	1. 社交互動障礙 2. 社交隔離 3. 家庭運作過程紊亂 4. 危害性家庭因應能力

三、護理目標

在計畫照顧內容的過程之中，護理師的目標設定順序依次是病人適應不良情緒反應和最終的移除不良情緒反應，病人職業與心理社會功能的復原狀態，病人生活品質的改善，及將疾病某一病程復發和完全重複發作的可能性皆降到最低。治療週期包括三階段：

1. **急性期**：除去情緒不良症狀。
2. **持續期**：預防某病程復發(relapse)，即預防症狀的重複發作及提高復元(recovery)。
3. **維持期**：目標是預防疾病重複發作，或出現此疾病的另一個新的過程。

躁　症

1. 建立良好的護病關係。
2. 增加病人的自我控制能力，且協助病人限制其行為。
3. 協助病人生理、心理及社會需求皆獲得適當的滿足。

鬱　症

1. 在支持性的治療性氣氛下，鼓勵持續表達情感。
2. 提升對適應不良情緒反應的了解。
3. 協助病人採取正向積極的壓力因應策略與資源。

四、護理措施

(一) 躁 症

生理層面

1. **提供安全的環境**：由於病人意識活動增加，須提供安全及**簡化的環境**，壁飾、窗簾等選擇柔和舒適的顏色（如**淡粉紅、淡黃、淡藍色**），**以減少刺激**。室內環境宜寬敞，溫度維持在 22~27℃之間，活動空間加大，可減輕壓迫感。急性期時可**限制訪客人數**。播放輕柔、慢節奏的音樂以緩和個案的情緒。
2. **預防自傷行為**：病人因誇大妄想、宗教妄想等，易出現自傷行為，故須敏銳觀察並防範意外傷害的發生。
3. **監測藥物治療作用**：使用鋰鹽治療時，護理師首先應對藥物作用、治療前準備與治療時的注意事項等有深入的了解與認識，方能以極高的警覺性、敏感的觀察力、超然的判斷力來處理病人可能面臨的任何問題。
4. **維持身體所需的營養**：**為病人準備隨身攜帶的食物**，以預防病人因受環境影響而無法靜坐用餐。且在食物選擇方面，**宜採高熱量、高營養及易消化的種類**，並採少量多餐的方式進食。
5. **定期評估液體攝入狀況**：水分的維持很重要，如果攝入嚴重不足或有嚴重脫水現象，會導致血清鋰鹽濃渡過高而有中毒危險。
6. **維持適當的休息與睡眠**：由於病人長時間處於興奮狀態，且注意力易受到環境的影響，故夜間睡眠容易中斷，通常睡 1~2 小時就會被吵醒，且無法入睡，此時護理師可利用各種方法協助病人入睡，例如：喝溫牛奶、安排洗熱水澡等讓病人放輕鬆的方式，讓病人易於入睡，必要時可依醫囑給予鎮靜藥物等以協助睡眠。
7. **維持病人外觀儀表的適當性及注重個人衛生**：病人常會過分妝扮或展露身材，故須教導與鼓勵病人穿著與打扮須適中；也因活動過多，無暇顧及清潔，必須協助提醒保持個人儀表的清潔。
8. **安排合適的娛樂活動**：病人無法對某種活動維持太久的注意力，所以選擇的活動最好是他有興趣的，**且在短期內可完成**。護理師態度宜友善、堅定並接受病人，鼓勵合作，避免爭論。娛樂方面，因病人在乎輸贏，競爭性的活動只會增加其興奮度，**所以應選擇比較消耗體力、無競爭、無破壞的活動；避免過度精細的工作，鼓勵參與文藝工作**，如寫書法、畫圖等；安排身心適宜的活動，如羽毛球、桌球、慢跑及撞球等。**引導或協助病人將過盛的精力以可被接受的方式發洩出來**。

心理層面

1. **協助病人建立信任的護病關係**：病人需要被尊重、被關心，若經常以要求的姿態提出需求或以討價還價的方式表示，護理師面對這樣的病人，**應以平靜、溫和、誠懇、穩重以及堅定的態度來接納**，使病人慢慢降低焦慮感，增加安全感。
2. **減少病人過度不實的行為**：病人可能會因為幻聽、幻視等干擾症狀，而出現破壞或騷擾他人等的行為，此時護理師不可指責病人，需找出原因，並**傾聽病人的感受或想法，或安排合適的活動，以轉移注意力**。
3. **避免病人過於慷慨的行為**：當病人四處贈送其他病友物品或食物時，**可適當保管物品與控制用量**。若病人會出現誇張不實的行為，所以護理師對於其書信往來及通訊最好要留意，避免發生法律糾紛或影響其既有權力。
4. **減少病人操縱行為**：躁症病人可能會因為對自己沒自信、缺乏價值感，而出現想要引起注意的行為，如干涉或攻擊病友，藉以表現自己的正義感，護理師為此須有一致性的處理，就事論事，不討價還價。另外病人也可能因醫護人員不同意其外出，而教唆其他病友衝出病房，**護理師須與病人討論，傾聽其想法**。
5. **減少病人要求行為**：當病人出現無理取鬧的行為，或不斷重複要求某件事情時，護理師的態度應保持一致性與中立性，即使病人因為時間一久便淡忘了，仍應保持對病人的關懷與接受。若要求是合理的，則應給予滿足，但假如要求過多，則須雙方共同協商，只給部分的滿足。且當病人過分無理，以攻擊性的方式要求時，應給適當的隔離或保護，以免傷害自己或別人。

社會層面

1. **協助病人控制性衝動的行為**：鼓勵病人與異性相處時學習以尊重的口語和態度來表達自己，並告訴個案其行為造成他人的不舒服感覺，減少性衝動控制不佳所造成的影響，必要時提供正常的管道發洩其性慾。
2. **協助病人與其他病友建立良好社交性人際關係**：由於症狀的干擾，病人易與人起衝突，鼓勵病人用言語表達感受，並教導與病友間建立良好社交性人際關係的技巧。
3. **避免病人挑撥滋事的行為產生**：遇到此種情況，必須冷靜，不能只聽病人的片面之詞，需要用一致的態度接受病人的問題，小心的處理。
4. **預防病人發生攻擊行為**：病人症狀的干擾易造成與其他病人起衝突，甚至會嚴重的吵架或出現攻擊行為，此時須注意並讓病人轉移其注意力。當病人的行為已失控時，以堅定的口氣來告訴病人正確的行為；若病人的行為仍然無法控制時，可將其帶入保護室，等病人情緒平穩之後再與病人討論，鼓勵病人說出引起攻擊行為的原因或刺激物？當時有何感覺？以後再發生時的處理方式為何？如何預防？並藉此機會指導病人學習自我控制和表現社會可接受的行為。

5. **鼓勵家屬參與照護活動**：家屬若能協助病人參與合作治療，對病情的控制助益極大。定期舉辦醫學講座，說明疾病病因、臨床表徵、藥物治療及副作用等問題，能增進躁症病人家屬對疾病的認識與因應措施，並激發家屬負起督促病人的責任，加強對病人的支持。

6. **加強對家屬的支持並尋求社區資源的協助**：目前社區資源有限，導致回歸社區後的病人照顧上的重擔仍落在家屬身上，如果護理師給予病人家屬適當的支持及協助，在病人尚未出院前，即做好準備，以培養將來照顧病人時該具備的知識及運用相關資源的能力，則必然可減少影響預後的不良因素，如此良性循環的結果，病人較不會產生有社會障礙的慢性病程。

(二) 鬱 症

生理層面

1. **提供治療性環境**：護理師在安排治療性環境時，應注意病房的顏色、採光、溫度等是否適合；在顏色上，需使用柔和的色系；採光需充足、明亮、溫和；室溫需適中、環境通風；同時需注意環境不可過於吵雜，**使用簡單、安全的家具，以減少環境對病人的刺激，減輕病人心理的壓迫感**。

2. **定期安檢**：急性期需注意病人安全性評估與支持病人感受，注意病房內是否藏匿危險物品，以預防病人自殘或傷害他人，如水果刀、清潔劑、殺蟲劑及繩子等。

3. **定期藥物評估：定期評估病人服用藥物**（如抗憂鬱藥物）**可能引起的副作用**，劑量是否合宜？若效果不明顯，宜將訊息傳遞醫療團隊共同討論。確實讓病人規則服藥，避免病人藏藥輕生。

4. **維持身體所需營養的攝取**：輕度憂鬱症的病人也許會藉吃東西來做調適手段，以致於體重大增，形成另一種壓力源；**嚴重病人通常有拒食現象，護理師宜先了解原因**，並向病人解釋：「每一個人都有一份餐食，希望你們能把自己的餐食吃完。」**病人的飲食應選擇高熱量、高蛋白及高維生素，且好消化、易吸收，並採少量多餐的方式給予**。

5. **定期評估液體攝入狀況**：護理師需提醒病人補充足夠的水分以防脫水，必要時可藉由記錄輸出入量及體重的變化，以供參考。
6. **定期評估排泄問題**：由於鬱症病人的身體活動量較少，故其腸胃系統的蠕動也會減少，因此這類病人常有腹脹、便祕及尿滯留等現象。在飲食上，可**鼓勵病人多進食高纖維的蔬菜水果，並補充水分的攝取**；身體活動上，可鼓勵病人參加體能活動，以促進腸蠕動；培養每天排便的習慣，不要超過 8 小時不排尿或 3 天未解便，必要時給予導尿或灌腸，或由醫囑給予藥物等。
7. **維持適當的休息及睡眠**：鼓勵病人白天時盡量參加活動，減少休息睡眠的時數；由於病人容易出現入睡困難或早醒現象，故可給予非巴比妥鹽類藥物，以達到減輕焦慮和安眠的效果。若病人是屬於更年期憂鬱症者，即使只有 4~5 個小時的充足睡眠，通常不會再給予藥物。
8. **維持病人外觀儀表的整潔及注重個人衛生**：病人常因無價值感而忽略個人衛生及四周環境，必須耐心的引導改善，協助病人沐浴、更換乾淨的衣服，女病人應注意到頭髮清潔，男病人則注意刮鬍子等，這些活動均可以增加病人對自己的重視與興趣。病人的皮膚會因為水分的攝取不足，而呈現乾裂的情形，此時可多攝取水分及在皮膚上擦乳液、甘油保護；並需小心足部的續發性感染。
9. **注意病人肢體活動時的血液循環並注意保暖**：避免病人因活動的減少而導致肢體血液循環不良，同時需注意肢體的保暖，必要時可以被動運動或按摩肢體，以加速血循。
10. **安排合適的活動計畫**：身體運動的活動宜安排簡單、容易完成、不競爭、不消耗體力的活動，並能增加病人的成就感及滿足其自信心，環境的安排應避免過於吵雜，護理師可適當的協助完成該項活動；若病人屬於自責感很深的個案，可安排服務性活動，有助於發洩緊張及焦慮感。
11. **促進自我照顧**：病人出現退化行為時，仍要鼓勵病人適時提供自我照顧的機會。

心理層面

1. **協助病人建立信任的護病關係**：護理師在協助病人時，態度需表現主動、支持、出真誠與和善，並且不厭其煩的給予幫助，使病人體會到自己是被接受的。建立關係的初期，可利用一些非語言的溝通方式，如**身體微向前傾**、面帶微笑、偶爾輕拍病人肩膀及手，需認真的傾聽病人談話，避免給病人有緊湊、急迫的感覺，

必要時可運用沉默的方式讓病人有安全感；或者可以在病人談話時以重複訊息的方式，或給予再保證，以加強病人安全感與信任感。

2. **增加病人自尊與價值感**：護理師執行護理措施時，宜稱呼其姓名，並鼓勵病人勇於表達自我內心的真實想法與感受，且須讓病人有受到尊重的感覺。
3. **協助病人做決定的能力**：在與病人建立關係的開始，可以替病人做簡單的決定，以減輕其內心的壓力與焦慮，漸漸的則應讓病人學會表達自己的主見與想法，藉此培養獨立感。
4. **正向增強原則**(positive reinforcement)適合於護理師與憂鬱症病人的互動。處理憂鬱症病人的負面思考時，**避免使用處罰法**(punishment)。
5. **提供熟悉安全溫暖的環境**：減少因人際關係相處問題所帶來的挫折感與罪惡感。

社會層面

1. **安排參與活動**：
   (1) 職能治療：以作業治療方式，引導發洩心中的不滿，學習社會所能接受的行為來增進自己的成就與價值感；活動內容包括揑陶及手工活動等。
   (2) 娛樂治療：活動內容包括打乒乓球、打羽球、聽音樂及歌唱等，讓病人放鬆身心，學習與他人共同參與活動。**一開始可安排簡單的活動以增加病人的自信心**。
2. **鼓勵病人家屬的參與**：增進家屬對疾病的認識及藥物治療的效果，引導家屬共同面對病人的問題，調整家庭的適應能力，並協助病人安排與適應出院後的生活。醫護人員應可協助家屬：
   (1) **降低對病人的期待**：家屬需要知道病人不可能馬上恢復正常工作、唸書，可以**讓病人做一些容易成功且得到滿足感的事情**，如洗一件衣服、買一份報紙等這類小事，都值得鼓勵。
   (2) **隨時做好可能再生病的心理準備**：要替家屬建立信心，病人生病並非代表永遠的失敗；反觀之，若能及早發現病人症狀而接受住院，也是給家屬一個休息的機會。
   (3) **發展照顧病人的技巧及知識**：鼓勵家屬多閱讀相關書籍，並可參加醫院所舉辦的家屬座談會、演講，或時常和醫護人員討論以了解疾病的知識，如此可減少慌張及失措，累積自己照顧病人的經驗會更有信心。
   (4) **過家屬擁有屬於自己的生活**：這並不代表放棄了病人；相反的，可發現彼此其實都有能力照顧自己，不可低估病人的潛能及忽視自己的需求。

(5) **免於孤立的第一步**：一般家屬通常會因為家中有精神病人而引以為恥，因此封閉了社交生活，故可先從有相同問題的人開始接觸，再選擇周圍能同理、支持你的人，請他成為你和其他親友間的溝通橋樑。

(6) **和其他家人溝通**：讓其他家人一同參與病人治療計畫，知道病人目前的狀況，學著體會照顧者的感受。

(7) **加入家屬互助團體**：和其他家屬共同分享照顧的經驗，及學習到的新想法及處理技巧；當然更積極的討論如何結合家屬力量，得到更多訊息，而使病友早日回歸社區，增加大眾對病友的關懷接納。

預防自殺

1. **發現自殺的前兆時，最好能協助並鼓勵病人就醫**，當情緒改善後，至少 3 個月內病人仍會有再自殺的可能性，需要加以注意。
2. **評估病人自殺的危險性：通常一個人考慮自殺，可從他們所說、所做的事加以判斷**，例如：喜怒無常情形增加，感到無價值或失望，從朋友、家人、日常活動中退縮，飲食、睡眠改變、特殊自殺性威脅、增加藥物及酒精使用、暴力、敵意，不尋常忽略個人外表，陳述「這是沒用的」、「不再有任何牽絆」字句，突然丟棄所擁有的物品，把原本雜亂無章的事情，整理的井然有序，了解其可能採取的方法進一步預防之。
3. **密切觀察病人的情緒和行為**：鼓勵說出心中想法，並給予關心支持；安排安全溫暖的環境，去除危險物品；須特別注意清晨、深夜、交班的時段，以及服用抗憂鬱藥物後，**病情開始好轉時**，此時病人的自殺意念活躍，易醞釀成積極地自毀性行為。
4. **每 15 分鐘密切觀察病人的行蹤：安排病人住在護理站附近安靜的房間**，且 24 小時隨時有人觀察病人，即使是使用浴廁也須如此。
5. **房間內採取安全的設施**：如不能有電線、可自傷的工具物件等，必要時限制其活動。
6. **醫療人員清楚記錄處理的措施**：包括管制可能當成自殺工具的物品，如刀子、刮鬍刀、皮帶、打火機及其他利器。
7. **每隔 24 小時再評估病人的精神狀態**：若是自殺危機逐漸減低，那麼常規的觀察間隔可視狀況延長為 30 分鐘或更久。

五、護理評值

護理照護的有效性取決於病人適應不良情緒反應的改善情形，因此護理師要從病人適應不良情緒反應的改善情形，及日常生活功能受影響的情形來評值護理措施，並且要保握護理原則，視病人個別性及特異性，安排合適的護理計畫，才是真正的護理精神，也才能提升護理品質。

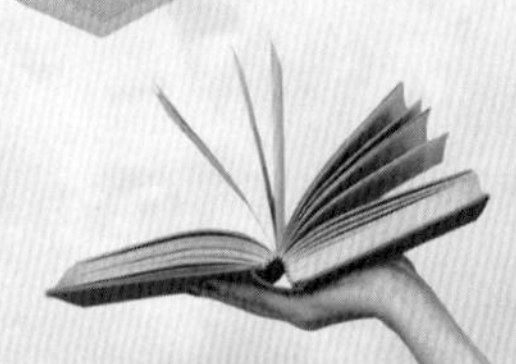

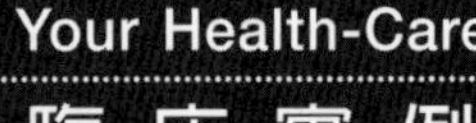

臨床實例

基本資料

⊕ 個案基本資料

姓名：蘇○○　女性　26 歲　未婚　大學畢業，現赴美進修碩士學位

⊕ 個案疾病診斷

憂鬱症

⊕ 個人及過去病史

個案從小功課良好，品學兼優，從不會違背父母的意思。國中畢業以後考上中山女高，個案因本來以為自己可考上北一女，所以曾經為此情緒低落了半年多，案父母雖然也很失望，但看個案不穩定的情緒，也不敢太明顯的苛責。個案對自我要求很高，求學期間一旦老師稍有微詞，會過度自責否定自己，形成罪惡感。

大三時因課業沉重，出現適應不良，口頭向案父母表示對未來充滿無望感，不想唸書，活著沒意思，因此曾休學一年，案父母曾帶個案看精神科醫師，但當時個案的遵從性低。休學一年中個案常待在家中，與人互動少，曾有自殺企圖（割腕）入院治療一次。

三年前發病至今，憂鬱症狀常影響其日常生活及工作能力，且伴隨自殺意念，曾因此入院 2 次。大學畢業後曾工作一年，便決定赴美進修碩士，但在赴美後二個月，即出現情緒低落，常獨自躲在棉被中哭泣，不與人接觸，對自己有負向看法，甚至認為洗澡是多餘的事，不敢照鏡子面對自己，曾經可以一個星期只喝水不吃任何東西。

此次入院是因為個案室友發現個案已 5~6 天未出房門，表情淡漠，和個案說話，個案回應少，且夜裡常失眠出現哭泣情形。室友訴個案曾告訴他日子過的很痛苦，覺得無法承受生命，希望明天不要到來，想為自己劃下句點，室友正想找時間和她好好談談時，沒想到某日下午，發現個案昏睡不醒，急送急診處理，在美國入院 10 多天後，個案父母因不放心個案一人在美國，故把個案接回台灣治療。

⊕ 家庭史（家庭樹）

個案家庭經濟狀況小康，父親為職業軍人，對小孩的管教甚嚴，希望子女都能出人頭地，因個案從小在三位子女中，學業成績表現最優異，故案父對個案期望最高，希望她可以考上醫學系當個女醫師，而個案高中時亦選自然組，但大學聯考成績卻不如預期，分數無法如願，就讀復健系。

案母為傳統的家庭主婦，重男輕女，對個案較為忽略；而個案因為與兄年齡差距較大，故互動並不熱絡。

住院期間案父幾乎天天探望，個案曾表示更覺得對不起父親，都是自己的不好辜負父親的期望。家族間並無其他成員有精神科相關病史。

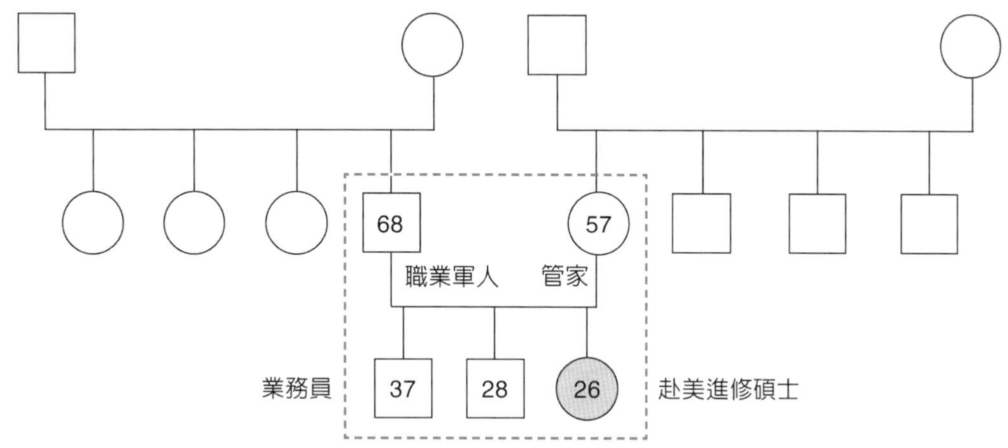

⊕ 現在病史

此次是個案第三次入院，由案父陪同，外觀整齊無奇裝異服，穿著適切，表情淡漠，情緒顯低落，多沉默不語，會談時注意力不集中，回答緩慢；住院期間個案不常至大廳活動，多臥床休息，少與人互動，需經常鼓勵才願意離開床緣，常提及自己應該做的更好，父親是最疼自己的，可是卻讓父親失望，多呈現負向思考、罪惡感及夜眠差，因此常出現自殺意念。住院後個案所表現的問題如下：

1. 精神症狀問題：憂鬱狀態－表情淡漠、情緒低落、沉默不語；妄想狀態－罪惡感，有自殺意念。
2. 行為問題：自殺行為－曾服安眠藥自殺；社會性退縮－常待在床上沉默不語，少與人互動。

精神狀態評估

1. 儀表：在美國入院時據說是衣著邋遢、骯髒，現評估外觀整齊，無奇裝異服、穿著適切。
2. 態度：無特別異常。
3. 意識：正常。
4. 注意力：個案不曾主動參加病房活動，多沉默不語坐於床上或椅子上，似乎不曾注意任何事。

5. 情感：表情淡漠、情緒低落。
6. 行為：活動量少，坐於床上或椅子上與人互動少。
7. 言語：話少。
8. 思考：罪惡感、自殺傾向。
9. 知覺：無明顯障礙。
10. 記憶力：無明顯障礙。
11. 智力：測 JOMAC 時，個案搖頭不發一語，故無法測。
12. 慾望：睡眠品質差，常躺在床上，有時眼睛會閉上，不知是否有入睡，但個案表示睡不好，會額外要求安眠藥。食慾差，表示不想吃東西。性慾亦降低。
13. 病識感：有理智性病識感。

護理評估

⊕ 生理層面

1. 外觀及身體心像：個案在美國入院前，衣著呈現髒亂的情形，對自己充滿負向的情緒，覺得自己太胖，不敢照鏡子。此次入院個案外觀整齊，衣著適當，表情淡漠，常低著頭；在身體心像方面，個案認為自己過胖，應該減肥，也知道自己的疾病。
2. 營養狀況：個案身高 158 公分，體重 68 公斤（理想體重 52.8 公斤，超出 20%，屬於過胖現象），三餐進食情況可。個案表示自己太胖，曾有一星期不吃東西只喝水，但對於美式的漢堡炸雞又無法克制，表示看心情決定進食的多寡。
3. 睡眠狀況：個案表示赴美進修幾乎夜夜失眠，對於每個漫漫長夜非常痛苦，需靠藥物才能入睡。此次入院期間主訴有失眠現象，睡眠常中斷，每天睡眠時間約 3~4 小時。
4. 排泄狀況：個案有便祕情形，約 4 天解一次大便，平常只願意在家裡方便。便祕都自己解決，像是吃軟便劑或是使用甘油球。
5. 活動及休閒狀況：個案注意力不夠集中，有社會退縮的現象，常待在床邊少與人互動，比較喜歡看電視，住院前最喜歡的活動是看電影。
6. 健康狀況：目前個案除精神疾病外，並無其他生理性疾病或症狀。

⊕ 心理層面

個案的情感表達並不適切，過於憂鬱，常顯表情淡漠。情緒方面亦不穩定，顯低落；參與任何活動時，在一再的鼓勵下，仍提不起勁，無法以較正向、樂觀的態度來看待事物；其憂鬱的情緒常與強烈的罪惡感有關。

⊕ 智能層面

1. 知覺方面：個案無明顯的障礙。
2. 思想過程及內容方面：個案有明顯的罪惡妄想，常提及對不起父親，父親對她的期望最高，卻沒有能繼續在美國完成學業，因生病又拖累家人，自覺非常慚愧，因而有強烈的自殺意念。
3. 認知方面：個案有病識感，明白其疾病及症狀，住院期間尚可接受治療，遵從性可。除注意力不集中外，其餘大致皆正常。
4. 因應機轉方面：個案處理壓力時，常使用壓抑的方式，心事多藏在心裡，自己想辦法解決。

⊕ 社會層面

個案之個性屬於內向被動、安靜少言。自我概念方面，自我價值感低，多採悲觀、消極的態度，認為自己樣樣都不好。人際關係方面，與他人互動較被動，除反應較慢外，尚有禮貌，遇到困難時，亦少與家人或朋友表達，不善向外尋求資源協助，其角色功能的扮演並不理想，無法完成學業及工作。環境方面，目前個案的重要關係人是父親，其他家人也很關心她的病情，家庭支持系統尚可。

⊕ 靈性層面

個案本身無特別的宗教信仰，但有時會禱告；有時對於自己的病感到灰心，因為自己是復健治療師，也了解治療憂鬱症過程漫長與艱辛，對於自己的未來並沒有多想，只希望病能痊癒，順利完成美國的學業然後工作，好好報答父親不讓他失望。

健康問題

1. 無效性因應能力。
2. 潛在危險性對自己的暴力行為。

護理目標

1. 能正確評估壓力來源事件。
2. 能適當的表達及確認與壓力事件相關的情感。
3. 個案在出院前：不再有自殺意念或負向思考等扭曲的思考。
4. 個案能在出院前表達內心感受，且不做出傷害自己的行為。

護理計畫

⊕ 無效性因應能力

1. 傾聽及確認病人的感受，如不滿之感、在他人期望中生活、過度關照他人而非自己所造成的負擔，如此可協助病人將憂鬱表達出來。
2. 協助病人回憶與憂鬱相關的知識（如促發壓力源、治療方法、結果）。
3. 協助病人確認壓力源、因應策略、未來的壓力源及提升自我調適能力的治療方式。
4. 提供正向增加的協助，如建立對未來的希望及設定新目標。
5. 協助增進各種因應策略，使個案學習認識自己和他人，以擴展個人對何謂正常，什麼是被期待的及資源範圍的定義。
6. 協助個案與支持系統一起解決問題。
7. 持續加入團體，因團體中的社會支持提供機會學習因應情緒的能力，並接受自己做為人之價值，以減輕焦慮憂鬱及其他的情緒困擾。
8. 採用人際關係治療概念來協助個案處理人際間的問題及採用因應的資源。

⊕ 潛在危險性對自己的暴力行為

1. 將個案床位安排在護理站附近，以便於觀察。
2. 與個案建立治療性人際關係。
3. 與個案定時會談，以傾聽的態度，鼓勵個案表達內心想法，並評估個案是否有自殺意念。
4. 每隔 15 分鐘觀察個案的行蹤、情緒波動及行為表現，固定時間執行個案單位的安全檢查，並將個案環境中的所有危險物品（如尖銳的物品、皮帶、水果刀及玻璃製品等）移開，避免個案傷害自己。
5. 當評估個案情緒低落或不穩定時，適時協助個案以較正向、可被接受的方式宣洩情緒，如鼓勵參與活動以轉移注意力，或主動尋求護理師會談，協助控制情緒。
6. 與個案訂定口頭契約，當情緒低落、不穩定或焦慮時，不可以傷害自己來發洩情緒。
7. 適時陪伴個案，與其討論適當的壓力因應方式，抒解情緒，並提供支持、接納及同理心。
8. 必要時以保護室隔離或約束，協助個案情緒的控制。

9. 鼓勵個案以語言表達內心感受，適時協助澄清現實狀況，提供現實感，以減少其不合理的負向思想及罪惡妄想。
10. 協助個案發掘優點及專長，提升其自信，以降低無價值感的感受。
11. 協助個案開發並強化支持系統來源，鼓勵個案可以積極應用，同時請家屬配合治療。
12. 必要時依醫囑給予個案鎮靜藥物，並隨時監測藥物之有效濃度及副作用。

護理評值

1. 出院時個案能口語表達其在美學習的壓力事件，及其未來可能的作法。
2. 個案在出院時，已沒有自殺意念。
3. 住院其間未曾有過自我傷害行為，亦能表達過去對傷害自我的感受與想法。

學習評量

1. 有關躁症發作(manicepisode)病人最常見的症狀，下列何者正確？(A)低自尊　(B)意念飛躍　(C)目標導向的活動減少　(D)表情淡漠。

2. 憂鬱症病人常伴有退化行為而導致自我照顧能力缺失，護理師提供的相關護理措施，下列何者錯誤？(A)協助進食　(B)增加水分攝取　(C)安排固定時間如廁　(D)完全協助病人的自我照顧。

3. 有關躁症病人住院期間的活動安排，下列何項措施最適當？(A)安排病人參加投籃競賽，發洩過多的體力　(B)鼓勵參與文藝活動，但避免安排精細動作的活動　(C)將病人一天的時間都填滿活動，這樣他就不會分心去干擾別人製造紛爭　(D)因為要訓練病人的持續力與注意力，安排長時間（至少 1 小時）的活動最有效果。

4. 有關病人於住院期間憂鬱症的照護，下列敘述何者正確？(A)由於病人怕吵，盡量安排單人房給病人減少干擾　(B)在症狀嚴重期最容易出現自殺行為，等病人情緒好轉就解除自殺風險　(C)避免給病人壓力，不要安排活動　(D)病人出現退化行為時，仍要鼓勵病人適時提供自我照顧的機會。

5. 有關雙相情緒障礙(bipolar disorder)的病因，下列敘述何者正確？(A)與電解質不平衡無關　(B)壓力或環境改變，不會提升發病率　(C)與正腎上腺素(norepinephrine)及血清素(serotonin)濃度有關　(D)與遺傳因素無關。

6. 躁症發作(manic episode)的典型臨床特徵，下列何者較適當？(A)情緒低落，低自尊　(B)精力旺盛，愛管閒事　(C)自殺意念　(D)易有穩固的親密關係。

7. 廖先生診斷為躁症，入院後常只吃一口飯，就四處去找病友，說要監督別人有無浪費食物，下列何項護理措施較適當？(A)為病人準備容易攜帶的食物，例如：三明治讓病人可以在行動中進食　(B)為了讓病人好好吃完一頓飯，需安排與其他病人一起在餐廳用餐　(C)因為病人不容易專心，讓他每天只吃一頓就好　(D)用靜脈注射營養品來補充熱量，平時隨便他愛吃多少都沒關係。

8. 對憂鬱症的病人進行「人際關係心理治療」，下列敘述何者較適當？(A)進行人際關係心理治療時，不需合併藥物治療　(B)認為憂鬱症病人常見的問題是角色轉換困難、人際糾紛　(C)人際關係心理治療者主要對憂鬱症病人進行錯誤認知的分析　(D)治療過程中著重分析憂鬱症病人早期的生活事件。

9. 憂鬱症的敘述，下列何者正確？(A)憂鬱症狀經過治療好轉，就不必再吃藥　(B)女性憂鬱症比例高過於男性　(C)憂鬱症個案的人格結構本我較強，超我較弱　(D)個案常將自己的憤怒及敵意外射，進而產生罪惡及自責。

10. 40 歲的張小姐患有憂鬱症，某日向護理師抱怨：「吃藥讓我覺得非常不舒服，可否請你告訴醫生？」下列何項護理師的回答較為合適？(A)妳應該樂觀一點，很快就會好起來的！　(B)醫生是為了妳好，妳不要拒絕吃藥！　(C)下次看診時直接跟醫生說就可以了！　(D)請再仔細描述是怎麼樣的不舒服？。

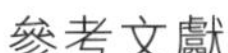
參考文獻

掃描對答案

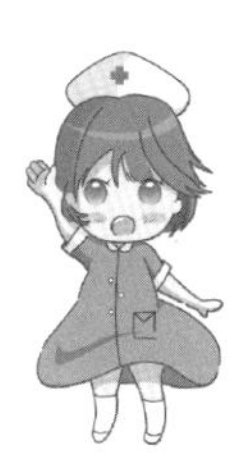

MEMO

Chapter 16

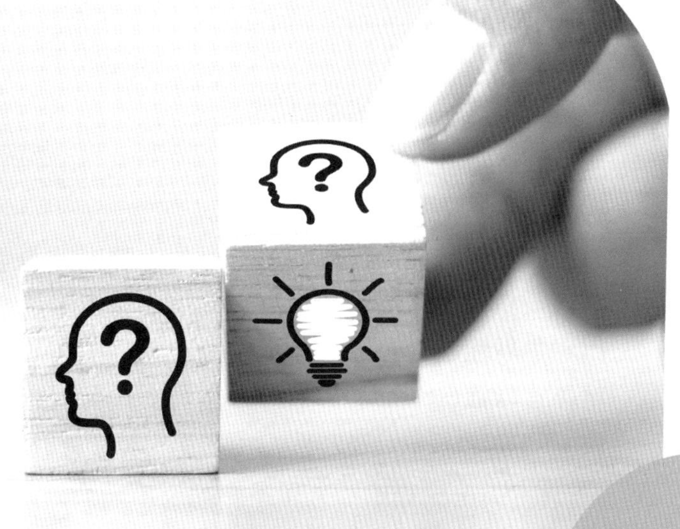

編著：蕭佳蓉　修訂：王麗華

焦慮症及焦慮相關障礙症的護理

本章大綱

前言

生活在忙碌的現代社會，每個人都經驗著不同程度的焦慮，輕度的焦慮可激發個人成長、學習，而重度以上的焦慮不僅影響個人的認知功能與行動能力，甚至會出現生理症狀、造成人格瓦解，形成危機，呈現昔日所謂的「精神官能症」症狀。**精神官能症**(neurosis)俗稱腦神經衰弱，即以焦慮反應為基本症狀的疾病統稱，由庫倫(Cullen)教授於 1769 年開始使用，原意為「神經系統的一般疾患」。

ICD-10 將焦慮症及焦慮相關疾患的診斷分類標準歸納於「精神官能性、壓力相關性與擬身體障礙性疾病」；DSM-5 將焦慮性疾患的焦慮症、強迫症及相關障礙症與創傷及壓力相關障礙症分別獨立出來，適應性疾患則併入創傷及壓力相關障礙症，轉化症在 DSM-5 也帶入「功能性神經系統症狀」的概念。

16-1 焦慮的概念

一、病理生理學

克洛寧格(Cloninger)提出人格特質的三向度：(1)與多巴胺(dopamine)相關的好奇、衝動特質；(2)與血清素(serotonin)相關的傷害避開特質；(3)與正腎上腺素(norepinephrine)相關的獎賞依賴特質，為生物－心理－社會理論，此三向度的高低度組合可形成不同外顯人格特質之類型，其中高好奇、衝動的特質，又具高傷害避開特質即為焦慮性人格，若在經歷人生歷程之敏感化作用即演變為各種焦慮相關障礙症之類型。因此，多巴胺與血清素之代謝及其相關基因即為焦慮相關障礙症的研究重點。

許多研究發現恐慌症病人尿液中腎上腺皮質素、迪皮質類固醇抑制測試(DST)與促甲狀腺素釋放激素刺激試驗(TRH-ST)值均較高，Crowe (1985)則認為恐慌症可能為一種單基因遺傳疾病，但亦不排除多因素遺傳之可能。另有研究顯示身體症狀相關障礙症具有遺傳相關性，為一種多因素遺傳的疾患（胡、林，1995）。

二、焦慮程度

臨床上將焦慮程度分為：輕度焦慮(mild anxiety)、中度焦慮(moderate anxiety)、重度（嚴重）焦慮(severe anxiety)及極度焦慮（恐慌）(panic)。表 16-1 就生理狀態、認知層面、行為與情緒反應，及其所導致的結果加以探討。

表 16-1 焦慮程度

	生理狀態	認知層面	行為與情緒反應	結 果
輕度焦慮	· 自主神經低度警覺 · 骨骼肌呈中度張力，可靈活有目的活動 · 輕度不適，可能失眠	· 知覺範圍廣大，隨時準備快速轉移注意力 · 對與自我有關的想法是正向的，較少擔心非預期的或負向結果	· 好奇、警覺、反覆提問 · 行為呈主動性，維持慣有的行為模式及已學得之技巧 · 輕鬆保持目光接觸 · 聲音鎮靜且可控制 · 持續尋求他人注意 · **可能哭泣或做白日夢**，企圖降低壓力感	· 洞察力、應付壓力的能力提升 · **有助於創造力的激發，適於學習與成長**
中度焦慮	· **自主神經興奮** · 血壓上升、脈搏與呼吸加速、周邊血管收縮、出汗、說話速度快 · 肌肉張力增加 · 聲音震顫、音調提升 · 顫抖	· **知覺範圍變窄**，只注意關心的特殊刺激，忽略環境中其他事務 · 積極處理訊息，專注於問題情境的能力增加 · 擔心自我能力或可用資源是否足以解決困難，對勝算較沒把握	· 感覺緊張、興奮 · 感覺有挑戰性，盡力解決問題或困境 · 感覺有信心／卻又害怕，感覺低自尊及自己有所不足 · 以語言表達出與問題有關的感覺性資料	· 個人仍能學習、解決問題，但無法達到最理想狀態
重度焦慮	· **戰鬥／逃避反應** · 交感神經興奮 · 瞳孔擴張、血壓上升、腎上腺髓質分泌增加、口乾、心悸、心搏過速、**過度換氣**、血糖上升 · 消化系統血流減少、消化不良、噁心、沒有食慾 · 到骨骼肌的血流增加，肌肉極度緊張、僵硬、發抖、冒冷汗 · 疼痛知覺降低、聽力減弱	· **健忘、知覺範圍大幅縮小**，注意力渙散：**只集中注意於特定或稀有的細節，無法集中注意做其他的思考** · 片斷訊息處理、無法辨識事件間的關聯 · 對時間及地點的定向力缺失 · 對威脅性刺激採忽視或否認 · 選擇性忽略某些事情，無法有效解決問題	· **行為焦躁**、扭絞雙手、不安、慌張、踱步或出現無目的地活動 · 猶豫不決 · 感覺極受威脅 · 出現解離狀態，否認自己感覺 · 說話口吃、結巴，**言談困難** · **缺乏目光接觸**或目光游移或目光固定不動 · 緊咬牙關 · 否認焦慮與不適於保護自己	· 無法學習 · 恐慌狀態 · 崩潰、衰竭、甚至死亡

表 16-1 焦慮程度（續）

	生理狀態	認知層面	行為與情緒反應	結 果
重度焦慮	・頭痛、眩暈 ・頻尿和急尿	・覺得自己能力很差，認定事情的結果很糟 ・認為世界末日即將來臨	・**所有行為都是為了擺脫嚴重焦慮**	
極度焦慮	・自主神經系統傳遞物質衰竭：血壓降低、暈眩、頭昏、倦怠 ・持續性的生理警覺、極度不適 ・**臉色蒼白、冒冷汗、全身顫抖** ・嘔吐 ・對疼痛、噪音及刺激反應差 ・運動協調差	・知覺範圍嚴重受限 ・人格混亂或殘缺的感覺 ・對情境的知覺不實際、歪曲、誇大細節，思考扭曲、片斷、邏輯推理能力受損 ・缺乏問題解決能力、無法處理新刺激 ・**認為自己頻臨死亡**	・一種可怕、驚恐與駭人的感覺，喪失自我控制感，是一種驚嚇僵麻的經驗 ・情緒完全崩潰，可能轉變成憤怒 ・感覺無助無能、自暴自棄 ・出現反射性活動與較原始的調適行為：尖叫、哭泣、身體捲縮搖晃 ・表情愁苦、目光呆滯、對外在刺激無動於衷 ・嘆氣、可能滔滔不絕、言不及義或無法講話，難以了解其溝通訊息 ・無法活動及處理生活事務	

三、診斷檢查

除目前疾病史、健康史、家族史及社會史外，臨床精神醫學診斷通常均藉由會談與觀察資料，再依病人呈現的症狀參照國際疾病分類(ICD)系統或精神科疾病診斷統計手冊(DSM)作為依據，雖常見的量表有：貝克憂鬱量表、漢氏憂鬱量表、漢氏焦慮量表，但僅可作為評估其嚴重度的參考，例如漢氏憂鬱量表在 15 分以上為有意義，15~17 分為輕度，18~21 分為中度，22~24 為重度(severe)，25 分以上為深度(profound)；有學者制訂社會再適應評估量表，作為病人在因應壓力時的評估參考，其中將許多生活事件以分數量化為生活改變單位(life change unit, LCU)，若個案的 LCU 總分越高表示壓力越高，導致生病的可能性也越高。

四、焦慮及相關障礙症

焦慮症、強迫症、創傷及壓力症、身體症狀障礙症、解離症的共通之處在於：

1. 病人具有相當程度的病識感，且無現實感的障礙，不會將病態主觀經驗及幻想，和外在現實環境相混淆，能與外在現實保持接觸。
2. 行為可能受很大的影響，但通常人格未散亂（解離性身分障礙症除外），仍能為社會所接受。
3. 基本而言，這些疾病乃因人格形成的潛在問題、或現實適應的困難所引發，主要源自某些未解決的潛意識衝突所產生的焦慮，此種焦慮有些直接被感覺到，造成病人主觀感受上甚覺痛苦的症狀，而有些則由許多心理防衛機轉加以控制。
4. 雖不如重型精神病（如思覺失調症與雙相情緒障礙症）一般地脫離現實，但求醫過程中極易四處求醫、亂服藥物，以致常造成工作、家庭、經濟方面的障礙，損失不下於精神病病人，因此，此症不只常見於精神科門診，而且遍布於社區醫療及非精神科的各科診療中。

16-2 焦慮症

焦慮症是精神科最常見、比例最高的疾病，是一群以焦慮為主要症狀，當個體遭遇內外在威脅而產生的一種不安、不愉快或可怕的主觀感覺，如沒有安全感、自尊受損等，生理上則產生以自主神經系統為主的症狀，大部分病人具有病識感。在DSM-5 中，焦慮症包含分離焦慮症、選擇性不語症、特定畏懼症、社交焦慮症、恐慌症、特定場所畏懼症、廣泛性焦慮症等。

一、病 因

歸納各種理論，焦慮的促發因素(precipitating factors)如下：

精神分析學派的觀點

佛洛依德(Freud)認為個體在人格發展的過程中，會產生兩種焦慮：生產過程與母親分離導致的原本性焦慮(primary anxiety)，以及成長過程中，自我(ego)無法維持本我(id)與超我(superego)間的衝突所導致的後天性焦慮(subsequent anxiety)。

人際關係學派的觀點

蘇利文(Sullivan)與何妮(Horney)認為，焦慮與早期需要未被滿足及在嬰兒時期的照顧者缺乏同理心有關，而個體的自我在與他人的互動過程中，辨認出個人需求與外在環境相衝突時會產生焦慮，即個體預期或感受到未被重要他人(significant others)認可時，焦慮便由此而生。低自尊、人際關係不佳、分離與失落均容易導致焦慮。

行為學派的觀點

此派學者認為**焦慮是一種「刺激－反應」的過程**，懲罰會引發焦慮（而非刺激本身），因此去除懲罰可降低焦慮，而焦慮可視為個人期望避免痛苦所產生的。

衝突學派的觀點

此派學者認為衝突產生焦慮，焦慮產生無助感，無助感可使衝突更為嚴重。以多拉德(Dollard)與米勒(Miller)對衝突傾向的分析，即雙趨、雙避、趨避、雙重趨避來看，趨避衝突(approach-avoidance dilemma)最容易焦慮、躊躇不前及猶豫不決，例如 17 歲的少女對於談戀愛又期待、又怕受傷害。

認知心理學派的觀點

艾里斯(Ellis)認為，情緒困擾源自於個人對於引發事件存有不合理的信念或內在認知歷程所致。意即個人非理性的內在自我語言對引發事件有著非理性或不合邏輯的分析與解釋時，會產生不適當的情緒與行為反應，焦慮的情緒便是一例。

家庭倫理的觀點

在同一個家庭中會有多位成員患有焦慮症，而焦慮症與憂鬱症(depression)常伴隨或交替出現於病人身上，而一再的焦慮也會導致憂鬱的產生。

存在主義的觀點

此派學者認為焦慮來自於個人的生存、存在於個人的生活中，當面臨虛無感、價值觀受到衝擊甚或死亡時，會出現明顯的焦慮。

生物學的觀點

1. **焦慮時的覺醒狀態形成過程**：外界刺激傳入人體後同時傳向大腦皮質(cerebral cortex)與腦幹(brain stem)的網狀活化系統(reticular activating system, RAS)，大腦皮質判斷該刺激是否具威脅性後，將警訊傳給主掌覺醒(arousal)功能的 RAS。而大腦皮質與 RAS 之間又形成一個回饋控制系統(feedback-control system)，使個體維持在恰當的覺醒程度。

2. **焦慮感受的產生過程：**
   (1) 第四腦室底部外側的**藍斑**(locus coeruleus)上有許多與腎上腺素有關的神經細胞，這些神經細胞與 RAS、下視丘和大腦皮質都有聯絡。焦慮的感覺就是因為這些系統的整合所觸發的。
   (2) 邊緣系統(limbic system)中的杏仁核(amygdala)與海馬迴(hippocampus)，對外界進來的訊息賦予喜、怒、哀、樂等情緒反應，參與焦慮的形成。
   (3) 參與焦慮情緒的神經傳遞物質：上述中樞神經系統之間的諸多訊息傳遞，需要正腎上腺素、血清素及抑制性神經傳遞物質 γ-胺基丁酸(gamma-aminobutyric acid, GABA)的參與。焦慮狀態下，迷走神經與交感神經會**釋出正腎上腺素**、血清素，引發自主神經系統的症狀，GABA 則可阻斷這些神經傳遞物質的接受器(receptors)，**緩解焦慮的情緒**。

正常與異常的焦慮差別是在於程度的不同，而非種類的差異。焦慮的情緒雖可使有心理困擾的人感到煩惱，甚至讓適應良好的人也感覺不適，但正常程度下的焦慮可幫助人們克服困境，激發潛能，達成個人目標（巫，2019）。

思考謬誤(Thinking Errors)

當感到情緒困擾時，經常伴隨著一些當時乍看合理、可信的想法，但近一步檢視會發現與客觀事實不吻合。這些伴隨情緒困擾的想法即為思考謬誤，也稱為認知偏誤(cognitive errors)認知扭曲(cognitive distortions)或扭曲的思考(twisted thinking)，常見的思考謬誤詳見第 10 章。

二、恐慌症(Panic Disorder)

恐慌症病人週期性、突發性地呈現極端不安、恐慌的焦慮狀態，常無緣無故緊張、驚慌及焦慮起來，有一種大禍臨頭或瀕臨死亡的感覺，且是**處於長期性焦慮狀態，而非突發事件所引起**。

(一) 診斷準則

1. 在特定時段內突然發生症狀中 4 項（或以上），並在數分鐘內達最嚴重程度：(1)心悸、心臟怦怦跳或心跳加快；(2)出汗；(3)發抖或顫慄；(4)呼吸短促或透不過氣的感覺；(5)哽塞感；(6)胸痛或不適；(7)噁心或腹部不適；(8)感覺頭暈、步態不穩、頭昏沉或快要暈倒；(9)冷顫或發熱的感覺；(10)感覺異常（麻木或刺痛感覺）；(11)失去現實感（不真實的感覺）或失去自我感（自己心智和身體脫離的感覺）；(12)害怕失去控制或即將發狂；(13)害怕即將死去。
2. 至少其中一次發作有下列其中 1 或 2 個症狀，為期 1 個月（或更久）：
   (1) 持續關注或擔心恐慌再發作或發作的後果，如失去控制、心臟病發作、快要瘋了。
   (2) 出現與發作相關、明顯適應不良的行為，如用來避免恐慌發作的行為，像是避免運動或避免不熟悉的環境。

(二) 治 療

1. **藥物治療**：以三環抗憂鬱劑(TCA)症狀治療，或併用苯二氮平(benzodiazepine, BZD)與選擇性血清素再吸收抑制劑(selective serotonin reuptake inhibitors, SSRIs)，可減輕焦慮症狀。
2. **支持性心理治療**：協助病人解疾病性質，學習調適方法。
3. **行為治療**：運用相互抑制(reciprocal inhibition)原理，以肌肉放鬆或生理回饋，反覆練習，減輕焦慮。
4. 50%恐慌症發作常會有過度換氣的症狀，精神科醫師提醒，不要自己拿紙袋罩住口鼻做緊急處理，否則可能因缺氧導致併發症，發病時可先做其他的事情轉移注意力，讓焦慮感下降，不易造成惡性循環。

三、畏懼症(Phobia)

指病人持續對某物體或情境產生不合理的強烈懼怕，大於實際遇到該物體或情境的可能性，當該物體或情境無法避免時，病人所感受到壓力會變得十分強烈。

(一) 特定畏懼症(Specific Phobia)

過去曾有被畏懼對象傷害的不愉快經驗，當面對畏懼的特定物體或情境無法避免時，會立即產生嚴重的焦慮反應，如同恐慌症的症狀。

心智圖

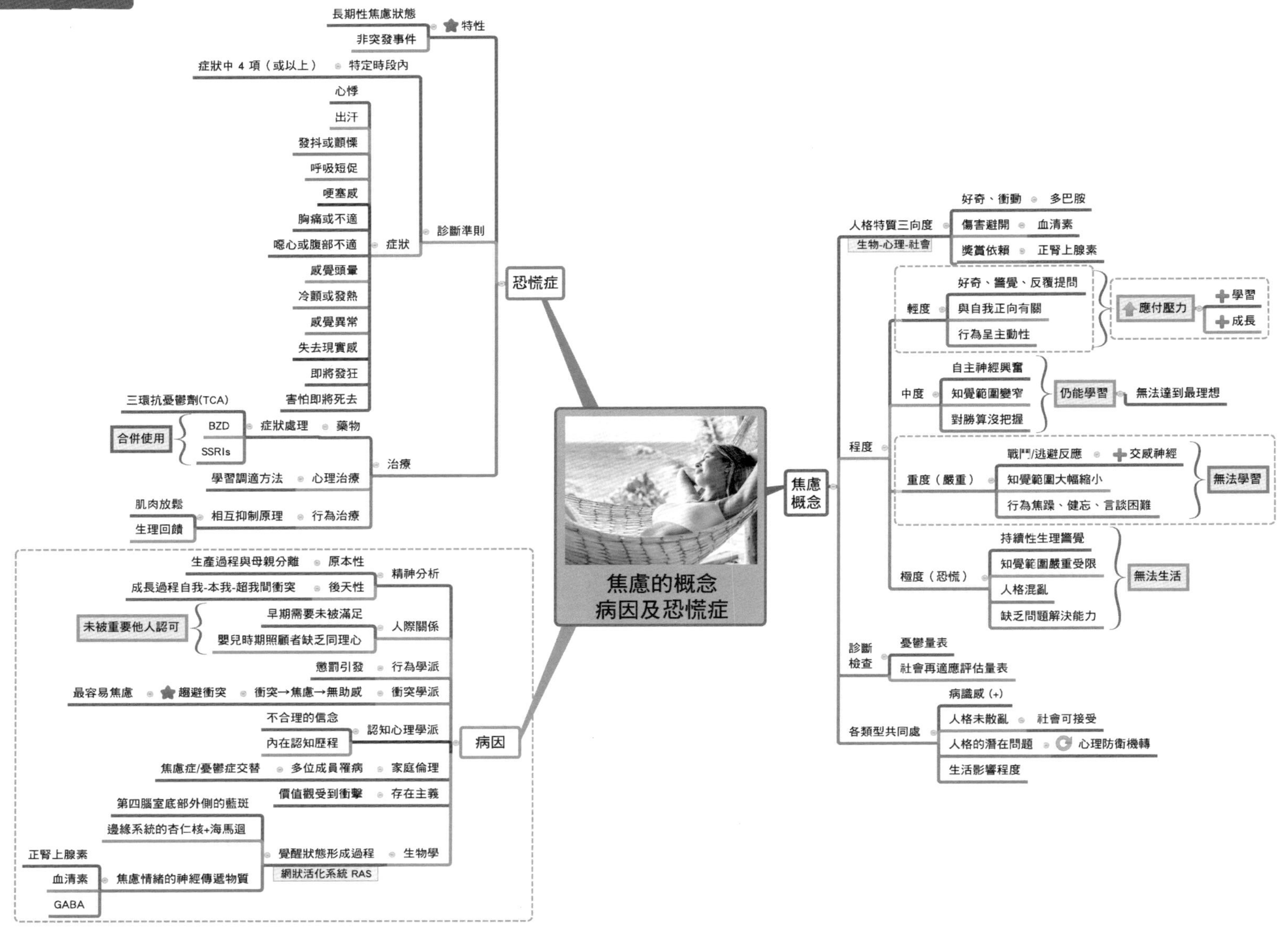
焦慮的概念
病因及恐慌症
焦慮概念
人格特質三向度
生物-心理-社會
好奇、衝動
多巴胺
傷害避開
血清素
獎賞依賴
正腎上腺素
程度
輕度
好奇、警覺、反覆提問
與自我正向有關
行為呈主動性
應付壓力
學習
成長
中度
自主神經興奮
知覺範圍變窄
對勝算沒把握
仍能學習
無法達到最理想
重度（嚴重）
戰鬥/逃避反應
交感神經
知覺範圍大幅縮小
行為焦躁、健忘、言談困難
無法學習
極度（恐慌）
持續性生理警覺
知覺範圍嚴重受限
人格混亂
缺乏問題解決能力
無法生活
診斷檢查
憂鬱量表
社會再適應評估量表
各類型共同處
病識感（+）
人格未散亂
社會可接受
人格的潛在問題
心理防衛機轉
生活影響程度
恐慌症
特性
長期性焦慮狀態
非突發事件
診斷準則
特定時段內
症狀中 4 項（或以上）
症狀
心悸
出汗
發抖或顫慄
呼吸短促
哽塞感
胸痛或不適
噁心或腹部不適
感覺頭暈
冷顫或發熱
感覺異常
失去現實感
即將發狂
害怕即將死去
治療
藥物
症狀處理
BZD
SSRIs
合併使用
三環抗憂鬱劑(TCA)
心理治療
學習調適方法
行為治療
相互抑制原理
肌肉放鬆
生理回饋
病因
精神分析
原本性
生產過程與母親分離
後天性
成長過程自我-本我-超我間衝突
人際關係
早期需要未被滿足
嬰兒時期照顧者缺乏同理心
未被重要他人認可
行為學派
懲罰引發
衝突學派
衝突→焦慮→無助感
趨避衝突
最容易焦慮
認知心理學派
不合理的信念
內在認知歷程
家庭倫理
多位成員罹病
焦慮症/憂鬱症交替
存在主義
價值觀受到衝擊
生物學
覺醒狀態形成過程
網狀活化系統 RAS
第四腦室底部外側的藍斑
邊緣系統的杏仁核+海馬迴
焦慮情緒的神經傳遞物質
正腎上腺素
血清素
GABA

診斷準則

1. 對某一特定事物或情境產生明顯的恐懼或焦慮（如飛行、處於高處、動物、被打針及看見血）。
2. 當面對特定的恐懼事物時，會立即出現顯著恐懼或焦慮。
3. 會逃避或帶著強烈恐懼與焦慮忍受恐懼對象或情境。
4. 此恐懼現象已嚴重影響到個人的日常生活、工作及社交活動。
5. 症狀持續達 6 個月或 6 個月以上。

(二) 社交畏懼症(Social Phobia)

一般人對參加聚會或其他會暴露在公共場合的事情都會感到輕微緊張，但多半對生活不構成負面影響。然而，社交畏懼症病人無法承受這樣的恐懼，導致有些嚴重病人甚至長時間將自己關在家裡，影響生活與人際關係。在面對或進行社交活動時，病人除了會感到焦慮外，多數還伴隨著如臉紅、發抖、異常冒汗、心跳加速、輕微頭痛、暈眩、胸悶、呼吸急促等生理症狀。

診斷準則

1. **暴露在一種或多種可能被別人檢視的社交情境，會感到焦慮或恐懼**。
2. 害怕自己要表現出的行為或顯示出的焦慮症狀會受到負面評價。
3. 這些社交情境幾乎都會引起焦慮或恐懼。
4. 會逃避或帶著強烈恐懼與焦慮忍受社交情境。
5. 此現象已嚴重影響到個人的日常生活、工作及社交活動。
6. 症狀持續達 6 個月或 6 個月以上。

(三) 特定場所畏懼症(Agoraphobia)

焦慮反應會在特定情境下出現恐慌發作，如開車、搭捷運、搭飛機、逛賣場等，病人會產生無法逃離現場的焦慮感，因而感到強大的心理壓力，甚至因此不敢出門。

診斷準則

1. 對於以下 5 種場合中的 2 種（或更多），具有顯著的恐懼或焦慮：(1)搭乘公共交通工具，如汽車、公車、火車、船、飛機；(2)開放空間，如停車場、市場、橋梁；

(3)封閉場所，如商店、劇院、電影院；(4)排隊或在人群中；(5)獨自在家以外的地方。

2. 個案會恐懼或迴避這些場所，因為會聯想到萬一產生類似恐慌症狀時，或其他令人失常或尷尬的症狀時，難以逃脫或無法獲得幫助，如年長者害怕跌倒、失禁。
3. 面臨上述場合時幾乎總是引起恐慌或焦慮。
4. 積極迴避上述場合、需有同伴陪同或忍受強烈的恐懼或焦慮。
5. 此恐懼或焦慮與上述場合所造成的實際威脅，及由社會文化背景層面來看是不成比例的。
6. 此恐懼、焦慮或逃避持續 6 個月或更久。

(四) 治 療

1. **藥物治療**：以 TCA 的 clomipramine (Anafranil®)效果最好，BZD 為輔。
2. **心理治療**：
   (1) 支持性心理治療：支持、同理病人的情緒，鼓勵勇敢面對其恐懼的對象。
   (2) 心理分析或認知心理治療：用以找出病因並予以矯治。
3. **行為治療**：
   (1) 洪水法與系統減敏感法：對於特定場所畏懼症或懼高症病人，在向其說明治療架構引發配合動機後，以洪水法或系統減敏感法逐漸消除恐懼。
   (2) 社交技巧訓練與自我肯定訓練：對社交畏懼症病人可用社交技巧訓練（包括角色扮演、角色互換、角色預演等技巧）反覆練習，加上自我肯定訓練予以行為重塑。

四、廣泛性焦慮症(Generalized Anxiety Disorder)

指在任何時間、地點，病人對二件以上的生活事件產生不實際或過度的焦慮。其特性為一種長時間、廣泛、未集中於特定事物的「**漂浮性焦慮**(free floating anxiety)」，症狀包括：

1. **運動緊張**：如顫抖、坐立不安、無法放鬆或疲倦。
2. **自主神經亢奮**：如心悸、脈搏加速、頻尿、雙手發冷、喉嚨哽塞感、臉色發白或潮紅、**呼吸加速或呼吸困難**。

3. **不安感**：如注意力無法集中、憂慮、擔心、害怕、沉思及失眠。
4. **過度警覺**：如過度巡查環境、激躁不安及精神渙散。

(一) 診斷準則

1. 針對許多事件或日常活動（如工作或學業成就）過度焦慮及擔憂，至少有 6 個月的期間，有擔憂的時間比不擔憂時間長。
2. 病人覺得難以控制其擔憂。
3. 焦慮和擔憂合併著下列症狀 3 項或更多：(1)無法休息，或感覺浮躁或心情不定；(2)容易疲累；(3)難以集中注意力，或腦中一片空白；(4)易怒；(5)肌肉緊張；(6)睡眠障礙（如難入睡或睡眠難以持續、或睡不安寧而對睡眠不滿意）。
4. 造成病人明顯痛苦，或社交、職業或其他重要功能損傷。

(二) 治 療

1. **藥物治療**：臨床上多以 benzodiazepine 類的抗焦慮劑（如 Ativan®、Librium®、Valium®與安眠藥 Eurodin®、Mogadon®等）協助病人緩解焦慮、鬆弛肌肉與安眠。
2. **心理治療**：
   (1) 分析性心理治療：找出病人焦慮的原因，並學習因應及調適的方法。
   (2) 認知治療：以正確、合理的想法修正錯誤或扭曲的想法，如理性情緒治療法 (rational-emotive therapy, RET)，以消除焦慮。
3. **行為治療**：
   (1) 系統減敏感法：以循序漸進的方式，修正對事物過度焦慮的偏差行為，讓焦慮逐漸減輕甚至消失。
   (2) 肌肉鬆弛法：加以練習後，於症狀發作或面臨壓力時使用，以減輕身心症狀。
   (3) 生理回饋法：藉由儀器對身體狀態（如指溫）的監測（焦慮時末梢血管收縮、四肢冰冷），以放鬆、舒適的姿位，配合緩慢呼吸，降低焦慮感後體會並增強放鬆的感覺，逐漸消除焦慮。

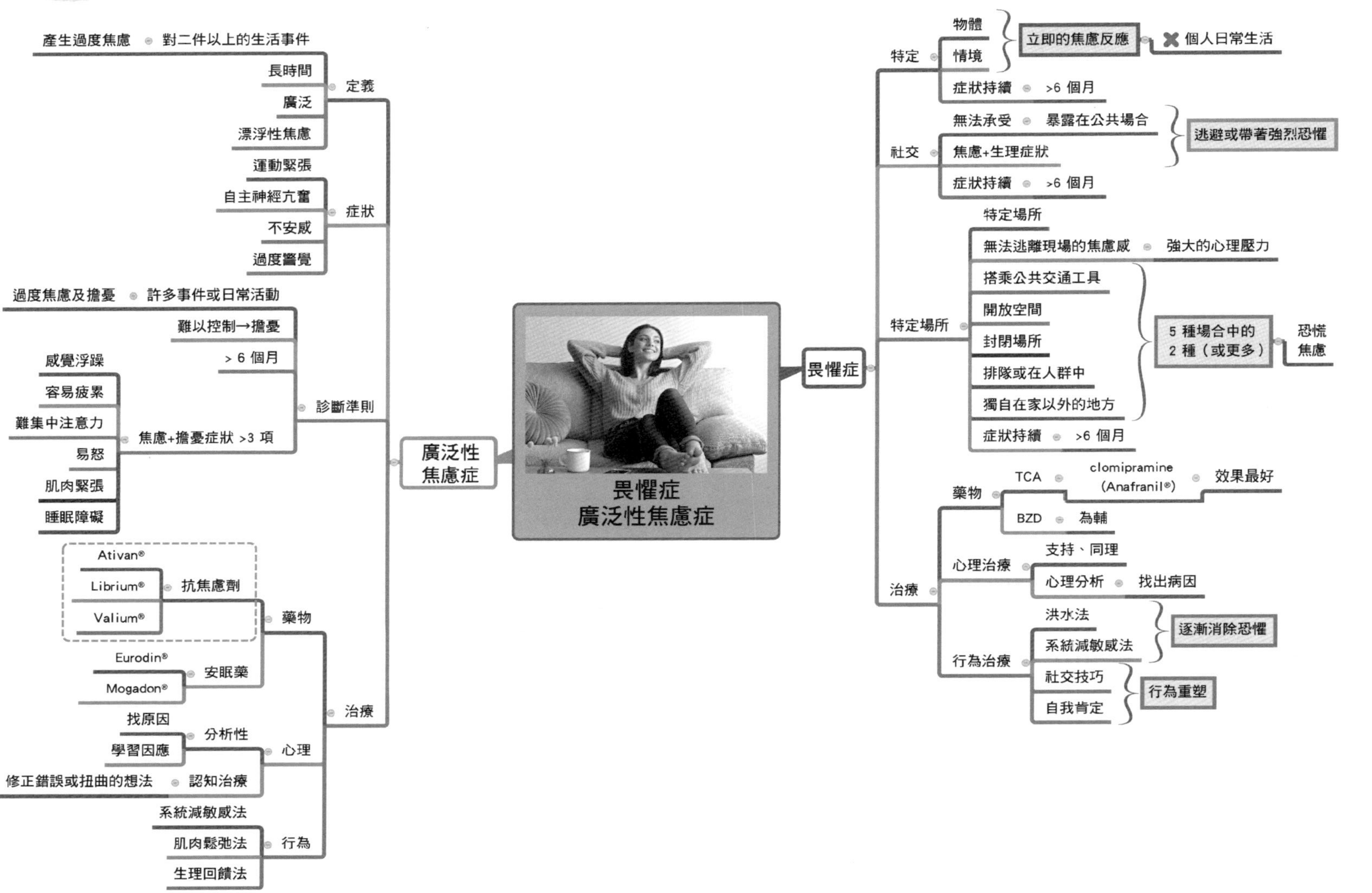
心智圖
畏懼症
廣泛性焦慮症
廣泛性焦慮症
定義
產生過度焦慮
對二件以上的生活事件
長時間
廣泛
漂浮性焦慮
症狀
運動緊張
自主神經亢奮
不安感
過度警覺
診斷準則
過度焦慮及擔憂
許多事件或日常活動
難以控制→擔憂
> 6 個月
焦慮+擔憂症狀 >3 項
感覺浮躁
容易疲累
難集中注意力
易怒
肌肉緊張
睡眠障礙
治療
藥物
抗焦慮劑
Ativan®
Librium®
Valium®
安眠藥
Eurodin®
Mogadon®
心理
分析性
找原因
學習因應
認知治療
修正錯誤或扭曲的想法
行為
系統減敏感法
肌肉鬆弛法
生理回饋法
畏懼症
特定
物體
情境
立即的焦慮反應
個人日常生活
症狀持續
>6 個月
社交
無法承受
暴露在公共場合
逃避或帶著強烈恐懼
焦慮+生理症狀
症狀持續
>6 個月
特定場所
特定場所
無法逃離現場的焦慮感
強大的心理壓力
搭乘公共交通工具
開放空間
封閉場所
排隊或在人群中
獨自在家以外的地方
5 種場合中的
2 種（或更多）
恐慌
焦慮
症狀持續
>6 個月
治療
藥物
TCA
clomipramine
(Anafranil®)
效果最好
BZD
為輔
心理治療
支持、同理
心理分析
找出病因
行為治療
洪水法
系統減敏感法
逐漸消除恐懼
社交技巧
自我肯定
行為重塑

五、分離焦慮症(Separation Anxiety Disorder)

病童與主要依附人或家庭分離後，會產生明顯的焦慮反應，表現出反抗、哭鬧、拒絕等行為。可能拒絕外出、上學、工作，或家長不在身旁就不能入睡、做關於迷路或被綁架的惡夢，與家長分離時可能會有胃痛或噁心的身體抱怨。此症狀在兒童及青少年至少持續 4 週，成人一般持續 6 個月以上。

16-3 強迫症及相關障礙症

強迫症已於 DSM-5 中獨立為一個診斷，並增列 4 個相關疾病，包括身體臆形症、儲物症、拔毛症、摳皮症。

一、病 因

神經解剖理論

強迫症被認為與皮質－紋狀體－視丘皮質迴路(cortical-striatal-thalamo-cortical circuits)病變有極高相關性；另外，神經心理測驗學顯示，類似前額葉病變的病人會有操作及視覺記憶的認知缺損；腦部檢查亦發現眼眶額葉皮質、尾狀核的活性增強。此外也有學者提出強迫症的神經解剖模式，認為病人的尾狀核在接受外界環境刺激時，無法過濾不重要的訊息，導致過多的危險害怕訊息上傳至視丘與眼眶額葉皮質，使原本負責計畫、整合、評估及調控行為的眼眶額葉過度反應，結果變成反覆不斷執行檢查等動作。

神經生化理論

許多傳導物質在強迫症扮演重要角色，例如**血清素**及多巴胺等，依此，目前對強迫症有效的治療藥物都是作用在血清素系統。

基因學理論

1986 年 Rasumussen 與 Tsuang 即有研究顯示同卵雙胞胎同樣發病的比率為 63%，高於異卵雙胞胎，病人的一等親也比控制組有更高的比例受到強迫症的影響，確切的遺傳模式至今仍不清楚。

二、強迫症(Obsessive-Compulsive Disorder, OCD)

反覆以反向、抵消作用消除因強迫意念或強迫行為而產生之高度焦慮的一種焦慮障礙症。強迫症病人會陷入意念或行為障礙中，強迫思想甚至會突然闖入，使病人無法抗拒，嚴重影響病人日常生活、工作或一般社交活動，病人**通常發病前即有求全、完美的傾向，強調事情的是非，缺少通融變化**。

強迫症症狀包括**反覆的強迫思考**(obsession)**與強迫行為**(compulsion)，強迫性思考是指想法不停在腦海中盤旋，病人無法克制地反覆去想某件事，如災難、車禍、生病等。強迫行為是指病人反覆進行某些行為，不去做就會非常焦躁不安，如不斷洗手、反覆檢查門窗等。**病人通常具有病識感，且理解這些強迫性想法**。臨床上，病人的意念或行為主要包括兩個部分：

1. **抵消**(neutralization)：針對不適切、病態性意念、衝動、慾望、感覺或行為，藉著心理防衛機轉（**隔離**、轉移、**抵消**、**反向**等）及其他想法或儀式化行為來抵消。
2. **焦慮**(anxiety)：當病人把強迫意念或強迫行為解釋為增加個人責任的指標，無力抵抗或消除時，就會產生焦慮。例如某太太因先生有外遇，想在先生的餐具下毒，又覺得此種想法太過歹毒，內心倍感焦慮，因此不斷洗碗盤，**希望藉此儀式化行為來抵消心中的焦慮**。

佛洛依德認為此類病人內心常處在一種愛恨交集的狀態，**可能源自於肛門期發展時受到阻礙，而產生所謂的肛門型人格**（陳，1996）。

診斷準則

A. 出現強迫思考、強迫行為或兩者兼具：

1. 強迫思考：
   (1) **反覆而持續地有著想法、衝動或影像，有時令病人感到它們都是突然闖入**(intrusive)**，且為不合宜或不被接受的，並造成明顯的焦慮與困擾**。
   (2) 這些想法、衝動或影像不僅是對現實生活的過度憂慮而已。
   (3) 病人會企圖忽視或壓抑這些想法、衝動或影像，或試圖用其他想法或行為來抵消(neutralize)。
   (4) 病人能理解這些強迫性想法、衝動或影像是自己心中產生的（而非如思考插入般由外界所強加）。

2. 強迫行為：
   (1) 病人感受到重複的行為（如洗手、排順序、檢查）或心智活動（如祈禱、計數、重複默念字句）是基於某種強迫意念，或依據某種需要嚴格遵守的規則而必須去執行。
   (2) 這些行為或心智活動是為了避免或減少痛苦、或避免某些可怕的事件或情境，然而這些行為或心智活動與所欲抵消或避免的事物之間，若不是沒有現實途徑的關聯性，就是程度上明顯過度。

B. 這些強迫意念與強迫行為已造成顯著痛苦，且浪費時間（每日超過 1 小時），或嚴重影響病人的日常生活、職業（或學業功能）、或一般社交活動時。

三、身體臆形症(Body Dismorphic Disorder)

執著於自己感受到自身的瑕疵或缺陷，關注的部位與個人社會文化背景有關，如女性較關注乳房、體重、腿部是否勻稱，男性關注肌肉量、髮量等，隨時間變化，關注部位也可能隨之轉換。此類病人會出現重複照鏡子、過度化妝打扮、過度節食或運動等強迫症狀，有的病人變得開始不敢出門，或對他人產生敵意，長期下來嚴重影響病人生活、人際及社會功能，易與憂鬱症、焦慮症或恐慌症等疾病產生共病。然而病人通常病識感不佳，多不願意至精神科求診，但會不斷尋求皮膚科或整形外科協助。

診斷準則

1. 執著於自己感受到的一種或多種身體外觀的瑕疵或缺陷，但別人無法察覺或認為只是輕微的瑕疵。
2. 在疾病過程中的某些時候，對外表的擔心已表現在做出一些重複行為（如照鏡子檢查、過多的打扮、摳皮膚或再三尋求保證），或心智活動（如與他人比較自己的外貌）。
3. 明顯造成病人苦惱或社交、質借或其他重要領域功能減損。

四、儲物症(Hoarding Disorder)

指難以丟棄所有物或與之分離，導致物品的屯積，因而影響居住場所、工作或社交。近年來儲物症在歐美、日本漸漸開始受到關注，病人可能從 11~15 歲開始慢慢發病，以 50~60 歲病人居多，症狀會隨年齡加重，且有家族傾向。

病人住所可能堆滿了紙張、書籍、衣物和容器，甚至廢物、食物和動物，使家裡擁擠凌亂、無法住人，但病人通常不覺得這是問題。病人捨不得丟棄收集的物品，深怕一旦丟了，未來會因需要用到而後悔，這些看起來沒有價值的物品對病人來說相當重要，若未經同意強行清除，可能導致病人產生嚴重的心理創傷。

診斷準則

1. 持續難以丟棄所有物或與之分離，不管其實際價值如何。
2. 這種困難源自於覺得有保存這些物品的需求，及對丟棄物品會感到苦惱。
3. 導致物品囤積，使居住場所擁擠、凌亂不堪，以致無法有效使用居住地。
4. 引起明顯苦惱或社交、職業或其他重要領域功能減損。

五、拔毛症(Tricotillomania)

一再地拔除毛髮導致毛髮量減少，雖企圖停止，但仍無法自控，造成外表多處呈現不規則脫毛現象，常見部位有頭髮、眉毛、睫毛、陰毛、腋毛等。病人拔毛行為多是短暫性的，拔毛前有明顯的焦慮和不安，拔毛後則感到愉快、滿足、心理壓力降低。約 1~4%人患有此症，兒童期發病者男女比例相當，青少年、成人病人以女性居多，有時病人會合併強迫症、憂鬱症、強迫型人格障礙症、邊緣型人格障礙症，病因多與心理壓力源有關，如家庭關係不協調、課業壓力、父母離異等。

診斷準則

1. 一再拔毛髮導致毛髮量減少。
2. 重複企圖減少或停止拔毛髮。
3. 引起明顯苦惱或社交、職業或其他重要領域功能減損。

六、摳皮症(Excoriation)

為了解除緊張、焦慮，一再地摳除皮膚上的小瑕疵，導致皮膚損傷、留下新舊疤痕，雖企圖停止，但仍無法自控，不僅影響病人自信心，嚴重者甚至摳到流血或皮膚感染，造成蜂窩性組織炎等嚴重後遺症。

診斷準則

1. 一再地摳皮膚造成皮膚損傷。

2. 重複減少或停止摳皮膚。

3. 引起明顯苦惱或社交、職業或其他重要領域功能減損。

七、治療

1. **病情嚴重時：**
   (1) 藥物治療：以**三環抗憂鬱劑**(TCA)**的** clomipramine、**選擇性血清素再吸收抑制劑**(SSRIs)**中的** fluvoxamine (Luvox®)、抗精神病藥物及抗焦慮藥物來治療。
   (2) 支持性心理治療：以接納、同理、不批判的態度，增強病人的信心、相信不會發生可怕的事情（如真的在先生碗盤裡下毒），以減輕其焦慮。

2. **病情緩和時：**
   (1) 行為治療：以相互抑制法、系統減敏感法矯正強迫行為。
   (2) 分析性心理治療：針對能以心理學眼光不斷省察自己，即具「心理學的心靈(psychological mind)」的病人，協助其分析、領悟儀式化行為的意義，洞察使用的心理防衛機轉，探究問題的根源與潛意識的實際衝動，增進自我了解；並尋求疾病與焦慮的因應，及衝動、慾望的處理。

16-4 創傷及壓力相關障礙症

創傷及壓力相關障礙症指個人經歷嚴重創傷或壓力事件後，所出現的生、心理症狀。和強迫症一樣，於 DSM-5 從焦慮症中獨立成為一個診斷，其相關障礙症包括創傷後壓力症、急性壓力症、反應性依附障礙症、失抑制社會交往症、適應障礙症、其他特定的創傷和壓力相關障礙症、非特定的創傷和壓力相關障礙症。

一、病因

1. **多重壓力：**同一時段內遭遇到兩個以上不尋常的壓力事件，使個體一時無法承受，如喪偶又失業。

2. **先前經驗影響：**面臨失落或挫折時，喚起過去傷痛的回憶，無法釋懷。例如女孩得知病重摯友去世的消息，一直無法接受前往弔唁，原因是想起幼年時姊姊意外身亡，心中無法平息。

平常適應良好的個體對於特定壓力事件，也可能出現過度反應的表現，包括：害怕、焦慮、憂鬱、退縮及身體不適等。圖 16-1 為因應能力與對於問題的警覺度之關係(Simmons & Daw, 1994)。A 點與 C 點的因應能力最差，而 B 點表示對問題有適度的警覺性，且因應壓力的能力最佳。

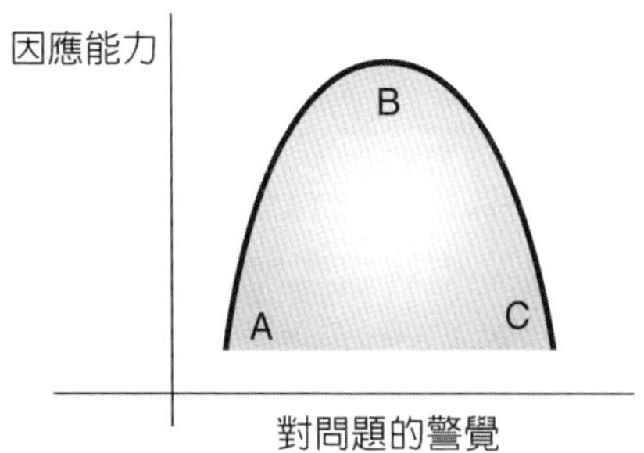

圖 16-1　因應能力與對於問題的警覺度之關係

二、創傷後壓力症(Post-Traumatic Stress Disorder, PTSD)

指個人曾遭遇、目睹或被迫面對具死亡威脅，或可能破壞身體完整的事件等不尋常心理創傷，如火災、地震、車禍、綁架、性侵害，**產生生理或行為症狀超過 1 個月以上**。

(一) 症 狀

1. **心理層面：**
   (1) **創傷事件再度體驗：該事件在腦海中以不同形式反覆體驗、回想或幻想**，或在夢中反覆出現、幻想該事件再度發生、心裡產生強烈的害怕、無助感或恐怖的感覺（病人若是兒童可能呈現混亂或激動的行為）。
   (2) **對該事件一直逃避不敢去談、去想、去感覺，對周圍事物顯得漠不關心，神情沮喪及疲憊**。
   (3) 警覺度增加：注意力不集中及記憶力減退。
   (4) **存活者的罪惡感**：面對災難事件，有些存活者會有罪惡感，覺得自己為什麼活下來，而這些自責與罪惡感往往是導致自殺的開端。
   (5) **通常使用潛抑的防衛機轉**。
2. **生理層面：過度警覺**、不安、入睡困難、睡眠品質差及失眠。

3. **行為層面**：出現逃避行為，與人疏離、對日常生活事件變得反應遲鈍，避免重新面對創傷經驗。

(二) 診斷準則

1. **個人曾遭遇、目睹、或被迫面對具死亡威脅或可能破壞身體完整的事件等不尋常的重大事件引發心理創傷後**。
2. 針對創傷事件，病人反覆經歷到下列一種侵入性症狀：
   (1) 有關創傷事件的痛苦影像、想法或認知反覆闖入記憶中。
   (2) 反覆夢見創傷事件。
   (3) 出現解離症狀，病人的行為與感受彷彿創傷事件又將重演，包含創傷經驗歷歷在目的感覺、錯覺、幻覺，及清醒或中毒時解離性瞬間經驗再現(flashback)。
   (4) 當身處象徵或類似創傷事件的內在或外在相關情境時，感覺到心理困擾。
   (5) 當身處象徵或類似創傷事件的內在或外在相關情境時，出現生理反應。
3. **病人持續逃避與此創傷有關的刺激，出現下列症狀 1 項以上**。
   (1) 努力逃避與創傷有關的想法、感覺或話題。
   (2) 努力逃避會激起創傷回憶的活動、地點或人物。
4. 出現與創傷事件有關的認知與情緒上的負面變化，出現下列症狀 2 項（或以上）。
   (1) 無法回想創傷事件的重要部分。
   (2) 持續誇大的負面信念，如我很糟、世界很危險。
   (3) 對創傷事件的因果有持續的扭曲的認知，導致自責或責怪他人
   (4) 持續的負面情緒，如恐懼、罪惡感、羞愧。
   (5) 對重要活動參與的興趣明顯降低或減少參與。
   (6) 對他人有疏離感或與他人疏遠。
   (7) 情感範圍侷限，如無法感受到愛。
5. 持續有警覺度增加的症狀（創傷事件前未曾有過），出現下列症狀 2 項（或以上）：
   (1) 易怒或攻擊行為（包括口語或行為上的）。
   (2) 出現自殘行為。
   (3) 過度警覺。

(4) 誇大驚嚇反應。

(5) 難以集中注意力。

(6) 難以入睡或難以維持睡眠狀態。

6. 症狀持續超過 1 個月。

7. 以上症狀導致病人痛苦、或造成社交、工作及其他重要功能的損傷。

(三) 治 療

1. **藥物治療**：臨床上多以選擇性血清素回抑制劑(SSRIs)類抗憂鬱劑做為中一線治療藥物；benzodiazepine 類的抗焦慮劑（如 Ativan®、Lexotan®及 Valium®等）則作為症狀治療。

2. **心理治療**：

(1) 分析性心理治療：找出病人創傷事件與焦慮原因，並學習因應及調適的方法。

(2) 認知治療：引導病人確認並駁斥導致其罪惡感的錯誤認知，採用能促進情緒平衡的理性想法。

3. **認知行為治療**：治療重點為**引導病人修正對創傷事件起因與結果的扭曲認知**。

(1) 以漸進式肌肉放鬆或緩慢的腹式呼吸，協助病人減輕症狀發作時的焦慮。

(2) 想像暴露法：當病人於肌肉放鬆後，讓病人想像當時的創傷事件，配合認知修正，協助病人無懼地進入，並面對過去所逃避的情境。

三、急性壓力症(Acute Stress Disorder)

指個人曾**遭遇、目睹、或被迫面對具死亡威脅或可能破壞身體完整的事**件等不尋常的重大事件引發心理創傷後，症狀與創傷後壓力症相似，不過創傷後壓力症的症狀更強烈，**出現於災後 3 個月，產生生理或行為症狀持續 3 天到 1 個月以上**，會出現易怒行為和無預警發怒，病人會避免接觸與創傷事件有關的物件或場合。

四、適應障礙症(Adjustment Disorder)

在可以被確認的壓力源發生後 3 個月內，出現的情緒或行為症狀，且當壓力源解除後，症狀不超過 6 個月。適應障礙症是一種對於壓力不能調適的疾病，病人會出現憂鬱、緊張、焦慮、不安、害怕等情緒，並可能伴隨行為規範障礙（如打架、嗑藥、逃學)，壓力源大多是一般可調適的壓力，但病人的反應卻非常強烈，如遭人辱罵而心情低落、想翹課。

五、反應性依附障礙症(Reative Attachrment Disorder)

兒童對照顧者持續性的呈現壓抑、情感退縮的行為症狀（如苦惱時很少、幾乎不尋求安慰)，且合併有社交與情感障礙（如鮮少對他人有社交或情感上的回應、正面情感有限、與照顧者互動時呈現易怒、悲傷或恐懼)，此兒童曾經歷極度缺乏照顧的情境。

六、失抑制社會交往症(Disinhibited Social Engagement Disorder)

兒童會主動接近、與陌生成年人幾乎不保留、親密的互動，且毫不猶豫的願意跟著陌生成年人走，而不再回頭探詢照顧者，症狀持續超過 12 個月。此症相當罕見，可能發生於曾經歷極度缺乏照顧的兒童，如因社交忽略或剝奪而缺乏關愛、一再更換主要照顧者、在不尋常的環境被扶養，其他族群兒童幾乎不會發生。

16-5 身體症狀及相關障礙症與解離症

一、身體症狀及相關障礙症

身體症狀相關障礙症指病人將心理問題轉為身體症狀，但生理上找不到病因，其症狀表現受性格與社會文化因素影響，此類病人**應先做徹底身體檢查去除身體疾病的可能**。在 DSM-5 中的診斷包括身體症狀障礙症、轉化症（功能性神經症狀障礙症)、罹病焦慮症、人為障礙症、受心理因素影響的其他身體病況、其他特定的身體症狀及相關障礙症、非特定的身體症狀及相關障礙症等。

(一) 病 因

歸納各種理論，身體症狀及相關障礙症的促發因素如下：

心智圖

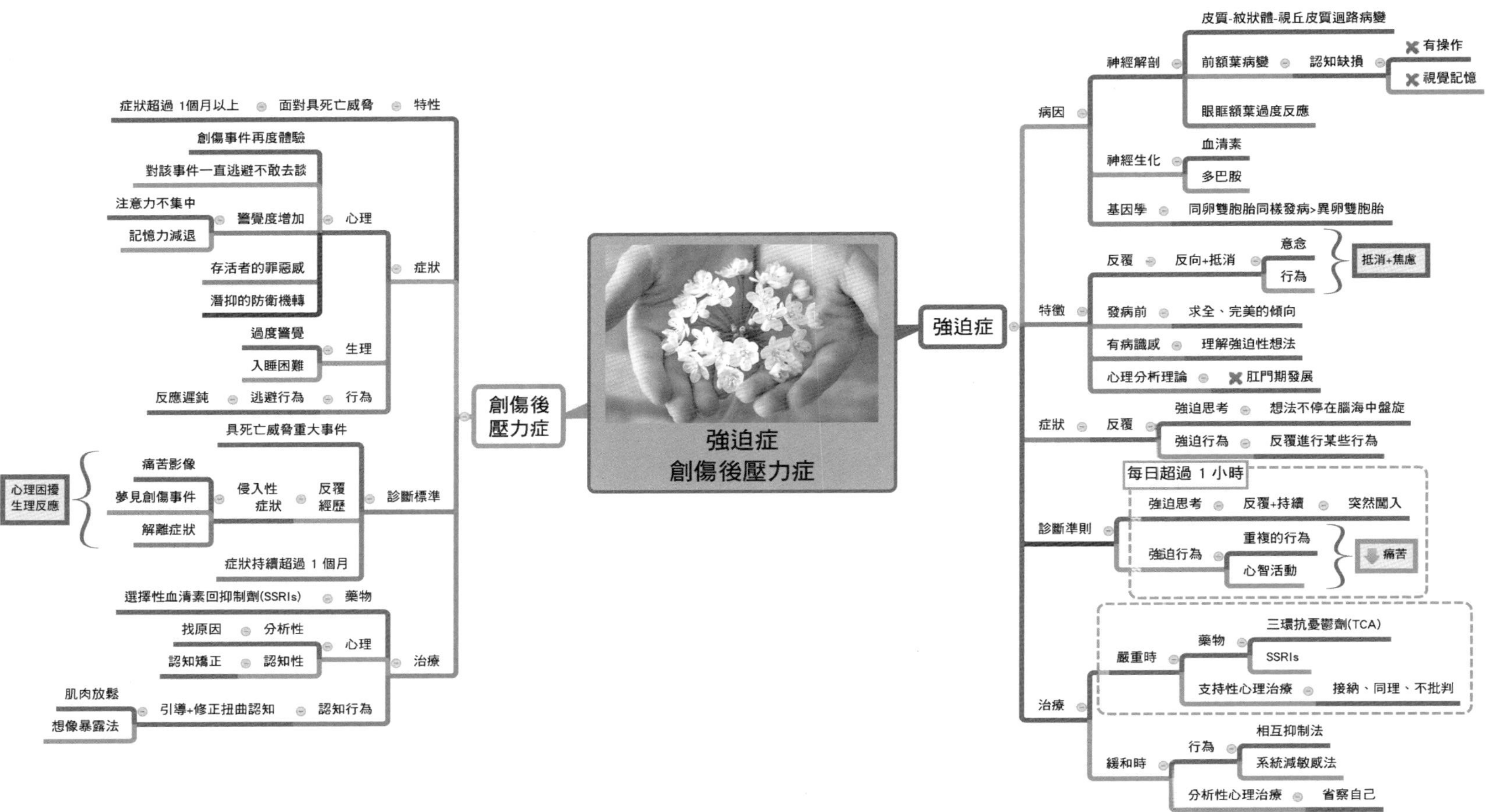
強迫症
創傷後壓力症
強迫症
病因
神經解剖
皮質-紋狀體-視丘皮質迴路病變
前額葉病變
認知缺損
有操作
視覺記憶
眼眶額葉過度反應
神經生化
血清素
多巴胺
基因學
同卵雙胞胎同樣發病>異卵雙胞胎
特徵
反覆
反向+抵消
意念
行為
抵消+焦慮
發病前
求全、完美的傾向
有病識感
理解強迫性想法
心理分析理論
肛門期發展
症狀
反覆
強迫思考
想法不停在腦海中盤旋
強迫行為
反覆進行某些行為
診斷準則
每日超過 1 小時
強迫思考
反覆+持續
突然闖入
強迫行為
重複的行為
心智活動
痛苦
治療
嚴重時
藥物
三環抗憂鬱劑(TCA)
SSRIs
支持性心理治療
接納、同理、不批判
緩和時
行為
相互抑制法
系統減敏感法
分析性心理治療
省察自己
創傷後壓力症
特性
面對具死亡威脅
症狀超過 1個月以上
症狀
心理
創傷事件再度體驗
對該事件一直逃避不敢去談
警覺度增加
注意力不集中
記憶力減退
存活者的罪惡感
潛抑的防衛機轉
生理
過度警覺
入睡困難
行為
逃避行為
反應遲鈍
診斷標準
具死亡威脅重大事件
反覆經歷
侵入性症狀
痛苦影像
夢見創傷事件
解離症狀
心理困擾
生理反應
症狀持續超過 1 個月
治療
藥物
選擇性血清素回抑制劑(SSRIs)
心理
分析性
找原因
認知性
認知矯正
認知行為
引導+修正扭曲認知
肌肉放鬆
想像暴露法

精神分析學派的觀點

佛洛依德認為，由於個體在性蕾期的發展過程中發生固著現象(fixation)，導致人際關係上的困難，**為獲取他人關愛便運用心理防衛機轉**，將本身無法接受或面對的心理衝突或敵意，**運用否認、潛抑與轉化等心理防衛機轉**轉移到潛意識裡而無法察覺，而**焦慮則轉變為有意義的身體症狀**。

行為學派的觀點

此派學者認為身體症狀相關障礙症是在人際互動中學來的。症狀的表現帶來兩種收穫：

1. **主要收穫**(primary gain)：以身體症狀掩飾無法調適的情緒困擾，並減輕焦慮。
2. **附帶收穫**(secondary gain)：利用身體症狀形成生病角色，滿足其依賴的需求，達到引人注意、減輕應負的責任、操縱周遭環境等目的，而這些附帶收穫可能導致身體症狀相關障礙症症狀的增強。

人格特質的因素

曾有學者針對轉化症進行研究，發現此類病人性格具有「歇斯底里性人格」，即具戲劇性、炫耀性、情緒不穩、依賴性強、強烈愛自己、操縱他人及引誘他人注意等特徵，然而有此種性格的人並不一定會表現出轉化症的症狀。

焦慮的因素

有學者認為身體症狀相關障礙症根源於病態性焦慮(pathological anxiety)，意即引發焦慮的壓力源已消失或不存在，而病人心中卻遺留著不安的感覺，即想像的威脅(imagined threat)或感受到的威脅(perceived threat)。引發病態性焦慮的壓力源可能來自於潛意識中不能被意識層面所接受的想法、感覺、希望、慾望或衝動。

生活壓力的因素

這類疾病的發生多與生活壓力事件有關，**病人在遭受挫折時產生身體症狀**，藉以壓抑潛在的心理衝突，但在意識層面上，對症狀背後所隱藏的心理因素或情緒（如憂鬱、焦慮及憤怒）全然無法察覺，以症狀來呈現或代替心中的依賴需求或強烈的敵意。

成長過程的因素

有研究發現，此類病人大多生長在充滿暴力、不和睦、社經地位較低的家庭。

社會文化的因素

在民族特性較保守內向、避免衝突的社會，或是對於心理感受與情緒表達較無法認同或接受的社會文化中，個體不易自我開放，人際相處間彼此的意見或觀點不同時，多以隱忍、壓抑或潛抑來處理問題，將挫折或衝突轉化、呈現出身體不適或身體症狀，反而較被社會文化允許與接受。

生理的因素

轉化症病人的中樞神經系統中的覺醒中心較敏感，抑制了感覺運動神經輸入的刺激，以致心理狀態較不恆定，較易接受環境訊息的暗示。也有學者認為，壓抑的衝突被刺激之後，加強了個體的焦慮，因此激發了自主神經系統，而每個人的身體都有某些特定的系統比其他系統脆弱，可能會產生器官變化，出現身體症狀相關障礙症的症狀。

綜合而言，由於認知思想、情緒感受與行為表現的快速連結，負向的情緒感受（如焦慮、憤怒）儘管經過潛抑，仍會間接或隱約地表現在行為上，認知方面導致無法理性思考，進一步增強負向情緒感受，造成惡性循環，導致問題更為嚴重（圖 16-2）。

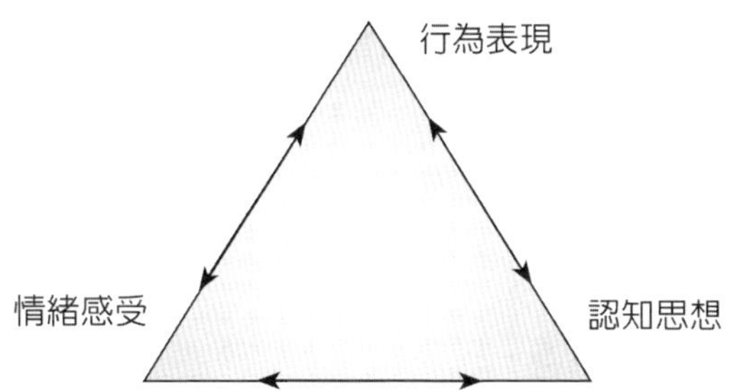

圖 16-2　認知思想、情緒感受與行為表現三者之間的關係

資料來源：Simmons, M., & Daw, P. (1994). *A practical workbook: Stress, anxiety, depression*. Eynsham.

(二) 身體症狀障礙症(Somatic Symptom Disorder)

起因於心理或情緒壓力，以身體症狀為主要表現的一種疾病，其症狀多呈現於自主經系統支配的器官，如噁心、嘔吐、胃痛、腹瀉、胸痛、心悸、呼吸急促等。好發於 30 歲之前，病人**常有長期、複雜的就醫史**，對病症的描述常模糊、前後矛盾，症狀多種且會改變、不固定，一下子抱怨頭痛，一下子又抱怨背痛、消化不良等。

診斷準則

1. 一種或一種以上造成生活困擾的身體症狀。
2. 伴隨下列過度想法、感覺、行為至少一項：
   (1) 過度擔心症狀嚴重性。
   (2) 對於健康或症狀抱持高度焦慮。
   (3) 因擔心健康狀況而投入過多時間與精力。
3. 雖然任何一種身體症狀不見得都會持續存在，但有症狀的狀態通常是持續的（一般超過 6 個月）。

治 療

需內科治療與精神科治療同時併行。

1. 內科方面：徹底的身體理學檢查、確認診斷，去除生理疾病的可能性。**除非心理問題已改善，否則身體症狀不易解除。**
2. 精神科方面：給予病人疾病護理指導，協助面對與處理情緒以減輕身體症狀。

(三) 轉化症(Conversion Disorder)

轉化症在古代西方被稱為歇斯底里症(hysteria)，病人將心中不安的衝動、慾望或情緒衝突，**選擇性的轉化為感覺或運動系統的功能障礙**，如癱瘓、失明、抽搐、不能說話等，但症狀**經身體檢查後，卻無法以已知的身體疾病或病理機轉來解釋**。

症 狀

一般臨床可見症狀分為三種：

1. **感覺功能異常**：如肢體感覺麻木、突然失明、失聰。
2. **運動功能異常**：如無法行走、站立。
3. **心因性癲癇**：肢體抽搐，腦波圖上沒有異常，但卻出現類似癲癇發作的情況。

當病人面對衝突事件時，會誘發個體原本被壓抑在潛意識的衝動本能，為了消除焦慮和壓力，於是轉化成不能說話、不能動等身體症狀，藉以逃避不喜歡的活動，或掩飾困擾情緒、減輕焦慮，此為轉化症狀所帶來的**主要收穫**(primary gain)。身體症狀能使病人獲得環境的支持、他人的關懷或新的人際關係，藉以引起他人注意、操縱他人行為，此為轉化症狀所帶來的**附帶收穫**(secondary gain)，病人的症狀可能會因附帶收穫而被強化。

另一方面，病人對自己的生理症狀並不覺得在乎、擔心、著急或痛苦，呈現一種「漂亮的漠不關心(la belle indifference)」或稱精神性淡漠的態度，不像身體症狀障礙症或罹病焦慮症病人對症狀感到害怕或擔憂。一般而言，轉化症的症狀具以下特性：

1. **與心理因素有關**：環境刺激及病人的心理衝突、需求或重大壓力事件，與症狀的發生或惡化有明顯的先後關係，即病人藉身體語言(body language)或症狀來表達不安、恐懼或憤怒，故具有象徵性意義。
2. **症狀是可逆的**：在自然入睡後或經由催眠誘導入睡後，症狀會消失。
3. **戲劇性人格特質**(dramatic personality trait)：病人略顯誇張，症狀只在有人的地方發作，甚至喜歡表演其症狀。

診斷準則

1. 一種或多種自主運動或感覺功能缺失的症狀，此症狀如同一種神經學症狀或其他一般內科疾病症狀。
2. 臨床證據顯示，此症狀與特定的身體或神經疾病不符合。
3. 經適當的檢查後，此症狀無法以一般醫學（或內科）狀況或精神疾病來解釋。
4. 此症狀造成病人甚為痛苦，或社交及職業等功能受損。

症狀類型可分為：(1)無力或癱瘓型；(2)異常動作型，如顫抖(tremor)、肌張力(dystonic movement)或肌陣攣(myoclonus)、步態(gait)障礙症；(3)吞嚥症狀型；(4)語音症狀，如發音障礙、口齒不清；(5)癲癇發作型；(6)麻木或感覺喪失型；(7)特殊感覺症狀型；(8)混和症狀型。

治 療

1. **藥物治療**：於身體症狀嚴重時，可予鎮靜劑、抗焦慮劑或安慰劑(placebo)。
2. **重建性心理治療**：探討並去除疾病的誘因，教導情緒疏通與問題的處理方法。
3. **家庭治療**：重新調整家庭成員的互動模式，改變對症狀過度關懷的態度，學習彼此直接表達感受與期待，以減少病人的附帶收穫，矯正症狀。

(四) 罹病焦慮症(Illness Anxiety Disorder)

病人過分關心自己的身體狀況，錯誤解釋身體症狀，經常擔心自己生病或認為自己已罹患嚴重疾病。即使醫師保證，病人仍無法放棄害怕罹病或相信自己已罹病的想法，以致反覆至各家醫院求醫(doctor shopping or hospital shopping)。

心理學家認為，罹病焦慮症病人從小學習到遭遇挫折或面對困難時，以身體不適為由來逃避，長大後仍沿用此種逃避心態或行為，故為一種**退化**(regression)**的心理防衛機轉**。從精神動力學的觀點來看，罹病焦慮症代表是對重要他人(significant others)的一種仿同，例如一位自小到大受到母親寵愛的獨子，每當身體不適即獲得母親無微不至的照顧，母親去世後即患罹病焦慮症，以仿同母親對自己身體健康的關注與照顧。而慮病行為代表一種遭遇困難的求助訊息，即向周遭的人表示：「我身體不行了，我無法應付」以獲得他人關懷或幫助。

診斷準則

1. 先入為主的**認定自己罹患或正要罹患某重大疾病**。
2. 並未出現相關身體症狀，即使有，也屬輕微。
3. 極為擔心健康，自認健康狀況不佳。
4. 過度從事確認自己健康的行為（例如反覆檢查），或者出現不適應的逃避行為（例如拒絕就醫）。
5. **症狀需持續至少 6 個月**，但所擔心的特定疾病，可能有所改變。
6. 無法以另一精神疾病做更好的解釋。

在 DSM-5 的臨床診斷準中，可再區分為就醫型與迴避就醫型。

治 療

需內科治療與精神科治療同時併行。

1. **內科方面**：徹底的身體理學檢查、確認診斷，去除生理疾病的可能性。若檢查結果正常，則向病人肯定、明確的解釋，而病人若仍感擔憂要求再檢查，需給予適當阻止，說明下次再做預防性檢查的時間。
2. **精神科方面**：
   (1) 建立治療性人際關係：表達對病人的關懷與了解，若為住院期間，護理師宜主動定期探視，建立病人的信任與安全感。
   (2) 疾病照護指導：對於病人不斷要求身體檢查的行為與身體不適的抱怨，需以專業、中立的態度耐心傾聽，堅定、溫和的態度說明檢查結果正常，不與病人爭執、辯駁、贊同或附和。
   (3) 支持性心理治療：以同理的態度協助病人正視生活中所遭遇的問題，學習情緒、生活壓力與困難的處理，以消除慮病行為。

(五) 人為障礙症(Factitious Disorder)

非意識上偽造身體或心理症狀，誘導受傷或生病，並經證實為詐欺，以獲取疾病的角色。與詐病不同的是，人為障礙症病人的欺騙並不是為了得到額外的獲益（如金錢、逃離某義務）。可分為自為的人為障礙症（向別人表示自己生病、有障礙或受傷）及他為的人為障礙症（向別人表示另一個人，即受害者，生病、有障礙或受傷）。

(六) 受心理因素影響的其他身體病況 (Psychological Factors Affecting Other Medical Conditions)

因心理壓力因素，導致身體出現實質的病症，如甲狀腺機能亢進、消化性潰瘍等，且該病症會受心理、行為因素而加重或延宕恢復，造成個人更大的健康風險。此疾病無法以其他精神疾病做更好的解釋，如轉化症、罹病焦慮症、鬱症和物質使用障礙等。

二、解離症

多為遭逢衝擊事件、無法忍受的議題或破裂的人際關係等無法承受之壓力或**心因性因素所誘發**，並非由於「潛意識動機」或為了獲得「附帶收穫」。即使外人明顯看出其所面臨的困難或難題，但病人通常會強烈否認，而認定所有問題皆出自於症狀。**病人會使用潛抑的防衛機轉**。

(一) 解離性身分障礙症(Dissociative Identity Disorder)

在臨床上和情緒障礙及人格障礙症相似，早期被稱為多重人格或人格分裂，病人出現兩種（或以上）不同性格的身分分裂狀態：

1. **不同的性格特質**：不同的人格或身分各有不同的性別、年齡、聲音、知識、性格特質與記憶狀態；較具敵意、支配性和以「保護者」姿態的身分比性格較被動、怯懦的身分記憶完整。
2. **不同的身體狀況**：不同的身分各有不同的身體狀況（如視力、氣喘的症狀、對過敏原的敏感度及血糖對胰島素的反應），其中某些身分對疼痛與身體症狀較有忍受力和控制力，某些身分可能患有偏頭痛、頭痛及大腸激躁症。
3. **身分的變換**：通常是逐漸的、僅需數秒鐘，頻繁變換身分的情形較少見。

4. **身分或人格的數量**：解離性身分障礙症病人大多是女性，此類病人很少只有二種人格；典型的女性病人有 13~15 個身分或人格，而男性有 5~8 個。每一個身分或人格可能知道也可能不知道其他人格的特性，因此當一個人格在主宰個體時，其他人格可能無法解釋其作為。

在行為方面，病人可能會有潛在自傷、自殺與暴力攻擊的衝動或行為，有些病人會重複與身體或性有關的暴力行為，需加以評估防範。

診斷準則

1. **出現兩種（或以上）不同性格的身分分裂狀態**，在某些文化中可被稱為與「附身」經驗有關。身分分裂包含明顯的自我感和意識決斷(discontinuity)，伴隨相關的情感、行為、意識、記憶、感知、認知和感官運動功能的改變。這些症狀和特徵可能被他人觀察到或由自己提出。
2. 經常在回憶生活日常、重要個人資訊與創傷性事件，出現**記憶斷層**(ordinary forgetting)。
3. 此症狀使病人甚為痛苦，或造成社交、職業或其他重要功能的缺損。
4. 此困擾並非一般文化或宗教實踐所接受之正常部分。

(二) 解離性失憶症(Dissociative Amnesia)

對特定事件發生部分或選擇性失憶現象，在臨床上和轉化症、情緒障礙及人格障礙症相似，也很難與刻意偽裝的失憶症，即詐病症(malingering)，作鑑別診斷。主要症狀為**突然發作**、記不起重要的個人資料，遺忘的範圍太廣泛無法以一般的遺忘、記憶不好或疲勞來解釋，病人失憶內容已無法回憶起，常是創傷或壓力事件，需由其他人提供訊息才能呈現。

1. **失憶狀態：內容通常是部分或選擇性的**，程度與範圍也逐日不同，由不同的人詢問情形也不同，但有些核心事件在清醒時卻持續無法回想起來，有時遠離創傷性環境可能可使症狀緩解。
2. **情緒狀態**：變異很大，可能有明顯的困惑、苦惱、心情低落及引人注意的行為，冷靜及接受的態度較少見。
3. **感覺、認知與意識**：失去自我感、失神、痛覺缺失，或對問題提供與正確答案相近的答案，即甘瑟氏症候群(Ganser's syndrome)，如病人回答：二加二等於五。
4. **行為方面**：可能會有潛在的自傷、自殺與暴力攻擊的衝動或行為，需加以防範。

診斷準則

1. 無法回憶起重要自身曾發生過（通常為創傷性）的事件。
2. 此症狀使病人甚為痛苦，或造成社交、職業或其他重要功能的缺損。
3. 無法歸因於某物質的生理效應，或神經系統及另一身體病況所致。
4. 無法以解離性身分障礙症、創傷後壓力症、急性壓力症、身體症狀障礙症、認知障礙症或輕型認知障礙症做更好的解釋。

(三) 失自我感覺障礙／失現實感障礙症 (Depersonalization/Derealization Disorder)

感覺脫離自我或現實情境的狀態，臨床上和情緒障礙及人格障礙症相似。症狀可表現：

1. **情感**：自我感改變、不安、劣等、害怕、害羞，不真實的感覺、隔離感、無法抒解壓力或缺乏成就感、缺乏內在一致性與自我認同。
2. **知覺**：聽幻覺或視幻覺、自我角色混亂、無法分辨自我與他人、自我心像紊亂及覺得世界像夢一樣。
3. **認知**：缺乏時間的定向感、思考扭曲、記憶與判斷力缺損及人格分離。
4. **行為**：情感平淡、遲鈍或沒反應，不一致或隱微的溝通方式、衝動控制力與決策能力低、社交退縮。

診斷準則

1. 持續或反覆出現的失自我感／失現實感或兩者兼有的經驗：
   (1) 失自我感：在思考、感覺、軀體或行為動作感到不真實、抽離而成為一個旁觀者，如知覺扭曲、時間扭曲、感到自我不存在、情緒麻木或軀體麻木。
   (2) 失現實感：感到不真實或脫離周遭環境的經驗，如夢境、模糊、缺乏生氣或視覺扭曲。
2. 症狀持續的過程中，施與現實測試(reality)並無表現缺損。
3. 此症狀使病人甚為痛苦，或造成社交、職業或其他重要功能的缺損。

(四) 治療

解離性身分障礙症、解離性失憶症多以心理治療為主，藥物治療為輔，給予助眠劑、抗焦慮藥物、抗憂鬱藥物、抗精神病藥物等，以緩解或控制失眠、焦慮、憂鬱及精神症狀。失自我感覺障礙／失現實感障礙症則多以放鬆、催眠與發洩治療為主。

被附身失神

多數學者認為是童年早期受到身體虐待或性虐待所造成，這種影響導致個體產生過多的焦慮威脅到個體，因此個體將人格分裂(split off)成幾個部分，正如同使用防衛機轉一樣，而解離狀態可視為精神症狀和自傷（包括自殺）與性攻擊的媒介。另有學者卻持保留態度，認為童年記憶可能因個人主觀感受而扭曲，此類病人在性格上原本就較易受暗示或被催眠。您認為呢？

資料來源：American Psychiatric Association (1994). *Diagnostic and statistical manual of mental disorders* (4th ed.). The Association.

16-6 護理過程

一、護理評估

與病人、家屬或重要關係人會談，評估其過去病史、家庭史及主要症狀，並進行護理評估。

(一) 過去病史

包括一般內科疾病史，如糖尿病、高血壓、甲狀腺機能亢進、中風或癌症（例如自主神經系統功能異常會引發焦慮症狀），以及是否併有其他精神疾病、治療情況及反應。

(二) 家庭史

在家庭圖中呈現病人家庭成員的性別、年齡、職業、教育程度、婚姻狀況，是否有任何內、外科與精神科疾病、遺傳疾病及重大變故，並註明成員間的互動方式，及主要照顧者（或支持系統功能）如何。

心智圖

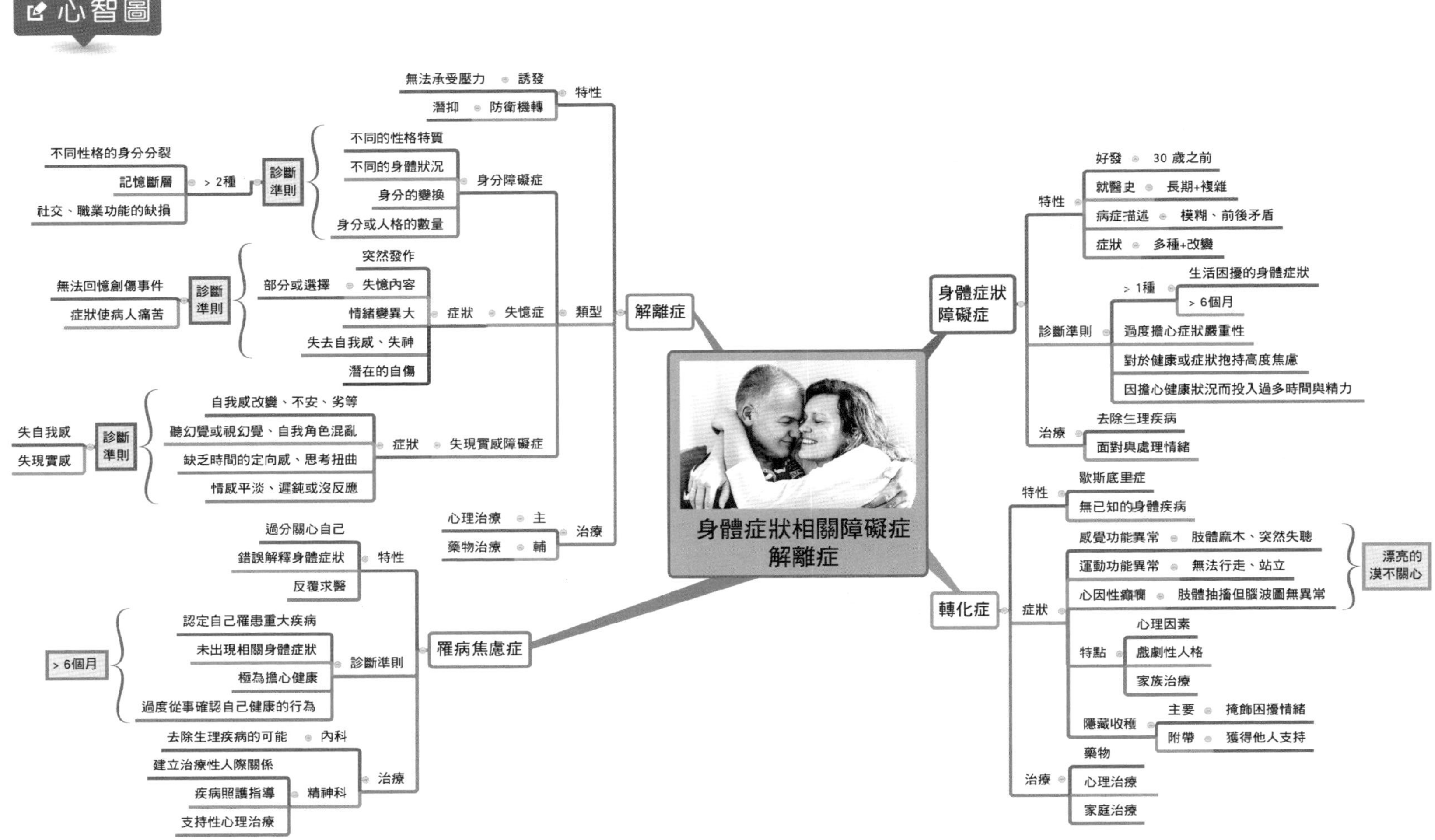
身體症狀相關障礙症
解離症
身體症狀障礙症
特性
好發 30 歲之前
就醫史 長期+複雜
病症描述 模糊、前後矛盾
症狀 多種+改變
診斷準則
> 1種 生活困擾的身體症狀
> 6個月
過度擔心症狀嚴重性
對於健康或症狀抱持高度焦慮
因擔心健康狀況而投入過多時間與精力
治療
去除生理疾病
面對與處理情緒
轉化症
特性
歇斯底里症
無已知的身體疾病
症狀
感覺功能異常 肢體麻木、突然失聰
運動功能異常 無法行走、站立
心因性癲癇 肢體抽搐但腦波圖無異常
漂亮的漠不關心
特點
心理因素
戲劇性人格
家族治療
隱藏收穫
主要 掩飾困擾情緒
附帶 獲得他人支持
治療
藥物
心理治療
家庭治療
解離症
特性
無法承受壓力 誘發
潛抑 防衛機轉
類型
身分障礙症
不同的性格特質
不同的身體狀況
身分的變換
身分或人格的數量
診斷準則
> 2種
不同性格的身分分裂
記憶斷層
社交、職業功能的缺損
失憶症
症狀
突然發作
部分或選擇 失憶內容
情緒變異大
失去自我感、失神
潛在的自傷
診斷準則
無法回憶創傷事件
症狀使病人痛苦
失現實感障礙症
症狀
自我感改變、不安、劣等
聽幻覺或視幻覺、自我角色混亂
缺乏時間的定向感、思考扭曲
情感平淡、遲鈍或沒反應
診斷準則
失自我感
失現實感
治療
心理治療 主
藥物治療 輔
罹病焦慮症
特性
過分關心自己
錯誤解釋身體症狀
反覆求醫
診斷準則
認定自己罹患重大疾病
未出現相關身體症狀
極為擔心健康
過度從事確認自己健康的行為
> 6個月
治療
內科 去除生理疾病的可能
精神科
建立治療性人際關係
疾病照護指導
支持性心理治療

(三) 主要症狀

病人此次就醫的主因或壓力源、症狀，自何時開始、為期多久（片斷或持續）、影響程度如何、是否有誘發因素、接受過哪些治療及反應為何。

(四) 護理評估

除了了解目前狀況後再評估各階段的生長發展史（包括成長過程特殊事件）、職業史、人際關係、壓力因應模式及婚姻狀態，整體性五大層面評估為精神科常用的護理評估模式，再針對特殊症狀依病人的主要問題與相關因素作為評估重點（表 16-2）。

表 16-2 護理評估

	評估項目	收集資料的方法
生理層面	焦慮的生理症狀	· 觀察外觀、姿態、行為、步伐、表情與食慾等目前身體狀況 · 監測呼吸、脈搏及體溫 · 病人如何處理其生理方面的疾病
心理層面	情緒	· 評估是否有不敢表達憤怒或情感壓抑的情形 · 感受壓力時，病人會出現哪些身體症狀 · 「你現在感覺如何？」
	潛在的自殺危險性	· 「這個問題是否曾讓你想到自殺？」
	一般因應能力	· 「當碰到問題或壓力，你會用哪些方法解決？」
	使用的防衛機轉	· 由會談觀察評估是否逃避、離題或過度警覺？ · 藉由對會談內容的傾聽來評估
智能層面	思考內容與過程	· 注意是否有說話迂迴或話題中斷的情形 · 「你有沒有任何強烈的恐懼感？」 · 「是否有某種想法讓你特別專注？」
	病識感	· 「是什麼問題讓你來這裡求助？」 · 「這個問題是突然發生的嗎？還是由來已久？」
	自尊	· 「你喜歡與討厭自己哪些部分？」 · 「你對自己感覺怎麼樣？」

表 16-2 護理評估（續）

	評估項目	收集資料的方法
社會層面	人際關係	・與病人或親友會談，評估其住家環境、社經地位與支持系統如何 ・「你與家人／朋友／同事的關係怎麼樣？」
	確認壓力來源	・「你認為這個問題可能是哪些原因引起的？」
	生活／社會功能的執行能力	・「這個問題對你的工作／學業／興趣／活動／日常生活造成什麼影響？」
	對人際關係的影響	・「這個問題對你的人際關係造成什麼影響？」
	附帶收穫	・評估症狀是否為病人帶來任何好處 ・「生病後對你做事的能力造成什麼影響？」 ・「比較你生病前與生病後，你和家人、朋友的關係，有什麼改變？」
	娛樂活動	・「你喜歡哪些休閒活動？現在還喜歡嗎？」
靈性層面	人生觀	・「對你而言，你的生命意義在哪裡？」
	宗教或信仰	・「你信奉什麼宗教？」 ・「你所信仰的是什麼？」

1. **生理層面：**
   (1) 評估外觀、姿態、行為、步伐、表情與食慾等目前身體狀況。
   (2) 收集病人過去病史，包括精神科病史、用藥情況、內外科病史、自殺史等。
   (3) 監測病人生命徵象，呼吸、脈搏及體溫。
2. **心理層面：**觀察病人情緒、言語、行為、表情、一般應應能力、心理防衛機轉的應用，注意其心理活動、潛意識境界。**除非心理問題已獲得改善，否則身體症狀不容易改善**。
3. **智能層面：**評估自我概念、病識感、自尊，以及思考內容與過程，要注意病人是否有說話迂迴或話題中斷、強迫意念等情形。如急性焦慮症發作時，可出現模糊感、擔心即將暈倒，思考較爲簡單。
4. **社會層面：**
   (1) 評估人際關係、家庭狀況、角色扮演、求學經歷、就業經歷等。
   (2) 確認壓力或威脅的來源、調適與因應的方式，及支持系統的評估。
   (3) 評估是否有主要收穫、附帶收穫等干擾因素，如症狀是否為病人帶來任何好處。
5. **靈性層面：**評估人生觀、宗教或信仰的資料。

二、健康問題

表 16-3 列舉幾項健康問題供讀者參考，臨床應用時仍應依病人的個別性，給予符合所需的健康問題與護理措施。

表 16-3　焦慮相關障礙症常見健康問題

生理層面	心理層面
1. 焦慮／與感受到死亡的威脅有關 2. 失眠／與焦慮、憂鬱有關 3. 疲憊／與焦慮、憂鬱有關	1. 恐懼／與恐怖的刺激有關 2. 無望感／與角色功能表現不佳有關。 3. 壓力負荷過重／與有壓力源（重複的壓力源）有關 4. 潛在危險性自殺／與哀傷有關 5. 身體心像紊亂／與自我概念改變有關 6. 個人認同紊亂／與解離性身分障礙症有關 7. 潛在危險性對他人的暴力行為／與精神病疾患有關 8. 潛在危險性對自己的暴力行為／與精神病疾患有關 9. 心靈困擾／與缺乏內在一致性（價值衝突）有關
智能層面	**社會層面**
1. 知識缺失／與錯誤解釋資訊有關 2. 無效性因應能力／與壓力源有關 3. 情境性低自尊／與失敗模式有關	・社交隔離／與精神狀態的改變有關

三、護理目標

(一) 焦慮症、強迫症

為焦慮症、強迫症的個案擬定護理計畫的重要概念是：循序漸進降低焦慮的程度，因此，病人必須發展對輕度或中度焦慮的耐受能力。不同程度的焦慮，有不同的護理目標：

1. **輕度至中度焦慮的護理目標：**
   (1) 讓病人了解焦慮源，並接受焦慮。
   (2) 發展對中度焦慮的忍受力，並能建設性運用適度的焦慮。
2. **中度焦慮至恐慌的護理目標：**
   (1) 建立治療性人際關係，使病人獲得安全感。
   (2) 能採取有效的因應技巧，以降低焦慮的程度。
   (3) 可如平常執行日常生活作息。

(二) 創傷及壓力相關障礙症

創傷及壓力相關障礙症的病人主要呈現出來的問題是調適障礙，因此擬定護理計畫的方向是：協助個案辨識與處理壓力源，學習有效的壓力因應措施；此類疾病的護理目標有：

1. 能辨識或確認其壓力來源。
2. 能以有效的壓力因應策略面對與處理壓力源。
3. 能與重要親友維持良好關係，並獲得支持或協助。

(三) 身體症狀障礙症

為身體症狀障礙症的個案擬定護理計畫的前提是：與個案建立共識；因此，鼓勵個案共同討論治療目標與措施成效會較好，可訂定的目標有：

1. 了解情緒壓力對身體症狀的影響，並於生活事件中確認其症狀的誘因。
2. 以口語表達情緒狀態，而非以身體症狀來表達。
3. 覺察並與他人分享對自己的看法，增進自我察覺(self-awareness)。
4. 以有效的壓力因應策略來處理壓力感受，不再以身體化症狀呈現。

(四) 解離症

解離症病人主要呈現出來的問題是自我概念紊亂，因此擬定護理計畫的方向是：讓個案了解自我、發展潛力，並達最大程度的自我實現；可訂定的目標有：

1. 能自良好的治療性人際關係中，獲得滿意的人際互動經驗。
2. 減少從環境中隔離或與人疏離的狀態。
3. 可表達病人個人的情緒與感受。
4. 增加對環境與自我的操控或管理能力。

四、護理措施

建立治療性人際關係

1. 以接納、同理、支持的態度與個案建立治療性人際關係，增加安全感。
2. **向個案保證護理師會隨時協助他自我控制**。
3. **陪伴個案、傾聽，互動時說話平穩、速度放慢、字句簡短**。
4. **提供安靜及安全的環境**。
5. **鼓勵個案以語言或非語言（如寫或畫）的方式表達情緒與感受**。
6. 避免壓抑個案的強迫行為，以防造成更大的焦慮或恐慌。
7. 護理師需注意自身情緒避免受到個案焦慮情緒所影響。
8. 觀察個案突然的行為或情緒的改變，並鼓勵藉由語言表達出來。
9. 對個案的進步給予正向鼓勵。

加強壓力因應技巧

1. 在治療關係穩固後，與個案分析、討論其防衛機轉，並同理其處境。
2. 教導**放鬆技巧訓練**，如肌肉放鬆法、運動、聽音樂、想像法或思考中斷法，早晚反覆練習，於症狀發作時運用，以減輕焦慮狀態。
3. 與個案共同回顧討論過去相關事件，**確認壓力源**、了解壓力形成模式與壓力因應模式，引導個案說出壓力來源、習慣性的壓力應付方法與情緒反應。
4. **鼓勵以口語表達、確認情緒狀態**，將觀察到的行為與情緒狀態與個案討論，指出其行為與感覺間如何彼此影響，協助自我了解、辨識其行為導致的後果。
5. **應盡量不要太關注病人的身體症狀，以避免不當的增強附帶收穫**。
6. 介紹理性情緒治療法的架構，並協助找出引起焦慮的非理性想法，鼓勵個案以不同角度對事件作不同的解釋。
7. 與個案及病友共同分享罹病生活與因應經驗，相互提供支持、建立信心，**維持正常生活能力及強化有效的因應行為**。
8. 協助選擇挑戰、妥協或問題解決法等因應策略，解決壓力問題。
9. 在個案運用新的因應策略時給予支持與正向回饋。

10. **分離焦慮症兒童**：(1)增強病童的安全感；增強病童的獨立性；增強病童的因應能力；分離時間採漸進方式，逐步延長；分離期間可安排病童有興趣的活動，以增強正向分離經驗；鼓勵病童參與同儕團體活動，與同儕建立良好人際關係。

減少社交隔離

1. 與個案討論可運用的生活資源或支持系統有哪些。
2. 尋求家人、重要他人(significant others)或社會資源的支持協助，減輕壓力負荷。
3. 讓個案與現實（包括人、事、時、地、物）隨時接觸：
   (1) 示範並教導有效的人際溝通（如主動傾聽、目光接觸及適時反映）。
   (2) 教導辨識環境與自我可控(controllable)的事件。
   (3) 協助個案找出可使其愉快的團體或休閒消遣活動。
   (4) 提供個案機會去與他人相處，並逐漸增加接觸時間和相處人數。
   (5) 協助個案尋找克服問題的變通方法。
   (6) 鼓勵個案參與決定日常生活作息、健康照護活動與護理計畫的擬定。
4. 鼓勵重要親友探訪。
5. 鼓勵個案與重要親友以電話拜訪或親自前往探訪。
6. 協助個案探索正向的人生意義。

維護病人安全

創傷後壓力症因創傷事件及症狀導致個案痛苦，可能出現自傷、自殺行為，又如強迫症的強迫行為，如重複洗手，亦能對身體造成損傷，**護理師須評估個案自我傷害的可能性**，如必要時可戴手套洗手，並協助個案提升因應能力，恢復自我控制。

五、護理評值

(一) 焦慮症、強迫症

1. 個案的焦慮頻率與程度是否有較降低？
2. 個案可否說出壓力源？

3. 個案是否發展出有效的因應策略？
4. 個案是否有較滿意的人際關係與支持系統？

(二) 創傷及壓力相關障礙症

1. 威脅個案的壓力事件是否已改變或消除？
2. 個案是否發展出有效的因應或調適策略，以處理壓力源？
3. 個案的支持系統或因應資源是否完善，可供協助？
4. 個案對支持系統或因應資源是否妥善運用？

(三) 身體症狀障礙症

1. 個案的身體症狀發生頻率與程度是否有較降低？
2. 個案可否接受自己的情緒感受？
3. 個案可否說出自己的情緒感受？
4. 個案是否發展出有效的因應策略，可在焦慮較高時避免身體症狀發生或惡化？
5. 個案周圍是否有較滿意的人際關係與可供協助的支持系統？

(四) 解離症

1. 威脅個案自尊或身體完整性的壓力事件是否已改變或消失？
2. 個案的行為是否表現出有較高的自我接受與自我認同？
3. 個案是否有較好的自我察覺(self-awareness)，並進而探索、評價自我？
4. 個案是否發展出有效的因應或調適策略，以處理生活壓力源？
5. 個案的支持系統或因應資源是否完善，可供協助？

Your Health-Care

臨床實例

基本資料

⊕ 個案基本資料

姓名：李〇〇　女性　58 歲　喪偶　大學畢業

⊕ 個案疾病診斷

恐慌症

⊕ 個人及過去病史

自 5 年前被診斷有輕微的糖尿病（目前每日規則服藥，血糖控制佳）外，未曾罹患其他內外科疾病。

⊕ 家庭史

個案為家庭主婦，先生過世 21 年，獨立撫養子女，子女均已自大學畢業甫就業中，對個案尚關心，但各自忙碌，對家事幫忙少，成員遇有困難時尚可互相求助。

- 父親（已故）：
  - 21年前車禍過世
  - 享年41歲
- 個案（58）：
  - 大學畢業
  - 家庭主婦
  - 患糖尿病5年
  - 現患恐慌症
- 兒子（25）：
  - 近視750度外，無任何疾病
  - 長庚醫院第一年住院醫師
  - 個性內向、好學
  - 與母親關係緊密
  - 對妹妹很照顧、疼愛
- 女兒（22）：
  - 清大畢業
  - 16歲時發現患有二尖瓣閉鎖不全
  - 電腦程式設計師
  - 個性活潑、外向
  - 與母親關係普通

⊕ 現在病史

此次誘發疾病的主因為：一個月前與朋友爬山，在途中突感於數秒中內心悸、心怦怦跳、呼吸困難、胸痛、頭暈，出現發抖、冷顫症狀，有一種即將死去的感覺令自己很害怕，之後在家也曾發生過兩、三次類似的情形。到台大、馬偕醫院看過心臟科做運動心電圖檢查皆無異樣，經台大醫師建議看精神科，在半信半疑的心態下前來門診，醫師建議入院。

臨床評估

1. 生長發展史：個案為原生家庭長女，有三弟一妹，自小做事用心、認真、謹慎、能力佳，家境小康，大學畢業工作三年後結婚。
2. 職業史：助理兩年，秘書一年，婚後在先生創立的公司幫忙（無特殊職稱）。
3. 人際關係：工作時與同事相處融洽，婚後至今仍維持和一、兩位過去的知心同事偶有聯絡，先生過世後成為良好的支持來源之一。
4. 壓力因應模式：做事認真負責，認為困難是難免的，若遇到阻礙時積極面對處理絕不逃避或拖延。
5. 婚姻狀態：和先生（比個案大三歲）原為工作同事，因彼此欣賞而結為連理。感情一直很和睦，直到個案 37 歲時先生車禍過世，個案將公司轉賣他人成為專職的家庭主婦。
6. 精神科護理五大層面評估內容如下。

評估項目		個案的評估內容
生理層面	焦慮的生理症狀	1. 外觀顯憔悴、姿態略微駝背、行為偶猶豫、步伐穩健、發作時表情偶顯焦慮、驚慌與憂愁 2. 呼吸：18~24 次／分、脈搏：68~102 次／分、體溫：36~37℃ 3. 睡眠型態：共約 6 小時左右，在助眠劑協助下均於 10 p.m.入睡，但 2 a.m.左右即醒來，4~5 a.m.再入睡，夜眠片斷 4. 食慾可，每餐均食醫院伙食約 4/5 份以上 5. 排泄：每日約有 1~3 次的稀軟便。精神顯疲倦、體力略為微弱
心理層面	情緒	對罹患恐慌症覺得有些挫折，覺得自己是否不夠堅強
	潛在的自殺危險性	罹患恐慌症可以醫治，不至於難過到想自殺
智能層面	思考內容與過程	1. 平時說話誠懇、坦承溝通或發問問題，症狀發作時易有話題中斷的情形，但可直接表示當下正逢恐慌發作不適 2. 對於症狀來臨時特別有頻臨死亡的恐懼感 3. 目前為止想不起是否有特別專注的事，但個人信念之一是：人要努力、奮發向上，但也要無愧於心
	病識感	1. 兒子對精神科的認識不多，也許是還不能接受 2. 一個月前突然發生症狀，做過許多心臟與呼吸系統的檢查都無異樣，逐漸相信是罹患恐慌症
	一般因應能力	積極面對處理絕不逃避或拖延，認為挫折是一種考驗
	所使用的防衛機轉	1. 對於疾病的相關資訊較為專注傾聽，積極面對不逃避 2. 會主動詢問醫護人員恐慌的症病因及照顧的相關資訊

評估項目		個案的評估內容
智能層面	自尊	1. 喜歡自己認真的個性、討厭自己生病變得很無能 2. 認為自己是還不錯的女性，雖算不上能幹，但比上不足比下有餘
社會層面	人際關係	兒女都很忙，但只要要求他們都會幫忙，朋友偶爾聯絡，但還有心彼此照顧一下關係還不錯
	確認壓力或威脅的來源	認為罹患此病除體質外，可能緊繃的個性也會引起，似乎沒有壓力源
	生活／社會功能的執行能力	罹患此病後做家事不如往常俐落，變得健忘、沒效率
	對人際關係的影響	怕造成別人的擔心和揣測，尚不打算告訴鄰居和朋友
	附帶收穫	症狀沒有帶來任何好處，反而比以前少主動和親友聯絡，顯得略為隔離
	娛樂活動	以前喜歡爬山、健行，現在怕會發作，不太敢去了
靈性層面	人生觀	人生有苦有樂，積極的態度隨時可發現生命正面的意義
	宗教或信仰	信奉佛教，人生隨處都可以「悟」，樂觀、積極、不鑽牛角尖對人比較有幫助，宗教或信仰帶給人力量
	自我實現	自己沒什麼才能長得也算普通，唯一優點是很努力，因此做到了一些別人認為不容易做的事

健康問題

焦慮／與感受到死亡的威脅有關。

護理目標

⊕ 長期目標

能採取有效的因應技巧，以降低焦慮的程度。

⊕ 短期目標

1. 個案能說出其嚴重的焦慮症狀獲得緩解。
2. 可如常執行日常生活作息。
3. 個案能確認其焦慮的來源。

護理措施

⊕ 生理層面

1. 教導漸進式 Jackson's muscle relaxation，早晚反覆練習，於症狀發作時運用以減輕焦慮狀態。
2. 陪伴個案，互動時説話平穩、速度放慢、字句簡短，協助其確認並接受其焦慮狀態。
3. 必要時依醫囑給予適量的抗焦慮劑。

⊕ 心理層面

1. 讓個案逐步學習處理其不適的症狀與情緒，應用於日常生活壓力抒解。
2. 鼓勵探查內在感受，以口語表達，確認其情緒狀態。
3. 協助指出其行為與感覺間的關聯性，協助其自我了解。

⊕ 智能層面

1. 與個案共同回顧討論過去相關事件，確認其壓力源。
2. 介紹理性情緒治療法的架構，並協助找出引起焦慮的非理性想法。
3. 鼓勵個案以不同角度對事件作不同的解釋，緩解緊繃、執著的理念。

⊕ 社會層面

1. 向個案保證護理師會隨時協助他自我控制，提供安全感與支持。
2. 鼓勵擬定生活作息表，使個案不因罹病而影響正常生活作息。
3. 與個案及病友共同分享罹病的生活與因應的經驗，相互提供支持、建立信心，維持正常生活能力、強化因應與創造行為。

護理評值

個案認為如同醫師所言，此病除體質外，個案的個性太認真、負責、求完美，皆無形中形成自我壓力而不自知，因此此次住院中「悟」到個性要調整為輕鬆、自在些比較好。雖仍擔心會不定時症狀發作，但了解固定於早、晚練習肌肉放鬆技巧有助於壓力的定期宣洩與症狀的抒解，也明白規律服藥可降低自主神經敏感的異常體質，對疾病的治療有所幫助，只希望能及早減輕症狀、慢慢痊癒。個案於住院治療休養兩個月後在醫師許可下出院。

學習評量

1. 38 歲林先生，騎車時發生嚴重車禍，之後持續出現睡不著、惡夢連連、感覺還聽到撞車時的剎車聲，抱怨被截斷的左腳似乎猶存，感到極度疼痛，常獨自在家中生氣，也不敢再經過車禍地點，上述症狀持續 1 個月以上，下列何項為最可能的問題？(A)重度憂鬱症(major depressive disorder) (B)創傷後壓力症候群(posttraumatic stress disorder) (C)思覺失調症(schizophrenia) (D)恐慌症(panic disorder)。

2. 王小姐，1 年多來在電梯內及地下室特別容易焦慮不安及恐懼，會盡量迴避到這些場所，雖能認知此種害怕並不合理，但自己卻無法控制，其症狀最有可能為下列何項？(A)社交畏懼症(social phobia) (B)恐慌症 (C)特定場所恐懼症(agoraphobia) (D)是一種長期性非情境性的慢性焦慮。

3. 邱同學在會考前 1 個月，每次學校模擬考時都感到右手無力，被家人送到神經內科求診，但經多科醫師會診及檢查，卻找不到任何跟生理病變有關的證據，邱同學最有可能是下列何項診斷？(A)身體症狀障礙症(somatic symptom disorder) (B)罹病焦慮症(illness anxiety disorder) (C)轉化症(conversion disorder) (D)人為障礙症(factitious disorder)。

4. 有關急性壓力症(acute stress disorder)，下列敘述何者錯誤？(A)病人會出現易怒行為和無預警發怒 (B)診斷的對象限於直接經歷創傷事件者 (C)症狀困擾至少須持續 3 天以上 (D)病人會避免接觸與創傷事件有關的物件或場合。

5. 有關強迫症(obsessive-compulsive disorder, OCD)病人的敘述，下列何者最適當？(A)病人通常缺乏病識感，無法理解這些強迫性想法 (B)病人常使用內射之防衛機轉，化解內在的衝突不安 (C)病人通常發病前即有求全、完美的傾向，強調事情的是非，缺少通融變化 (D)病人對其所患之強迫思想或行為常覺得不合理或並非自己所願，但尚可抗拒。

6. 依據學習理論，有關特定畏懼症(special phobia)病人學習恐懼的途徑，下列敘述何者最適當？(A)過去曾有被畏懼對象傷害的不愉快經驗 (B)未能從過去經歷過的重大失落事件學習如何處理焦慮 (C)未能感受到自己被重要他人所認可 (D)無法忽略或壓抑反覆出現的想法或衝動。

7. 照顧罹患身體症狀及相關障礙症的病人，須特別評估隨著症狀表現而來的附帶收穫(secondary gain)，下列何項描述較適當？(A)附帶收穫是指表現出身體症狀便可以直接避免面對心理衝突或壓力 (B)應盡量不要太關注病人的身體症狀，以避免不當的增強附帶收穫 (C)以抗精神病(antipsychotics)藥物進行催眠會談，在過程中給予暗示及建議 (D)鼓勵病人持續關注身體症狀，以關注病人的身體症狀為主要護理措施。

8. 有關創傷後壓力症(post-traumatic stress disorder, PTSD)病人的治療處置，下列何者較適當？(A)若採用藥物治療，治療重點為以鋰鹽來緩解病人情緒症狀 (B)若採用精神分析治療，治療重點為採用家庭系統學說來說明家庭間病態的溝通 (C)若採用行為治療，治療重點為以洪水法協助病人逐步控制侵入性的創傷事件影像 (D)若採用認知治療，治療重點為引導病人修正對創傷事件起因與結果的扭曲認知。

9. 病人因反覆出現強迫性思考及持續洗手的行為，而入院治療，下列敘述何者較適當？(A)病人的強迫性思考內容常為無意義的 (B)護理目標以直接中止病人的洗手症狀為最優先考量 (C)洗手行為是病人藉此內射出其內在強迫性思考的手段 (D)須評估病人自我傷害的可能性，必要時可戴手套洗手。

10. 有關社交焦慮症(social anxiety disorders)之敘述，下列何者較適當？(A)病人會反覆的出現突發性的害怕失控或即將發瘋的感受 (B)因病人對任何的社交情境均會感受到焦慮，故病人的焦慮型態為漂浮型焦慮 (C)病人會因自覺身處於被觀察的社交情境而引發焦慮 (D)對於合併有肥胖症的病人而言，社交焦慮症引發的恐懼、焦慮或逃避行為與肥胖症有關。

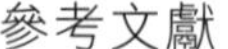
參考文獻

掃描對答案

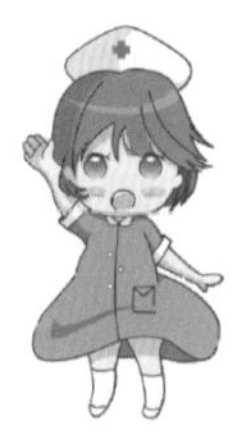

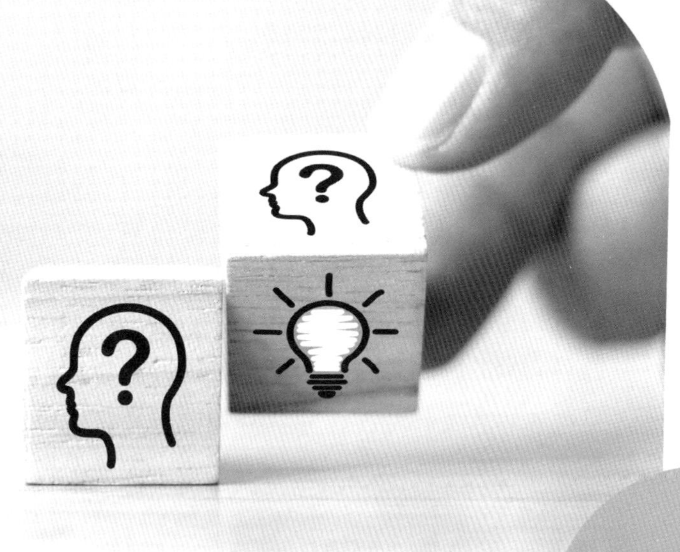

編著：許寶鶯　修訂：陳宣佑

認知類障礙症的護理

本章大綱

前言 

隨著人口老化，認知障礙症人口不斷增加，照護需求的提高，也促進對照顧者負荷的重視。人口老化是世界許多國家所面臨人口結構變遷的一種共同現象，台灣也有同樣的問題，台灣認知障礙症的盛行率約 1.9~4.4%，粗估約有 5.5~13 萬名認知障礙症病人，認知障礙症及其相關問題之照護勢必日趨嚴重。

17-1 認知障礙的定義

認知類障礙症是指腦組織暫時性或永久性的功能障礙所導致的心理與行為病態，且呈現多種症狀，**尤其是認知功能方面的缺損**。認知功能是指一個人的記憶力、注意力、定向力、計算能力、判斷力、邏輯推理等綜合性的能力呈現，當前述這些能力下降產生變化，則稱為認知功能障礙。**譫妄**(delirium)、**失智症**(dementia)**與憂鬱症**(depression)**合稱為老人的 3D 疾病**。

老人腦部異常引起的功能障礙最主要的表徵即是認知功能障礙，為**慢性**、進行性、**不可逆的過程**，多數老人輕微記憶退化，思考、問題處理之反應時間較長，這是大腦老化所產生的正常變化。認知障礙症病人神經系統結構改變原因仍未明，主要變化發生在大腦，包括神經元數目減少，導致大腦萎縮（尤其額葉、顳葉），同時可見老年神經斑塊、神經纖維糾結，以及脂褐質(lipofuscin)的累積，而降低該細胞的活性。神經元的消失影響大腦各區間訊息的溝通及統合的能力，且病人膽鹼神經元退化，導致乙醯膽鹼(acetylcholine, ACh)分泌減少。

17-2 譫 妄

譫妄係指意識突然發生混亂，其造成的原因是多重性的，包括因內外科疾病、知覺過度刺激或剝削、化學製劑和藥物中毒等因素，皆有可能產生譫妄，尤其是老人、器質性腦病變病人、酒精及物質使用障礙病人，則特別容易產生譫妄。

一、症狀

譫妄常有突然發作的**意識混亂，或稱急性混亂**，伴隨心智功能的改變，前驅症狀包括不安、焦慮、害怕、對聲音或是光線敏感；常表現出混亂、對時間和地點定向感障礙、妄想、睡眠紊亂、激動不安、言語紊亂、無法專注、近期記憶喪失。有些病人只在夜裡才表現出譫妄症狀，白天則恢復正常。日落症候群和譫妄症狀極為相似，唯譫妄發生通常小於 1 個月，兩者皆可能發生於認知障礙症病人。以下就譫妄症狀分別說明如下：

1. **自主神經系統方面**：病人出現蒼白或臉頰潮紅、流汗、心律不整、噁心、嘔吐及身體發熱等異常現象。
2. **情緒方面**：呈現多變化的情緒波動，最常見的情緒反應是害怕和焦慮。
3. **思考方面**：出現**認知困擾**，如思考遲鈍、不連貫、組織能力降低的情形，因而呈現語無倫次或書寫不能，**對問題理解及解決的能力也明顯下降**。
4. **知覺方面**：常出現錯覺、**幻覺（視幻覺最常見）**、妄想和虛談(confabulation)症狀，**亦有定向感障礙**，尤其是對時間、地點之障礙，對人則較少出現。在記憶力障礙方面，**通常先出現近期記憶力障礙，在較嚴重的缺損下則出現遠期記憶力障礙**。
5. **精神活動行為方面**：常呈現異常情形，可能精神活動力降低乃至昏睡或是活動增加致筋疲力竭，有時突然從安靜的情況變得激躁不已。
6. **睡眠方面**：日夜睡眠混亂，夜裡過度醒覺難以入眠，白天則非常嗜睡。
7. **行為方面**：因上述症狀之影響，病人出現行為障礙，穿著、活動、判斷和對變化的適應出現問題，甚至有自我傷害或暴力的現象。

二、診斷準則

1. 注意力（指命令、專注、維持和轉換注意的能力）和察覺力（對環境的定向感）下降。
2. 注意力和察覺力在短期內（通常指數小時至數天）發生變化，且嚴重度在一天內有明顯波動。
3. 此外還有認知障礙（如記憶力缺失、**定向感喪失、語言或視覺空間能力及知覺障礙**）。

4. 準則 1. 和 3. 的困擾無法以另一已存在、確認或逐步形成的認知障礙症做更好的解釋，亦不發生在覺醒度嚴重下降的情境中（如昏迷）。
5. 藉由過去病史、身體評估或實驗室檢查結果，可推斷此症狀是其他身體病況、物質中毒或戒斷（指使用物質或醫藥所致）或是接觸毒物，或是多重病因的直接造成生理結果。

三、病 因

譫妄的原因有很多，是多重性的且與退化無關，任何年齡層都可能出現。

1. **感染**：如腦炎、腦膜炎、全身性感染、上呼吸道感染、泌尿道感染及後天性免疫缺乏症候群(AIDS)等。
2. **代謝障礙**：如甲狀腺功能不足、血糖過低、**體液電解質不平衡**、酸鹼不平衡、庫欣氏病(Cushing's disease)、肝性腦病變、腎衰竭等。
3. **腦部疾病**：如水腦、腦腫瘤、顱內感染（腦膿瘍、神經性梅毒）、癲癇與癲癇後之狀態、腦血管病變、顱內出血、頭部外傷、腦壓過高或腦部手術等。
4. **中毒**：**藥物中毒**（如抗膽鹼素藥物、抗憂鬱劑、解熱鎮痛劑、鎮靜安眠劑、抗組織胺及 L-dopa）、**酒精戒斷**、一氧化碳中毒、重金屬中毒（如鉛、鎂、汞）及化學製劑中毒（如殺蟲劑、農藥）等。
5. **環境因素**：如**知覺過度刺激或剝削**、**睡眠剝削**、長期臥床刺激不足等。
6. **精神疾病**：思覺失調症急性發作、躁症急性期。
7. **其他**：血氧過低、二氧化碳滯留、體溫過高或過低、低血壓、中暑、**心理壓力**、**維生素 B_1、B_{12} 缺乏**等。

17-3 認知障礙症

一、症 狀

認知障礙症是一種疾病而非正常的老化，除了認知、行為及精神狀態三方面的退化之外，因疾病早期常被認為是正常老化而被忽略，隨著病情的進展，4~5 年後開始出現明顯的認知障礙、智力功能障礙（包括記憶、抽象思考能力、語言能力、定向感、計算力、注意力及人格缺損等），以及非認知功能症狀（如妄想、幻覺、激動、攻擊行為、焦慮、憂鬱、遊走、睡眠障礙等精神症狀）。

1. **記憶力減退**：此為最早出現的症狀，通常**立即記憶會最先喪失**，依序為近期記憶、遠期記憶，並於發病初期常會抱怨容易健忘，對此感到焦慮、害怕甚至憂鬱，常會藉故逃避或厭惡別人問及其事，或**以虛構故事填補記憶力的缺損空間**，自己也深信不疑。
2. **智能障礙**：從不易察覺到嚴重的計算、理解、回想(recall)、應用一般知識及學習新技巧等能力之障礙，導致日常生活功能下降或消失，因此需要部分或完全依賴他人的照顧。
3. **定向感障礙**：通常**先對時間失去定向感**，接著隨著病情惡化而**對地點、人物產生障礙，且在傍晚、夜間及陌生的環境尤其明顯**。
4. **情緒障礙**：時常發生在沒有內、外在刺激情境下，有強烈的情緒反應與變動，對挫折忍受力降低。
5. **神經系統功能異常**（動作障礙）：肌力減弱與步伐狹窄及不穩，產生動作失當的現象，因而容易發生跌落的意外。
6. **感覺知覺障礙**：感官功能退化，加上不良的環境刺激或社交隔離，**嚴重時會發生妄想與錯覺、幻覺**。認知功能的缺失常表現出無法預期的波動，晝夜變化是臨床上的一項徵候，而一般在**傍晚（黃昏）和前半夜會較嚴重**，此現象稱**日落症候群**(sun-down syndrome)
7. **語言障礙：語言整合、理解與表達能力減退**，乃至出現操縱、回音性語言(echolalia)甚或**失語症**等。
8. **人格改變**：情緒失控不穩、淡漠或極度高昂等。

由於造成譫妄及認知障礙症之原因眾多，其症狀表現迅速、雷同，常易造成臨床醫護人員誤判，故必須小心觀察、記錄，以免延誤病情治療（表 17-1）。

表 17-1　譫妄與認知障礙症的比較

項　目	譫　妄	認知障礙症
意識狀態	日夜波動變化大	**少有變化，通常是清醒的**
發病型態	**急性發作**	通常為漸進性發作
發病過程	持續數天至數週，治療後可恢復之前的狀況	症狀被察覺時至少已持續 3 個月以上，且常會持續進展症狀加劇
侵犯年齡	任何年齡皆有可能，常見於小孩及老年人	大部分好發於 65 歲以上的老年人
致病因子	感染、發高燒、**知覺過度刺激或剝削**、代謝障礙、**藥物中毒**等	退化、營養缺乏、器質性腦病變、**酒癮**及藥物濫用
臨床檢驗	不正常的腦波	正常的腦波，有些病人電腦斷層攝影上會出現腦回萎縮、腦室擴大
自主神經系統	常出現異常現象	偶有動作失當
行為表現	常出現不安、激動、錯覺、**幻覺（以視幻覺較常見）**、情緒不穩、失去抑制力、自我傷害等	常出現**錯覺、幻覺**（視、聽幻覺較常見）、社交技巧漸差、逐漸無法處理日常事務
認知狀態	1. **記憶力：障礙（近期→遠期）** 2. 注意力：全面障礙 3. **定向感：障礙（時→地→人）** 4. 抽象能力：障礙 5. 計算能力：障礙 6. 言語：話多或語無倫次	1. 記憶力：障礙（立即性→近期→遠期） 2. 注意力：漸進式障礙 3. 定向感：障礙（時→地→人） 4. 抽象能力：障礙 5. 計算能力：退化至喪失 6. 言語：語言整合、理解與表達能力減退，**甚至出現失語症**
情感表現	有時情緒波動大，有時會感到害怕及焦慮	有時淡漠，有時會有強烈的情緒變動
睡眠型態	紊亂	日夜顛倒
預後	給予適當治療，一般在 4 週或更短時間內會恢復	發病到生命終了平均 8~10 年

二、診斷準則

DSM-5 將失智症(dementia)更名為認知障礙症(major neurocognitive disorder)，並帶入輕型認知障礙症(mild neurocognitive disorder)的概念，合併成為「認知障礙症和輕型認知障礙症」類別，依類型可再分為阿茲海默症、額顳葉、路易氏體、血管疾病、外傷性腦損傷、物質／藥物、人類免疫缺乏病毒感染、帕金森氏症、亨丁頓氏症、另一身體病況、多重病因引起的認知障礙症（或輕型）。雖 DSM-5 已將失智症去汙名化，但失智症這個通俗用法仍被廣為沿用。

(一) 認知障礙症(Major Neurocognitive Disorder)

DSM-5 所提出的六項認知功能分別是：注意力(complex attention)、執行功能(executive ability)、**學習和記憶**(learning and memory)、語言(language)、感覺與動作整合(perceptual motor)、社會人際認知(social cognitive)，上述之其中一項功能有障礙，都屬於認知障礙症的範疇，擴大了腦神經退化疾病的範圍，其中最大的轉變是：**記憶力變差不再是診斷認知障礙症的必要條件**。DSM-5 的診斷準則如下：

1. **一項或多項認知範疇**（複雜注意力、執行功能、學習和記憶、語言、知覺－動作或社交認知）**顯著比以前的認知表現降低**，證據根據以下兩項：
   (1) 個案、了解病情的資訊提供者或是臨床專家，知悉認知功能輕度降低(mild decline)。
   (2) 最好由標準化神經認知檢測或另一量化之臨床評估確信認知表現顯著減損(modest impairment)。
2. 認知缺損影響到日常活動獨立進行（指至少複雜工具性日常生活活動需要協助，例如付帳單或吃藥）。
3. 認知缺損非只出現於譫妄情境。
4. 認知缺損無法以另一精神疾病做更好的解釋（例如鬱症、思覺失調症）。

(二) 輕型認知障礙症(Mild Neurocognitive Disorder)

1. 一項或多項認知範疇（複雜注意力、執行功能、學習和記憶、語言、知覺－動作或社交認知）的些許(modest)比以前的認知表現降低，證據根據以下兩項：
   (1) 關心個案、了解病情的資訊提供者或是臨床專家，知悉認知功能輕度降低(mild decline)。
   (2) 最好由標準化神經認知檢測或另一量化之臨床評估顯示認知表現些許減損(modest impairment)。
2. 認知缺損不干擾日常活動獨立進行（指可以執行複雜工具性日常生活活動，像是付帳單或是吃藥，但可能需要更費力，採用補償策略或協調）。

3. 認知缺損非只出現於譫妄情境。

4. 認知缺損無法以另一精神疾病做更好的解釋（例如鬱症、思覺失調症）。

三、病 因

認知障礙症可依病因分類為神經性退化引起的認知障礙症（包括阿茲海默症、額顳葉認知障礙症、路易氏體、帕金森氏症、亨丁頓氏症引起的認知障礙症）、血管疾病引起的認知障礙症、續發性認知障礙症。

(一) 神經性退化引起的認知障礙症

阿茲海默症(Alzheimer's Disease)

最常見的認知障礙症，為不可逆的神經退化型疾病，典型早期最明顯病徵為**記憶力衰退**，對時間、地點、人物的辨識出現障礙、抽象思考能力及判斷力缺失、失語症、運動不能、辨識障礙、建構困難等。

阿茲海默症主要病理變化是**大腦的退化**，澱粉樣蛋白在腦血管周圍纖維化，形成澱粉樣蛋白神經斑，影響神經傳遞物質的釋放與傳導的功能。其病因不明，但研究發現可能與遺傳、長期壓力、年齡、重金屬汙染有關。唐氏症病人第 21 對染色體上有澱粉樣蛋白質的遺傳碼，可能導致阿茲海默症發生；另外，若家族成員中在 65 歲前有罹患阿茲海默症者，則其他家族成員罹患機率會增加。空氣及重金屬汙染會增加腦部發炎反應，長期下來將致澱粉樣蛋白神經斑堆積。

此外，病人海馬迴的乙醯膽鹼和乙醯膽鹼轉化酶含量極低。乙醯膽鹼為神經傳遞物質，是大腦的信差，指揮人體執行日常生活功能、喚起記憶，保持精神、情緒的穩定。隨著大腦退化，乙醯膽鹼漸少造成記憶和學習能力的缺損，甚至精神行為也出現問題。

額顳葉認知障礙症

腦部障礙以侵犯額葉及顳葉為主，又稱為皮克氏症(Pick's disease)，平均好發年齡在 50 歲以後，早期即出現人格變化和行為控制力的喪失，常常會有不合常理的行為舉動；或是早期出現語言障礙，例如表達困難、命名困難等漸進性退化現象。

路易氏體認知障礙症

為第二常見的退化性認知障礙症，平均好發年齡在 70 歲之後，臨床表徵除了認知功能障礙外，初期即伴隨出現動身體僵硬、手抖、走路不穩、無法解釋的重複跌倒現象。此外會有比較明顯的精神症狀，尤其是視幻覺、聽幻覺、情緒不穩或疑心妄想等。

(二) 血管疾病引起的認知障礙症

血管疾病引起的認知障礙症是因腦中風或慢性腦血管病變，造成腦部血液循環不良、腦部供氧不足，導致腦細胞死亡，是造成認知障礙症的第二大原因。一般可分為中風後血管性認知障礙症、小血管性認知障礙症。中風之病人若存活下來，約有 5%的病人會有認知障礙症狀，追蹤其 5 年，得認知障礙症的機會約 25%。其特性是認知功能突然惡化、有起伏現象、呈階梯狀退化，早期常出現動作緩慢、反應遲緩、步態不穩與精神症狀。

臨床常見情緒及人格變化（憂鬱症）、尿失禁、假延髓性麻痺（吞嚥困難、構音困難、情緒失禁）、步履障礙（失足跌倒）等症狀。

(三) 續發性認知障礙症

有些認知障礙症是由特定原因所造成，經過治療之後可能有機會可以恢復，這類型認知障礙症的病因有：

1. **感染**：如帶狀疱疹、單純疱疹、病毒性腦炎、腦膜炎、神經性梅毒及後天免疫缺乏症候群(AIDS)等均有可能引起認知障礙症，而庫賈氏症(Creutzfeldt-Jacob disease)是由感染性變性蛋白質所引起，會造成神經性退化疾病。
2. **代謝障礙**：如甲狀腺功能不足、慢性肝衰竭、糖尿病性腦病變、尿毒症、庫欣氏病(Cushing's disease)等。
3. **腦部疾病**：如正常腦壓水腦症、腦腫瘤、腦血管病變、顱內出血、硬腦膜下血腫、腦部創傷或腦部手術後遺症等。
4. **中毒**：藥物中毒、酒精中毒腦病變、重金屬中毒、一氧化碳中毒造成瀰漫性腦病變等。其中研究顯示長期暴露於大量含鋁的環境中，所引起的大腦變化與認知障礙症的變化相似。
5. **營養缺乏**：如菸鹼酸，維生素 B_1、B_{12} 和葉酸缺乏等。

17-4 檢查與治療

一、診斷檢查

需詳細收集目前疾病史、社會史、家族史及精神科病史，曾經接受過的精神科處置和藥物治療史。

(一) 身體評估及神經學檢查

除一般全身性身體檢查評估外，應有詳細的神經系統的檢查，包括：瞳孔、眼底情況、眼球有無震顫？另評估十二對腦神經、步態、姿勢及各項反射功能，並評估日常生活自我照顧能力。

(二) 精神狀態檢查

除外觀之觀察外，與病人或家屬會談，並運用各種評估量表。

1. **簡短智能評估表**(mini mental status examination, MMSE)：最常用的量表，**評估病人的認知功能**（記憶、語言、定向、注意力），總分計 30 分。分數受年齡和教育程度影響甚大，在台灣受教育者採 24 分，未受教育者採 14 分為區分點(cut-off point)，即 24（或 14）分及以上為正常（表 17-2）。
2. **臨床失智症評量表**(clinical dementia rating, CDR)（表 17-3）：以上兩評量表主要評量病人失智之程度，且目前作為 Aricept 及 Exelon 等兩種藥物治療重要參考指標。
3. **阿茲海默症生活功能分期量表**(functional assessment staging of Alzheimer's disease)。
4. **譫妄評估量表**(delirium rating scale, DRS)（表 17-4）。
5. **哈金斯基**(Hachinski)**腦缺血指標**：區別血管疾病或阿茲海默症引起的認知障礙症（表 17-5）。
6. **AD-8 極早期失智症篩檢量表**：提供極早期認知障礙症的篩檢，包含阿茲海默症、血管性認知障礙症等常見的疾病症狀。用於民眾自我評估、專業人員親自詢問或電話中作答。在回答問題上，家屬應該依照病人過去與現在改變的狀況來考量，而病人本身也需依照自己過去與現在改變狀況來回答，而不是以自己目前的平常表現及來回應（表 17-6）。

(三) 實驗室檢查

認知障礙症病人在確立診斷前需作下列檢查：胸部 X 光檢查、電腦斷層攝影(CT)或核磁共振(MRI)、腦波圖(EEG)、正子散射斷層掃瞄(PET)、藥物評估，並輔以一般常規的血液生化各項檢查，其他包括評估甲狀腺功能的 T_3 和 TSH 血液檢查、梅毒血清、愛滋病血清、維生素 B_{12} 及葉酸的檢查、腰椎穿刺等，先行篩檢出可以治療的疾病，並治療處置其他內、外科疾病。

表 17-2　簡短智能評估表

病人姓名：__________　病歷號碼：____________　施測日期：__年__月__日
職　　業：__________　生　　日：__年__月__日　施 測 者：__________
教育程度：__________　寫：______　讀：______

1. 定向感（10 分）
   (1) 現在（5 分）:（民國）____年____月____日，星期____，____
   (2) 地方（5 分）: ______市（鎮）______，______，______，______
2. 注意力及計算能力（8 分）
   (1) 訊息登錄（3 分）: 房子______，汽車______，蘋果______
   (2) 系列減七（5 分）: 100-7，93____，86____，79____，72____，65____，
3. 記憶力（3 分）: 房子______，汽車______，蘋果______
4. 語言（5 分）
   (1) 命名（2 分）: 對錶、筆命名，錶______，筆______
   (2) 複誦（1 分）: 請個案複誦「白紙真正寫黑字」______
   (3) 理解（1 分）: 請個案讀出印著「閉上眼睛」的紙，並照做______
   (4) 書寫造句（1 分）: 請個案自己寫一句話______
5. 口語理解及行為能力（3 分）
   給個案一張白紙，並說「用你的右手拿紙____，對摺____，然後交給我____。」
6. 建構力（1 分）: 圖形描繪

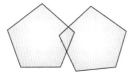

總分：30 分
總得分：＜9 認知障礙症（註：9~12 表示可能是認知障礙症，需進一步評估）
　　　　＜19：假性失智（憂鬱症或續發性認知缺損）
　　　　＞27：正常
・得分受年齡及教育程度影響，需參考常模校正總分

表 17-3　臨床失智症評量表

分級 項目	健康 CDR 0	疑似或輕微 CDR 0.5	輕度 CDR 1	中度 CDR 2	重度 CDR 3
記　憶	無記憶喪失 偶爾遺忘	輕微的遺忘 回憶片段 良性的遺忘	對最近事務時常遺忘 影響日常生活	嚴重記憶喪失 只記得很熟的事務 無法記得新事務	嚴重記憶喪失 只有片段記憶
定向力	人、時、地定向正常	除了對時間順序稍微有困難外，其餘均正常	時間順序有問題 對人、地定向正常 有時會找不到路	對時、地定向經常有問題	只有人的定向正常
判斷及解決問題	日常問題包括財物及商業性的事務都能處理很好 和以前比較判斷力良好	處理問題時，在分析類似性和差異性時稍有困難	處理問題時，在分析類似性和差異性時有中度困難 社會價值的判斷力通常還能維持	處理問題時，在分析類似性和差異性時有嚴重障礙 社會價值的判斷力通常已受影響	無法做判斷或解決問題
社區事務	和平常一樣能獨立處理有關工作、購物、業務、財務和社區活動	對上述活動有疑似或輕度障礙	雖參與上述活動但無法獨立，偶爾仍有正常表現	無法獨立勝任家庭外的事務，但外表看來正常	無法獨立勝任家庭外的事務，且外表看起來即有病態
居家及嗜好	家庭生活、嗜好及知性興趣仍維持良好	對上述活動偶爾有障礙	較困難的家事已經不能做 放棄複雜外務、嗜好和興趣	只有簡單的家事還能做 興趣很少，也很難維持	整天在自己的房間
個人照料	有自我照顧的能力	有自我照顧能力，但偶爾需要提醒	需要時常的提醒	在穿衣、個人衛生及個人情緒，需要協助	個人衛生失禁需要專人協助
深　度 CDR4	説話無法理解或不相關；無法理解或遵照簡單指示；偶爾認得配偶或照顧者 吃飯只會用手指頭，不太會用餐具，且須人幫忙 大小便經常失禁、大部分時間無法行動，在扶助下可走幾步；甚少外出；常有無目的的動作				
末　期 CDR5	説話無法理解或沒有反應；無法辨認家人。需人餵食，可能會有吞嚥困難而需使用鼻胃管餵食。大小便失禁 臥床、無法坐立、站立、肢體攣縮				

註：如於兩格中無法決定選哪一格，請圈嚴重者

評分標準：

1. 記憶是主要項目，其他為次要項目，至少有三個次要項目與記憶同分時，CDR=M。
2. 當有三個或三個以上的次要項目給分超過或低於記憶分數時，CDR=占多數之次要項目的分數。
3. 若有三個次要項目分數低於 M，有二個次要項目分數高於 M，或者三個次要項目高於 M，二個次要項目低於 M，CDR=M。
4. 若主要項目 M=1，其他二個次要項目得分 0.5，而有三個次要項目得分 2，則取中間值 CDR=1。
5. 當 M=0，除非有明顯的二個以上之次要項目得分 0.5 或 1 分，則 CRD=0.5。

表 17-4 譫妄評估量表

評分項目	分 數
1. 症狀的開始	0~3
2. 知覺的紊亂	0~3
3. 幻覺的型態	0~3
4. 妄想	0~3
5. 精神動作活動	0~3
6. 認知狀態	0~4
7. 生理狀態	0~2
8. 睡眠週期的紊亂	0~4
9. 情緒不穩	0~3
10. 症狀的改變	0~4
總分數：32 分　0~1 分：正常　2~7 分：思覺失調症 1~7 分：認知障礙症 12~30 分：譫妄	

資料來源：鄒建萍(2019)．譫妄與失智症病人之護理．於蕭淑貞總校閱，*精神科護理概論—基本概念及臨床運用*．華杏。

表 17-5 哈金斯基腦缺血指標

特 徵	分 數
猝然發作(abrupt onset)	2
一次一次變壞(stepwise deterioration)	1
患病過程有變動(fluctuating course)	1
夜晚神智混亂(nocturnal confusion)	1
人格大致完整(relative preservation of personality)	1
憂鬱(depression)	1
身體其他部分不適之抱怨(somatic complaints)	1
情緒失控(emotional incontinence)	1
高血壓病史(history of hypertension)	1
腦中風病史(history of strokes)	2
動脈硬化之現象(evidence of associated atherosclerosis)	1
局部神經症狀(focal neurologic symptoms)	2
局部神經徵兆(focal neurologic signs)	2
總分數：≧7 分：血管疾病引起的認知障礙症（多發性梗塞性認知障礙症） ≦4 分：阿茲海默症	

表 17-6　AD-8 極早期失智症篩檢量表

若您以前無下列問題，但在過去幾年中有以下的「改變」，請勾選【是，有改變】；若無，請勾【不是，沒有改變】；若不確定，請勾【不知道】。

項　目	是 有改變	不是 沒有改變	不知道
1. 判斷力上的困難：例如落入圈套或騙局、財務上不好的決定、買了對受禮者不合宜的禮物			
2. 對活動和嗜好的興趣降低			
3. 重複相同問題、故事和陳述			
4. 在學習如何使用工具、設備和小器具上有困難。例如：電視、音響、冷氣機、洗衣機、熱水爐（器）、微波爐、遙控器			
5. 忘記正確的月份和年份			
6. 處理複雜的財物上有困難。例如：個人或家庭的收支平衡、所得稅、繳費單			
7. 記住約會的時間有困難			
8. 有持續的思考和記憶方面的問題			

註：
1. 「是，有改變」代表過去幾年中有因認知功能（思考和記憶）問題而導致的改變。
2. 計分標準，是=1 分；不是=0 分；不知道=不計分。
3. 施測結果有 2 題以上回答「是」時，病人就有可能是極早期的失智症。

資料來源：楊淵韓、李明濱、劉景寬(2009)．極早期阿茲海默是失智症之篩檢．*台灣醫界*，*52*(9)，442-444。

二、治 療

(一) 藥物治療

1. **認知症狀：**使用**乙醯膽鹼酶抑制劑**(acetychliinesterase inhibitor, AChEI)，增加腦中乙醯膽鹼之釋出或減少乙醯膽鹼之分解，有效的藥物包括：
   (1) Aricept® (donepezil hydrochloride)：是一種可逆性的膽鹼分解抑制劑，半衰期長，每日服用一次 5~10 mg，改善認知功能及日常生活功能的執行能力，副作用有腹瀉、噁心、嘔吐、肌肉痙攣、疲憊、食慾減退、失眠及頭暈等。
   (2) Exelon® (rivastigmine hydrogen tartrate)：為假性「不可逆」的乙醯膽鹼酯酶抑制劑，漸進性給藥，一天服用兩次由 1.5~6 mg，副作用有噁心、嘔吐、頭暈、頭痛、下痢及體重減輕等。

2. **非認知症狀：**

(1) 妄想：可使用傳統抗精神病藥物治療。

(2) 激動：減少激動的第一步是減少環境中造成激動的誘因，其次是給予藥物，如：Haldol®及 Melleril®、Mesyrel®、Clozaril®、Tegretol®、Inderal®、Ativan®等。

(3) 睡眠障礙：可使用 benzodiazepine (BZD)類藥物，但會產生耐受性及白天迷迷糊糊，**使譫妄症狀加重**，不宜長期使用；可考慮使用低劑量 chloral hydrate 和小劑量鎮靜性抗精神病藥物。

(4) 憂鬱：一般認知障礙症病人的憂鬱症狀較不嚴重，若很明顯則應使用抗憂鬱藥物，如 Sinequan®、Mesyrel®、Prozac®等。

(二) 非藥物治療

非藥物治療可改善認知障礙症病人精神症狀，延緩病程發展、改善行為與認知功能，並能增進病人及家屬的生活品質。非藥物治療包括認知功能訓練、懷舊治療、藝術治療、音樂治療、肢體按摩、舞蹈治療、園藝治療、寵物治療、體能強化訓練等。懷舊治療可以幫助病人維持長期記憶，提升自尊與自信心，並促進歸屬感與愉悅感。音樂治療可提供愉悅及方鬆感的治療性環境。

新型認知障礙症

美國國家高齡研究所(National Institute on Aging, NIA)在 2019 年 5 月宣布發現一種新型的認知障礙症，稱為邊緣系統為主年齡相關 TDP-43 腦病變(limbic-predominant age-related TDP-43 encephalopathy, LATE)，大約有超過 20%的 85 歲以上老人有此症狀。LATE 與阿茲海默症症狀相似，但病程進展較為緩慢，病人的大腦中可發現 TDP-43 蛋白堆積，估計有三成阿茲海默症病人應該是罹患 LATE，卻遭誤診，以致科學家難以找到認知障礙症有效的治療方法。目前 LATE 只能在死後解剖發現，且尚無治療方法，因此未來必須找到更好的方法檢驗 LATE，才能使醫師及早進行臨床診斷及處置。

資料來源：Nelson, P. T., Dickson, D. W., Trojanowski, J. Q., Jack, C. R., Boyle, P. A., Arfanakis, K., … Schneider, J. A. (2019). Limbic-predominant age-related TDP-43 encephalopathy (LATE): Consensus working group report. *Brain, 142*(6), 1503-1527.

17-5 護理過程

一、護理評估

透過與病人、家屬或重要關係人之會談，以了解此次發病的主要問題、求醫情形、過去疾病及治療情形和生長發展史。

(一) 過去病史

一般性疾病史，如高血壓、糖尿病、退化性神經病變（如帕金森氏症等）、甲狀腺功能不足、中風或頭部外傷史及治療情況與反應，和精神障礙疾病史包含治療情況及反應，日常生活自我照顧能力及變化。

(二) 家庭史

病人家族成員中之內、外科疾病史、精神疾病史、任何遺傳疾病、重大的家庭變故等均應記錄，家族成員年齡、教育、職業、婚姻狀況及家庭成員間的互動關係亦需註明，並可繪出家庭樹或家庭圖譜，簡明呈現出家庭的結構及病史。

(三) 主要症狀

病人此次住院或求診之主要原因與困擾的問題，何時開始發生？病前有什麼誘發因素？曾經使用過哪些藥物和治療，以及治療反應？發病前有何情緒困擾或壓力因素？

(四) 護理評估

進行評估了解各階段之生長發展情形，但收集資料時可先了解病人目前的階段狀況，再進而收集前一階段之生長發展資料。工作史、與同僚互動、人際關係、問題處理模式。成長過程特殊事件、婚姻生活狀況、家庭內與家族間關係及互動情形、家庭及社會支持系統皆需有系統的收集。護理師評估病人的身心狀況，可依據不同的理論架構或概念架構，而有不同的評估項目；一般採用整體性的護理評估(holistic nursing assessment)，評估之項目主要分為五大層面。

1. **生理層面**：所有與身體有關的資料皆需評估，包括一般外觀及身體心像、營養、睡眠、排泄、活動與休息、身體健康狀況，尤其與譫妄及認知障礙症相關的原因與症狀或現象更需詳細了解。
2. **心理層面**：從病人的表情、行為、身體姿勢和主訴可了解其情緒狀態；疾病所導致的功能障礙常會嚴重影響到病人之情緒及自尊。觀察是否表現得冷漠或憤怒？有無傷心、憂鬱的情形？焦慮不安？多疑？情緒無法控制？
3. **智能層面**：包括評估知覺、認知、思考過程與內容。因腦部進行性或永久性的退化，認知功能及知覺過程都有明顯的缺損，包括思考過程、學習能力、計算能力、判斷力、記憶力及注意力。
4. **社會層面**：包括自我概念、人際關係、家庭狀況、角色功能、文化和環境因素。由於溝通的障礙，病人的人際互動受到頗大的影響，病人之角色與功能有無改變？生病前後病人與家屬的關係？工作能力逐漸受到影響？家屬之支持系統是否足夠？
5. **靈性層面**：旨在探討生命的意義及能加強個體力量的信念；了解病人對生命的看法和信仰的力量，可由家屬或待病人情況許可再適時評估。

二、健康問題

認知類障礙症可適用之健康問題，依生理、心理、智能及社會等層面歸納如表17-7。

三、護理目標

針對評估結果定出護理診斷，可與病人及家屬共同擬定護理目標：

1. 急性期譫妄症狀之控制：暫時性大腦功能障礙得以解除、減少病人及家屬受心理狀態改變所困擾。
2. 提供安全之環境，以減少不安及害怕，防止意外事件發生。
3. 維持病人最佳功能、達到最佳的身體活動程度。
4. 促進病人自我照顧能力：調整生活型態以達到最高的自我照顧能力，在限制下增加獨立性。

表 17-7　認知障礙症常見健康問題

生理層面	心理層面
1. 自我照顧能力缺失／與認知障礙、功能退化有關 2. 排便失禁／與感受或認知障礙有關 3. 身體活動功能障礙／與認知障礙、功能退化有關 4. 睡眠型態紊亂／與疾病症狀、心理因素有關 5. 潛在危險性損傷／與認知障礙、身體機能老化、協調功能減退有關	1. 焦慮／與健康狀態受到威脅有關 2. 潛在危險性對他人的暴力行為／與多疑、急躁不安有關 3. 無效性因應能力／與不適當的應付方法有關
智能層面	**社會層面**
1. 社交互動障礙／與溝通障礙有關 2. 社交隔離／與健康狀況改變有關 3. 危害性家庭因應能力／與無法處理的潛在焦慮、知識不足有關	1. 急性混亂／與知覺混亂、激動或不安有關 2. 慢性混亂／與進行性或長期的認知障礙有關 3. 言辭溝通障礙／與腦部病變有關 4. 忽略健康管理／與認知障礙、個人因應能力失調有關

5. 建立信任的關係，減低社交隔離的程度。
6. 增進病人及家屬對疾病障礙之適應能力，並增加支持性社會網絡的建立。
7. 維護和增進病人之自尊及價值感。

四、護理措施

(一) 生理層面

維持基本生理需求之滿足、**規律的生活作息**、**均衡的飲食**、適宜的睡眠及活動均有助於病況之穩定及改善，護理措施原則如下：

1. **維持及促進足夠營養與液體的攝取**，並注意飲食的安全，如小心防範吸入性肺炎、食物梗塞及誤食的意外。
2. 維持身體之清潔以預防感染，需特別注意皮膚之完整性及大、小便失禁之護理。

3. **維持適當之休息與睡眠**，謹慎使用安眠藥，**有計畫及規律性安排日間治療性活動**。
4. 維持病人自我照顧能力，盡可能讓病人處理自己日常生活和個人衛生的滿足。必要時，**指導及協助病人在能力範圍內，依序執行各項活動，並適時予以鼓勵及支持**。
5. **提供安全、熟悉保護性的環境**。浴廁裝置安全扶手及防滑設備，避免地板濕滑、合宜的照明及夜間保持適當的光線。
6. **提供及維持適宜的感官刺激，以減少因感官剝奪或過度刺激**，而加重病人之錯覺、幻覺或混亂行為。
7. 認知障礙症病人**易走失**，應避免單獨外出的機會，可申請走失手鍊、衣服繡有姓名電話或掛上身分識別標誌；必要時可請社區發揮守望相助精神。

(二) 心理層面

1. **盡量安排固定的照護人員，定時陪伴傾聽**，增加安全感及熟悉度，並鼓勵表達內心的感覺。
2. **當出現妄想和幻覺時，可試著轉移其注意力，並給予適當之心理支持，減少焦慮與不安**。
3. 病人所出現的暴力行為通常較不可預測，應隨時予以防備，觀察並記錄病人的行為，辨識病人有關攻擊暴力行為的先兆。若發生攻擊行為，應採用適當的方法保護病人，必要時提供約束控制，包括各類身體約束及化學性約束；執行身體約束時須注意病人的生理需要及約束部位之血液循環，且過程中須經常探試病人。
4. 提供**熟悉安全、簡單、溫暖的環境**，減少因人際問題所帶來的紛爭及挫折感。
5. 尊重病人存在的價值，探望或執行護理措施時，宜稱呼其姓名，並**鼓勵病人談論及回憶過去的生活經驗**，以增加病人的自尊及價值感。**可鼓勵親友多探視病人**。

(三) 智能／環境措施層面

1. 與病人溝通時宜注意接納的態度，病人有時雖不了解別人的話，但可感受到被接納，而能較輕鬆、有安全感；**語句需簡短扼要，視線接觸**、表示對他的關心和興趣，注意病人的音調、姿勢以推測其感覺；不與他爭辯事實，而針對其情緒、情感給予安慰。

2. 幫助病人理解的技巧包括：在病人面前說話，且控制四週的干擾到最小，**談話前叫其名字並表明自己是誰**，說話速度慢且直接，留心語氣，使用減短、熟悉的句子，避免開放式問句，重複重點，並給足夠的時間回應。當病人忘詞時，試著幫忙表達，以減輕其挫折感。

3. 對於中、重度認知障礙者，**宜多使用非語言的溝通方法**，因為觸覺的感受較字彙更好，用肢體語言更能傳達訊息，如微笑、臉部的表情、握手、擁抱都是很好的方法。

4. **提供現實導向治療**(reality orientation therapy, ROT)，**在家中可懸掛大型日曆、時鐘，在病室內可設置大型指示牌**，標明醫院及病室名稱、年、月、日、天氣、餐別、活動名稱等內容，允許病人放置熟悉的個人物品，如照片、時鐘、心愛的擺飾等；**盡量不更動病人的房間及擺設，均可加強病人對人、時、地之定向感。利用色彩或圖案，以幫助其分辨事物**。

(四) 社會層面

由於認知障礙症病程長，且每況愈下，每個階段問題的呈現與需求不同，而家屬常見的主要問題包括對疾病及照顧的知識不足、焦慮、憤怒、憂鬱、無助、無望、社交孤立及經濟負荷等。護理措施必須以長期性考量兼顧病人及家庭照顧者兩者之生活品質，提供整合性的照護服務系統，以利不同階段的需求，重點簡述如下：

1. 提供照顧者的教育，包括認識疾病症狀、過程、治療、預後及如何處理病人的問題。
2. 協助家屬建立支持網絡，共同分擔照顧責任，以減輕照顧者的負荷。
3. 提供社區資源，如居家護理、在宅服務、日間照護及特殊治療機構。
4. 協助成立或轉介家屬支持團體，以利彼此協助及分享經驗，如天主教康泰教育失智基金會的家屬支持團體。
5. 協助辦理醫療補助金，及早安排法律諮詢或財產信託等。

五、護理評值

依護理目標及護理措施的執行情形評值：

1. **生理層面**：評值病人之營養及睡眠情況是否改善，此點與病情之穩定相關性高。其次，評值病人自我照顧能力如何，配合自我照顧程度，安排合宜的護理活動，有利病人復健。
2. **心智層面**：評估病人的情緒變化、知覺障礙、定向感是否有改善。
3. **環境層面**：適宜之溝通技巧、輔助器材、感官刺激常可增加病人之信心及自尊，並可減緩其社交退縮情形，治療性環境及技巧須重新評估及修正。
4. **社會層面**：評估病人之社會支持系統是否已建立，家屬是否已具備照顧能力，照顧者的負荷是否已減輕，社會資源的運用情形是否妥當。

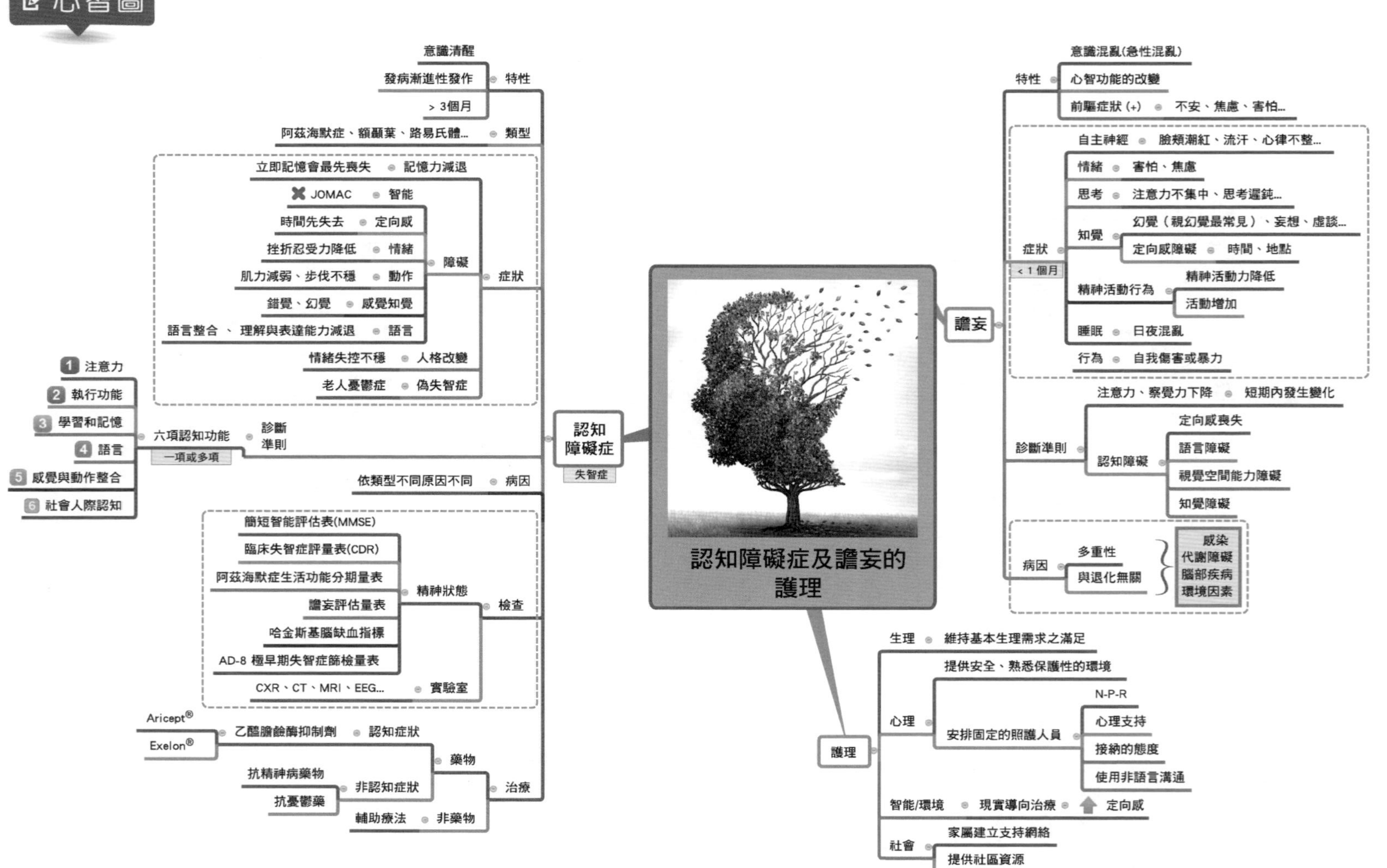
心智圖
認知障礙症及譫妄的護理
認知障礙症
失智症
特性
意識清醒
發病漸進性發作
> 3個月
類型
阿茲海默症、額顳葉、路易氏體...
症狀
記憶力減退
立即記憶會最先喪失
障礙
智能
JOMAC
定向感
時間先失去
情緒
挫折忍受力降低
動作
肌力減弱、步伐不穩
感覺知覺
錯覺、幻覺
語言
語言整合、理解與表達能力減退
人格改變
情緒失控不穩
偽失智症
老人憂鬱症
診斷準則
六項認知功能
一項或多項
1 注意力
2 執行功能
3 學習和記憶
4 語言
5 感覺與動作整合
6 社會人際認知
病因
依類型不同原因不同
檢查
精神狀態
簡短智能評估表(MMSE)
臨床失智症評量表(CDR)
阿茲海默症生活功能分期量表
譫妄評估量表
哈金斯基腦缺血指標
AD-8 極早期失智症篩檢量表
實驗室
CXR、CT、MRI、EEG...
治療
藥物
認知症狀
乙醯膽鹼酶抑制劑
Aricept®
Exelon®
非認知症狀
抗精神病藥物
抗憂鬱藥
非藥物
輔助療法
譫妄
特性
意識混亂(急性混亂)
心智功能的改變
前驅症狀 (+)
不安、焦慮、害怕...
症狀
< 1 個月
自主神經
臉頰潮紅、流汗、心律不整...
情緒
害怕、焦慮
思考
注意力不集中、思考遲鈍...
知覺
幻覺（視幻覺最常見）、妄想、虛談...
定向感障礙
時間、地點
精神活動行為
精神活動力降低
活動增加
睡眠
日夜混亂
行為
自我傷害或暴力
診斷準則
注意力、察覺力下降
短期內發生變化
認知障礙
定向感喪失
語言障礙
視覺空間能力障礙
知覺障礙
病因
多重性
與退化無關
感染
代謝障礙
腦部疾病
環境因素
護理
生理
維持基本生理需求之滿足
心理
提供安全、熟悉保護性的環境
安排固定的照護人員
N-P-R
心理支持
接納的態度
使用非語言溝通
智能/環境
現實導向治療
定向感
社會
家屬建立支持網絡
提供社區資源

基本資料

⊕ 基本資料

姓名：金○○　男性 72 歲　高中畢業　退休

⊕ 個案疾病診斷

阿茲海默症

⊕ 個人及過去病史

個案乃足月順產、無發展遲滯或任何重大疾病史。為職業軍人，退伍後為某公務機構職員，50 多歲退休。病前人格特質為富正義感、外向、有禮、好打抱不平、對待朋友客氣，與朋友關係良好，但與家人則關係緊張，對待子女嚴肅；無酒精及物質濫用病史，亦無其他精神疾病史。

⊕ 家庭史（家族樹）

個案為已婚退休，與太太及長子三人同住，結婚近 50 年，婚姻生活尚稱和諧，感情尚和睦，育有兩男三女，除長子未婚與父母同住外，其他子女已結婚且各自成家，皆有正當職業，為整合性家庭，近 5、6 年主要由案妻負責個案之生活起居照顧，但案妻漸感年邁已無力負荷案主的照顧責任，加上個案有被害妄想症狀的影響，常與太太爭吵，目前的主要照顧者與重要關鍵人為長子。家族中無認知障礙症、精神疾病或先天性異常等疾病。

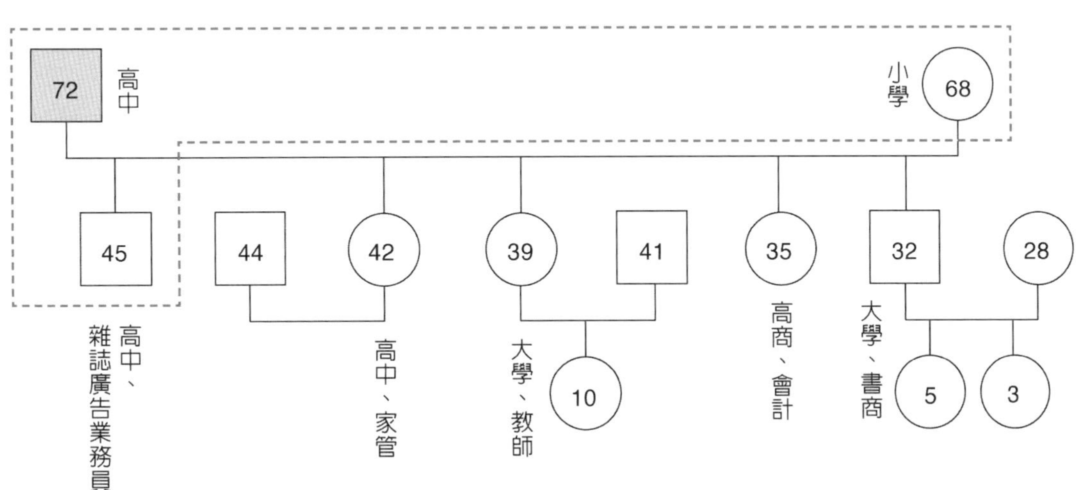

⊕ 現在病史

6 年前逐漸出現記憶力變差(memory impairment)，情況漸加劇，甚至不會開鎖(apraxia)，經常找不到東西，認為東西是被偷，或有人故意害他；有被害妄想(persecutory delusion)，懷疑太太害他；近一年走失 5、6 次，近一個月睡眠日夜顛倒，常半夜敲打太太房門等干擾行為，挫折忍受度差、易怒(irritable mood)，甚至出現攻擊太太的行為，曾至醫學中心門診求治，但無法合作服藥，家人不堪其擾，故入某精神專科醫院老年精神科病房，以確立診斷、改善精神症狀與行為問題、尋求醫療諮詢與情緒支持，並計畫適當安置。

臨床評估

1. 一般身體檢查：在生理狀態與身體檢查方面，除生命徵象中的血壓在 120/70~150/90 mmHg 之間，屬於高血壓前期或第一期高血壓，其他無異常發現。
2. 理學檢查：肝功能、腎功能、常規血液、梅毒血清、愛滋病血清、T_3、TSH、維生素 B_{12}、葉酸、大小便檢查、胸部 X 光及心電圖均無異狀。頭部電腦斷層攝影(CT)檢查顯示有腦萎縮(brain atrophy)及動脈粥狀硬化現象。腦波檢查(EEG)無異常發現。
3. 精神狀態檢查：除情感方面呈現憂鬱、焦慮；思考方面呈現被害妄想（被下毒、被偷）；知覺方面疑似有聽幻覺（有自言自語對話的現象）、視幻覺（叫前面的人走開）。對一般的問話可有禮切題回答。對「地」的定向感、計算能力、立即性與近期記憶力、抽象思考能力等均有顯著的缺失。無病識感。
4. 心理衡鑑：MMSE 得分為 10/30，在臨界值以下；另有記憶能力評估、視覺空間評估及口語流利測驗，整體看來個案目前各方面功能均有下降，在專注力與自發性亦有明顯下降。

護理評估

⊕ 生理層面

個案身高 156 公分、體重 56 公斤，頭髮灰白、身體略駝微向前傾，衣著稍顯髒亂。行走步態無顯著異狀，但曾如廁時欲跨過踏腳墊而跌倒，乃因認知功能障礙，不認得踏腳墊，不敢踩過去，大步跨而踩空跌倒撞擊右額微破皮。個案的體重屬標準體重範圍內，血色素 13.5 gm/dL，血中蛋白質 3.4 gm/dL，每餐可自己吃完一個飯盒，營養狀況無異常。入院前睡眠型態紊亂，日夜顛倒，夜間一點多起床，干擾家屬安寧；入院後配合服藥，睡眠可維持 6~8 小時，尚不致干擾他人。白天曾因找不到廁所而尿濕，需要提醒及引導更換，夜間曾有尿床情形，經過說明解釋可配合使用紙尿褲，排便型態無異狀。個案常靜坐於病室外走廊椅子，可有禮貌的與過往工作人員行一般性社會互動，鼓勵及引導下多可參加小團體活動。個案的一般身體健康狀況一向良好，未曾住過院或服用任何藥物。

⊕ 心理層面

個案入院第一天出現激動哭鬧，指責兒子不孝，無病識感，抗拒住院，由工作人員的安撫和保證兒子會來探視，漸安靜下來。住院期間常訴說自己沒問題，覺得委屈，焦慮家人不知道在哪裡，面顯愁苦地要求回家，雖能聽入安撫與解釋，但會重複出現。

⊕ 智能層面

對一般性問話可有禮切題回答，知覺方面疑似有聽幻覺（曾有自言自語對話的現象）、疑似有視幻覺（叫前面的人走開），思考方面呈現被害妄想（被下毒、被偷）。對「地」的定向感障礙，經常找不到廁所（個案房間內有浴廁且有標示），甚至因此尿濕，出了病室門口，常找不到路返回；對「人」的定向感障礙，經常無法正確指認工作人員；對「時」的定向感亦出現障礙，經常無法正確說出年、月、日。個案抽象思考障礙，對於已經忘記或無法具體回答時，則有虛談現象。立即性與近期記憶力差，常忘記已經吃過飯或剛吃過什麼食物，否認近日在家所發生的問題，無病識感，但住院後偶爾可表示記憶力漸差，而感到擔心。

⊕ 社會層面

個案病前人格特質為富正義感、外向、有禮、好打抱不平、對待朋友客氣，與朋友關係良好，自軍中退伍轉任公務員，剛開始頗能勝任，但後來常因工作完成率不佳，常與同事有爭執，而提前退休。個案與家人關係則較緊張，對待子女稍嚴肅，因軍旅生活，年輕時與家人相聚時間較少，與太太關係尚良好，退休後與太太及未婚的長子同住，其他三位子女各自成家，仍會定時探視父母，關係和諧。直到這幾年，因懷疑太太，而反目成仇，太太深感痛苦不願與先生同住，希望能找到適當的安置機構。

⊕ 靈性層面

個案認為身為軍人應當效忠國家和領袖，做人做事應光明磊落、不可以欺騙、欺負弱小，沒有特殊宗教信仰。

健康問題

1. 自我照顧能力缺失／與認知障礙、功能退化有關。
2. 潛在危險性損傷／與認知障礙、身體機能老化、協調功能減退有關。
3. 危害性家庭因應能力／與知識不足有關。

護理目標

1. 引導個案執行儀容、如廁、沐浴、更衣等日常生活功能，並維持最佳功能與自我照顧能力。
2. 提供安全之環境，防止意外事件發生。
3. 建立信任的關係，可主動表達感受。
4. 維持與環境的互動，減低社交隔離。
5. 增進家屬對疾病之了解，協助家人處理目前的危機並接受疾病的預後，了解社會資源及增加支持性社會網絡的建立。

護理措施

⊕ 自我照顧能力缺失／與認知障礙、功能退化有關

1. 上午 8 點起依照大、小便時間表每兩小時引領如廁，並記錄之。
2. 睡前如廁後穿上紙尿褲，晨起協助及引導更換褲子。
3. 每週一、三、五下午 3 點由照服員協助及引導沐浴及更衣。
4. 每週三引導洗頭一次。
5. 晨起引導刷牙漱洗及整理儀容。

⊕ 潛在危險性損傷／與認知障礙、身體機能老化、協調功能減退有關

1. 監測個案鞋子、衣著褲子長短適當性，避免成為造成跌倒的因子。
2. 每 30 分鐘巡房觀察個案時，同時監測環境中與跌倒有關之危險因子，包括地板濕滑、光線、行走路徑之障礙物，移去危險物品。
3. 降低病床高度，提供適當高度的扶手座椅。
4. 隨時觀察與預測個案需求，引導滿足之，降低因不當行為造成意外傷害。

⊕ 危害性家庭因應能力／與知識不足有關

1. 定期與家屬會談，了解困境並給予支持。
2. 指導家庭主要照顧者有關個案日常生活起居的技巧。
3. 衛教家屬，說明疾病的發生、進展、治療與預後。
4. 提供相關之社會福利資源與資訊，以減輕家屬負荷。
5. 與家屬共同擬定個案的出院計畫。

護理評值

1. 個案在住滿第二週可完全配合引導執行儀容、如廁、沐浴及更衣等日常生活功能，白天未再發生尿濕，晚間仍使用紙尿褲。
2. 除因誤認踏腳墊踩空跌倒一次外，住院期間未再發生意外事件。
3. 住滿一週後個案問及何時可出院，說明再住一週後，個案表示非常高興及感謝之意，隨後對著大廳自言自語（可能與幻聽對話），內容與出院有關，神態平穩，之後未再觀察到與聽幻覺或視幻覺有關之現象。
4. 鼓勵及引導下可參與病房活動及簡短適當應對，其餘時間多靜坐於大廳面對護理站，需要協助定向，常忘記床位，需引導返回床位，未再提及被害事情。
5. 提供家屬照護資訊，告知已穩定，但家屬仍擔心回家後的照顧問題，經多次會談，最後表示願意帶回家嘗試照顧，若仍干擾再考慮找安養機構安置。

學習評量

1. 張先生，80 歲，診斷為阿茲海默症，因情緒激動及焦慮而住院。近日因不明原因發燒、咳嗽有痰不舒服，表示要回家，且對陪同住院媳婦不諒解，故出手打了媳婦一巴掌。下列何者護理措施最適當？(A)立即給予張先生抗精神病針劑藥物 (B)將張先生帶離現場，協助痰液排出 (C)告知張先生打人是不被允許的 (D)將張先生帶入保護室，予以約束。

2. 承上題，張先生懷疑家中地契被媳婦偷。下列何項護理措施最適當？(A)跟張先生澄清：「沒有人會拿您的地契，不用擔心。」 (B)請媳婦向張先生解釋自己並未拿取地契 (C)對張先生說：「你最喜歡的戶外散步時間到了，我們一起去戶外散步！」 (D)請張先生最信任的女兒或兒子到院幫忙安撫。

3. 有關於精神疾病診斷準則手冊(Diagnostic and statistical manual of mental disorders, DSM-5)對於「認知障礙症」診斷準則之敘述，下列何者正確？(A)病程是慢性而可逆的 (B)記憶障礙是診斷之基本要件 (C)一項或多項的認知範疇顯著較先前的認知表現降低 (D)認知缺損不影響到日常活動獨立進行。

4. 有關譫妄(delirium)的敘述，下列何者錯誤？(A)觸幻覺是最常見的知覺障礙 (B)任何年齡皆有可能發生 (C)會出現認知困擾 (D)電解質不平衡與譫妄發生有關。

5. 精神疾病診斷準則手冊(DSM-5)對於「認知障礙症」所提出的認知功能範疇，下列何項正確？(A)睡眠障礙 (B)認知偏誤 (C)學習和記憶 (D)人格障礙。

6. 蕭太太，74 歲，診斷為失智症，請問下列護理何者適當？(A)為了促進照顧者與病人的關係，所以照顧者不可稱呼病人的名字，而必須稱病人為蕭奶奶 (B)病人單位最好不要擺設其家人相片，以免讓病人觸景傷情而影響病情 (C)為了增加蕭太太的安全感及熟悉度，每天安排固定的照護人員 (D)將病室的窗簾拉起來以避免日落症候群。

7. 針對阿茲海默氏症引起重度認知障礙症的敘述，下列何者最適當？(A)日常生活不受影響 (B)在傍晚和前半夜會較嚴重，出現日落症候群 (C)遠期記憶減退通常是最先出現的記憶障礙 (D)情緒變化與以前差別不大。

8. 有關臺灣老年精神健康問題與疾病，下列敘述何者正確？(A)老年精神疾病盛行率低於 1% (B)常見的老年精神疾病為雙相情緒障礙症及物質使用障礙症 (C)老年人自殺，通常少有徵兆，難以觀測及預防 (D)老年人會以飲酒與濫用處方藥物，調適其壓力或憂鬱。

9. 關於認知障礙症病人之臨床症狀，下列何者正確？(A)定向感障礙部分，通常先發生對人物的定向感障礙 (B)記憶力減退部分，通常先發生遠期的記憶障礙 (C)感覺知覺障礙部分，較少出現日落症候群 (D)語言功能部分，可能出現語言整合、理解及表達能力減退，或出現失語症。

10. 根據精神疾病診斷準則手冊(diagnostic and statisticalmanual of mental disorders: DSM-5)，有關譫妄(delirium)的敘述，下列何者正確？(A)記憶障礙是診斷之基本要件 (B)病程慢性化，且症狀逐漸惡化 (C)所產生的認知困擾，包含失去定向感、語言、視覺空間能力 (D)移除致病導因後，通常無法完全恢復。

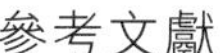
參考文獻

掃描對答案

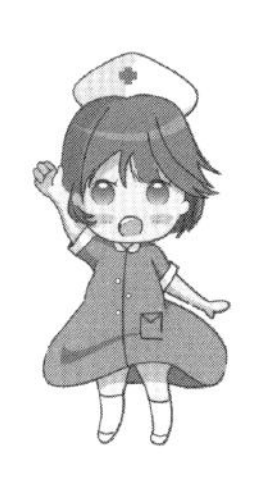

MEMO

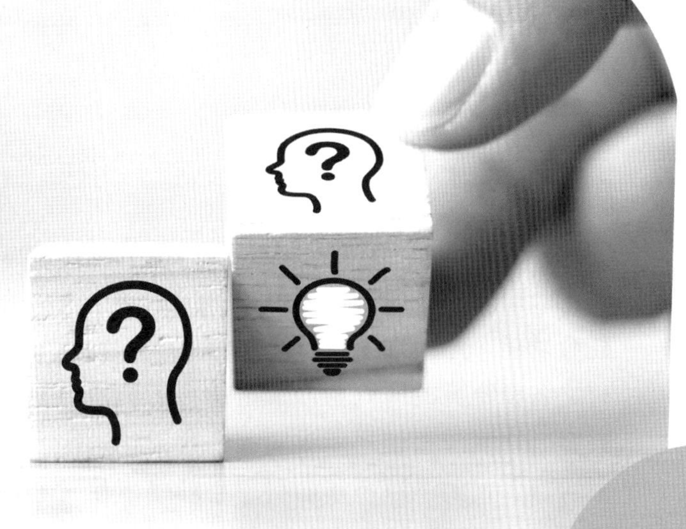

編著／修訂：葉明莉

人格障礙症的護理

本章大綱

前言

「人格(personality)」源自於拉丁文“persona”，指演員所戴的面具，早期演員沒化妝而透過戴面具讓觀眾了解角色的態度、行為與個性特質，反應人格所具有的社會功能。然而，人格特徵和行為規律性從何而來？它們是獨特的？或者只是人具有之各種特質的排列組合？是遺傳，還是行為所累積的經驗？或兩者都是？它們能改變嗎？要怎麼樣才能改變呢？幾千年以來，哲學、宗教、文學等各個領域都在尋求答案，直到一百多年前科學心理學誕生，心理學家試圖研究行為、思維和情緒的模式，以理解和解釋什麼是人格。

18-1 人格障礙症的介紹

一、定義

人格係指人類心理特徵的整合，顯於外是個人外在行為或處事的整體傾向；人格特質(personality trait)則指對環境(environment)和自己(oneself)的一種持久的感知和思考模式，或是一個人面對外界客觀環境時其獨特且持續的觀察、思考及因應方式，長期地反映在個體對環境的觀察與適應上，使個人情感、思考及行為表現會因應情境的不同而變化，並影響個體在不同情境中的反應，這些特質具有整體性（從行為模式反映內在心理特性)、穩定性（持續且規律性表現在不同情境）與個別性的特性。

人格障礙症(personality disorders)係指反映個人人格特質的內在經驗與行為模式明顯偏離其所處文化背景之預期，且缺少彈性、適應不良，且從青少年或成年早期就開始出現，並隨著時間的進行持續造成功能障礙。人格障礙症在一般人口的盛行率約為 10~20%，具有長期、慢性化的特質，其症狀可持續數十年之久。

人格障礙症要確立診斷通常需要一段較長時間的觀察與資料收集。DSM-5 中人格障礙症主要分為三個類群：A 群人格障礙症、B 群人格障礙症、C 群人格障礙症（表 18-1)，其他人格障礙症包括身體病況引起的人格改變、其他特定的人格障礙症、非特定的人格障礙症。

表 18-1 人格障礙症的類型與臨床特徵

類型		臨床特徵
A群	妄想型(paranoid)	不信任、對環境疑心、警覺、抱怨、歸咎外在、投射嫉妒
	孤僻型(schizoid)	社交疏離、冷漠、孤獨、封閉、不願社交、喜歡獨處
	思覺失調型(schizotypal)	怪異、疑心、關係意念、情緒平淡、生活怪癖、言談奇怪、覺得可控制他人、神奇式思考
B群	反社會型(antisocial)	自我中心、衝動、自私、逃避行為責任、違反規範、物質使用障礙、暴力、多樣犯罪、不合群、缺乏悔意
	邊緣型(borderline)	情緒衝動、關係不穩定、害怕被遺忘、自我界線劃分不清、經常自傷、自殺
	做作型(histrionic)	自我中心、戲劇化、情緒不穩、易受暗示、喜歡引人注意
	自戀型(narcissistic)	高傲挑剔、缺乏同理心、易指責別人、認為自己最優／全能
C群	畏避型(avoidant)	羞怯、自我批評、怕被拒絕、害羞、對社交焦慮
	依賴型(dependent)	依賴、順從、生活重心在別人身上、不斷尋求別人建議
	強迫型(obsessive-compulsive)	注意細節、缺乏彈性與幽默、情緒緊繃且無法放鬆

二、病因

(一) 生物學因素

遺傳因素

美國的雙胞胎研究指出，同卵雙胞胎人格障礙症的發生率是異卵雙胞胎的數倍，雙胞胎被分開教養與同時教養時，其發生率沒有出現差異，也說明**人格障礙症可能與遺傳基因有密切相關**。A 群人格障礙症中，有思覺失調症家族史的病人出現 A 群人格障礙症情形較控制組為高，尤其是思覺失調型人格障礙症；B 群人格障礙症中，反社會型人格障礙症常合併有飲酒問題，邊緣型人格障礙症家庭背景中常有罹患憂鬱症的家庭成員，做作型人格障礙症與身體化障礙(somatization disorder)有明顯高度關聯；C 群人格障礙症中，畏避型人格障礙症常表現出高度焦慮，強迫型人格障礙症常出現與憂鬱有關的徵象。

生物因素

研究發現某些易出現衝動行為的個案其睪固酮(testosterone)與雌二醇(estradiol)明顯較高。人們在血小板單胺氧化酶(platelet monoamine oxidase)濃度較低時，會花較多的時間在參與社交活動；而某些思覺失調型人格障礙症個案體內的血小板單胺氧化酶濃度也較一般人為低。

某些人格研究發現多巴胺與血清素的濃度、作用會活化神經傳遞物質，自殺企圖、衝動、**具攻擊性個案其血清素代謝物**(5-hydroxyindoleacetic acid, 5-HIAA)較低。反社會型與邊緣型人格障礙症的腦波圖則出現電傳導的改變。

(二) 心理社會因素

家庭因素

研究顯示邊緣型人格障礙症可能與兒童期被忽視和受虐之創傷經驗或人際互動經驗有關；而父母有酒精或物質使用障礙情形、單親或孤兒或低社經階層，是形成邊緣型或反社會型人格障礙症之明顯因素。

心理動力因素

佛洛依德(Freud)認為人格特質的發展源自於心性發展階段，精神分析理論從自我發展(ego development)與客體關係理論(objective relationship theory)的關聯來觀察人格特質。

自我(ego)**功能薄弱會導致自我控制能力差，為人格障礙的原因之一**，個案無法感受到功能障礙對個人之困擾，也因此缺乏就診意願、內省能力，容易將問題歸因於環境或他人因素，但其症狀卻對親友與社會造成相當大的壓力與困擾，此類個案給人的主觀感受包括要求多又麻煩、令人傷腦筋、無法獨立且難以被改變。通常在 18 歲以後人格發展定型，人格特質缺乏彈性，造成適應困難，引起人際關係、職業功能顯著障礙或主觀痛苦時才會確立診斷。

與青春期或成年早期的發展有關。當逐步完成自我發展、個體一分離化過程各階段任務，個體所展現的人格特質是統整；當遇受阻而固著停滯，產生與照顧者間的分離危機時，則衝擊人格發展的完整性，例如強迫型人格可能與父母在肛門期嚴格要求來處理排泄的訓練之心理發展有關，孩童為獲取讚許與認同，養成一絲不苟、追求完美等高標準之自我要求。因此，臨床人員常著重觀察個案為保護自己，免於內在衝動或人際間焦慮之苦，所慣用之防衛機轉模式來解析其人格特徵。

社會文化因素

社會多元化對個體角色扮演的要求亦趨向多重，相對於為因應不同情境、不同角色期待，個人受所處社會文化價值觀、信念、態度及常規影響，個體之壓力與威脅感也顯著增加，亦提高個體內在自我認同及統合的衝突。

18-2 A 群人格障礙症

A 群人格障礙症以行為反常、古怪或奇特為主，分為三型：

一、妄想型人格障礙症(Paranoid Personality Disorder)

一般人口的盛行率為 0.5~2.5%，男性較女性常見。主要特徵為長期對人**多疑**(irrational suspicions)、不信任(distrust)，且非常敏感，表現出警戒、防衛、猜忌與嫉妒行為。因為懷疑、無法相信別人，覺得別人的動機可議或不懷好意，擔心別人想要占自己便宜，出現防衛態度、沉默或經常小題大作，常用投射(projection)之防衛機轉，當遇事不順或內心不能接受的衝動與想法，均歸咎於他人或外在因素，認為自己總是背黑鍋成為受害者，因此常抱怨、責怪別人或與人爭執；只信任自己，總覺自己懷才不遇而固執己見，故不輕易向人吐露心事或親近，缺乏內省不易承認自己的錯誤；在情感表達方面顯得冷淡，沒有幽默感，不容易包容、原諒別人，常在無理或缺乏證據的情況下病態懷疑配偶不忠。

診斷準則

1. 症狀始於成人早期，普遍在各種環境背景下表現對他人不信任及多疑，以致將他人的動機解釋為深具惡意，至少出現下列 4 項（或更多）行為：
   (1) 沒有充分事實佐證，懷疑別人利用、傷害或欺騙自己。
   (2) 執著於朋友或共事者忠誠和可信任度的懷疑。
   (3) 抗拒對他人吐露心聲，害怕談話內容會被對方惡意用於對付自己。
   (4) 將原本為善意、無害的評論或事件，解讀為隱含有貶抑或威脅的意義。
   (5) 耿耿於懷或無法寬恕別人對自己的侮辱、傷害或輕蔑。
   (6) 面對一般人不覺明顯被冒犯的狀況，卻自覺人格或名譽受辱，因而立即表達憤怒回應或予以反擊。
   (7) 一再無憑據地懷疑配偶或性伴侶的忠誠。

2. 非僅發生於思覺失調症、雙相情緒障礙症或憂鬱症併精神病症特徵，不是一般性醫學狀況的直接生理效應所造成。

二、孤僻型人格障礙症(Schizoid Personality Disorder)

一般人口的盛行率為 7.5%。主要特徵為人際退縮、疏離(social detachment)，情緒表達淡漠且極度欠缺敏感性。行事獨來獨往，表現出孤僻、離群與心不在焉，對周遭顯而易見的事物常毫無覺察、缺乏感受或漠不關心，不能體會他人感受，對讚賞與批評都沒有反應，缺乏熱誠與體貼，幾乎不與人來往，也不渴望親密關係或性的接觸，多數為單身；工作表現低於實際能力，較無法勝任需要與他人互動頻繁的工作。

診斷準則

1. 症狀始於成人早期，普遍在各種環境背景下表現出社會人際關係疏離(detachment)，在人際互動情境的情感表露侷限於某個範圍，至少出現下列 4 項（或更多）行為：
   (1) 不渴望也無法享受親密的人際關係，與家人互動也一樣。
   (2) 總是選擇獨來獨往的活動。
   (3) 對性活動缺乏興趣。
   (4) 很少從活動中獲得樂趣。
   (5) 除一等親外，沒有親密的朋友或知己。
   (6) 對他人的讚美與批評毫不在意。
   (7) 情感表達顯冷漠、疏離或平淡。
2. 這種現象並非僅發生在思覺失調症、雙相情緒障礙症或憂鬱症併精神病症特徵，或自閉類群障礙症病程中，且並不是一般醫學狀況所導致的直接生理作用。

三、思覺失調型人格障礙症(Schizotypal Personality Disorder)

一般人口的盛行率為 3%。主要特徵為脫離現實、**怪異、難以理解的行為與想法**(odd behavior or thinking)、怪癖的習慣(eccentric)、關係聯想(ideas of reference)、錯覺(illusion)與缺乏現實感(derealization)之行為。言談內容怪異、超現實與迷信，相信且倚賴超能力、心電感應與第六感來解釋周遭事物，覺得自己可以預言未來、控制他人，奇特、自閉式的思維與言論容易與他人相處顯得格格不入，多獨來獨往、沒有可信賴的朋友；怪異想法與關係意念尚未達到深信不疑的妄想程度，言談鬆散但不達語無倫次。

診斷準則

1. 症狀始於成人早期，普遍在各種環境背景下表現出社交與人際關係建立困難，面對親密關係感到不自在及缺乏能力，並有認知及知覺的扭曲，怪異的言談、行為與外表，至少出現下列 5 項（或更多）行為：
   (1) 關係意念（需要排除關係妄想）。
   (2) 違背所屬次文化常模之怪異信念或神奇魔幻想法，足以影響到行為，如迷信、相信千里眼(clairvoyance)、心電感應或「第六感」；在兒童及青少年時期，則為古怪的幻想或專注成見(preoccupation)。
   (3) 不尋常的知覺經驗，包括身體的錯覺。
   (4) 奇怪的思考與言談，如模糊不清、繞圈、艱澀難懂、隱喻、過度詳細、刻板化。
   (5) 容易疑心或妄想性意念。
   (6) 不適當或受侷限的情感表達。
   (7) 行為或外觀怪異、異於常人或怪癖。
   (8) 除一等親外，沒有親密的朋友或知己。
   (9) 過度的社交焦慮，即使熟識程度增加也不會減少；這不是因為對自體的負向評價，而是與妄想性擔憂有關。
2. 這些症狀不會只發生在思覺失調症、雙相情緒障礙症或憂鬱症併精神病症特徵，或自閉類群障礙症病程中，且並不是一般醫學狀況所導致的直接生理作用。

18-3 B 群人格障礙症

B 群人格障礙症以戲劇性、情緒化、衝動不穩定為主，個案在性格上的特徵，常反映在與人互動時所表現出根深蒂固、僵化而適應不良的行為型態，嚴重甚至會達到人際、職業與社會功能失調，例如邊緣型人格障礙症的個案常操縱他人滿足自己、作態性自傷，以及慣用分化處理人際互動的行為，相對增加護理師提供照護的複雜與困難度。

一、反社會型人格障礙症(Antisocial Personality Disorder)

一般人口的盛行率為男性為 3%、女性為 1%。主要特徵是衝動、自我為中心，藐視法律與他人的權利。因為自大、衝動控制差，**缺乏羞恥感與罪惡感**，自兒童期及青春期早期出現**說謊**、逃學、偷竊等行為問題，**無法自我約束或遵從社會規範**；會利用、**控制他人**達到自己目的，能言善道替自己的錯誤辯解而不感愧疚，無法從經驗中學習或成長，缺乏愛人與尊重他人的能力，**常出現偏離社會期待的行為**；內心兇狠、混亂缺乏安全感，**沒有責任感**與道德觀，即使傷害他人亦覺無所謂，行為問題一直持續到成人期，例如喝酒鬧事、幫派打架、物質濫用、複雜的性關係等，生活沒有目標、重心，較常見於男性。

診斷準則

1. 症狀始於 15 歲，普遍在各種環境背景下表現出不尊重他人及侵害他人權益，至少出現下列 3 項（或更多）行為：
   (1) 無法遵循社會規範的守法要求，一再做出足以被逮捕的違法行為。
   (2) 狡詐虛偽、謊話連篇、使用化名，為個人利益或享受而欺騙愚弄他人。
   (3) 做事衝動或無法事先計畫。
   (4) 易怒且好鬥，一再打架或攻擊他人身體。
   (5) 行事魯莽，枉顧自己或他人的安全。
   (6) 不負責任，無法維持一致性的工作表現或履行財物責任。
   (7) 缺乏悔意，認為傷害、虐待或偷竊行為是無所謂、沒什麼大不了的事。
2. 個案年齡至少 18 歲。
3. 有證據顯示個案 15 歲以前有「**行為規範障礙症**(conduct disorder)」。
4. 反社會行為非僅發生於思覺失調症或雙相情緒障礙症病程中。

二、邊緣型人格障礙症(Borderline Personality Disorder)

一般人口的盛行率為 1~2%，女性為男性的兩倍。主要特徵為對自我形象及**人際關係**、**情緒**與行為方面都**十分不穩定**，非常衝動難以捉摸，衝動、不穩定的特性加劇自我認同的難度，快速轉變的情緒與人際關係。對環境改變、批評指責十分敏感，慣用**二分法**(splitting)的防衛機轉，使得對所有想法、人事物均採取非黑即白兩極化的解釋，一方面主觀固執地過度美化（極好），另一方面又極端貶抑（極壞），對環境與人表現出強烈的依附需求與攻擊性，同時又在兩個極端間快速轉變、擺盪。

努力建立人際間之親密感，同時也因為內在無法協調自我面對人際恐懼與多疑，而抗拒此親密感，使其行為變得難以預測，多變的情緒如雲霄飛車般快速地起伏，人際關係時而親密時而疏離，生活常常處於危機當中，當壓力升高、危機感持續時會表現出短暫精神症狀。無法統整的自我造成內心的空虛、無法忍受孤獨，尋求強烈的被需要感以證明自己；很年輕時即開始有性活動，**常有性濫交情形**，並擔心在關係中失去獨立自主的矛盾及分離焦慮造成的痛苦，因而一再出現自殺或自傷的行為，企圖引起注意或操控環境以獲得滿足，無法根據客觀現實的價值做判斷或決定。

診斷準則

症狀始於成年早期，普遍在各種環境背景下表現出對人際關係、自我概念、情感表現的極度不穩定，以及非常容易衝動，至少出現下列 5 項（或更多）行為：

1. 竭盡所能瘋狂地避免真實或想像中的被拋棄（不包含自殺或自傷行為）。
2. 不穩定且緊張的人際關係，交替擺盪在過度理想化或貶抑價值的兩種極端之間。
3. 認同障礙(identity disturbance)，明顯且持續不穩定的自我形象(self-image)或自我感(sense of self)。
4. 至少出現 5 種可能導致潛在自我傷害的衝動行為，如亂花錢、性濫交、暴食、魯莽駕駛、物質濫用，但不包含 5.自殺或自傷行為。
5. 反覆出現自殺行為、姿態或威脅，或自傷行為。
6. 明顯因為過度敏感而情緒不穩定，如突然強烈發作的惡劣情緒、易怒或焦慮，通常只持續數小時，很少會超過數天。
7. 長期的空虛感。
8. 不合宜又強烈的憤怒，或對憤怒難以控制，如情緒性發怒、持續生氣、一再打架。
9. 與壓力相關的暫時性妄想意念或嚴重解離症狀。

三、做作型人格障礙症(Histrionic Personality Disorder)

一般人口的盛行率為 2~3%，在臨床則約 2~15%。主要特徵為行為誇張且情緒化、戲劇化，刻意引人注意(pervasive attention-seeking behavior)，常用壓抑(repression)與解離(dissociation)之防衛機轉。喜好活躍於人際之中並成為注目的焦點，對人事物**反應膚淺而誇張**(shallow or exaggerated emotions)，容易因小事表現出極端愉悅或生氣的善變情緒，對挫折忍受度低；表現出刻意、做作的行為，**重視穿著與打扮**，會藉由身體外觀或穿著傳達**誘惑**、**挑逗**，但對性的態度趨向害怕；以自我為中心、缺乏判斷力，對別人的暗示敏感，容易受到環境影響，與人相處表面熱絡但缺乏真誠與熱忱，人際關係膚淺，女性病人較為常見。

診斷準則

症狀始於成年早期，普遍在各種環境背景下表現出過度情緒化和尋求被注意，至少出現下列 5 項（或更多）行為：

1. 只要自己不是眾人注意的焦點時，就會覺得非常不舒服。
2. 與人互動時，表現出不合宜的性誘惑或挑逗行為。
3. 情緒表達轉換快速而表淺。
4. 一直利用身體外觀吸引別人的注意。
5. 言談籠統模糊，常憑印象說話、缺乏細節。
6. 情緒表達誇張、誇大而戲劇化。
7. 容易受暗示（容易受到環境和他人影響）。
8. 與人互動時，表現出比實際關係還要親密的行為舉止。

四、自戀型人格障礙症(Narcissistic Personality Disorder)

一般人口的盛行率為 1%，較少見，在臨床則約 2~16%。主要特徵為過度自信與傲慢(grandiosity)，希望獲得誇讚與推崇(need for admiration)，對人挑剔、缺乏同理心(lack of empathy)。自戀行為反映內在自我的薄弱與不堪挑戰，以反向(reaction formation)的防衛機轉表達潛意識中病態的自卑情結，特點是覺得自己很了不起，**認為自己非常重要**又無所不能，喜歡表現自己、誇大自己的優點，幻想自己集才貌、智慧、成功於一身，無論什麼事情都能做到最好，或任何表現都能達到最佳狀態，極需他人的肯定、讚美與處處迎合自己，並且應該享有特權；容易嫉妒、貶低及操縱他人，難以體會甚至輕蔑、嘲笑他人困難與處境，對他人的建議、善意的批評或冷淡的態度都十分敏感，為了平衡從環境中得到的回應以維持自尊，表現出毫無反應、不在意，以忽略自卑與空虛，或是激烈反應以平復憤怒與屈辱。

診斷準則

症狀始於成年早期，普遍在各種環境背景下持續的表現誇大的自我（不論在幻想或是真實的行為），渴求被讚賞、尊崇及缺乏同理心，至少出現下列 5 項（或更多）行為：

1. **過度誇大自己的重要性**，如自認擁有過人的成就或才華，期望受重視程度超過實際成就。
2. 過度沉浸於個人幻想中（無限成就、無上權力、才華出眾、異常美麗或理想化的愛情）。
3. 深信自己是特別而唯一的，只能被特殊而高權力地位的人（或機構）所了解，並只願與該身分地位的人交往。
4. 需要過度地被尊崇。
5. 特權意識，期待特殊禮遇或**希望他人自動順從自己的意願**。
6. 在人際上剝削他人，也就是藉由占他人的便宜來達到自己的目的。
7. 缺乏同理心，無法覺察或體會他人的感覺與需求。
8. 嫉妒他人或相信他人嫉妒自己。
9. 表現出自大、傲慢的行為或態度。

18-4 C 群人格障礙症

C 群人格障礙症以焦慮、害怕為主，分為以下三型：

一、畏避型人格障礙症(Avoidant Personality Disorder)

一般人口的盛行率為 1~10%。主要特徵為害羞、膽怯(social inhibition)，對他人負面評價與拒絕相當介意。自覺內在充滿缺點，沒有特色、沒有能力(feelings of inadequacy)，在學業、工作等人際接觸面，傾向害羞、沉默、退縮、壓抑而自我設限(avoidance of social interaction)，習慣隱藏自己逃避人群或保持距離以免受挫，自卑的心同時渴望被接納與喜愛，又害怕被排斥，總是先預期對方不友善的態度或挑剔，擔憂對方能否提供接受自己的安全感，對社交情境感到焦慮不安，需要經過不斷地觀察與重複驗證，才願意開始參與，與人建立關係困難。

診斷準則

症狀始於成年早期，普遍在各種環境背景下持續表現社交迴避、覺得自己表現差，對負面的評價具有高度的敏感性，至少出現下列 4 項（或更多）行為：

1. 恐懼別人的批評、不贊同或拒絕，故避免選擇從事需與他人接觸的職業活動。
2. 除非確定自己受人喜歡，否則不願與人建立關係。
3. 嚴重的低自我價值感，害怕丟臉、受愚弄或被拒絕，即使在親密關係中也顯拘束。
4. 在社交情境中過度在意自己受到批評或拒絕的對待。
5. 自覺無能而排斥新的人際互動與交往。
6. 自覺社交能力笨拙、缺乏人際魅力，或比不上人。
7. 極度不願冒險或參加任何新的活動，以免丟臉、出糗。

二、依賴型人格障礙症(Dependent Personality Disorder)

約 2.5% 人格障礙症個案符合本類標準，女性較男性常見。主要特徵為依賴、過度順從及害怕分離，極度缺乏自信心。過度需要被照顧、被保護而無法獨立，不斷尋求他人的意見與建議，總是期待重要他人幫自己做決定，對自己生活的種種細節表現出消極、無能的態度，因為害怕失去支持與認同，甚至不敢表達出不同的意見，願意做任何事情，即便違反自己的心意也只求得到別人的關心，會刻意裝笨以免失去他人的呵護，也願意忍受不愉快的人際關係（如家暴），生活重心都在所在意的重要他人身上，一旦中斷或失去與重要他人的依附，會尋找接替人選。

診斷準則

症狀始於成年早期，普遍在各種環境背景下表現出持續且強烈被照顧的需求，過度順從且依附的行為，及表現出分離的恐懼，至少出現下列 5 項（或更多）行為：

1. 需要他人一再建議與保證，否則連進行日常生活中的決定都有困難。
2. 凡事都要別人替自己承擔責任。
3. 害怕失去他人的支持與認同，很少出現和他人意見不合的情形（排除確實真有遭受報復的可能）。

4. 難以自行展開某項工作或計畫（對自己的判斷力或能力缺乏信心，而非缺乏動機）。
5. 過度渴求他人的支持，自願做一些自己都會感到不愉快的事情來迎合他人。
6. 對獨處感到不自在與無助，源於自覺無法照顧自己的恐懼感。
7. 當某個親密關係結束時，會立即積極尋找另一段能帶來照顧與認同的新關係。
8. 出現與現實不符的恐懼感，擔憂被拋棄而需要承擔照顧自己的責任。

三、強迫型人格障礙症(OCPD)

強迫型人格障礙症(obsessive-compulsive personality disorder)男性較女性常見。主要特徵為**完美主義者，重視細節，固執而缺乏彈性**(rigid conformity to rules)。嚴肅、墨守成規顯得拘泥而缺乏幽默，無法放鬆自己，著重規則、控制，會要求其他人按照自己的方式做事而忽略對方的感受，由於講究完美，所以重視形式、過程、步驟，要求井然有序(orderliness)、一絲不苟且堅持度高，過於強調規則與秩序之細節，因而顧此失彼造成缺乏彈性與效率，例如為使工作中每一細節都十分完美，或是自我要求過高，以致於無法完成工作；因害怕犯錯而優柔寡斷延誤或逃避做決定。常用防衛機轉包括：合理化(rationalization)、隔離(isolation)與抵消(undoing)。不一定伴隨強迫行為表現，與強迫症的區別在於個性僵化、價值觀固著，過分重視細節，難以隨著環境變化而彈性因應。

診斷準則

症狀始於成年早期，普遍在各種環境背景下過於注重次序、要求完美，強調對思想與人際關係間的掌控，缺乏彈性、不知變通與失去效率，至少出現下列 4 項（或更多）行為：

1. 過分專注於細節、規則、表格、次序、組織或時間順序，反而失焦遺漏活動本身的訴求。
2. 過於要求完美反而干擾工作的完成，如無法達到過度嚴格的標準以致無法達成計畫。
3. 過分投入工作，甚至犧牲休閒活動與友誼（無法以經濟需求解釋其態度）。
4. 面對道德、倫理或價值顯現謹慎、一絲不苟及缺乏彈性的態度（無法以文化或宗教觀解釋其態度）。

5. 即便已無留戀或保存價值，仍不願丟棄舊物或廢物。
6. 除非別人完全依照自己的方式處事，否則不願意分派工作給人或與人共事。
7. 吝於將金錢花費在自己與他人身上，認為錢財須留於日後有需要時之用。
8. 處世僵化、頑固與不知變通。

18-5 治 療

目前對於人格障礙症之治療，主要是結合心理治療與藥物治療，**治療的目標不在改變其人格本質**，而是奠基於個體原有的人格結構、特質，**協助其改善因人格障礙症所導致的情緒困擾、社會職業功能障礙**，以促進其生活適應能力。

一、心理治療

人際關係障礙為人格障礙症個案普遍性問題，在進行個別心理治療時，治療者必須建立安全與信任的治療性人際關係是重要且關鍵的基礎。而心理治療的焦點著重於個案人格特質的調整與提升實際生活適應，透過有系統的認知心理治療幫助個案能減輕症狀，以更積極有效的策略面對個人特質，以改善其對人際、職業與社會功能的干擾，例如：焦慮管理、憤怒管理、挫折耐受管理、衝動控制管理、情緒覺察與表達、同理心訓練與主見訓練等。不同人格障礙症其心理治療策略訴求亦有不同（表 18-2）。

表 18-2　人格障礙症心理治療策略

人格障礙症	心理治療策略
妄想型	與他人建立信任關係
孤僻型	發展及維持可接受尺度之社交關係
思覺失調型	維持被環境接納與支持了解的社交互動
反社會型	幫助衝動控制與情緒管理，必要時可提供藥物輔助治療效果
邊緣型	協助提升自我價值與肯定
做作型	建立自信
自戀型	維持合宜的自我概念與形象
畏避型	幫助面對社交人際感到自在
依賴型	鼓勵學習自主
強迫型	指導如何順應環境微調、放鬆

二、藥物治療

1. **抗精神病藥物**(neuroleptics)：出現妄想、多疑、敵意、怪異言行、關係意念、激躁不安、衝動行為等精神症狀，可使用低劑量之抗精神病藥物，如 dogmatyl (Sulpiril®)、thioridazine (Melleril®)，有助於症狀之緩解，但必須特別注意藥物所引起的錐體外症候群(extrapyramidal symptoms, EPS)及嗜睡的副作用。
2. **抗憂鬱藥物**(antidepressants)：調節個案憂鬱情緒，包括三環抗鬱劑(TCA)、單胺氧化酶抑制劑(MAOI)或選擇性血清素再吸收抑制劑(SSRI)，例如 xanax 可用來減輕社交焦慮；fluoxetine (Prozac®)能減輕個案的憂鬱症狀，同時也可降低個案的衝動及攻擊行為。
3. **鋰鹽**(lithium)：通常被用來治療雙相情緒障礙症的病人，是一種預防性藥物，對於任何情緒激躁和衝動性行為均可使用。
4. **BZD 類藥物**：出現焦慮或激躁的症狀時可使用抗焦慮劑，如 diazepam (Valium®) 來處理。
5. **抗痙攣藥物**：人格障礙症會出現一些陣發性的衝動與攻擊行為。可使用抗痙攣藥物改善人格障礙症之衝動行為，例如：carbamazepine (Tegretol®)、valproate acid (Depakene®)，使用期間須注意維持血中治療濃度。

18-6 護理過程

一、護理評估

人格障礙症的評估重點，依整體性護理評估可分為五大層面（表 18-3）。

表 18-3　人格障礙症整體性護理評估

項目		評估重點
生理層面	一般外觀	1. 外觀是否整齊清潔、衣著打扮是否合宜？ 2. 觀察有無刺青圖案或自傷痕跡，例如：割傷、灼傷、瘀青？ 3. 會談時表現出的態度是防衛、配合或淡漠？
	身體心像	測量身高體重，評估對自己外表的看法與態度？
	營養	觀察飲食情況，評估食慾、營養攝取高於或少於身體需要？

表 18-3　人格障礙症整體性護理評估（續）

項目		評估重點
生理層面（續）	排泄	1. 評估排泄次數與量，是否有不正常的改變？ 2. 是否習慣使用藥物幫助排便？
	休息與睡眠型態	1. 評估睡眠型態與品質，是否有入睡困難、睡眠中斷或早醒的困擾？ 2. 是否習慣使用安眠藥物幫助睡眠？
	日常生活型態	1. 生活作息是否規律？參與休閒娛樂活動情形及興趣？ 2. 是否服用藥物？飲酒、吸菸或使用非法物質？使用的情境、種類與量分別如何？
	身體健康狀況	評估生長發展史、過去病史，是否有重大身體疾病？例如：創傷、手術。若有身體不適時都如何處理？家族中是否有疾病遺傳史？例如：思覺失調症、物質使用障礙、智能不足或其他？
	性的評估	了解性發展史、評估性生活狀況，是否有固定性伴侶？是否採取避孕與預防性傳染病的措施？
心理層面	情感與心情	1. 鼓勵個案描述自己的情緒，評估情感表達是否適當？ 2. 觀察情感穩定度，評估是否容易因周遭環境之影響而明顯有變化？包括：憤怒、焦慮、興奮及悲傷 3. 鼓勵個案描述別人眼中的自己，評估與人群相處的感受，是否感到緊張？遭人拒絕時的感受與處理態度？ 4. 評估自殺（傷）史及危險性，是否曾經自殺（傷）？使用的方式？
	壓力因應能力	1. 了解所經歷的壓力事件有哪些？例如：哪些讓自己感到生氣不滿意、煩惱或想改變的事情 2. 壓力事件的本質？常用哪些防衛機轉？使用的調適方式為何？例如：焦慮或壓力出現時的身心反應、減輕焦慮或壓力的方法
智能層面	思考過程與內容	1. 是否出現缺乏邏輯、與現實不符的想法？ 2. 對事情的判斷力如何？一般生活處理能力與問題解決能力？
	知覺	是否出現幻覺？
	語言表達	觀察說話的態度、音調與肢體動作
	病識感	就醫的動機？對醫療的期待？對自己行為的解釋？

表 18-3 人格障礙症整體性護理評估（續）

項目		評估重點
社會層面	角色功能	1. 目前需要扮演哪些角色？使否需要他人協助才能完成這些角色？ 2. 能否自己做決定？ 3. 求學或工作上有無困難？有無經常更換工作或性伴侶？
	自我概念	了解對自己的看法與態度？
	人際關係	1. 了解平時人際關係與互動模式，有哪些值得信賴或較親近的朋友？互動情形如何？ 2. 有問題困難時，會主動尋求協助嗎？通常都先找誰？
	家庭狀況與支持系統	1. 與家人相處情形如何？ 2. 家人對其生病之看法？是否主動提供協助？ 3. 除家人外，有問題時會告訴誰？
靈性層面	人生觀	1. 認為生命的意義是什麼？對人生有何看法？ 2. 生活的價值？生命的追求？
	宗教信仰	1. 是否信仰宗教？對自己的意義與幫助為何？ 2. 是否固定參加宗教活動？宗教信仰是否與生活發生衝突？
	自我超越及實現	1. 對自己的過去的看法？對於未來的期望？ 2. 追求更好未來的動力？從何處可以獲得支持的力量？

二、健康問題

不同類型人格障礙症常見的健康問題如表 18-4。

表 18-4 人格障礙症常見健康問題

生理層面	心理層面
1. 焦慮 2. 自我照顧能力缺失	1. 無效性因應能力 2. 潛在危險性對自己（或對他人）暴力行為 3. 個人認同紊亂 4. 無力感或無望感
智能層面	**社會層面**
1. 感覺知覺紊亂 2. 思考過程紊亂	1. 社交互動障礙 2. 社交隔離

三、護理目標

人格障礙症的特質表現在其缺乏彈性、持久不變的行為型態，通常在造成主觀痛苦、適應困難或引起人際關係、職業功能顯著障礙時才會求助醫療。主要護理目標則朝向降低或解除其痛苦，調整行為模式增進適應。

1. 能正確確認壓力來源，適當表達及確認與壓力事件相關的感受，建立有效支持系統。
2. 增加與他人互動行為，主動表達對於人際關係的滿意。
3. 沒有出現傷害自己或他人的行為，能有效的控制其衝動行為。

四、護理措施

人格障礙症病人的共通特質是缺乏與他人建立信任、分享或親密關係的經驗與能力，常造成護理師的挫折感與無力感，甚至產生情感反轉移(countertransference)，正面的情感反轉移，如同情或想要保護病人，覺得自己對病人而言是特別的，想要拯救病人脫離其環境，認為自己有足夠能力可以改變病人等；也有負向的情感反轉移，如害怕、憤怒。這些情緒反應也會出現在病人的家屬或親友身上，有時也需給予家屬其所需要的指導與支持。

護理師接觸人格障礙症病人時，應能了解其疾病特性，此類病人對自我行為不適當性的覺察能力差，且缺乏病識感，須以專業態度與個案建立治療性人際關係，面對並處理病人的操縱、攻擊性行為，彼此建立信任感後是進行護理評估的較佳時機。不同類型人格障礙症其照護需求重點各異，應提供不同的護理措施以切合個案的需要（表 18-5）。

妄想型人格障礙症

建立信任關係為首要，安排固定的護理師照護，協助病人養成信任他人的習慣，與病人接觸時，應採短暫、多次的方式探視，態度要表現出誠懇、尊重、信任，傾聽其妄想，不與之辯論，讓病人感到安全、被尊重，並引導參與活動，增加病人與現實接觸的機會，轉移其對妄想的注意力，藉由病人的行為表現協助其學習合宜的行為模式。溝通過程中必須小心，注意言語的一致性，簡明、清晰、避免被猜疑。

病人的焦慮情緒、激躁可使用抗焦慮藥物控制（如 Valium®），低劑量抗精神病藥物（如 Hadol®）則可控制病人嚴重激躁、妄想意念。

表 18-5　人格障礙症個案常見之行為問題及其護理

	行為特徵	護 理
不信任	1. 猜忌、多疑： ・認為他人言行具命令或威脅意味 ・感受到環境具威脅或敵意時會表現出警戒性 ・擔心別人說自己壞話或散播謠言 ・描述一個事件時刻意誇大或強調對自己有利的訊息 ・恐懼與他人建立親密關係，總是故意釋出否定傷害或貶抑他人的訊息 2. 責難、投射：為推卸責任而責備他人，即使有錯也會找藉口推託避免被責難 3. 否認： ・不願承認自己的缺點或限制 ・不願討論生病或住院的理由 ・不願承擔行為帶來的影響	1. 關注病人表達需求的習慣與模式，採誠懇、尊重、信任之態度與其接觸，讓其感受到被接受及被尊重 2. 真誠傾聽，不與之爭辯，勿任意給予承諾，避免破壞信任感之建立 3. 採短暫、多次之方式探視，以被動友善之態度與其接觸，尤以有被害妄想之病人，避免讓其感到被威脅，進而產生突發之攻擊行為 4. 避免在病人看得到卻聽不到之距離對病人指點、談話，以免引起誤會，並盡可能避免不必要之身體接觸 5. 藉一對一方式，建立良好信任感，再漸次建立病人與他人之信任感，以增加其對外界環境之信任
操縱	1. 自我導向：任性而為 2. 目的導向：為達目的，不擇手段 3. 利用他人：視他人為予取予求對象 4. 避重就輕：說謊、刻意遺忘或忽略、裝傻，以受害者自居 5. 挑撥、兩邊討好，一個故事多種版本 6. 先下手為強控制別人，避免自己被控制 7. 將人際關係定位為獲取利益的管道或策略（犧牲他人利益來滿足自己）	1. 與病人互動時關注病人表達需求的習慣與模式、需求背後的意義 2. 保持平常心，避免刻意放大病人的操縱行為 3. 忽略言行中的攻訐與否定，以提高自我覺察來維持對病人的理性回應 4. 與病人保持治療性溝通，並尋求治療團隊的共識、同儕的支持，協助被操縱者處理其情緒
自戀	1. 總是表現出自己很棒、很重要的優越感，與人互動時關注焦點在自己，追求他人的讚許、認同與欣羨 2. 為人現實、言詞刻薄，缺乏幽默感及同理心而表面偽善，易妒、貶低他人 3. 很容易原諒自己	1. 了解並支持病人對讚美的需求，持續提供對個案自誇行為的包容 2. 避免過度讚美病人而增強其誇大的自我，也避免戳破、責備病人而引發更大的防衛行為

表 18-5　人格障礙症個案常見之行為問題及其護理（續）

	行為特徵	護 理
自戀（續）	4. 低自尊： ・反映出內在自我憎恨，未獲得期望的讚許或認同時，表現出自大或甚惱羞成怒 ・易生氣、抱怨（來自他人冷淡、拒絕的態度） ・常曲解真實，以維護自尊獲得滿足	3. 勿為病人貶低、否定護理師的行為而惱怒，而是了解病人行為背後的生氣、被誤解、受挫感與無價值感 4. 與同儕討論、處理被病人理想化或貶低時所產生的情緒反應
衝動	1. 也有安靜順從、充分配合環境的表現 2. 誘發因素： ・突發或累積壓力、需求未獲得滿足、受負面情緒影響 ・慣例或作息改變、睡眠品質不佳 ・受挑釁、被糾正或批評（例如被嘲笑、物品被人任意拿取） 3. 憤怒： ・表現出突發、無法自我控制的憤怒或衝動行為 ・對他人輕蔑、汙辱或傷害自己的言談或行為感到怨憤 4. 攻擊： ・無法自我控制。以語言挖苦、辱罵 ・以行動破壞環境、物品，傷害人身 ・出現婚姻暴力、兒童虐待 5. 被動攻擊： ・言談具有攻擊意味卻又不明顯表現出來 ・言談挖苦或反諷他人以表達自己內心的不舒服 ・總以挑剔不滿或反對的態度要求別人 ・常以忘記為藉口推卸責任 ・做事總是拖泥帶水或拖延時間，卻又表現出完成任務的誠意十足 ・常故意將事情搞砸、做不好，達到破壞別人的目的	1. 主動對病人表現關注，了解病人衝動行為發生的誘發因素(trigger)，幫助病人確認他所經驗到的情緒，並教導病人以社會可接受的方式來發洩其情緒 2. 向病人強調對自己生活情境負責的責任心，讓病人可以自己掌控並做決定，藉此傳達護理師的尊重態度，進而提升其自尊 3. 避免以約束對病人造成懲罰性負向感受，而僵化病人行為治療性改變的可能性 4. 護理師應視病人衝動行為表現為需求的反應而非退化的表現，以協助的觀點來提供照護才能增進病人的自我功能

孤僻型人格障礙症

病人冷漠的態度可能會讓護理師有被拒絕的感受，護理師應持續給予病人關懷與支持，建立良好的治療性人際關係，治療模式與妄想型人格障礙症類似。透過團體治療可以加強病人社交互動、人際關係，護理師要注意讓病人在團體中有適當的交流，避免其他病友對病人的沉默進行挑釁或孤立。

低劑量抗憂鬱藥物或抗精神病藥物可協助病人控制部分症狀，但幫助有限。

思覺失調型人格障礙症

面對思覺失調型人格障礙症病人的怪異言行與想法，護理師應接納病人、不反駁、不嘲笑，但須澄清事實，協助**探索造成壓力的來源**及壓力感受，支持病人被環境接納、增進社交互動。

當病人有怪異的想法、錯覺、妄想等症狀時，可使用抗精神病藥物，抗憂鬱藥物則可改善其憂鬱症狀。

反社會型人格障礙症

反社會型人格障礙症矯治相當困難，因病人無法信任他人、了解他人的感受並從錯誤中學習。治療過程中護理師的態度必須堅定，事先訂下嚴格的行為限制，規範病人的衝動、破壞行為，並試著協助病人克服對親近關係的害怕。若將病人置於某個團體中，讓他覺得自己屬於團體中的一分子，其社會化程度的進步會增強病人尋求改變的動機，改變其不當行為。

必要時，可以提供藥物輔助治療。若病人有焦慮、憂鬱症狀，可使用抗焦慮藥物、抗憂鬱藥物，不過要注意病人是否有物質使用障礙的可能性；若病人同時有注意力不足／過動症的症狀，可以使用中樞神經興奮劑（如 Ritalin®）；也可以給予抗痙攣藥物 valproic acid（如 Depakine®），特別是腦波異常的病人。

邊緣型人格障礙症

病人衝動、不穩定的情緒會使得他們難以投入療程，即使能投入，也可能中途退出，很難持續參與心理治療，對護理師而言是個挑戰。在心理治療的過程中，面對病人情緒失控時，護理師應以堅定、**一致的行為態度**面對，協助病人確認自己的行為及情緒，幫助其學習穩定的生活。病人常用投射認同(projective identification)將自己無法忍受的情緒投射到護理師身上（可能為正向或負向），誘使護理師產生情感反轉移，讓治療關係變的不穩定。二分法是病人常用的心理防衛機轉，是他們在治療中害怕被拋棄而採用的人際互動操弄模式，當病人出現愛恨兩極的分化行為時，護理師**要避免被病人操縱**，與病人維持良好的固定界線，包括身體及口語，告訴病人什麼該做、什麼不該做，以幫助病人在人際關係中建立良好的自我界線。

邊緣型人格障礙症的藥物治療通常是針對影響其功能的人格特性。使用抗憂鬱藥物可改善其憂鬱症狀，單胺氧化酶抑制劑(MAOI)可用來改善病人的衝動行為，BZD 可以減緩焦慮，出現短暫精神病症狀時，可以使用抗精神病藥物來控制。

做作型人格障礙症

此類病人常不知道自己的真正感受，因此治療過程著重於協助探索其內心的真實感受，護理師須客觀的分析病人的行為內涵，不要被假象所欺騙，而被病人操縱。藥物治療方面多針對病人的臨床症狀處理。

自戀型人格障礙症

此類病人有自己的獨特想法，所以治療不易成功。病人與人互動時過度的自我中心，關注的焦點都在自己，護理師要注意避免過度讚美、戳破或責備病人，以免引發病人更大的防衛行為，或被病人操縱。藥物治療方面多針對症狀處理。

畏避型人格障礙症

與病人建立信賴的治療性關係，同理病人害怕被拒絕的感受，讓病人了解自己是被理解的、被接受的，鼓勵病人走出這種害怕情境的自我設限。團體治療可以幫助、鼓勵病人從事人際互動的學習，而自信訓練、主見訓練則能協助病人表達他們的需求，並且強化自尊。藥物可以改善病人焦慮、憂鬱的情緒，如使用 β-blocker 降低交感神經緊張度，使用血清素製劑改善被拒絕的敏感性。

依賴型人格障礙症

病人的依賴行為已成為一種習慣，治療首先要破除這種習慣，指出病人的依賴行為，並予以設限、提出改進的方法，在日後的行為、活動中，針對自主意識較差的部分，逐漸增強自主意識。不過單單矯正習慣，並不能改變病人存在已久的依賴行為，當護理師鼓勵病人進行改變時，病人可能顯得焦慮，護理師要尊重病人的這些情緒與想法，不予以責罵，協助病人增加自信和獨立能力，漸漸擴大社交圈，重建勇氣。藥物治療以症狀治療為主，協助處理病人的焦慮、憂鬱情緒。

強迫型人格障礙症

治療上與其他類型病人不同的是，強迫型人格障礙症病人能察覺到自己行為的不適之處，並希望改變，因此求助動機較強，也較能夠配合治療。由於病人本身墨守成規、謹慎、缺乏隨機應變能力，故偏好自由聯想及無方向的治療，護理師應接納病人的強迫性格，提供安全感環境，降低焦慮症狀。個別心理治療、團體治療可以幫助降低病人焦慮、憂鬱的情緒；認知行為治療可以指出病人錯誤的信念，引發行為改變。藥物治療方面，可以使用抗焦慮藥物（如 BZD）或抗憂鬱藥物（如 Prozac®）。

五、護理評值

人格障礙症病人行為的改變常非短期即見成效，且護理師要與此類病人建立治療性關係難度較高，因此，評值關鍵常在於護理問題是否改善或解除其病態性人格特質造成的適應困難，使病人能以較適宜的行為反應因應。

心智圖

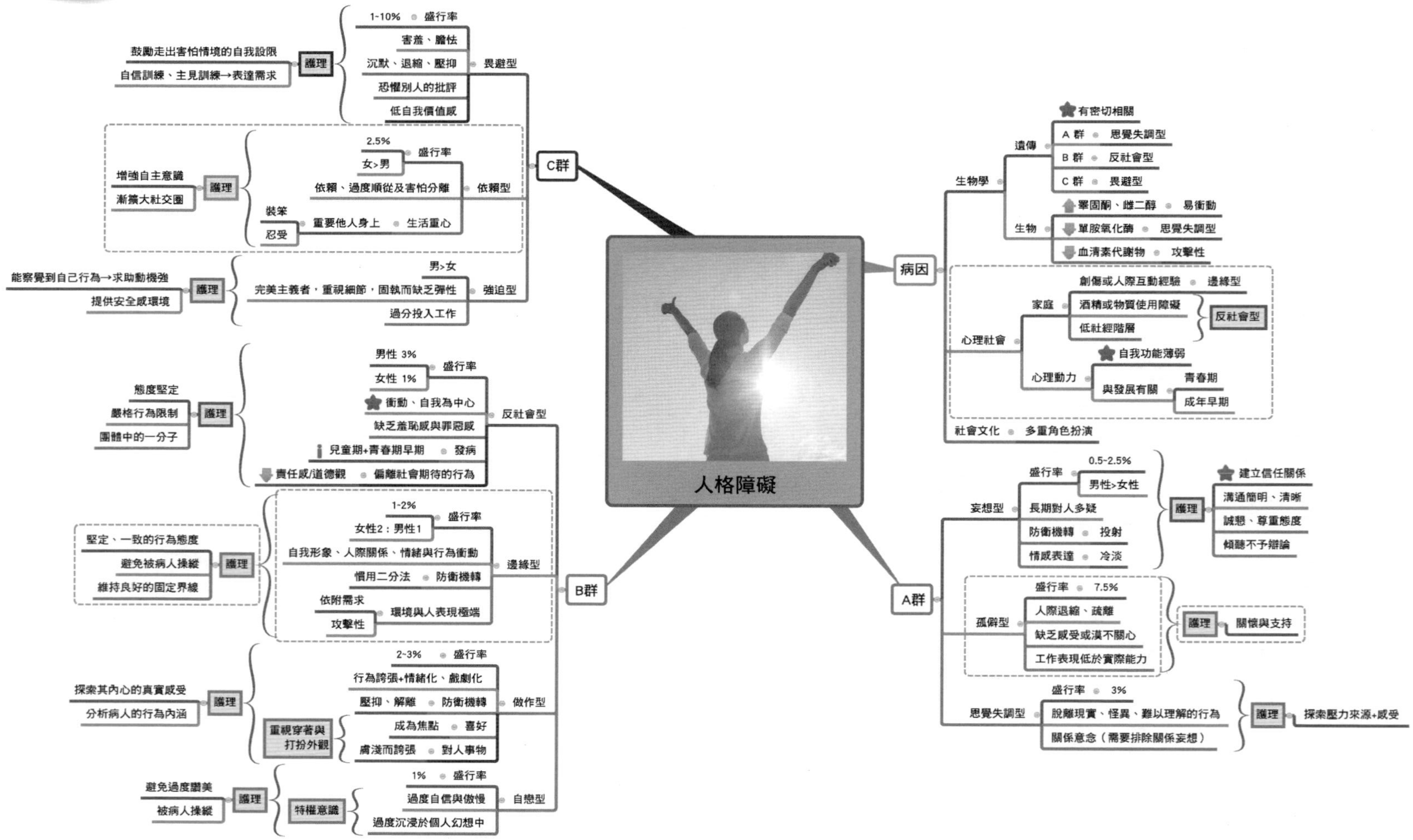

人格障礙

- 病因
  - 生物學
    - 遺傳
      - 有密切相關
      - A 群：思覺失調型
      - B 群：反社會型
      - C 群：畏避型
    - 生物
      - ↑睪固酮、雌二醇：易衝動
      - ↓單胺氧化酶：思覺失調型
      - ↓血清素代謝物：攻擊性
  - 心理社會
    - 家庭
      - 創傷或人際互動經驗：邊緣型
      - 酒精或物質使用障礙｝反社會型
      - 低社經階層｝反社會型
    - 心理動力
      - 自我功能薄弱
      - 與發展有關
        - 青春期
        - 成年早期
  - 社會文化：多重角色扮演
- A群
  - 妄想型
    - 盛行率：0.5~2.5%
      - 男性>女性
    - 長期對人多疑
    - 防衛機轉：投射
    - 情感表達：冷淡
    - 護理
      - 建立信任關係
      - 溝通簡明、清晰
      - 誠懇、尊重態度
      - 傾聽不予辯論
  - 孤僻型
    - 盛行率：7.5%
    - 人際退縮、疏離
    - 缺乏感受或漠不關心
    - 工作表現低於實際能力
    - 護理：關懷與支持
  - 思覺失調型
    - 盛行率：3%
    - 脫離現實、怪異、難以理解的行為
    - 關係意念（需要排除關係妄想）
    - 護理：探索壓力來源+感受
- B群
  - 反社會型
    - 盛行率
      - 男性 3%
      - 女性 1%
    - 衝動、自我為中心
    - 缺乏羞恥感與罪惡感
    - 兒童期+青春期早期：發病
    - ↓責任感/道德觀：偏離社會期待的行為
    - 護理
      - 態度堅定
      - 嚴格行為限制
      - 團體中的一分子
  - 邊緣型
    - 盛行率：1-2%
      - 女性2：男性1
    - 自我形象、人際關係、情緒與行為衝動
    - 防衛機轉：慣用二分法
    - 環境與人表現極端
      - 依附需求
      - 攻擊性
    - 護理
      - 堅定、一致的行為態度
      - 避免被病人操縱
      - 維持良好的固定界線
  - 做作型
    - 盛行率：2~3%
    - 行為誇張+情緒化、戲劇化
    - 防衛機轉：壓抑、解離
    - 喜好：成為焦點
    - 對人事物：膚淺而誇張
    - 重視穿著與打扮外觀
    - 護理
      - 探索其內心的真實感受
      - 分析病人的行為內涵
  - 自戀型
    - 盛行率：1%
    - 過度自信與傲慢
    - 過度沉浸於個人幻想中
    - 特權意識
    - 護理
      - 避免過度讚美
      - 被病人操縱
- C群
  - 畏避型
    - 盛行率：1-10%
    - 害羞、膽怯
    - 沉默、退縮、壓抑
    - 恐懼別人的批評
    - 低自我價值感
    - 護理
      - 鼓勵走出害怕情境的自我設限
      - 自信訓練、主見訓練→表達需求
  - 依賴型
    - 盛行率：2.5%
      - 女>男
    - 依賴、過度順從及害怕分離
    - 生活重心：重要他人身上
      - 裝笨
      - 忍受
    - 護理
      - 增強自主意識
      - 漸擴大社交圈
  - 強迫型
    - 男>女
    - 完美主義者，重視細節，固執而缺乏彈性
    - 過分投入工作
    - 護理
      - 能察覺到自己行為→求助動機強
      - 提供安全感環境

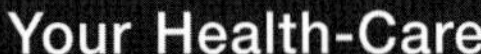

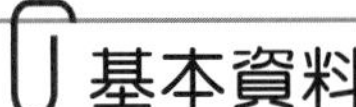

基本資料

⊕ 個案基本資料

姓名：林○○　女性 25 歲 未婚

技術學院美容科系在職進修，兼職從事醫學美容工作，現與家人同住。

⊕ 個案疾病診斷

邊緣型人格障礙症(borderline personality disorder)

⊕ 家庭史（家庭樹）

父親經營小吃店，母親會去店裡幫忙或是在家裡做零工，父親為家庭經濟重心，常於飲酒後毆打個案及兩個妹妹，家族成員無精神疾病史。

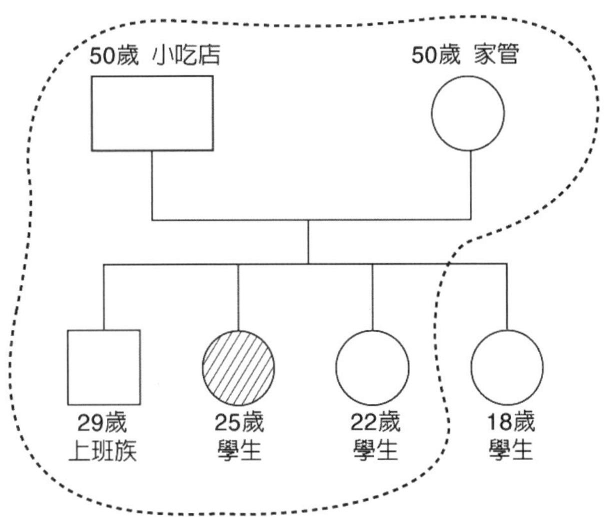

⊕ 過去病史

個案無腦傷，無宗教信仰，生活習慣晝伏夜出。個案自小脾氣倔強、挫折忍受低且個性任性，14 歲開始到住家附近工廠打工賺取零用錢，但常會亂花錢買東西、打扮自己，覺得家庭沒有溫暖，喜歡與朋友到 KTV 唱歌，很在乎朋友對自己的看法，認識中輟生男友後發生性關係，因男友劈腿自己死黨，當時就有揚言吞安眠藥自殺威脅男友的記錄。17 歲時與交往 3 個月，大個案 15 歲男友分手，情緒因失戀而低落、易激動，堅持要離家北上找男友理論，與父母發生嚴重爭執後於房間內割腕自殺，因此住院治療約兩個星期。

⊕ 現在病史

個案本次入院原因是在美容中心認識一名年約 40 歲的男子，男子以願與個案結婚為由，要求個案借出積蓄十萬元協助創業，父親擔心個案感情與金錢被男子所騙，因此極力反對並希望個案能認清男友的真面目，個案卻覺不受家人支持、不被祝福，與父親嚴重爭執後，先是大聲怒吼、摔東西，表示要脫離父女關係，就回房間內拿起美工刀在手腕上割了好幾條，被家人發現送醫治療。

護理評估

⊕ 生理層面

1. 一般外觀與身體心像：衣著合宜，整齊清潔，手腕自殘痕跡已結痂。自覺樣貌普通，身高 168 公分、體重 48 公斤，自述稍瘦但表示這樣比較好看。
2. 營養與排泄：會特別挑食來控制熱量維持身材，排便正常無需使用藥物輔助。
3. 睡眠：平時睡眠狀況可，但個案主訴心情不好或是與家人吵架時，會吃安眠藥讓自己快點睡著。
4. 活動與休閒：無特殊嗜好，喜歡在家看電視或打線上遊戲，或是與朋友 K 歌。
5. 身體健康狀況：個案主訴如果生病會自行就醫。

⊕ 心理層面

入院時個案顯得情緒低落、焦躁不安，對於病友會有大聲怒吼或是操縱的行為出現。個案主訴，覺得人生怎麼那麼麻煩，父母重男輕女比較疼愛哥哥，自小便是父親的出氣筒，現在長大了好不容易找到個長得超帥又愛自己的男友，想要組織自己夢想中溫暖的家，父母卻一個勁的反對，覺得真是不公平，雖然男友向自己要錢，但相信他只是懷才不遇，只要有人幫助假以時日一定會飛黃騰達的，想到又氣又煩的時候就快抓狂，雖然割腕但其實自己心理也很害怕。

⊕ 智能層面

1. 認知：基本判斷力和一般常識皆可正確回答。
2. 因應機轉與防衛機轉：表示有壓力的時候會找朋友去 K 歌或是上線玩遊戲、睡覺，總之別想那麼多就對了，想也不能解決問題。
3. 病識感：覺得自己一點病都沒有，不過是壓力大而已，既然醫師說吃藥可以讓自己情緒放鬆一點，也沒什麼不好。

⊕ 社會層面

1. 自我概念：自覺在父親眼中自己什麼都不會，書也念不好又沒辦法賺大錢拿回家裡，就像哥哥說的「只會給家人惹麻煩而已」，如果將來自己有了小孩一定會以民主、非打罵的態度來教養小孩。
2. 人際關係：在學校裡有和一些同學比較談得來，畢竟考試或上課講義要靠同學幫忙，但有時和他們相處覺得很麻煩，他們跟爸媽一樣都管得太多，工作上的同事也一樣，很勢利而且斤斤計較，都在比業績、比用什麼名牌，所以最後乾脆只有唱歌聯誼才玩在一起，如果真有碰到什麼問題還是會跟母親溝通，但通常母親只是嘮叨個案囑其應懂事些、不要再惹父親生氣。

⊕ 靈性層面

1. 宗教人生觀與信仰：個案表示「人活著沒有什麼意義，不知道要追求什麼？總覺得生活空空的，對未來沒有什麼期望」「以前會和家裡人一起去拜拜保平安，不過我覺得好像沒什麼用」。
2. 自我超越與自我實現：「不敢奢望未來，因為現在就過得那麼苦！」如果出院後男友不嫌棄自己住過精神病院，希望還是能一起共創新生活，但因住院期間男友從未來訪自覺希望渺茫。

健康問題

1. 潛在危險性暴力行為：自己／衝動控制不佳、需求無法滿足與人際緊張有關。
2. 無效性因應能力／與不切實際的感受、不適當的因應方法或情境危機有關。
3. 個人認同紊亂／與長期操縱行為、不明確的人我界線與負向自我有關。

護理目標

1. 沒有出現自我傷害行為。
2. 正確評估壓力來源。
3. 適當表達及確認與壓力事件相關的感受。
4. 建立有效支持系統。
5. 表現自我肯定行為。

護理措施

⊕ 潛在危險性暴力行為：自己／衝動控制不佳、需求無法滿足與人際緊張有關

1. 持續傳達關懷與同理，遵守承諾以建立信任感，發展治療性人際關係。
2. 共同訂定契約，當覺得焦慮大到快不能承受時，請告訴護理師。
3. 必要時與病人保持安全距離。
4. 除去在環境中有可能會造成危險的物品。
5. 給予一些處方藥物。
6. 協助病人回頭審視自殘這事件。
7. 注意在病人在自殘前有無線索或是改變。
8. 協助病人去探索自殘的相關感受。
9. 提供想自殘時的替代行為，如尋求人際關係支持或是從事可以減少焦慮的活動。
10. 協助病人可以選擇適當的反應。
11. 當病人有不適當的行為時要加以修正。

⊕ 無效性因應能力／與不切實際的感受、不適當的因應方法或情境危機有關

1. 持續傳達關懷與同理，遵守承諾以建立信任感，發展治療性人際關係。
2. 以前後一致、表裡一致且工作人員間一致的態度處理個案的問題。
3. 傾聽個案感受，鼓勵並協助表達個人感受。
4. 同理其無法控制感覺的衝動，鼓勵學習控制行為。
5. 建立個案改變動機。
6. 協助個案探索造成壓力感受的來源及壓力感受。
7. 指導個案認識導致情緒困擾的想法，區別假設與事實的差異。
8. 討論個案用以處理壓力的方式，及其行為結果對個人及他人的影響。
9. 運用角色扮演增強個案問題解決能力與資源。
10. 協助個案與支持系統共同合作處理壓力。

⊕ 個人認同紊亂／與長期操縱行為、不明確的人我界線與負向自我有關

1. 傾聽並鼓勵表達，傳達護理師對個案的尊重，以建立信任感。
2. 採尊重不批判的態度，接受個案是一獨特的個體。
3. 了解造成低自尊可能的原因。

4. 評價個案自我的強度，先接受其需要，再藉由言語的溝通給予澄清現實狀況。
5. 鼓勵說出對自我的看法，並適時給予面質，引導個案看到自己的長處及優點。
6. 安排參與團體活動，藉由正向、成功的活動提高其自尊心。
7. 協助個案探索自我感覺並審視其信念、價值及自我強度。
8. 鼓勵承擔應有之責任，並適時作決定，當做出適當決定時，給予正向鼓勵。
9. 與個案討論未來計畫，協助其設定短期及長期目標，並鼓勵依其實際能力去執行。

護理評值

1. 沒有出現自我傷害行為。
2. 口語表達個人壓力來源。
3. 能以建設性方式表達壓力感受。
4. 與支持系統討論問題解決之道。
5. 表現出自我肯定行為。

學習評量

1. 張小姐被診斷為做作型人格障礙症(histrionic personality disorder)，護理師應事先了解病人的特性，才能客觀的與病人建立治療性關係，下列何者是張小姐較可能出現的行為？(1)利用自己身體外觀來吸引他人注意 (2)展現快速轉變和膚淺表現的情緒 (3)衝動、易怒、具攻擊性 (4)常以不適當的性挑逗與他人交往。(A) (1)(2)(3) (B) (2)(3)(4) (C) (1)(3)(4) (D) (1)(2)(4)。
2. 有關人格障礙症(personality disorder)的特性與病因，下列敘述何者較適當？(A)與自我(ego)的功能薄弱有關，導致自我控制力較差 (B)與遺傳無關，於嬰幼兒時期人格發展過程中形成障礙 (C)與血清素代謝物(5-HIAA)過高有關，常會有自殺企圖、衝動控制力差 (D)與青春期或成年早期的發展無關，宜以現有症狀表現進行診斷。
3. 根據 DSM-5 診斷準則，有關反社會人格(antisocial personality disorder)的敘述，下列何者最不適當？(A)無法遵從社會規範，經常遊走於法律邊緣 (B)認為自己很重要，希望他人自動順從自己的意願 (C)不負責任，無法維持工作或亂開空頭支票 (D)不知悔恨，合理化對他人造成的傷害。
4. 人格違常的護理措施主要針對病人所出現之特殊行為或症狀處理，常見的問題行為下列何者正確？(1)自我傷害 (2)操縱 (3)衝動行為 (4)自我照顧能力缺失。(A)(1)(2)(3) (B)(1)(2)(4) (C)(1)(3)(4) (D)(2)(3)(4)。
5. 李同學診斷為邊緣型人格障礙症(borderline personality disorder)，手臂上很多的割痕，對於被媽媽送來住院非常的憤怒、對媽媽謾罵，下列何項是護理師目前最為適切的處置？(A)安慰媽媽，說明這是短暫的現象，請媽媽放心 (B)根據行為治療與李同學訂定不自傷約定 (C)請媽媽於住院期間不要探視，以免刺激病人 (D)評估李同學為作態性自殺，不必注意手臂上的割痕。
6. 下列何者是「人格障礙症」中「反社會人格」者之行為特徵？(A)欺騙、操控、缺乏罪惡感、不遵從規範 (B)誇大、自我膨脹、優越感、自行其事 (C)行為僵化、不會變通、常責怪他人 (D)害怕分離、獨立與做決定、常反覆不定。
7. 黃先生，40 歲，診斷為邊緣型人格障礙症，和護理師互動中喜歡分化，下列護理措施何項正確？(A)回顧對護病關係的觀點 (B)工作人員維持一致的行為 (C)強化病人的適應性社交反應 (D)協助分析其所認知的失敗經驗。

8. A 群人格障礙症，出現妄想、多疑、怪異言行、關係意念、激躁不安之衝動行為、敵意及暫時性的精神病症狀，可使用下列哪種藥物？(A) dogmatyl (Sulpiril) (B) lithium (C) depakin (D) valium。

9. 承上題，使用此藥時要注意什麼？(A)維持血中濃度 (B)躁動 (C)錐體外症狀群 (D)幻聽。

10. 照護出現操縱行為的個案時，護理師應該：(A)不能表達自己的憤怒，以免影響治療性護病關係 (B)邀請個案的重要他人參與護理計畫 (C)運用行為治療技術，對個案進行懲罰 (D)當個案製造其他病人與護理師的衝突時，表示個案病情惡化，須馬上與醫師討論調整藥物。

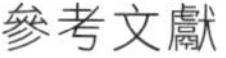
參考文獻

掃描對答案

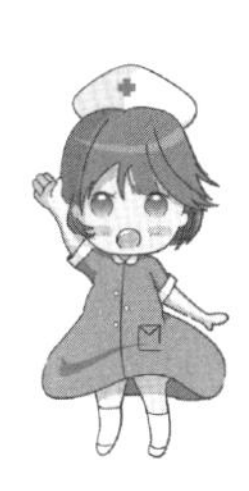

MEMO

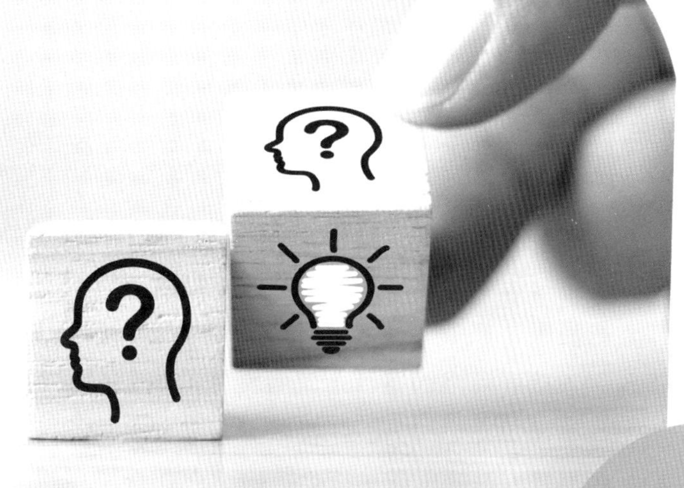

編著／修訂：陳碧霞　修訂：洪翠妹

物質相關及成癮障礙症的護理

本章大綱

前言

物質使用障礙是世界性共同問題，隨著時代的變遷，物質使用之種類及用法也不斷變化。回顧台灣物質使用的趨勢，1960 年代青少年吸食強力膠；1970 年代流行速賜康、紅中、白板及青發等鎮靜安眠劑；到了 1990 年代安非他命泛濫，入侵校園，接著海洛因盛行，二者混用的情況頗為嚴重；1998 年後 FM2、MDMA（快樂丸、搖頭丸）；2013 年後新興毒品如合成卡西酮類物質、K 他命、色胺類與苯乙胺類物質等推陳出新，衍生更嚴重之社會、身體傷害問題。

物質使用除了危害個人身心健康外，還會造成家庭危機與社會問題，甚至影響國家安全，故政府於 1993 年宣示「向毒品宣戰」，成立中央反毒會報並修改相關法律，將肅清菸毒條例改為毒品危害防制條例，麻醉藥品管理條例改為管制藥品管理條例，對成癮物質採分級管制，除罪不除刑等，以防制藥物濫用。由衛生福利部食品藥物管理署與相關部會合作，共同防制。

19-1 定義

一、物質使用障礙症的定義

物質使用障礙症(substance use disorders)是指在非醫療目的且未經醫師指示下，過量或經常使用某物質，影響個人生理、心理、社會與靈性層面，包含社會與職業功能，是一種複雜、慢性、進行性的疾病。大量使用物質可能造成**物質依賴**(substance dependence)，在生理上對物質產生耐受性，或**中斷使用時產生戒斷症狀**(withdrawal)，包括生理、行為、認知與情感症狀，每種物質的戒斷症狀均有其特殊性；在**心理上則持續表現對物質的渴求**(craving the drug)，或而放棄、減少參與社交活動。長期使用某種物質可能產生**耐受性**(tolerance)，使得相同藥物劑量下的效果明顯降低，**需增加藥物劑量才能達到預期效果**，當病人對某種藥物產生生理耐受性，使用其他藥物時可能造成**相互耐受性**(cross-tolerance)而有相同的耐受性效果。物質使用障礙症的復發率高，形成戒治過程中一大嚴重問題，即使長期停用與戒癮，仍可能因接觸毒品、暴露於藥物相關情境與承受壓力而復發。

人類濫用物質的歷史久遠，以致有學者曾說：「只要有人，就有物質濫用的問題。」尤其近幾十年越來越嚴重，對青少年身心發展有重大影響，已成為全球重大公共衛生與治安議題之一，病人求助於精神科治療之趨勢增加，護理師必須增強關於物質使用障礙的醫療照護知能。國際間需要在醫療、司法、社會福利等多面向的整合防治措施來面臨此問題。

除個人因素、人際衝突及社會壓力外，心理與生理狀態均是增加物質使用的風險因素。國內外研究均指出，物質使用有跡可循，常由合法物質如菸、酒、強力膠或價廉的藥品入門，繼而進階至安非他命及海洛因等價昂之非法藥物。新興毒品(new psychoactive substances, NPS)是繼傳統毒品（如鴉片、大麻和古柯鹼及其衍生物）後，成為 21 世紀流行全球的毒品。

二、物質的分類

DSM-5 之分類

DSM-5 將物質相關障礙症分為十種藥物，但並非完全區隔，所有藥物皆活化大腦酬償(reward)系統，造成行為增強、記憶形成。

1. 酒精(alcohol)：各類含有乙醇之飲料。
2. 咖啡因(caffeine)。
3. 大麻類(cannabis)：印度大麻(hashish)、大麻葉(marijuana)。
4. 幻覺劑(hallucinogens)：迷幻藥，如 LSD、mescaline。
5. 吸入劑(inhalants)：強力膠(glue)、汽油、修正液及指甲油等含有揮發性溶劑的物質。
6. 鴉片類(opioids)：如海洛因(heroin)、嗎啡(morphine)、可待因(codeine)及美沙酮(methadone)等。
7. 鎮靜劑(sedatives)、安眠劑(hypnotics)或抗焦慮藥物(anxiolytics)。
8. 興奮劑(stimulants)：如安非他命(amphetamines)或類似物質(amphetamine-like)。古柯鹼(cocaine)包含古柯葉(coca leaves)及其製品，如快克(Crack)。
9. 尼古丁(nicotine)：如紙菸(tabacco)、雪茄(cigar)。
10. 其他（或未知物質）。

ICD-10 之分類

1. 麻醉劑(narcotics)：如鴉片製劑。
2. 中樞神經抑制劑(CNS depressants)：如酒精、安眠藥及鎮靜劑等。
3. 抗膽鹼性藥物(anticholinergics)：如 atropine、phenothiazines 等。
4. 吸入劑(inhalants)。
5. 幻覺劑(hallucinogens)。
6. 興奮劑(stimulants)：如安非他命及古柯鹼等。

我國毒品危害防制條例

《毒品危害防制條例》將常見毒品及藥物**依習慣性、依賴性、濫用性及社會危害性**分四級管理。

1. **第一級毒品**：海洛因、嗎啡、鴉片、古柯鹼及相關製品。
2. **第二級毒品**：罌粟、古柯鹼、**大麻**、**安非他命**、配西汀、潘他唑新及其相關製品。
3. **第三級毒品**：西可巴比妥、異戊巴比妥、納洛芬及其相類製品，如巴比妥鹽類之 secobarbital（**紅中**）、amobarbital（**青發**），FM2、K 他命、一粒眠。
4. **第四級毒品**（管制藥品）：二丙烯基巴比妥、阿普唑他及其相類製品，如蝴蝶片、diazepam、lorazepam、tramadol、zolpidem、5-MeO-DIPT（火狐狸）等。

毒品與管制藥品之差別在於，毒品是指非醫療使用目的之藥物，其使用由法務部《毒品危害防制條例》所管轄；管制藥品則是由醫師診斷開列處方供合法醫療使用之藥物，由食品藥物管理署《管制藥品管理條例》所管理。合於醫藥及科學上需用之合法藥品為管制藥品，否則即為毒品。

19-2 病因與疾病診斷

一、病 因

成癮原因多重且複雜，牽涉身心靈、社會環境之交互作用，是一種大腦功能失調，使得成癮是慢性且易復發的疾病，需要給予多管齊下的治療模式。

(一) 生理層面

遺傳性因素(Genetic Factor)

物質使用障礙症具家族遺傳傾向及代謝因素影響。Goldman、Oroszi 及 Ducci (2005)雙胞胎研究顯示，成癮是一種受遺傳因素影響之疾病，遺傳性由低至高分別為幻覺劑、精神興奮劑、大麻、鎮靜安眠藥、賭博、菸草、酒精、咖啡因、鴉片類、古柯鹼，可能跟許多基因共同表現相關。後來不同研究亦發現特定基因與大腦不同神經傳導物質系統及不同受體蛋白質表現有關，例如多巴胺、GABA、鴉片接受器等(Kreek, Nielsen, Butelman, & LaForge, 2005)。

從生物學觀點及酒精之相關研究結果可知，酒精使用障礙與酒精代謝過程中的**乙醛去氫酶**(aldehyde dehydrogenase, ALDH)有關，若此酶缺損則個體無法有效的代謝酒精之代謝物，因而喝酒後會出現臉紅、心搏過速等不舒服反應。ALDH 之缺損率具種族差異性，如東方人體內較西方人少，漢族體內較台灣某些原住民族群少，由此可了解西方人及原住民的酒精使用障礙者較東方人及漢族嚴重的原因。

成癮物質對神經系統直接作用

1. **酬償中樞與多巴胺**：酬償中樞位於中腦腹側被蓋區(ventral tegmental area, VTA)到邊緣系統的依核(nucleus accumbens)，進一步影響到前額葉(prefrontal cortex)功能表現（個體衝動控制與行為判斷）（圖 8-1）。多巴胺是酬償中樞的主要神經傳遞物質，使個體產生正向、喜樂與滿足的感覺，不同物質會與酬償中樞不同接受器及神經細胞作用，導致多巴胺增加，產生欣快感、渴癮(craving)及影響前額葉。
2. **耐受性**(tolerance)：長期使用成癮物質會使神經細胞對於多巴胺之反應不再敏感，進而降低多巴胺對酬償中樞之作用，個體感受不到使用成癮物質使用後之欣快感而覺無趣、情緒低落，需使用更多成癮物質來增加多巴胺的量以獲得欣快感。
3. **對神經突觸之影響**：大腦神經突觸接受器藉由胞吞作用(endocytosis)與胞吐作用(exocytosis)重新分布。
4. **腦部代謝下降**：前額腦區底部(orbitofrontal cortex)代謝率下降，此區域原衝動控制、行為判斷之功能受影響（衝動性變高、無法分析利弊、理性判斷能力下降）。
5. **環境制約**：神經系統被制約，重新設定習慣性行為背後之非意識記憶。一旦暴露於過去使用成癮物的環境時，成癮者會反射式的出現渴癮及尋找成癮物質。

藥物因素

研究顯示許多物質都具有刺激精神運動之功能，使人產生愉悅及舒爽的感覺，暫時解除生理或心理之痛苦（正增強作用），但停用則不但痛苦依舊，甚至因戒斷症狀的出現反而更痛苦（負增強作用），這也是物質使用障礙不易戒除之原因。

(二) 心理層面

人格特性(Personality)

人格發展於**口腔期出現發展障礙**，故無法與人發展出信任感、缺乏安全感、自尊心低、挫折忍受度差、缺乏自制力、自我與超我功能薄弱、無法延遲慾望之滿足、無法與他人形成穩定的關係並具有敵意、反抗權威、無法有效遵守社會規範，**故以藥物來彌補人個缺陷**（圖 19-1）。

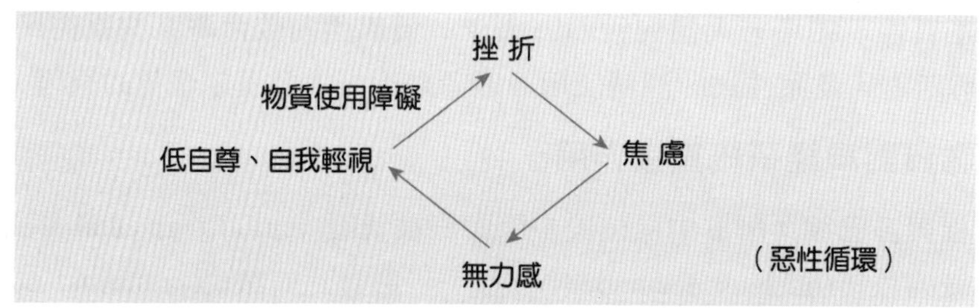

圖 19-1　物質使用障礙者所具備的人格特性

認知及態度性因素(Cognitive and Attitudinal Factor)

Brook 和 Brook (1990)比較藥物使用者和非使用者，發現：(1)使用者較不知道藥物的不良後果；(2)對藥物的負面態度較小；(3)傾向於相信使用藥物是正常或大多數人做的事；(4)家庭及所處之社區對藥物的負面態度較小。

(三) 社會文化層面

青少年之物質使用障礙與社會因素之影響相當有關，**因好奇尋求新鮮與刺激**，而嘗試性使用成癮物質，或作為逃避現實壓力和反抗管教（缺乏傳統價值觀）之手段，使用物質**以非酒精類**（如安非他命、大麻）**為主，並混合多種物質**。

1. **人際互動**：高度都市化易使人際關係疏離，缺乏人生價值感，而感到精神空虛。

2. **家庭因素：**
   (1) **家庭功能失調**：家庭破碎使子女無法獲得充分的關懷，導致家人之間溝通不良；或父母過度保護、放縱、疏離，引發子女反抗、敵對、無助或苦悶而促發行為問題。一旦開始使用物質來逃避所問題，將使問題益發嚴重，令整個家庭陷入危機中。
   (2) **低社經地位的家庭**：無法提供精神與物質上的滿足，使家庭成員用物質來填補心靈的空虛。
   (3) **不良之家庭角色模範**：子女容易仿效與認同父母之物質使用行為，例如父親為酗酒者，子女有相同行為的比例較一般人高。
3. **同儕影響**：青少年易受同儕行為和價值觀的影響，想要尋求同儕認同，易受朋友邀約、慫恿而嘗試使用物質，仿效其物質使用行為。
4. **物質取得的方便性**：廣告媒體提供各種藥物資訊管道，且許多藥物在市面上或熟悉之團體與場所均方便購得，亦是造成物質使用障礙的因素之一。如老人及醫護人員物質使用障礙比率相當普遍。
5. **社會及個人對藥物的不當認知**：認為用藥物即可解決所有的問題。
6. **罪犯化或合法化**：不同國家對物質使用之法律規範有異，致不同之物質使用問題。
7. **性別**：酒精使用障礙盛行率以男性高於女性，處方藥物則以女性高於男性。

二、物質使用障礙的發展過程

物質使用障礙是一個漸進式連續發展的過程，由開始使用物質進展到有時、偶爾使用，再發展為規則使用，然後是物質使用障礙症，最後成為藥物依賴（圖 19-2），逐步地陷入，故戒除亦需耗費時間，考驗決心與毅力，方能自拔。大部分的物質使用障礙都會否認自己的過度使用行為，而使得物質使用障礙的統計常低於實際的情況。

(一) 藥物使用障礙的發展過程

1. **誘導期**：第一次接觸，為了滿足好奇心或在同儕影響下而用藥。常用藥物如菸、酒、大麻等。
2. **濫用期**：開始規律使用某種藥物來紓解壓力、享受快感。

3. **依賴期**：產生生理及心理依賴，影響社會及家庭功能，亦出現耐受性與戒斷症狀。
4. **慢性期**：持續服用藥物使自己感覺正常，不擇手段尋求藥物，甚至不惜犯罪。

(二) 酒精使用障礙症的過程

1. **酒精使用障礙前期**(prealcoholic phase)：社交應酬性質，多為排除鬱悶，久而久之則為減低壓力而經常性飲酒。
2. **酒精使用障礙早期**(early alcoholic phase)：以飲酒來解決問題，以其逃避現實。
3. **強迫性飲酒**(compulsive phase)：缺乏自制力，完全依賴酒精，戒斷會出現焦慮、失眠等。
4. **完全依賴酒精**(complete alcohol phase)：終日飲酒，產生身體、心理依賴，如此惡性循環導致系統性合併症，如肝硬化等。

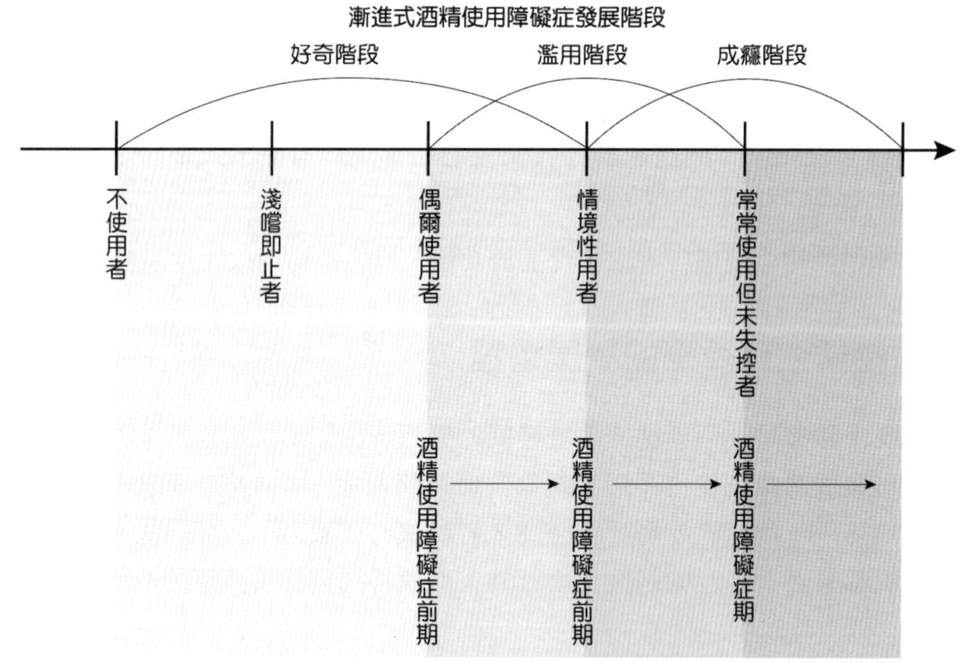

圖 19-2 酒精使用障礙症的過程

三、疾病診斷

DSM-5 中的物質相關及成癮障礙症，除包含 DSM-IV 中之物質相關障礙症外，亦加上非物質相關障礙症的其他成癮問題／行為成癮(behavioral addiction)，如嗜賭症(gambling disorder)，及將電玩障礙症(gaming disorder)放入研究準則，但尚未列入疾病診斷準則。

(一) 物質相關障礙症(Substance-Related Disorder)

DSM-5 將物質相關障礙症分為兩組：物質使用障礙症(substance use disorders)、物質引發的障礙症(substance-induced disorders)，後者包括中毒、戒斷、其他物質／醫藥引發的精神疾病等。物質使用障礙症則依其藥物類別分為十個診斷，分別是酒精相關障礙症、咖啡因相關障礙症、大麻相關障礙症、迷幻藥相關障礙症、吸入劑相關障礙症、鴉片相關障礙症、鎮靜安眠或抗焦慮相關障礙症、興奮劑相關障礙症、菸草相關障礙症、其他（或未知）物質相關障礙症（詳見附錄）。其嚴重度分類分別為：輕度：出現 2~3 項症狀；中度：出現 4~5 項症狀；重度：出現 6 項或以上的症狀。緩解(remission)定義有：(1)早期緩解(in early remission)：符合該項物質使用障礙症準則後，至少 3 個月但是低於 12 個月不再符合此準則；(2)維持緩解(in sustained remission)：先前完全符合酒精使用障礙症準則後，在 12 個月或更久不再符合此準則。

(二) 非物質相關障礙症(Non-Substance-Related Disorder)

嗜賭症(Gambling Disorder)

嗜賭症原因多重，學習理論認為是受贏得的賭注強化而重複發生之操作性制約結果；非理性信念認為病人相信自己有偏財運、高估自己影響隨機事件的能力、不相信隨機，應有機會贏。研究發現嗜賭症病人酬償系統中的多巴胺活性低下，可能導致個體透過賭博來保持多巴胺的活性。其治療重點為增強動機、協助個體辨識引發賭博行為的情境及應對技巧、發掘自己的優點與資源，持續評值與調整治療策略。嗜賭症診斷準則如下：

1. 持續復發和賭博行為導致臨床上顯著苦惱或減損，在 12 個月期間內出現以下 4 項（或更多）：
   (1) 賭博需求伴隨用錢增加，以達想要的興奮感。
   (2) 試圖減少或停止賭博時會坐立不安或易怒。

(3) 多次無法控制、減少或停止賭博。
(4) 經常執迷於賭博，如想再經歷先前賭博經驗、計畫下次再賭、想辦法找錢來賭。
(5) 情緒苦惱就去賭博，如無助、內疚、焦慮、憂鬱。
(6) 賭博輸錢後常想改天再去翻本。
(7) 說謊以隱瞞賭博的涉入程度。
(8) 賭博已危害或喪失重要人際關係、工作或教育與生涯發展。
(9) 因為賭博而仰賴他人提供金錢解救財務困境。

2. 賭博行為無法以躁症發作解釋。

電玩障礙症(Gaming Disorder)

2018 年 WHO 首次將電玩障礙症列入精神疾病目錄，納入 2022 年生效的 ICD-11，希冀此類病人能獲得妥善的治療。根據 ICD-11 的診斷標準，病人出現下列 3 項症狀，且持續 12 個月以上，即可診斷為電玩障礙症：(1)對遊戲頻率、強度、持續時間以及開始與結束等失去控制力；(2)電玩成為生活最優先，排擠其他興趣和日常活動；(3)即使知道會產生負面影響仍選擇繼續玩遊戲，並且對個人、家庭、社交、教育、職場或其他重要領域造成重大的損害(WHO, 2018)。DSM-5 則將其列為研究診斷，尚未成為正式疾病診斷，診斷準則為 12 個月內持續出現下列狀況 5 項以上：

1. 全神貫注於線上遊戲，變為主要每日活動。
2. 線上遊戲被移除或無法玩遊戲時出現戒斷症狀，如悲傷、易怒、焦慮。
3. 耐受性（需要花更多時間玩線上遊戲）。
4. 企圖自我控制玩線上遊戲卻無法成功。
5. 對之前的嗜好和娛樂喪失興趣。
6. 儘管知道玩線上遊戲所產生心理社會等問題，仍過度使用網路遊戲。
7. 企圖隱瞞欺騙家人、治療師、或其他人自己玩線上遊戲的程度。
8. 玩線上遊戲來逃避或減少負面情緒，如無助、罪惡、焦慮。
9. 因為玩線上遊戲而造成重要關係、工作、求學、或就業機會的損害或失去。

針對網路遊戲成癮仍缺乏長期追蹤研究，其造成因素包括（生理、心理、社會環境因素），需多重治療模式整合介入。

19-3 臨床表徵

一、中樞神經抑制劑(CNS Depressants)

(一) 酒精(Alcohol)

酒精是常見的成癮物質，約 12% 的人終其一生符合酒癮診斷(WHO, 2014)。我國青壯年（18~39 歲）及中年（40~64 歲）每天喝酒的盛行率為 1.82%、4.82%，可能酒精障礙症盛行率則為 2.4%、2.27%，顯示有一定人口比率有酗酒、酒精使用障礙情形（林、陳、張、曾、陳，2014）。

生理作用

酒精吸收進入身體後會影響全身組織，影響程度與飲料酒精之成分、個體之酒精耐受力及體內酒精濃度、身心健康狀態及環境因素有關。**酒精在低濃度時先抑制大腦皮質**，亦即控制人類道德感及判斷力的部位，可能有活化精神的作用，使人自信增加、多話、誇大及溢樂；但隨著濃度上升，抑制作用就越明顯，**逐漸抑制自主神經中樞、呼吸中樞與生命中樞**。

中毒症狀

當血中酒精濃度達 **0.4~0.5%可能導致昏迷**、呼吸抑制，0.5%以上甚至導致死亡（表 19-1）。長期酗酒會造成營養不良、胃炎、胰臟炎、脂肪肝、肝硬化等，以及因**維生素 B_1 缺乏而引起魏尼凱氏腦症**(Wernicke's encephalopathy)、**柯沙科夫氏症候群**(Korsakoff's syndrome)。魏尼凱氏腦症會造成眼肌麻痺、運動失調及意識不清等症狀，柯沙科夫氏症候群即酒精性失憶症，主要症狀為定向感障礙、易受刺激、虛假記憶、幻覺、短期記憶缺失等變化。

表 19-1　血中酒精濃度與行為表現

血中酒精濃度(%)	行為表現
0.05	抑制思考與判斷、多話、聲音大、活動過度
0.1	運動失調、言詞不清
0.2	口齒不清、步態不穩、難以站立
0.3	意識不清、木僵
0.4~0.5	昏迷、呼吸抑制
0.5	致死

戒斷症狀

長期飲酒者突然減少或停止飲酒量時，出現的戒斷症狀與其最近習慣的飲酒量及飲酒時間長短成正比，通常自停止飲酒後數小時至數天後開始發生，在完全不喝酒的第二天達到頂峰。其症狀如下：

1. **交感神經戒斷症狀**：停酒後 6~12 小時出現。酒精會刺激 GABA 活性，忽然停酒會因負調控而**減少 GABA 的神經抑制功能**、降低 α_2 接受器活性，促進多巴胺、N-甲基-D-天門冬胺酸(NMDA)、正腎上腺素活性，**酒精戒斷與正腎上腺素的增加皆會降低鎂離子濃度**，而增進 NMDA 的功能，使自主神經亢奮，引起失眠、焦慮、心悸、血壓上升、冒冷汗、激躁、易怒、顫抖、腸胃道不適、噁心、嘔吐、食慾不振、頭痛、對光與聲音敏感等症狀，其中顫抖為酒精戒斷症候群的指標，通常於安靜環境中可獲得改善，在雙臂伸展及活動時會較為明顯。
2. **酒精性幻覺**(alcohol hallucinosis)：停酒後 12~24 小時出現，約有 10~25%會出現出現視幻覺、聽幻覺或觸幻覺的情形。
3. **酒精戒斷癲癇**：停酒後 24~48 小時出現全身性僵直陣攣發作(generalized tonic clonic seizure)，每次通常維持數秒至數分鐘，在 3~4 小時內能發作 2~6 次。
4. **震顫性譫妄**(delirium tremens)：停酒後 48~72 小時出現，以嚴重性認知、定向感與意識障礙為主，合併顫抖、激躁、幻覺（以視幻覺為主）、注意力缺失、體溫、心跳、血壓、呼吸上升等症狀。可導致 5%死亡率，如不治療可達 20%。

(二) 麻醉藥品類

包括鴉片(opioids)、**嗎啡**(morphine)、**海洛因**(heroin)、可待因(codeine)以及其合成劑 meperidine (Demerol®)、methadone (Dolophine®)，主要經由口服吸食、肌肉注射、皮下注射吸收。鴉片提取自於罌粟，具鎮痛、止咳、止瀉及催眠作用，吸食後會產生欣快感及成癮性，隨之而來困倦狀態，因而常被濫用。

生理作用

1. 呼吸系統：抑制腦幹咳嗽中心而可鎮咳、呼吸抑制。
2. 消化系統：噁心、嘔吐、膽管痙攣、便祕。
3. 意識改變：**嗜睡**、眩暈、精神恍惚、不安、注意力不集中、記憶力缺失。部分病人會產生胡言亂語、失去方位感、運動不協調現象。
4. 心血管系統：動脈、靜脈擴張，造成血壓降低。meperidine 作用最明顯。

5. 泌尿生殖系統：尿液滯留、失去性慾或性能力等。

6. 止痛效果：提高疼痛閾值而對疼痛反應不敏感。

中毒症狀

海洛因毒性為嗎啡的 10 倍，成癮性亦比嗎啡強，易產生耐受性、過量中毒。急性中毒的三大症狀為**昏迷、針狀瞳孔及呼吸抑制**，嚴重時甚至導致猝死。

戒斷症狀

海洛因戒斷症狀甚強，使用者常因共用針具注射毒品或使用不潔之針頭，而感染愛滋病、病毒性肝炎（B 或 C 型肝炎）、心內膜炎、靜脈炎、敗血症等疾病。不同鴉片類物質戒斷症狀出現的時間不同，其症狀類似重感冒，包括渴藥、**流淚**、**流鼻涕**、**發汗**，繼之起雞皮疙瘩、**瞳孔放大**、激動、**噁心**、**嘔吐**、**下痢**、腹痛、肌肉痠痛、骨頭疼痛、血壓升高、**虛弱無力**及失眠等，約 7~10 天症狀會逐漸緩和。

(三) 巴比妥鹽(Barbiturates)

生理作用

巴比妥鹽臨床上用於治療失眠、鎮靜、誘導麻醉，但因其安全性低、易產生生理依賴性，臨床上已被 BZD 取代，目前較少使用。包括 pentobarbital (Nembutal®)、secobarbital (Seconal®)、amobarbital (Amytal®)等藥物，其中 Seconal®俗稱「紅中」，會抑制中樞神經，減少快速動眼期，如長期使用會變得焦慮不安，造成人格及意識障礙，具有生理依賴及心理依賴。

中毒症狀

中毒症狀**以中樞神經、呼吸、心血管症狀為主**，出現思慮不能、情緒不穩、神智不清及神經障礙（如運動不良、易跌倒或車禍）、噁心、低血壓、酸中毒、昏迷、循環障礙及死亡。

戒斷症狀

包括頭痛、噁心、焦慮不安、盜汗、發燒、顫抖等，嚴重時產生大抽搐、幻覺、譫妄、血壓下降，甚至昏迷、死亡。

(四) 鎮靜安眠藥、抗焦慮藥物

生理作用

benzodiazepine (BZD)是最常使用的鎮靜安眠藥物，臨床上用於治療失眠、抗焦慮、癲癇，常見成癮藥物有 triazolam（Halcion®，小白板）、flunitrazepam (Rohypnol®, FM2)、diazepam (Valium®)、alprazolam（Xanaz®，蝴蝶片）。由於 BZD 具成癮性，常不知不覺增加用量，**長期使用會有耐藥性，且心理依賴大於生理依賴**，中年、女性及醫療人員使用障礙者多，國內濫用問題日漸嚴重。使用後會產生嗜睡、全身無力、**注意力不集中、運動失調**、輕度、呼吸障礙（多見於老年人）、肌肉鬆弛功能、記憶力減退(amnesia)等症狀，與酒精併用時，其鎮靜作用會加強。

FM2 是一種 BZD 類藥物，俗稱綠蝴蝶、忘我、亞當、多話、狂喜、搖腳丸、強姦藥丸、十字架等，常被用於約會強暴，與 K 他命及液態搖頭丸(GHB)同稱為約會強暴丸(date rape drugs)，可在飲料中迅速溶解，無色無味，飲後 10~30 分鐘昏睡，毫無抗拒能力，且受害者昏迷期間記憶模糊，受侵害也無法提出告訴，和鎮靜安眠藥、酒精、強力膠併用，更可能喪命。

中毒症狀

BZD 使用過量會呈現肌肉過度鬆弛及深度睡眠狀態，若併用酒精或其他中樞神經抑制劑，危險性大增，易因**精神恍惚**造成意外或吸入嘔吐物致死。企圖自殺的病人常大量吞食 BZD 藉以達成目的。

戒斷症狀

長期大量服用後會發生痙攣、出汗、不安、**顫抖**、**焦慮**、**心律不整**、失眠、神智不清、定向感差、幻覺、憂鬱。

(五) K 他命(Ketamine)

生理作用

K 他命為非巴比妥鹽類的麻醉、止痛劑，用於人或動物麻醉之一種速效、全身性麻醉劑，俗稱 K 仔、special K 或 K。經由口服、鼻吸、煙吸及注射等方式吸收，低劑量使用會產生與現實環境解離(dissociative)的麻醉作用，包括知覺強化，對顏色、結構與生應反應提高，情感抑制，欣快感、混亂感、漂浮感等；高劑量則會產生幻覺、知覺扭曲、時空錯亂。

中毒症狀

心搏過速、**血壓上升**、震顫、肌肉強直、陣攣、意識模糊、噁心、嘔吐、複視、顫發性失憶等，長期使用會使腦部損傷，產生幻覺與認知功能障礙，並導致慢性**間質性膀胱炎**而嚴重頻尿、急尿，伴隨膀胱疼痛及血尿，嚴重者甚至需行膀胱重建手術。

戒斷症狀

不易產生戒斷症狀，但其耐受性、心理依賴不易戒除，停用後會瞬間重複出現以往 K 他命的使用經驗而渴藥。

(六) 液態搖頭丸(GHB)

一種澄清無臭的液體，劑型有白色粉末、藥片、膠囊等，溶於水後無色、無味，不易發現，方便加於飲料中，與 FM2、K 他命並稱三大約會強暴丸。服用後 15 分鐘產生全身性作用，依劑量不同而有昏睡、暫時性記憶喪失、暈眩、視幻覺、痙攣、心搏減緩、呼吸抑制、昏迷等作用。因具欣快性、幻覺作用、增加性衝動等而常被濫用。

中毒症狀包括心搏徐緩、痙攣性肌肉收縮、胡言亂語、妄想、知覺喪失、嘔吐、腹痛、高鈣症、代謝性鹼中毒、肝衰竭、震顫、痙攣、暴力或自殘行為、輕躁症、尿失禁等，與海洛因、酒精並用有加成效果，易導致昏迷、嚴重呼吸抑制、死亡。

(七) 吸入劑(Inhalants)

指含**甲苯**、**丙酮**、**氯仿**、**四氯化碳**、**三氯乙烷**等碳氫溶劑的揮發性物質，如汽油、強力膠(glue)及油漆稀釋液。強力膠及其他有機溶劑曾經是國內青少年常濫用之物質，吸食者將強力膠置塑膠袋中，蓋住口鼻吸食，享受欣快感、漂浮感，對外界刺激極為敏感，吸食後常有衝動偏差行為，並伴有噁心嘔吐等症狀，隨後產生暈眩、運動失調、說話不清等中樞神經抑制作用，繼續吸食則出現幻覺、妄想、時空扭曲等症狀。吸食者常因意識不清忘了將塑膠袋拿開而窒息，或引發心律不整導致心臟衰竭、缺氧、痙攣、吸入嘔吐物、意外傷害等而死亡。慢性的毒性以肝腎功能損傷、再生不良性貧血、智力減退、脾氣暴躁甚至永久性腦病變等最常見。吸食強力膠較少產生生理依賴及戒斷症狀，但心理依賴常見。可藉由吸食後類酒醉行為、身體與環境溶劑味及口鼻長期與塑膠袋接觸產生的紅疹，來辨識是否為吸食者。

麻醉氣體如哥羅芳(chloroform)、笑氣(nitrous oxide, N_2O)等。笑氣為無色、無味氣體，作為短效吸入性全身麻醉劑使用，吸食 15~30 秒便有欣快感並可持續 2~3 分鐘。長期使用容易有末梢神經及脊髓病變，產生手腳麻、雙腿無力、立體感喪失，嚴重者甚或有巨球性貧血、嗜中性球及血小板過少、嗜睡、憂鬱、精神錯亂等症狀。與酒精併用有加成效果。吸食過量致死或是不可逆之傷害產生。笑氣因被誤導為非毒品，想用就用、想斷就斷、便宜、容易取得，且吸食後易放鬆，因此常作為聚會的助興工具。

二、中樞神經興奮劑(CNS Stimulants)

(一) 安非他命(Amphetamine)

生理作用

安非他命為白色無味的結晶體，俗稱安公子，服用後會自覺疲勞消失、注意力及知覺敏銳、興奮欣快、食慾及睡眠減少，同時伴有不安及口渴等身體症狀，長期使用會產生生理及心理的依賴性及成癮性，並造成思覺失調症，或伴有自殘、暴力攻擊行為等。**安非他命造成的思覺失調症以被害妄想為主**，通常在使用 1~3 年後發生，停藥一段時間再用，易因精神壓力而再燃(flash-back)，危害持續性長。臨床常見雖被害妄想已消除，但病人仍然多疑、敏感、焦躁、易怒、視幻覺、聽幻覺、觸幻覺、強迫或重複性的行為及睡眠障礙自殘、暴力攻擊行為。

臨床上安非他命可用於治療注意力缺失合併運動症現象，但因具有抑制食慾的作用，常被不法用於減肥藥、運動員增加體力。甲基安非他命是安非他命衍生物，脂溶性高、藥效較快，濫用程度較安非他命高。一般口服後 3 小時即可在尿液中測得。

中毒症狀

由於引發之心理效應比體內代謝及清除的時間短，使病人因渴藥而屢次重複使用，導致中毒之後果。出現**心跳加速**、**瞳孔放大**、**血壓上升**、心律不整、呼吸急促、噁心、嘔吐、**體溫上升**、**體重減輕**、抽搐、**激躁不安**、誇大、強烈之敵意，易因幻覺、錯覺而出現**無法預測之暴力行為**，嚴重則急性腎衰竭、呼吸抑制而死亡，或因體力耗竭不自知，產生判斷偏差致意外喪生。

戒斷症狀

臨床經驗顯示，安非他命成癮會出現吃多、睡多、憂鬱等生理依賴，**且心理依賴非常強烈**，即大量使用者在突然停用後，會出現強烈渴求此物質所產生之溢樂、欣快感，若未再使用則與興奮劑之後效(aftereffect)相似，產生全身耗竭虛脫、**憂鬱**、**凡事提不起興趣**、失眠、惡夢連連、有崩潰感、想自殺等症狀。

(二) 搖頭丸(MDMA)

生理作用

或稱**快樂丸**、狂喜、Escatasy、Essence 及亞當，學名為亞甲雙氧甲基安非他命(圖 19-3)，結構似安非他命，具安非他命的興奮作用，會強化中樞神經感應，故當聲光、音樂節奏強烈時，易受刺激而心跳加速、**精力旺盛**，大幅擺動身體、搖晃頭部，為娛樂用藥(recreational drugs)的一種。娛樂用藥或稱派對用藥(party drugs)、俱樂部用藥(club drugs)，是新興管制藥品的總稱。

服用後因會增加腦神經傳遞物質血清素之分泌，使腦神經傳遞物質大量耗損，故興奮過後，取而代之的是口乾、噁心、**食慾不佳**、倦怠、精神渙散、煩躁及自我控制能力下降、體溫過高(可高達 43℃)、失眠、具攻擊性、**憂鬱**、**幻覺**、不安、記憶減退，甚至有譫妄等**神經系統損傷**情形。

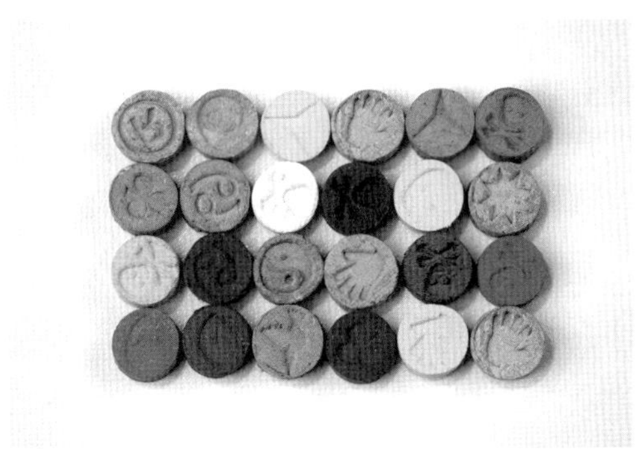

圖 19-3 快樂丸

中毒症狀

牙關緊閉、肌肉疼痛、運動失調、盜汗、心悸、脫水、低血鈉、急性高血壓、心律不整、眼球震顫，嚴重者可能導致**橫紋肌溶解**、**急性腎衰竭**、凝血障礙而死亡。其症狀與服用劑量無關，亦可能僅服一顆致死。

戒斷症狀

長期服用搖頭丸和服用安非他命一樣會產生耐受性，但不會有明顯的生理依賴，心理戒斷症狀則有憂鬱、全身無力、嗜睡、焦慮、易怒等，長期使用可能造成記憶力、認知功能受損、帕金森氏症、憂鬱症、思覺失調症、妄想症等。

新興毒品(New Psychoactive Substances, NPS)

新興毒品最早在 40 多年前就被合成，但於近年才造成濫用，作為娛樂用藥使用，其藥物種類繁多，混藥情形嚴重，作用時間較久，可長達十幾個小時，會造成長久性的神經毒性。常見藥物包括搖頭丸、大麻活性物質、合成卡西酮類(synthetic cathinones)及 K 他命等，安非他命亦是廣義的娛樂用藥。現今的販毒者為了掩人耳目、躲避警方查緝，並吸引民眾購買，毒品偽裝包裝的方式可說是推陳出新，例如偽裝成即溶式咖啡或小熊軟糖的 MDMA，或是摻雜 K 他命粉末的彩虹菸（圖 19-4），這些毒品外觀上與一般食品無異，讓人難以分辨，因此對於陌生人給予的食品，一定要小心為上，以免墜入毒癮深淵。

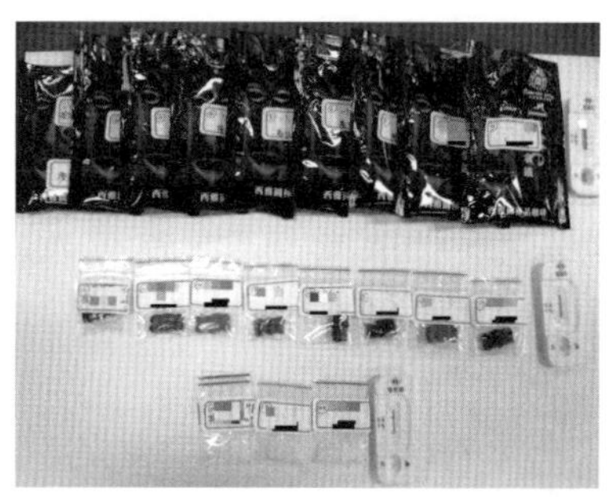

(a) MDMA 咖啡與小熊軟糖

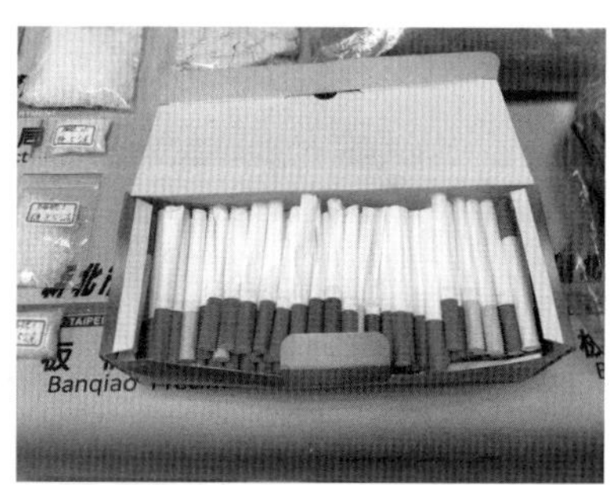

(b) K 他命彩虹菸

圖 19-4　新興毒品包裝

資料來源：自由時報、新北市毒品防制辦公室

(三) 古柯鹼(Cocaine)

生理作用

於古柯葉中提取出來的一種生物鹼，具局部麻醉及血管收縮作用。可經由嗅吸、抽吸或注射吸收，吸食後立即產生欣快感、精力旺盛、注意力敏銳、思路清晰

等感覺，繼續吸食會有視幻覺、觸幻覺、聽幻覺、感覺扭曲、多疑、猜忌、妄想等精神症狀。使用者多因嗅吸藥物使得鼻黏膜血管收縮，造成鼻子輕微出血，甚至**鼻中隔穿孔、肺受損**，反覆吸入則造成慢性鼻炎。

中毒症狀

心律不整、瞳孔放大、血壓升高、混亂與疾病發作，亦可能因心臟節律障礙(cardiac dysrhythmias)或嚴重高血壓而導致顱內出血致死。長期使用者會感覺感覺皮下有蟲爬(cocaine bugs)而驚恐抓搔，以及因**靜脈注射感染病毒性肝炎**（B、C 型肝炎）、**愛滋病**等疾病。胎兒暴露於古柯鹼中容易造成早產、流產、出生體重不足、腦部受損等不良影響。

戒斷症狀

古柯鹼產生的極度溢樂會促成首次使用後之生理、心理依賴，引起焦慮、憂鬱、缺乏快感而渴藥、全身疲勞、嗜睡，喚醒後過度攝食並繼續再睡等症狀。

三、中樞神經幻覺劑(Hallucinogen)

(一) 大麻(Cannabis)

市面上較常見的型態為將大麻葉乾燥、混雜菸草捲成香菸。大麻吸食後會產生心跳加速、妄想、幻覺、口乾、眼結膜刺激、食慾增加與心律不整等症狀。長期使用可能導致倦怠、昏睡與輕度憂鬱症，造成注意力、記憶力、判斷力下降、無方向感、意識混亂、人格喪失及對周遭事務漠不關心，並增加慢性咳嗽與慢性肺病之危險性，如肺氣腫與肺癌，或使睪丸酮分泌減少、穿透胎盤而造成低出生體重與小頭症嬰兒。**少有戒斷症狀，但會產生耐受性及心理依賴性**，使得吸食劑量或頻率增加。

類大麻活性物質是摻有類大麻的草葉類混合物，化學結構類似四氫大麻酚，經由煙吸吸收，少數摻入茶葉內。服用一定劑量後會產生如大麻之作用、成癮性與戒斷症狀，相對於天然大麻具有更強且持久的藥效，增加成癮危害與風險。

(二) 麥角二乙胺(LSD)

俗稱一粒沙、ELISA、搖腳丸、方糖等，是最強烈的中樞神經幻覺劑，可做成錠劑、膠狀、液體狀、注射劑，滴於吸墨紙、方糖、郵票等紙片，或溶於飲料中、製成雪茄等，經由口服、注射、煙吸方式吸收。使用後 30~90 分鐘產生效果，約 12

小時後藥效消失。迅速產生欣快感、判斷力混淆、失去方向感及脫離現實感、幻覺、知覺扭曲、時空錯亂之精神反應，嚴重者還會焦慮、恐慌、胡言亂語、自殘、自殺等暴力行為；生理上則有瞳孔放大，體溫、心跳及血壓上升、口乾、震顫、噁心、嘔吐、頭痛等現象。因判斷力混淆、幻覺及脫離現實感，會產生無法預測之行為與危險行動。施用過量會導致抽搐、昏迷，甚至死亡，長時間使用會產生耐受性、心理及生理依賴性，即使許久未使用，精神症狀或幻覺仍會不預警發生。

(三) 苯環利定(Phencyclidine, PCP)

又稱為天使塵(angel dust)，吸入後引起欣快感、混亂感、飄浮感，奇異、胡言亂語、喪失方向感及興奮行為，也會產生聽、視幻覺。吸食過量則產生意識模糊、知覺異常、躁動、好鬥，甚導致死亡。

四、其他成癮物質

(一) 尼古丁(Nicotine)

尼古丁是香菸的主要化學物質及成癮成分，存在於紙菸、菸斗、口嚼菸葉、鼻菸等，作用於菸鹼接受器，使多巴胺分泌增加，產生幸福感與放鬆感。尼古丁會促使末梢血管收縮、阻礙維生素 C 吸收使皮膚缺乏水分、提高凝血與血栓風險、造成性功能障礙，並降低血液攜氧能力，增加呼吸阻力。吸菸沒有安全暴露劑量，只要吸入就可能造成身體的危害，吸食香菸、二手菸時間越長危險性越高，透過 DNA 損壞、發炎及氧化性刺激造成癌症、心血管與肺臟疾病等。

尼古丁與古柯鹼等藥物被視為最難戒除的毒癮之一。停止抽菸後會出現口乾、咳嗽、胃部不適、便祕、暈眩、煩躁、疲憊等症狀，數日後症狀才會減緩、消失，但成癮者只要吸菸數秒便能短暫解除菸癮，直到再次發作、再次吸食，形成惡性循環而難以戒除。

(二) 咖啡因(Caffeine)

咖啡因存在於咖啡、茶、巧克力、能量飲料、可樂中，能使中樞神經興奮，暫時驅趕睡意、恢復精神，具有提神與解除疲勞效果，亦可減輕頭痛。持續高劑量攝取會造成消化性潰瘍、靡爛性食道炎、胃食道逆流，長期攝取則導致咖啡因中毒，造成失眠、心悸、焦慮、易怒、震顫、肌肉抽搐等症狀，嚴重者甚至會胡言亂語、意識混亂或癲癇發作。戒斷症狀嚴重度與攝取量有關，一般發生於攝取量大於 300

mg/day 且連續使用數月者，常見狀包括頭痛、疲倦感、憂鬱、煩躁、噁心、嘔吐、肌肉僵硬。

(三) 檳榔(Betel Nut)

東南亞等地皆有嚼食檳榔的習慣，各國食用方法都不同，台灣是以新鮮的檳榔果實配上荖藤、荖葉、白灰、紅灰一起嚼食。檳榔中的檳榔鹼作用於大腦、自主神經系統，使血中腎上腺素、正腎上腺素濃度上升，產生提神、愉悅心情、保暖的效果，但檳榔鹼也會增加罹患口腔癌、喉癌、食道癌的風險。戒斷時會產生焦慮、憂鬱、全身疲憊、無法集中注意力、食慾或體重增加等症狀，這些症狀大約出現於停止嚼食後 3~5 天，約一週後消失。

19-4 治療及預後

一般而言治療可分為五個階段：危機或緊急處置、短期的身心狀態穩定、長期的身心狀態穩定、社會復健與後續照顧、參與自助團體。然而成癮及戒治成效與生理、心理、社會等因素有關，因此尚無單一有效的治療方法，除了藥物治療、支持性療法外，需視病人狀態提供多元且長期的心理、社會復健，例如心理治療、家庭支持、就業協助、社會接納等，以幫助病人改善社交、社會與職業功能，發展適應技巧，才能有效預防復發並回歸社會。

一、治 療

(一) 藥物治療

藥物治療是物質使用障礙症的治療方式之一，目前僅鴉片類藥物有有效的替代治療藥物。多數急性藥物反應首要治療目標為解毒治療，期間會產生戒斷症狀，**應優先處理生理問題**，採支持性療法，穩定生命徵象，減少痛苦與不適，協助度過戒斷期，脫離生理依賴，並提供安全與人性化之治療，如柔和的燈光、可安全休息的環境，營造長期治療環境。

酒精中毒與戒斷

1. **酒精中毒**：常以鴉片類受體拮抗劑 naloxone (Narcan®)矯正乙醇引發之意識昏迷狀態。在急性期應先處理生理症狀、密切監測病人生命徵象、減少外界刺激、監測體液及電解質平衡，採支持性療法，給予適當水分與補充營養，如**維生素 B_1**、葉酸、**鉀離子**等，以預防魏尼克氏腦症或因嘔吐而電解質不平衡。
2. **酒精戒斷症狀：以 BZD（如 Librium®）與 β-blockers 併用治療自主神經系統亢奮症狀**，協助度過戒酒初期之痛苦，再**輔以心理治療**，以進入精神復健期，戒斷譫妄及幻覺則必須併用抗精神病藥物，有顫抖情形則加上抗帕金森藥物。
3. **嫌惡治療**：有強烈戒酒動機者可透過服用制癮劑如**戒酒發泡碇 disulfiram** 治療，disulfiram 是酒精代謝酵素乙醛去氫酶(acetaldehyde dehydrogenase)的抑制劑，透過**抑制肝臟代謝酒精的過程**，造成飲酒後乙醛在體內累積而出現急性身體不適，以達到對酒精的嫌惡效果，減弱飲酒慾望。於最後一次飲酒後 24 小時給予，服用後 14 天內禁止飲用任何含酒精的物質，否則嚴重將導致痙攣、心臟衰竭而死。
4. naltrexone (Notholic®)：類嗎啡接受器的拮抗劑，透過阻斷大腦類嗎啡接受器的效果，減少對於酒精的渴癮現象，以重拾對於飲酒行為的控制力。
5. acamprosate (Campral®)：主要為減少酒精戒除後所引起的麩胺酸高峰，如此一來 NMDA 接受器便不會被過度活化，大腦也就不會受到太大的刺激，另外 acamprosate 也有少許強化 GABA 接受器的功能，這作用將會促進大腦鎮靜。

鴉片類中毒與戒斷

1. **鴉片類中毒**：使用 naltrexone (Narcan®)阻斷鴉片類受體的作用，當病人因鴉片類藥物中毒而引發**呼吸抑制時可注射**，使用時需監測病人呼吸情形。
2. **美沙酮替代療法**(methadone maintenance therapy)：methadone **屬於二級毒品**，於門診治療使用，其**生理作用及戒斷症狀較鴉片類藥物弱，成癮性低**，可作為鴉片類藥物之替代，用於急性解毒和長期治療，緩解戒癮治療中的戒斷症狀，**治療時間越長預後越好**。藥效長，每天服用一次即可，**服用一段時間後須減量或延長給藥時間**。採**口服**取代靜脈注射，以**減少靜脈注射及共用針頭造成感染的風險**。
3. **丁基原啡因**(buprenorphine)：作用和 methadonc 一樣，但安全性較 methadone 高。為一種鴉片類藥物，可有效抑制戒斷症狀，藥效長，一天服用一次便可。與 methadone 不同的是，該藥屬於三級管制藥品，可限量攜回服用，便利性較高。

安非他命中毒與戒斷

中毒急性期時可在**吸食後 4 小時內做胃部灌洗，並給予維生素 C 酸化尿液，以助排出體外**。若有精神症狀可予抗精神病藥物，如 Haldol®。因此藥有強烈之心理依賴，易因精神壓力而再燃，危害持續性長，以**支持性療法為主**，防範復發最重要。

(二) 心理、社會治療

1. **心理治療：多在恢復期時執行**，關心病人此時此刻的問題，盡量不要把焦點放在過去，同時協助思考身處再次使用物質時的情境該如何應對，運用成功戒除者為模範給予激勵。使用行為治療時，必須和病人共同討論以解決其成癮行為問題。
2. **動機式晤談法**：起源於臨床治療酒癮病人時，治療中發生的阻抗與質疑，病人因尚未做好戒治的準備，而產生恐懼與壓力，不想再治療。動機式晤談法的目的是希望能化解病人心中的矛盾，協助其準備改變成癮行為的方法，**以引導病人的自我動機**（治療原則詳見第 9 章）。
3. **匿名戒酒會**(alcohol anonymous)：為一種以戒酒為導向的自助式團體，1935 年在美國成立，所有成員對外均保持匿名。成員分享各自經歷，給予其他參加者及自己力量和希望，自我保證不再喝酒的同時也幫助他人戒酒。
4. **復發預防模式**：屬於認知行為治療，幫助病人學習適當的因應技巧以維持戒癮狀態，如對高危險情境的認知、人際互動技巧、自我管理、改變生活型態等，增強病人對自己戒癮的信心，以避免再復發。
5. **家庭治療**：成癮病因涉及遺傳、環境、文化、家庭關係等多面向，家庭支持度的高低、家庭運作功能對病人是否能成功戒癮是很重要的因素。治療重點在於促進戒癮家庭的行為改變，並鞏固其改變後的結果。

二、預 後

部分物質使用障礙病人可以在自我意識之下停止使用而康復，無法靠自己停止而須靠專業協助者，如酒精使用障礙病人，平均死亡年齡為 44 歲，死亡率高達 20%，除疾病外，有 1/4 是意外死亡；海洛因成癮者的死亡率是沒有成癮者的 5 ~30 倍。使用替代療法雖可降低死亡率，但仍比一般人高（衛生福利部，2015）。

19-5 護理過程

一、護理評估

(一) 物質使用史

1. **種類**：最常用的藥物、單一或多重。
2. 方式：吸食、注射或口服，目前用量、取得方式。
3. 時間：**首次與最近一次使用時間**、使用頻率。
4. 其他：首次使用原因、戒癮經驗與成效、再度使用原因、本次戒癮動機。

(二) 身體狀況

1. **過去疾病史，家族疾病史**。
2. **生命徵象**，意識狀態。
3. **身體活動功能**，皮膚完整性，是否感染、顫抖。
4. 飲食、營養、睡眠及排泄狀況。
5. 中毒反應及戒斷症狀變化。

(三) 心理狀態

1. 情感反應：是否激動不安、焦慮害怕、淡漠、罪惡感、情緒變化快速（欣快→憂鬱）。
2. 認知狀態：警覺性降低、注意力無法集中、譫妄、定向感障礙（時空、思考、判斷及記憶力等欠佳）、妄想與幻覺。
3. 行為反應：嗜睡或失眠、混亂、意識模糊、過度活動或動作遲滯、步態不穩、醫療合作度、藏藥或夾帶、法律問題、操控行為。

(四) 社會功能

1. **家庭之角色及功能**。
2. 職業狀況，工作適應。
3. 人際交往情形。

(五) 其 他

1. 病人的生活壓力事件、常用的防衛機轉、自我概念、自尊程度。
2. 影響用藥的身、心、社會因素，如是否曾故意用藥過量。
3. 支持系統：可用之家庭、社會與經濟資源。
4. 持續物質使用障礙的誘因評估。
5. 生活環境、型態，同儕團體，親朋好友對病人的態度。
6. **用藥對身、心、社會的影響**。

二、健康問題

適合用於物質使用障礙症病人的健康問題整理於表 19-2。

表 19-2　物質使用障礙症常見健康問題

生理層面	心理層面
1. 營養不均衡：少於身體需要／與長期物質使用障礙、缺乏營養知識有關 2. 無效性健康維護能力／與缺乏感受到對健康之威脅有關 3. 睡眠型態紊亂／與物質依賴、住院有關 4. 潛在危險性損傷／與虛弱、協調功能不佳、物質使用障礙有關 5. 潛在危險性感染／與物質使用障礙、營養不良、慢性疾病、共用針頭等有關	1. 焦慮／與缺乏問題解決技巧、對物質使用障礙無法自我控制有關 2. 無力感／與物質使用障礙、知識缺乏、長期焦慮有關 3. 情緒調整障礙／與知識不足、長期依賴酒精來因應壓力有關 4. 潛在危險性對自己／他人的暴力行為／與物質使用障礙、中毒、戒斷有關
智能層面	**社會層面**
特定知識缺失／與缺乏正確的知識來源、社交隔離有關	1. 角色扮演不當／無法符合社會角色功能期望 2. 社交互動障礙／與物質使用障礙、焦慮、社交隔離有關

三、護理目標

1. 減輕戒斷症狀之不適，預防合併症之發生。
2. 幫助病人了解物質依賴行為之動力，承認自己濫用物質無法控制，需接受治療與幫助。
3. **長期持續追蹤，強化支持，預防再犯**。

四、護理措施

(一) 生理層面

1. **監測生命徵象與戒斷症狀**：在戒斷、過量使用或中毒等緊急狀況時，**首要處理生理狀態，使生命徵象恢復穩定**，再執行其他護理措施。
2. **保護病人**：提供無毒的安全環境，降低不必要之刺激與傷害之危險性，促進休息與睡眠，預防自傷或傷人，必要時可給予約束。
3. 維持營養與水分、電解質平衡。
4. 維持日常生活功能正常，**提供病人自我照顧的機會**。
5. **避免病人取得藥物**，觀察藏藥或再用藥行為。

(二) 心理層面

1. **建立互相信賴與尊重的治療性關係**：醫療團隊成員態度應一致，適時給予行為設限，**態度中立，避免以面質或批評病人**，尊重並信任病人，以免產生治療偏見。
2. **協助發展有效調適技巧及問題解決的方法**：病人多採否認與合理化的心理防衛機轉，需與病人討論使用物質的理由，鼓勵表達內在的感受，疏導內心問題、指出其矛盾不一致之處，教導適應技巧，並以合理的方式處理內在衝突和壓力，給予情緒支持與再保證，降低焦慮。
3. **促進自我概念與自尊**：灌注病人康復之希望，以正向、關懷的態度協助參與治療計畫，**透過自我肯定訓練重新建立自主性、自我概念與自我控制感**，給予正向回饋以提升自尊心、增強自信心。

(三) 智能層面

給予適當護理指導，**協助病人了解及接納物質濫用為一種疾病**，需接受治療才可恢復，且治療及復健的過程相當漫長，需長期不斷的努力才能成功，而治療的第一步是禁止再使用物質。

(四) 社會層面

1. **鼓勵增進人際互動**：拓展並強化社會支持系統，以解決家庭、工作與社交生活中之問題，減少對他人的操縱行為。
2. **發展支持系統**：協助家人參與、支持並配合治療計畫，提供可用之社區資源，並協助轉介，或引導參與自助團體，藉由團體討論與分享，學習拒絕毒品的誘惑。
3. **持續性追蹤**：維持病人加入持續性追蹤照顧計畫，保持密切聯絡。

19-6 防治政策

物質使用涉及醫療、教育、法律與道德問題，將危害個人、家庭與社會，除予以積極治療及追蹤輔導外，最重要的是做好第一級之預防工作，在社區全面宣導物質之危害，強化家庭功能，加強學校教育輔導工作，辨識物質使用早期徵兆，篩檢個案，充分運用社區中防制、戒治與復健機構等社會資源，達到全面預防與治療之功效。

面對當前毒品現況與困境，行政院於 2020 年提出「新世代反毒策略 2.0」，有別於以量為目標的查緝，改以人為中心追緝毒品源頭，提出減少毒品供給、需求及危害之「三減策略」，達成「溯毒、追人、斷金流」、「預防再犯」兩大目標，主要措施有五大主軸：(1)防毒：阻絕毒品製毒原料於境外、強化檢驗；(2)拒毒：零毒品入校園，減少吸食者健康受損、減少吸食者觸犯其他犯罪機會；(3)緝毒：強力查緝製造販賣運輸毒品，降低毒品需求及抑制毒品供給；(4)戒毒處遇：多元、具實證且連續之處遇服務；(5)修法策略：包括提高刑度及罰金，推動新興毒品列管、特定營業場所毒品防治責任之立法等。

目前國際普遍毒犯處理方式為監禁，但加重的刑罰也未能有效根除毒品吸食率。過去吸毒被認為是犯罪(crime)，但毒品除罪化的聲浪已悄然在歐洲吹起，率先投下這顆震撼彈的是葡萄牙、荷蘭。毒品除罪化並不是讓吸毒合法化，販毒、吸毒依然非法，但視成癮者為「病人」而非「犯人」，並針對病人給予治療。根據葡萄牙、荷蘭的經驗，雖此舉可能短期造成毒品用量上升，卻可以大幅降低毒品對人造成的傷害，長期下來可大幅將低吸毒量。更重要的是，除罪化使得吸毒者得以脫下道德缺失、治安份子等罪名，勇於接受治療，去除致癮相關的人際、家庭因素，順利回歸社會。

「成癮真正的原因，其實是孤獨」，即使已有葡萄牙、荷蘭兩國可為借鏡，但毒品除罪化仍需要一套周全的配套措施，並配合醫療及社會的救助，更重要的是改變大眾對於藥物使用障礙者的歧視與刻板印象，如此一來，我們才能真正地戰勝毒品。

心智圖

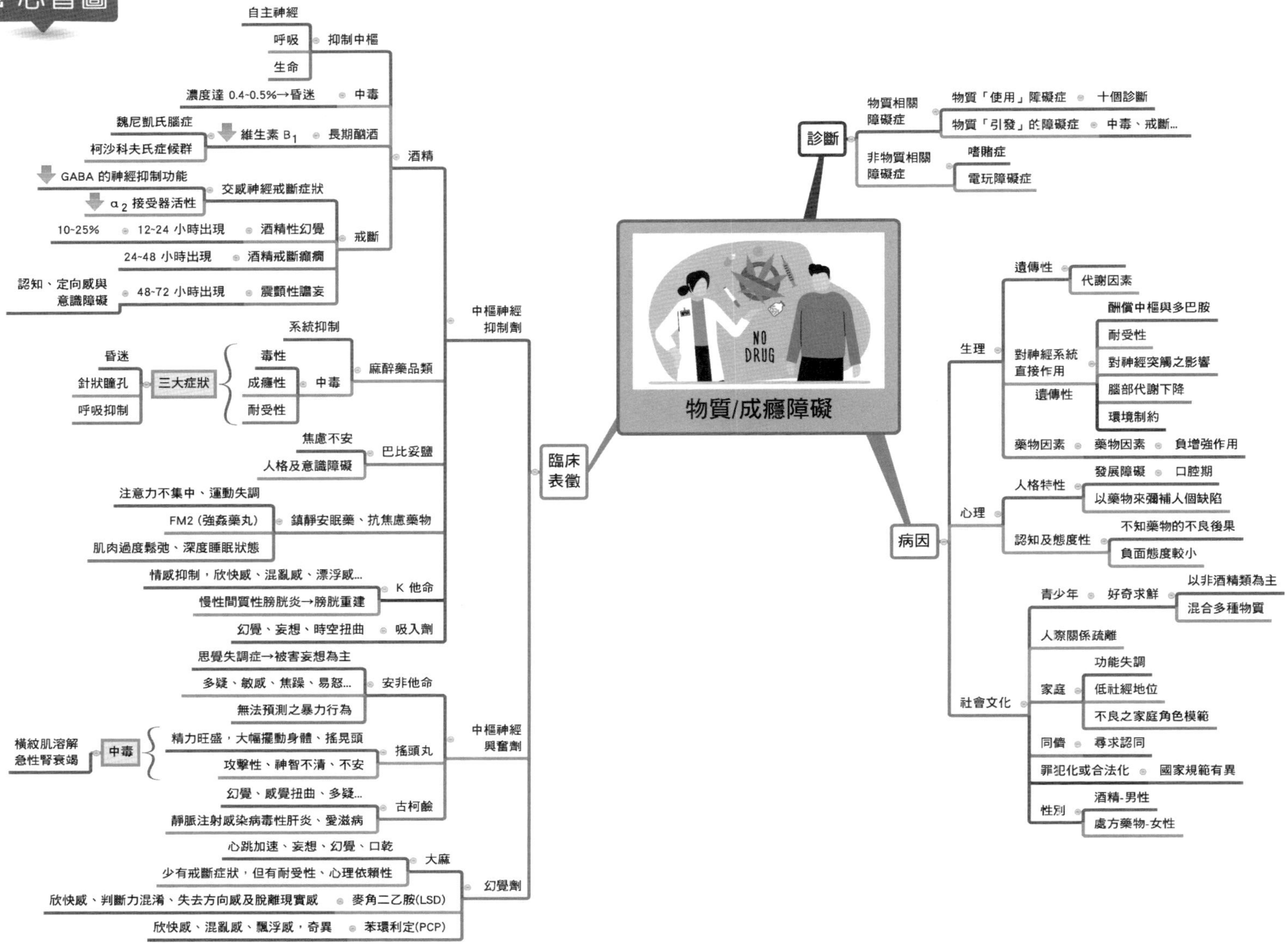

物質/成癮障礙

- 診斷
  - 物質相關障礙症
    - 物質「使用」障礙症 → 十個診斷
    - 物質「引發」的障礙症 → 中毒、戒斷...
  - 非物質相關障礙症
    - 嗜賭症
    - 電玩障礙症
- 病因
  - 生理
    - 遺傳性 → 代謝因素
    - 對神經系統直接作用
      - 酬償中樞與多巴胺
      - 耐受性
      - 對神經突觸之影響
    - 遺傳性
      - 腦部代謝下降
      - 環境制約
    - 藥物因素 → 藥物因素 → 負增強作用
  - 心理
    - 人格特性
      - 發展障礙 → 口腔期
      - 以藥物來彌補人個缺陷
    - 認知及態度性
      - 不知藥物的不良後果
      - 負面態度較小
  - 社會文化
    - 青少年 → 好奇求鮮
      - 以非酒精類為主
      - 混合多種物質
    - 人際關係疏離
    - 家庭
      - 功能失調
      - 低社經地位
      - 不良之家庭角色模範
    - 同儕 → 尋求認同
    - 罪犯化或合法化 → 國家規範有異
    - 性別
      - 酒精-男性
      - 處方藥物-女性
- 臨床表徵
  - 中樞神經抑制劑
    - 酒精
      - 抑制中樞
        - 自主神經
        - 呼吸
        - 生命
      - 中毒 → 濃度達 0.4-0.5%→昏迷
      - 長期酗酒 → ⬇維生素 B_1
        - 魏尼凱氏腦症
        - 柯沙科夫氏症候群
      - 戒斷
        - 交感神經戒斷症狀
          - ⬇GABA 的神經抑制功能
          - ⬇α_2 接受器活性
        - 酒精性幻覺 → 12-24 小時出現 → 10-25%
        - 酒精戒斷癲癇 → 24-48 小時出現
        - 震顫性譫妄 → 48-72 小時出現 → 認知、定向感與意識障礙
    - 麻醉藥品類
      - 系統抑制
      - 中毒
        - 毒性
        - 成癮性
        - 耐受性
      - 三大症狀
        - 昏迷
        - 針狀瞳孔
        - 呼吸抑制
    - 巴比妥鹽
      - 焦慮不安
      - 人格及意識障礙
    - 鎮靜安眠藥、抗焦慮藥物
      - 注意力不集中、運動失調
      - FM2（強姦藥丸）
      - 肌肉過度鬆弛、深度睡眠狀態
    - K 他命
      - 情感抑制，欣快感、混亂感、漂浮感...
      - 慢性間質性膀胱炎→膀胱重建
    - 吸入劑 → 幻覺、妄想、時空扭曲
  - 中樞神經興奮劑
    - 安非他命
      - 思覺失調症→被害妄想為主
      - 多疑、敏感、焦躁、易怒...
      - 無法預測之暴力行為
    - 搖頭丸
      - 精力旺盛，大幅擺動身體、搖晃頭
      - 攻擊性、神智不清、不安
      - 中毒
        - 橫紋肌溶解
        - 急性腎衰竭
    - 古柯鹼
      - 幻覺、感覺扭曲、多疑...
      - 靜脈注射感染病毒性肝炎、愛滋病
  - 幻覺劑
    - 大麻
      - 心跳加速、妄想、幻覺、口乾
      - 少有戒斷症狀，但有耐受性、心理依賴性
    - 麥角二乙胺(LSD) → 欣快感、判斷力混淆、失去方向感及脫離現實感
    - 苯環利定(PCP) → 欣快感、混亂感、飄浮感，奇異

Your Health-Care

臨床實例

基本資料

⊕ 個案基本資料

姓名：黃○○　男性　39 歲　已婚　國中畢　職業：貨運工

⊕ 個案疾病診斷

酒精使用障礙症

⊕ 個人及過去病史

個案自 16 歲公司尾牙時開始飲酒，18 歲起社交飲酒，21 歲服役時在廚房偷飲米酒，26 歲已是酒精依賴，不喝則心情鬱悶、頭痛、覺得有蟲在咬，曾多次自行戒酒，有痙攣發作及戒斷譫妄情形，出現噁心、嘔吐、心悸、拉肚子、顫抖、焦慮、頭痛、失眠、厭食、聽幻覺、視幻覺及被害妄想等戒斷症狀，8 年前曾醉酒跌倒腦出血開刀，也有酒精性肝病引起之肝功能異常，曾兩度住院戒酒，門診尚可規則就醫，但仍斷續喝酒。

⊕ 家庭史（家庭樹）

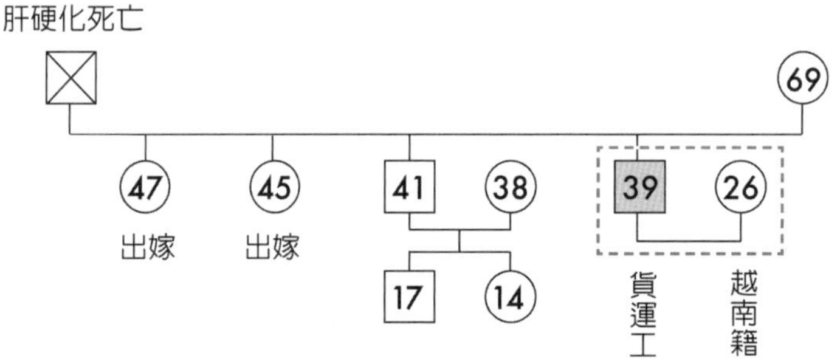

⊕ 現在病史（主要症狀）

近一個月個案結婚，喝酒加劇，每日躺床飲用至少兩瓶竹葉青或 350 c.c.的高粱酒，喝完睡，睡完喝，母親探視時阻止喝酒，停酒十多小時後，曾兩度全身性痙攣發作，並摔倒撞傷頭部，次日開始有意識不清、混亂干擾行為，其妻請兄嫂協助強行就醫。

護理評估

⊕ 理學檢查

EGK 正常，有 B 肝；GOT：99.8 U/L；GPT：86.3 U/L；triglyceride：560.6 mg/dl。

⊕ 生理狀況

體重 52 kg；身高 167 cm；臉色蒼黃、虛弱、頭部曾因醉酒跌倒致腦出血開刀、肝功能異常、食慾差、體重減輕、手抖、皮膚癢，全身有多處擦撞傷及淤痕。

⊕ 心理狀態

焦慮、激動不安，易與人衝突；睡眠紊亂、注意力無法集中；記憶力欠佳、情緒低落、反應遲鈍；覺酒戒不掉、意志消沉、覺得很茫然。

⊕ 社會及靈性

從小個性內向，不喜歡讀書，工作斷續，收入不穩定，朋友不多，工作之餘多與同事聊天喝酒，認為喝酒可消除疲勞，忘掉繁重的體力工作和煩惱，雖然知道長期飲酒，會危害健康，而且常請假無法工作，家人有怨言，老闆亦常威脅要辭退他，但仍認為人應即時行樂，喝酒不是問題，只要想戒就可以戒掉，個案無宗教信仰。

兄姐各自成家，偶有來往，母親與兄長同住，曾多次告誡其父因嗜酒死於肝硬化但無動於衷，對其酗酒行為無可奈何，協助娶外籍新娘後即少過問個案的事；個案與妻溝通不佳，酒後時而毆打妻子，其妻個性溫婉，對個案忍耐，但會勸阻個案少喝酒。

健康問題

1. 潛在危險性損傷／與虛弱、協調功能不佳、酒精中毒、戒斷有關。
2. 無效性健康維護能力／與缺乏感受到對健康之威脅有關。
3. 調適障礙／與知識不足、長期依賴酒精來因應壓力有關。

護理目標

1. 提供安全的環境，防範意外事件發生。
2. 促進適當的營養與液體之攝取，維持體能。
3. 了解依賴行為之動力，承認自己無法控制需接受治療與幫助。
4. 協助發展有效之調適與問題解決技巧。
5. 維持病人加入持續性追蹤照顧計畫。

護理措施

⊕ 潛在危險性損傷／與虛弱、協調功能不佳、酒精中毒、戒斷有關

1. 監測生命徵象與戒斷症狀。
2. 檢視個案衣著、鞋子之適用性，避免成為跌倒因子。
3. 監測並移除環境危險因子，包括：光線、地板、障礙物等。
4. 降低病床高度，提供並教導使用叫人鈴。
5. 觀察與預估個案需求並給予適當滿足，以減少不當行為造成之意外傷害。
6. 必要時由家屬陪伴並教導跌倒預防措施。

⊕ 無效性健康維護能力／與缺乏感受到對健康之威脅有關

1. 提供酒精使用後果與身心社會症狀關係的教育。
2. 確認個案之長處給予正向回饋，增強維護健康之力量。
3. 與個案及家屬溝通，鼓勵參與出院計畫。
4. 提供可用之社區資源，並協助轉介。

⊕ 調適障礙／與知識不足、長期依賴酒精來因應壓力有關

1. 建立互相信賴與尊重的治療性關係。
2. 鼓勵表達內在的感受，共同探討壓力源，教導以合理方式，處理衝突和壓力。
3. 鼓勵參加團體治療活動，以獲得支持分享與肯定。
4. 協助檢視個人情緒和使用行為的相關性。
5. 探討過去壓力處理模式，鼓勵以適應性行為面對和處理壓力。
6. 鼓勵培養正當之休閒娛樂活動興趣，增進人際互動，拓展並強化社會支援系統。

護理評值

1. 住院期間個案未發生跌倒事件。
2. 個案曾告訴妻子自己無法戒酒，需住院治療。
3. 住院一週後，個案食慾正常，體重增加 1.5 公斤，可參加治療活動，與人分享戒酒經驗及表達感受。
4. 個案可表達喝酒傷肝、失業、經濟困難、家人不諒解等問題，提及應多帶太太出門逛街，熟悉環境，減少喝酒機會等。
5. 個案及家屬願意參與出院計畫。

學習評量

1. 酒精成癮的病人，因長期缺乏下列何種維生素，導致魏尼凱氏腦症(Wernicke's encephalopathy)，出現意識障礙、眼肌麻痺、運動失調症狀？(A)維生素 A (B)維生素 B_1 (C)維生素 D (D)維生素 K。
2. 美沙冬(Methadone)可作為海洛因(Heroin)的替代治療藥物之原因，下列敘述何者錯誤？(A)避免使用針頭，減少 HIV 傳染 (B)較少欣快感，且長期使用不易產生嗜睡或憂鬱 (C)提升日常生活功能後，較能正常就業 (D)不會造成依賴。
3. 依據 DSM-5 所訂定之標準，物質使用障礙症(substance use disorders)中，有關耐受性(tolerance)的敘述，下列何者正確？(A)使用物質過量或過久，會花時間去尋找使用的物質 (B)因物質使用嚴重，而產生了生理上的依賴，一旦停止使用，會導致身心不適 (C)使用物質造成身體傷害，明知使用物質對身體有傷害仍持續使用 (D)指腦部及身體已適應較高的物質濃度，因此需要更多的物質，才能達到原來的效果。
4. 有關海洛因中毒症狀的敘述，下列何者錯誤？(A)瞳孔放大 (B)心跳變慢 (C)昏迷 (D)呼吸抑制。
5. 有關酒精成癮治療的敘述，下列何者錯誤？(A)以麻醉拮抗劑(naloxone)矯正乙醇引發的意識昏迷狀態 (B)以 BZD 與 α_1-blockers 藥物治療自主神經系統亢奮症狀 (C)戒酒發泡錠(disulfiram)可抑制肝臟代謝酒精的過程 (D)宜合併心理治療。
6. 病人產生酒精戒斷時，最可能使用以下何種藥物？(A) Akineton (B) Haldol (C) Librium (D) 50% glucose。
7. 快樂丸(MDMA)為時下青少年物質使用中之一種，以下何者非長期服用後常見之症狀？(A)情緒與活動亢進 (B)食慾降低 (C)神經系統損傷、憂鬱或幻覺 (D)食慾增加。
8. 安非他命(amphetamine)中毒或過量之醫療處理，下列何者為錯誤？(A)適當的支持療法 (B)必要時，使用升高血壓藥物 (C)予維生素 C，酸化尿液有利排泄 (D)出現精神症狀，可予 Haldol。
9. 有關物質使用障礙心理治療的敘述，下列何者錯誤？(A)此項治療多半在個案恢復期時執行，可疏導個案的內心問題 (B)採用動機式晤談(motivational interview)法，以直接面質為治療的原則 (C)通常與家庭及心理因素息息相關，故除了提供身體治療外，也應追索問題的根源 (D)可疏導個案的內心問題，引導個案使用正向積極的方式發洩其內心的憤怒與不滿。

10. 美沙冬(Methadone)本為麻醉性止痛劑，可替代嗎啡類藥物，以達到治療嗎啡類藥物成癮患者。下列敘述何者正確？(A)通常用來治療 K 他命成癮的患者 (B)不會有蓄積性，可長期使用，且不需減少劑量 (C)不會有呼吸抑制、欣快感和戒斷症狀 (D)為口服藥劑，可以減少因共用針頭引起的疾病感染。

參考文獻

掃描對答案

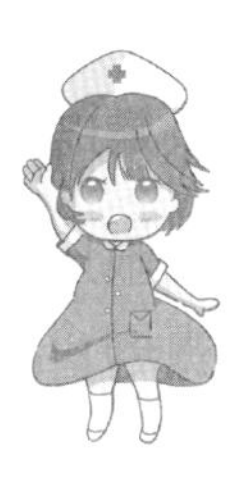

MEMO

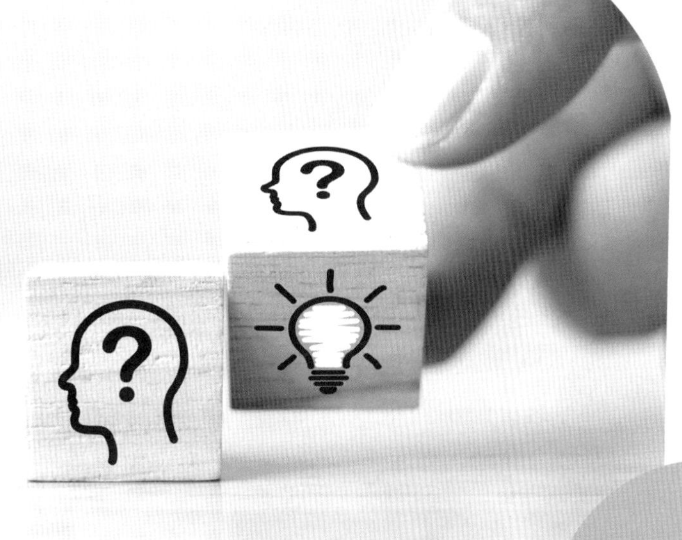

編著／修訂：謝佳容

餵食及飲食障礙的護理

本章大綱

前言 

餵食及飲食障礙好發於青春期或成年早期的女性，男性占所有病人的 5~10%，厭食症的終生盛行率約為 0.4~0.9%，暴食症則為 1~2%（台大醫院精神醫學部，2014）。厭食症與暴食症病人發病初期很少求診精神科，且常隱藏其飲食的問題。一般等到身體出現嚴重的嘔吐、急遽的體重變化、無月經、電解質不平衡、營養不良等併發症時，才至非精神科之醫療單位就診，往往無法得到完善的治療。

20-1 病因

餵食及飲食障礙症和生物、心理、社會環境、文化因素息息相關，病因是多重因素所決定，且因素間彼此相互影響，可從以下幾方面加以探討：

一、前導因子(Predisposing Factors)

生物因素

研究顯示，倘若血清素含量減少或不足，暴食症女性病人吃東西的行為明顯增加，情緒也會改變。其他研究中也指出，正腎上腺素的主要新陳代謝物 3-甲氧-4-羥苯乙二醇(methoxyhydroxyphenylglykol, MHPG)，在餵食及飲食障礙症病人身上的分泌量也較少。

臨床觀察許多暴食症病人在暴食時會優先選擇甜食（碳水化合物，特別是醣類或糖類），而 β-腦內啡(β-endorphin)有刺激食慾的作用機轉，所以當醣類刺激 β-腦內啡的釋放時，會導致進食行為和飲食數量增加。研究發現，約二分之一的厭食症病人腦部新陳代謝性影像有不正常情形。

在家族調查中發現，同卵雙胞胎罹患餵食及飲食障礙的比率為 52%，異卵雙胞胎則為 11%。高社經地位女性罹患機率比一般人口高，若伴有憂鬱症則危險性增高。

心理因素

大多數餵食及飲食障礙症病人**均有自我身體心像扭曲的情形**，他們通常**不會描述自己身體的真正狀況，而只是告訴你「我覺得自己很胖」**。且大都有心理上的症狀，如僵化、儀式化、過分拘泥、完美主義、要求精確、衝動控制能力差等。而不論病人的智力如何，在心理投射測驗中，其反應力及想像力一般都很少，並且無法表達自己的憤怒，甚至不知道自己這些情感的來臨。暴食症病人行為較衝動，在維持人際關係上常會遇到困難，並與厭食症病人一樣，常常自尊心低落，合併憂鬱症，且容易濫用酒精或藥物。**厭食症病人藉由抑制進食來獲得控制自己身體與他人的目的**。

家庭因素

以下家庭特質被認為與個人形成餵食及飲食障礙有關（李、吳、曾，2000）：

1. 缺乏處理衝突的方法。
2. 父母過度保護。
3. 僵化、不變的教條，拒絕妥協。
4. 世代間的界線模糊（如女兒承擔了許多與母親有關的角色）。
5. 父母的高期待。
6. 有憂鬱或酒精使用障礙症的家族史。
7. 有被性虐待或身體虐待的經驗。

社會文化因素

從個體社會化過程中，社會建構「美」的價值觀、「標準體型」，並訂製出一套可供社會大眾控制私人體型的機制。在此機制下，身體標準不在是自己決定的，而是由別人來審判標準或不標準，此觀念集結了大眾集體意識，壓迫個體要時時刻刻保持迷人的體態。於是迫使年輕女性常面臨多面互相矛盾的角色期待和規範，導致女性更注重和控制體重，社會壓力的結果，更加諸女性自我嚴格運動、節食和常強迫性地關注身體心像。

二、促發壓力源(Precipitation Stressors)

當病人缺乏完整的自我概念和真實的身體心像時，會依賴外在環境的刺激與回饋，如他人對病人外表和行為的反應、無法感受或解釋來自身體內在的刺激、難以描述感覺和自我概念；或者遇到生活的壓力源時，如失去重要的人、在人際交往中被排斥、遭遇失敗的經歷，皆會促使發病的機率增加。

(一) 對壓力源的評價(Appraisal of Stressors)

研究結果顯示，餵食及飲食障礙症的嚴重度與壓力之間呈現正相關，當生活壓力過大時，可能導致問題的嚴重度相對提升。在空虛、厭煩或緊張、痛苦的狀態下，控制飲食或嘔吐也成為病人另一種生活上努力的目標。然而，雖藉由暴食行為可使病人釋放緊張和壓力，但是一旦進入暴食和清除食物的反覆過程，便難以停止此循環。

(二) 因應資源(Coping Resources)

個體的因應資源包括自身的社會經濟狀態、家庭型態、人際關係網路，及外在更廣大的社會環境所提供的次級組織，如教會團體、公益團體等。當護理師在詢問病人有關暴食、節食和清除的應對過程時，應該要了解病人過去是如何處理生活事件、如何調適壓力和緊張的關係，以及治療過程能由環境中期望獲得何種社會支持，包括自己的工作、休閒壓力調適、或來自家庭成員、朋友的社會支持。

(三) 因應機轉(Coping Mechanisms)

當個體面臨生活壓力時，厭食症病人通常使用否認的防衛機轉來調適不良行為，且一般是不尋求協助的。而暴食症病人常使用的防衛機轉包括：逃避、否認、情感隔離以及理智化等，他們不管體重多少，對自己的暴食舉動和清除行為通常會感到非常不舒服，且可能在他們接受暴食症治療前一年就注意到自己對達到較輕體重期待之現象；整體而言，他們比厭食症病人更有可能承認他們的問題。

20-2 厭食症

職業上，高壓力、有競爭性、要求完美或需有自我約束力的工作者（像是**模特兒**、**藝人**、**具有高度競爭性的運動員**等）較常罹患厭食症(anorexia nervosa)。在環境上，當父母或兄弟姐妹有餵食及飲食障礙、雙相情緒障礙症、物質使用障礙症、精神科疾病、憂鬱症，或是過度以成就為導向者或完美主義者均屬高危險群。

女性是高危險群（女男比為 20：1），常見發生年齡範圍約在 13~20 歲間。厭食症的疾病盛行率約占女性人口的 1~2%，男性僅占全數病人的 5~10%。

一、症 狀

厭食症病人通常拒絕維持符合其年齡、身高最低的體重標準，對肥胖和體重增加有強烈的害怕，**即使已經過瘦仍「覺得肥胖」，並有強迫性行為和低自尊的情形。想法被體重和飲食所占據**，會想到許多和食物有關的內容。對苗條的強烈動機亦會促使病人過度的運動，直到精疲力竭或日常生活能力受損，以保持極低的體重，達到極度消瘦的程度，**通常體重會比標準體重少 15%**。厭食症病人約有半數只是限食，其餘則會在嚴重節食後規則地暴食。

體重過輕可能會出現身體併發症，嚴重時恐致死，併發症包括：甲狀腺機能下降、心臟功能異常（心律不整、心搏過慢、血壓降低）、消化功能異常（腸胃蠕動變慢、胃脹、便祕、腹痛）、皮膚系統異常（掉髮、皮膚乾黃、下肢水腫、傷口不易癒合）等，生殖系統方面常見**無月經**、沒有第二性徵（表 20-1）。病人中約有 10~13% 可能罹患**強迫症**，且其終生流行率為 25%。

二、診斷準則

1. 拒絕維持體重於其年齡和身高所應有的最低正常體重水準或以上，如體重下降致低於預期體重的 85%以下；或在成長期中不能增加預期應增加的體重，並使體重低於預期體重 85%以下。
2. 縱使體重已低於標準範圍，仍強烈害怕體重增加或變肥胖。
3. 對認識自己的體重及身材之方式有障礙，且體重及身材對自我評價有不當的影響，或否認目前過低體重所造成的嚴重性。

可再分為二個類型：

1. **禁食型**(restricting type)：病人在最近 3 個月內，未發生反覆的從事暴食或清除行為（如自我催吐，或不當使用瀉劑、利尿劑或灌腸等）。此種亞型的表現主要是以節食、禁食和過度運動達到減重。
2. **暴食／清除型**(binge-eating/purging type)：係指病人在最近 3 個月內，反覆的從事暴食或清除行為（如自我催吐，或不當使用瀉劑、利尿劑或灌腸等）。

「親愛的厭食症」紀錄片記載著厭食症病人最沉重的告白，有興趣的讀者可以上網搜尋。

親愛的厭食症

表 20-1　內科合併症

部 位	厭食症	暴食症
生殖系統	無月經、黃體素及濾泡刺激素(FSH)過低	月經不規則
心血管系統	心跳過慢、姿勢性低血壓、貧血、白血球減少、血小板減少	心律不整、傳導異常、低血壓
泌尿系統	BUN 上升、腎結石、水腫	−
腸胃道系統	胃排空延遲、便祕	急性胃擴張、破裂、耳下腺肥大、牙齒琺瑯質糜爛、食道炎、食道破裂
體液電解質	電解質不平衡：鉀、鈣、鎂、氯、鈉等離子及白蛋白、紅血球下降	電解質不平衡：鉀、鈣、鉀、鎂、鈉、磷、氯等離子及全蛋白降低的情況
呼吸系統	−	吸入性肺炎
皮膚及肌肉系統	出現胎毛、皮膚乾燥、骨質疏鬆症	肌肉無力

20-3 暴食症

暴食症(bulimia nervosa)一般認為源自於青少年期的肥胖、物質使用障礙症、憂鬱症和家族成員有酒精使用障礙症或雙相情緒障礙症病史等。很少發生在鄉村，大多發生於城市中。盛行率約為 1~2%，在高中生及大學女性中約占 4~15%，典型的發作年齡是 15~18 歲。男性發生比率約占所有病人中的 0.4~20%。

約有 50%的厭食症病人會發展成暴食症，其比率和許多暴食症病人會發展成厭食症一樣，暴食症通常會發生在正常體重的人身上，但也可能發生在肥胖和瘦的人身上。

一、症 狀

暴食症病人在暴食期間，**通常會選擇較容易和快速進食的高卡路里食物**、甜食、味道重的食物或澱粉類食物，因此易造成腹部不適、嘔吐、睡眠或社交障礙。且在暴飲暴食時**常會感覺到行為缺乏控制，暴飲暴食後會產生自我責備和憂鬱的情緒**。

病人持續性過度關注自己的身材和體重變化，甚至自我催吐、使用瀉劑或利尿劑、拼命地節食或挨餓、過度的劇烈運動，藉以預防體重的增加，並在體重上下劇烈波動下，做暴食和斷食間的選擇。整體而言，厭食症與暴食症的症狀有多處重疊，其主要診斷差異在於：厭食症病人必須體重過輕（表 20-2）。

研究指出，餵食及飲食障礙的精神科合併症中，有 50~75%合併有鬱症或情緒低落。對部分病人而言，憂鬱症可能出現在疾病開始之前，而有些則是發生在體重下降及混亂的飲食習慣之後，且其症狀持續發生。因為憂鬱症是半挨餓狀態的副產品，故常在體重恢復及飲食正常後可改善。暴食症病人中罹患鬱症、恐慌症、邊緣型人格障礙症和畏避型人格障礙症等的比率較高，其中焦慮症、物質使用障礙症及雙相情緒障礙症的比率有增加的趨勢；罹患反社會型人格障礙症的機會是一般人的 6~7 倍。大多數病人有解離症狀、性衝突和多變性的衝動行為，包括過度的消費、逛商店時行竊、雜交和自殘等。

表 20-2　厭食症與暴食症的症狀比較

項　目	厭　食　症	暴　食　症
生殖系統	至少連續 3 次月經週期無月經	月經不規則或停經
藥物使用	很少催吐、利尿劑或瀉劑的濫用	經常催吐、利尿劑或瀉劑的濫用
體重	體重低於預期體重的 85%以下，縱使體重已低於標準，仍強烈害怕體重增加	較少有體重減輕的現象，但易感到對過度飲食行為無法控制，並持續過分關注身材及體重
年齡	年紀稍輕	年紀稍長
個性	個性較為內向	個性較為外向
性生活	性方面較抑制或被動	較有性方面的活動
偏差行為	偏差行為隨著病情嚴重性而增加	偷竊、物質及酒精使用障礙、自傷及其他偏差行為
人格	具執著與完美主義的態度	歇斯底里、依賴、邊緣性人格
飢餓經驗	否認有饑餓感，但常因饑餓而死亡（慢性病人則會出現自殺行為）	有饑餓的經驗，但常因低血鉀或自殺而死亡
預後	疾病的預後較好	疾病的預後較差

二、診斷準則

1. 暴食行為重複發作。在一次暴食行為發作下，並同時具備下述兩項特徵：
   (1) **在一段獨立時間內**（如任何 2 小時內），**病人的進食量大於絕大多數人**在類似時間及情境下所能進食的份量。
   (2) 在發作時，病人感覺對進食行為**缺乏自我控制感**（如感受到本身無法停止進食，或無法控制吃什麼或吃多少）。
2. 病人一再**出現不當的補償行為以避免體重增加**，如自我催吐，不當使用瀉劑、利尿劑、灌腸或其他藥物，**禁食**，**或過度運動**。
3. **平均每週一次同時發生暴食及不當的補償行為，且期間長達 3 個月**。
4. 由於體重及身材而對自我評價有不當的影響。
5. 此障礙非僅發生於厭食症的發作行為中。

20-4 治療及預後

一、治 療

通常飲食障礙症需要一整個治療團隊來進行治療，包括藥物治療、認知行為治療、團體治療、家族治療與心理治療等整合性處置，才能重建病人健康的飲食習慣。暴食症病人如果沒有合併嚴重的憂鬱症或自殺危險，多數可以在門診治療；厭食症病人門診或住院治療皆可（表 20-3），但嚴重的體重喪失可能危及生命，為了恢復病人失去的體重，可以強制住院治療、靜脈提供營養，並一併處理內科症狀。

(一) 藥物治療

藥物治療對於厭食症病人的效果有限，此類病人經常拒藥，儘管已再次進食但仍持續憂鬱的病人使用抗憂鬱藥物，或在用餐前對進食有預期性焦慮者使用抗焦慮藥物，對他們的幫助仍然有限。fluoxetine (Prozac®)**對厭食症的復發具有療效**。

藥物治療在暴食症病人身上比厭食症病人效果佳。有研究顯示三環抗憂鬱劑(TCA)如 imipramine (Tofranil®)、desipramine (Norpramin®)、選擇性血清素再吸收抑制劑(SSRIs)如 fluoxetine (Prozac®)和單胺氧化酶抑制劑(MAOIs)如 phenelzine

(Nardil®)對治療大多數的病人有效果。其中 TCA 類藥物對於合併有憂鬱、情緒改變或易怒及對食物和肥胖有強迫思考的病人可能有幫助；每日使用 60 mg 的 SSRIs 藥物可以減少暴食行為與各種清除性行為的發生。

表 20-3 需住院標準

指標	標 準
生理性	1. 發病前理想體重降低 40%，或體重在 3 個月內降低 30% 2. 體溫＜36℃，收縮壓＜70 mmHg，心跳速率＜40 次／分，有心律不整症狀 3. 門診治療低血鈣症狀無效；即使服用口服劑補充，血鉀仍低於 2.5 mEq/L 4. 嚴重脫水 5. 同時出現其他疾病，如感染
精神症狀	1. 中度或重度憂鬱，有自殺或自傷的危險 2. 家庭、工作或學習功能不佳 3. 目前家庭或生活所給予的協助，無力改變其心理、社會狀態 4. 在門診治療缺乏進展時，必須給予社會性支持資源

(二) 認知行為治療

近年來許多實證性研究支持，認知行為治療比其他治療能更有意義的減少餵食及飲食障礙症病人的暴食和清除行為的發作。認知行為治療第一步驟即是幫助病人去覺察、釐清及忠實地記錄任何與自己飲食行為有關的事宜（如對身材的感覺、對食物的想法、進食的方式、暴食和清除的行為等），並與護理師一起探討與暴食症、厭食症相關的種種因素，找出解決方案，並學習較正常的飲食習慣。一般來說，決定治療成功與否最重要的關鍵是病人的決心與配合度，包括病人自我開放程度、對許多態度及觀念改變的決心等。

(三) 團體治療

對餵食及飲食障礙症而言，團體治療模式（如認知、行為、心理教育、心理動力及人際互動等）的設計及運用可以幫助病人觸及自己的情感、發洩憤怒、了解自己的動機想法，並能說出自己被不公平對待的事情，以及值得受肯定、具有成就感的一面，此對病人的疾病進展有很大的幫助。此外，在門診的支持性團體中，如果能強化病人的社會連結和鼓勵病人確認、表達情感，對病人有更大的助益。

在團體治療活動進行中，除進食時間外，宜盡量讓病人保持活動狀態，並鼓勵他們多與團體成員溝通及分享相關事宜。

(四) 家庭治療

厭食症病人大多年紀較輕，易與父母有較多情感上的糾葛，對於這類病人可藉由家族治療增進療效。治療上可邀請家人一同參與活動，藉由調整家人間的互動方式改善病人心理狀態。一般年輕病人經由家庭治療後，可成功完整的進入再進食期。

(五) 心理治療

臨床經驗上，門診短期心理治療對許多暴食症病人通常可以達到療效。治療初期採取認知行為取向可以迅速改善症狀，並讓護理師更容易觸及哪些造成或維持症狀的問題。其他「非語言治療」特殊形式的心理治療，包括繪畫治療、雕塑治療、音樂治療、運動治療等可增進病人對內在感受的覺察，進而達到治療的目的。

二、預 後

由於臨床過程變化相當複雜，一般來說，部分不需要治療，約有 20%可完全復原，另約有 20%可能長期處於嚴重生病狀態下。長期追蹤研究發現，**有 10~15%的病人會因自殺或禁食與電解質不平衡的合併症而較早死亡**；部分病人雖可復原，但因病程起伏大仍有復發的可能；縱使體重恢復到可接受的範圍，仍會有心理問題。**自尊的提升是預後良好的指標**。

暴食症的預後一般會比厭食症好，其中接受抗憂鬱劑或心理治療的病人多數能完全或部分復原。**此病呈現慢性化而一再復發**，少數病人（尤其是因為經常嘔吐造成電解質不平衡者）也因身體內科合併症狀況而必須不定期住院。

20-5 護理過程

一、護理評估

對於餵食及飲食障礙病人而言，接受一個整體性的護理評估是必須的，其中在心理治療評估應用上可以使用輔佐性篩檢工具，如飲食態度測試(eating attitudes test, EAT)、餵食及飲食障礙症的診斷調查(diagnostic survey for eating disorders, DSED)、餵食及飲食障礙症調查(eating disorder inventory, EDI)和暴食症測試(bulimia test, BULIT)。

另外，護理師在面對此類病人時，必須先自我覺察，了解自己是否對體重和身體有正向的感受與想法，以避免因個人因素而延遲病人治療效果。

(一) 生理層面

泛指與身體有關的主觀、客觀資料皆需評估，且經由詳細的身體檢查與評估過程，並透過實驗室的尿液、血液、心電圖等檢查，可使護理師得到更為完整和豐富的資料(Maj, Halmi, Lopez-lbor & Sartorius, 2003)。

主觀資料(Subjective Data)

1. **厭食症**：病人常會覺得太胖、疲倦、便祕、腹瀉、慾望下降、對冷難以忍受、失眠、喉嚨痛、常常有上呼吸道感染、肌肉無力和痙攣、頭暈、社交隔離、噁心、軟弱；並可能會否認有飢餓或精疲力竭、無月經症，或是與厭食症、暴食症有關的不排卵現象。由於病人常會隱藏他們的症狀，所以護理師若發現病人有月經不規則或有 3~6 個月無月經週期時，應要仔細評估此問題。
2. **暴食症**：病人通常會承認負面認知的思考、日常持續的壓力感受和節食時的飢餓都會導致病人暴飲暴食的舉動。在這舉動之後，病人對此異常的飲食行為常會感到不安、羞愧和自我憎恨，也可能會訴說有腹脹、腹部痙攣和因慢性軟便劑濫用所致的便祕現象。病人或許也會形容肌肉無力、疲倦、憂鬱症、慢性喉嚨痛、吞嚥困難、食道發炎疼痛、牙齒不適、呼吸短促、心悸和胸痛等現象，但還是能夠消化與其體重不相稱的大量食物。

客觀資料(Objective Data)

1. **身體檢查及評估：**

(1) 一般外觀：可評估身體比例大小、身高、體重及標準化的身高／體重表之間的關係。BMI 大於 27 稱為肥胖，BMI 小於 15 則意味著有絕食的可能。厭食症病人外觀蒼白和瘦弱。暴食症病人會顯現出與其身高符合的正常體重，偶會有一點超重現象。

(2) 皮膚：厭食症病人有像絨毛般的初生細毛覆蓋在四肢和臉上，有易脆的指甲，乾燥的皮膚，頭髮很細或易掉，手掌和腳掌的皮膚呈黃色的。暴食症病人可能會有一些因催吐動作而留在舌面的疤痕。

(3) 頭部：暴食症病人二側耳下腺有增大現象，呈現「花栗鼠(chipmunk)」外觀。

(4) 眼睛：暴食症病人可能因強烈嘔吐造成結膜充血。

(5) 口腔：厭食症病人頰黏膜有紅斑現象。暴食症病人牙齒珐瑯質內面有被腐蝕的情況。

(6) 胸部：暴食症病人常因催吐引起吸入性肺炎，伴隨著酒精和藥物的攝取後發生。

(7) 乳房：厭食症病人乳房發育不良或退化。暴食症病人體重常上下波動易造成乳房皮膚上會有陷紋，雄性素過多者乳暈四周會長有毛髮。

(8) 血管系統：常見心律不整（與電解質不平衡有關）、周邊肢體水腫的現象。

(9) 腹部：厭食症病人腹部外觀呈現出舟狀扁平、腸道蠕動音過低。暴食症病人有食道撕裂或破裂的可能，且因體重快速改變而使腰部皮膚呈現塌陷的紋路和肌肉組織鬆弛的現象。

(10) 生殖器和生殖道：厭食症病人常會發生原發性或次發性的無月經症狀、月經不規則，且排卵次數減少。如在懷孕過程中罹患厭食症，可能發生早產和死產的情形。暴食症病人則常可能因嚴重的電解質不平衡而導致胎兒死亡。

(11) 直腸方面：厭食症病人常因便祕而導致痔瘡。暴食症病人常因灌腸或痔瘡而導致肛門撕裂傷。

(12) 肌肉骨骼系統：厭食症病人為骨質疏鬆症的高危險群，易顯現出過度傷害的情況（如壓力性骨折、關節或肌腱問題）。暴食症病人肌肉骨骼系統會有過度使用而導致受傷的情形。

(13) 神經系統：病人在電解質不平衡時皆會發生痙攣現象。

(14) 內分泌系統：厭食症病人可能有甲狀腺功能異常。暴食症病人若為胰島素依賴型糖尿病(IDDM)病人，可能有高低血糖和酮酸血症的危險性。

2. **實驗室檢查及評估：**
   (1) 尿液分析：檢查尿液是否含有酮體和蛋白質，其可能是低碳水化合物代謝的指標（因缺乏食物攝取）。當病人有性生活又無月經症狀時，應做懷孕尿液測試。
   (2) 血液學檢測：應執行全血球及電解質的測試，以觀察者是否有貧血及其他物質減少的症狀。
   (3) 肝功能測試：釐清是因肝功能原因或是營養不良所導致的體重減輕。暴食症病人亦需特別注意是否有酒精或藥物使用障礙而造成的干擾現象。
   (4) 內分泌試驗：厭食症病人 FSH 和黃體素的數值或許會呈現下降；泌乳素(prolactin)、甲狀腺刺激素(TSH)、甲狀腺素的數值是正常的。
   (5) 心電圖：會呈現心律不整的現象。
   (6) 骨密度測試：若病人反覆出現無月經的情況，且體重下降，或疑似有骨質疏鬆的症狀時，則應做此項測試。

月經史

第一次月經是在幾歲發生？從幾歲開始變得規律？目前的月經狀況？最近是否有經驗到月經週期的改變（在許多厭食症病人這個症狀可能是體重下降前的第一個徵象）？使用何種避孕方法？懷孕幾次？有無流產經驗？

飲食態度

可經由詢問一些有關的問題後得到病人對於體重的態度，如在目前的體重狀態下你喜歡自己嗎？你最滿意的體重是多少？在過去幾個月當中體重的變化情形？過去 6 個月的體重情況？你的身高和最低體重是多少？你是否總是超過／低於正常體重？其他的家庭成員是否有超過／低於正常體重？

飲食史

詢問病人 24 小時內完整的進食資料和前幾天的飲食內容是非常重要的。可藉由以下問題了解：如平常飲食的成分及數量？正餐進食情況？是否在飲食史中會出現抗拒和不一致的反應？總計的卡路里數？多快可進食完一餐？飢餓的程度？進食時的感覺、環境和地點？一同吃飯的人的名字？吃飯時的肢體活動姿勢（如坐著、站著、走路、躺下）？因為暴食症病人會失去對食物的控制覺和對過多卡路里攝取的知覺，因此護理師須更小心地評估。

運動經驗史

描述運動的頻率（每天或每週進行）和類型，並鑑別強迫性運動行為和運動員的運動之間的差異。

(二) 心理層面

從病人的表情、行為、身體姿勢和表達內容可評估其情緒狀態，包括情緒穩定度、持續度、強度；疾病所導致的困擾常會嚴重影響到病人的情緒及自尊。故須評估病人是否表現出憂鬱的心情，通常伴隨自我貶抑的想法及行動？是否焦慮不安？情緒衝動是否無法控制？是否有攻擊行為？另對於心理病史的評估還包括：最近是否經歷過危機？是否曾有心理社會方面的諮商史？現在是否還在接受諮詢當中？是否有焦慮或憂鬱的症狀？是否有物質使用障礙史？是否有顯示出有人格障礙的症狀？

(三) 智能層面

評估長期暴食或節食後的認知功能、知覺狀態、壓力因應策略、思考內容（如身體心像(body image)扭曲的程度，即病人對於真實身體大小和知覺到的身體大小是否有不一致的情形）等，以上狀態皆可能有明顯的缺損。

(四) 社會層面

容易促進餵食及飲食障礙發生的文化和環境因素包括：要求纖細體態的壓力，對於肥胖的偏見看法，特別是傳播媒體維持並強化這個社會的價值看法，以及對於女性角色的轉變。故對於社會層面的評估方面應包括：病人是否獨居？是否獨自烹飪食物和單獨進食？朋友和家人是否曾抱怨過她的異常行為？在人際關係中所扮演的角色和性質？在日常生活中，病人的角色與功能有無改變？生病前後病人與家屬的關係是否受到影響？家屬支持系統是否足夠？工作能力是否逐漸受到影響？

(五) 靈性層面

旨在探討生命的意義及能加強個體力量的信念，可由詢問家屬或於病人症狀穩定後再適時評估，藉以了解病人對生命、信仰、自我超越感及自我實現的看法。

二、健康問題

適用於餵食及飲食障礙有關的健康問題如表 20-4。

▶ 表 20-4　餵食及飲食障礙症常見健康問題

生理層面	心理層面
1. 營養不均衡：少於身體需要 2. 肥胖 3. 體重過重 4. 便祕 5. 睡眠型態紊亂 6. 性功能障礙 7. 潛在危險性體液容積不平衡	1. 焦慮 2. 身體心像紊亂 3. 長期性低自尊 4. 無力感 5. 無望感 6. 潛在危險性對自己的暴力行為 7. 無效性因應能力
智能層面	**社會層面**
無效性健康維護能力	1. 社交互動障礙 2. 危害性家庭因應能力

三、護理目標

在照顧過程中，主要的護理目標在於協助病人確認造成不當飲食行為的問題，並因應該問題提出解決方案，使其能夠恢復與維持健康的飲食型態，以及與體重和營養相關的正常生理機能。相關的護理目標內容如下。

1. 病人可釐清並修正對食物、體重和體型的認知扭曲內容；且可正確的描述自身的狀況。
2. 病人可發展一週的正常均衡的飲食菜單，並適時適量的攝取。
3. 病人可在生理狀況穩定下採取適度的運動。
4. 病人能與家屬有良性的互動，並在分離與個人化議題上能朝正面方向發展。

四、護理措施

(一) 生理層面

1. 每日監測和記錄生命徵象，並密切觀察其變化，且必要時進行血液電解質的分析檢測。
2. 維持身體所需營養的攝取：此為護理處置最優先原則。應設定健康的體重目標和期望控制體重的增減多寡數值，討論在危及生命的情境下，病人的營養不良與不足時可能需要做再餵食(refeeding)處置的可能性。在住院的環境中對增加／減少體重需要有特別的護理處置，一般飲食計畫內容應以每天 1,200 大卡的食物開始，但可依體型不同而做適度的調整。當厭食症病人準備好要進食時，可讓病人一同參與菜單的設計，提供他們喜愛的食物，以促進食慾。如在門診治療，則通常需要病人有強烈的動機和家屬有合作的意願，才能穩定厭食症病人的營養和促使他們體重的增加。
3. 定期評估和記錄液體攝入和輸出量的狀況。
4. 定期評估排泄問題：因病人攝取食物的量多寡不一，其中大多為澱粉類食物，故常有腹脹、便祕等情形，所以要盡量鼓勵病人進食蔬果、多喝水、適度運動維持體能，並培養每天排便的習慣。
5. 維持適當的活動：特別是當病人的進食量增加時，須注意病人是否有增加運動或從事新的清除或代償行為。
6. 維持適當的休息、睡眠：在安排病人的生活計畫中，白天盡量不臥床，並以堅定、溫和的口氣鼓勵病人下床活動。如病人屬於夜裡入睡困難或半夜醒來無法再睡著的睡眠障礙型態，則可給予非巴比妥鹽類藥物，以達到減輕焦慮和安眠的效果。
7. 若病人服用藥物（如抗憂鬱藥物）則需定期評估可能引起的副作用？劑量是否合宜？若抗憂鬱藥物效果不明顯，宜將訊息傳遞醫療團隊共同討論。且避免病人藏藥輕生，確實讓病人規則服藥。
8. 對於住院病人應建議定期安檢。

(二) 心理層面

1. 在餵食及飲食障礙病人住院治療前，**須建立護病治療契約**以確定病人對治療的動機和意願，並告知在治療程序上的約定，以期他們能遵守此契約內容。

2. 與病人建立信任的護病關係：護理師需以和善、真誠、支持、了解的態度，耐心協助病人，使病人體會到自己是被接受的；當病人對食物有怪異的癖好時，應支持病人而維持不批評的態度。且不要與病人爭論或討論太胖或太瘦的問題。
3. 增加病人自尊與價值感：護理師需學習自我表達，在執行護理措施時，宜稱呼其姓名，並與充分說明及鼓勵，並協助病人談論本身的想法和感覺，使其感受到被尊重，進而逐漸引導並找出對於自己身體心像和體重的想法與問題。
4. 提供熟悉安全溫暖的環境，減少因人際關係與相處問題所帶來的挫折感與罪惡感。
5. 增加體重過程中，厭食症病人常因情緒不穩、試探護理師的承諾而再次拒食，此時**護理師應以愛心與耐心持續給予病人適度的保證**。

(三) 智能層面

厭食症

首先要與病人簽定治療契約，內容應包括：

1. **目標體重**：護理師和病人共同選定合乎其年齡與身高的最低標準體重為目標體重。契約中明訂測量體重的時間，詳列協助秤體重的數值、頻率和程序。
2. **飲食量**：應以少量、多餐、營養均衡為原則，以免引起身體併發症及造成失去控制的恐懼。詳細記錄病人用餐的時間、每天需攝入的量、被允許花多少時間來吃完一餐、如果沒有吃完的後果、是否被允許食用低卡的食物、調味品或食物替代品，以及每天需要的水分。
3. **體重增加量**：平均每天增重 0.2 公斤，若需每日測量體重時，其時間宜在早餐前與沐浴後各量一次，並讓病人保有一份體重記錄表，有助於體重的增加。
4. **增強作用**：契約中應明確規定，如病人的體重有增加的情形時，應給予正向回饋，並隨規定增加食物的數量與性質。
5. **控制嘔吐、暴食及其他清除食物的方法**：病人應遵守契約只吃規定的食物，且在餐後 1 小時內禁用浴室或臥床 1 小時以控制嘔吐。
6. 契約需明訂當門診或社區病人無法達成護理目標時，需同意接受住院、日間治療計畫或其他類似的照顧型態之條件。

暴食症

對於需減重的暴食症病人而言，認知行為治療內容除上述的目標體重及建立均衡飲食的內容外，體重減輕宜每週不多於 0.5 公斤，如可配合行為修正時則效果會更好。行為修正內容包括：

1. 固定於屋內的某一房間進食，且盡可能同一房間不做其他用途。
2. 進食時，不從事其他活動，如看電視、雜誌、書報等，放慢吃的速度。
3. 限制食物供應量：決定一次進食的量後，將剩餘的食物收藏好，如果要再進食，必須吃完後再取用食物。如果已經吃飽則練習將殘存的食物留在杯盤中。
4. 減少暴露於危險食物之中：將食物固定於一間房中，並收藏於視線不及的範圍內。
5. 逛街前事先列好清單，不要在逛街途中臨時決定購買食品，最好是在吃飽後再清單。逛街時，僅帶足夠的錢買清單上的物品。

(四) 社會層面

1. **安排參與活動：**
   (1) 團體治療：以團體方式引導病人表達自己的情緒、發洩心中的不滿、憤怒，並說出自己壓抑或不平的感受，進而學習正面因應問題的行為，以增進自我的成就感與控制感。協助病人了解怕胖只是表相，可能是逃避不愉快的感覺或想法，應嘗試找出困擾心中的事件，而非只是關注體重或身材而已。且團體中應有不同體重變化的病人，如此才能互相激勵，進而促進維持正常的體重。
   (2) 娛樂治療：包括動態（如打乒乓球、郊遊等）或是靜態（如聽音樂、歌唱等）活動，讓病人有機會調劑身心，學習參與休閒活動，以抒解內心的緊張。
2. **鼓勵病人家屬參與活動**：評估家庭功能與支持系統，增進家屬對疾病的認識，引導家屬共同面對病人的問題，調整家庭對疾病的適應能力。
3. **協助監督和杜絕傳播媒體不實的瘦身或美容廣告**，並協助舉報相關單位取締並稽查不實的減肥藥物，或教導病人減肥門診處方藥物之服藥正確知識、運動、飲食態度、拒絕服用非處方減重藥物。

五、護理評值

護理計畫的有效性取決於病人適應不良飲食反應的改善情形，因此，護理師要從一開始即建立良好的治療性護病關係，執行相關護理措施，在過程中能隨時評值護理措施，並視病人的個別性及特異性，適時修正護理計畫內容。評值活動可藉由以下三個方向加以評估，以了解護理計畫執行的效果。

1. 是否恢復正常的飲食型態？
2. 營養不良的生理數據或心理症狀是否已改善？
3. 與不良飲食行為相關的問題是否解決？下次復發的可能性為何？

結語

就整體而言當社會普遍存在於瘦身文化的迷思中時，對纖瘦的美麗標準的形塑早已使得餵食及飲食障礙日益嚴重，身為健康維護的專業人員更應該有深層的反思與覺醒。建立正確的自我體型認知，除可避免偏差的飲食觀念和不當的飲食行為外，更是健康維護的最佳準則。因此，我們所關注及執行的層面應著重於個人（如認知、行為、建立自我心像、增加個人控制感、自我效能等）和群體（如團體治療、家庭治療、媒體傳播、民眾認知等）二大方向，並能從預防策略著手，如此可更顯治療的效果。

心智圖

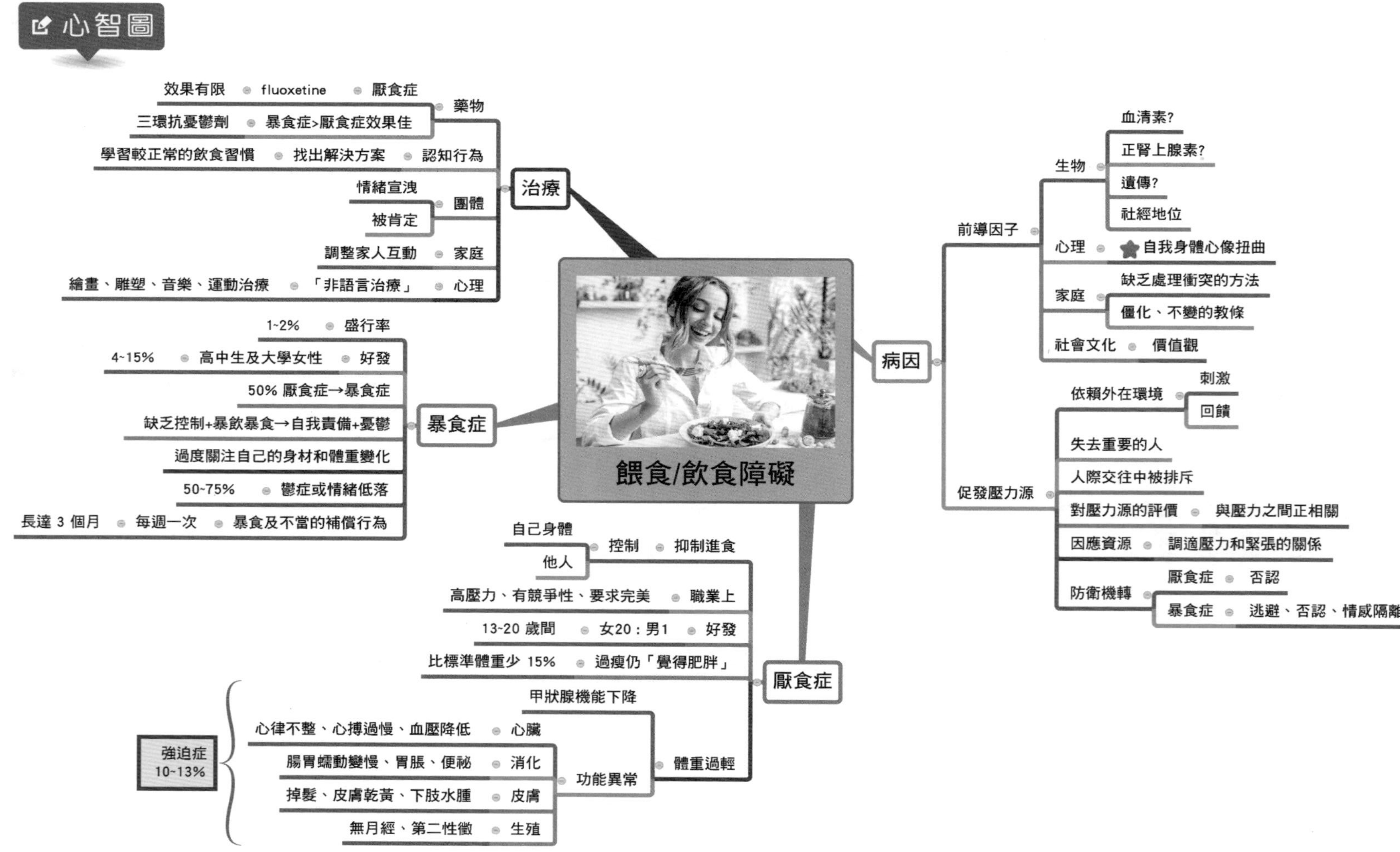
餵食/飲食障礙
病因
前導因子
生物
血清素?
正腎上腺素?
遺傳?
社經地位
心理
自我身體心像扭曲
家庭
缺乏處理衝突的方法
僵化、不變的教條
社會文化
價值觀
促發壓力源
依賴外在環境
刺激
回饋
失去重要的人
人際交往中被排斥
對壓力源的評價
與壓力之間正相關
因應資源
調適壓力和緊張的關係
防衛機轉
厭食症
否認
暴食症
逃避、否認、情感隔離
治療
藥物
厭食症
fluoxetine
效果有限
暴食症>厭食症效果佳
三環抗憂鬱劑
認知行為
找出解決方案
學習較正常的飲食習慣
團體
情緒宣洩
被肯定
家庭
調整家人互動
心理
「非語言治療」
繪畫、雕塑、音樂、運動治療
暴食症
盛行率
1~2%
好發
高中生及大學女性
4~15%
50% 厭食症→暴食症
缺乏控制+暴飲暴食→自我責備+憂鬱
過度關注自己的身材和體重變化
鬱症或情緒低落
50~75%
暴食及不當的補償行為
每週一次
長達 3 個月
厭食症
抑制進食
控制
自己身體
他人
職業上
高壓力、有競爭性、要求完美
好發
女20：男1
13~20 歲間
過瘦仍「覺得肥胖」
比標準體重少 15%
體重過輕
甲狀腺機能下降
功能異常
心臟
心律不整、心搏過慢、血壓降低
消化
腸胃蠕動變慢、胃脹、便祕
皮膚
掉髮、皮膚乾黃、下肢水腫
生殖
無月經、第二性徵
強迫症
10~13%

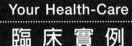

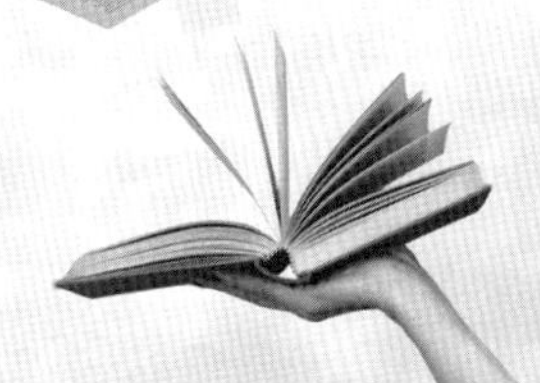

Your Health-Care

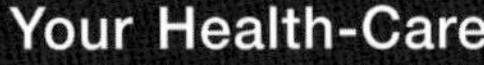

臨床實例

基本資料

⊕ 個案基本資料

姓名：張○○　女性　18 歲　未婚　高職畢業，現無業中（曾短期於傳播公司擔任公關）工作

⊕ 個案疾病診斷

厭食症

⊕ 個人及過去病史

個案從小功課普通，對於學業沒什麼興趣，但自幼在田徑體能上常有優秀的表現，國中時曾代表學校參加區運比賽榮獲長跑冠軍，國中畢業以後隨便挑了一個科系就讀高職，一年級住校過程看同學們都非常在意自己的身材、體重，認為自己有嬰兒肥的體型外表，也一同興起減肥的計畫，也有多次減肥的經驗，不管是吃蘋果減重、高蛋白節食法、減肥藥、劇烈運動、鹽巴三溫暖等，皆曾嘗試過，自此就一直認為自己過胖。平時會刻意避免某類食物（如澱粉、油炸、高熱量食物等）或僅進食非常少量食物，通常拒絕和家人或是在公開場合進食，逼不得以時會僅量挑選低卡路里和非油炸的食物，並且努力減少食物的總攝取量。據案母表述此現象已經 4~5 年了，最嚴重減肥經驗是因節食多日僅喝水而暈倒，顯得身體虛弱、手腳冰冷、發寒發抖，自覺大腿過粗，希望腿形能像小孩子一樣，不希望有太大的乳房，且最好沒有月經，而月經也半年多沒來了。最近因為嚴重落髮導致所謂的鬼剃頭現象，求至於皮膚科，醫師診治後認為原因不明，經血液電解質檢查發現後數值皆異常，且 BMI 值低於 16，轉介精神科進一步評估與治療。

個案在家和父親感情較好，但自一年前案父赴中國投資後就變得話少，少與母親、弟弟講話，始終認為案母較溺愛弟弟，對自己多不關心，又常挑剔其行為，據案母表示個案對於食物有些怪異的行為，譬如會在家中各個角落藏食物或皮包內藏少量糖果，吃東西時過分仔細的撥弄食物，當面質詢時，個案常否認或拒絕此舉動。為此，母女關係劍拔弩張，讓案母困擾多時。

⊕ 家庭史（家庭樹）

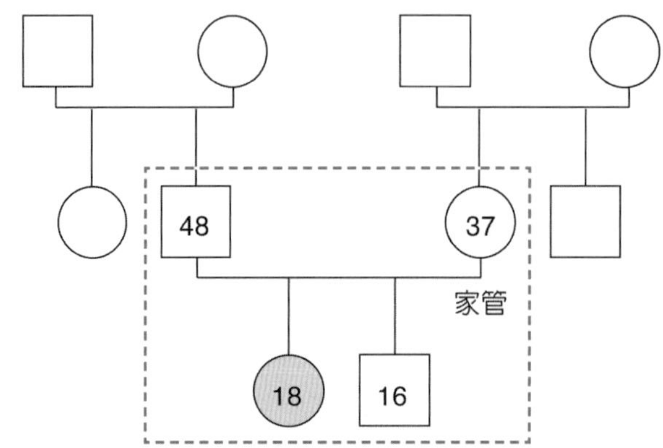

個案家庭經濟狀況小康，父親為貿易商人，對小孩的管教較為民主，希望子女能快樂長大就好。案母為傳統的家庭主婦重男輕女，對個案較為忽略，但對子女的管教相對較嚴厲且沒有彈性，而案主因為自幼覺得自己較不受母親疼愛，所以相對的也不喜歡弟弟。案母曾對自己體重不滿意，有過減肥的行為，父母婚姻生活不是很和諧。住院期間案父自中國返台，幾乎天天都在病房陪伴，個案表示覺得對不起父親，都是自己害父親需要在工作時請假。家族間並無其他成員有精神科相關病史。

⊕ 現在病史

此次是個案第一次住院，由案父陪同，外觀整齊無奇裝異服，穿著較大許多的衣服，顯得過於疲倦、瘦弱、表情淡漠、情緒低落，常沉默不語，會談時注意力不集中，回答緩慢，不覺得自己有身體上的問題，拒絕醫師的診察和住院之安排。住院時的評估發現個案的生命徵象測量顯示體溫過低、心跳過慢、低血壓、有胎毛和禿頭現象，住院期間多臥床休息，少與人互動，需經常鼓勵才願意離開床緣，常提及自己應該做的更好，父親是最疼自己的，可是卻讓父親失望；多呈現負向思考、罪惡感及夜眠差。住院後案主主要所表現的問題如下：

1. 精神症狀問題：
   (1) 情緒狀態：表情淡漠、情緒低落、沉默不語、有憂鬱症狀。
   (2) 認知狀態：罪惡感，對於身體心象的認知扭曲。
2. 行為問題：
   (1) 節食行為：曾服瀉劑、催吐劑來達到減重的結果。
   (2) 社會性退縮：常待在床上沉默不語，少與人互動。

精神狀態評估

1. 儀表：外觀整齊，無奇裝異服，穿著較大許多的衣服，顯得過於疲倦。
2. 態度：顯被動畏縮。
3. 意識：正常。
4. 注意力：個案不曾主動參加病房活動，多沉默不語坐於床上或椅子上，似乎不曾注意任何事情。
5. 情感：表情淡漠、情緒低落、有憂鬱的情緒，認為自己對不起家人、沒有價值。
6. 行為：活動量少，坐於床上或椅子上與人互動少。
7. 言語：話少。
8. 思考：罪惡感，其他無明顯障礙。
9. 知覺：無明顯障礙。
10. 記憶力：無明顯障礙。
11. 智力：測 JOMAC 時，個案反應力緩慢，在進行心理投射測驗時，想像力較貧乏，且有情感壓抑的現象。
12. 慾望：睡眠品質差，常躺在床上，有時眼睛會閉上，不知是否有入睡，但個案表示睡不好，會額外要求安眠藥；食慾差，表示不想吃東西；性慾亦降低。
13. 病識感：不覺得自己有身體上的問題，拒絕配合住院治療。

護理評估

⊕ 生理層面

1. 外觀及身體心像：在入院前較關心自己一直落髮的現象，擔心自己的體重，認為自己過胖，嬰兒肥不好看，且有大餅臉，腿又粗，不喜歡這樣的自己，對自己充滿負向的情緒，不敢照鏡子。
2. 營養狀況：體重 38 公斤，身高 158 公分（理想體重 52.8 公斤，低於理想體重 20%），三餐進食量少，僅挑自己想吃的食物，絕不吃碳水化合物。個案表示自己太胖，曾有 2~3 星期不吃東西只喝水，但無法克制飢餓感時，會有突然大量暴食，進而自我催吐的代償現象。
3. 睡眠狀況：幾乎夜夜失眠非常痛苦，需靠藥物才能入睡。由於睡眠品質差，課業壓力又重，對於新環境更難以進入狀況。此次入院期間主訴有失眠現象，睡眠常中斷，每天睡眠時間約 3~4 小時。

4. 排泄狀況：有便祕情形，約 5~6 天解一次大便，平常只願意在家裡方便。便祕都自己解決，如吃軟便劑或使用甘油球。
5. 活動及休閒狀況：注意力不夠集中，有社會退縮的現象，常待在床邊少與人互動，比較喜歡看電視，住院前最喜歡的活動是看小說、聽音樂。
6. 健康狀況：除目前精神狀態外，以經常性落髮讓其最為困擾。

⊕ 心理層面

表情淡漠；情感表達顯得壓抑；情緒亦不穩定，常顯得低落；在一再的鼓勵下，仍提不起勁參與任何活動；無法以較正向、樂觀的態度來看待事物；其憂鬱的情緒常與其強烈的罪惡感有關。

⊕ 智能層面

1. 知覺方面：無明顯的障礙，但一直認為自己過於肥胖，自己遠比看起來的更胖。
2. 思想過程與內容方面：有明顯的罪惡感，常提及對不起父親，自覺非常慚愧。
3. 認知方面：注意力不集中，無病識感；不認為自己因飲食問題需要住院；住院期間被動接受治療，其餘遵從性尚可。
4. 因應機轉方面：處理壓力時常用壓抑的方式，而心事多藏在心裡並自己想辦法解決。

⊕ 社會層面

性格較內向被動、安靜少言；在自我概念方面，自我價值感低，多採悲觀、消極的態度，認為自己樣樣都不好，是屬於較完美主義者；在人際關係方面，與他人互動較被動，除反應較慢外，尚有禮貌，遇到困難時少與家人或朋友表達，不善向外尋求資源協助，角色功能扮演不佳，雖曾短期在傳播公司工作，但覺工作不如意並常會有挫折感，故自行辭職；在支持系統部分，重要關係人是父親，其他家人也很關心她的病情，對媽媽和弟弟卻不信任。

⊕ 靈性層面

個案本身無特別的宗教信仰。

健康問題

1. 營養不均衡：少於身體需要
2. 便祕
3. 睡眠型態紊亂

4. 身體心像紊亂
5. 長期性低自尊
6. 無效性因應能力
7. 社交互動障礙

護理目標

1. 維持健康的飲食型態，以符合體重與營養的生理機能之所需。
2. 改變飲食以攝取適量的纖維質，並確認避免使用輕瀉劑的重要性
3. 了解導致睡眠型態紊亂的原因，改善後可達最佳睡眠活動的平衡狀態。
4. 修正有關體重、外形及飲食行為的認知扭曲，表達對身體心像之感受。
5. 在出院前能增加自我價值感，可以言語表達出正向看法及對未來的展望。
6. 正確評估壓力來源事件，並可適當的表達及確認與壓力事件相關的感受。
7. 出院前可主動參與病房活動，並可與其他病人及工作人員互動。

護理措施

此部分僅就二個主要護理診斷為例，加以說明相關護理措施。

⊕ 營養不均衡：少於身體需要

1. 協助個案辨認及了解適應不良的飲食行為，及與此相關的正、負向結果。
2. 完成營養評估（包括與飲食相關的行為與偏好），並監測是否有營養不均衡的表徵。
3. 和個案共同訂定契約，討論合乎其年齡與身高的最低標準體重為目標體重。
4. 協助提高個案的自尊心，並促進心理上的安全感，當體重增加時應給予正向增強與回饋。
5. 教導、澄清與強化適當營養的知識；並提供少量、多餐、營養均衡為原則的食物，以免引起身體併發症及造成失去控制的恐懼。
6. 監測有無控制嘔吐、暴食及其他清除食物的方法，個案應遵守只吃規定食物，餐後 1 小時內禁用浴室或臥床 1 小時以控制嘔吐；並隨時提醒個案喝水以防脫水。

⊕ 身體心像紊亂

1. 運用認知行為策略協助並修正個案對身體心像扭曲的錯誤觀點。
2. 運用肢體活動或娛樂治療來增進心理與身體的統合。
3. 運用想像與放鬆技巧，協助個案表達與降低憤怒、挫折、焦慮及失望的感受。

4. 協助個案辨認觸發有問題的飲食行為及對身體心像關注的線索，並協助將這些線索與相關的事項間建立關聯，提出飲食行為所導致的後果。
5. 運用團體治療來增進其社會支持系統，並強化其正向自我概念。
6. 鼓勵重要親友提供支持，培養個案的獨立自主性。

護理評值

1. 出院時個案可採取並維持健康的飲食型態，以符合身體活動機能所需。
2. 出院時個案能修正與飲食行為相關的錯誤認知，表達對正確身體心像的感受。

學習評量

1. 對於 25 歲的周小姐，診斷為暴食症，下列症狀之敘述，何者不正確？(A)常控制體重 (B)常在大吃之後伴隨產生憂鬱症 (C)狂食時選用高熱量易消化食物 (D)無法控制自己吃東西的行為。

2. 下列何種疾病最常與飲食障礙症成為共病？(A)思覺失調症 (B)強迫症 (C)憂鬱症 (D)解離症。

3. 對於厭食症之敘述何者正確？(A)至少會減輕原本體重的 10% (B)嚴重的害怕變胖 (C)自我心像的功能健全 (D)好發於中年女性。

4. 王小姐患有厭食症，下列何者較不屬於王小姐病症的特徵？(A)極端怕胖，對身體形像知覺異常 (B)沒有胃口，對食物不感興趣 (C)固執完美主義者，易對身體抱怨 (D)月經停止。

5. 厭食症易發生於何種人身上？(A)女性、年輕者 (B)女性、年長者 (C)男性、年輕者 (D)男性、年長者

6. 許多病人研究指出，厭食症的病因與下列何種心理狀態最相關？(A)個體過高的期許無法配合現實的要求，導致將內心衝突以抑制進食表現 (B)將內心的憤怒與矛盾感情轉向自我尋求發洩，以抑制進食方式表現 (C)藉由抑制進食來獲得控制自己身體與他人的目的 (D)藉由抑制進食來獲得關懷、尊重與安全感。

7. 李小姐因厭食症住進精神科急性病房，身高 158 公分，體重由原 56 公斤，在半年內降至 36 公斤，因在家昏厥而入院，於靜脈注射後已恢復意識，但不願進食，住院第一週首要的護理措施為何？(A)提供精神動力分析 (B)建立飲食行為約定 (C)提供認知治療 (D)提供家庭治療。

8. 以下有關厭食症之敘述，何者錯誤？(A)好發於年輕女性 (B)常導致女性的停經 (C)病人常常無法上學或上班 (D)可能會導致病人死亡。

9. 下列哪一藥物被證實，對厭食症的復發有預防之療效？(A) fluoxetine (B) clomipramine (C) trazodone (D) phenelzine。

10. 對於暴食症(bulimia nervosa)病人的特徵之敘述，下列何者錯誤？(A)短時間內吃下大量食物 (B)覺得自己無法控制進食的種類與數量 (C)禁食或過度運動也可能是其補償行為的一種 (D)暴食症狀與不當補償行為同時出現，並持續一個月可達診斷標準。

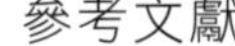
參考文獻

掃描對答案

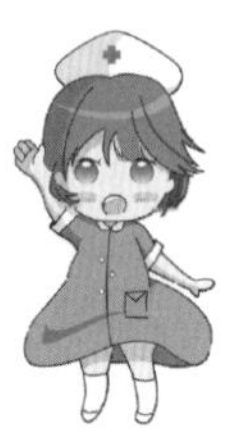

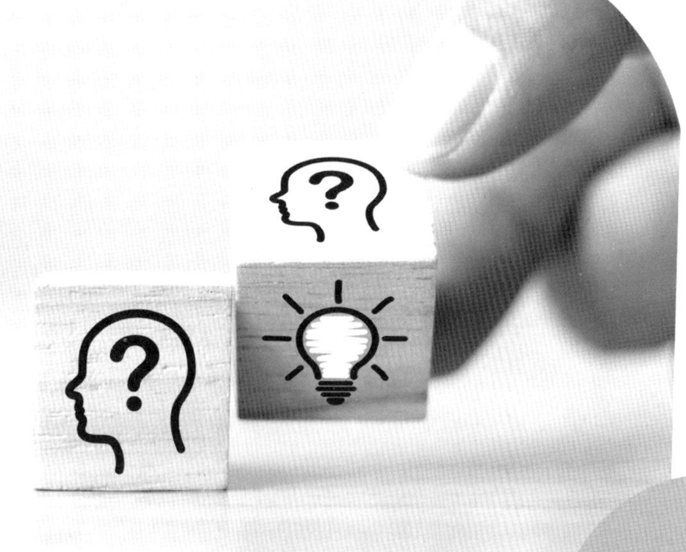

編著／修訂：巫慧芳

兒童及青少年期精神衛生護理

本章大綱

Psychiatric Nursing

前言

發展是成長、學習與成熟的結果，是嬰兒、兒童與青少年的重要課題，在佛洛依德(Freud)的性心理發展理論、皮亞傑(Piaget)的認知發展理論及艾瑞克森(Erikson)的心理社會發展理論中，都強調了每個發展層面需要達成的核心任務。本章主要介兒童及青少年常見的神經發展障礙症(neurodevelopmental disorders)與行為規範障礙症(conduct disorder)。

神經發展障礙症係指在認知、語言、動作、人際、社會適應或特殊課業學習上有障礙，包括智能不足、**自閉類群障礙症**、注意力不足／過動症、學習障礙等。此類障礙通常於兒童期或青春期出現病徵，但是其他障礙（如憂鬱症、思覺失調症、廣泛性焦慮症、飲食障礙症及物質使用障礙症等）也常見於兒童期或青春期發病，仍需臨床工作者加以重視。神經發展障礙個案的照顧需要家庭、學校、社會及醫院等多方面的協助，護理師在提供照護時必須對各年齡層的發展現象有明確的了解，才能提供適切的護理處置。

21-1 病因

流行病學估計約有 10~12%的兒童有精神或情緒上的障礙，處理家庭、學校與社區生活時有顯著困難，但是只有 5~7%的兒童接受適當的治療。兒童精神疾病之成因複雜，目前精神醫學基於對神經傳遞物質與腦部發展的了解，已開始以兒童時期經驗與遺傳前導因子解釋其相關病因。

一、兒童時期經驗

在面對急性壓力時大腦神經生理會被急速活化，當威脅過後大腦會向下調節壓力反應，使大腦恢復原來功能，屬於可逆反應。然而，當壓力延長、嚴重或重複發生，所引發的神經傳遞物質活化反應將會變成不可逆，對兒童腦部發育造成顯著影響，使兒茶酚胺(catecholamine)活性異常。因此持續暴露在高頻率及高壓力創傷下的兒童，其神經結構很有可能發生永久性變化，造成無法學習與控制自己的行為。促發發病的壓力源包括：雙親離異或感情不睦、生活環境擁擠雜亂、家庭低社經狀態、雙親有精神症狀或法律問題、家庭瓦解（分居、寄養）及虐待（身體、心理及性虐待）。

二、遺傳前導因子

包括多巴胺異常傳導、染色體異常（如唐氏症）、代謝異常（如苯酮尿症(PKU)）、產前、產中與產後因素（如母親誤服藥物、酒精或物質使用障礙症、營養不良、母子感染、產程缺氧或產傷、早產）、神經中毒（如鉛中毒）、後天免疫缺乏症候群(AIDS)、酶缺陷、感染（如腦膜炎）、意外事故（如頭部外傷、溺水）及家族遺傳等。

兒童的症狀表現常與其家庭有關，例如家中成員有焦慮病史時，兒童會常表現出焦慮症狀；當家中成員有物質使用障礙症者，兒童所表現出的症狀常是行為規範障礙症。注意力不足／過動症的病因，一般認為與環境因素，如鉛的誤食、產前、產中合併症、社經因素、遺傳因素及腦部傷害有關。因此許多科學家相信基因是某些症狀的前導因子，症狀是對環境刺激所產生的反應。

三、心理社會因素

1. **心理分析論**：根據客體關係理論，由於母親將兒童的獨立視為威脅及對自己的危害，因而不鼓勵甚至壓抑兒童的獨立行為，使得兒童發展固著於分離－個別化期(separation-individuation phase)，造成本我(id)行為持續，自我(ego)功能發展遲滯，缺乏超我(superego)之自我約束與內在控制。
2. **心理社會因素**：包括低社經階層、社會隔離、缺乏適當醫療照顧、缺乏適當的智能與語言刺激、父母（或主要照顧者）不當的親職養育技巧（如虐待、忽視、過度嚴厲管教或放縱、不一致）、與患有精神疾病之父母同住、寄養處所或主要照顧者經常更換及機構化生活等因素。

21-2 兒童及青少年精神疾病

兒童及青少年時期常見的精神疾病包括神經發展障礙症、行為規範障礙症、餵食及飲食障礙症、憂鬱症、物質相關及成癮障礙症等。DSM-5 將 DSM-IV-TR「通常初診斷於嬰兒期、兒童期或青春期的疾患」重新分類，行為規範障礙症於 DSM-5 改歸類於「侵擾行為、衝動控制及行為規範障礙症」，排泄障礙症獨立成為一個診斷，其他疾病則歸類到「神經發展障礙症」（表 21-1）。以下僅就臨床上常見的神經發展障礙症、行為規範障礙症加以說明。

表 21-1　神經發展障礙症之診斷

診斷分類	基本表徵
智能不足	一種在發展階段中發生的障礙症，它包括概念、社會及實務領域中在智力與適應功能方面的缺損
特定的學習障礙症	表現低於預期應有的程度，此預期乃衡量此人的生理年齡、測量得到的智能及與其年齡相稱的教育程度程度而判定，特別於閱讀、數學與文字表達上
溝通障礙症	語言理解、表達與語言接收、使用的困難
自閉症類群障礙症	在一般的成長與發展關鍵上有廣泛的缺陷，包括社交互動、溝通，在行為、興趣與活動上的表現侷限、重複及刻板
注意力不足／過動症	注意力無法持續、衝動性、過動行為
動作障礙症	常見為突然、快速、重複發生、非規律節奏動作或發聲，如抽搐症(tic disorder)

一、智能不足(Intellectual Disability)

(一) 症狀

智能不足（智能發展障礙症）病人占所有人口之 1%，男性人數為女性之 1.5 倍，罹患精神疾病的機會是一般人的 3~4 倍。**其智力功能明顯低於一般人，適應功能、抽象思考無法達到其年齡預期能力**；人格及行為表現並不一致，從被動、順從、依賴型到攻擊、衝動型都有；溝通困難且智能不足程度越嚴重者，由於挫折忍受度差，攻擊與衝動傾向也越強。

(二) 診斷準則

智能不足是一種在發展階段中發生的障礙症，DSM-IV-TR 將智能不足的嚴重程度依智商分數區分，但 DSM-5 取消此分類，改以概念、社會及實務領域中智力與適應功能方面的缺損程度來區分（表 21-2），下列三項準則皆需符合：

1. 經由臨床評估、個別及標準化智力測驗證實智力功能缺損，如推論、解決問題、計畫、抽象思考、判斷、學業學習、經驗學習。
2. 適應功能缺損：導致個人在獨立與擔當社會責任方面無法達到適齡的發展及社會文化的準則。若缺乏持續支持，此適應缺損會使個人在多重環境中（如：家庭、學校、職場和社區）的一類或多類日常活動功能（如：溝通、社交及獨立生活）受限。

3. 智力與適應功能缺損在發展期間發生。

表 21-2　智能不足的嚴重程度

嚴重度	概念領域	社會領域	實務領域
輕度	・學齡前兒童：可能沒有概念領域方面的嚴重差異 ・學齡兒童：學業技巧的困難，包括閱讀、書寫、算數、時間或金錢使用，需有單一或多領域的支援，以達年齡相符的表現 ・成人：抽象思考、執行功能（即計畫、形成策略、設定優先事項及認知彈性）、短期記憶等減損 ・和同年齡者相比，其處理及解決問題的方法較具象	・與正常童發展的同齡者相比，病人在社交互動方面較不成熟，例如正確感知同儕社交訊息 ・溝通、會話和語言比實際年齡應有的表現不成熟，調節符合年齡表現的情緒和行為方面有困難，同儕可在社交情境中注意到此困難 ・了解社交情境風險能力不足，社交判斷能力不成熟，易受他人操控	・個人自我照顧可能達適齡表現，但和同儕相較，日常複雜活動仍需要支援 ・成年期通常需要的支援有：購物、交通、處理家事與小孩的照顧、料理、銀行及金錢管理 ・休閒活動技巧類似同齡者，但判斷休閒活動的健康性及安排的能力則需要支援 ・成年期的競爭性就業通常是在不強調技能的工作場域 ・在決定醫療照護、法律相關事務及持家方面，通常需要支援
中度	・個人概念能力顯著落後同儕 ・學齡前兒童：語言和前學業技巧發展緩慢 ・學齡兒童：在學期間閱讀、數學、了解時間與金錢概念進展緩慢	・在發展過程中，個人的社交及溝通行為呈現與同儕顯著的差異 ・通常可以口語進行交溝通，但複雜程度遠不及同儕 ・具有人際交往能力，可與家人及朋友建立連結關係，在其一生可以擁有成功的友誼	・成年後，個人於進食、穿著、排泄、衛生等方面可自我照顧，但需經長期教導才能達到獨立程度，且需提醒 ・經長期教導，成年期可參與所有家事，然而通常需持續支援才能達成人操作的水準

表 21-2　智能不足的嚴重程度（續）

嚴重度	概念領域	社會領域	實務領域
中度（續）	・成人：學業技能發展侷限於小學程度，應用於工作和個人生活上之學業技能都需要支援 ・需每天持續支援以完成日常生活中需概念運作的事務，而他人可能須為其負擔全責	・成年期發展戀情，可能無法正確感知或詮釋社交訊息 ・與一般同儕的友誼發展常受到溝通或社交能力不足影響 ・需要相當多的社會與溝通支援才能在職場成功就業	・可獨立從事只需少許概念和溝通技巧的工作，但需同事、上級與他人支援，以處理社會期待、工作繁複面及隨附的責任（如排行程、通勤、健康福利及金錢管理） ・可發展多種休閒技巧，但需要額外的支援及長期的學習機會 ・少數個案會出現不適應行為造成社會問題
重度	・僅能獲得有限的概念性技巧，通常幾乎不了解書寫文字或有關數字、數量、時間、金錢的概念 ・對生活中的問題處理，照顧者需提供相當多的支援	・口語字彙與文法有限，言語可能以單字或語詞為主，且可能需輔助工具協助 ・言語及溝通聚焦於當下的日常事物，語言是用於社交溝通而非描述性的使用 ・了解簡單言語及手勢的溝通 ・與家人及其他熟人間的關係是快樂及助力的來源	・個人的所有日常生活活動都需要支援，包括用餐、穿著、洗澡與排泄 ・需要全時督導照護，無法為自身或他人利益負責決斷 ・成年期參與家事、休閒及工作時，需要持續支援與協助 ・所有領域的技巧習得都需要長期的教導及持續支持 ・少數個案會出現不適應行為，包括自傷

表 21-2 智能不足的嚴重程度（續）

嚴重度	概念領域	社會領域	實務領域
極重度	・概念性技巧一般涉及實體世界而非象徵的歷程 ・個人可以目標導向的方式使用物件，以進行自我照顧、工作及休閒 ・可習得一些視覺空間技巧（如以物理特徵來配對和分類） ・併發的動作及感官障礙可能妨礙物件的功能性使用	・個人對語言或手勢的符號溝通了解非常有限，可能了解簡單指令或手勢，大多以非語言及非符號的溝通方式表達本身的欲求和情緒 ・喜歡與熟悉的家人、照顧者及其他熟人間的關係，藉由姿勢和情緒的表示，引發與回應社交互動 ・併發的感官及身體障礙可能妨礙社交活動	・個人在所有日常身體照顧、健康及安全的層面皆依賴他人，雖然也許能參與這些活動的一部分 ・沒有嚴重身體障礙者可協助一些家事（如拿盤子到餐桌） ・以簡單的物件操作能力，可以成為在有高度持續支援下參與職業活動的基礎 ・在他人支援下可參與休閒活動，如聽音樂、看電影、散步或參與水上活動等 ・併發的身體及感官障礙常妨礙居家、休閒及職業活動的參與 ・少數個案會出現不適應行為

資料來源：American Psychiatric Association (2014)・*DSM-5 精神疾病診斷準則手冊*（台灣精神醫學會譯）・合記。（原著出版於 2013）

二、自閉症類群障礙症(Autism Spectrum Disorder, ASD)

(一) 症 狀

自閉症類群障礙症為終生發展性障礙疾病，係指兒童有知覺、動作、注意力、現實感等多方面的發展障礙。根據美國精神醫學會研究顯示，每萬名人口中有 2~5 名自閉症類群障礙症病人，男性為女性的 4~5 倍。

自閉症類群障礙症病人的行為可能有以下表現：活動量大、注意力短暫、易衝動、攻擊性、**自傷行為**（如以頭或身體任何部位撞牆）、飲食異常（如只吃某些特定食物、或者堅持吃某些不具營養成分的東西）、睡眠異常（如堅持搖擺身體不肯入睡）、**專注於某些儀式行為**而有強迫傾向（如堅持戴同一頂帽子、走一樣的路線上學及吃飯時的座位不能變動）、無法忍受環境中的微小改變（如家具、擺飾的移動）及有災難性的反應（如持續尖叫及哭泣）。常有的刻板動作包括：拍手、旋轉、搖擺、跳躍，或者持續踮腳尖走路等怪異姿勢；**沉迷於單調的事物**，如注視旋轉中的電風扇、門或抽屜的開與關等；**社會性互動障礙**，語言溝通障礙，行為、**興趣及活動模式相當局限、重複而刻板為主要表現**。

自閉症類群障礙症病人缺乏情緒的相互作用，不主動參與社會性的遊戲或活動，對同儕缺乏興趣。對真實的危險不感到害怕，卻可能對無害的事物極端恐懼。約 75%自閉患症者伴隨不同程度的智能不足，**其預後會受到病童智商所影響**。此外**語言與非語言溝通上的障礙**，使得自閉症類群障礙症給人的印象常是沒有眼神接觸、話少沉默、很難開啟或維持話題，表達時常使用刻板重複的字句，不合乎文法及怪異的音調頻率，常只有家人能了解。

少數的自閉症類群障礙症者能在成人時獨立生活或工作，其他的病人需要依賴不同程度的協助督促或照顧。

(二) 診斷準則

1. 在多重情境中持續有社交溝通及社交互動的缺損，於現在或過去曾有下列表徵（範例為闡明之用，非為詳盡範例）：
   (1) 社會－情緒相互性的缺損：例如異常的社交接觸及無法正常一來一往的會話交談，無法與他人分享興趣、情緒或情感，無法開始或回應社交互動。
   (2) 用於社交互動的非語言溝通行為的缺損：例如語言及非語言溝通的整合不良，眼神接觸及肢體語言異常或理解及運用手勢的缺損，完全缺乏臉部表情及非語言溝通。
   (3) 對關係的發展、維繫及了解缺損：例如無法調整行為以符合不同的社會情境，無法參與想像遊戲或交友困難，對同儕沒興趣。
2. 侷限、重複的行為、興趣或活動模式，於現在或過去至少有下列二種表徵（範例為闡明之用，非為詳盡範例）：
   (1) 刻板的(sterotyped)或重複的動作、使用物件或言語（例如：簡單的刻板動作、排列玩具或翻轉物品、仿說、奇異語詞）。

(2) 堅持同一性、固著依循常規或語言及非語言行為的儀式化模式（例如：對微小的變化感覺極端困擾、在面臨情境轉換的調節上有困難、僵化的思考模式、問候／打招呼的儀式化行為、每天固定路徑或吃相同食物）。
(3) 具有在強度或焦點上顯現到不尋常程度的高度侷限、固著的興趣（例如：強烈依戀或於不尋常的物件、過度侷限的或堅持的興趣）。
(4) 對感官輸入訊息反應過強或過低或是對環境的感官刺激面有不尋常的興趣（例如：明顯對疼痛／溫度的反應淡漠、對特定的聲音或材質有不良反應、過度聞或觸摸物件、對光或動作的視覺刺激著迷）。

3. 症狀必須在早期發展階段出現（但是缺損可能到社交溝通需求超過受限能力時才完全顯現，或是可能被年長後習得的策略所掩飾）。
4. 症狀引起臨床上社交、職業或其他重要領域方面顯著功能減損。
5. 這些困擾無法以智能不足或整體發展遲緩做更好的解釋。智能不足與自閉症類群障礙症常併存，若要下此二病的共病診斷時，社交溝通能力應低於一般發展程度所預期的水平。

經診斷為罹患 DSM-IV 中的自閉症、亞斯伯格症(Asperger disorder)或其他未註明的廣泛性發展障礙症者，皆應給予自閉症類群障礙症的診斷。有明顯的社交溝通缺陷，但症狀不符自閉症類群障礙準則者，應進行社交（語用）溝通障礙症方面的評估。

三、注意力不足／過動症(ADHD)

(一) 症 狀

注意力不足／過動症(attention-deficit/hyperactivity disorder, ADHD)大約占學齡兒童人口 3~5%，男童與女童的罹病率從 4：1 到 9：1 之間，**一般在 5 歲以前發病**。ADHD 是一個發展障礙症，一般來說過動行為會隨年齡增加而逐漸消失，到了青年以後困擾會慢慢減少，早期治療可以預防日後問題。

由於病童**注意力持續性低**、衝動控制差及**活動量大**，常被形容為「過動兒」，無論在學校、家中或其他環境，經常會有出人意料的行徑，例如上課中突然起來走動、字寫得開開的或部首顛倒不像一個字、**功課不能如期寫完**，總要師長在旁盯看、**東西丟三落四**、書包忘記背回家、粗心大意、經常意外受傷、愛插嘴、神遊及**漫不經心**、**學習障礙**、**語言發展遲滯**、**不願意參與需用心智的活動**等。嚴重者，活動量特別大、好動、**不能靜靜坐著**、**干擾他人**、動作大、粗魯、破壞力強、拆解玩具或家具，除了睡覺，身體某部分永遠在動作，因此造成他人不等程度的干擾。

若沒被發現診斷，病童往往被當成不聽管教的壞小孩，但他們並非是故意，而是由於大腦缺陷無法達到大人們的要求。另外，來自師長的僵化要求容易造成師生、親子的對立，親子關係緊張，父母親因管教孩子導致夫妻失和。其他共病症狀包括學習障礙，低學業成就(70%)；情緒障礙(15~75%)；焦慮症(30%)；攻擊行為、行為規範障礙症、態度對立、法律問題(30~50%)；低自尊、低挫折忍受度及人際困難(70%)；青春期有反社會人格及物質使用障礙(50%)等。

(二) 診斷準則

1. 具干擾功能或發展的持續注意力不足及／或過動－衝動樣態(pattern)，有(1)及／或(2)之特徵：
   (1) 不專注：有至少持續 6 個月的下列 6 項（或更多）症狀，到達不符合發展階段且對社會及學術／職業活動造成直接負面影響之程度：

   這些症狀並非主源於對立行為、違抗、敵對或無法了解工作或指示的表現。青少年與成人（滿 17 歲以上）至少需有 5 項症狀。

   a. 經常無法仔細注意細節或者在做學校功課、工作或其他活動時，容易粗心犯錯（如看漏或漏掉細節、工作不精確）。
   b. 工作或遊戲時難以維持注意力（如在上課、會話或長時間閱讀時難以維持專注）。
   c. 直接對話時，常好像沒在聽（如心不在焉，即使無可分心事物）。
   d. 經常無法遵循指示而無法完成學校功課、家事或工作場所的責任（如開始工作後很快失焦且容易分心）。
   e. 經常在組織工作與活動上有困難（如難以處理接續性的工作；難以維持有序的擺放物品及所有物；工作亂七八糟、缺乏組織性；時間管理不良；無法準時交件）。
   f. 經常逃避、討厭或不願從事需要持久專注的工作（如學校功課或家庭作業；在青少年與成人的準備報告、完成表格填寫、看長篇文件）。
   g. 經常遺失工作或活動所需的東西（如學校課業材料、筆、書、工具、錢包、鑰匙、書寫作業、眼鏡、手機）。
   h. 經常容易受外在刺激而分心（在青少年與成人可包括在想無關的內容）。
   i. 在日常生活中常忘東忘西（如做家事、跑腿；在青少年和成人則有回電話、付帳單、記得邀約）。

(2) 過動及衝動：有至少持續 6 個月的下列 6 項（或更多）症狀，到達不符合發展階段且對社交及學術／職業活動造成直接負面影響之程度：

　　這些症狀並非主源於對立行為、違抗、敵對或無法了解工作或指示的表現。青少年與成人（滿 17 歲以上）至少需有 5 項症狀。

a. 經常手腳不停的動或輕敲／踏，或者在座位上蠕動。
b. 經常在該維持安坐時離席（如在教室、辦公室、其他工作場所或是其他應留在其位置的情境中離開位置）。
c. 經常在不宜跑或爬的場所跑或爬（在青少年與成人，可能只有坐不住的感覺）。
d. 經常無法安靜地玩或從事休閒活動。
e. 經常處在活躍的狀態，好像被馬達驅使般的行動（如無法在餐廳、會議中長時間安坐或是久坐不動會覺得不安適；別人會感覺到他坐立不安或是難以跟得上）。
f. 經常太多話。
g. 經常在問題尚未講完時衝口說出答案（如說出別人要講的話；在會話過程中不能等待輪流說話）。
h. 經常難以等待排序（如排隊時）。
i. 經常打斷或侵擾他人進行的活動（如在會話交談、遊戲或活動時冒然介入；沒有詢問或得到許可就動用別人的東西；在青少年與成人，可能會侵擾或搶接別人正在做到的事情）。

2. 12 歲前就有數種不專注或過動－衝動的症狀。
3. 數種不專注或過動－衝動的症狀在二種或更多的情境表現（如在家、學校或上班時；與朋友或親戚在一起時；在其他的活動中）。
4. 有明顯證據顯示症狀干擾或降低社交、學業或職業功能的品質。
5. 這些症狀不是單獨出現於思覺失調症或其他的精神病症，無法以另一精神障礙症做更好的解釋（如情緒障礙症、焦慮症、解離症、人格障礙、物質中毒或戒斷）。

ADHD 的孩子常常被貼上壞孩子的標籤，怎麼樣能幫助到這些孩子？讓影片告訴你吧！

ADHD 的黃金三角網

四、抽搐症(Tic Disorder)

(一) 症 狀

抽搐症與多巴胺的異常傳導有關。是一種突然、快速、重複、非韻律性、刻板等運動性或發聲性抽動，發作時雖可壓抑，但無法由自我意識控制。壓力會使症狀惡化，睡眠或從事需專注力的活動時症狀則會減少。病人在社交場合常會自覺羞恥、不舒適、甚至有憂鬱情緒。抽動的型態如下：

1. **運動性抽搐：**
   (1) 單純型：眨眼、頸部急動、聳肩、扮鬼臉。
   (2) 複雜型：臉部做態、儀表修飾行為、打或咬自己、跳躍、觸摸、踩踏、以鼻嗅物等。
2. **發聲性抽搐：**
   (1) 單純型：咳嗽、清喉嚨、喉鳴、吸氣、吹鼻息、吠吼。
   (2) 複雜型：不顧含意地重複字或片語或模仿他人動作等，如：
      a. 穢語症(coprolalia)：使用社會不容許的字句，常是淫穢的。
      b. 複語症(palilalia)：重複自己的聲音或字句。
      c. 模仿言語症(echolalia)：重複他人所說的話。
      d. 模仿動作症(echokinesis)：模仿某人的動作。

其中妥瑞氏症發生率約為萬分之 4，發病年齡約在 7~10 歲間，男性為女性的 3~4 倍。病程多為終生，嚴重度和複雜度會隨著時間變化，但部分病人症狀會在成人早期緩解。

(二) 診斷準則

抽搐症於 DSM-5 歸類於「動作障礙症」，包括妥瑞氏症(Tourette's disorder)、慢性運動性或發聲性抽搐症(persistent/chronic motor or vocal tic disorder)、暫時性抽搐症(provisional ticdisorder)、其他特定及非特定的抽搐症(other specified or unspecified tic disorder)。以下就妥瑞氏症的診斷準則加以介紹。

1. 病程中某段時間，曾出現多重動作抽搐及一種或多種的發聲抽搐，然而不一定需要同時發生。
2. 抽搐症狀發生的頻率會起起伏伏(wax and wane)，但自症狀開始出現後，持續超過一年。

3. 在滿 18 歲以前出現症狀。
4. 此困擾無法歸因於某一物質的生理作用（如古柯鹼）或其他身體病況（如亨丁頓病、病毒感染後腦炎）。

五、特定的學習障礙症(Specific Learning Disorder)

(一) 症 狀

學習障礙的孩子在閱讀、數學或書寫表達上的表現低於該年齡表現。學習問題不只干擾學校課業成績，還會影響日常生活。閱讀和書寫表達障礙通常在國小一年級被發現，數學學習障礙可能到五年級才發現。美國將近 5%的國小學童被診斷為學習障礙，輟學率為一般學童的 1.5 倍。學習障礙的學童常有低自尊和缺乏社交技巧，成人後有程度不等的工作困難或社會適應問題。

(二) 診斷準則

1. 存在學習和運用學術技巧上的困難，雖然經過針對性的處遇介入，仍至少有一項下列症狀持續 6 個月以上：
   (1) 閱讀不精確或緩慢而費力（如朗讀單字錯誤或緩慢而猶豫，常常需要猜字、發出字音有困難）。
   (2) 閱讀理解文字有困難（如唸讀文字正確卻不懂先後順序、關係、推論或深層含意）。
   (3) 拼音有困難（如增添字母、漏字母或有母音或子音的錯誤替代）。
   (4) 書寫表達有困難（如文句中多種文法或句讀錯誤、段落不分明、文意表達不清楚）。
   (5) 難以掌握數字感、數據或計算（如對數字、數量和其關係的理解力不佳，做個位數加法時需用手指計算，而無法如同儕可以運用心算，在計算過程中會迷失而調換過程）。
   (6) 數學推理有困難（如應用數學概念、數據或過程以解決量性問題有嚴重困難）。
2. 經由標準化成就測驗和理解力臨床評估，受影響的學術技巧顯著低於該年齡之預期程度，且嚴重影響學業或工作表現或日常活動。滿 17 歲者，可以學習障礙的病史記錄代替標準化評估。

3. 這些學習困難始於學齡階段，但可能不會非常明顯，除非被要求展現的學術技巧超出個案的能力時才易被發現（如進行有時間限制的考試、在緊迫的期限內閱讀或書寫冗長且繁複的報告時、過重的學業負擔）。
4. 這些學習困難無法以智能不足、無法矯正的視力或聽力、其他精神或神經障礙症、心理社會不利因素、不精通學業上使用的語言、或教育不足做更好的解釋。

需依據個人史（發展、醫學、家庭、教育）、學校報告及心理教育評量的臨床綜合研判，判斷上述 4 項診斷準則是否符合。

六、行為規範障礙症(Conduct Disorder)

行為規範障礙於 DSM-5 已改歸類於「侵擾行為、衝動控制及行為規範障礙症」，**常在個案和同儕互動中被發現**。

(一) 症 狀

根據美國精神醫學會研究顯示，行為規範障礙症在都市的發生率明顯高於郊區，18 歲以下男性之盛行率為 6~16%，女性為 2~9%，13~16 歲為高峰期。病人易重複而持續的侵犯他人權力、違反社會規範，包括威脅欺負他人、打架、使用武器、對他人或動物殘忍、搶劫偷竊、強暴、縱火、毀損他人財物、說謊及逃家逃學等，經常錯誤解釋別人的想法、覺得他人充滿威脅或敵意，因而常以攻擊行為做為反制。為了免於承擔其行為後果，他們常傾向於責怪是他人的錯。

個案一開始出現的行為可能是性活動、飲酒、吸菸、使用違法物質（如毒品）、高危險活動（如飆車），後來甚而產生曠課、休退學、被解雇、意外懷孕、感染性病、受傷及法律問題等。通常他們對自己的行為顯得不在乎，即使有時事後表現出後悔與羞愧，卻也是因為他們了解如此一來可以減輕或避免懲罰。儘管外表給人的印象粗暴殘忍，內在的自我評價卻是低自尊，許多人曾有自殺意念或企圖。

通常在 10 歲前發現的兒童初發型行為規範障礙較為嚴重、持續，多數是男性、行為攻擊性高，進入成人期後常發展為反社會型人格障礙症(antisocial personality disorder)。

(二) 診斷準則

1. 違反他人基本權力或年齡相稱的主要社會常規或規定，成為重複而持續的行為模式，於過去 12 個月中，至少出現下列類別中 15 項準則中的 3 項，而於出現的準則項目中，在過去 6 月裡至少有一項是存在的：

- 攻擊人及動物：
  (1) 經常霸凌、威脅或恐嚇他人。
  (2) 經常引發打架。
  (3) 曾使用可嚴重傷人的武器（如棍子、磚塊、碎瓶子、刀、槍）。
  (4) 曾對他人施加冷酷的身體凌虐。
  (5) 曾對動物施加冷酷的身體凌虐。
  (6) 曾直接對受害者進行竊取（如街頭搶劫、搶錢包、勒索、持械搶劫）。
  (7) 曾逼迫他人進行性行為。
- 毀壞所有物：
  (8) 故意縱火，意圖造成嚴重破壞。
  (9) 故意毀壞他人所有物（縱火除外）。
- 欺騙或偷竊：
  (10) 闖入別人的房子、建物或汽車。
  (11) 經常說謊以取得財物或好處、或者逃避義務（即指欺瞞別人）。
  (12) 曾在未直接面對受害者的情境下，竊取值錢的物件（如未破壞門窗或闖入的順手牽羊；偽造）。
- 重大違規：
  (13) 不顧父母的禁止，經常深夜在外；13 歲之前就有此行為。
  (14) 在與父母或父母代理人同住時，曾逃家至少 2 次，或是曾有一次長期逃家不歸。
  (15) 13 歲之前開始經常逃學。

2. 此行為困擾引起臨床上顯著社交、學業或其他重要領域功能減損。

3. 若滿 18 歲，應未達反社會型人格障礙的診斷準則。

心智圖

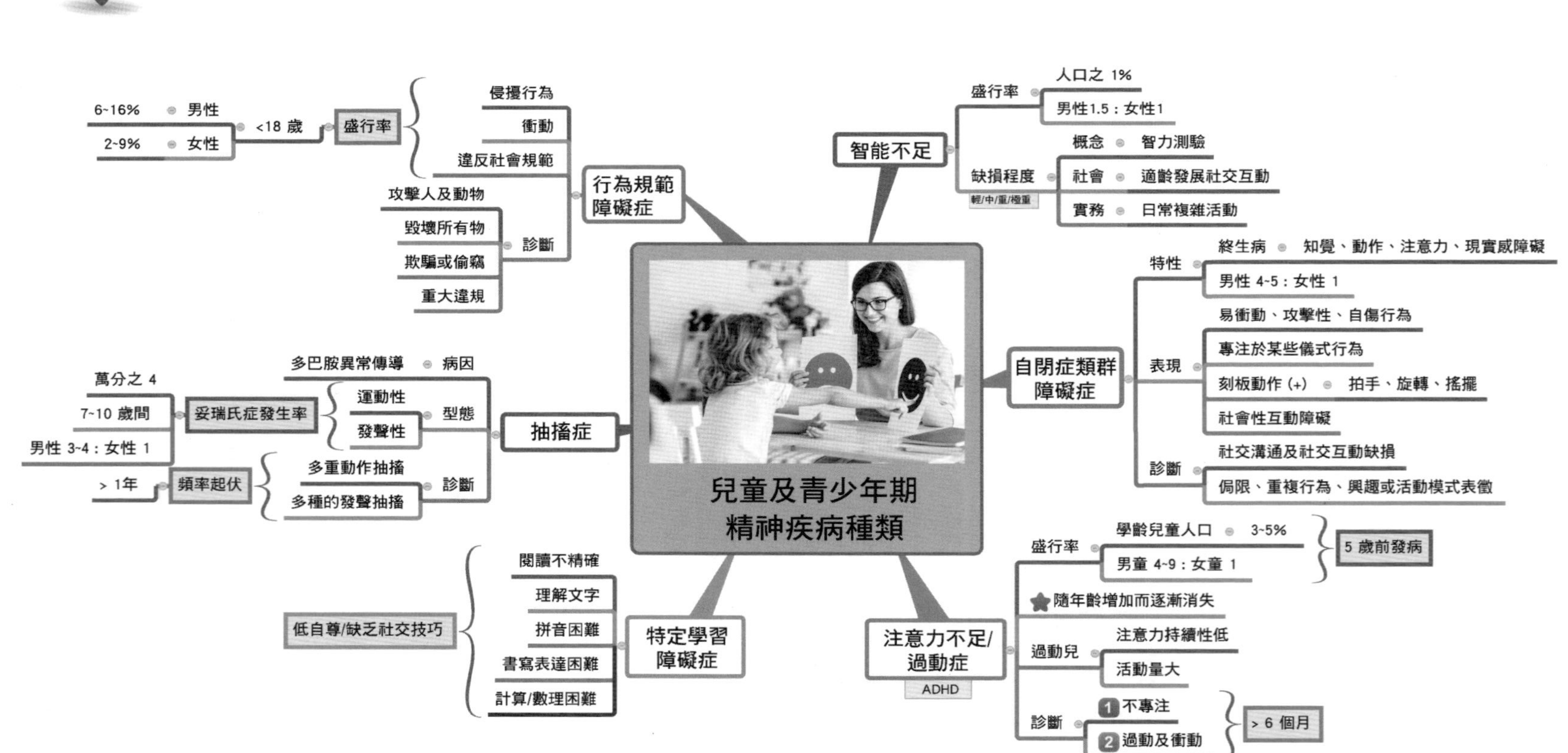

兒童及青少年期精神疾病種類
智能不足
盛行率
人口之 1%
男性1.5：女性1
缺損程度
輕/中/重/極重
概念
智力測驗
社會
適齡發展社交互動
實務
日常複雜活動
自閉症類群障礙症
特性
終生病
知覺、動作、注意力、現實感障礙
男性 4-5：女性 1
表現
易衝動、攻擊性、自傷行為
專注於某些儀式行為
刻板動作 (+)
拍手、旋轉、搖擺
社會性互動障礙
診斷
社交溝通及社交互動缺損
侷限、重複行為、興趣或活動模式表徵
注意力不足/過動症
ADHD
盛行率
學齡兒童人口
3~5%
5 歲前發病
男童 4~9：女童 1
隨年齡增加而逐漸消失
過動兒
注意力持續性低
活動量大
診斷
1 不專注
2 過動及衝動
> 6 個月
特定學習障礙症
閱讀不精確
理解文字
拼音困難
書寫表達困難
計算/數理困難
低自尊/缺乏社交技巧
抽搐症
病因
多巴胺異常傳導
型態
運動性
發聲性
妥瑞氏症發生率
萬分之 4
7~10 歲間
男性 3~4：女性 1
診斷
多重動作抽搐
多種的發聲抽搐
頻率起伏
> 1年
行為規範障礙症
侵擾行為
衝動
違反社會規範
盛行率
<18 歲
男性
6~16%
女性
2~9%
診斷
攻擊人及動物
毀壞所有物
欺騙或偷竊
重大違規

21-3 檢查及治療

一、診斷檢查

(一) 身體評估及神經學檢查

進行身體評估，並注意相關生理症狀，以了解是否現存身體疾病。神經學檢查，如腦波圖(EEG)、電腦斷層攝影(CT scan)、正子散射斷層掃瞄(PET)、視力及聽力測驗、語言發展檢查、構音檢查等。

(二) 精神狀態檢查

可同時運用半結構性的會談、遊戲或畫圖的方式對兒童進行評估，注意問題的表達要簡單、輕鬆及符合兒童的發展階段。主要範圍如下：

1. **一般外觀**：裝扮、清潔、人時地定向感、警覺度及態度舉止等。
2. **動作行為與協調**：活動度、粗動作與精細動作控制、動作、姿勢；破壞與衝動行為。
3. **談話與語言運用**：發音之清晰、音韻、結構及字詞的適當性。
4. **思考與知覺**：與年齡相符的理解與表達能力、遊戲與談話中的主題、內容、對感覺輸入的閾值與耐受度、現實感、注意持續力。
5. **情緒**：整體情緒狀態、情緒表達方式、情緒範圍與強度、自尊及其他不悅情緒（如憤怒、焦慮、哀傷）。
6. **人際互動**：眼神接觸、聽從與反抗、獨立與依賴、主動參與及人際退縮。

(三) 實驗室檢查

常規血液及尿液生化檢查、代謝功能檢查、遺傳學檢查、甲狀腺功能、血液或尿液藥物篩檢等。

(四) 心理測驗

如發展測驗、氣質量表、畫人測驗及自我功能技巧評估等。

二、治療

(一) 藥物治療(Medication Management)

藥物治療應用於兒童精神疾病的最主要治療目標**為減輕症狀，增進其能接受其他治療方式的能力**。

兒童對藥物的代謝及排泄要比成人來的迅速，雖然初始劑量較低，但最後會慢慢調到與成人一般高的劑量，因此需要時常做臨床及實驗室診斷監測。至於青少年既非成人亦非兒童，其代謝狀態較類似成人，因此藥物劑量的調配通常較接近成人（表 21-2）。

表 21-2　兒童及青少年精神礙常見之藥物治療

診斷	藥物	說明
注意力不足／過動症	中樞神經興奮劑 **methylphenidate (Ritalin®)** dextroamphetamine (Dexedrine®) pemoline (Cylert®)	減少多巴胺再吸收，延長多巴胺在突觸的作用時間，改善注意力不集中、衝動、活動量過高等症狀。有發育遲緩的副作用，**需每年計畫性停藥 2 次**
	抗憂鬱藥物	一天一次，需監測服藥遵從性與血中濃度、心臟狀況與過量跡象
	抗精神病藥物	與興奮劑併用以減輕症狀
行為規範障礙症	抗精神病藥物、興奮劑、抗憂鬱藥物、情緒穩定劑	可能改善從社會及教育措施中學習的能力
智能不足伴隨有精神病症狀及行為問題	抗精神病藥物	行為控制及其他精神科合併症
	抗憂鬱藥物	治療情感性症狀
	中樞神經興奮劑	減少好動、改善注意力
	鋰鹽	協助控制攻擊行為
	抗癲癇劑 carbamazepine	協助控制攻擊行為
自閉症類群障礙症	抗精神病藥物	用於治療激躁，重複動作，自傷行為
	抗憂鬱藥物 SSRIs	通常用來治療重複動作及強迫症狀
妥瑞氏症	α-腎上腺素拮抗劑 clonidine	避免中樞神經興奮劑併用，以免症狀惡化
	抗精神病藥物 haloperidol risperidone (Risperdal®) olanzapine (Zyprexa®)	haloperidol 是最常使用的藥物
	抗憂鬱藥物 SSRIs	治療憂鬱症狀

(二) 遊戲治療(Therapeutic Play)

遊戲對兒童而言是平常的、有趣的，許多有精神科問題的兒童對遊戲會失去興趣，或是從未自發性的從遊戲中獲得樂趣。護理師需先與兒童建立治療性關係與信任感，當兒童覺得被了解、安全時，較容易參與在遊戲中。小心地確認兒童不會因其發展程度或精神症狀而在遊戲中感到挫敗，因為過於困難的遊戲會使兒童有失敗感，長期下來將導致低自尊。

(三) 兒童遊戲(Children's Games)

訂定有規則的遊戲，比如：捉迷藏、老師說或紅綠燈等，可協助兒童學習運動控制、提高注意力及挫折忍受度。

(四) 藝術治療(Art Therapy)

兒童常缺乏字彙來表達自己，**畫圖有助於兒童描述事件及表達感覺，並協助護理師從兒童的角度來了解其經驗**。透過畫圖，兒童會呈現出行為及發展成熟度的狀況，護理師可藉著**請兒童畫出住院前及住院後發生了哪些事作為開始**，也可請兒童畫出家人、某個他所害怕的人或物，或是出院之後他將會去哪裡。

(五) 閱讀治療(Bibliotherapy)

閱讀治療是指在結構性的安全護病關係中，利用文學著作協助兒童確認及表達感覺，因為兒童很容易沉浸在想像性的思考，認同故事虛構角色，並從中洞察自己的生命意義。護理師應仔細考量到兒童的年齡及注意力，選擇與兒童面臨情境相關的故事書，並附上引起興趣的插畫。更重要的是提供兒童機會表達對故事的感覺，以及討論對故事中人物的看法。

(六) 說故事(Story Telling)

說故事的治療性效果在於減輕苦惱及教導新的因應技巧。首先護理師需確認兒童需要學習的技巧，如主見反應，並創造或選擇一個以這項技巧為背景的故事主角，使這個主角與兒童有類似特質，並在故事的結局引導兒童學習到該技巧。

(七) 自創故事(Autogenic Storytelling)

讓兒童主動參與創造故事的活動，能幫助兒童表達出對創傷事件的恐懼，尤其是曾遭受創傷或正有夢魘的學齡兒童。兒童會在故事中的動物或杜撰角色中再次扮演引起焦慮的事件。與真實生活不同的是，兒童可以在遊戲或說故事的過程中獲得控制的經驗。

(八) 角色扮演(Enacting Plays)

角色扮演指的是提供兒童（與同儕）在結構性活動中練習新行為的機會。護理師可選擇遊戲或故事，由一群兒童或是一個兒童利用一組玩具人物完成，由兒童自由選擇角色，可穿戴上配件以助其發揮想像力。

(九) 環境治療(Milieu Management)

維護治療性環境中的生理與情緒安全十分重要。其四個要素為：

1. 促進個案與環境的開放性溝通。
2. 提供個案自在的氣氛以檢視其情緒、思考及行為。
3. 對不適應行為加以設限，對嘗試新行為加以支持。
4. 提供適當的角色模範。

(十) 行為治療(Behavior Therapy)

護理師應先確認兒童及青少年之不適應行為，觀察並記錄頻率、持續時間、強度及發生情境，以此評估資料擬定行為修正計畫，清楚讓個案知道所期望的行為與後果。

(十一) 個別心理治療(Individual Psychotherapy)

治療開始時，護理師與青少年訂定一契約，此契約稱為治療性的聯合，產生聯合的感覺，青少年才會願意共同努力於解決問題。護理師必須以興趣與接納的態度鼓勵青少年在會談中宣洩情緒，且注意其否定與合理化的心理防衛機轉，並維持中立與客觀，確認青少年的焦慮及協助處理緊急的衝動。

(十二) 團體治療(Group Therapy)

團體治療對兒童及青少年都相當有效，但運用於較小的兒童時，其成員個數最好在 5 人以下，每次團體的時間長短則取決於成員的年齡與注意持續力，形式則通常採結構性活動，如畫圖、音樂、律動或遊戲。

青少年已具備理解與語言表達能力，因此多以談話方式進行，可直接從團體獲得支持、回饋與資訊，提供青少年一個形成自我認同時所需要的正向、有意義的同儕團體，其效果常比個人心理治療效果更佳。

(十三) 家庭治療(Family Therapy)

當家庭混亂已干擾到兒童及青少年的發展時，家庭治療是一個相當有效的治療方式。尤其青少年透過家庭會談後，可獲得情緒支持而從家庭獨立。

21-4 護理過程

一、護理評估

(一) 個人史及過去病史

1. **出生史**：母親懷孕經過、產程與產位、Apgar score 值及頭圍體重等。
2. **健康史**：身體狀況、疫苗接種、藥物使用等。
3. **生長發展史**：以佛洛依德的心性發展理論、皮亞傑的認知發展理論及艾瑞克森心理社會發展理論，分析病人目前的發展情形，是否達成發展任務？抑或可能有發展危機？
4. **求學史**：教育程度、與老師同儕關係、學業表現及對學校態度等。
5. **性史**：何時出現初經或夢遺？是否有性經驗？對性的態度及看法為何？是否避孕？在性方面有何困擾，如何解決？是否曾遭受性騷擾或性侵害而導致心理創傷？
6. **過去病史**：過去每一次發病之診斷、症狀、壓力源、治療經過、追蹤治療情形與日常生活功能等。

(二) 家庭史

繪畫家庭樹(family tree)或家庭圖譜(family genogram)，使病人至少三代的家庭結構及病史簡明地呈現。內外科、精神科及任何的遺傳疾病均應記錄。

(三) 主要症狀

描述此次發病之診斷、症狀、壓力源、接受過之治療(包括肌體治療、團體治療、心理治療及家庭治療等)及其他(如心理測驗)。

(四) 護理評估

護理評估時，應以整體性的角度評估兒童及家庭的健康問題，除了與個案會談外，父母或較親近的家人也是必須要評估的對象，有時候最需要協助的反而是父母。處理兒童問題時，需評估孩子目前的年齡，並探索兒童及青少年對健康問題反應的主觀經驗，以提供個別化的護理。以下為護理評估的各層面問題。

1. **生理層面**：穿著打扮、衛生習慣、營養與攝食型態、睡眠型態、排泄型態、活動與休閒、身體健康狀況(含殘障、外傷)、動作行為(粗動作、精細動作)、行為模式(對他人或自己的攻擊行為、怪癖、反抗社會規範)及活動量等。
2. **心理層面**：情緒穩定度、情緒特徵，如是否感到憂鬱、憤怒、情感矛盾、敵意及情緒轉變快速？態度是否自卑、自大、攻擊性及暴戾？
3. **智能層面**：智力、定向力(時間、地點、人物)、記憶(遠期、中期、近期)、知覺、注意力與專心度、理解力、判斷力、計算能力、抽象思考能力及語言表達等。
4. **社會層面**：自我概念、人際關係(與父母、同儕、成人)、家庭生活(養育方式、家人互動、家庭結構、家庭因應能力、對社會資源之了解與運用)及學校生活(學業成績、學習障礙、同儕與師長關係、遵守校規、對上學的態度)等因素。
5. **靈性層面**：人生觀、信仰、自我超越感及自我實現等。

二、健康問題

相關之健康問題如表 21-3。

表 21-3 兒童及青少年精神疾病常見健康問題

生理層面	心理層面
1. 自我照顧能力缺失／與腦部功能失調、發展停滯有關 2. 營養不均衡：多於身體需要或少於身體需要／與攝食之缺乏均衡或營養有關 3. 身體活動功能障礙／與不尋常的動作行為有關 4. 睡眠型態紊亂／與疾病症狀、心理因素有關 5. 潛在危險性損傷	1. 焦慮／與腦部功能失調、缺乏信任、發展停滯、父母分開有關 2. 潛在危險性對他人的暴力行為／與攻擊、反社會行為有關 3. 潛在危險性對自己的暴力行為／與腦部功能失調、缺乏信任、衝動控制力差、刻板重複之動作、自殺有關。 4. 自我殘害 5. 無效性因應能力／與危機、神經缺陷、自我功能遲滯、不適當的應付方法有關
智能層面	**社會層面**
1. 潛在危險性發展延遲／與行為規範障礙症、腦損傷、發展遲滯有關 2. 言辭溝通障礙／與腦部功能失調、缺乏信任、無法構成字句、情緒易變有關 3. 知識缺失／與缺乏或誤解資訊、神經缺陷有關	1. 社交互動障礙／與自我概念紊亂、腦部功能失調、缺乏信任、同儕問題、反社會性行為有關 2. 危害性家庭因應能力／與無法處理的潛在焦慮、憤怒、罪惡感有關 3. 家庭運作過程紊亂／與親子衝突增強有關 4. 長期性低自尊／與自我發展遲滯、學校中之低成就、自覺不被他人了解、經常被批評有關

三、護理目標

護理診斷確立後，護理師可依個案年齡、智力、家庭因應與支援狀況擬定護理目標。例如：

1. 個案能執行生活自理的基本能力。
2. 個案能持續、平順地完成工作。
3. 個案能控制情緒的表達。
4. 個案能使用簡單的語言或動作表達需要及感受。

5. 個案能表現符合該發展階段之互動技巧。
6. 個案能主動尋求重要親人之關心。
7. 個案能與同儕適當遊戲。
8. 個案能以適當因應技巧減輕壓力或自我控制。
9. 個案能停止潛在性、突發性朝向自己或他人的暴力行為。
10. 個案能遵守行為約定或限制。
11. 個案能建立正向的自我概念。
12. 個案能參與治療或訓練計畫。
13. 家庭能尋求與運用社會資源。

四、護理措施

(一) 智能不足

1. 以平靜溫和不帶批判性的態度接觸個案，建立信任並降低焦慮。**給予個案的指導需簡單、明確**。
2. 漸進式地安排介紹其他工作人員、病友讓個案認識，提高對環境的熟悉與信任。
3. 以符合個案年齡的方式與之溝通互動，幼稚或孩子氣的方式會導致個案的退化及依賴。
4. 增強個案生活自理的基本能力：包括飲食、衣著、如廁、個人衛生、環境整理及安全。鼓勵個案獨立，必要時才予以協助。執行個人的盥洗清潔，可以促進個案舒適、自尊與獨立感，並避免被同儕所嘲弄排斥。允許保有個人物品以促進自主性與歸屬感。
5. 協助個案參與日常活動，以逐步了解安全規定、團體規範；建立生活常規（包括三餐、休息及服藥等），規律生活能使個案較易達到生活目標。
6. 安排團體活動與治療活動，可強化粗細動作、促進人際互動及學習；先由結構性團體開始能降低個案的混亂與焦慮。由工作人員帶領的戶外團體（如動物園、展覽及百貨公司等），可以促進娛樂與社交。
7. 運用行為治療之原則修正或削弱其不當行為（如發脾氣及行為暴躁等），包括清楚的行為設限、處罰或隔離，如：「把飯倒在地上是不行的！」、「如果再次把飯倒在地上，你就必須回房間半小時。」當個案能遵守行為治療之約定時，立即給予正增強（如口頭讚美、獎品、點數或代幣），以強化固定該行為。

8. **教導個案以言語表達情緒與感覺，尤其要協助個案處理憤怒與挫折感，以建設或適應性活動因應負向情緒。**

9. 護理師提供家長以下建議或資訊：
   (1) 鼓勵父母共同參與個案的學習計畫（包括日常生活技巧、課業學習等）及行為約定，以增強個案動機及維持執行的一致性。
   (2) 鼓勵父母表達在照顧過程中的挫折與沮喪，適時給予同理支援，促進家庭適應與溝通。
   (3) 個案可能無法適切表達生理病痛，應教導父母培養敏感度以評估個案生理不適之徵候。
   (4) 與父母及教師討論藥物治療之目的與服藥內容。護理師必須熟悉藥物，並針對兒童及家屬發展出監測、教育及評值藥物作用的措施。
   (5) 與個案、父母、教師及醫療團隊共同協商出院計畫，以提供持續性照顧。

(二) 自閉症類群障礙症

1. 持續性、一致性地與個案互動以建立關係，但切忌操之過急與期望過高，以免對個案產生更大壓力。

2. 安排固定的工作人員帶領活動，協助個案熟悉及發展信任感。

3. 以簡單清楚的字句、面對面、眼光接觸與個案溝通，表達尊重，強化個案的注意力和理解力。

4. **增強個案生活自理的基本能力**，包括：飲食、衣著、如廁、個人衛生、環境整理及安全。鼓勵個案獨立，必要時才予以協助。

5. **安排結構性活動**，讓個案無論是在家或住院都有固定的生活常規可依循。

6. 提供安靜的環境，保護個案免受到噪音干擾；避免不必要和突發的身體碰觸。個案可能會無法統合噪音或碰觸的意義而出現激烈的過度反應。

7. 評估環境中是否有造成過度反應或脾氣爆發的相關因素，盡量排除該因素。如突然改變生活常規、突然的身體碰觸或擺置被移位等。提供安全的環境，避免個案活動時受傷。**當個案出現自傷行為，如撞頭、拉扯頭髮時，可協助使用頭盔及手套等護具保護，避免受傷。**

8. **當個案出現儀式化行為，如持續拍手或旋轉，給予接受但不關注，並可直呼其姓名轉移注意力**。持續地增強個案參與活動並與環境互動，以避免能量消耗於儀式化行為。提供可能激發個案潛能之活動，如畫圖、音樂及雕塑等。
9. 當個案能主動尋求基本需要的滿足、出現目光接觸及參與活動等正向行為時，立即給予正增強，並逐步加上觸摸、微笑及擁抱，以增加對周遭人的興趣。
10. **運用行為治療，鼓勵以適當的行為情緒**。
11. 護理師提供家長以下建議或資訊：
    (1) 協助父母抒發情緒、澄清誤解或偏見，提供充分的資訊，鼓勵運用社會資源，以因應個案發展過程中可能出現的問題。
    (2) 協助父母了解並配合治療目標，學習教養策略以指導個案，使其居家生活具有結構性與規律性。**多數兒童在學校學習後，社會行為與溝通行為會明顯改善**。
    (3) 將父母及特教老師等重要其他人包含至治療小組中，共同參與整個評估、計畫、執行及評值之過程。**學齡前經過矯正，仍可能在普通班就學**。

(三) 注意力不足／過動症

1. 建立信任關係，以不批判的態度對個案表示關懷與接納。
2. 陪伴個案與其他病友互動，以角色示範讓個案學習如何適當與他人互動。
3. 提供團體情境，讓個案在團體中獲得他人的回饋，學習社會所能接受的行為模式。
4. 協助個案確認自己的優點，減少否認與合理化機轉。
5. 運用行為治療原則修正不適應行為，加強適應性行為（如增強、處罰和消弱等）。並邀請父母共同參與個案的行為修正計畫，以維持執行的一致性。
6. **安排結構性活動，提供個案身體活動以解除壓力**。確保環境中物品及其擺設之安全性、**急性住院期間宜安排不具攻擊性的活動**，避免個案因活動過度而受傷。**避免選擇需非常專注的靜態活動**。
7. 監測生理需要之滿足，包括：進食、如廁及清潔等。以提供易攜帶的營養食品及定時提醒如廁等方式協助個案。

8. 在教養過動症兒童方面，護理師提供家長以下建議或資訊：
   (1) 家長對個案應有清楚的行為設定。
   (2) 家長修正本身不當的高標準，建立多元價值觀，針對問題解決的處理模式。
   (3) 教導家長情緒管理與調適。鼓勵父母表達在照顧過程中的挫折與沮喪，適時給予同理支持，促進家庭適應與溝通。
   (4) 提供父母藥物治療與服藥內容之相關資訊。
   (5) 可以虛擬的人物與個案討論其行為。

(四) 抽搐症

1. 促進個案充足的休息及教導壓力管理，以避免疲倦與壓力使症狀惡化。
2. 以不批判的照護態度，給予心理支持、促進自尊、適當的人際互動。評估抗精神病藥物、抗憂鬱藥物的副作用。

(五) 特定的學習障礙症

1. 早期診斷、早期介入、無合併其他問題者預後較佳。透過特殊教育或資源教室協助學業適應。
2. 給予心理支持、促進自尊、適當的人際互動。

(六) 行為規範障礙症

1. **降低暴力行為的發生，提高對治療計畫的遵從度：**
   (1) 降低個案的攻擊及操縱行為，並保護其他人不被傷害。
   (2) **對個案的非適應行為給予設限**(set limits)**，而非容忍**。
   (3) 以一致性的態度執行照顧計畫。
   (4) 訂定行為契約。
   (5) 提供日常活動的規律作息表。
2. **提高因應技巧及自尊：**
   (1) 接納個案。
   (2) 鼓勵個案每日記錄自己的表現。
   (3) 教導及練習解決問題的技巧。

3. **促進社交互動：**
   (1) 教導配合個案發展階段的社交技巧。
   (2) 提供社交技巧的角色示範，並協助演練。
   (3) 對於正向行為給予正向回饋。
   (4) **鼓勵個案參加同儕團體活動**。
4. **提供個案與家庭相關衛教**。

五、護理評值

護理師在評值的最主要目的是回顧目標是否達成？問題是否改善？若未能達成目標，護理師應該思考：與個案關係是否具治療性？收集評估資料是否不夠完整？護理目標是否期望太高不切實際？護理措施是否不夠個別化？經由客觀的評值提出修正，以提供個案整體性、個別性及人性化的護理。

心智圖

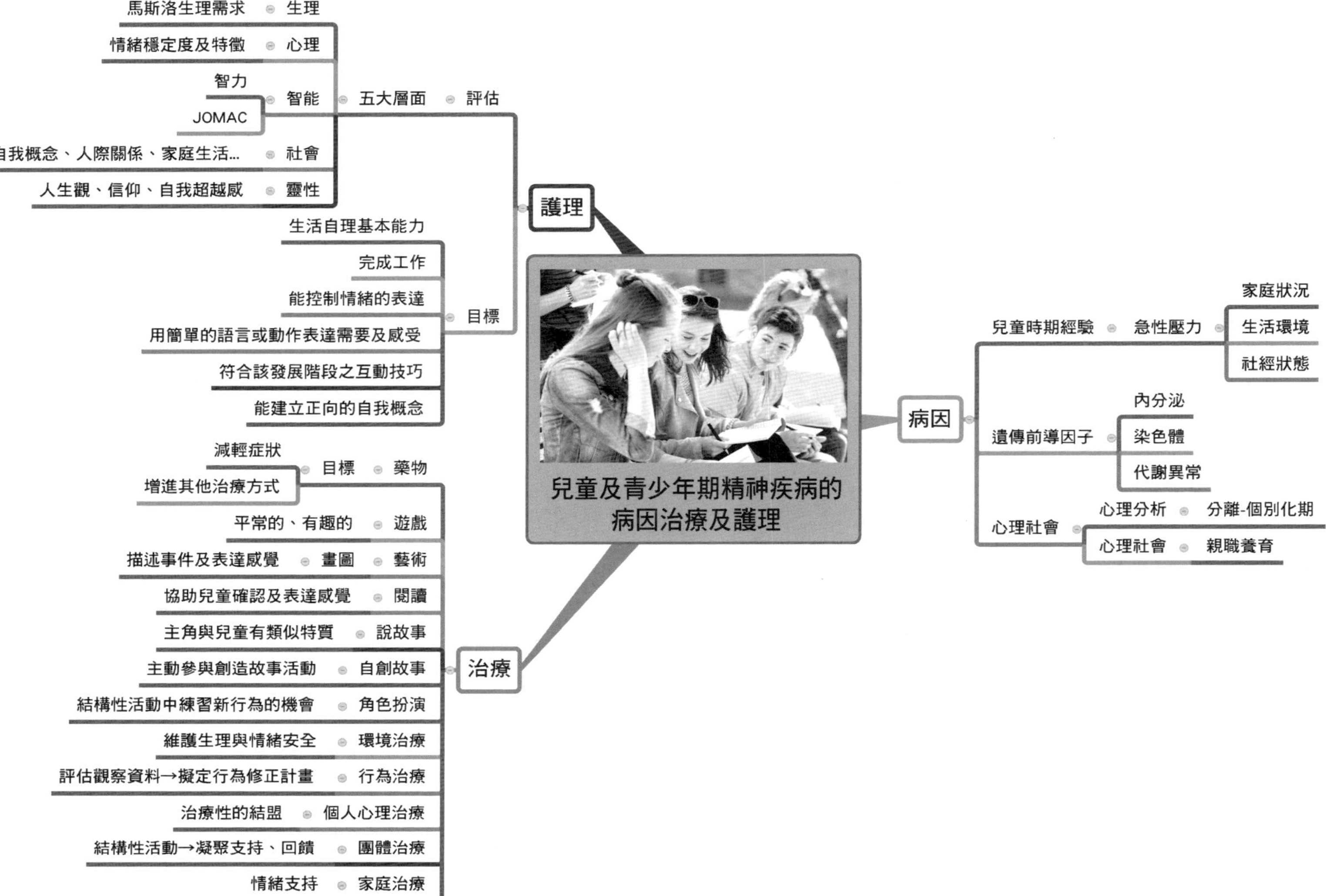
兒童及青少年期精神疾病的
病因治療及護理
病因
兒童時期經驗
急性壓力
家庭狀況
生活環境
社經狀態
遺傳前導因子
內分泌
染色體
代謝異常
心理社會
心理分析
分離-個別化期
心理社會
親職養育
護理
評估
五大層面
生理
馬斯洛生理需求
心理
情緒穩定度及特徵
智能
智力
JOMAC
社會
自我概念、人際關係、家庭生活...
靈性
人生觀、信仰、自我超越感
目標
生活自理基本能力
完成工作
能控制情緒的表達
用簡單的語言或動作表達需要及感受
符合該發展階段之互動技巧
能建立正向的自我概念
治療
藥物
目標
減輕症狀
增進其他治療方式
遊戲
平常的、有趣的
藝術
畫圖
描述事件及表達感覺
閱讀
協助兒童確認及表達感覺
說故事
主角與兒童有類似特質
自創故事
主動參與創造故事活動
角色扮演
結構性活動中練習新行為的機會
環境治療
維護生理與情緒安全
行為治療
評估觀察資料→擬定行為修正計畫
個人心理治療
治療性的結盟
團體治療
結構性活動→凝聚支持、回饋
家庭治療
情緒支持

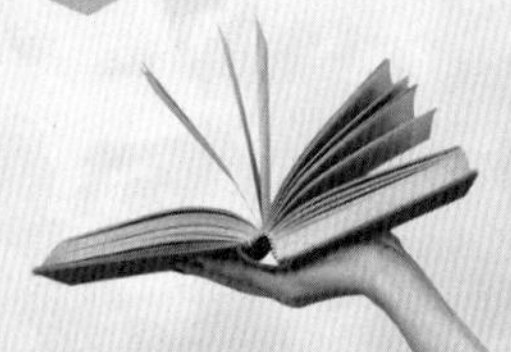

Your Health-Care 臨床實例

基本資料

⊕ 個案基本資料

姓名：廖○○　男性　11 歲　未婚

⊕ 個案疾病診斷

行為規範障礙症

⊕ 過去病史

未曾於精神科門診求治或住院。但過去三年來在學校中經常對同學口出威脅恐嚇。在家中則常毆打弟弟與妹妹，與父母爭執頂嘴。曾經逃家兩次，其中一次整晚未歸。會虐待小動物，以致於家人不敢養狗。

⊕ 家庭史（家庭樹）

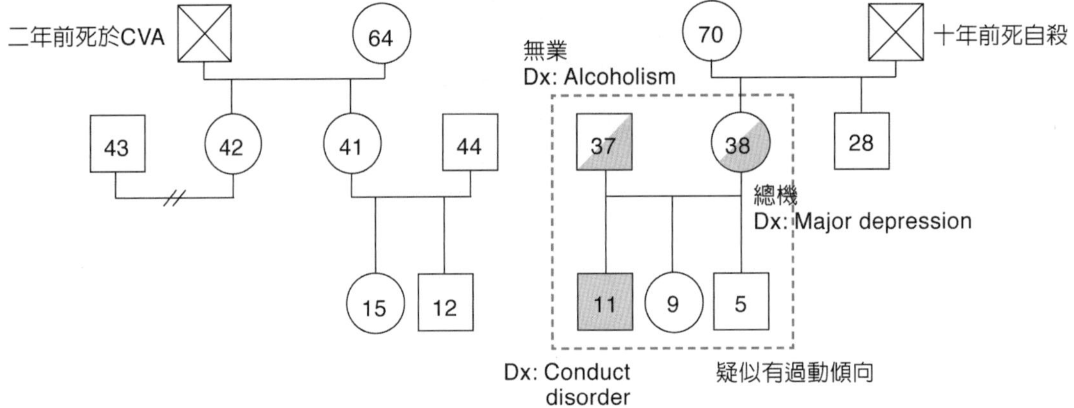

⊕ 現在病史（主要症狀）

第一次住院，由父母強制帶入。上週因毆打同學而被迫辦理休學，父母覺得無法約束而帶個案求治。

護理評估

⊕ 生理層面

外觀合宜，會談時缺乏目光接觸與面對面。可自我照顧，在營養與攝食、排泄型態上沒有問題。睡眠偶有中斷，可再自行入睡。一般身體健康狀況可。

⊕ 心理層面

與人互動時常表現敵意與防衛，常將對方無意的話做有害自己的解釋。情緒變化快，易急躁憤怒。在遊戲治療中表現出對父母婚姻及家庭感到焦慮。

⊕ 智能層面

定向力、記憶力完整，沒有錯覺或幻覺，注意力與專心度可。有符合該年齡的理解力、判斷力、計算能力及抽象思考能力等。

⊕ 社會層面

自我概念方面，表示自己「跟普通人一樣，只是比較容易發脾氣。」、「不喜歡上學，規定一大堆。老師也不喜歡我。」在學校中經常對同學口出威脅恐嚇，因此沒有要好的朋友，人際關係疏離緊張。經常曠課，不寫作業，學業成績一向都在全班後三分之一。上週因毆打同學而被迫辦理休學。

個案在家中則常毆打弟弟與妹妹，對父母的批評常頂嘴反抗。案父為酒精使用障礙症病人，失業在家，但仍為家中的決策者；案母三年前被診斷為憂鬱症，規則服藥，對家庭與個案狀況感到無力。個案弟弟妹妹皆已上小學，在學校與家庭中並無如個案之暴力行為。

⊕ 靈性層面

無宗教信仰。表示對未來沒有想法或計畫。

健康問題

1. 潛在危險性對他人的暴力行為／與缺乏信任、衝動控制力差有關。
2. 社交互動障礙／與自我概念紊亂、缺乏信任、同儕問題、缺乏角色示範有關。

護理目標

⊕ 潛在危險性對他人的暴力行為

1. 個案於住院期間未出現攻擊或衝動性行為。
2. 個案能指出觸發暴力行為的情境或因素。
3. 個案能以適當方式表達憤怒，如體能活動、興趣或嗜好、尋求醫護人員協助。
4. 個案能遵守行為約定。

⊕ 社交互動障礙

1. 個案能以正向方式參與病房中的同儕團體。
2. 個案能與主護護理師建立信任感，達到治療性聯合。
3. 個案能確認並運用病房內的支持系統。

護理措施

⊕ 潛在危險性對他人的暴力行為／與缺乏信任、衝動控制力差有關

1. 密切觀察個案行為與情緒變化，注意暴力行為的前驅表現，如口出穢言及目露凶光等。
2. 當個案出現焦躁反應時，引導以身體發洩代替暴力行為，如打沙包、慢跑及踩腳踏車等。
3. 對個案的行為訂定堅定且合理的限制及清楚的行為後果，以協助個案自我控制。
4. 與個案討論引發暴力行為的因素，以協助連結憤怒、挫折與衝動行為之關聯。
5. 鼓勵個案參與病房活動及團體治療，協助個案在治療性的安全環境下表達憤怒情緒。
6. 鼓勵個案以社會可接受的語言或非語言方式表達情緒，而非以行為發洩。
7. 與個案訂定行為約定，提供結構性及對其行為之期望。
8. 移除環境中的危險物品，保護個案及其他人的安全。

⊕ 社交互動障礙／與自我概念紊亂、缺乏信任、同儕問題、缺乏角色示範有關

1. 與個案建立信任關係，持續傳達關懷與興趣。
2. 鼓勵個案參與與其年齡相符的活動，以提高自尊。
3. 當個案能以適當方式與同儕互動時給予支援與正增強；對於負向行為則予設限。
4. 陪伴個案參與治療性活動，鼓勵注意力的持續、學習尋求協助。

5. 鼓勵個案建立自我形象，對於不恰當或超越現實處給予建議，協助修正。
6. 教導個案運用同儕與醫護人員作為支持系統，在治療過程中提供安全感。

護理評值

⊕ 潛在危險性對他人的暴力行為

1. 個案於住院期間曾出現兩次情緒憤怒，但並未攻擊他人。
2. 個案可說出環境中會引起衝動行為的因素。
3. 個案可以適當方式表達憤怒，如與其他人玩球、找工作人員討論等。
4. 個案口頭表示願意配合行為契約。

⊕ 社交互動障礙

1. 個案可以規律地參與同儕活動，未出現威脅或侵害他人的行為。
2. 個案持續地與主護護理師互動並以適當方式表達想法及感覺。
3. 個案會與特定的同儕病友及工作人員討論問題。

學習評量

1. 關於青少年精神病人一般照護原則的描述，下列何者正確？(A)不能以圖畫引導表達情緒，以免病人認為治療者輕視他們言語表達能力 (B)不要推薦閱讀書籍以免增加其思考負荷 (C)有自殺的危險性時仍需遵從不向其家人告知訊息的保密約定 (D)第一次評估需同時包含病人和家屬才能澄清就診原因。

2. 李同學，10 歲，罹患自閉症類群障礙症，最近因為在家中常出現撞頭和拉扯頭髮行為，父母陪伴下進入急診精神科病房接受治療。入院第一星期撞頭和拉扯頭髮行為平均每 30 分鐘出現一次，下列護理措施何者適當？(A)出現撞頭行為時，請病人至病室走廊旁罰站，實施 time out 兩小時 (B)口頭約定當出現撞頭行為，給予四肢約束 (C)給予頭盔以及手套保護病人 (D)每次出現撞頭行為時，立即給予針劑協助鎮定。

3. 下列對於自閉症類群障礙症(autism spectrum disorder)的敘述，何者錯誤？(A)病童於學校學習後，多數兒童社會行為及語言溝通行為會明顯改善 (B)預後結果會受到病童的智商程度影響 (C)學齡前經過矯正，仍有可能在普通班就讀 (D)多數病童成年後就可恢復正常。

4. 對於有行為規範障礙症(conduct disorder)的兒童之護理，下列何者正確？(A)請家屬容許病童出現因挫折或失敗的干擾行為 (B)主要以處罰改善其攻擊行為 (C)對個案的非適應性行為，給予設限 (D)病童有智能不足，無法進行遊戲治療。

5. 李同學為自閉症類群障礙症病人，某日於團體治療時聽見救護車經過的聲音隨即尖叫拍打頭部，下列何種處置較合宜？(A)鼓勵他用言語表達感受 (B)依醫囑提供鎮定藥物 (C)引導團體成員給予支持 (D)暫停其課堂活動給予短暫隔離。

6. 有關注意力不足／過動症(ADHD)的治療原則，下列何者最不適當？(A)安排活動以疏導其過多的活動力 (B)活動無法持續時應立即終止，以減少挫折 (C)盡量避免選擇需非常專注的靜態活動 (D)不宜安排過度攻擊的活動，以防造成傷害。

7. 有關罹患注意力缺陷過動症(ADHD)學齡期兒童的治療計畫，下列敘述何者錯誤？(A)可使用中樞神經興奮劑 Ritalin®，來改善其衝動及活動量過高之行為 (B)為避免病情復發，中樞神經興奮劑宜長期服用，絕對不可停藥 (C)可合併使用藥物治療及感覺統合治療，以增加治療效益 (D)急性住院期間宜安排不具攻擊性的活動。

8. 有關護理評估自閉症類群障礙症(autism spectrum disorder)的核心障礙，下列何者錯誤？(A)重度智能不足 (B)社交互動障礙 (C)語言溝通障礙 (D)重複刻板的行為模式。

9. 王小弟，5 歲，診斷為自閉症類群障礙症(Autism Spectrum Disorder)，下列護理措施何者錯誤？(A)評估王小弟的情緒、認知及日常生活功能，並鼓勵其發展適齡的技能 (B)安排規律的治療、吃飯與就寢時間 (C)每天關心王小弟，以期待他能有正向情感回饋 (D)溝通必須清楚、具體及簡單化。

10. 有關兒童精神疾病的敘述，下列何者正確？(A)語言障礙症(language disorders)常在上小學後被發現 (B)輕度智能不足(mild intellectual disability)常在幼兒園時被發現 (C)精神疾病的病徵與兒童的年齡、發展階段沒有關係 (D)侵擾行為、衝動控制及行為規範障礙症(disruptive, impulse control and conduct disorder)是和同儕互動中被發現。

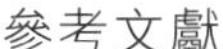

參考文獻

掃描對答案

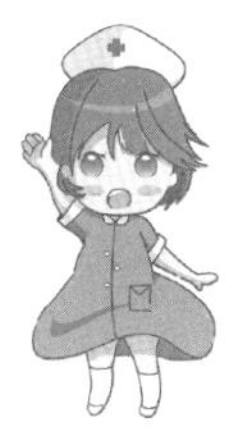

MEMO

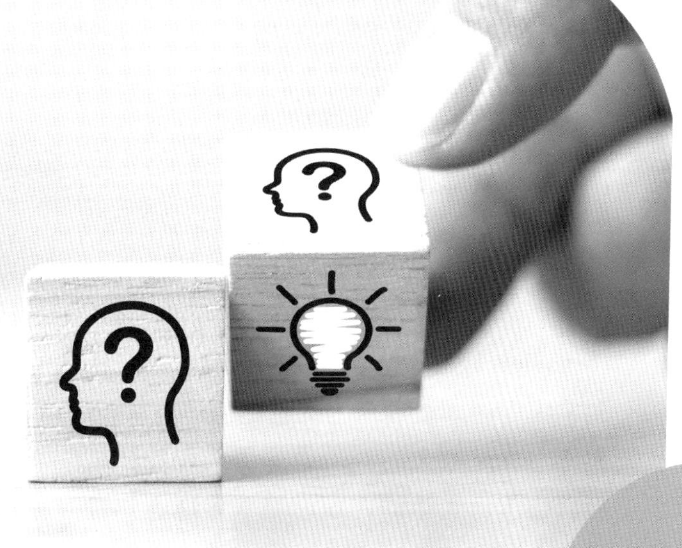

編著：許寶鶯　修訂：梁妙儀

老年期心理衛生護理

本章大綱

老年精神衛生

一、老化理論

二、老化的衝擊

三、老年期精神疾病病因

老年期常見精神疾病

一、老年思覺失調症

二、老年憂鬱症

三、焦慮症

四、帕金森氏症

檢查及治療

一、診斷檢查

二、治　療

護理過程

一、護理評估

二、健康問題

三、護理目標

四、護理措施

五、護理評值

前言 

老年期是人生旅程最後的一個階段，一般以 65 歲為界限，從實際年齡考慮一個人是否已經老化，即生物老化(biological aging)，從個人的行為考慮，即行為老化(behavior aging)，而社會對老年也有其特殊的看法，包括幾歲應該退休、老人的行為常模等，即社會學上的老化(social aging)。老化導致老人生活上不安的現實環境，包括退休、收入的減少或經濟來源的斷絕。老人除遭受來自環境的衝擊之外，同時得面臨本身老化的問題，隨著各種老年性身體疾病的發生，再加上伴隨這些現象所產生心理上的悲觀色彩影響，使老人容易發生各種的精神疾病，以及自殺、脫軌行為等的社會適應障礙。

22-1 老年精神衛生

一、老化理論

老化(aging)是一個過程，不論是老人自己或社會看待老化皆有不同的觀點。老化的過程自出生即開始，在不同的個體以不同的速度進行，一直持續到死，而老化的現象不僅以不同的個別差異、速度出現在生理層面，更包含了心理與社會層面。生理上的變化，除了外觀改變，內部組織器官功能也隨之改變，感覺運動功能變得較遲鈍，個體受疾病侵襲的機率增加，對壓力的承受與適應能力降低。心理上，受到的影響則有知覺、記憶、認知、思考、情緒、學習動機與人格等方面，如記憶力減退、學習及適應新事物的能力下降、人格變得較保守或墨守成規且固執等。在社會方面，由於老人的角色、地位、權勢與義務皆隨生理、心理的改變或社會結構及社會制度而有所變化，如超過法定退休年齡就必須退休，而當一個人退休後，代表著喪失個人的權勢、地位及角色、經濟功能等。因此老化理論包含生物學觀點老化論、環境學觀點老化論、心理學觀點老化論與社會學觀點老化論（薛，2015）。

影響老化過程的因素有許多，而其中生物學、社會心理及環境因素等被認為是老化過程的主要角色，而成為研究老化過程的主要理論架構之要素，其主要內涵分別敘述如下（薛，2015）：

1. **生物學因素**：過去科學家投入老化的研究，對於老化提供不少訊息；相關的理論包括有細胞理論(cell theory)、老化結構理論(programmed aging theory)、體細胞突變理論(somatic mutation theory)、交叉鍵結理論(cross linkage theory)、自由基理論(free-radical theory)、錯誤理論(error theory)、自體免疫理論(autoimmune theory)等。

2. **社會心理因素**：心理學家對於老化現象有各種不同層面的探討，包括老化對於需求及動機的影響，早期經驗對老化過程的影響，老化對學習的影響，老化對精神運動表現的影響，老人情緒生活的精神動力學，老化時感覺改變的重要性，個人對老化過程的適應，以及老人的情緒需求等；而相關的理論則有退隱理論(disengagement theory)、活躍理論(activity theory)、持續理論(continuity theory)、社會交換理論(social exchange theory)及角色理論(role theory)等。

3. **環境因素**：環境中的許多元素對於老化現象具有影響力。根據潘曼(Perlman)的想法，人類的老化乃是一種疾病症候群，起源於環境壓力、生物性抗拒與對於壓力源影響的相對適應力三者之間的掙扎，這些壓力源包括空氣汙染、化學物品、心理或社會事件，而老化也被認為與對於環境壓力之適應力下降有關；Lawton 與 Nahemow 主張之生態學理論則提出行為是個人與環境互動的產物。

二、老化的衝擊

導致老人生活上不安的現實環境，包括退休、收入的減少或經濟來源的斷絕；除了來自環境的衝擊之外，同時得面臨本身老化的問題。身體機能衰退、精神機能的老化及情感與人格上的變化經常是接踵而來的，再加上伴隨這些現象而產生的心理上悲觀色彩的影響，老人自然很容易發生各種的精神疾病，以及自殺、脫軌行為等一類的社會適應障礙。

生活壓力事件是老人心理問題的一大主因；喪偶、退休、子女離家、親友死亡等許多難以避免的生活壓力事件會造成老人很大的失落感；這些事件不僅讓老人的罹病機率增加，也會影響老人的心理健康。在認知方面可能出現思考能力、判斷力及記憶力降低，而呈現出來的可能有焦慮、憂鬱、低自尊、寂寞及罪惡感等症狀。

三、老年期精神疾病病因

老年期精神疾病的發生原因，除阿茲海默症或帕金森氏症引起之認知障礙外，多數延續自成年期常發生之精神疾病，包括思覺失調症、憂鬱症等，由於年齡的改變、社會角色功能與心理因素等變化，致使疾病的呈現與照護問題有別於年輕人。老年期精神疾病致病因素多重且複雜，下列僅列出幾項與之較相關的因素說明：

(一) 生理因素

生物學家們提出神經系統控制理論，解釋老化所造成的神經內分泌系統改變，可能造成老年期精神疾病。帕金森氏症引起腦幹製造神經傳遞物質的細胞減少，會連帶影響基底核(basal ganglion)及部分大腦皮質功能，而阿茲海默症則是以大腦皮質的細胞退化為主。

帕金森氏症與其他皮質下結構病變及前腦病變者相似，紋狀體(striatum)病變會出現與帕金森氏症類似的認知障礙特徵，黑質(substantia nigra)的破壞程度與認知障礙的程度成正比，有些病人除多巴胺(dopamine)缺乏之外，也會合併有乙醯膽鹼(acetylcholine)缺乏而加重認知障礙。使用 L-多巴(L-dopa)治療可以改善帕金森氏症症狀。Wilson 等人(2019)發現，病人在出現任何症狀前 15~20 年，大腦中的血清素系統早已故障，因此血清素的變化可作為帕金森氏症早期治療的預警。

另外，因老化引起的感官知覺功能的障礙或喪失，會造成知覺剝削或降低適當的刺激而影響判斷力，易產生錯覺或扭曲，引發不良的防衛機轉或加重精神障礙等。

(二) 心理社會因素

老化不只受到生理因素影響，還有非生理因素如心理社會因素（包括角色功能、家庭結構、夫妻及親子關係、社會支持系統等）之影響，另經濟安全也是影響老人生活品質與尊嚴的要素，進而影響老年期心理衛生。

根據**艾瑞克森**(Erikson)**的發展理論，自我統合與絕望是老年期的發展任務**，老人審視自己一生對個人、家庭及社會大眾的成就。自我統合是指一個人完全接受其一生，並認為是必要且無可取代的；而絕望是指無法接受其一生且發現無法改變，為時已晚。當一個人對其一生感到滿足，採取正向態度，就可以達到所謂的自我統合；而成功的任務，最好從年輕時期做好，累積成功的經驗，保持正向態度看待人生。

老化的心理理論以討論老年期的行為和發展之間的關係為重，要了解老人的心理，需要觀察其行為變化，而老人心理的變化可以由其人格的改變、認知的改變、自我概念的改變、生理狀況、社會人際關係及生活壓力事件等方面來探討。

(三) 藥物因素

老人的物質使用障礙與年輕人不同，**他們會以飲酒與濫用處方藥物，調適其壓力或憂鬱**，很少使用非法藥物如安非他命及嗎啡等，特別是鎮定安眠藥及成藥使用障礙者，多半同時使用多種物質，且常有並存之身體疾病或精神、社會心理問題，致使物質使用障礙難以診斷。不過台灣的老人多半怕吃安眠藥成癮，因此benzodiazepine (BZD)使用障礙者不如國外，但咳嗽感冒糖漿的使用是一大問題，這些糖漿中含有咖啡因、麻黃素等中樞神經刺激劑，突然停用時可能產生戒斷症狀，如疲倦、肌肉痠痛等，甚至容易發生急性混亂行為，或稱譫妄(delirium)。

22-2 老年期常見的精神疾病

林等人在恆春進行社區老人精神疾病之研究，結果顯示焦慮、身體症狀相關障礙症、情緒障礙盛行率為 6.6%，器質性腦病變（認知障礙症）盛行率為 2.7%，思覺失調症盛行率為 0.6%，人格障礙症者盛行率為 0.4%，總盛行率為 10.3%。此結果與日本相近，但較歐美為低（張，2011）。

在美國社區中的老人約有 10~15%顯現憂鬱症狀，而機構中的老人則高達50~75%有憂鬱症狀，其中 10~20%為嚴重憂鬱症(Buckwalter, 1995)。國內社區中的抽樣研究也顯示老人亦有憂鬱傾向，而**在安養之家居住、喪偶、有慢性身體疾病的老人，發生憂鬱的比率相當高**。

我國 65 歲以上老人約有 10~12%有任一種精神疾病，而台大醫院老年病人照會精神科的個案分析顯示，器質性腦病變占 53%（譫妄症 43.5%，認知障礙症9.5%），憂鬱症占 26%，此結果與國外報告憂鬱症為住院老年病人照會精神科之首要原因不同，可能是其他科醫師低估老年憂鬱症且因而較少照會所造成。安養機構中的居民通常比社區有更高的精神疾病盛行率（張，2011），可能因為有精神問題或症狀的老人除本身的肢體障礙或行動不便外，精神因素使日常生活功能退化，往往是老人進住安養護機構的主因。

一、老年思覺失調症

思覺失調症症狀以認知障礙為主。認知是個人處理日常生活事物之基本精神功能，認知能力障礙使日常生活處理功能變差，社會功能下降，會表現在智能不足、認知障礙症與思覺失調症等疾病。根據神經心理功能檢查，思覺失調症病人有注意力、記憶力與策劃功能之障礙。根據腦部影像學之研究，老年思覺失調症病人腦室擴大(Karim & Burns, 2003)、局部腦萎縮，其額葉前側部位之功能有下降的情形（胡，2002）。已證實老年思覺失調症病人腦容積的喪失，在性別上有多巴胺接受器(dopamine receptor)數量的差異，可能與女性荷爾蒙喪失有關(Karim & Burns, 2003)。

思覺失調症一般在青春期或成年早期發生，而**如果幻聽、妄想等精神症狀晚至45歲以後才出現，在臨床上則稱之為「晚發性思覺失調症」**，以女性、有較好的工作史、結過婚者居多，可能發生在人格相對完整，或個性上有點怪異的人，而且經常合併有聽覺或視覺的障礙。治療上較容易對低劑量抗精神藥物產生效果。

研究發現，長期住院機構化之老年思覺失調症病人，其正性症狀(active syndromes)漸減但仍持續存在，而負性症狀(negative syndromes)則明顯嚴重，認知功能缺損亦顯嚴重，因此醫療照顧應盡量減少機構化之負面影響，或者藉由住民生活規劃，包括各種活動與團體的社會性刺激，減輕負性症狀。

二、老年憂鬱症

老人由於經歷喪偶或親友離世、身體功能、工作、活動能力的喪失，及害怕失去自制能力、變得軟弱、死亡時之孤獨，使他們變得很沮喪，其中以喪偶所產生的憂鬱症最具代表性，且會持續數年。研究指出，隨著年齡增長，憂鬱症復發率越高，而慢性、易復發的憂鬱症，更是老年期照護重要的一環(Hinrichsen, 1992)。86%的憂鬱症者常合併有慢性的健康問題，例如感覺喪失，特別是聽力與視力，加上孤獨和失去自我控制能力，都可能使憂鬱症惡化。

(一) 症 狀

憂鬱症狀在老人身上相當複雜且多樣化，典型症狀是類植物症狀，包括失眠、疲倦、沒胃口、體重減輕、便祕及缺乏「性」興趣。有些病人會表示欠缺自我價值感、有罪惡感、情感淡漠、後悔自己所做過的事情，或覺得自己是他人的負擔，也會以頭痛、消化不良等身體症狀呈現（施、劉、葉，2003）。許多憂鬱合併身體妄想的怪異本質，在身體檢查後確定無異常之後，可以針對憂鬱症治療即可。

老年憂鬱症有低估的可能性，因為有些憂鬱症症狀看起來像是身體的問題，症狀可能因年齡老化而誇大，或與其他疾病相伴產生，而不為健康照顧者所注意。這些症狀雖未明顯符合 DSM-5 的憂鬱症標準，卻足以嚴重影響到生活品質及能力之發揮。老人常訴說身體症狀而忽略情緒症狀，即使有也多以廣泛性焦慮及緊張、易怒等方式表現，未必有憂鬱症狀，加上老人常患有多種身體疾病或服用多種藥物，因而與憂鬱症的身體表現（如食慾不佳、身體疲累、體重減輕等）難以區分，造成診斷上的困難。一般建議有下列症狀時，應考慮憂鬱症診斷，盡早轉介專科醫師治療（張，2011）：(1) 45 歲以後發病的焦慮症、罹病焦慮症；(2)超過一年的哀傷反應；(3)明顯無助、無望、無用感、(4)有自殺意念或企圖；(5)老年酒精或物質使用障礙症病人；(6)某些疾病如中風及癌症等。

老人族群中常見不影響感覺及運動功能的寂靜型腦中風(silent stroke)，腦中風的位置若在額葉一皮質下迴路，症狀常以情緒行為改變的方式呈現，許多被診斷為憂鬱症的老年病人，在相關的檢查中都發現有腦血管疾病。故臨床上所遇見之急性發作的憂鬱症狀，應小心鑑別診斷器質性病因，尤其左側額葉與左側基底核病變（施、劉、葉，2003）。

(二) 與認知障礙症的區別

老年憂鬱症盛行率高，臨床上主要表徵為精神運動遲滯、注意力障礙、缺乏主動性等，往往不易與認知障礙症區別。**憂鬱症病人有 10% 會出現認知障礙，而常被誤診為認知障礙症，即所謂假性失智症**，而認知障礙症病人中有 20% 具有明顯憂鬱症狀，使兩者間關係更不易釐清（表 22-1）。簡言之，憂鬱症病人多有較清楚的發病時間，並常主動抱怨認知障礙。

表 22-1　老年憂鬱症與認知障礙症的臨床差異

差異	老年憂鬱症	認知障礙症
病史及病程	· 家屬對病況很清楚 · 比較清楚發病的時間 · 發病後很快看病就醫 · 發病後症狀快速進行 · 常有精神科過去病史	· 家屬對病況不太清楚 · 只能籠統說出發病時間 · 發病很久以後才就醫 · 發病後症狀慢慢進行 · 很少有精神科過去病史

表 22-1 老年憂鬱症與認知障礙症的臨床差異（續）

差異	老年憂鬱症	認知障礙症
自述及臨床行為	· 常抱怨認知障礙 · 常能詳細訴說其認知障礙 · 會強調其毛病 · 會誇張其困難 · 幾乎一點也看不出病人想努力做測驗 · 設法表達其心理壓力 · 顯著的情緒變化 · 行為與認知障礙的嚴重度不相稱 · 少見夜間症狀惡化	· 很少抱怨認知障礙 · 若抱怨有認知障礙也只能模糊敘述 · 會掩飾其毛病 · 能完成少許測驗就很高興 · 努力做測驗，甚至運用各種輔助方法完成 · 顯得不在乎 · 情緒變化不顯著 · 行為與認知障礙的嚴重度吻合 · 常見夜間症狀惡化
記憶、認知、智力障礙的特徵	· 注意力及專注力仍保存 · **對問話老是回答「不知道」** · 遠近事物都忘記 · 常有特定期間之記憶力障礙	· 注意力及專注力顯著困難 · 努力回答但常答錯 · 近程事物記憶比遠程者差 · 少有特定期間之記憶力障礙

(三) 老人自殺問題

自殺是憂鬱症病人最具潛在性的致命因素，據美國學者的統計 65 **歲以上者自殺率是一般人的 3 倍**，有逐年升高趨勢，且男性自殺成功率高於女性。可知老人自殺具有高自殺意圖及高致命性，其原因可能如下（李等，2014）：

1. **老人的自殺意圖強**：執行前多計畫詳久，有死亡的決心，死亡方法較為激烈。
2. **老人很少透露出自殺想法或計畫**：老人自殺通常少有徵兆，難以觀測及預防，且較少留下遺書，當有遺書時，常清楚表達決心、意圖、想法。
3. **老人較多獨居者**：自殺常發現在獨居老人家中，因此自殺時不易即時發現獲救。
4. **老人罹患憂鬱症、慢性疾病**：較易產生自殺意圖，且原本的身體疾病及身體的脆弱性，致使老人自殺時不易存活。

三、焦慮症

老人也會出現廣泛性焦慮症及恐慌症，其中**焦慮症是老年人口中盛行率最高的疾病，但大多為自年輕時殘留下來者**。老人初發之焦慮性疾病，包括焦慮症、強迫症和解離症，應先考慮為認知障礙症或憂鬱症之症狀。病人常會出現身體各器官的不適症狀，如腸胃不適、腹瀉、心悸、心搏加速、呼吸困難、呼吸急促，甚至出現過度換氣等現象，由於常抱怨身體不適，懷疑身體正潛伏著某些疾病，而一再遍尋名醫，造成家屬與醫療機構極大之壓力。

老年憂鬱症是可以治療的！來看看罹病老人會有什麼症狀。

老年憂鬱症

四、帕金森氏症

老人常合併其他特殊神經病變或慢性病變，而引起精神疾病的發生，增加醫療及照護上的複雜度。帕金森氏症為一種退化性神經病變，合併各類神經傳遞物質的障礙，因而更易於發生憂鬱症及認知障礙症；而疾病本身造成的肢體行動障礙，也會引起心理、家庭及社會因素的改變而造成憂鬱性反應。

帕金森氏症病人的神經病變主要在皮質下神經核細胞數目減少，造成**多巴胺、正腎上腺素、血清素缺乏**；這三種神經傳遞物質均曾經被提到與帕金森氏症合併憂鬱症致病機轉有關。大於 65 歲的帕金森氏症病人合併認知障礙症的 5 年發生率為 19~21%，高於一般人(6%)，可見**帕金森氏症是引起認知障礙症的高危險群之一**（郭、李，1994）。

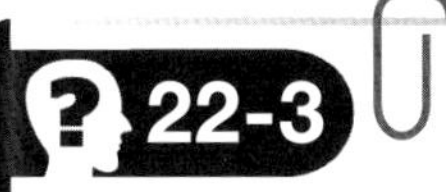

22-3 檢查及治療

一、診斷檢查

DSM-5 診斷準則並未依年齡分別訂定，因此老年期精神疾病之診斷請參考其他章節精神疾病之論述。各種老化因素導致老年精神疾病更為複雜，臨床上除了精神疾病之診斷外，老年期精神疾病的診斷及治療需同時兼顧生理、心理及社會等層面，更要考慮多重精神疾病理因素之評估，包括個性、人格特質、生活壓力、身體疾病、社會功能、家庭功能、病因觀念，且需詳細收集過去病史、社會史、家族史及精神病史，是否曾經接受過精神科醫療處置和藥物治療等。藉由面談獲取各項資料以利診斷：

1. 症狀初次發生時間、其出現方式(mode of onset)及其後的過程。最好按時間先後次序仔細記錄下來。
2. 任何精神科及精神科以外疾病之過去病史。
3. 病人之居住及經濟狀況。
4. 病人的自我照顧能力，以及是否有怪異的行為以致引起與鄰居相處上之困難。欲了解這些情形，最好是經由訪問病人及其家人，有關其 24 小時的作息情況。
5. 了解病人之家屬及朋友對其態度，以及他們對病人能提供多少幫助。
6. 有哪些社會福利資源能協助該病人。

藉由以上詢問可得到完整的病史以做初步診斷，並依序進行下列檢查：

(一) 身體及神經檢查

除一般全身性身體檢查評估外，應有詳細的神經學檢查，評估日常生活自我照顧能力，肢體活動功能、移位、步態及行走能力，並特別注意是否有聽力及視力障礙等。

(二) 精神狀態檢查

精神是腦功能的表現，精神包含情感(affect)、行為(behavior)、認知(cognition)、與生理趨力(drive)等。除外觀之觀察，與病人或家屬會談，並運用各種評估量表，最常用的有簡短智能評估表(mini mental status examination, MMSE)（表 17-2）評估病人的認知功能（包括記憶、語言、定向、注意力）；必要時使用簡式老人憂鬱量表(short form of the geriatric depression scale, sfGDS)（表 22-2）作為憂鬱之篩檢工具；其他還有譫妄評估量表(delirium rating scale, DRS)（表 17-4）及哈金斯基(Hachinski)腦缺血指標（表 17-5），作為區別血管疾病引發的認知障礙症或阿茲海默症。

(三) 實驗室檢查

一般性常規及各項血液生化檢查，並輔以藥物評估濃度檢查，其他包括評估甲狀腺功能 T_3、T_4 和 TSH 血液檢查、梅毒血清、後天性免疫缺乏症候群(AIDS)血清、維生素 B_{12} 及葉酸檢查等。施予常規性胸部 X 光檢查，另若懷疑有器質性腦症候群時，進一步考慮進行腦波圖(electroencephalogram, EEG)或電腦斷層攝影(CT scanning)檢查等，先排除器質性腦病變的可能。

心理測驗可以提供診斷上的輔助，特別是神經心理學(neuropsychological)的檢查可作為鑑別診斷器質性與非器質性精神疾病的參考。

表 22-2　簡式老人憂鬱量表

是	否	題目
	○	1.您對生活大致感到滿意嗎？
○		2.您本來感興趣的事情，最近都不想去做嗎？
○		3.您會覺得人生很空虛嗎？
	○	4.您會常常覺得無聊嗎？
	○	5.您大部分的時間精神都很好嗎？
○		6.您會覺得有什麼壞事情，將會發生嗎？
	○	7.您大部分時間都覺得很快樂嗎？
○		8.您會覺得每件事情都很無助嗎？
○		9.您寧願留在家裏也不想出去做事情嗎？
○		10.您會覺得最近記憶力比較不好嗎？
	○	11.您會覺得能夠活著是一件很好的事情嗎？
○		12.您會覺得活著沒什麼價值嗎？
	○	13.您會覺得自己很有活力嗎？
○		14.您會覺得現在沒什麼希望嗎？
○		15.您會覺得別人都比你好嗎？
在「○」處得分者才予以計分，若＞5 分表示有憂鬱症狀，需加以注意；若＞10 分表示已達憂鬱症之診斷		

資料來源：Incalzi, R. A., Cesari, M., Pedone, C., & Carbonin, P.U. (2003). Construct validity of the 15-item geriatric depression scale in older medical inpatients. *Journal of Geriatric Psychiatry and Neurology, 16*(1), 23-28.

二、治療

(一) 抗精神病藥物

1. **第一代抗精神病藥物**：作用於中樞神經系統，具有抗多巴胺的效果，會造成四肢抖動及行動遲緩等類似帕金森氏症的錐體外徑症候群(extrapyramidal syndrome, EPS)症狀，特別是年紀大的病人。
2. **第二代抗精神病藥物**：作用機制與第一代抗精神病藥物差異之處在於，它會同時作用於中樞神經系統的多巴胺與血清素受體，因此對老人比較不會產生錐體外徑症候群的副作用，能避免抗乙醯膽鹼藥物所引發的認知功能障礙。常用於老年思覺失調症病人的藥物包括 risperidone (Risperdal®)、olanzapine (Zyrexa®)、quetiapine (Seroquel®)及 ziprasidone (Geodon®)等，由低劑量開始，隨症狀改善程度，將藥物逐漸調整至最合適的劑量。

(二) 抗憂鬱藥物

治療老人憂鬱常見問題是抗憂鬱藥物副作用的高盛行率。老人對於抗乙醯膽鹼藥物副作用相對敏感，如便祕、解尿困難、記憶障礙等，也可能會出現姿勢性低血壓，而導致跌倒。一般不建議使用 imipramine (Tofranil®)及 amitriptyline (Saroten®)等藥，乃因副作用考量；建議使用 sertraline (Zoloft®)、nortriptyline (Aventyl®)、desipramine (Norpramin®)、fluoxetine (Prozac®)為老人憂鬱症治療的首選用藥。

(三) 情緒穩定劑

躁症在老人相對少見，早發型與晚發型也有所不同，不過治療原則相近似，大部分醫師建議使用低劑量的鋰鹽治療，且在老人身上維持低鋰鹽血中濃度為目標，**一般建議維持在 0.5~0.8 mEq/L 之間**（郭，2001）。

(四) 其他治療性活動

環境治療(Milieu Therapy)

環境治療所強調的並非一個被動之空間，而是強調如何將環境意義化與主動化，能在醫療人員掌握下，適時發揮和諧、激勵與治療之功能。環境中若能具備自主性(spontaneity)、支持性(support)、參與性(involvement)將可發揮高度治療性，期能增強病人的自尊與自信。

老年病人所居住之環境應重視安全、舒適與定向感的因素。老人視力減退，宜採明朗色彩及自然光線；另聽力的減退，宜增加五官之適當刺激而減少孤獨感。提供安全環境設施，配合溫馨的氣氛，運用自然環境增加感官的刺激，例如：自然窗口維持良好的視野，增加對天氣的了解；而起居室家具成圓形組合為宜，以促進老人間之互動。**安排適當運動與有意義的活動，鼓勵社會性互動，可提升老年長者之自尊與自我控制感**。

懷舊治療與生命回顧(Reminiscence Therapy and Life Review)

兩者均是以記憶(memory)及回憶(recall)來建構其過程，經常被用於老人照護，是維持老人身心健康及生活品質的重要措施。兩者之目標與理論基礎稍有不同，懷舊治療是源於心理社會學，目標在增進社會化、舒適感、愉悅感、促進溝通技巧、促進自信心、改善人際關係及得到資料；生命回顧則是源於心理分析，目標在人生的統整。無論採用哪一種護理活動，首應釐清治療目標，才能逐步執行這兩種有益於老人的護理目標。

另外，回憶治療為一種經鼓勵主動回想過去生活經驗之內省方法，對於過去重新加以審視與定義，以達到**解決內心衝突，重整自我完整性為目的之心理治療方法**；又可以增加生活滿意度。老人可以藉由懷舊或回憶探索生命事件的意義，回想和評價他們過去的經驗，增進人際關係與社會互動，提升生活品質。

治療性娛樂活動(Therapeutic Recreation)

指為治療者所策劃與掌握之娛樂性情境，主要目的是提升病人的身心與社會發展、抒解情緒，透過活動與時間的安排、人際關係的建立，藉由輕鬆氣氛學習有效的應對技巧，再配合日常生活作息起居規劃，進而提升其自尊與自信。

其他尚有多種治療方式可用於老人，包括音樂治療（含懷念老歌）、再引起動機(remotivation)、現實導向(reality orientation)、職能治療、運動治療、藝術治療等，以增加心智功能的刺激與社會互動，提升生活品質與滿意度。

(五) 以社區為基礎的精神醫療

老人之以社區為基礎的精神醫療，必須鎖定至少五項重要目標（郭，2001）：

1. 減輕嚴重精神症狀及其相關的障礙程度。
2. 提升在安全環境中的個人獨立性。
3. 降低社會孤立感及鼓勵增加社會接觸。

4. 給照顧者提供支持性服務。

5. 改善老人的生活品質。

為達到這些目標，對老人的社區精神醫療，必須包括下列重要功能（郭，2001）：

1. 早期篩選，確認病歷與轉介網絡之運用。

2. 診斷與治療。

3. 教育老年病人的轉介者與照顧者。

4. 支持照顧提供者。

5. 提供一系列的社區支持性服務。

老年精神醫療所需的社區服務範圍，包括臨托照顧(respite care)，與照顧者的支持服務、地區性支持團體、日間照護、康復之家等服務之提供。社區老人精神醫療專家須能與急診或提供密切精神照護的單位保持聯繫，必要時提供全日住院，如自殺傾向、急性精神病狀發作或認知退化造成判斷力變差等。

22-4 護理過程

一、護理評估

透過與病人、家屬或重要關係人之會談，了解此次發病的主要問題與症狀。然而老年病人記性差，**對問題反應很慢或無法適當回答**，此時護理師可以簡潔、不倉促的速度，一次一個問題清楚說明，或**改變問法試試看**。

(一) 過去病史

一般性疾病史，包括高血壓、糖尿病、退化性神經病變（如帕金森氏症等）、甲狀腺功能過低、腦中風或頭部外傷史及治療情況與反應；精神病史，包括治療情況及反應、日常生活自我照顧能力及變化等。

(二) 家庭史

家族成員的內、外科疾病史、精神病史、遺傳疾病、重大的家庭變故均應記錄。家族成員的年齡、教育、職業、婚姻狀況及成員間的互動關係亦須註明，並繪出家庭樹或家庭圖譜，簡明呈現出家庭的結構動力及病史。

(三) 主要症狀

病人此次住院或求診之主要原因與困擾的問題，何時開始發生？病前有什麼誘發因素？採用過哪些藥物及治療和治療後之反應？發病前有何情緒困擾或壓力因素？是否影響日常生活功能之執行？

(四) 護理評估

進行評估了解各階段之生長發展情形，但收集資料時可先了解病人現階段的狀況，再進而收集前一階段之生長發展資料。工作經歷、與同事互動、人際關係、遭遇問題之處理模式，成長過程特殊事件、婚姻生活狀況、家庭內與家族間親屬關係及互動情形、家庭及社會支持系統皆需要有系統的收集。護理人員評估病人的身心狀況，可依據不同的理論架構或概念架構，而有不同的評估項目；一般採用整體性的護理評估(holistic nursing assessment)，其評估之項目主要分為五大層面：

生理層面

所有與身體有關的資料皆需要評估，包括：

1. **一般外觀**：病人的儀表、姿態、身體特徵、視覺的接觸等。
2. **身體心像**：個體對自己的評價。
3. **營養**：體重有無改變？營養相關之生化指標？液體攝取量是否足夠？
4. **睡眠**：睡眠的品質和量。
5. **排泄**：服用影響排便的藥物？
6. **活動與休息**：走路步態及協調情形，與跌倒評估關係密切。
7. **身體健康狀況**：身體評估結果？各種檢查、檢驗結果？

心理層面

從病人的表情、行為、身體姿勢和主訴可了解其情緒狀態，疾病所導致的功能障礙常會嚴重影響到病人之情緒及自尊。觀察病人是否表現冷漠或憤怒？有無傷心、憂鬱的情形？焦慮不安？多疑？情緒無法控制？評估病人的情緒狀態除可以從病人的表情行為來判斷外，亦須與病人之主訴相互印證。

智能層面

包括評估知覺、認知（認知功能評估項目包括判斷力、定向力、記憶力、抽象思考、計算能力、基本常識、病識感、因應機轉及防衛機轉等）、思考過程與內容。再者，可參考臨床心理治療師所做的心理衡鑑(psychological test)結果。

社會層面

包括自我概念、人際關係、家庭狀況、角色功能、文化和環境因素。病人的角色與功能有無改變？生病前後病人與家屬的關係？工作能力逐漸受到影響？家屬之支持系統是否足夠？病人最近或目前面臨哪些壓力來源（包括住院、親人死亡、離婚等）？退休後生活安排與角色適應？社區有哪些娛樂休閒設施或福利團體與機構？

靈性層面

旨在探討生命的意義及能加強個體力量的信念；靈性影響個體對生命的想法與感覺，可由家屬或等待病人症狀穩定後再適時評估。評估包括人生觀（了解對生命的態度）、信仰觀（了解能促進病人健康的信仰觀）、及自我實現（是否能充實、滿意地生活？）。

二、健康問題

老年期精神疾病可適用之健康問題依生理、心理、智能、社會等四層面歸納如表 22-3。

三、護理目標

針對護理評估結果所定出的護理診斷，可與病人及家屬共同擬定護理目標：

1. 急性發作期症狀之控制，減少病人及家屬受到心理狀態改變所困擾。
2. 提供安全之環境，以減少不安及害怕，防止意外事件的發生。
3. 促進及維持病人最佳的身體活動及情緒狀況。
4. 調整生活型態，促進病人日常生活功能的執行、提升自我照顧能力與生活品質。

表 22-3　老年期精神疾病常見健康問題

生理層面	心理層面
1. 自我照顧能力缺失／與憂鬱、認知障礙、功能退化有關 2. 營養不均衡：少於身體需要／與情緒障礙有關 3. 身體活動功能障礙／與疾病症狀、心理因素、功能退化有關 4. 便祕／與憂鬱、認知障礙有關 5. 睡眠型態紊亂／與疾病症狀、心理因素有關 6. 潛在危險性跌倒／與認知障礙、身體機能老化、協調功能減退有關	1. 焦慮／與壓力因應狀態、健康狀態受到威脅有關 2. 潛在危險性情境性低自尊／與自我概念紊亂、認知障礙有關 3. 無力感／與負向認知思考有關 4. 無望感／與負向認知思考有關 5. 哀傷功能失常／與自我概念紊亂、情緒過程改變有關 6. 潛在危險性對他人的暴力行為／與憂鬱或對他人多疑、激躁不安有關 7. 潛在危險性對自己的暴力行為／與憂鬱或對他人多疑、激躁不安有關
智能層面	**社會層面**
1. 言辭溝通障礙／與思考障礙、腦部病變有關 2. 思想過程紊亂／與內、外在刺激缺乏處理及統整能力有關 3. 無效性因應能力／與不切實際的感受、不適當的應付方法有關 4. 無效性健康維護能力／與認知障礙、個人因應能力失調有關	1. 社交互動障礙／與溝通障礙、精神狀態改變、無法建立令人滿意的人際關係有關 2. 社交隔離／與精神狀態改變、無法建立令人滿意的人際關係有關 3. 家庭運作過程紊亂／與無法處理的潛在焦慮有關 4. 妥協性家庭因應能力／與無法處理的潛在焦慮有關 5. 危害性家庭因應能力／與知識不足有關

5. 增進病人及家屬對疾病障礙之認知與調適能力，提供及增加支持性社會服務網絡的建立。
6. 維護和／或增進病人之自尊及價值感。

四、護理措施

(一) 生理層面

維持基本生理需求之滿足、規律性生活作息、均衡的飲食、適宜的睡眠及活動均有助於病況之穩定及改善，護理措施原則如下：

1. 維持及促進足夠的營養攝取，並注意飲食的安全，如小心防範吸入性肺炎、食物梗塞及誤食的意外。
2. 維持身體的清潔以預防感染，需特別注意皮膚之完整性及大、小便的順暢。
3. 維持適當之休息與睡眠，謹慎使用安眠藥，有計畫及規律性安排日間治療性活動。
4. 維持病人自我照顧能力，盡可能讓病人處理自己日常生活和個人衛生的滿足。必要時，**指導及協助病人在能力範圍內，依序執行各項活動，並適時予以鼓勵及支持**。
5. **提供安全、保護性的環境。浴廁裝置安全扶手及防滑設備，避免地板濕滑、合宜的照明、夜間保持適當的光線**。
6. 提供及維持適宜的感官刺激，以減少因感官知覺剝奪或過度刺激，而加重病人之錯覺、幻覺或混亂行為。

(二) 心理層面

1. **盡量安排固定的照護人員，陪伴傾聽，增加安全感及熟悉度，並鼓勵表達內心的感覺或引導情緒的發洩**。
2. 當出現妄想和幻覺，可試著轉移其注意力，並給予適當之心理支持，減少其焦慮與不安。
3. **觀察及辨識病人有關自我傷害或攻擊暴力行為的先兆；應採用適當的方法保護病人，必要時提供約束控制**，包括各類身體約束及化學性約束。執行身體約束須注意病人的生理需要及約束部位之血液循環，且過程中須經常探視病人。
4. 提供安全溫暖與結構性的環境，減少因人際問題所帶來的紛爭及挫折感。
5. **尊重病人存在的價值，鼓勵病人談論及回憶過去的生活經驗，以增加病人的自尊及價值感**。

(三) 智能層面

1. 建立信任關係，採接納的態度，使病人願意透露幻覺的經驗。
2. 評估幻覺症狀，包括持續時間、強度和頻率，**預防病人因症狀而做出傷人傷己的行為**。
3. 確認病人症狀對日常生活的影響，幫助病人認識症狀及預防症狀再發生。
4. 評估妄想的強度、頻率及持續時間，此時安靜傾聽，不需要探討。
5. 以分散注意力的方式停止病人陷入妄想，例如規劃生活或參與娛樂活動。

(四) 社會層面

家屬常見的主要問題包括對疾病及照顧的知識不足、焦慮、憤怒、憂鬱、無助、無望、社交孤立及經濟負荷等。護理措施必須以長期性考量，兼顧病人及家庭照顧者兩者之生活品質，提供整合性的照護服務系統，以利不同階段的需求，重點簡述如下：

1. 提供照顧者相關的教育，包括認識疾病症狀、過程、治療、預後及如何處理病人的問題。
2. 協助家屬建立支持網絡，共同分擔照顧責任，以減輕照顧者的負荷。
3. 提供社區資源，如居家照顧服務、社區居家治療、日間照護及特殊治療機構。
4. 協助成立或轉介家屬支持團體，以利彼此協助及分享經驗。
5. 協助辦理醫療補助金，及早安排法律諮詢或財產信託等。

五、護理評值

視病人個別性及特異性安排合適的護理計畫，乃真正的護理精神，依護理目標及護理措施的執行情形評值如下：

(一) 生理層面

評值病人之營養及睡眠情況是否改善，此與病情之穩定相關性高。其次，評值病人自我照顧能力如何，配合其自我照顧程度，安排合宜的護理活動，有利病人復健。

(二) 心理層面

評值病人的情緒變化、知覺障礙的改善情形。

(三) 智能層面

適宜之溝通技巧、使用適當的輔助器材，增加病人之信心及自尊，減緩其社交退縮情形。

(四) 社會層面

評值病人之社會支持系統是否已建立，家屬是否已具備照顧能力，照顧者的負荷是否有改善，社會福利資源的運用情形，社區精神醫療資源運用情形。

心智圖

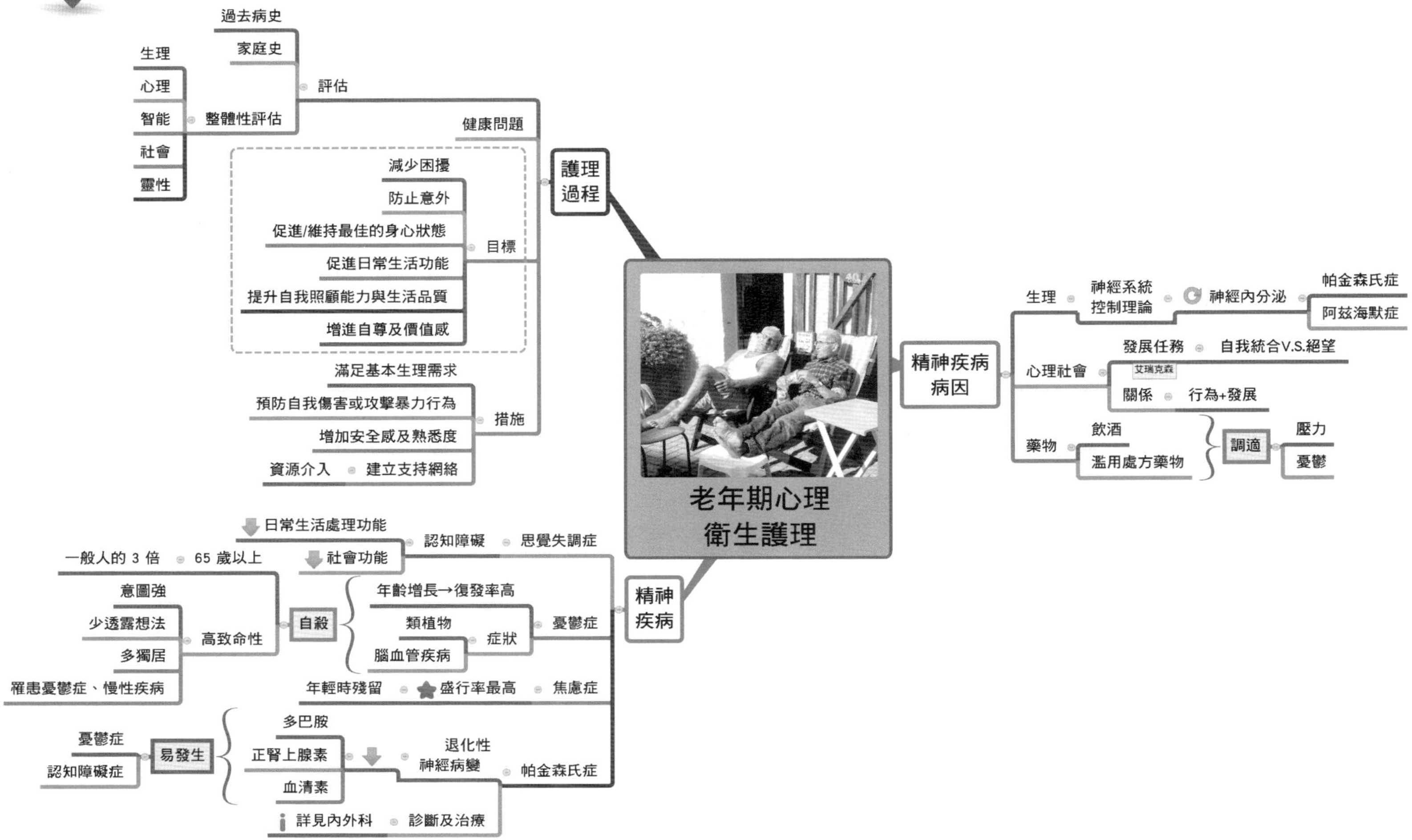

老年期心理衛生護理

- 護理過程
  - 評估
    - 過去病史
    - 家庭史
    - 整體性評估
      - 生理
      - 心理
      - 智能
      - 社會
      - 靈性
  - 健康問題
  - 目標
    - 減少困擾
    - 防止意外
    - 促進/維持最佳的身心狀態
    - 促進日常生活功能
    - 提升自我照顧能力與生活品質
    - 增進自尊及價值感
  - 措施
    - 滿足基本生理需求
    - 預防自我傷害或攻擊暴力行為
    - 增加安全感及熟悉度
    - 建立支持網絡 — 資源介入
- 精神疾病病因
  - 生理 — 神經系統控制理論 — 神經內分泌
    - 帕金森氏症
    - 阿茲海默症
  - 心理社會
    - 發展任務 — 自我統合 V.S. 絕望（艾瑞克森）
    - 關係 — 行為+發展
  - 藥物
    - 飲酒
    - 濫用處方藥物
    - 調適
      - 壓力
      - 憂鬱
- 精神疾病
  - 思覺失調症 — 認知障礙
    - ↓日常生活處理功能
    - ↓社會功能
  - 憂鬱症
    - 症狀
      - 類植物
      - 腦血管疾病
    - 年齡增長→復發率高
    - 自殺
      - 65 歲以上 — 一般人的 3 倍
      - 高致命性
        - 意圖強
        - 少透露想法
        - 多獨居
        - 罹患憂鬱症、慢性疾病
  - 焦慮症 — ★盛行率最高 — 年輕時殘留
  - 帕金森氏症
    - 退化性神經病變 — ↓
      - 多巴胺
      - 正腎上腺素
      - 血清素
      - 易發生
        - 憂鬱症
        - 認知障礙症
    - 診斷及治療 — 詳見內外科

學習評量

1. 有關老年精神病人的護理評估原則，下列何者正確？(A)老年病人記性差，不論時間長短，收集資料宜一次完成 (B)老年病人愛回顧過去生命經驗，基於此時此刻原則，此部分資料不須收集 (C)老年病人對問題反應很慢或無法適當回答，可以改變問法試試看 (D)老年病人因為記憶力和判斷力都不好，因此僅以家屬所敘述為主。
2. 有關一般老化的過程，下列敘述何者正確？(A)憂鬱與無助是老化必然的情緒發展 (B)最早期的老化現象是思考功能遲緩 (C)自我統合為老年期主要發展任務 (D)近期與遠期記憶能力會同時明顯減退。
3. 有關臺灣老年精神健康問題與疾病，下列敘述何者正確？(A)老年精神疾病盛行率低於 1% (B)常見的老年精神疾病為雙相情感疾患及物質使用障礙症 (C)老年人自殺，通常少有徵兆，難以觀測及預防 (D)老年人會以飲酒與濫用處方藥物，調適其壓力或憂鬱。
4. 有關評估假性失智症(pseudodementia)與失智症之臨床差異，下列何者正確？(1)假性失智症多半有比較清楚的發病時間 (2)假性失智症常抱怨認知障礙 (3)失智症行為與認知障礙的嚴重度吻合 (4)失智症對問話老是回答「不知道」、「忘記了」。(A) (1)(3)(4) (B) (2)(3)(4) (C) (1)(2)(4) (D) (1)(2)(3)。
5. 預防老年憂鬱症病人發生自殺的情形，應最優先評估的症狀是：(A)思考過程紊亂 (B)感覺與知覺紊亂 (C)溝通能力障礙 (D)無望感。
6. 有關老年精神病人的護理評估原則，下列何者正確？(A)老年病人記性差，不論時間長短，收集資料宜一次完成 (B)老年病人愛回顧過去生命經驗，基於此時此刻原則，此部分資料不須收集 (C)老年病人對問題反應很慢或無法適當回答，可以改變問法試試看 (D)老年病人因為記憶力和判斷力都不好，因此僅以家屬所敘述為主。
7. 依照艾瑞克森的心理社會發展理論，下列何者是老年期的主要發展課題？(A)親密關係與孤立 (B)自我統合與絕望 (C)進取心與罪惡感 (D)生產與停滯。
8. 評估老年病人用藥情形時，須考慮哪些因素？(1)性別 (2)用藥史 (3)認知功能 (4)支持系統。(A)(1)(2)(3) (B)(2)(3)(4) (C)(1)(3)(4) (D)(1)(2)(4)。

9. 生命回顧(life review)的原則，下列何者正確？(1)對老年人只有正向的經驗才回顧 (2)再度檢視統合過去記憶 (3)尋找生命的意義 (4)能面對死亡議題。(A)(1)(2)(3) (B)(1)(2)(4) (C)(2)(3)(4) (D)(1)(3)(4)。

10. 統整是老人的發展任務，老年人在做生命回顧時，發現時光飛逝，浪費光陰，因而感到懊悔，出現焦慮不安。此為下列哪位學者所提出之理論？(A)皮亞傑(Piaget) (B)柯爾伯格(Kohlberg) (C)艾瑞克森(Erikson) (D)佛洛依德(Freud)。

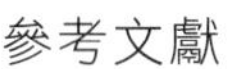

掃描對答案
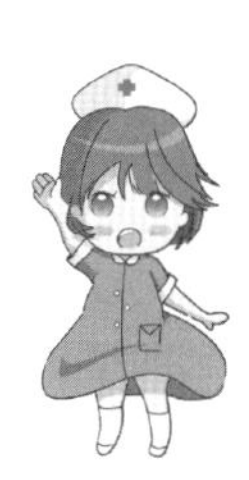

MEMO

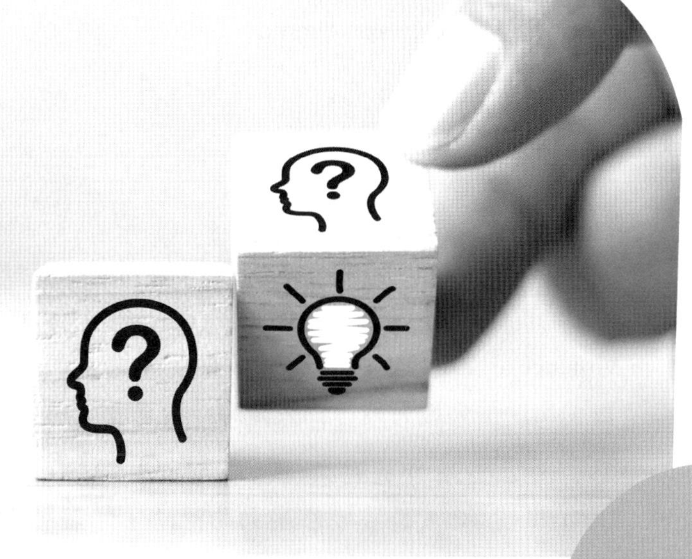

編著：徐瑩媺

家庭暴力

本章大綱

前言

家庭中的衝突在傳統社會中很少在家庭以外的場所被討論，甚至連專業人員也難以介入。1976 年英國首先立法禁止家庭暴力(family violence or domestic violence)，1984 年美國通過保護受虐婦女的法案，自此家庭暴力被定位為犯罪行為，司法、公權力積極介入處理，社會不再視家庭暴力為「家務事」。

台灣 1998 年通過家庭暴力防治法，1999 年全國 25 個縣市政府成立家庭暴力防治中心，並多次修正家庭暴力防治法。隨著社會變遷，大眾對家庭暴力防治意識提高，家庭暴力通報次數逐年攀升，但仍有不少被害人因為愛面子、家醜不可外揚等心結而不願求助，使得浮上檯面的通報次數只是冰山一角，還有許多家暴被害人仍活在黑暗之中。從家暴通報來源來看，主要以警政、醫院、113 專線為主，尤以警政通報最多，2015 年通報來源新增老人機構，可見老人虐待在邁向高齡社會的台灣中，日漸成為一項不可忽視的問題。

23-1 家庭暴力的基本概念

一、定義

葉(2002)將單親、單身、同性戀、同居、分居、隔代家庭等涵蓋在家庭暴力的定義中，提出的家庭暴力定義為：「發生於伴侶間（可能是同性或異性）或父母間、伴侶或父母對子女、子女對伴侶或父母，以及兄弟姊妹間等家庭成員所出現的惡意疏忽、身體或言語攻擊行為，造成被害人深遠的身心傷害，並且成為社會關注的主題。」

家庭暴力防治法第 2 條對家庭暴力的定義則為：「家庭成員間實施身體或精神上不法侵害之行為。」家庭成員不分性別、年齡或階層，人人皆可能成為加害人會被害人，其成員包括：

1. 現在的配偶或是以前的配偶。
2. 現有或曾有同居關係、家長家屬或家屬間關係者。
3. 現為或曾為直系血親或直系姻親。
4. 現為或曾為四親等以內的旁系血親或旁系姻親。

二、種 類

家庭暴力的種類包括身體虐待、精神虐待、家庭內的性虐待、疏忽（家庭暴力防治網，無日期）：

身體虐待(Physical Abuse)

家庭暴力中最常見的形式，凡身體上的傷害皆屬之，例如以鞭、毆、踢、捶、推、拉、摑、甩、扯、抓、咬、燒等動作攻擊被害人之肢體虐待、毆打成重傷、使用刀槍攻擊、拳頭毆打、摑掌等，另外還有濫用親權、利用兒童親少年犯罪、妨礙自由、性侵害等。被害人輕則擦傷、瘀傷，重則骨折、顱內出血甚至死亡。

精神虐待(Psychological Abuse)

對個人情緒上或心理上之需求的疏忽或攻擊的型態，如加壓、恐嚇、隔離被害人與他人的互動、忽略被害人的情緒或心理需求。其種類包括：

1. **言語虐待**：用言詞、語調等方式攻擊、恐嚇被害人，以企圖控制或傷害被害人，例如謾罵、吼叫、侮辱、諷刺、恫嚇、揚言使用暴力、威脅等。
2. **心理虐待**：給予被害人心理壓力，或心生畏懼、痛苦，例如監聽電話、跟蹤、監視、濫用藥物和酗酒、冷漠、不實指控，鄙視、羞辱被害人，以打擊其自尊，試圖操縱被害人與外界的關係。
3. **性虐待**：強迫性幻想或特別的性活動、逼迫觀看性活動、色情影片或圖片等。
4. **經濟控制**：不給生活費、過度控制家庭財務、強迫擔任保證人、強迫借貸等惡性傷害自尊的行為。

家庭內的性虐待(Intrafamilial Sexual Abuse)

俗稱亂倫(incest)，常常隱藏於家庭中，不易被外界所發現。廣義上是指發生在家庭非婚姻關係的成員中，從愛撫到性交的各種性行為；法律上的定義是指父母和子女或兄弟姊妹之間的性交。在發生嚴重的性侵害之前，性騷擾是一種徵兆，如調戲、碰觸、騷擾、誘惑等，若此時不多留心並加以制止，侵犯的程度可能會不斷攀升。

疏忽(Neglect)

負有照顧責任者疏於滿足被照顧者的需求，此為最常見的虐待型態之一，包含下列三種類型：

1. **保護疏忽**：無法保護被照顧者免於受傷，如摔傷、燙傷、異物吸入、服用化學製劑、藥物。
2. **身體疏忽**：無法提供被照顧者生理的需要，如提供適當的食物、衣服或住所。
3. **醫療疏忽**：無法提供被照顧者適當的醫療照護或完整的治療。

三、成因

家庭暴力形成原因為並非單一，須由巨觀、微觀的觀點切入。

精神分析理論(Psychiatric Model)

源自施暴者個人特質、罹患心理疾病，如自我控制力差、社會技巧低劣、酒精或物質使用障礙、失業、經濟困乏等，研究發現少於百分之十歸因於此。

生態系統理論(Ecological System Theory)

強調環境對個體行為及發展的影響，家庭所處的文化或環境（如個性、家庭背景、價值觀、工作環境、媒體、政府政策等）越容許對孩子或其他成員施暴，或家庭在社區中較少支持者，則越容易發生家庭暴力。

父系社會模式(Patriarchy Model)

認為暴力來自於文化的層面，如父權意識型態。在此觀念下，男性可合法地對女性施予權力控制，包含使用暴力手段，因此社會可以接受「丈夫對妻子的暴力行為」。在整個暴力歷程中，家族也參與在部分部分暴力行為中，包括加害人的家族成員，如公公、婆婆、同住親友等。女性要面對的不僅僅家庭暴力，還要承受整個家族的掌控與社會期待。在父權主義的脈絡下，社會對性別角色規範嚴明，女性遭受婚姻暴力比率高，但求助意願卻相當低。

社會學習模式(Social Learning Perspective)

個體透過觀察學習回應環境的期待，若行為是被希望的，則日後可能重複，若行為不是自己希望的，將來就較不可能再重複。也就是說，假使兒童成長於暴力家庭，從小就目擊父母親互毆，可能將「以暴力解決親密伴侶間衝突」內化為可被接受的行為，長大後便傾向使用暴力解決事情。

資源理論(Resource Model)

資源與權力相互依賴，掌握越多資源（如社會資源、個人資源、智慧、技術及經濟資源）的人，就擁有越多的權力，當中也包括暴力。資源通常有限且分配不均，沒有資源的人為了獲取資源，就必須讓渡自己權力給有資源的人，並表示順從。這不代表沒有資源的人就不會使用暴力，沒有資源的人可能因為其教育程度低、職位與收入不高，又缺乏人際溝通技巧，而選擇以暴力來維持自己的地位。

社會交換模式(Social Exchange Theory)

社會交換是指個人與外在環境的利益交換關係，如權力分化、夥伴關係之間的力量對抗、衝突、合作。個人所擁有的資源（如個人特質、社會情境、擁有權）會對個人權力的大小產生影響，像是個人評價及認定等，而不同文化背景下也會因性別的差異得到外界不同的認定。例如社會認為真正的男人應是「具攻擊性或較暴力的人」，造就暴力行為可得到獎賞，因此男性為了在家庭中得到較高的地位而施暴。

23-2 常見的家庭暴力

一、家庭暴力與虐待

家庭暴力事件以夫妻關係最多，占半數以上，但直系親屬暴力關係、男性被害人、虐童和虐老事件也都增加。當暴力發生時，被害人子女目睹暴力行為的比例甚高，占二成四，這對子女造成的心理創傷及日後行為影響值得重視。以下分別就婚姻暴力、兒童虐待、老人虐待及家庭內的性虐待做說明。

(一) 婚姻暴力(Marital Violence)

婚姻暴力又稱為親密關係暴力(intimate violence)、婦女虐待(wife violence)、配偶虐待(battered woman)，是指婚姻與非婚姻（如同居）型態關係中，對親密伴侶的攻擊、控制行為，如身體傷害、精神虐待、言語威脅、性虐待、經濟控制，導致被害人與朋友、家人等支持來源隔離孤立。

男女雙方都可能是被害人，但是以婦女為主要受害對象。台灣婚姻暴力被害人男女比率約 3：7，加害人男女比例則為 8：2，18~74 歲婦女在遭受親密關係暴力的終生盛行率為 24.45%，相當於每 4 位婦女就有一位曾遭受親密關係伴侶施暴，遭受語言暴力與心理威脅等精神暴力情況遠比肢體暴力普遍，遭受經濟暴力威脅亦十分普遍（潘，2016）。70 年代後，由於婚姻市場男多女少及女性對婚姻觀的改變，保持不婚女性增加，故出現「外籍配偶」。早期這些新住民以泰國、菲律賓與印尼人居多，1996 年後以越南人為主，占一半以上。與新住民通婚之男性主要是藍領階級，教育程度集中於國、高中畢業，婚姻關係大都建立在金錢交易而非感情上，往往使男方及其家人有撈本心態，易將新住民當作「商品」，而忽略人權，因此新住民遭到婚姻暴力的現象極為普遍（潘，2001）。

在婚姻關係中，一旦丈夫的暴力行為變成習慣，即形成沃克(Walker) 1979 年提出的「暴力循環理論(cycle theory of violence)」，他將婚姻暴力分為三個階段：壓力期、暴力發生期及蜜月期，即夫妻互動中經歷衝突、緊張、爆發暴力行為，之後施虐者後悔、自責自己的失控行為，請求被害人的原諒後，多數的被害人會再回到施虐者身邊，此現象又再一次重複發生，間隔逐次縮短、頻率增加，暴力程度也漸漸提升（圖 23-1）。

無法脫離這個暴力循環的影響因素相當多，受虐婦女可能在忍無可能、傷勢危及生命或顧慮孩子安全下才求助。許多受虐婦女羞於告訴他人自己發生的不幸，在加害人與被害人權力不平衡下，被害人越是依賴加害人、越是低自尊，婚姻暴力就會一再發生。另一方面，受虐婦女會持續待在施暴者身邊，可能與覺知暴力嚴重度或正常性、對此段關係的投入有關，也有些人是基於傳統社會文化觀點，背負著維持家庭完整和照顧孩子的角色，為了讓孩子有個完整的家而不離開受暴者。

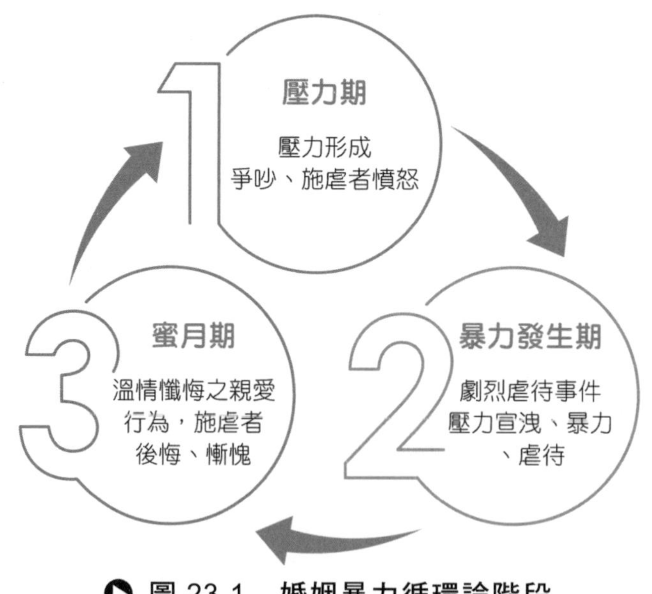

圖 23-1　婚姻暴力循環論階段

除此之外，通報系統及求助管道的不完善、缺乏完整的庇護廠所、缺乏處理婚姻暴力的專業人士，或專業人士如警察、檢察官、法官多為男性，以及法庭等場所的隱密性不足等，都可能導致婦女羞於啟齒或避重就輕的描述，使專業人士誤以為只是夫妻口角、性生活不協調，而無法正視性暴力問題。

(二) 兒童虐待(Child Abuse)

兒童虐待一般是指是原應負責照顧兒童福祉者，本人或允許他人持續、重複危害或損害 18 歲以下兒童、青少年之身心健康發展，如疏忽或施加違法行為。兒童遭嚴重虐待致死的案例，受虐情形以 6 歲以下最為嚴重，加害人多數為父母，或照顧者、父母的同居人、其他親近的親友等，然而此年齡層兒童因尚未就學，大多在家中由家屬照顧，使得外界難有介入的空間，形成通報上一個嚴重的缺口。

DSM-5 的疾病分類中特別提到「可能是臨床關注焦點的其他情況」，此診斷包括家庭養育的相關問題（如親子、手足、遠離父母教養問題等）、虐待和疏忽，雖然這些情況本身並不是精神障礙，但可能會影響並造成精神疾病的發生，這也是為什麼數十年來兒童虐待與疏忽會被認為是兒童行為異常的主要原因(Kaplan, 2014)。

✚ 兒童虐待的種類

兒童虐待方式為多重性，主要分為下列四種（衛生福利部，2016a）：

1. **身體虐待**：施虐者大部分是兒童的主要照顧者，包括父母、保母或親戚。因虐待受傷致死的兒童中，大約 70% 過去曾有受虐的跡象。身體虐待的表徵與意外受傷相似，因此一不小心就會被忽視，受虐兒身上可能有無法解釋的傷口、不合情理的延遲就醫情形、受傷時無目擊者或無法證明由意外所造成。此外受虐兒精神也可能受到傷害，影響心智與人格發育，呈現心智發育程度與行為不一致。

2. **疏忽**：常見的兒童虐待類型之一，**照顧者不加注意或忽視兒童少年生活的基本所需**，如**不提供食物**、衣物、醫療、住所、教育、情感關懷等照顧，導致兒童身心受損。大部分的疏忽兒童缺乏明確徵狀，僅嚴重、長期缺乏妥善照護的兒童比較會被發現，但依然可從兒童的身體外觀、行為、所處環境來推敲，如經常的飢餓、外觀髒亂不整潔、有異味或穿著不合、體重過輕或營養不良、嚴重皮膚病、偏差行為、上課注意力不集中、上學時間獨自在外遊蕩、同儕關係不良、住家環境髒亂、缺乏充足的食物及水、未接受國民義務教育等。

3. **性虐待**：兒童遭受性侵害、性騷擾、猥褻、調戲及性霸凌等，由於兒童尚無法理解性行為、無法表達知情同意、發育上尚未成熟到可以承受，加上性虐待帶有恐懼性、誘騙性、自覺羞恥與難以告人等特性，往往無明顯的身體表徵，因此許多受性虐待的兒童沒有被發現。受虐兒童其行為可能徵兆包括：走路或坐下有困難、抱怨生殖器疼痛、腫或癢、排泄困難、害怕上床睡覺、失眠、行為偏差、害怕某人、自殺等。
4. **精神虐待**：有責任照顧兒童福祉者，本人或准許他人對兒少施加不合常理之不當對待，導致兒少之身體發育、認知、情緒、行為或社會發展遭受嚴重的不良影響。精神虐待可分為五種類型：
   (1) 排斥、貶損：使用語言、肢體動作、表情等行為，排斥、貶損兒童，沒有顧及其基本需求。
   (2) 隔離：隔離兒童和他人溝通互動的機會，沒有顧及其正常社會互動的需求。
   (3) 威脅、恐嚇：威脅殺死、傷害、拋棄兒童，或將其最愛的人或物置於危險情境，或置兒童於恐怖的情境。
   (4) 忽視、拒絕：對兒童的互動企圖和需求無動於衷，或對兒童缺乏情緒反應，使其缺乏基本的刺激。
   (5) 誘使偏差：可能導致兒少發展自傷、犯罪、反社會等偏差行為。

施虐原因

施虐原因很多來自親子互動不良，通常父母與兒童因素皆需要考量。兒童虐待也常發生於無任何危險因子的家庭，不可因為沒有危險因子而排除兒童虐待的可能性。

1. **照顧者因素**：親子關係不佳、婚姻關係混亂、施虐者本身缺乏親職教育、婚姻失調、酗酒、童年受虐經驗、貧困、失業等。
2. **兒童因素**：早產兒、氣質上具有很需要照顧者的行為（磨娘精型兒童）、過動兒等身心障礙兒童。
3. **社會文化因素**：如不打不成器、孩子剋父母等迷信。
4. **家庭因素**：家庭成員患有精神疾病、藥癮、酗酒、人格障礙症等。

(三) 老人虐待(Elder Abuse)

老人虐待的議題不如婚姻暴力、兒童虐待受到注目，但近年由於人口老化，老年人口占總人口比率持續攀升，而逐漸受人關注。老人虐待不僅在社區，甚至醫療機構、安養中心都有可能發生，被害人涵蓋不同的種族、宗教與社經地位。受虐原因包括年齡漸增、慢性疾病纏身、認知障礙、缺乏社會支持、低收入、低教育程度、酒精成癮或物質濫用、罹患精神疾病、有家庭暴力的家族史，照顧者經濟負擔越重、對老化有負向的看法、經濟依賴老人、生活壓力越大，就越可能對老人施暴。

Xuequan (2017)研究發現，近 16%的 60 歲以上老人曾遭受心理、財務、肢體暴力、遺棄忽視、性侵等虐待，尤以精神虐待最為常見（如辱罵、恐嚇、羞辱、故意毀損財產、或是禁止他們與朋友或親人相見），在在造成老人嚴重的健康問題，如創傷、憂鬱、壓力、焦慮，並且增加了老人入住養護機構、使用急診服務、住院和死亡的風險（陳，2018）。老人虐待主要可以分成（陳，2017）：

1. **肢體虐待**(physical abuse)：包含毆打、咬傷、推撞、摑掌、踢踹等，或不適當的使用藥物、物理約束，使受害者無法自主活動、強迫餵食，以及施予各種體罰。
2. **性虐待**(sexual abuse)：施暴者可能為陌生人、照護者、家庭成員或是長照機構的其他住戶，由於被害人可能有一定程度的障礙，難以表達自己受到侵犯，因此需旁人提高警覺，必要時採取介入措施。
3. **心理虐待**(psychological abuse)：往往伴隨其他形式的虐待，可能會造成被害人產生憂鬱症狀、神經系統疾病、恐懼、生理上的疾病，嚴重甚至可能會自殺。
4. **財務濫用**(financial exploitation)：以非法或是不適當手段的使用老人的財務，包括未經同意的領取老人銀行存款、偽造老人簽名、濫用或竊取老人財務與所有品、欺騙老人簽署合約或支票、不適當行使監護人的身分。
5. **疏忽**(neglect)：加害人有照顧老人的義務，但拒絕或疏忽照顧老人，造成老人脫水、營養不良、未經治療的壓傷、個人衛生不良、疾病久未治療、危險或是骯髒的居住環境。即使老人宣稱遭受忽略，但誰有義務去照顧老人也將會是判斷上的一個困難點，導致疏忽問題在老人身上變得複雜許多。
6. **自我忽視**(self-neglect)：老人因精神或生理上的功能喪失，而無法照顧自己基本的需求。自我忽視的老人常伴隨其他形式的老人虐待。然而，自我忽視到底該不該歸類在老人虐待的一類，目前仍是眾家爭論的議題。
7. **遺棄**(abandonment)：有照顧老人義務者拋棄老人，並置之不理。

(四) 家庭內的性虐待(Intrafamilial Sexual Abuse)

大多出現在家庭功能失調、家庭與外界的界線僵化或沒有界線、保守封閉並孤立的家庭，加害人可能有著過多的控制權力或人格問題，並伴隨身體虐待、物質濫用等狀況。家庭內性虐待依加害人與被害人的關係可分為四類：父女間、母子間、兄弟姐妹間、跨代間（如祖父與孫女），其家庭特徵包括：

1. **加害人個人因素**：如酗酒、物質使用障礙、人格障礙症、缺乏社交技巧、挫折忍受力低、認知扭曲等。
2. **家庭因素**：造成家內性侵害事件的主因之一，許多出現家庭內性虐待都合併有婚姻暴力與兒童虐待問題。夫妻關係失調也是父女家內性侵害家庭中常見的現象之一，其他原因包括（衛生福利部，無日期）：
   (1) 家中缺乏監督者：如父母離異、單親、成年親屬身心障礙等。
   (2) 家庭界線模糊或錯置：親子或手足之間身體界線模糊，常一起洗澡一同入睡。
   (3) 手足之間因年紀相仿出現強迫性探索之行為。
   (4) 若家庭界線僵化：家中遵守著男尊女卑、父權至上的家庭規則，婦女與兒童往往較沒有地位。
   (5) 家中成年男性是家庭經濟之主要支持者：婦女與兒童可能被視為加害人的財產，可以自由支配與侵犯，若加害人要求性接觸，家中成員也不敢反抗甚至不敢求助。

家庭內性虐待家庭為維持家的完整性而發展一套家人必須遵守的家規，如不要表達自己的感覺和情緒、隨時自我控制、否認剛發生的事情、對自己說謊、不要相信別人或自己、不可以告訴別人，因為說了也沒人相信、要羞恥是你的錯。加害人分為三種類型：(1)憤怒報復型：為報復宣洩所以犯案後少有罪惡感；(2)情感替代型：因個人婚姻得不到滿足而犯案，會有計畫的進行，案後通常有強烈的罪惡感；(3)壓力壓抑型：因孤單、無助、於酗酒後犯案。

除了被害人與加害人外，其他家庭成員也承載著許多難以言喻的痛苦與傷害，而家庭的解組崩壞，更是家庭成員間的隱憂（衛生福利部，無日期）。家庭內性虐待最有可能導致創傷後壓力症(posttraumatic stress disorder, PTSD)，成為被害人心理創傷因素（郭，2004）：

1. **創傷的性化經驗**(traumatic sexualization)：曾經被視為性對象的物化過程會使被害人產生混淆，易發生性衝動或性錯亂。
2. **烙印**(stigamtization)：因社會對此事件會認為被害人已不是清白的，因此影響被害人的自我概念，出現低自尊、社交孤立情形。
3. **背叛**(betrayal)：被害人發現原來信賴的人變得不可靠，甚至傷害自己，因此影響其日後對他人的信任。
4. **無力感**(powerlessness)：由於施虐者利用被害人的無助、依賴作為控制的手段，當個人意願、身體重複的受到否認與侵犯時，便易升起無力感。

二、家庭暴力對被害人的影響

家庭暴力事件常造成被害人身體、心理、甚至人際關係、社會層面的影響，如失眠、焦慮、害怕、憂鬱、長期人際關係困擾，甚至於想用自殺來逃避長期的痛苦。在暴力迫害的影響下會遭到不同程度的傷害，以下分為急性期和慢性期說明：

1. **急性期**：被害人其病痛來自暴力的直接傷害，包括暴力對身體的直接傷害和各種急性精神症狀，如創傷後壓力症、憂鬱症。
2. **慢性期**：被害人經過慢性、長期、重複的暴力傷害後，會發展慢性的身心症狀，如精神萎靡、心情低落、行為退縮、慢性倦怠、睡眠及飲食障礙等狀況，除身體傷害外，過大的精神壓力會扭曲自我及自尊，使被害人感到自我概念和尊嚴喪失，進而失去信任感和自信心。

三、家庭暴力的迷思

「具有高學歷與高知名度的政治人物遭前男友家暴！」家暴新聞曝光後，網路上充斥各種鼓勵與嘲諷的留言，例如「為什麼她不跑？」「為什麼不直接分手？」「心甘情願受的吧！」「知道他會家暴怎麼還跟他交往？」可見家暴事件頻傳，社會觀念雖有進步，但人們對家暴仍充滿迷思（圖 23-2）。

迷思 1 家暴力不常發生，即使發生也不會惡化
錯！許多家暴因「面子」和「家醜心結」而未公開，實際發生數量遠大於報案數

迷思 2 家醜不可外揚，家暴不能告訴別人？
錯！家庭暴力已屬社會犯罪行為，唯有尋求協助，才能避免暴力情形惡化

迷思 3 被害人只有女性，施暴者必然是男性
錯！雖被害人多是女性，但男性也會受害，且男性往往因面子問題而難以啟齒

迷思 4 結婚可以改善一個施虐者的暴力行為
錯！婚前若已有暴力情形，婚後通常不會有所轉變，暴力行為往往更是變本加厲

迷思 5 施虐者沒有能力改變或控制暴力行為
錯！只要施虐者願意接受治療，能學習新的行為模式用來解決問題，就可有效改善

迷思 6 施虐者有精神病且對自己的暴力常是樂在其中
錯！施虐者的身心狀況與常人無異，且施暴後常後悔，但不經治療無法終止其暴力行為

迷思 7 為了給孩子一個完整的家，就是虐待也要忍耐
錯！光是目睹暴力，就足以對孩子造成巨創，忍耐絕非受益，孩子通常只是另一個被害人

圖 23-2　家庭暴力的迷思

23-3 家庭暴力防治

一、醫療服務

當家庭暴力發生，緊急狀況時被害人可以透過撥打 110 報案求助，一般狀況可撥打 113 保護專線，或利用關心 e 起來網站，選擇 113 線上諮詢服務。醫療單位在家庭暴力防治經常扮演第一線發現個案的角色，提供醫療服務包括緊急醫療處置與轉介，並於 24 小時內通報當地家庭暴力暨性侵害防治中心。醫療體系在家庭暴力防治上扮演的角色和功能包括：

1. **處理被害人身心危機**：24 小時緊急醫療服務，**首先應確保受害者的安全與隱私**，視需要會診相關科別、提供隱密診間，避免二度傷害，其他還有診斷驗傷、療傷、詳細病歷記載、應被害人要求開立驗傷診斷證明書、危機處理、提供情緒支持、心理治療等。

2. **與警政、社工等其他醫療團隊合作提供服務**：如社工人員全程陪伴協助被害人就醫、協助向社會局或中央健保署申請醫療補助、協助轉介至精神科或福利機構作緊急安置、庇護。

3. **提供家庭暴力防治三段預防服務**：
   (1) 初級預防：根據一般家庭所提供的家庭暴力（如婚姻暴力、老人虐待、兒童虐待、家庭內性虐待等）相關訊息，消除社會對家庭暴力的錯誤概念，強調家庭中的暴力是一犯罪的行為，並提供家庭暴力防治法的教育，幫助一般民眾對家庭暴力相關法律的認識，以共同監督類似事件的發生。學校教育亦要加強兒童相關知識，以提高其自我保護和尋求協助的能力。
   (2) 次級預防：針對有家庭暴力的家庭提供情感支持，並強化其社會支持系統，提升家庭處理壓力的能力。可由社區或學校中發現個案，提供協助，例如鼓勵家庭暴力中家庭成員加入支持性團體，以宣洩情緒、獲得社會支持、相關因應知識，或參加相關親職教育的課程，增進父母的親職技巧。
   (3) 三級預防：針對高危險群父母提供個別性的諮商，提升其解決問題的能力，改善受困的感受。

二、法律協助

家庭暴力被害人可以依法向法院提出保護令申請，保護令的作用為保護被害人不受加害人的傷害，並對加害人的行為加以約束，在刑事制裁之外，提供另一種法律的保障。保護令可分為緊急保護令、暫時保護令、通常保護令，核發內容包括禁止令（禁止施暴令、禁止接觸令）、遷出令、遠離令、酌定物品使用權、暫定親權、暫定探視權、給付令（給付扶養費，給付醫療、輔導、庇護所或財務損害等費用，命相對人完成加害人處遇計畫，命相對人負擔被害人的律師費用）、禁止相對人查閱被害人及受其暫時監護之未成年子女相關資訊、其他必要之命令（命其他保護被害人、目睹家庭暴力兒童及少年或其特定家庭成員之必要命令）等。

三、治 療

被害人因家庭暴力而出現情緒問題是普遍的現象，來自周遭環境的即時關懷可幫助被害人情緒紓解，創傷情緒多可在數月內平撫。然而未獲得足夠資源或心理創傷嚴重的被害人，症狀可能隨時間變得更糟，短時間可能出現暴怒、失眠等急性壓力症狀，長期下來則可能演變成創傷後壓力症，若被害人成長過程受家庭暴力的影響，則可能發展為人格障礙症或解離症，以及物質使用障礙症。大多數被害人在接受心理治療後，症狀都可獲得明顯改善，但要是單以心理治療無法使症狀獲得緩解，亦可使用藥物治療。創傷後壓力症、憂鬱症經常使用的藥物包括情緒穩定劑、抗憂鬱藥物、鎮定劑及抗焦慮藥物等（衛生福利部，2016b）。

兒少保護小組

兒少保護是由醫院中一群熟悉兒少虐待與疏忽的專科人員所組成，包括醫師、護理師、社工人員，當兒少保護事件發生時，提供醫事人員諮詢、受虐兒少的評估、醫療、照顧與支持。由於兒童虐待原因多重、傷勢複雜、身心受創，照顧者隱匿，使醫療團隊無法得到正確的病史，造成診斷困難，加上多數醫療人員不熟悉法律，種種因素造就兒童虐待的低通報率，因此藉由兒少保護小組整合醫院內部跨專科的專業人員共同診察，能強化受虐辨識及提供後續身心治療，並連結社區防治網絡，如警察局、社會局、家暴防治中心、檢調機構、兒童保護團體等，達到保護兒少的目的。

資料來源：衛生福利部(2016a)．*兒少虐待及疏忽：醫事人員工作手冊*．衛生福利部。

23-4 護理過程

一、健康問題

護理師根據家庭評估所收集的資料，而整理成家庭問題相關的健康問題，與家庭有關者（表 23-1）。

表 23-1　家庭暴力常見健康問題

生理層面	心理層面
1. 潛在性危險性損傷／與外在人為因素之暴力行為有關 2. 急性疼痛／與物理性傷害物質有關 3. 皮膚完整性受損／與家庭暴力而造成的身體構造的侵入有關 4. 睡眠型態紊亂／與家庭暴力引起的焦慮、憂鬱、害怕有關 5. 組織完整性受損／與家庭暴力行為引起的機械性、化學物質有關	1. 焦慮／與自我概念受威脅、壓力、需要未滿足、生活重要價值觀或目標在潛意識中起衝突、出現情境或成長的危機有關 2. 潛在危險性對自己或對他人暴力行為／與童年受到性虐待、目睹家暴有關 3. 身體心像紊亂／與家庭暴力所造成的創傷或傷害有關 4. 潛在危險性照顧者角色緊張／與出現虐待或暴力有關 5. 照顧者角色緊張／與照顧者和受照顧者間關係出現虐待或暴力有關 6. 特定的抉擇衝突／與個人價值體系受威脅、多種或分歧的訊息來源、缺乏相關訊息有關 7. 無效性因應能力／與對因應能力自信不足、高度威脅、情境或成熟上的危機、可獲得的資源不足有關 8. 否認行為不當／與出現虐待或暴力、社會烙印有關 9. 長期性低自尊／與家庭暴力或亂倫有關 10. 性功能障礙／與心理社會方面的虐待、身體上的虐待有關

表 23-1 家庭暴力常見健康問題(續)

社會層面	靈性層面
1. 家庭運作過程紊亂/與家庭社會地位或經濟變更、發展或情境危機有關 2. 親職功能障礙/與照顧任務複雜、父母缺乏照顧技巧、社會支持、孩童個別問題或氣質有關 3. 潛在危險性親職功能障礙/與婚姻衝突、受虐經驗、經濟困難、父母缺乏照顧技巧、孩童個性不合或氣質有關 4. 社交互動障礙/與家庭暴力引起的自我概念紊亂有關 5. 危害性家庭因應能力/與照顧者相關人員採取適應方式不協調、家庭成員產生極大分歧有關 6. 家庭運作過程失常/與不當因應技巧、酒精使用障礙與拒絕治療有關	1. 無望感/與長期壓力、被遺棄有關 2. 無力感/與人際間互動、無助的生活型態有關 3. 潛在危險性心靈困擾/與低自尊、不良的人際關係、身體或心理的壓力有關

二、基本輔導技巧

(一) 家庭暴力被害人

1. **不要責備被害人,應協助被害人得到更多可利用之資源**:被害人並非有被虐性,而是因長期處於受暴環境中,逐漸失去改變的動力;又因長期依賴施暴者,或擔心施暴者對其他家人不利,才停留在暴力關係中,因此要多了解其選擇原暴力關係的原因,並多提供資源協助之。
2. **導正被害人應為施暴者的暴力行為負責任的錯誤觀念**:幫助被害人認識愛和暴力在自己的家庭中是同時存在的,不要因自己深愛施暴者而形成錯誤認知,以為是自己造成對方的暴力行為,需教育被害人,暴力行為即使在親密關係或家庭中亦不被允許存在的,這是犯罪的行為(葉,2002)。

3. **家庭暴力的處理重點：**
   (1) **勿再以言語刺激對方，火上加油**。
   (2) **保護自己**的頭、臉、頸、胸和腹部。
   (3) 大叫救命，使鄰居、親人能及時趕到。
   (4) **盡快脫逃**到親友、鄰人或庇護中心。
   (5) **撥打 110 報警或 113 求助**，求助警察阻止施虐者施暴，並護送受害人到醫院或庇護中心。
   (6) **向家庭暴力防治中心求援**：24 小時專線服務，可提供「緊急救援」、「診療」、及「緊急安置」等服務。
   (7) **驗傷**需拿甲種驗傷單，並以照片為證。
   (8) 到警察局**備案**、作筆錄。
   (9) **保留證物**，如驗傷單、凶器、遭破壞的衣物。
   (10) 司法人員到達前，須維持暴力現場原狀以保留證據。

(二) 婚姻暴力

1. **同理、接納、傾聽**：耐心面對受虐婦女的防衛心，尊重當事人有表達其激動或是錯誤觀念的權利。
2. 謹守助人倫理：保密是必要且重要的，因受虐婦女有「家醜不可外揚」的觀念，一旦她願意求助，須提供安全感。
3. 助人者須了解自我限制，把焦點放在支持和增加被害人的內在力量和**資源的提供**，提升其自我保護、自我照顧的能力，並增加自我了解及解決問題的信心。
4. 足夠的敏感度：當受虐婦女出現**矛盾和壓力**時，助人者須敏感的**覺察和協助處理受虐後的恐懼**、罪惡感或羞恥感。

(三) 兒童虐待

諮商者須評估受虐兒童的個別氣質、施暴父母與兒童的互動情形、受虐兒本身的偏差行為狀況才可決定治療方針與計畫（李，2004）。

(四) 家內性虐待

1. 建立信任感：一般個案會出現逃避、退縮、甚至否認的態度，並表示自己已經走出陰影，且因家內性虐待經驗使得個案早已瓦解其對人的信任感，因為信任感並不容易建立，所以提供其面對恐懼的情感支持是很重要的。

2. 幫助個案回憶、描述過去、面對家內性虐待發生的事實，再次面對創傷，去除不佳的防衛機轉。
3. 面對極度羞愧感的個案，會談中要有彈性，避免僵化。
4. 治療方式可合併個別和團體治療，透過個別治療可建立信任感；而透過團體治療可提供成員彼此分享相似的經驗，以打破祕密、面對、承認家內性虐待。
5. 有關寬恕議題須溫和、漸進的進行，不要催促個案去寬恕加害人，最重要的是從心底真正的原諒，並且不是所有的加害人都可以被原諒的（嚴，2002）。

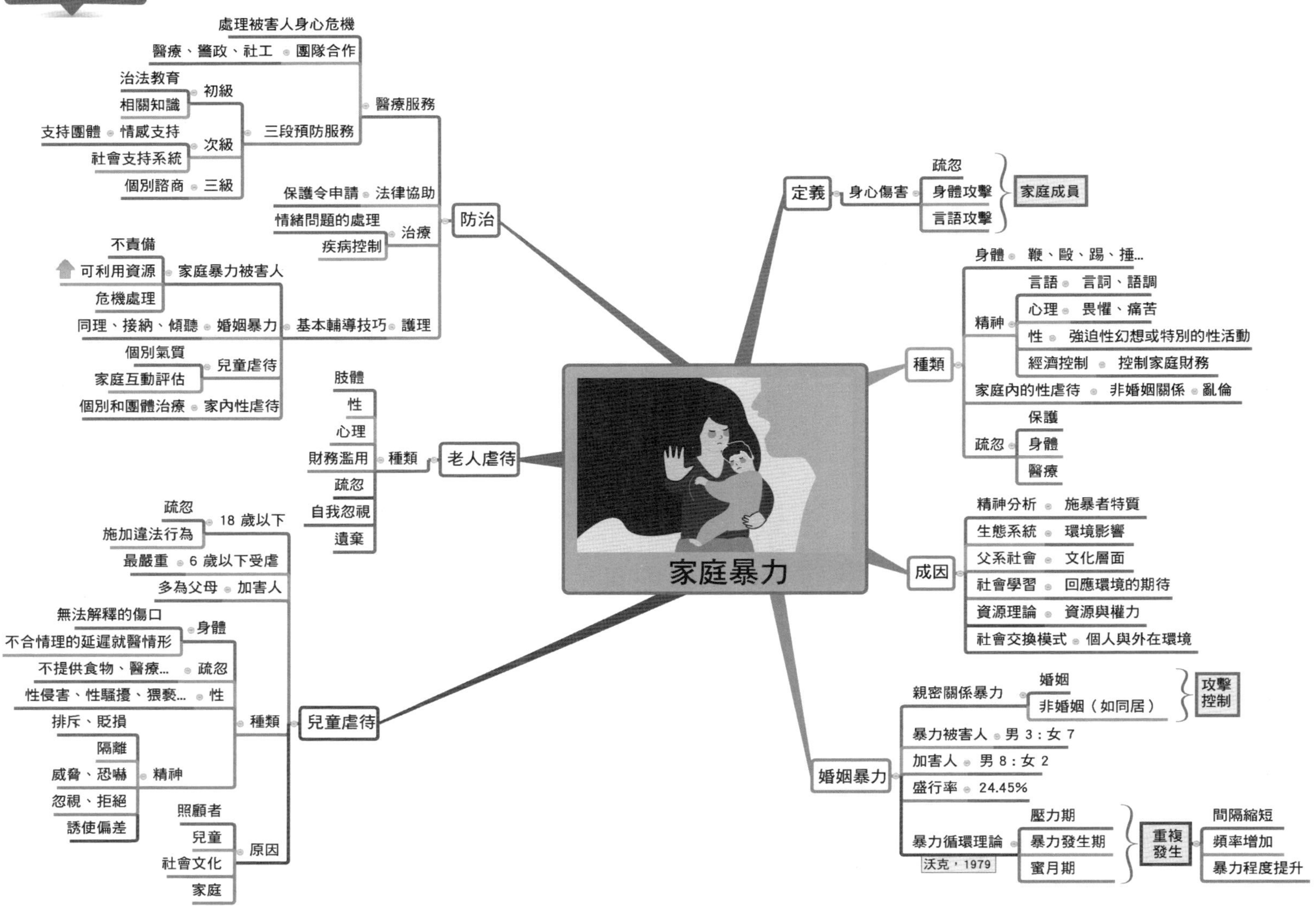
心智圖
家庭暴力
定義
身心傷害
疏忽
身體攻擊
言語攻擊
家庭成員
種類
身體
鞭、毆、踢、捶…
精神
言語
言詞、語調
心理
畏懼、痛苦
性
強迫性幻想或特別的性活動
經濟控制
控制家庭財務
家庭內的性虐待
非婚姻關係
亂倫
疏忽
保護
身體
醫療
成因
精神分析
施暴者特質
生態系統
環境影響
父系社會
文化層面
社會學習
回應環境的期待
資源理論
資源與權力
社會交換模式
個人與外在環境
婚姻暴力
親密關係暴力
婚姻
非婚姻（如同居）
攻擊
控制
暴力被害人
男 3：女 7
加害人
男 8：女 2
盛行率
24.45%
暴力循環理論
沃克，1979
壓力期
暴力發生期
蜜月期
重複發生
間隔縮短
頻率增加
暴力程度提升
兒童虐待
疏忽
18 歲以下
施加違法行為
最嚴重
6 歲以下受虐
多為父母
加害人
種類
身體
無法解釋的傷口
不合情理的延遲就醫情形
疏忽
不提供食物、醫療…
性
性侵害、性騷擾、猥褻…
精神
排斥、貶損
隔離
威脅、恐嚇
忽視、拒絕
誘使偏差
原因
照顧者
兒童
社會文化
家庭
老人虐待
種類
肢體
性
心理
財務濫用
疏忽
自我忽視
遺棄
防治
醫療服務
處理被害人身心危機
醫療、警政、社工
團隊合作
三段預防服務
初級
治法教育
相關知識
次級
情感支持
支持團體
社會支持系統
三級
個別諮商
法律協助
保護令申請
治療
情緒問題的處理
疾病控制
護理
基本輔導技巧
家庭暴力被害人
不責備
可利用資源
危機處理
婚姻暴力
同理、接納、傾聽
兒童虐待
個別氣質
家庭互動評估
家內性虐待
個別和團體治療

學習評量

1. 有一位頭部外傷，全身可見新舊瘀傷的 5 歲兒童，由其母帶來急診室就醫，但其母神情淡然好像不怎麼嚴重，詢問下表示是小孩愛玩自己弄到，此時急診護理師的處理態度，下列何者為非？(A)積極處理頭部外傷，至於患童家的管教態度則不便干預　(B)此兒童可能為被虐兒童，應問明受傷原因　(C)同理此兒童的情緒感受　(D)可轉介社工室或兒童保護機構，進一步了解。
2. 一名國小 3 年級的男童，三度被貪玩的 26 歲母親關在租屋套房，沒洗澡，撿垃圾桶裡的泡麵調味油包泡水填飽肚子，直到身體發臭被老師發現。上述情形屬於下列何者？(A)兒童虐待　(B)兒童疏忽　(C)兒童暴力　(D)兒童剝削。
3. 針對家庭暴力，護理師的治療性措施，下列敘述何者正確？(A)長期治療目標是警覺和治療被傷害的病人　(B)護理師只需執行特別評估，有關保護證據是法警的任務　(C)當懷疑病人受暴時，護理師首要應確定病人的安全及隱私　(D)並無明確法律規定，健康照護者必須報告懷疑或現存的受暴事件。
4. 小威來自暴力家庭，從小看父親毆打母親，發誓以後決不會做一個會打老婆的人。這次求助因為小威和妻子新婚一年，妻子控訴小威打人，半威脅下半請求下，才把小威帶來求助，護理師該如何以家庭系統理論解釋小威的行為？(A)家庭投射過程　(B)負向回饋過程　(C)家庭權力劃分　(D)代際間傳遞過程。
5. 住院病人辜太太，長期於反覆的家暴中受盡折磨，辜太太表示夫妻爭吵是難免，不斷要求出院回家，請問在護理師首次接案時，下列輔導技巧何者較適切？(1)耐心面對辜太太的防禦心，傾聽訴說 (2)應明顯立即面質辜太太的防禦心 (3)護理師將焦點放在支持與增加資源的聯結 (4)覺察辜太太之矛盾與壓力。(A)(1)(2)(3)　(B)(1)(3)(4)　(C)(1)(2)(4)　(D)(2)(3)(4)。
6. 5 歲的小欣被愛上網咖的父母親獨自留在家裡 3 天了，被發現時只有桌上放一瓶水和一些零食。較屬於下列何項家庭暴力？(A)身體虐待(physical abuse)　(B)疏忽(neglect)　(C)心理虐待(emotional or psychological abuse)　(D)管教不當(inappropriate discipline)

參考文獻

掃描對答案

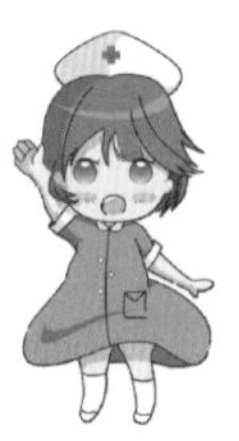

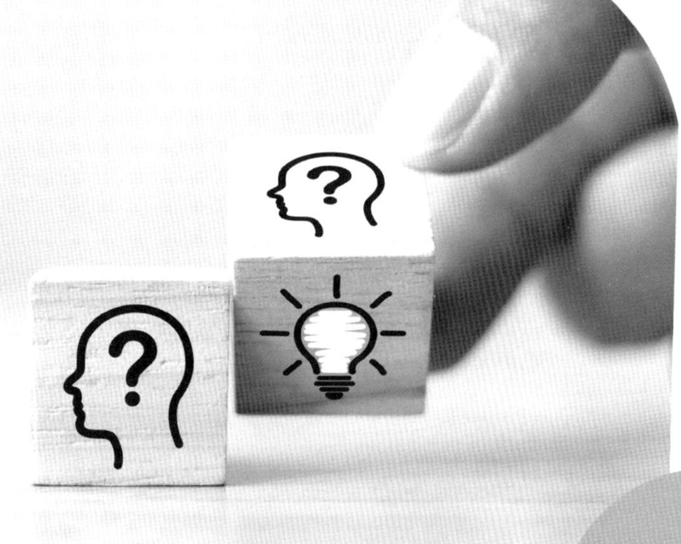

編著：徐瑩媺

精神科病房常見特殊事件及護理

本章大綱

前言 

社會的快速變遷加上大量資訊的流通，使得現代人承受越來越多的壓力，當這些壓力累積到極限無法紓解，就會形成個人危機。不幸的是，有些人常以暴力行為或自殺來獲得壓力的解脫。暴力行為泛指對他人或物品的傷害及損毀，而自傷及自殺行為雖同樣是指對個體身體的傷害，但對象為個人。攻擊行為的成因是生物學缺陷、心理壓力及社會環境因素互動後的複雜結果，目前仍無法以單一因素來解釋攻擊行為。

精神科病房的意外事件泛指發生於就診病人、家屬或院內工作人員之潛在性危險或不幸事件，一般需報告的意外事件有暴力、自殺、跌倒、給錯藥及針扎等。而精神病人因病情的影響，除了可能發生上述的意外事件之外，更常發生有別於一般病房的特殊事件，如攻擊行為，在在考驗著護理師的危機管理能力。

24-1 危機管理

一、危機的定義

(一) 壓 力

壓力的定義

壓力與危機彼此互相關聯，卻完全不相同。壓力是人體對外界刺激所做出的反應，是生活中所必須的，無正負或好壞之分，但會對人體造成正向及負向的影響。引發壓力的刺激源包括生理、心理、社會、精神層面，當個體對壓力無法作良好的調適，將出現個人適應不良(ineffective individual coping)症狀，如日常生活無法自理、角色扮演不恰當、生氣、冷漠、退縮、哭泣、健忘、無助等，若這些症狀沒有得到改善，有時可能會引起更大的問題，如低自尊、失業等，而形成危機。

壓力因應

身體適應壓力的方法如下：

1. **神經傳導物**：釋放於突觸間隙溝通，聯絡不同神經元，而促成思考及行為動作。
2. **自主神經系統**：透過交感神經的作用，使心跳和血壓上升、抑制消化腺分泌、興奮腎上腺等，進入戰鬥或逃跑(fight or flight)狀態，以因應危險。副交感神經負責身體的休息和消化等功能，包括降低心跳和血壓、增加消化腺分泌等，與交感神經互補。

3. **內分泌系統**：長期壓力的生理反應由內分泌系統執行，其中**下視丘－腦下垂體－腎上腺軸**(hypothalamic-pituitary-adrenal axis, HPA)**的改變是個人面臨壓力源時主要的調節系統**，參與應付緊急狀況、軸調節身體活動（如消化、能量消耗等）。面對壓力時，身體反應主要由下視丘產生，但是**情緒感受則和邊緣系統和前額葉大腦皮質的改變有關**。

(二) 危機的特性

危機是指個體無法以慣用方法解決問題時所產生的混亂反應，危機不是疾病，而是一種暫時失衡的狀態，超越個人能應付的能力；相對的，危機也可能是轉機，成為生活中的挑戰，提供學習成長的機會。赫曼(Hermann) 1969 年提出危機的發生必須具備三個條件：(1)個體感受到威脅，並意識到危機會阻礙其發展；(2)個體了解到如果不採取行動，情況將會惡化，終致無法挽回；(3)面對的是突發狀況。危機具有下列特性：

1. **階段性**：分為警訊期、預防／準備期、遏止期、恢復期與學習期等時期。
2. **不確定性**：包括狀態的不確定、影響的不確定、反應的不確定等，對個體立即應變而言是一種極大的挑戰。
3. **威脅性**：危機會威脅個體基本價值或目標，威脅性的強弱端視個體認知、可能受到損失價值的大小而定。
4. **時間緊迫性**：危機突然發生時，個體必須在時間壓力、資訊不全、溝通困難等複雜狀況下，立即對作出適當的決策。
5. **雙面效果**：危機可能是危險，也可能是轉機，同時帶來負面與正面效果。

(三) 危機的分類

成熟性危機(Maturational Crisis)

成熟性危機是個體成長中必經的過程，是內生性、可預期的危機，若個體在發展過程中無法完成其發展任務，即形成危機。艾瑞克森(Erikson)的心理社會發展理論將人生分為八大階段，每個階段都有必須完成的任務，當個體無法達成該任務，便會形成發展危機（表 4-2）。

情境性危機(Situational Crisis)

生活情境導致壓力事件，威脅個體身心靈、社會完整性，致使危機發生。情境性危機為外生性的危機，具有隨機性、突然性、意外性、震撼性、強烈性和災難性等特性。與成熟性危機不同的是，情境性危機並不一定會發生於每個人身上。情境性危機又可分為兩種：

1. **可預期的情境性危機**：外在環境威脅到個體身、心、社會平衡，造成角色改變、與他人關係改變，在調適期間產生壓力而形成危機，如未婚懷孕、失業、生病、離婚、失業等。
2. **不可預期的情境性危機**：為個體無法預期的偶發事件，主要是自然因素或人為因素造成，如地震、水災、火災等天災，以及性侵害、車禍、戰爭、謀殺等人禍。

二、危機的發展過程

卡普蘭(Caplan)的危機理論將危機的形成過程分為四個階段：

1. **前奏期**：個體暴露於特定壓力事件下，因而感到焦慮，並影響生活，但可用慣用的因應方法解決，若無法解決，則進入下一期。
2. **焦慮升高期（紊亂期）：因應方法無法解決問題**，威脅持續存在，個體思考僵化、功能變得紊亂，生理上的不適及焦慮持續升高，社會適應功能衰退，可能採取壓抑、否認、合理化、外射等防衛機轉。
3. **求助期**：當嘗試錯誤的問題解決方法失敗後，會尋求外在的支援，若問題解決則情緒可恢復穩定。
4. **危機期**：問題仍未解決，焦慮升高到嚴重程度，致使人格崩解、行為退縮、不與人接觸、自殺或精神障礙。

三、危機處置(Crisis Intervention)

危機處置是為了協助個案避免危機所帶來的威脅，針對危機所做的處理措施與因應模式，目標在於幫助個案因應目前的情境，有效率的解決眼前的問題，而非過去的不適應或創傷經驗，並增強其因應技巧，提供化解壓力的新方法，恢復個體心理平衡。

(一) 評估危機狀況

危機處理首先要了解個案狀況，蒐集資料，評估個案對危機中壓力事件的理解與感覺，以便在短時間之內掌握危機狀況。

1. **了解壓力事件的性質**：如產生的原因、嚴重度、影響的範圍、過程、持續時間。
2. **確認壓力對個案造成的威脅**：評估個人在生理、角色及人際的變化，以了解事件對個人的影響。
3. **評估個案對壓力的認知**：了解個案面對壓力事件的反應行為、因應與防禦機制。
4. **評估不適應及壓力症狀出現的時間**：以便了解壓力與生活事件的關係，才能對壓力有更深入的了解。
5. **注意會談的主題**：鼓勵個案訴說目前的情緒、想法，當前個案所關心的議題可能與潛伏在其心底的壓力事件有關。

(二) 危機處置的方式

卡普蘭認為，**危機發生後 4~6 週是個案心理最容易受傷，但也是最能接受幫助的時期**，因此危機處置最好能以 4~6 週為原則。處理危機時須了解危機事件的本質及對個案的影響。Shields 依處置的複雜度，將危機處置由低到高分為四個層次（圖 24-1）：

1. **環境安排**(environmental manipulation)：改變個案周遭環境、人際環境，加入新的資源或移除危機環境，形成新的社會支持系統，以解除其壓力與危機，例如安置受虐兒童至適當的場所。

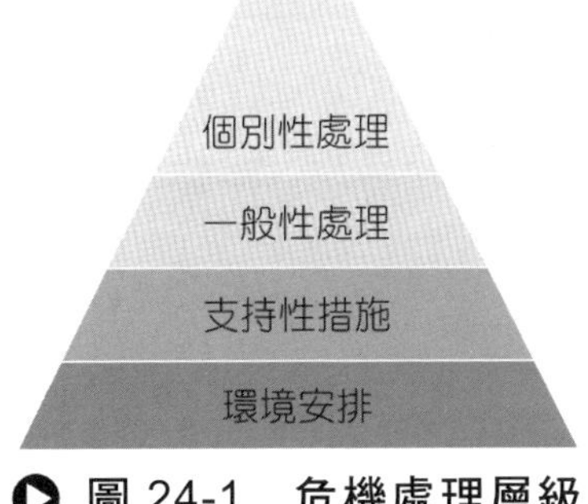

圖 24-1　危機處理層級

2. **支持性措施**(general support)：**護理師透過治療性溝通技巧**，如**溫暖**、真誠、接納、關懷、同體、再保證的態度，傳達對個案的支持，協助個案度過危機。
3. **一般性處理**(general approach)：短時間內協助大量個案或群體解決其面臨的危機，例如協助急診大量病人、天災受害者表達其現在感受、哀傷處置、實際理解危機事件、提高自尊，以面對困境。
4. **個別性處理**(individual approach)：針對個案的特殊問題給予獨特性的處置，例如修正個案對危機的認知、恢復心理安全感、**恢復與運用有效的因應方式**等。

(三) 危機處置的技巧

危機處置以立即介入為原則，重點在解決困擾，而不是投入長期的心理治療、企圖改變個案的生活或人格。護理師介入處理時危機時，可運用以下技巧（李，2003）：

1. **宣洩**(catharsis)：提供安全與接納的環境，**讓個案能表露與討論**由危機事件所引起但不被社會接受或受創過深難以分享的**感覺、想法與行為**，以釋放與減輕壓力。
2. **澄清**(clarification)：在個案自己談事情的過程，護理師適時地予以辨明，協助個案認清問題所在，澄清、修正自己的認知、感受。
3. **稱讚**(praise)：支持個案的自尊，在治療中同意或稱讚個案的正向行為或進步，一增強其行為、成功經驗。
4. **再保證**(reassurance)：透過個案對護理師的信賴，針對個案的疑慮、診療相關問題予以再保證，提供治療照護的希望與目標，以減輕個案的懊惱，加強其信心。

24-2 暴力事件

一、暴力的定義

由於暴力(violence)只是事件發生的結果，所以為暴力下定義並不是件容易的事。有些學者認為暴力是一種溝通的方式、表達情緒的方法，用來傳遞訊息、達成訴求，不一定會造成破壞；另一群學者則認為暴力行為是為了個人的利益或需求而採取的激烈、不適切的言語或肢體行動。總括而言，當一個人面臨壓力又無法適當地解決問題時，會產生不安與挫折的感受，而緊繃的壓力感又有向外宣洩及釋放的需要。當宣洩的需要繼續增強，超出自己能承受的範圍時，個人便會失控造成傷害。

社區中的許多暴力行為是發生於家庭之中，根據 Swanson (1993)在社區的一年研究中發現，一般人的暴力發生率約為 3.7%，其中男性攻擊者為 5.29%，女性攻擊者為 2.9%，男性約為女性的 2 倍，年輕及低社經地位者較易有暴力行為，且物質使用障礙者較其他人更顯著地使用暴力，受暴者多為婦女、孩童及老人。不少針對住院病人之研究指出，大部分的重症病人並不具有暴力行為，但合併有物質使用障礙或邊緣型人格障礙的個案，因其衝動性較高，發生暴力的情形也較多。賴等(2014)指出，醫療場所工作人員所遭受的暴力威脅多來自於病人、家屬或訪客，尤以精神病房發生暴力事件的次數最為頻繁，事件起因大多是病人本身的疾病所引起，**受害對象主要為護理師**，暴力行為往往是由於病人反抗較具權威性格的醫療人員，而產生不合作、不友善的態度，或使用武器攻擊等。

暴力行為依嚴重程度分為下列三種方式：

1. **言語攻擊**：包括口頭謾罵、叫囂或口頭威脅等行為。
2. **物體攻擊**：攻擊物品，指對於家具或物品採取敲打、推撞及損毀等行為。
3. **身體攻擊**：攻擊人身，指對於他人採取**踢**、**打**、**推撞及咬傷**，或使用武器威脅攻擊的行為。

醫療護身術是由一群護理師創立，教導醫護人員如何防身、避免醫療暴力，有興趣讀者可以上他們的粉絲團逛逛。

醫療護身術粉絲團

二、暴力的導因

一般將暴力事件的導因分為生物、心理及社會因素：

生物因素

1. **基因構造**：異常的染色體結構，如具有 YY、XXYY、XXY、XYY 等染色體型態者，較具暴力傾向，尤其呈現 XYY 單細胞染色體系統排列者更為明顯。

2. **遺傳**：孿生子研究中發現，雙胞胎的反社會行為有很高的一致性，且同卵雙胞胎高於異卵雙胞胎。家族研究也顯示，若父母具有反社會行為，則孩子有很高的反社會型人格特質。
3. **腦及神經功能損傷**：具有暴力行為的個案，大多數曾經有腦部損傷或腦部器質性病變，或曾於生產過程中腦部受損傷，及兒童期發生高燒性痙攣、腦膜炎等。許多暴力與神經障礙可被視為思覺失調症的一種形式，且暴力也常常在逐漸惡化的病人身上見到。
4. **癲癇及相關障礙**：顳葉型癲癇的病人與暴力行為有很高的相關性，平均約有1/3~1/2的顳葉型癲癇病人具有暴力攻擊行為。
5. **酒精及藥物使用**：暴力行為與早期酒精、物質使用障礙症及反社會行為有關。Crosz等人(1994)與Swanson (1993)皆認為酒精使用障礙者有較多的暴力行為，乃因物質使用或腦部病變使病人失去衝動控制力及判斷力，而發生暴力行為。

心理因素

1. **心理分析學說**：佛洛依德(Freud)認為暴力傾向及行為是一種本能驅力，攻擊與自我功能間有密切的關係，但暴力行為的出現，不只是本質上的破壞，也同時受發展過程及學習的影響。
2. **心因性理論**：個案早期與父母親互動的經驗及發展可能引發暴力行為。早期親子關係的剝奪，如父母經常不在、忽略小孩或虐待小孩，以及過度滿足小孩的需要，會干擾小孩想像力與思考能力的發展，形成衝動控制的障礙，使超我薄弱、缺乏自我約束力，而顯現出衝動暴力的行為。
3. **家庭與心理發展**：經常虐待小孩的父母，其在幼年時常有被虐待的情形，一方面是學習到暴力行為，一方面可能是由於飽受挫折後的攻擊行為。

社會因素

1. **社會階層**：社會階層低會造成物質上及精神上的剝奪，而容易造成暴力的傾向。
2. **社會學習理論**：認為攻擊是一種學習來的行為，家庭角色模範、社會或傳播媒體均是模仿學習的對象。若於孩童時期常見父母以暴力處理問題或發洩情緒，成長後會學習以攻擊行為來壓制別人。
3. **情境因素**：吵雜、擁擠的精神醫療院所容易引起精神病人的暴力行為，除了環境上的不舒適之外，也可能導致病人誤解所處的情境。

三、護理過程

(一) 護理評估

暴力行為的危險因子

評估個案是否有暴力行為傾向，可以使護理師提前做好防範，以預防暴力行為的發生、所造成的傷害。在精神科病房中，個案的暴力危險因子包括：發病年齡較輕、**年齡較輕**、**精神症狀急性期發作**、**入院前曾出現暴力行為**、入院時呈現攻擊意念或攻擊姿態、過去長期有衝動或不可預測之行為、用藥劑量較高、情緒高昂、說話大聲、眼神怪異及焦躁不安、活動量增加及全身肌肉緊張度增加、出現攻擊行為（如口頭攻擊及拍打門窗玻璃等）。

暴力行為的評估項目

1. 個案過去暴力行為發生的情境、當時個案意識狀態。
2. 個案所採用的方式。
3. 可能引發個案暴力行為的情境。
4. 個案發生暴力的徵兆。

(二) 護理目標及措施

暴力行為發生時的緊急處理

用以確保個案、他人及工作人員與環境之安全。

1. 了解個案以往暴力行為之原因、徵兆及方式，以便事先預防。
2. 傾聽及同理個案之憤怒感受，尋求發生暴力行為的導因，勿激怒個案。
3. **移除個案身上及周圍的危險物品，以防個案作為攻擊的器具**。
4. 建立一無威脅性及安全的會談環境，預留可快速離開的出口。
5. 給予個案適當、明確的指引及限制。
6. **對於個案做任何處理前，需先向個案說明原因及處理方式**。
7. 鼓勵個案以不傷害自己及他人的方式發洩攻擊的衝動。
8. **適度保持安全距離，約一個手臂以上之距離**。
9. **對於有暴力行為的個案，避免單獨與之接觸，應尋求人力支援**。

10. 保持冷靜迅速的態度，**疏散其他個案及家屬離開危險區**。
11. 密切觀察個案言行，待個案情緒較穩定時，可再與之會談。
12. 若需強制約束，可於人力充足時，由現場資深人員指揮一同進行約束或施打針劑。
13. 詳細記錄暴力行為發生的時間、地點、方式、處理過程及結果，並填寫意外事件報告表。
14. 若個案之暴力行為導致物品之損壞，需告知並聯絡個案家屬賠償。

約束及監護

1. **目的：**
   (1) **使個案的暴力或自傷行為不影響到其他病人或傷害自己**。
   (2) 使個案能暫時穩定情緒，接受醫護人員的診察及治療。
2. **身體約束的種類**：包括監護、肢點及軀幹的約束，後者又分為：
   (1) 兩點式：約束任兩個肢體。
   (2) 三點式：約束任三個肢體。
   (3) 四點式：約束所有肢體。
3. **約束及監護的規則：**
   (1) 約束及監護需要臨床判斷，只能用來保護個案、他人及嚴重干擾治療環境之情況，個案的行為是決定的因素。
   (2) 個案拒絕治療或留在急診室觀察，除有安全威脅外，均不能構成約束個案的正當理由。
   (3) **不能將監護及約束用來當作懲罰個案的工具**。
   (4) **必須有醫師醫囑**，開出醫囑前，醫師必須先觀察及評估個案之狀況。
   (5) 在緊急狀況下，可由護理師先給予個案暫時約束或監護，再通知醫師來複查個案情況。
   (6) **疏散現場圍觀者、清除所有可能造成危險的物品，如梳子、皮帶及火柴等**。
   (7) 在監護及約束時，盡量避免造成個案身體上的不舒服；發生火災或其他緊急情況時，工作人員能很輕易地解除監護及約束。**對酒精中毒者最好採平躺方式約束，以防嘔吐造成吸入性肺炎**。
4. **約束的程序：**
   (1) **請求支援，至少由 5 人共同執行**。

(2) **向個案及家屬解釋給予監護及約束的需要。**

(3) **約束時，須持續與個案對談，告知執行目的**，以減少其不安及反抗，並要注意約束用具的堅固性，但切忌太緊。

(4) **將所有的約束用具置於易於觀察的狀態，約束帶需綁於床架上，勿綁於床欄杆上。**

(5) **值班護理師至少每 15 分鐘評估一次個案的情況，如病人的言行反應、生理需求、脈搏及呼吸**，若情況特殊需密切觀察，探視時間可以縮短。假若個案不宜解除所有的約束，則每隔 2 小時輪流鬆綁四肢 5 分鐘。

(6) **注意約束的鬆緊度**、身體的活動、約束部位的膚色、腫脹、脈搏及一般狀況，針對評估採取適當的處理。另外亦需注意個案的營養、個人衛生、排泄及活動。

(7) **必要時陪伴、保護個案**，免除因自我傷害、或他人行為及環境因素所帶來的傷害。

(8) 詳細交班，使下一班護理師能明瞭個案的變化，並給予持續性及治療性的處理。

右方影片教授磁扣約束帶的使用法，其他約束帶的使用法建議可上 youtube 搜尋。

精神科拘束技術

(三) 暴力防治

1. **心理支持**：在不傷害自己的前提下，鼓勵個案參加宣洩精力的活動，如打沙袋、枕頭或球類活動。運用適時的幽默及給予極度壓力的人們同理心，並傾聽個案的問題，以化解不必要的暴力。

2. **藥物治療**：一般常用抗精神病藥物、鋰鹽與抗痙攣藥物來治療與預防暴力行為。

3. **環境治療**：在結構性社交環境以行為治療暴力個案，並鼓勵適當行為。若能配合環境治療，可以顯著降低精神病個案的敵意與暴力行為，增加社交技巧及能力。

4. **行為治療**：依照行為理論，以正性增強或處罰的方法，修正個案的行為。

心智圖

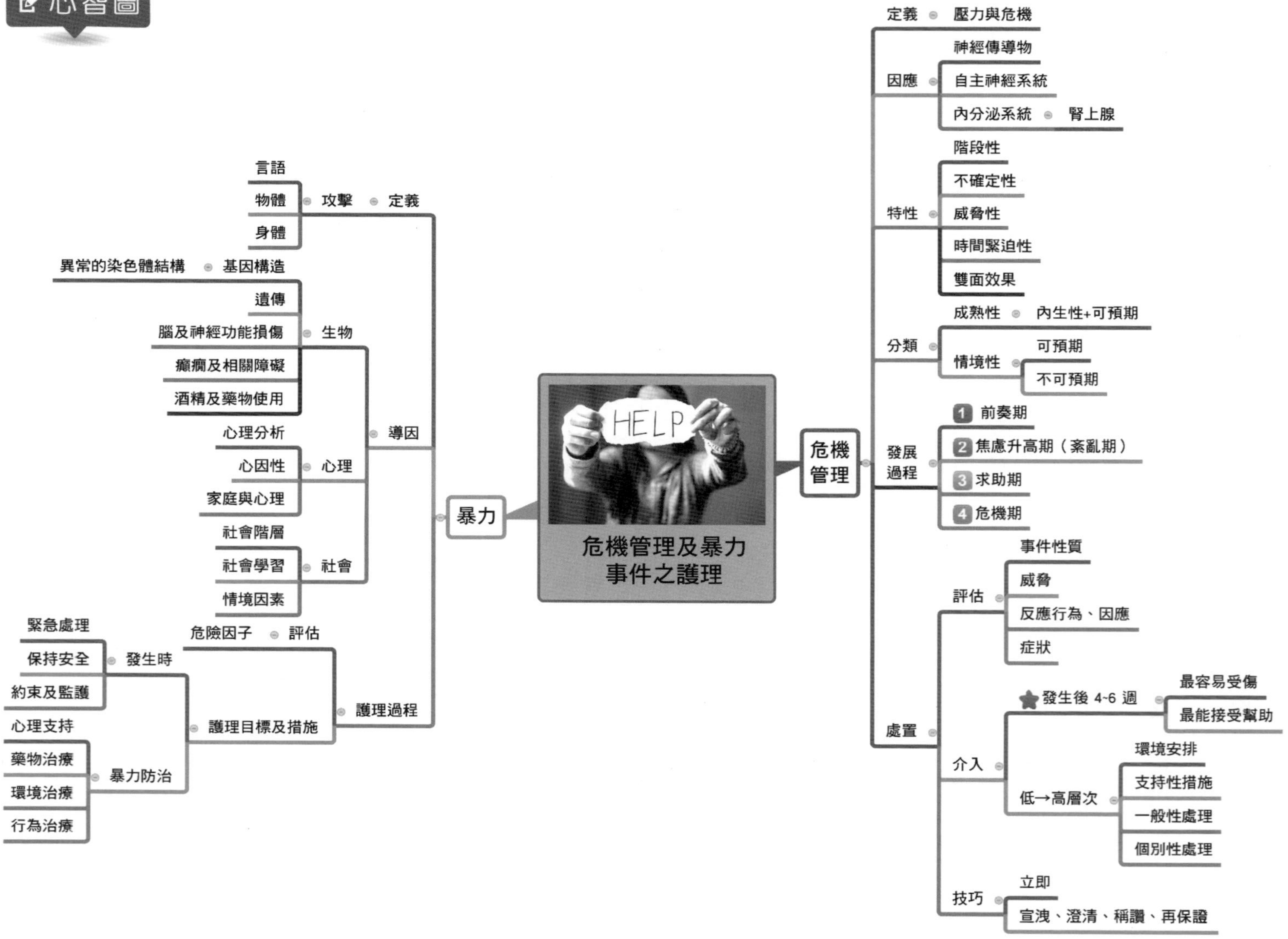

危機管理及暴力事件之護理

- 危機管理
  - 定義
    - 壓力與危機
  - 因應
    - 神經傳導物
    - 自主神經系統
    - 內分泌系統
      - 腎上腺
  - 特性
    - 階段性
    - 不確定性
    - 威脅性
    - 時間緊迫性
    - 雙面效果
  - 分類
    - 成熟性
      - 內生性+可預期
    - 情境性
      - 可預期
      - 不可預期
  - 發展過程
    - 1 前奏期
    - 2 焦慮升高期（紊亂期）
    - 3 求助期
    - 4 危機期
  - 處置
    - 評估
      - 事件性質
      - 威脅
      - 反應行為、因應
      - 症狀
    - 介入
      - ★發生後 4~6 週
        - 最容易受傷
        - 最能接受幫助
      - 低→高層次
        - 環境安排
        - 支持性措施
        - 一般性處理
        - 個別性處理
    - 技巧
      - 立即
      - 宣洩、澄清、稱讚、再保證
- 暴力
  - 定義
    - 攻擊
      - 言語
      - 物體
      - 身體
  - 導因
    - 生物
      - 基因構造
        - 異常的染色體結構
      - 遺傳
      - 腦及神經功能損傷
      - 癲癇及相關障礙
      - 酒精及藥物使用
    - 心理
      - 心理分析
      - 心因性
      - 家庭與心理
    - 社會
      - 社會階層
      - 社會學習
      - 情境因素
  - 護理過程
    - 評估
      - 危險因子
    - 護理目標及措施
      - 發生時
        - 緊急處理
        - 保持安全
        - 約束及監護
      - 暴力防治
        - 心理支持
        - 藥物治療
        - 環境治療
        - 行為治療

24-3 自殺事件

一、自殺的定義

自殺(suicide)行為泛指個體具自殺意念、有自殺企圖及自殺成功，可能發生於各種精神疾病的病人，也可發生於一般人。一般對於自殺行為的定義是：「一種自我傷害的行為，也可視為一種溝通方式及求救的訊號，藉以逃避不願面對的事或表達無聲的抗議，以直接或間接地攻擊與操縱他人。」習慣上若自我傷害的行為成功地造成死亡，即稱為完成自殺(committed suicide)；若否，則稱為企圖自殺(attempted suicide)；此兩者的界限並無法清楚區分，因為這往往會由於自殺者的意志、所採用的自殺方法，以及是否能被他人及時發現並獲救而左右其結果。自殺行為可分類如下：

1. **自殺意念**(suicidal ideation)：有傷害自己或死亡的想法，但不一定有自殺的計畫。
2. **自殺威脅**(suicidal threats)：口頭或書面表示有傷害自己或死亡的想法，但無自殺行動。
3. **自殺姿態**(suicidal acts or suicidal gestures)：有明顯傷害自己的動機及意向，並造成不同程度的自我傷害行為。
4. **自殺企圖**(suicidal attempts or parasuicidal behavior)：有傷害自己或死亡的想法、計畫及行動，但未造成死亡。
5. **自殺成功**(completed or successful suicide)：有傷害自己或死亡的想法、計畫及行動，且自殺成功而導致死亡。

二、自殺的危險因素

根據衛生福利部統計顯示，我國於 1986 年以前，自殺多為十大死因之一，之後數年未排名於十大死因之中，直到 1997 又再度回升，2007 年自殺曾攀升到十大死因的第 9 名，近年大約維持在 11、12 名左右。**自殺危險因素很廣，絕非單一因素所造成**，自殺的危險因素如下：

年齡

美國自殺研究協會(American Association of Suicidology, AAS)統計出兩個自殺高危險群的年齡群體分別為 15~24 歲的年輕人及 **65 歲以上的老年人**。自殺是美國青少年十大死因的第 3 名，自 2010 年起排名逐攀升；老年人自殺率又比全體自殺率高出 50%。許奈曼(Shneidman)認為老年人的高自殺率呈現出老年人無法適應喪失重要他人的生活、無法宣洩情緒方面的痛苦，也無法面對老化過程中必須面臨到的寂寞、空虛、疾病、被家庭及社會拒絕、喪失有意義的工作及人際關係的中止。

性別

自殺企圖者中，女性多於男性，約為男性的 3 倍；但男性採取自殺行為的手段較為激烈，因此**男性的自殺死亡率要遠高於女性**，約為女性的 3~4 倍。

社經地位

自殺發生在各種社經階層，但貧窮者及失業者有較高的自殺率。Yang 等人(1992)探討自殺的社會經濟因素時發現，失業率與自殺率呈正相關，經濟收入減少也是影響自殺行為的因素之一。雖然生活品質較佳的高社經地位者亦會有自殺行為產生，但其自殺的原因多是由於精神壓力或不能滿足現狀而導致。

家庭影響

自殺行為亦有可能是家庭問題的呈現，甚至自殺可以被視為是家庭成員間的一種溝通方式及行為語言，並成為家庭中代代相傳適應壓力的模式。家庭中如有下列情形者較容易有自殺傾向：早年父母一方死亡或離異之破碎家庭、父母一方有憂鬱傾向者、父母雙方態度不一致等。

自殺行為的方法

若以量性方式統計自殺行為的採用方法可以發現，大致上男性會採較具致命性的方法來自殺，如刀槍及飆車等劇烈手段，而女性則傾向使用較溫和的方法，如吞服藥物或毒品。可能由於這些因素，完成自殺的比例以男性較多，而企圖自殺的比例以女性居多。假如事前冷靜的計畫採行自殺行為者，當事人可能特意選擇自殺的方法，但因一時衝動而自殺者，所選用的自殺方法往往決定於當時的環境及情況。

疾病因素

自殺行為與精神疾病有極強的相關性，而長期健康情形不佳、罹患慢性病人者，如癌症末期、身體受意外或疾病而殘廢的病人，或**物質使用障礙症病人，也會**

因為無法忍受長期病痛及心理煎熬而自殺。Rickelman 及 Houfek (1995)指出，自殺者對於改變或適應思考及行為的選擇能力較低，對問題的變通解決方法較少，且精神病人會比一般生理疾病人者更獨斷地認為自殺即是解決問題的方法。

許多研究指出，精神科單位的自殺率約為一般人口的 5 倍以上，企圖自殺率又遠大於自殺成功率，約有 1/3 的精神病人有企圖自殺的過去病史。由此可發現，精神病人也是自殺行為的高危險群之一，尤以功能性障礙(functional disorders)居高，如情緒低落者、思覺失調症、短暫性精神病人者，而**危險性最低**的則是器質性障礙(organic disorders)，如**認知障礙症**。精神病人者的高自殺率也與病人的人際狀態及生活壓力事件有相關，如男性精神病人自殺成功率比女性多，且主要分布在 20~35 歲之間。

精神科住院病人的自殺情形多發生於入院早期，尤其是在住院後一週及住院後 2~5 個月時。另外，如思覺失調症病人可能因症狀（如幻聽）直接導致自殺，或者是由於症狀的間接影響，讓病人感受到疾病對自己的影響而顯得悲觀、無望又無助，或者因疾病影響而情緒不穩、激動及衝動情形等，造成情境上的變數，增加自殺的危險性。要在事前評估自殺危險性並不容易，對醫護人員及醫療團隊來說是相當大的壓力及考驗。

三、自殺的導因

生物因素

學者發現腦內神經傳遞物質**血清素**(serotonin)、多巴胺(dopamin)及正腎上腺素(norepinephrine)對人類的情緒影響有極大的關聯。另外腦中結構的改變對於情緒、情感、驅力及認知的影響極大。

心理因素

1. **自我攻擊**：佛洛依德認為人生來便具有死亡與破壞的本能，此本能可能成為人類攻擊性及敵意的來源，如將焦慮、恐懼及罪惡感等情緒潛抑為一種攻擊的型態，當個人因缺乏對象或受阻，無法向外發洩攻擊欲望的時候，便可能將敵意轉向自己而構成自殺行為。
2. **負向思考型態**：自殺強度與憂鬱症程度無呈現正相關，而是與個人的無望、無助感程度關係較為密切。當人較悲觀、自我價值低及對未來缺乏希望時，人的認知能力也會僵化及下降，而缺乏解決問題的能力。

3. **無法解決人際衝突**：生活的改變，特別是人際之間的衝突容易引發自殺。許多研究發現，自殺企圖者有較高的生活壓力事件，特別是與配偶發生衝突、家中出現新成員或罹患疾病等**重大失落事件**。

社會因素

1. **社會環境的變遷**：自殺的發生率會隨社會環境、宗教及文化而有差異，甚至在同一社會中，其文化的急速改變也會影響自殺的發生。因此，自殺率的高低亦可視為社會心理衛生情況好壞的指標之一。
2. **傳播發達的渲染**：現代社會傳播媒體的發達帶來資訊傳遞的便捷，但可能也會造成負面的影響。如風靡一時的完全自殺手冊，及新聞媒體幾乎每間隔一小時報導一次自殺事件，不但詳細描述自殺行為的過程，並妄自推測自殺的原因，也可能造成暗示觀眾接受自殺的原因及行為，進而學習自殺行為。

四、相關理論觀點

社會理論

19 世紀的學者涂爾幹(Durkheim)從社會學角度提出對自殺的見解，他反對當時一般社會大眾所認為之「自殺是精神心理疾病的呈現」，且認為在討論自殺行為時不應該只專注於了解自殺者的個人動機、行為，而應該由社會問題之角度來了解自殺行為。他將自殺原因分成四種型態：

1. **利己式自殺**(egoistic suicide)：社會統整不足，個人的社會支援系統缺乏，與社會疏離而產生的自殺行為，如獨居老人的自殺。
2. **利他式自殺**(altruistic suicide)：社會統整過度，個人完全與團體或社會統整、受團體或社會的支配，感受到社會期望而產生的自殺行為，如日本的武士道精神、**神風特攻隊**。
3. **社會道德淪喪式自殺**(anomic suicide)：社會調整不足，個人與社會間的關係突然產生重大改變，或社會的道德觀發生動搖而無法達成平衡，如因經濟蕭條、失業而自殺。
4. **宿命論式自殺**(fatalist suicide)：社會調整過度，個人對特殊團體觀念的認同，特別是與生活價值有關，如認為世界末日已到來而自殺的事件、美國德州瓦可大衛教派集體自殺的事件。

精神分析學說

門寧格(Menninger)由精神分析觀點提出自殺是由於社會及醫學上之因素所致，個人的憂鬱狀態與自殺的關係即運用此理論架構說明得證，認為自殺在心理上有下列五種意義：

1. **解脫痛苦**：因長久以來遭受身體的痛苦，或面臨心理上嚴重的挫折與折磨，希望以結束生命的方式來解除這種心身的痛苦。
2. **失去希望**：對於自己的生活及未來失去希望，覺得人生沒有意義，因而喪失生存的動機。
3. **向內發洩攻擊衝動**：採用內射的心理防衛機轉，或由於各種因素無法向外發洩，或表達意見時，將攻擊的衝動轉向自己發洩，特別是受了很大怨氣而無法申冤時，可能採取這種消極性行為。
4. **與去世者會合**：因失去自己的有意義他人，希望自己也死去以便與親人會合。
5. **求救的行為**：因不善於以一般人可以接受的方式來得到他人的關心與照顧，或缺乏支持系統，因此採取自殺的行為來獲取他人的關心與照顧。

人際互動理論

Sullivan (1993)拓展關於自殺知識的理論基礎，強調人際互動對於此的重要性，相信自殺行為是自殺者無法適當地解決人際衝突的一種行為。從他的觀點來看，人類無法自絕於與重要他人互動的關係之外，因此當檢視自殺者的自殺行為時，必須了解自殺者與重要他人所覺知到的互動情境。

五、對自殺行為的錯誤認知

洛杉磯自殺防治中心(Center for suicide prevention)曾提出一些一般大眾對於自殺行為的錯誤認知(Fortinash & Holoday-Worret, 2011)：

1. **說要自殺的人絕對不會自殺？**

   許多想自殺的人會以口頭、書面及行為等方式表達其自殺的意念及企圖。事實上，想自殺的人之中，約有 80%曾間接地提到尋死的念頭，或有示警求援的行為出現。面臨自殺抉擇的人，常會有意或無意地透露訊息，如放棄珍貴的物品或遠離親戚朋友。

2. **真正採取自殺行為的人，必定是堅決想死？**

許多採取自殺行為的人，內心常是猶豫不決、充滿矛盾的。或許是因為當時面臨身體上、心理上、人際上或經濟上的問題，一時無法解決而有自殺的衝動，並不是持續不斷地尋死。

3. **發現一個人可能採行自殺行為時，最好不要與他討論死的問題？**

當發現一個人有自殺的想法時，不應避而不談，應坦承關懷地表達關心及願意共同解決問題的想法，並勸告他適時地至自殺防治中心或精神醫療院所求援。

4. **只有特殊群體，如老年人、思覺失調症或憂鬱症病人才會自殺？**

雖然某些年齡族群及精神病人是自殺的高危險群，但造成自殺行為的相關因素極為廣泛，難以用單一因素來斷定自殺行為的發生，因此我們不應認為只有老年人、思覺失調症或憂鬱症病人才會自殺，而忽略了一般大眾發生自殺的可能性。

5. **自殺危機一旦過去，就不會再有問題？**

一般曾有自殺企圖的人當中，約有 20%的人會有 2 次以上的自殺企圖。尤其是一些自殺意念較為堅決的人，往往會再計畫更激烈、致死性更高的方法自殺；而**憂鬱症病人在病情稍好轉時，因體力恢復反而是可以實施自殺計畫的時刻**，更需要醫療工作人員及家屬密切觀察病人的行為舉止。一般而言，自殺過後 3 個月內再次自殺的危險性仍高。

六、自殺防治策略

自殺防治之推行**與心理衛生體系及社會安全體系功能之充分發揮有密切的關係**。我國自殺防治策略分別為全面性、選擇性與指標性策略，策略的制定與宣導涵蓋全國民眾，以建立民眾對自殺防治的認識與參與感（自殺防治中心，2019）。

1. **全面性**(universal)**：對象為全體民眾**，目的在促進大眾心理健康，及自殺相關資訊之監測。主要工作包括：導正媒體、減少致命性自殺工具的可近性、推動精神疾病與自殺的去汙名化等。
2. **選擇性**(selective)**：對象為高風險族群**，目的在強化心理健康篩檢及高風險群的辨識。主要工作包括：早期發現、早期診斷、發展志工組織、加強篩檢與運用、推行憂鬱症共同照護體系、與民間協會（如憂鬱症防治協會）合作等。

3. **指標性**(indicated)：**對象為高自殺風險個人**，主要針對自殺企圖者提供即時的關懷與介入服務，主要工作包括：建置自殺防治通報系統、自殺者親友的關懷、強化自殺關懷訪視人員的訓練及相關能力。

世界自殺防治日

世界自殺防治日訂定於每年 9 月 10 日，由國際自殺防治協會(International Association for Suicide Prevention, IASP)、世界衛生組織(WHO)於 2003 年共同推動，每年皆有不同主題，例如 2020 年為「同心協力防自殺，防疫心生活」、2022 年為「展現行動，創造希望－打造疫情後健康心」，藉以呼籲各國重視自殺議題、推展自殺防治。政府及國內團體也響應世界自殺防治日推出許多活動，例如單車繞世界、四格漫畫徵稿、海報設計、銀髮族音樂會、推廣心情溫度計等。心情溫度計即簡式健康量表(brief symptom rating scale, BSRS-5)，為檢測精神狀態的篩檢表，全國自殺防治中心將其製作成 APP，提供民眾心情的檢測、分析建議及其他心理衛生資源，隨時了解身心壓力狀況，成為自殺防治的守門人。

心情溫度計 APP

七、護理過程

(一) 護理評估

1. **自殺行為的高危險群：**
   (1) 年齡層為 65 歲以上的老年人，以及 15~24 歲的年輕人。
   (2) 近期有重大壓力及創傷者，如喪失身體功能、失業、喪親或親人忌日。
   (3) 家庭功能失調、缺乏社會經濟支持系統者。
   (4) 個人認知能力及解決問題能力薄弱者。
   (5) 明顯情緒低落並表達無助、無望者。
   (6) 罹患末期疾病。
   (7) 罹患精神疾病，如**憂鬱症**、**思覺失調症**、人格障礙症及**物質使用障礙症**。

2. **自殺行為的警戒訊號：**
   (1) 憂鬱、敵意。
   (2) 嚴重焦慮及恐懼。
   (3) **有企圖自殺史**。
   (4) 有自殺意念及具體自殺計畫者。
   (5) 無法控制自己之衝動行為。
   (6) 常提及自殺、厭世或死亡意念者。

3. **自殺評估項目：**
   (1) 病人的年齡及性別。
   (2) 是否有身體疾病或物質使用障礙的情形？
   (3) 目前情緒狀態？
   (4) 何時開始有自殺意念？目前自殺意念的強度？
   (5) 是否有詳盡的計畫，如自殺時間、地點及方式？
   (6) 是否曾自殺過？治療情形及效果如何？
   (7) 目前面臨的壓力問題，及造成自殺的原因為何？
   (8) 近期是否有重大生活改變及失落？
   (9) 認知及解決問題的能力如何？
   (10) 家屬及支持系統的態度？
   (11) 可運用的資源有哪些？

(二) 護理目標及措施

自殺發生時的緊急處理

1. 發現病人有自殺行為時，保持冷靜理智的態度施予適當之急救。
2. 立即通知值班護理長、值班醫師及主治醫師等相關醫療團隊人員。
3. 依醫囑密切觀察病人之生命徵象及情緒變化。
4. 了解病人自殺之方法，並尋回自殺所使用的器具及危險物品。
5. 與病人家屬聯繫，安撫家屬情緒，並由醫師主持說明事件發生過程及處理方式。
6. 詳細記錄自殺時間、地點、方式、處理過程及結果，並填寫意外事件報告表。
7. 疏散其他病人及安撫其情緒，以便於事件之處理，並避免影響其他病人之情緒。

8. 病人情緒較穩定時，可再與之會談，了解其自殺動機，鼓勵病人表達內心感受，並予心理支持。

9. 防範病人再度自殺。

10. 若不幸自殺死亡，應保持現場之完整。

自殺處置

1. **心理支持：**
   (1) **耐心傾聽病人訴說其自殺意念**，在許可的範圍內，**允許病人表達其憤怒等情緒**，了解原因及動機，以早期發現自殺徵兆，並同理病人的心理感受。
   (2) 多陪伴病人，建立良好的治療性人際關係。
   (3) **評估病人自殺危險程度，採取密切觀察**，如每小時、每 30 分或每 15 分探視病人一次。
   (4) **鼓勵參與活動**。
   (5) **與病人訂定不自殺契約**，因為有出現自殺行為的病人，通常會再次出現自殺行為。
   (6) 勿唆使或指導病人實現其自殺行動。
   (7) 避免忽略病人的負向感受，或強迫病人接受護理師的感受、價值觀及道德判斷。
   (8) 與病人討論處理壓力的技巧與方式。
   (9) 妥善安排出院計畫，協助他適應社會生活及發揮職業功能。

2. **治療：**
   (1) 心理治療：若病人非為憂鬱症而導致自殺行為，而是與人格特質及環境有關時，可施行心理治療，協助病人了解其所面臨的問題，經過**適度的情緒宣洩**後，學習新的因應方式及解決問題的方法，使病人不再產生自殺行為。一般有以下幾種治療模式：危機處理及支持性心理治療、以解決問題為導向的心理治療、認知治療，且治療者應依照病人接受治療的動機及認知程度，選擇適當的心理治療方式。
   (2) 藥物治療：當病人自殺的原因為憂鬱症，或精神疾病病人因為妄想、幻覺等正性精神症狀而導致自殺行為時，可適度給予藥物治療，如抗憂鬱劑、抗精神病藥物或鎮靜劑以改善病情。
   (3) 電氣痙攣療法：憂鬱症病人有強烈的自殺意念及自殺企圖，而藥物治療及心理治療皆無法有效治療時，可以施行電氣痙攣療法，頗具療效。

3. **護理管理：**
   (1) 對於有自殺意念的病人，應讓病房中**所有工作人員**知道，**共同注意防範**，最好能加以標記提醒工作人員共同注意。
   (2) 注意病人情緒及行蹤，並記錄之，以提供治療之參考及法律上之依據。
   (3) **於憂鬱病人病情稍有改善時，更應密切注意病人之言行舉止**。
   (4) **交班時間、清晨、夜間人力少時或病房忙碌時**，工作人員需加強病房巡查。
   (5) 隨時保持病房內之各項急救設備處於可使用狀態。
   (6) 注意病房內危險物品的清點及交班，若有遺失應盡速找回，**任何工具皆可能成為自殺的器具**。
   (7) 注意病人借物之歸還，如水果刀、刮鬍刀及打火機等。
   (8) 注意病房環境設施是否具危險性。

環境管制

1. 於每日晨間護理時，檢查病人單位及周圍環境，加強安全檢查。
2. 於新病人入院、外出返室時，或訪客到訪所帶來的東西，應詳細檢查，並評估其自殺企圖。
3. 對於強烈自殺企圖的病人，**安排住於靠近護理站的病房**，並密切觀察；必要時可請親友 24 小時陪伴，並衛教家屬。
4. 必要時，**可依醫囑暫時將病人約束於床上或暫住保護室上鎖並開啟監視器**。

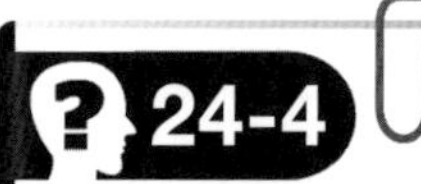

24-4 護理師的反應及調適

一、面對特殊事件的態度

精神科病房之護理師對於自殺病人有矛盾的態度，但女性護理師、且年資較深者對病人有較正向態度；若為第一次接觸自殺病人，對自殺病人的態度最顯負向；另外，病人的特質也會影響護理師的態度，憂鬱症或因遺傳致病者會獲得護理師較多同理心，照護意願較高，但物質使用障礙症病人則相反。基本上，有兩點因素影響護理師對於特殊事件的態度：

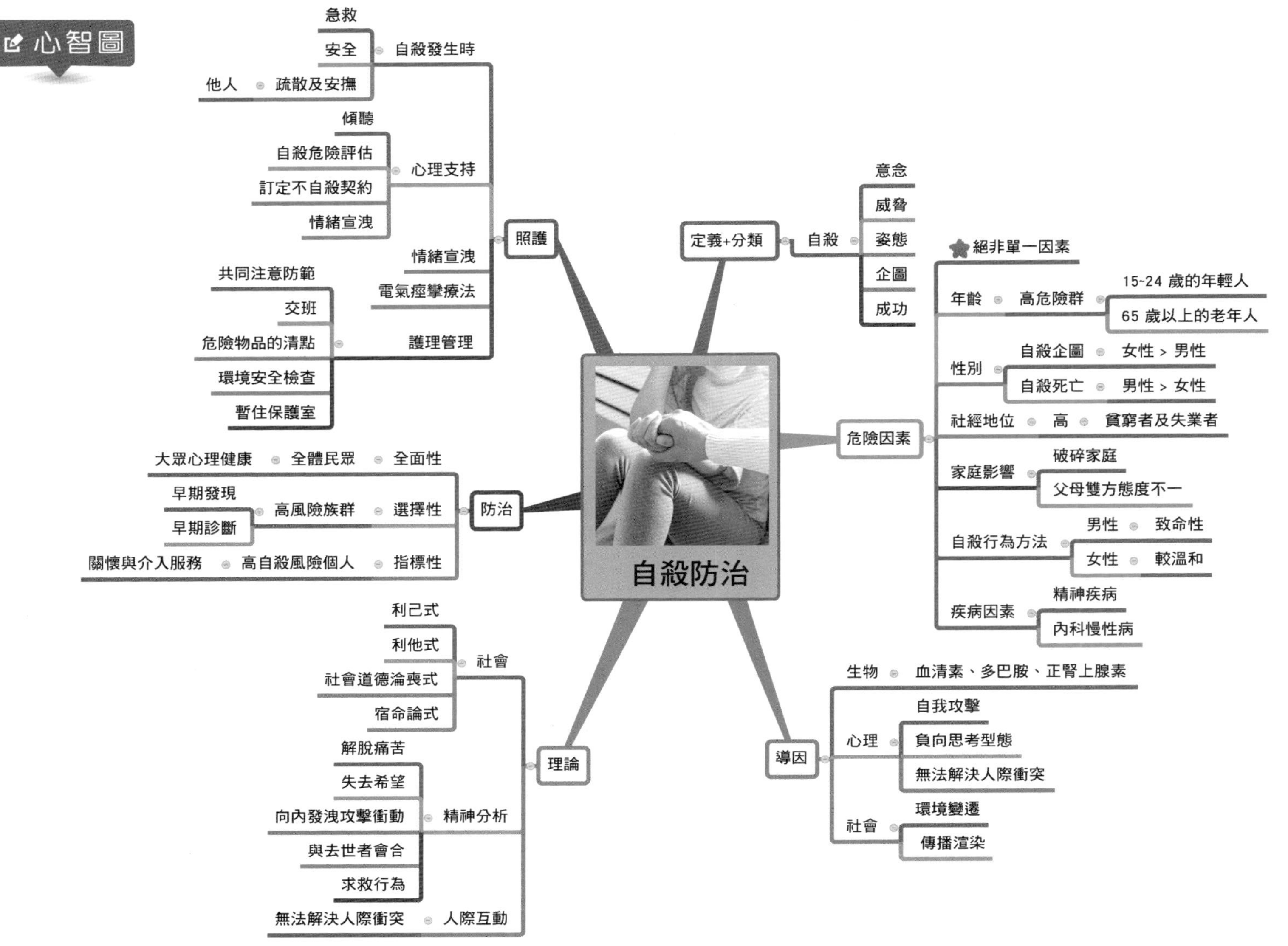
心智圖
自殺防治
定義+分類
自殺
意念
威脅
姿態
企圖
成功
危險因素
絕非單一因素
年齡
高危險群
15~24 歲的年輕人
65 歲以上的老年人
性別
自殺企圖
女性＞男性
自殺死亡
男性＞女性
社經地位
高
貧窮者及失業者
家庭影響
破碎家庭
父母雙方態度不一
自殺行為方法
男性
致命性
女性
較溫和
疾病因素
精神疾病
內科慢性病
導因
生物
血清素、多巴胺、正腎上腺素
心理
自我攻擊
負向思考型態
無法解決人際衝突
社會
環境變遷
傳播渲染
理論
社會
利己式
利他式
社會道德淪喪式
宿命論式
精神分析
解脫痛苦
失去希望
向內發洩攻擊衝動
與去世者會合
求救行為
人際互動
無法解決人際衝突
防治
全面性
全體民眾
大眾心理健康
選擇性
高風險族群
早期發現
早期診斷
指標性
高自殺風險個人
關懷與介入服務
照護
自殺發生時
急救
安全
疏散及安撫
他人
心理支持
傾聽
自殺危險評估
訂定不自殺契約
情緒宣洩
情緒宣洩
電氣痙攣療法
護理管理
共同注意防範
交班
危險物品的清點
環境安全檢查
暫住保護室

(一) 法律規定

刑法對於業務過失的判定原則如下：對業務內容中應盡之義務，疏於注意及防止，疏忽怠慢程度超乎尋常，顯有嚴重過失，應依刑法承擔刑事責任。

護理業務包括療養看護，其內涵中包含環境管理及病人管理。如護理師對於目前尚有自殺傾向的病人，應施行下列評估，並做成記錄：(1)自殺的想法或意圖；(2)自殺計畫；(3)預作未來安排；(4)相關的心智狀態。護理師一開始即需與病人保持密切接觸，且採取有效的預防措施（如進行安檢、代為保管危險物品），並至少每 30 分鐘探視一次，有完整記錄及其他病人可為作證，同時聯繫醫師、告知此情況，也向家屬說明病人自殺意圖。

(二) 醫療專業的人道主義及權威主義

一般認為，病人自殺行為是出於自由意志，是個人自願結束自己生命的行為，是行為人自己斷絕生命、自我侵害生命的行為。因此，就此點而言，護理師須注重病人的自主權及人道主義(humanism)，以病人為中心，並真誠、同理、無條件地以正向態度接受病人。但另一方面，護理師亦須運用護理專業的權威，運用社會認可之有效的活動，盡最大責任以避免病人自我傷害，以達到社會預防傷害的要求。

二、面對特殊事件的心理反應

當護理師遭受暴力攻擊或面臨自殺事件時，往往顯得難以置信，並表現出否認或不便啟齒的態度。而事後的討論亦多著重在檢討如何照顧攻擊者，而忽略受到傷害的工作人員。Sullivan (1993)發現精神科護理師最大、最頻繁的工作壓力源是來自於「病人照顧」方面，尤其是當病人有暴力、潛在性自殺、及必須密切觀察病人等情況時，會感受到最大的壓力；其次的壓力源才為工作環境、人際衝突、支持、對機構的感受方面。**營造治療性環境的支持，可以協助護理師被暴力攻擊時處理情緒**。文獻大多認為護理師對暴力及自殺行為有以下的反應：

1. **個人角色方面**：病人傷害自己對護理師來說，會讓護理師持續地感到悲傷、震驚、害怕、焦慮、生氣、矛盾。
2. **專業責任方面**：Cooper (1995)認為病人的暴力及自殺行為會對護理師造成創傷後壓力症，在建立治療性關係時否認個人的價值，懷疑是否能提供良好護理的能力，並經驗到失敗挫折的感受，喪失自尊及信任感、害怕意外再度發生等。

3. **受僱者角色方面**：由於自殺常被認為是醫療人員處理不當所致，所以護理師常因罪惡感而害怕被譴責、感到失去控制，並有潛在失落感；另外，精神科病人出現攻擊行為及其他問題行為時，護理師為保護病人及病房整體安全，須採取約束、入保護室等較非人性化的措施，致精神科護理師容易因病人的特性而有乏人性化的反應。

三、面對特殊事件的調適方式

精神衛生護理師面對精神病人的負向特性（如自殺、暴力）時，常感受到沉重之壓力，且須同時關注到病人家屬的需要；且護理師又必須擔任第一線接觸病人的情形下，若無法了解自己如何看待與自殺傾向病人之間的關係，不但無法提供病人良好的照護，更可能因為自殺病人的自殺行為造成護理師負向的自我看法。

護理師面對病人暴力及自殺行為的自我調適方式多是與其他成員或同伴談，或直接討論自殺。許多學者建議，若能提供護理師更多有關自殺的知識，會讓他們調適的更好；若能有支持團體、運用團體或個人的諮商來討論暴力及自殺行為，表達他們對此的感覺，可以避免產生壓力或不健康的調適反應；另外，亦須建立一套照會管道，以增加護理師間的溝通，提升彼此對暴力及自殺行為的了解。

在精神科的臨床實務中，照護暴力及自殺傾向的病人是一種耗竭性的照護工作，且於醫療倫理上並無明確的指示可供判斷，使得護理工作常會遭遇倫理的衝突。因此，在從事精神衛生護理的過程中，不但要加強決策能力，更要深入探討護病倫理及相關因素，增進精神衛生護理師的自覺能力，才能提升精神科護理專業的發展。

學習評量

1. 李先生在門診出現言語謾罵、挑釁，當護理師前來說明時，隨即打護理師，並生氣的說：「我等 2 小時，都還沒看到我」，李先生的行為較屬於下列哪一項？(A)焦慮(anxiety) (B)激躁(agitation) (C)焦躁不安(irritable) (D)暴力(violence)。

2. 張先生 40 歲，被診斷為思覺失調症，因出現被害妄想，持長棍於住家樓下，對路過行人出現言語恐嚇之行為。經聯絡警消人員送醫後強制住院治療。入病室後病人出現激躁不安、神情緊張、用力拍門及對病友口出威脅的言語，下列何者是醫護人員應立即採取的措施？(A)醫護人員勿單獨前去處理病人，召來足夠支援人力 (B)請家屬來院安撫並引導病人 (C)醫護人員站在病人後面，並盡量靠近病人 (D)對病人的要求盡量滿足，避免破壞與病人關係。

3. 承上題，經醫護人員規勸，病人仍無法控制行為時，需進行身體約束隔離措施，下列敘述何者正確？(1)身體約束目的是由具體的身體控制，以保護病人不傷害自己及他人 (2)執行身體約束過程中，無須告知病人執行目的和時間，只要注意約束過程確保人員安全即可 (3)執行身體約束隔離時，每 15 分鐘應探視病人，評估生理狀況與需求 (4)疏散現場圍觀者。(A) (1)(2)(3) (B) (2)(3)(4) (C) (1)(3)(4) (D) (1)(2)(4)。

4. 有關遭受精神病人暴力攻擊的護理人員之輔導，下列何者較適當？(A)護理人員被攻擊後可能會感到羞愧，避免直接與其會談 (B)現場立即檢討是否護理人員處置不當而引發病人暴力 (C)加強全院通報系統，以杜絕病房暴力發生 (D)暴力事件後，提升護理人員面對暴力行為的處理能力。

5. 有關精神科住院病人出現暴力行為的護理措施，下列敘述何者錯誤？(A)約束病人前，需取得病人同意 (B)執行約束後，至少每 15 分鐘探視病人 1 次 (C)可依照醫囑給予注射抗精神病藥物 (D)病人情況穩定後，讓其有機會說明自己的行為。

6. 臨床護理人員面對病人暴力行為時的心理反應與態度，下列敘述何者正確？(A)臨床醫師被病人攻擊的危險性最高 (B)當護理人員於職場中被攻擊時，通常出現大聲哭訴 (C)於精神科工作被病人攻擊是正常的現象，所以只要提醒受害工作人員小心即可 (D)營造治療性環境的支持，可以協助護理人員被暴力攻擊時處理情緒。

7. 對於自殺行為與精神疾病之敘述，下列何者錯誤？(A)不是每一個憂鬱症的病人，都會出現自殺企圖行為 (B)藥癮病人的自殺，主要是因為毒品使用過量，與憂鬱無關 (C)憂鬱症個案在出院後，仍可能有自殺的危險性 (D)思覺失調症病人可能受到幻覺控制而出現自殺企圖行為。

8. 根據卡普蘭(Caplan, G.)危機理論，當個人常慣用的因應機轉失敗時，個體功能變得紊亂時，此為何項危機理論的分期？(A)衝擊期 (B)紊亂期 (C)求助期 (D)崩潰期。

9. 對保護室內病人採取約束處置時，密切觀察的主要項目，不包含下列何項？(A)是否有娛樂設施 (B)病人的言行反應 (C)個人的生理需求 (D)脈搏及呼吸。

10. 協助危機狀態生還者之個別性處置(individual approach)，下列何者最適當？(A)需要發掘個案適用的因應機轉 (B)通常並不包含家人在處置內 (C)重視生理需求，但先不處理心理需求 (D)鼓勵個案澄清(clarify)事實為主，不鼓勵情感宣洩(catharsis)。

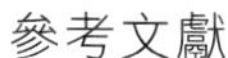
參考文獻

掃描對答案

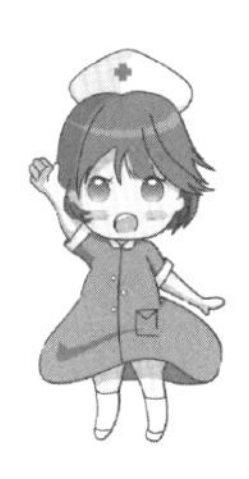

MEMO

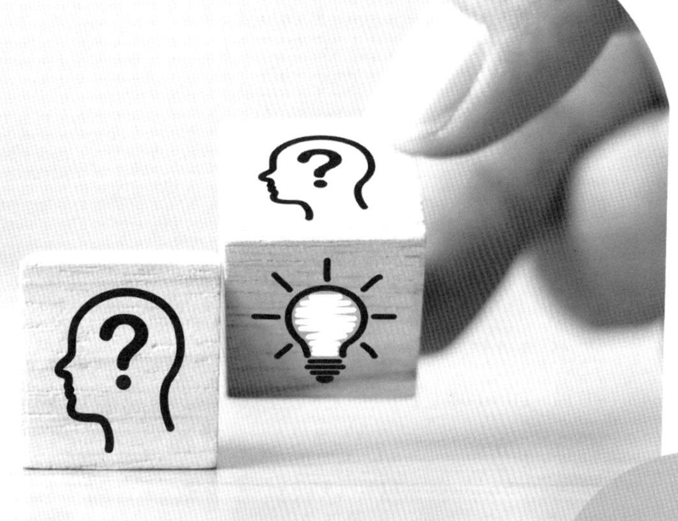

編著／修訂：謝佳容

社區心理衛生護理

本章大綱

前言

世界衛生組織(WHO)認為：「沒有心理健康，就沒有真正的健康(no health without mental health)。」WHO 統計，2004 年在全球因疾病的支出中，心理疾病的支出占 13%，憂鬱症即占 4.3%，造成的經濟損失亦十分重大，並在 2013 年估計，2011~2030 年因心理疾病造成的全球經濟損失將會超過 1,630 萬美元。推動心理健康工作之重要性不言而喻。精神疾病是全球普遍的疾病，沒有一個國家或個人對精神疾病是免疫的，且可以被真實診斷與治療，預防與治療是可能而明顯的。WHO 並將第一次世界心理健康日主題明訂為「停止排斥、勇於關懷(stop exclusion-dare to care)」來呼籲世界各國重視精神疾病問題，並提供良好的精神醫療照顧，減少對精神疾病病人的歧視和烙印，以及 2022 年的世界心理健康日提出「讓全民心理健康和人類福祉為全球優先」的主題，進行「讓我們實現人人享有心理健康照護」的呼籲，希望各國政府鼓勵並共同採取行動，以解決不平等問題，來確保人們能夠享受良好的心理健康(WFMH, 2022)。

在全球約 75 億人口中，思覺失調症與憂鬱症占了所有自殺原因的 60%，因此社區心理健康的推動與執行是值得我們在此章節加以深入探討，也是身為社區心理衛生護理師需要重視的環結。

25-1 社區心理衛生的基本概念

社區心理衛生工作是全世界精神疾病防治的普遍取向，重點不僅在精神疾病本身的護理，更重要的是社區居民對於精神衛生概念的改變，以達到防治與復健之目標。因此社區心理衛生工作主要是藉由與社區全體居民的互動過程來滿足其心理健康的需求。

一、定 義

心理衛生所強調的是心理健康，由文化、社會、環境、生物和心理等多重因素所決定，不是傳統所謂的沒有精神疾病，**主要工作是滿足社區全體居民心理健康的需求，著重於預防工作**，透過團體方式進行。WHO 認為心理健康就是對社會所有成員的心理健康促進與維護，以及精神疾病與殘障的預防。狹義消極的意義為「沒有精神疾病或預防心理不健康及復健」，廣義積極的意義則強調心理健康的保持與促進，因此心理健康可由個人拓展至社區，由消極至積極。

國內學者柯永河指出心理健康的人是「具有多數適應的習慣及少數不適應的習慣」；胡海國與葉英堃則歸納心理健康定義包含兩大層面：(1)分析層面：是指個體在情感狀態、行為表現、認知能力與生理驅力都正常；(2)整體層面：是指個體在社會上適應良好，可了解並接納自己，且能正確判斷現實的環境，實現自我在社會中的角色，努力工作而滿足、快樂。社區心理衛生定義為：「經由組織的社會力量、社區資源與法令規章，致力於預防心理異常或精神疾病，增進並維護個人與社會群眾的心理健康，減輕因疾病帶來對個人與社區不良的影響，也減少危害社區生活環境的致病因子。」亦即透過社區心理衛生的網絡建立（包含社區的資源網絡、輔導網絡和醫療網絡），達到個人、家庭、社區和社會層次的心理健康。

由這些定義可以了解精神衛生並不僅是個人層面，也包含整個社區的社會層面。除了在個人靜態特質的描述之外，更重要的是個人與家庭、社區和社會有效互動的動態組合。心理健康與否是相對的，不是絕對的。

二、重要性

西方國家深刻體認心理健康對整個衛生領域的影響重大。英國將心理健康的改善（自殺率的降低）訂為國家的中程發展目標。憂鬱症、癌症和後天免疫不全症候群(AIDS)並列為 21 世紀三大殺手，此等疾病的特性皆為高流行性、高復發率、高社會成本、高自殺死亡率。

心理健康是每個人的權利，維持心理健康不單是個人的義務，也是社會國家的責任。社會環境與制度建立應要能使人免於恐懼，社會才有安定感覺，人民才能擁有心理健康。自 1992 年開始，WHO 為喚起全世界民眾與國家對心理衛生的重視，將每年的 10 月 10 日訂為世界心理健康日；而我國衛生福利部亦響應配合，將每年 10 月訂為心理健康月，辦理各項心理健康教育宣傳活動。

三、目的及模式

社區心理衛生護理注重病人持續性、一致性的照顧。主導其運動共有四種模式，每一種模式皆受當時的政治、社會和經濟狀況所影響，目的是提供有關心理健康的知識與原則給社區其他機構，以減少心理疾病的危險群，並透過教育增加社會認識心理健康的實施，對社區心理衛生有很大的貢獻（表 25-1）(Breaker, 1996/2001)。

表 25-1 美國社區心理衛生服務模式

服務模式	基本概念	處置策略	護理師角色
公共衛生模式 1960~1970 年	1. 著重於預防 2. 將社區整體視為個案 3. 服務對象是高危險群	1. 評估社區需求 2. 確認高危險群 3. 諮詢 4. 教育 5. 危機處置	1. 參與團體及家庭治療 2. 主要照護對象為慢性精神病人 3. 從事部分預防工作
生物－醫學模式 1970~1980 年	1. 著重於精神疾病 2. 去機構化 3. 將精神疾病視為腦部疾病	1. 藥物管理 2. 心理治療 3. 出院後照護計畫	1. 藥物管理及監督 2. 出院後續照顧的協調 3. 心理治療
系統模式 1980~1990 年	1. 重視生物、心理及環境在復健上扮演的角色 2. 發展整體性、系統性的照顧體系	1. 社區支持系統 2. 協調服務 3. 個案管理	1. 社區服務的協調 2. 個案管理活動
以病人為中心模式 1990 年~迄今	1. 著重於多重診斷疾病 2. 重視符合文化背景的服務 3. 消費者參與	1. 臨床服務 2. 外展服務 3. 自主性社區治療 4. 多系統治療	1. 藥物管理 2. 新角色的拓展：協調者、預防者、社區服務、居家護理及家庭護理等

四、個案管理(Case Management)

個案管理的是為個案連結服務系統和協調服務部門，讓個案成功回歸社區生活。法隆(Furlong)從個案觀點認為，個案管理的目標為「協助個案盡可能生活在最支持性的社區環境，倡導在資源缺乏的地區，設立適合個案目標及需求的支持環境。」英塔格(Intagliata)則從系統的觀點提出，個案管理的目標是「以整合、有效能及有效率的方式，來提供消費者持續性、可及性及合乎成本效益的任何服務」。

個案管理的主要六個核心活動，分別為發現個案及主動出擊、護理評估、服務計畫、連結必要的服務、服務系統的監測、權利保護，主要目標是確保在體系中照護的延續性，盡可能以最有效率及有效能的方式進行個案發現、需求評估、計畫、整合、直接提供服務、追蹤及評估持續需求的過程，此為整個照護網絡最主要的支持功能。臨床個案管理被認為是一種治療模式，同時也是提供整合服務的媒介。個案管理過程可以讓個案處在密切的工作關係之下，有模仿及認同的機會，並藉由模仿、認同及內化的過程，得到病識感、成長與發展。個案管理員藉由提供健康的生活模式，讓個案有認同的對象，以對抗個案主觀的負面經驗。護理師在擔任個案管理提供者時，具有很大的影響作用，主要原因為(Stuart, 2012)：

1. 護理師了解何謂預防及健康，並知道如何教育病人改善健康。
2. 護理師知道如何評估病人的需求。
3 護理師知道如何正確評值住院及繼續住院的必要性。

五、精神復元(Recovery)

(一) 精神復元的定義

精神復元或稱精神復健是指依照精神復元治療哲學，提供嚴重精神病人的服務。此領域早期的先驅者陸特曼(Rutman)對「精神復元計畫」的定義是「為長期精神病人提供的一系列計畫」，計畫設計的目的是要強化個人的能力與技巧，以符合居住、就業、社會化及個人成長之所需，所提供的心理社會復健服務項目基本上是有連續性的，包括社會化、娛樂治療、居住服務、社區日常生活技巧訓練及個案管理。此外，心理社會復健機構也提供個案評估、目標計畫活動、教育計畫、生活訓練、個人及家庭支持服務。個人可能短期或無限期使用這些計畫，而這些計畫也都在社區當中得到支持，並在不受歧視的環境中進行，強調個人的「常人角色」，而非「病人角色」。**強化個人的責任感與自尊，鼓勵復元過程的主動性**。這些服務通常與其他精神醫療及社會服務機構共同合作(Breaker, 1996/2001)。

我國精神衛生法的第 3 條第 5 款亦說明「社區精神復健」係指為協助病人逐步適應社會生活，於社區中提供病人有關工作能力、工作態度、心理重建、社交技巧、日常生活處理能力等之復健治療，並於第 16 條指出可由精神復健機構提供社區精神復健相關服務，主要目的在讓個案能盡量發揮其功能，讓個案能更適應社區的生活。

(二) 精神復元的原則

精神復元治療的核心為個人的功能而非疾病，透過教導因應技巧及提供支持性環境，協助個人彌補疾病相關的功能缺陷。通常個人需要發展及執行社區生活技

巧，包括：**症狀穩定**、個人衛生、整理家務、街頭求生之道、可自動服藥與回診、有復健動機、使用大眾運輸工具、社交技巧、問題解決能力、職前訓練技巧及任何受到精神殘障影響的生活活動。所以在接受復健時，個案應該開始做決定、接受對行為負責任、冒險、甚至犯錯，並藉由**賦權**的過程，使個案開始重建較正常的生活 (Stuart, 2012)。精神復元的原則如表 25-2 (Breaker, 1996/2001)。

表 25-2　精神復元的原則

項目	原 則
1	相信多數嚴重精神病人都具成長與改變潛力，「希望」是精神復元的基本要素
2	精神復元的焦點是整個人而非疾病，且是「常人角色」而非「病人角色」
3	治療的核心是行為和功能而非症狀，是健康導引而非症狀減輕
4	縮短治療者和個案之間的距離，以強化彼此的工作伙伴關係
5	精神康復服務主要是針對每個人的實用性及每天的需求性
6	所有治療都是基於個案自我決定則，希望個案在所有計畫領域都能主動參與
7	精神復元服務盡可能提供機會給案個能在社區中建立正常的角色及人際關係
8	避免不必要的住院治療
9	計畫盡可能設計符合每個人的個別需求
10	精神復元計畫應努力去發展支持性社區或支持網絡
11	發展因應技巧是一個主要的目標

25-2 社區心理衛生的發展演進

社區心理衛生的發展和人類社會的發展息息相關，也和社會中人們對精神衛生的態度、處理及概念的歷史有關。自 18 世紀末迄今，西方精神醫學史即發生過四次革新運動（詳見第 1 章）。我國社區心理衛生及護理的發展主要是受西方國家的影響，其相關發展及政策等敘述如下。

一、早期發展

1955 年，中國心理衛生協會在台灣復會，台灣省衛生處成立心理衛生委員會，負責全省心理衛生工作的策劃及進行。1956 年，WHO 協助台大醫院與省衛生處共同成立「台北兒童精神衛生中心(MHC)　」，台灣的社區精神衛生工作才算是步上軌道。1967 年，台北市改制為院轄市，分別在省衛生處和台北市衛生局再成立心理衛生委員會。1968 年，台大醫院精神科與台北兒童精神衛生中心著手培訓精神衛生專業人員、推行學校精神保健、協助地方衛生所精神衛生工作的推行、協助自殺防治工作、協助精神醫院及精神科的設立、協助智能不足兒童的特殊教育工作等。

1974 年，省立台北醫院試驗社區心理衛生中心開始進行門診業務及諮詢心理衛生教育工作。台北市衛生局並於 1976 年訂立「衛生局社區精神衛生工作計畫」。1979 年開始，由台大醫院開始「康復之家及保護性工作站」實驗計畫，隨後台北市立療養院首度推出「復旦之家」模式，接著精神科療養院陸續推出「院內庇護性工作站」為病人提供工作行為訓練及復健計畫。

1985 年政府積極推動精神疾病防治醫療網工作，隔年，衛生署擬定的「籌建醫療網計畫」中含括「精神疾病防治網」的設立；並於 1986 年 9 月，衛生署開始辦理低收入邊緣戶精神病人醫療補助，包括門診、日間醫院及社區復健醫療。1987 年度，衛生署正式成立精神衛生科，並開始幫助精神醫療網各責任區的核心醫院，使其能協助衛生行政單位籌畫推展該區域的精神疾病防治工作，並作為該區域人力、設施及訓練輔助中心。

1988 年，台北市及高雄市通過衛生局增設精神股的方案，而地方衛生行政機構亦設置專責人員或單位，以建立中央－地方行政工作體系。隔年開始推展社區精神醫療服務系統，包括社區復健中心、社區庇護工廠、居家治療、康復之家及日間留院等方案，以加強精神身心功能，來適應社區的生活。

二、近期精神醫療服務

立法院於 1990 年 1 月通過《精神衛生法》，期能更有效的解決有關精神疾病的醫療、社會及經濟方面的通盤問題。1995 年 3 月 1 日全國實施全民健康保險，並將精神病人居家護理服務也納入其中。1994 年 10 月到 1996 年 3 月，行政院衛生署擬定「社區精神醫療保健工作計畫」，以縣市為單位，衛生局為協調中心，指定管轄內的精神醫療機構為責任醫院，建立協調聯繫管道，強化醫療保健工作；並設置精神科緊急醫療聯絡中心或處置中心，建立通報及送醫制度，以加強社區精神病人急診醫療服務；以及訓練地段公共衛生護士為精神疾病個案之經理人，提供定期訪視及輔導。亦辦理精神科醫療院所評鑑，旨在加強精神科醫療機構的設施、人力、醫療業務、品質管制及教學研究等方面之督導。

國內公部門的單位亦積極發展現代化精神醫療服務體系，其涵蓋三個層面：門診和急診照會等精神醫療；住院精神醫療（緊急住院日或夜間留院復健治療等）；社區復健精神醫療（居家照護、社區復健訓練、復旦之家、庇護性工廠及康復之家等），故自 1986 年起實施「精神醫療網計畫」迄今，台灣在精神衛生行政組織和法規的建立、健全精神醫療資源網絡、硬體設施及人力的增加、精神醫療品質的提升方面、去機構化運動觀念的落實，以及加強精神病人社會福利等均有相當的成效。

三、新世紀健康照護計畫

慢性精神病人自 1995 年起即納入身心障礙者權益保障法的對象，有關就養、就醫、就學、就訓和就業等均比照各項福利照顧辦理；對於身心障礙者的各項福利照護亦為政府重要施政之一。

面對一度高居國人十大死因之一的自殺問題，政府亦於 2000 年成立跨部會自殺防治工作小組，擬定國家自殺防治策略行動方案計畫，亦於 2005 年成立國家級自殺防治中心，推展全國性自殺防治計畫，此外，各縣市跨部會及機構間之協調整合更臻重要，才能落實以病人為中心、家庭為單位、社區為基礎之社區健康照護體系，且更於 2007 年修訂精神衛生法，提出社區治療的定義，指出為避免嚴重病人病情惡化，需於社區中採行居家治療、社區精神復健、門診治療等治療方式來推動社區醫療的相關照護服務；再者 2013 年衛生署改組升格為衛生福利部，成為公共衛生、醫療與社會福利事務的最高主管機關，亦讓精神病人的醫療照顧與社會福祉因業務分散所引發的跨部會協調問題獲得改善，使精神病人的衛生福利政策更加有效的治理。

另外鑒於天然災變、氣候變遷引發災難後之心理衝擊需加以關注，社會問題引發民眾對心理健康需求增加，自殺死亡率仍有改善空間，發展初級預防已成為國際趨勢，精神病人的社區化照顧仍須加強，毒品氾濫日漸嚴峻等未來環境之預測，又心理健康攸關全民生活品質，國內政府部門亦致力於心理健康工作之拓展，同時衛生福利部已於 2015 年提出「心理健康促進政策白皮書」，除積極整合跨政府部門行政資源之外，亦結合產、官、學、研之跨領域資源，針對心理健康核心議題，以宏觀之視野，擘劃未來 10 年（2016~2025 年）之心理健康促進政策發展願景。

衛生政策白皮書

衛生福利部另規劃「2025 衛生政策白皮書」作為全民健康平等的施政藍圖，深化精神照護的防治政策的擬定，目標之一為「推動社區多元化精神照護模式」（居家、日間型及住宿型精神復元據點)，強調需利用社區關懷訪視、居家治療及居家服務等，串聯各服務流程及整合資源，以持續發展社區化照護資源，並分別列出政策指標，呈現出我國在精神照護防治策略的努力目標與願景(表 25-3)(衛生福利部，2018)。

表 25-3　精神照護防治策略指標

中程指標(2020 年)	長期指標(2025 年)
1. 完成社區化照護(含居家、日間型及住宿型精神復元)資源盤點及規劃多元化的精神病人社區照顧模式 2. 修改各類精神照護機構的功能、服務及收(結)案的標準 3. 針對非精神科醫師及其他醫療專業人員(家醫科、內科及急診科醫師)，接受精神病人照護相關訓練之涵蓋率達 20%，以強化精神醫療與一般醫療照護之合作 4. 將精神病人長期照護服務資源整合至長期照護服務資源系統，以提供病人適切照顧	1. 發展至少二種以上多元化的精神病人社區照顧模式及方案，提供穩定社區精神病人病情的醫療及復健措施，加強整合福利及就業資源，以促使病人與社區融合 2. 落實推動精神照護機構的功能、服務及收(案)標準，且因應長期照顧服務法及長期照顧保險之施行

長期照顧十年計畫 2.0

我國長期照護政策發展，近期推動「長期照顧十年計畫 2.0(2017~2026 年)政策」(行政院，2016)。此計畫內容重點之總目標如下：

1. 建立優質、平價、普及的長照服務體系，發揮社區主義精神，讓有長照需求的國民可以獲得基本服務，在自己熟悉的環境安心享受老年生活，減輕家庭照顧負擔。
2. 實現在地老化，提供從支持家庭、居家、社區到機構式照顧的多元連續服務，普及照顧服務體系，建立關懷社區，期能提升具長照需求者與照顧者之生活品質。
3. 銜接前端初級預防功能，預防保健、活力老化、減緩失能，促進長者健康福祉，提升老人生活品質。
4. 向後端提供多目標社區式支持服務，轉銜在宅臨終安寧照顧，減輕家屬照顧壓力，減少長期照顧負擔。

再者，由於國人平均餘命持續增加，精神病人亦面臨老化之長照課題，依據長期照顧服務法及長照 2.0 適用對象規定，精神病人亦在服務範圍，因此能申請長照補助，但因政策推動初期，目前服務量能不高。故衛生福利部於 2019 年召開「研商精神病人長期照顧服務推動策略會議」，研議精神病人長照服務機制，結論包括：

1. 精神病人存在生理及心理層面等多元長照顧需求，且需求互有重疊，所需照護方式、機構類型及其專業能力都有所不同，因此需引進或研發多元服務模式，因應其照護需求並兼顧其權益。

2. 照顧管理評估量表(CMS)中之情緒及行為型態，內容偏向臨床正性症狀評估；精神失能者應屬退化的慢性精神病個案，故適用性存有疑義，應就病人使用 CMS 評估長照服務需求，持續蒐集實務面的困難或可調整之處，建構需求評估之實證基礎。目前評估工具對精神病人需求及失能服務評估較不足，且服務人員對精神病人照護熟悉度不足，故需規劃適合精神病人長照相關評估表單及教育訓練。

經衛生福利部就精神病人長期照顧服務之需求、樣態，以及服務對象之定義、評估工具及照顧管理服務專員知能等層面進行現況之整體盤點、工具發展及未來規劃，2020 年 3 月開始進行辦理「精神病人長期照顧服務供給與需求探討及評估計畫」，以利完善推動精神病患接受長照服務之試辦計畫，以更具體規劃長遠的精神病人長期照顧政策之落實行動。

25-3 社區精神衛生服務系統

一、出院準備服務

出院準備服務為持續性照護重要機制之一，**從入院時即開始準備**，是個動態的過程，可因應病人出院後續照顧的需要，提供所有的相關預備。出院準備服務包括評估精神病患的健康照護問題及需求，提供適當之護理指導計畫（自我照顧能力、藥物及疾病）、**相關諮詢及轉介服務**，可減少個案的出院焦慮與害怕，教導學習居家照護與技巧，整合照護機構與社區資源，進而達到最佳健康狀態與生活品質，以減少疾病再復發及再住院率，並確保病人與家庭接受的醫療品質及後續性的照顧，像是不能規則服藥往往是精神病人疾病再復發的主要因素之一，甚至有反覆住院的問題，若病人出院後如果不能獲得持續性的追蹤照護，協助病人改善問題，將無法避免這樣的惡性循環，若能藉由出院準備服務的持續性照護，可呈現個案明顯提升遵囑服藥行為與疾病管理的能力（徐等，2011；蕭等，2009）（表 25-4）。

因應國內高齡社會的老年與失能人口增加，加上疾病型態、家庭結構的改變，家庭中可提供協助的照護人力減少，導致國人的長期照顧需求增加，就長照服務對象之一的「失能身心障礙者」亦可申請長期照護服務，其中於衛生福利部 2020 年所公告推動的出院準備銜接長照服務計畫，更是針對有服務需求的出院病人或家屬，於出院前 3 天即透長照需求評估，使其能於出院時銜接長照資源，規劃於出院 7 天內即取得服務，藉此來強化出院準備服務效能，並積極發展以服務使用者為中心之多元連續性服務模式（衛生福利部，2020）。

表 25-4　出院準備服務主要任務（以草屯療養院為例）

項目	任　務
1	評估病患出院後的照顧需求
2	擬定適合病人出院後的照護計畫
3	各類疾病知識的教導
4	居家照顧技巧的指導
5	依病患需求提供院內各項醫護團隊的轉介，如社工、心理、職能、營養等
6	協助病患於出院後能得到持續性的照護，如轉介居家照護、康復之家、社區復健中心、護理之家、日間病房及安養機構等
7	病患出院當日，提供預約掛號、藥物服用及回診指導
8	病患出院後，以電話關懷、問候並提供醫療照護之諮詢

二、社區精神衛生醫療資源

社區精神衛生工作有賴於良好的保健工作網，由此工作網可由各地區的精神醫療機構或社會心理衛生中心，和該地區的公共衛生機構（如地區衛生所）、學校、心理輔導機構（如張老師及私人輔導中心）、危機調適機構（如家庭協談中心及平安線）與社會福利機構之間建立一套完整而有系統的工作網，以利病人的入院醫療、出院的追蹤照顧，及生活、就學、就業、就養的輔導。國內目前社區精神衛生醫療設施包括：

(一) 社區心理衛生中心(Community Mental Health Center)

為社區中整合各項醫療社會資源，並執行預防精神醫學中的末段預防工作的主要機構，包括：

1. **初段預防：心理衛生教育**及高危險群的追蹤工作。
2. **次段預防**：早期偵測及介入，包括社區民眾的心理諮商、危機處理、精神病人病情惡化的早期介入處置等工作。
3. **末段預防**：負責整合社區復健資源與精神病人的安置等工作。

(二) 社區復健機構

針對症狀穩定的康復者，**提供多樣化的生活與職能治療**、產業治療、職前訓練及獨立生活功能訓練等，**強化病人在社區的生活能力**，成功地適應社會。社區復健機構包括職能工作坊、康復商店及**庇護工廠**。對於症狀穩定之病人，使其在較少壓力之下學習工作技能，提供工作能力、工作態度等訓練，期能發揮生產力，並輔導就業，以便將來可以在充滿競爭的現實社會中謀生。

(三) 康復之家(Half-Way House)

或稱中途之家，介於家庭與醫院之間，為精神病人提供暫時性的居住場所，**對於病況穩定可出院但無家可歸或無法馬上適應家庭生活的病人**，在社區內提供一個半保護性、暫時性及支持性的居住環境，使病人能在回家之前，做短期或長期之居家生活訓練，以建立病人自信，**並培養獨立生活的能力**。有人可以從中途之家畢業而轉住於較永久性的住所，有人或許需要長久住在中途之家，因此中途之家不宜限制居住期間，故稱之為康復之家較為妥善，在國外亦有人稱為社區住所(community residence)。

(四) 居家治療(Outreach Programs)

當家庭成員中有人罹患慢性精神疾病，從醫院返回家庭後，仍需持續地接受照護。衛生福利部於 2008 年 8 月 18 日公告〈精神病人居家治療標準〉，明定病人得經精神科專科醫師診斷，由相關醫事人員（如**護理師**及社工人員等）**以家庭訪視或電話諮詢**，對**精神症狀干擾且拒絕、無法自行就醫或不規則接受治療之精神病人**，於醫院外提供持續性治療與復健相關照護服務（表 25-5）。目的為**預防病情惡化、減低再住院率、協助家屬發展照顧病人的技巧，減輕家屬負擔**，亦是病人由醫院回歸社區在宅醫療之重要照護資源之一（劉、葉，2021；Serobatse et al., 2014）。

目前慢性精神病人的居家治療，**有重大傷病卡者，相關費用可由健保給付**，無重大傷病卡者依健保署公告價格收費；**交通費用依實際里程之計程車資付費，病人自備交通車則免收**。

表 25-5 居家治療項目與收案條件

治療項目	收案條件
1. 一般身體檢查及健康評估 2. 病人精神症狀評估及必要處置 3. 藥物治療與用藥諮詢 4. 家族治療 5. 危機處理諮詢與心理諮商、治療 6. 醫療與社區福利資源之諮詢及轉介 7. 其他可避免病情惡化或提升病人適應生活機能之服務措施	1. **精神疾病症狀明顯干擾家庭及社區生活，且拒絕就醫** 2. **無病識感且有中斷治療之虞** 3. 無法規則接受治療，再住院率高 4. 精神功能、職業功能或日常生活功能退化，需居家照顧 5. 年老、獨居或無法自行就醫，需予以心理支持，或協助其接受治療者

而結案條件各家醫療院所彼此之間或有少許差異，一般可分為下列二種狀態：

1. **一般結案**：(1)達成轉介目標；(2)規則內接受精神科治療且病情穩定；(3)居家生活安排尚可，被家人或社區接受能適應家庭生活者。
2. **提前結案**：(1)流失、死亡、遷出服務範圍、失去連絡；(2)與一般科居家及社區復健機構重複申請；(3)已固定至其他醫療院所就診或慢性病房住院；(4)可規則回診按時服藥已追蹤達 3 個月者；(5)持續追蹤達 3 個月者，關係建立困難，拒絕家訪。

(五) 居家護理

居家護理針對無法到精神醫療機構持續就醫或復健的社區精神病人，由護理師至案家，提供精神症狀干擾且拒絕、無法自行就醫或不規則接受治療之精神病人，於醫院外接受持續性治療與復健相關照護服務，以有效治療或預防疾病復發、減少再住院並促進復元，亦能減輕照護者負荷，是病人由醫院回歸社區在宅醫療之重要照護資源之一（劉、葉，2021；Serobatse et al., 2014）。

同時，從精神科護理師的角度來看，病房與社區居家訪視業務截然不同，因為護理師深入社區案家時，才能看到病人所居住的環境、成長經歷與家人互動相處模式，方更能提供個別化的照護，進而有機會與病人建立更深層的治療性人際關係和同理心，了解病人的實際需求，再進一步學會以病人的生活角度思索，提供貼切的照護計畫，藉此提升社區病人生活品質及復元能力。

由於目前於國內的慢性精神病人所提供的居家護理依不同功能及目標區分為三種主要模式：精神醫療為主之精神居家治療、公衛預防疾病復發之居家關懷訪視、及預防並延緩失能之長期照顧居家護理，然而過去此照顧模式卻鮮少受到關注與討論，而透過學者指出此模式仍有三大問題困境，分別為社區精神病人居家護理需求未被滿足、整合性精神居家實證照護模式尚未建立，和精神居家護理人力之專業能力仍待強化，此等困境也待精神醫療與照護、社區護理和長期照護等領域的產官學界共同努力建立政策機制以健全社區照護網絡（劉、葉，2021）。

(六) 日間留院(Day Care)

日間留院治療是一種讓病人**白天來醫院接受醫療復健，晚上回家與家人相處的醫療復健模式**，為病人從醫院回歸社區的重要一環。提供症狀穩定而有接受進一步社會復歸訓練之動機的病人，加強日常生活獨立自主及自我照顧能力。功能在於訓練病人適應社區生活的能力，提供職前訓練的機會，減少病人與家屬直接面對壓力，提供病人規律適當的社會休閒生活。在醫療資源的安排上，應以提供交通便捷、在生活圈中有可近性的治療為基本條件，並加強與其他社區復健機構與就業服務機構的聯繫，以達成連續性社區精神醫療的目標。

(七) 社區精神醫療追蹤服務網絡

完善的社區精神醫療追蹤服務可提供家屬情緒支持、平時照顧病人問題的諮商、疾病及藥物的衛教、醫療及社會資源的轉介及病人急性發病時的醫療協助；並能整合社區醫療及社會資源，定期舉辦里鄰關懷聯誼活動，鼓勵病人、家屬及社區民眾參與，以促進里鄰關懷；整合社區義工組織，鼓勵參與關懷社區精神病人及家屬的活動；配合社區心理衛生中心深入社區，定期舉辦社區心理衛生座談及講習，積極的進行社區心理衛生教育。

(八) 精神護理之家

精神護理之家，其服務對象是精神症狀穩定呈**慢性化**、不需住院治療但無法自我生活照顧者，和精神病症狀穩定且呈現慢性化、不需住院治療之年邁者、失智者、智障者、無家可歸者為主，他們多為症狀穩定呈現慢性化、自我照顧功能差、社會角色功能差、干擾程度低、復健潛在能力差以及家庭社會支持差者，其設置目的在延續社區心理衛生工作的理念，為精神病人呈現慢性化及病況穩定者，提供持續性、連續性照顧。

25-4 社區心理衛生護理師的角色

由於精神醫療和社區心理衛生的多元發展，使得護理師除了重視病人個別護理和治療外，亦需評估與病人相關的外在環境，包括個人生理、心理、社會和文化等，其扮演的角色包括：

1. **照護提供者**(care provider)：**提供直接的照護是最常見的護理功能**，注重個案身心照護，滿足其基本需求，且評估其社區適應能力，若有服用藥物或進行治療者，則需評估是否遵行醫囑指示，並協助病人修正與學習適應技巧。
2. **教育者**(educator)：經由社區健康評估，發現社區中的高危險群，利用初段預防的觀點，與教導強化其壓力因應策略和技巧，與個案共同改變其高危險性行為，預防心理疾病的產生，且一旦發現有心理困擾者，可以個別或團體方式處理，以防止問題更趨嚴重。
3. **個案發現者**(case finder)：主動關心社區中需要健康服務的民眾，可以利用篩檢高危險群，以達早期發現早期治療的目的。
4. **健康倡導者**(health advocate role)：護理師為身心障礙的弱勢族群代言者，為其爭取所需的健康服務，促成相關的健康政策與立法，並創造具有支持性的健康社區。
5. **個案管理者**(case manager)：**以積極而主動方式介入，協助個案選擇與決定**最合適的使用健康維護服務，提升自我照顧技巧，**強化個案的優點與潛能**，強調專業治療性的關係。社區心理衛生護理師經由評估、轉介社區資源與服務，並為個案計畫完整性及持續性的護理措施，包括危機處理，使資源能有效運用。
6. **協調者**(collaborator)：心理衛生工作團隊成員包括心理治療師、職能治療師、社工人員等不同領域的專業人員，當成員之間的工作發生重疊時，護理師須從中協調，以免工作進展受阻。此外，**護理師可促進個案與醫師或其他工作人員意見的連絡及訊息的溝通**，使彼此更了解，利於工作進行。亦可向個案及家屬介紹社會資源，以解決其問題。
7. **諮詢者**(consultant)：護理師因其專業，常能提供其他醫療團隊人員所需的諮詢或心理衛生方面的知識，如對社會機構工作者舉辦心理衛生研討講座。
8. **研究者**(researcher)：發展社區心理衛生護理研究工作，使更具有專業人員的特性。且目前醫療服務體系，可藉由新的研究發現結果來改變現今醫療生態，以達成最佳促進全民整體健康的目標。

9. **流行病學者**(epidemiologist)：運用流行病學的知識與方法來研究社區中精神疾病型態與盛行率調查，了解民眾的健康狀況，以便計畫所需之健康服務，並可預防疾病之發生或及早治療，維護社區健康。
10. **評值者**(evaluator)：需評估社區民眾心理健康狀況，在訂定護理目標、工作方案及計畫工作內容後，實施並檢討其成效。並將此評值成效告知社區民眾，以授權民眾來解決其壓力因應或心理困擾的健康問題。

25-5 護理過程

一、護理評估

執行有效的護理計畫前，必須先做整體性的評估，故在照顧社區心理衛生的個案時，除評估個案本身外，亦應包括家屬、朋友、所處的環境及社區資源的運用情形等。而評估方法則可經由直接的會談或從旁的觀察以及病歷資料、轉診記錄等以獲得有用的主、客觀資料。

(一) 個案的評估

評估個案的經濟及文化背景、社交及基本生活能力、判斷力、做決定的能力、生活與活動的安排情形、過去病史、求醫過程、治療情形、現在病史、精神狀態、生活習慣、目前社會功能等（如個人衛生、人際關係、休閒活動、工作情形）。此外，尚須了解其壓力因應方式、因疾病帶來的身心改變、個案的接受程度、社會適應能力，以及本身或感受到別人對自己所患疾病的刻板印象等。

於社區中精神疾病的篩檢工具應用亦為早期發現病人的最好方法，社區心理衛生護理師可應用適合民眾特性的量表來加以評估當作參考，並鼓勵高危險群民眾做更進一步的診斷鑑定，尋求合適的醫療措施。

(二) 家屬的評估

在社區的照顧過程中，主要照顧者（家屬）和重要關係人常承擔許多照護責任，會有不同的主觀和客觀之疾病負荷，所以社區心理衛生護理師應評估家屬對精神疾病的了解和接納程度、與病人的互動方式與情形、家庭經濟負荷、身心及社會的壓力源、情緒反應、身心與物質上的需求等。

(三) 家庭的評估

護理師亦需將家庭評估視為護理計畫的一部分，評估項目包括：

1. 家庭結構：包括發展階段、角色、責任、家庭規章及家庭的價值觀。
2. 家庭對罹病者的態度。
3. 家庭的情緒氣氛：是否呈現害怕的、生氣的、憂鬱的、焦慮的或冷靜的氣氛。
4. 家庭可取得的社會支持：包括大家庭成員、朋友、經濟支持、宗教參與及社會接觸等。
5. 家庭過去有關精神醫療服務的經驗。
6. 家庭對病人問題及照顧計畫的了解。

(四) 社區的評估

社區評估可協助我們經由完整的分析過程來了解社區的信念價值，進而研擬社區心理衛生計畫，與執行相關的社區活動。詳細的評估內容如表 25-6 所示。

表 25-6　社區評估要項及內容

社區評估要項	評估內容
物理環境	如社區界限、地理範圍、醫療保健服務的地點及自然環境的特性等
人口學資料	如居民的性別比、人口數、家庭型態、年齡、社區的組成型態、社會經濟狀況、宗教信仰及生活品質上的要求等
溝通系統	包括正式及非正式、上下及平行溝通之管道
內外資源	如學校、衛生機構、自助或支持團體、醫療機構、商店、娛樂設施等，並評估其可近性、普及性與可利用性、居民的滿意程度等
居民對病人的態度	如對偏差行為、心理疾病與治療的態度，與接納病人進行社區復健的程度等
社區的功能展現	如社區的決策型態、權力分配情形、領導者的領導型態、領導者與居民的信賴關係等
社區的整體性	如疾病盛行率、自殺率、暴力行為、犯罪率等

二、健康問題

健康問題可從病人與家庭及社區互動中現存與潛在的問題到以整個家庭或社區為單位所呈現的問題。以下列出可用於社區心理衛生護理之健康問題以供參考。

1. 焦慮。
2. 情境性低自尊。
3. 情緒調整障礙。
4. 親職功能障礙。
5. 防禦性因應能力。
6. 無效性因應能力。
7. 危害性家庭因應能力。
8. 家庭運作過程紊亂。

三、護理目標

社區心理衛生護理活動範圍從健康維持、健康促進乃至疾病的治療和復健皆含括於三段的心理衛生預防工作之中，因此需擬訂合乎現實且具體可行的長程及短程護理目標，並考慮到個案與環境長期互動後的身心社會及靈性因素，過程中需要個案與家庭成員的參與，協助他們了解情況、發展希望及計畫未來。

四、護理措施

護理師在計畫預防性措施執行時，需包括健康衛生教育、環境改變、社會支持。以三級預防工作來說明：

(一) 初級預防

主要護理措施是對社區中機構(如學校、兒童之家、日間照顧中心、教會團體等)以諮詢及教育推廣方式，**提供有關維護與促進心理健康的知識**，將心理衛生預防措施併入健康照顧系統中，例如：

1. 進行發展遲緩兒童及青少年心理衛生問題的篩檢。
2. 進行成人心理衛生問題的篩檢，如憂鬱症、焦慮或潛在性自殺等。

3. 對有高危險性發展問題及情緒障礙的個案進行個別或家庭諮商。
4. 對於處於壓力或缺乏社會支持的高危險狀況，如早產、低收入戶及青少年未婚懷孕的個案，進行居家及其他的密切措施。
5. 成立自助團體，以協助民眾面對健康問題、心理衛生問題、壓力或改變生活狀況。

亦可對社區中因心理障礙而逃家、逃學者或有人際相處困擾者予以個別心理輔導，協助個案進行壓力因應，或改變環境資源、政策或危險因子以減低壓力，同時增進民眾的功能。最後利用健康衛生教育來指導，包括澄清對精神病人的迷思及刻板印象（表 25-7），提供知識及增加精神社會因子對健康影響的敏感性，同時提供支持性、人性化的健康照護。

表 25-7　對精神病人的迷思與事實

迷思	事實
一個患有精神病的人將永遠無法恢復正常	精神疾病常是暫時或突發性的，是可以治癒的，社會應依照他們的貢獻予以評論
即使有些精神病人已回復正常，但慢性精神病人不一樣，事實上他們是瘋了	許多慢性精神病人曾經有很長的住院時間。在出院後，他們必須繼續服藥，以維持病情穩定，但因藥物副作用的結果會導致他們看似行為奇特，不過他們在社區待得越久，看起來會越像一般人
精神病人是很危險的	曾經罹患精神疾病而又回到社區者，常傾向於焦慮、膽怯及被動。他們對大眾的危險性較低
罹患精神疾病的病人恢復後仍具有潛在的危險性，他們隨時都有可能再發狂	大部分罹患精神疾病者是最不可能發狂的；這些人比較常表現憂鬱、退縮更甚於狂野及攻擊性，且其大部分的再發都是漸進性的
一個罹患過精神疾病人者只能找到低等級的工作	許多恢復的病人能找到一個很好的工作。對於易復發的病人可能需要一個較有彈性的工作環境

參考資料：The National Institutes of Mental Health, NIMH (1988). *The 14 worst myths about recovered mental patients*. DHHS Pub.

(二) 次級預防

護理師利用家庭治療、團體治療、環境治療及相關護理措施，**協助個案加強自我認識，提升自我學習有效壓力因應方式。在個案出院後提供門診服務及居家護理、治療追蹤或醫療諮詢**，以進一步協助個案滿足其需求，並提供家屬支持系統，協助個案與家人改善互動情形。

(三) 三級預防

護理措施在於透過復健過程以減低心理疾病及疾病殘障的嚴重性，著重精神疾病的復健，視復健為殘障者的夥伴，確認並尊重個人的差異性，必須根據個案與家庭的狀況，**提供個別化且持續性的照護計畫**，強調生活品質的改善，如協助個案建立生活技能，及早回歸社會，若無法恢復者可協助轉介療養機構，**如精神科護理之家**，使生活有完善的照顧。

另在進階的公衛 2.0 預防醫學架構中，針對疾病自然史主要強調採取四段七級的介入措施，其中除了中止或延緩疾病的發展外，對病人也重視需達到平安善終的目的。因此對社區精神病人的照顧，我們要能提供健全的身體、心理、社會三大健康促進照護活動，促使社區精神病人擁有正向積極的健康，以避免疾病經常性發作，及減輕後續長期性的傷害與負擔，或是延遲或減少失能的發生。在此引用中華民國精神衛生護理學會(2019)社區精神衛生實證護理實務專書的「以全人照護為導向的慢性精神病四段七級概念推動健康促進模式」，並加入長期照護的照護策略，以進行進階說明各級策略，詳見圖 25-1、表 25-8。

表 25-8 四段七級健康促進模式

分 級	策 略
第一級	社區慢性精神病人**健康促進**。透過健康促進、慢性病控制、生活型態來預防生理健康問題的發生
第二級	透過預防注射、健檢，篩檢出三高及有吸菸、嚼檳榔及喝酒之高危險群病人。醫療院所提供健康評估與照護，透過健康檢查的實施，以找出潛在高危險群
第三級	醫療院所提供住院慢性精神病人**全人健康促進**篩檢評估包含入院評估、營養評估、定期身體健康檢查、體適能檢測、骨質密度檢測及介入與照護並提供健康手冊教導其健康自主管理
第四級	以全人醫療照護精神，安排適當活動與提供適當的復健訓練治療，適時的照會與轉介服務治療，避免進一步的併發和續發疾病
第五級	以全人生理、心理、靈的復健觀點，提供**居家治療與轉介社區復健機構、日間照護機構／單位**
第六級	以末期照護為主，適時**轉介居家照護與精神護理之家長期照護機構**提供緩和醫療並規劃住民圓夢計畫
第七級	於長期照護精神護理之家與居家提供安寧照護與家屬悲傷輔導

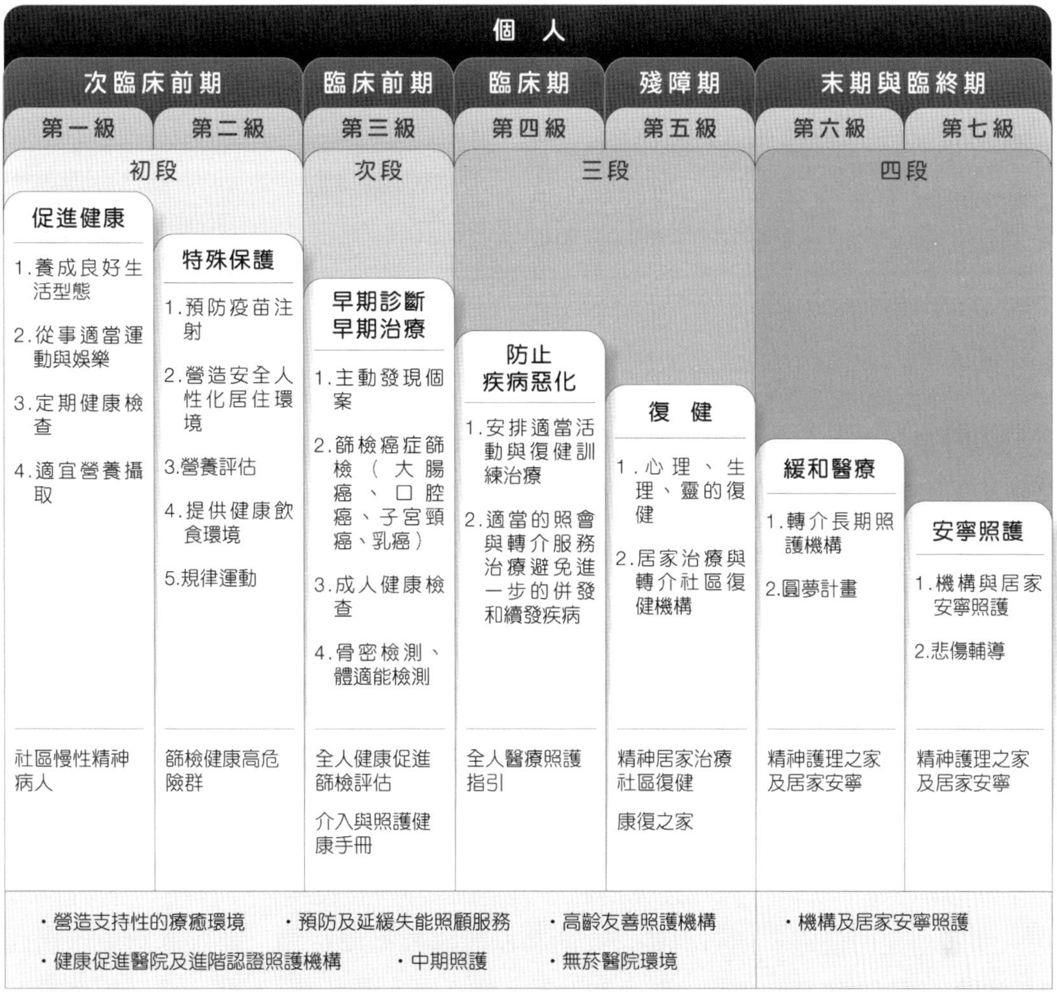

個人						
次臨床前期		臨床前期	臨床期	殘障期	末期與臨終期	
第一級	第二級	第三級	第四級	第五級	第六級	第七級
初段		次段	三段		四段	
促進健康	特殊保護	早期診斷 早期治療	防止 疾病惡化	復　健	緩和醫療	安寧照護
1.養成良好生活型態 2.從事適當運動與娛樂 3.定期健康檢查 4.適宜營養攝取	1.預防疫苗注射 2.營造安全人性化居住環境 3.營養評估 4.提供健康飲食環境 5.規律運動	1.主動發現個案 2.篩檢癌症篩檢（大腸癌、口腔癌、子宮頸癌、乳癌） 3.成人健康檢查 4.骨密檢測、體適能檢測	1.安排適當活動與復健訓練治療 2.適當的照會與轉介服務治療避免進一步的併發和續發疾病	1.心理、生理、靈的復健 2.居家治療與轉介社區復健機構	1.轉介長期照護機構 2.圓夢計畫	1.機構與居家安寧照護 2.悲傷輔導
社區慢性精神病人	篩檢健康高危險群	全人健康促進篩檢評估 介入與照護健康手冊	全人醫療照護指引	精神居家治療社區復健 康復之家	精神護理之家及居家安寧	精神護理之家及居家安寧
・營造支持性的療癒環境 ・健康促進醫院及進階認證照護機構		・預防及延緩失能照顧服務 ・中期照護	・高齡友善照護機構 ・無菸醫院環境		・機構及居家安寧照護	

圖 25-1　以全人照護為導向的慢性精神病四段七級概念推動健康促進模式

五、護理評值

社區心理衛生工作多元而複雜，評值層面應朝個人、家庭及社區三個方向，且依據目前的短程、中程及長程目標來評值，若是從品質評估的觀點來看，大致可從下列層面評值：

1. **結構層面**(structure)：如組織特性、機構的軟硬體設備、系統制度是否完善、工作人員是否執有合法證照及數量是否足夠、經費來源等。
2. **過程層面**(process)：主要針對工作人員的技術、適當性及持續性進行評值，如護理時數、健康服務的活動設計與內容、照護品質。

3. **結果層面**(outcome)：是最容易與照護品質有所連結且最受重視的部分，如治療結果、存活率、復原情形和病人與家屬的滿意程度。

25-6 社區心理衛生護理現況

一、概 況

WHO 認為最理想精神病人治療場所是「病人最熟悉而最少束縛」的環境，這種治療環境自然是病人住慣的社區，而非遠離社區的「機構化」。社區醫療亦有經濟效益之好處，比起 24 小時住院治療，社區醫療經費較低，但為了保障病人生活品質，必須提供可近性、繼續性及綜合性之醫療服務，不能只強調節省經費而忽略品質。我國社區心理衛生工作在世界潮流影響下也加快腳步，積極推動心理衛生工作。

精神照護體系相較於醫療照顧體系複雜度增加許多，需要更多專業人員積極投入，讓病人在整個照護過程中獲得連續性的全人照護，以迎戰疾病，為國人打造一個身心更健康的社會和更具醫療品質的環境。

在現今國內人口老化的加速下，國人的長照服務需求持續提升，我國身心障礙人口呈逐年成長，其中占約一成人口的慢性精神病人亦有高齡化的情形。行政院於 2017 年所制定的前瞻、創新與整合性的長期照護政策 2.0 中，將服務對象增加四類，即將未滿 50 歲失能身心障礙者納入；且於原有的服務模式，更整合了服務模式提升照顧連續性並多元服務以滿足多元的需求。於服務項目中可得知，當政府建構長照 2.0 服務輸送體系與落實在地老化政策目標的同時，對於精神病人的社區照顧服務內涵的銜接與轉銜機制，仍缺乏因應身心障礙類別多元狀況之需求規劃（簡，2017）。

二、困 境

目前台灣推行社區精神醫療仍有困難之處，包括社區、醫療衛生、警政單位間的彼此協調及整合；全民健保之給付、社區復健設施設置標準，無法使民間積極參與，社區復健機構（特別是社區復健中心）仍不足；社區心理衛生中心功能未完全發揮，無法推動整體性的社區預防精神醫學；社區內緊急危機處理的機構仍不足；社區民眾對精神病人汙名化仍深；社區精神醫療未能善用社區資源等。若與美、加、英、日等國比較，我國精神醫療資源較欠缺，醫療給付與社會福利措施亦未適當配合醫療政策走向，沒有美日專責研究精神醫療政策機構等，以及隨著精神病人的高齡化、疾病慢性化，病人在社區復健潛能無法發揮時、未來安置該何去何從。

2003 年衛生署開始核准精神護理之家設置，至今精神護理之家經營也面對許多困境，特別是健保並未給付該種服務模式，而民眾對於自費的觀念仍有待建立，且其功能定位與康復之家的住民有許多模糊不清，亟需釐清的收案條件，以及缺乏完善的品質評鑑標準，如何在長期照顧融入這些問題的解決方案，也將是我國未來推動社區心理衛生之重要課題。

另一方面，我國雖參酌世界各國精神病床發展趨勢、因應精神病人疾病型態的改變及藥物治療技術的進展，朝向發展多元化的精神病人社區照顧模式及方案發展，但針對精神病人的照護及安置，以往多僅考量便利性或配合家屬意願，未能適切依病人特性、需求，落實健保收（結）案標準，給予妥善服務，致生資源錯置現象，未來宜釐訂各類精神照護機構的服務功能，落實收（結）案標準有其必要性；再者由於精神病人因疾病慢性化可能導致功能退化，再加上人口老化速度加劇，精神病人的長期照護及安置服務需求，勢必日益殷切，上述的問題都亟待檢討及建立相關政策目標（衛生福利部，2018）。

目前社區精神衛生護理與長期照護中的精神病人服務模式仍有所限制，因為在我國的長期照護政策發展過程中，現階段服務資源所使用的評估方式和照顧服務資源大多仍以身體障礙為主，看重個案的日常生活自理能力及生活工具使用功能為依據，導致長照服務模式的發展，長期以來較忽略慢性精神障礙者的特性及需求，使得慢性精神病人及家屬在使用長期照顧服務資源時常面臨困難，雖然有機構和社區之長期照服務資源，但卻不符合慢性精神病人的需求（黃，2012）。

三、未來展望

未來社區心理衛生工作的展望，應以合宜之精神衛生法為基礎，強調精神病人人權，健全服務體系，提升服務品質，具體方向如下：

1. 結合衛生、社政、勞政、教育等相關單位，以維護社區民眾權益並增進其福祉。
2. 汲取先進國家精神衛生法之優點，酌情修改我國精神衛生法。
3. 妥善建立從中央到地方之心理衛生行政體系，並完整建構從預防、治療到復健之服務運送系統，提升社區病人管理與照護品質。

4. 增設社區心理衛生中心，建立災難、性侵害及家庭暴力心理衛生服務體系。
5. 繼續擴增社區復健措施，協助康復病友回歸社區。
6. 連結社區精神復元資源與長期照護政策的服務方案，以發展符合病友需求（就學、就業、就養）的照護模式，並強化轉銜機制。

結語

健康是人類基本的權利，不受任何因素影響，我們需要「停止排斥、勇於關懷」，重視精神疾病問題，並提供良好的精神醫療照顧，以及減少對精神疾病病人歧視和烙印。藉由社區、家人與醫療使用者的參與共同推動心理衛生，且監督社區心理健康的推動與執行的恰當性。

心智圖

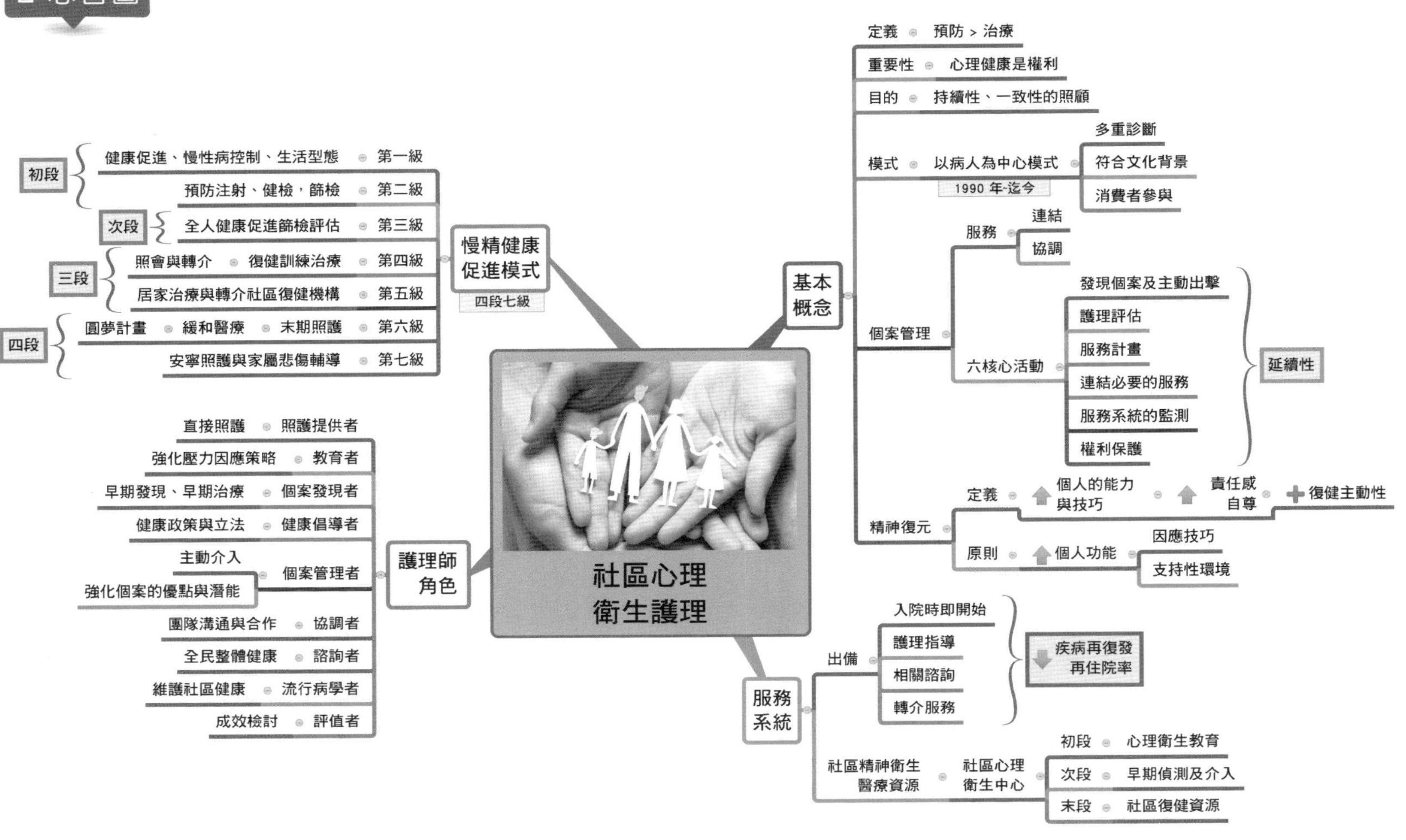
社區心理衛生護理
基本概念
定義 預防 > 治療
重要性 心理健康是權利
目的 持續性、一致性的照顧
模式 以病人為中心模式
1990 年-迄今
多重診斷
符合文化背景
消費者參與
個案管理
服務
連結
協調
六核心活動
發現個案及主動出擊
護理評估
服務計畫
連結必要的服務
服務系統的監測
權利保護
延續性
精神復元
定義
個人的能力與技巧
責任感 自尊
復健主動性
原則
個人功能
因應技巧
支持性環境
服務系統
出備
入院時即開始
護理指導
相關諮詢
轉介服務
疾病再復發 再住院率
社區精神衛生醫療資源
社區心理衛生中心
初段 心理衛生教育
次段 早期偵測及介入
末段 社區復健資源
慢精健康促進模式
四段七級
初段
健康促進、慢性病控制、生活型態 第一級
預防注射、健檢，篩檢 第二級
次段
全人健康促進篩檢評估 第三級
三段
照會與轉介 復健訓練治療 第四級
居家治療與轉介社區復健機構 第五級
四段
圓夢計畫 緩和醫療 末期照護 第六級
安寧照護與家屬悲傷輔導 第七級
護理師角色
直接照護 照護提供者
強化壓力因應策略 教育者
早期發現、早期治療 個案發現者
健康政策與立法 健康倡導者
主動介入
強化個案的優點與潛能
個案管理者
團隊溝通與合作 協調者
全民整體健康 諮詢者
維護社區健康 流行病學者
成效檢討 評值者

學習評量

1. 有關「社區心理衛生中心」的主要服務內容，下列何者適當？(A)辦理身體健康促進、衛教宣導及專業訓練等活動　(B)辦理心理健康促進活動及高危險群病人之危機處理　(C)執行災難緊急應變之身體創傷救護　(D)辦理民眾身體健康諮詢及身體治療服務。
2. 許小姐 35 歲，反覆住院的情感性精神病病人。近日剛從急性病房轉慢性病房，家屬可接受病人返家同住，只是擔心病人病情惡化，病人有工作及復健潛能。下列有關病人的出院準備何者較適當？(A)在出院前轉介精神衛生護理之家　(B)在出院前轉介日間型精神復元機構　(C)在出院前轉介住宿型精神復元機構　(D)在出院前轉介康復之家。
3. 為促進社區中慢性病人與家屬的溝通，護理師應扮演何種角色？(A)組織病人自助團體與家屬抗衡　(B)指責家屬對病人絕望的態度　(C)教導家屬如何照顧社區生活的病人　(D)通報警察單位。
4. 有關精神科居家護理之敘述，下列何者正確？(A)社區體系的居家護理服務，目前開放社工師和心理師一同擔任照護工作　(B)醫院體系的居家護理服務，多以護理師提供家庭訪視為主　(C)收案條件之一，須為症狀明顯干擾家庭及社區生活，並未拒絕就醫者　(D)健保提供給付費用，且依地理位置偏遠與否，另有交通補助。
5. 有關症狀穩定且日常生活可自理的精神病人，剛轉入康復之家，首要的復健目標為何？(A)協助個案提升社區生活的能力　(B)減少藥物服用劑量和緩解副作用　(C)提升及早返家生活的機會　(D)提升個人的職場工作適應。
6. 提供穩定之慢性思覺失調症病人至社區復健中心持續接受照護，是屬於下列何項預防概念？(A)初級預防　(B)次級預防　(C)三級預防　(D)危機處置。
7. 有關社區精神心理衛生護理的敘述，下列何者正確？(A)注重病人持續性、一致性的照顧　(B)強調病人的問題解決，不需使用護理評估、診斷、目標、護理處置及評值的模式　(C)不須考量家屬、環境、文化等因素，才是以病人為中心的照護　(D)不應考量經濟、社會等因素，以免在社區護理過程中失焦。
8. 社區內舉辦新手媽媽講座，教導懷孕的身心變化相關課程，是屬於精神心理衛生工作中的哪一級的預防？(A)初級預防　(B)次級預防　(C)三級預防　(D)各級皆涵蓋。

9. 關於精神衛生護理工作範圍，居家護理師於病人出院後，協助強化其社交技巧，此項照護較屬於下列何者？(A)保健性　(B)治療性　(C)復健性　(D)管理性。

10. 黃先生 43 歲，診斷為思覺失調症，症狀經常反覆惡化，兩個月前才剛出院返家，今日又因拒服藥、自我照顧能力差、暴力攻擊家人而入院，下列敘述何者正確？(A)入院時即須開始進行出院準備服務　(B)護理師於病人入院時應立即主動約束病人以防再次攻擊暴力　(C)出院前幾天才開始進行出院準備服務，以利病人記住　(D)有鑑於病人經常反覆住院，因此建議病人應長期住院為佳。

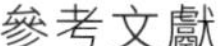
參考文獻

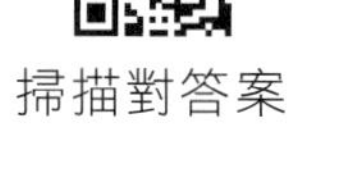
掃描對答案

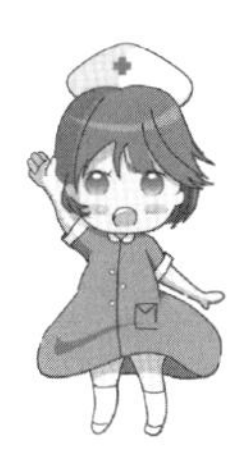

• MEMO •

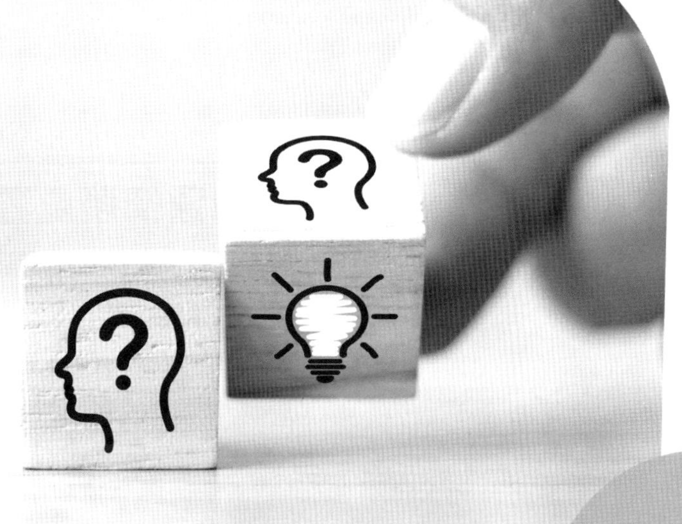

編著：張慎儀、李錦彪

精神科情境處置 OSCE

本章大綱

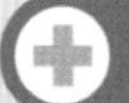 26-1 治療性溝通情境處置

張慎儀　編著

應試說明

1. 應考時間：15 分鐘
2. 測驗任務：
   (1) 病人能配合並主動參與治療，和護理師共同解決問題。
   (2) 病人可以安全有效的方式表達感受與擔憂。
   (3) 病人可以感受到護理師的支持及努力協助處理醫療與精神疾病之問題。
   (4) 病人在住院期間保持安全，並向工作人員傳達對於安全的所有顧慮。

一、情境

個案基本資料

17 歲女學生，自上學期開始出現上課遲到，失眠，對他人眼神感到害怕，上課注意力不集中，甚至在空無一人的地方，會聽到別人喊她的名字，聲音有時候是媽媽的聲音，有時候是親近同學的聲音，有時候在好不容易睡熟的夢中，也被噩夢及聲音嚇醒，而後開始疑神疑鬼，精神不濟，成績一路下滑，導師觀察上課情形有異狀，主動聯繫父母，建議就醫治療。

二、角色及設備需求

1. **標準化病人**：人數一人，外觀略凌亂憔悴，黑眼圈嚴重，態度防備，不敢與護理師四目相看，低頭身體蜷縮在椅子上。
2. **環境設備需求**：桌子一張、椅子兩張、戴手圈之標準化病人一位、評分教師一位。

三、評分表

評分項目	完全做到（2分）	部分做到（1分）	未做到（0分）
會談初期			
1. 主動打招呼及自我介紹（包括姓名和職稱）	2 項均做到	任 1 項未做到	2 項均未做到
2. 詢問病人姓名及出生年月日，與病人手圈核對	2 項均做到		任 1 項未做到
3. 帶著溫暖關懷的態度，向病人說明今日會談評估的原因及重點	關懷溫暖的態度開始會談		採用批評及欠缺關懷態度會談
會談過程			
4. 使用語言及非語言溝通技巧進行會談	使用 2 項語言及非語言溝通技巧		只使用任 1 項（語言或非語言）溝通技巧
5. 詢問病人目前在此會談狀態感受度？	引導病人說出目前狀態感受（安全感？）		未引導病人說出目前狀態感受（安全感？）
6. 評估病人認知功能，調整對談言語（國／台／客語）之表達及速度	2 項均做到	只做到 1 項	2 項均未做到
7. 使用支持且非批判性的言語	2 項均做到	只做到 1 項	2 項均未做到
8. 鼓勵病人向護理師直接適時表達內心擔憂	鼓勵病人表達擔憂		未鼓勵病人表達擔憂
9. 避免出現忽略病人感受的言詞（密切注意病人表情改變反應）	勿出現忽略病人感受言詞		出現忽略病人感受言詞，也未發現病人表情改變
10. 合宜的使用幽默感	合宜的使用幽默感		未合宜的使用幽默感
11. 積極主動地傾聽，向病人傳達尊重	積極主動地傾聽病人說話		被動不耐煩地聽病人說話
12. 監測評估病人焦慮程度的改變（焦慮 > 激躁 > 攻擊）	監測評估病人焦慮程度的改變		未監測評估病人焦慮程度的改變

評分項目	完全做到（2分）	部分做到（1分）	未做到（0分）
13.當病人出現抗拒、不知所措時，提供選擇方法增加其控制感	提供選擇方法增加其控制感		下通牒或威脅病人配合
14.切勿與病人對立，證明護理師凡事都是對的	不建立「權威對立」		與病人對立
15.運用不會激怒病人的言語	運用不會激怒病人的言語		運用激怒病人的言語
16.不情緒化，回應病人反抗、挑釁或激怒的行為	客觀專業的態度語氣回應病人		情緒化態度字眼回應病人
17.安撫病人，提供病人支持與協助	2 項均做到	只做到 1 項	2 項均未做到
18.護理師為溝通不良道歉	護理師為溝通不良道歉		護理師未因溝通不良道歉
19.主動讓病人參與解決問題	協助病人解決問題，增加對治療投入		護理師獨自作決定解決問題
20.設限是必要的處置時，應使用非批判性的言語	明確、合理及一致的設限		不說明必要性設限的原因及安全考量
會談後			
21.將所使用的技術步驟內容記錄於病例中	將所使用的技術步驟內容記錄於病例中		未將所使用的技術步驟內容記錄於病例中
百分比分數計算評分	分數範圍：0~42 分 （學生得分／42）×100＝學生分數		

四、對應重點

護理師	標準病人
您好，我是照顧你的護理師，許曉芬	（低頭不語僅點頭）
今天想來關心一下你的狀態，方便詢問你的姓名及出生年月日嗎？	（等了 2 秒，小聲回答）呂安妮
安妮，還有你的出生年月日！	2005 年 9 月 9 日
安妮，你是不是第一次來這裡？	（低頭不語僅點頭）
看你有些不安和緊張，讓我跟你介紹一下，這裡是青少年兒童精神科病房，住在這裡的病人年齡與你差不多，幾乎都是學生，很多人也遇上跟你相同的問題……	真的嗎？（抬頭向左右望望，又立即低頭）
是啊！因為上學及生活遇上了困難和問題，所以到這裡休養一下，希望有機會回到學校和原來的生活，難道，這不是你的希望嗎？	（搖搖頭）
那，安妮，要不要說說，你最近，看起來不怎麼樣的生活狀態？	（考慮 3 秒鐘）真的能講嗎？會不會有人偷聽？……等等，我聽到媽媽叫我的聲音（傾聽狀）
安妮，別擔心，你可以試試說說看，這裡只有我和你，沒有他人偷聽	嗯，你確定？（眼神望向護理師尋求確認）
我當然確定啊！這裡只有關心你的我，和超級擔心害怕的你啊！	你不要這樣說啦！好我說，但是，我以前都不敢跟別人說這些，因為，他們都說我瘋了，叫我別多想……
怎麼說呢？	你有常常聽到別人叫你名字的經驗嗎？
當然有啊！無論是上課點名，工作稱謂，被叫名字是常有的事	不，你不懂，是無論什麼時間都有人叫你的名字，你回頭找，都沒看到人影……這不是很可怕嗎？
這的確很怪！	再來，清醒的時候有，快睡著前也有，更誇張的是，這些聲音無所不入，連我獨自一人在廁所洗澡刷牙時，都跟著我。我是不是被鬼附身？還是我真的瘋了？（說話越來越快，音量變大，速度急切）
等等，你說你無時無刻聽到有人叫你的名字，但找不到是誰叫你？！哇，這的確讓人很訝異，你跟誰說過這些事？	我原本誰都不說的，但是後來聲音越來越多，尤其在睡前很多，我就會在房間裡一直問，是誰？是誰？是誰在叫我？越沒人回答我，我就越緊張，我越緊張音量就越大，到後來是我媽媽從隔壁房來敲我的房門，問我怎麼了？我不得不才告訴她的

護理師	標準病人
這樣的經驗很特別，但是這也很奇怪很混淆是吧？	對，就是這種感覺。誒，你怎麼知道這種感覺？是不是我媽媽告訴你的（擔心防備不安感提升）你看，她答應我誰都不說，她騙我，她騙我……（生氣哭泣）
安妮，安妮，別哭……（安撫病人）	不要，你們都騙我，還把我騙來這個像監獄的地方，我不要和你談了，我要回家（起身向門邊走去）
等等（站立起身預攔住病人）	（一手用力甩開護理師的手）你不要碰我
安妮安妮，不好意思，我要誠實的告訴你，你媽媽的確事先告訴我你最近奇特的一些狀況，但是，也是因為你的分心、失眠、自言自語和恍恍惚惚，媽媽超級擔心的，才會在導師的建議下帶你來這裡，看看能不能提供一些幫助。真抱歉，讓你覺得被欺騙，這真的不是關心你的人的原意……	嗚嗚……別再說了，反正我已經被關進了，你們是不會讓我出去的……
安妮，我知道你現在很生氣也很失望，你一點也不喜歡這裡	哼！你知道就好，嗚嗚嗚……
我知道現在說什麼你也聽不下去，但是依照我工作的經驗，我是真的看過太多像你這年紀的女孩，剛開始住進來又哭又鬧，像你現在一樣，剛開始一定有很多不適應，甚至會想家、想同學……	（低頭傾聽不回答）
但是，我也看到更多女學生，慢慢地透過住院的療養，嘗試認識了解自己這些很怪的經驗從哪裡來？也透過一些藥物的治療，這些一直出現很困擾的聲音也慢慢消失，甚至完全不見了……	真的？（抬頭狐疑詢問護理師）
真的，你也想試試看嗎？	我不知道，你是不是也在騙我！
安妮，告訴護理師我，我騙你有什麼好處？	（想了想搖搖頭，沒回答）
所以，你看目前你睡不好，吃不下，整個人瘦了一圈，漂亮的臉龐都凹陷了。就當在這裡度假休息兩週，讓我們專業醫療人員，幫你想想辦法，檢查看看你到底是哪裡不對勁，給你一些答案。你也長大了，自己的身體也要好好學習自己照顧，你說是不是？	嗯（無奈點頭）

護理師	標準病人
看你也是一位孝順的女兒，見到父母為你擔心為你也不吃不喝不睡，難道你心中不難過嗎？建議你就利用寒假 2 週時間留院查看，幫忙自己失調的身體找回健康，你覺得如何？	（想了想）其實，你說的沒有錯，我要證明自己沒有瘋，我要醫生護士幫我背書，說我沒生病，我可以回學校上課……
好呦，你很聰明，做了最合適的選擇，想必你父母也會放心很多。來，這裡是住院同意書，請你本人在這裡簽名，我也會隨同請父母在旁簽名的	好，請問有筆嗎？
來，請在這裡簽名	你，不會騙我吧！
別再這樣說了，再這樣說我都要心碎了！	好啦好啦！我不說了，但你答應要幫我，說到做到喔！
沒問題，這裡有住院的一些規定（手指住院需知），就像上學大家要一起配合的校規一樣，你看一下，如果有不明白之處，我可以再解釋一次給你聽	好，我看一下……
你慢慢看，我在旁邊隨時準備為你解答	可以請我的爸爸媽媽也進來嗎？我有些事也想跟他們說說……
沒問題，謝謝你的合作，相信透過這次住院治療，你身體及精神會有很棒的休息，得到新的力量繼續完成夢想	希望如此……（無奈）

26-2 自殺風險評估情境處置

張慎儀　編著

應試說明

1. 應考時間：20 分鐘
2. 測驗任務：
   (1) 運用同理心及治療性人際關係，理解接受病人的感受和經驗。
   (2) 進而評估有關自殺相關議題和狀態。例如：自殺意念、自殺計畫、自殺原因、自殺史等。
   (3) 自殺完整評估後立即採取自殺防範策略進行防範。

一、情 境

個案基本資料

32 歲男性，3 天前與家人嚴重衝突後離家，家人手機聯繫均無音訊，今日凌晨 5 點多被晨間運動居民發現路倒在公園，意識不清，身邊有一瓶烈酒空瓶、沒電的手機及皮夾。故聯繫 110 派警方協助評估處理，立即由 EMT 陪同入本院急診室，因「自殺企圖」經精神科專科醫生評估後收入急性病房入院治療。

二、角色及設備需求

1. **標準化病人**：人數一人，外觀略凌亂憔悴，身上略顯異味。
2. **環境設備需求**：桌子一張、椅子兩張、戴手圈之標準化病人一位、評分教師一位。

三、評分表

評分項目	完全做到（2 分）	部分做到（1 分）	未做到（0 分）
會談前準備			
1. 主動打招呼及自我介紹（包括姓名和職稱）	2 項均做到	任 1 項未做到	2 項均未做到
2. 詢問病人姓名及出生年月日，與病人手圈核對	2 項均做到		任 1 項未做到
3. 帶著不批評的態度，向病人說明今日會談評估的原因及重點	不批評及關懷態度		採用批評及欠缺關懷態度
會談過程			
4. 詢問病人近期的壓力源為何？	詢問病人近期壓力		未詢問病人近期壓力
5. 評估病人情緒狀態	引導病人陳述目前心情感受		未引導病人陳述目前心情感受
6. 直接評估企圖嘗試自殺的過去史:「過去 30 天，你曾經嘗試傷害自己嗎？」	評估近期自殺想法		未評估近期自殺想法

評分項目	完全做到（2 分）	部分做到（1 分）	未做到（0 分）
7. 過去自殺企圖造成哪些後遺症？（包括身心靈創傷）	詢問過去自殺經驗及後續傷害		未詢問過去自殺經驗及後續傷害
8. 評估病人自殺意念之嚴重程度：「你最近有任何傷害自己的念頭？」	詢問病人近期自殺意念		未詢問病人近期自殺意念
9. 評估病人自殺原因：慢性疾病、憂鬱、工作經濟壓力、精神疾病等	評估病人自殺原因		未評估病人自殺原因
10. 評估就醫的經驗	詢問是否曾因上述情緒自殺想法至精神科或身心科就診？		未詢問是否曾因上述情緒自殺想法至精神科或身心科就診？
11. 評估住院環境的安全性	評估環境安全		未評估環境安全
12. 評估病人立即安全狀態，詢問「你身邊目前有任何可用來傷害自己的物品嗎？」	評估病人身邊是否有可傷害自我用品		未評估病人身邊是否有可傷害自我用品
13. 評估病人自殺是否有詳細且具體的執行方法	詢問自殺計畫方法		未詢問自殺計畫方法
14. 評估病人計畫自殺的時間、地點及方式	3 項均詢問	只詢問 2 項	只詢問 1 項
15. 評估病人自殺企圖致死性程度	評估自殺致死率		未評估自殺致死率
16. 評估目前強化自殺完成可能因素。如：衝動性人格、情緒激動、低落、憂鬱、精神症狀干擾等	評估至少四項強化因素	評估至少二項強化因素	未評估自殺強化因素
17. 詢問病人自殺家族史	詢問病人是否有自殺家族史		未詢問病人是否有自殺家族史
18. 與病人訂定「不自殺契約」	嘗試向病人提出共同建立不自殺契約		未曾嘗試向病人提出共同建立不自殺契約
19. 鼓勵病人表達內心感受，給予情緒支持，同理病人負面想法及感受	2 項均口語完成	僅 1 項口語完成	未鼓勵同理病人

評分項目	完全做到（2分）	部分做到（1分）	未做到（0分）
會談後			
20. 告知醫師開立自殺防範評估	立即連繫醫師		未立即連繫醫師
21. 徹底安檢，限制或移除任何可能造成病人自殺自傷物品	徹底執行安檢		未徹底執行安檢
22. 確立每 15~30 分鐘探視病人一次，同時記錄病人行蹤、情緒、及意識狀態在「密切觀察單」	3 項均完整紀錄	僅 2 項完整紀錄	僅 1 項完整紀錄
23. 告知參與照護病人同事，維持安全環境之重要性，密切觀察病人狀態，尤其是交班及人力少時	3 項均完成	僅 2 項完成	僅 1 項完成
24. 告知家屬病人目前自殺意念狀態，必要時請家屬 24 小時陪伴，同時勿帶入任何危險物品入病房，造成危機。	3 項均完成	僅 2 項完成	僅 1 項完成
百分比分數計算評分	分數範圍：0~48 分 （學生得分／48）×100＝學生分數		

四、對應重點

護理師	標準病人
您好，我是照顧你的護理師，許曉芬	嗯
今天想來關心一下你的狀態，方便詢問你的姓名及出生年月日嗎？	秦史凰，1980 年 11 月 1 日
秦先生，我方便跟你談談你今天住院的原因嗎？	嗯……（低頭無眼神接觸，等兩秒鐘小聲地說）就是吞藥啊！
喔……吞藥，很不舒服的經驗，想必你一定是遇上一些人生的難關，能說說你最近遇上的壓力嗎？	一言難盡，太多太複雜了！你不會懂的

護理師	標準病人
別這麼說，說說看吧！	（又思索停頓了三秒鐘）既然你要聽，我就說說看
（眼神關懷注視病人）	話說兩三年前因為當汽車業務，專門買高檔車，經朋友介紹業績還不錯，手邊也有些存款，心想目前房子、車子、女友，五子登科都快完成了，生活也不愁吃穿，就在朋友的提議下投資餐應和夜店，也不多啦！只是拿出 300 萬現金，心想，餐廳夜店裝潢好了，再找個信得過有經驗的朋友代為管理，不出個一年半載，白花花的銀子就入口袋了。但沒想到，一個 COVID-19 讓我血本無歸，唉……
這樣的經過真的讓人覺得很沮喪，很沒力……	還不只這樣呢？原來死心踏地跟著我的漂亮女友，因為看著我天天為了三點半跑銀行，繳貸款，更因為投資的利潤，我那 300 萬現金有 200 萬是跟地下錢莊借的，心想，利滾利，馬上就能還完錢，沒想到，栽了一頭空，賠了夫人又折兵，女友跑了還被地下錢莊討債，手機響不停，又不敢讓父母知道，朋友都變成仇家了！
經歷這麼多的壓力真讓人喘不過氣，所以想必你的睡眠和情緒一定起伏很大！	你說對了，這些事情原本以為都可以速速解決，但是這沒完沒了的 COVID-19 讓我徹底被打敗。睡不好，吃不下，就算好不容易能休息，都是惡夢連連，睡得很久但醒來覺得更累了，這樣一天天過，看我這 2 個月，足足瘦了一圈，照鏡子都只見熊貓眼，過去的精神和衝勁都沒了
那，這樣的情形拖下去也不是辦法，有找親朋好友說說？或是有朋友察覺關心詢問嗎？	別說了，原來身邊黏踢踢的朋友，知道你手頭沒這麼闊了，跟著你已經沒得好吃好玩的，早就已讀不聯絡了。（停頓 2 秒）這當然也是自己的問題，怎麼可以讓人看扁你，看你沒有呢！因為我也不敢接一些關心電話，也不知道怎麼說自己的狀態，慢慢地關心電話也越來越少，自己的話也越說越少，能陪著自己最忠實的朋友就是「酒」，它不囉嗦，忠實陪伴，隨傳隨到……

護理師	標準病人
秦先生，如果我請你用幾個形容詞形容這些日子的自己，你會怎麼說？	（想了想）沒用，窩囊，一無是處……
等等，這樣的想法和念頭出現多久了？	大約斷斷續續有 2 個星期
有曾經因為這些原因去看醫生嗎？	沒有，這樣的狀況很普通啊！哪需要看醫生
嗯！秦先生，我想你可能輕忽了自己的情緒與壓力調適狀態	怎麼說？
請問，你這次吞藥入院想必跟你剛剛說的事情相關？	（點頭）
讓我再試著多關心一下你這些日子的狀態。請問，過去 30 天，你曾經嘗試用任何方式傷害自己嗎？	你是說自殺嗎？
是的，任何傷害自己身心靈的方式？	我剛開始情緒低落我就喝酒，心想睡著了就沒事了，沒想到酒越喝越多，從薄的喝到厚的，原本喝酒還可以睡 4~5 小時，後來，一到天黑我就怕，一想到今晚又要在床上，像煎魚一般輾轉難眠，我就開始去西藥房自己買安眠藥，你知道，網路上也買得到，只要有錢，你買多少它送來多少，還不用出門，你知道嗎？剛開始藥加酒效果還不錯，但是很奇怪，只是想睡覺啊！藥越吃越多，酒越喝越兇，後來變成容易發脾氣，看什麼事都不爽，那天吞藥就是回家向爸媽周轉一些錢，爸爸直數落我不上進，只想發橫財，怎麼笨到跟地下錢莊借錢，現在被追債只能回家找老爸，真是不像話，當初真後悔生這個兒子……
然後呢？	然後…然後…然後…我當然就跑出家門，心想這個家也回不去了，真是丟盡了父母的臉，這麼大了還讓爸爸操心落淚，自己很不應該，這債利息加加早就已經超過 500 萬了，三天兩頭也還不了，現在連三餐都要縮緊褲帶了，活著，有什麼意思呢？
所以……	所以就拿出放在包包裡，早準備好的安眠藥配酒喝下，心想，死死算了，死不了，就再說吧！沒想到，醒來人就在醫院急診室了

護理師	標準病人
過去，你曾有自殺的經驗嗎？	沒有，這是第一回，說實在話，自己醒來還在人間，有些失望
所以，你現在還仍有自殺的想法嗎？	當然，我問你，我這些問題誰來幫我解決？解決得了嗎？
你有想過，若手邊有哪些物品，你仍然會選擇結束自己生命？	吞藥是最笨的想法，吞藥被洗胃還不是活著，下回，(思索 2 秒)，要用其他方法！
什麼方法？	我怎麼能告訴你，我不想再被救了
秦先生，我能了解在碰到這麼多無法解決的人生難題下，你已經用盡資源，想盡辦法，為自己尋找一條生路，但是，怎麼知道，條條都是死路	(驚訝的看著護理師，心想，你怎麼知道我心中的感受)
(停頓一下)過去我遇過很多自殺的病人，大多數的人都跟你有相同的想法，我了解。是我，也可能過不去，但是，你今天被熱心的路人救了送進醫院，想必老天爺希望幫助你，看看人生有沒有轉彎處，讓你有機會活著，同時活得比較快活	(想了想) 也許，你說的也是有可能。剛剛我不想說的就是，如果下次想死，我會先買多一點安眠藥，配上我最愛的威士忌，住進我最喜歡的五星級酒店高樓，在晚上大家都睡熟沒人察覺的時候，打開陽台……就一了百了了(眼望護理師，想知道護理師的表情和回應)
秦先生，今天你遇上這麼多的事我也感到難過，聽到這樣的自殺計畫我也很擔心，無論是你的親朋好友聽到這些話，一定會想要勸勸你……	沒什麼好說的！痛苦的是我又不是你
我了解，但我是醫護人員，在這樣的情況中，我們必須要先確認你有機會透過專業醫療來穩定情緒，甚至慢慢減少自殺意念	別跟我說醫療，我不相信醫療的(氣憤的說……)
秦先生，別這麼說，你願意嘗試給自己，也給我們一個嘗試陪伴協助的機會嗎？	(想了很久，不語)
我相信，絕處逢生，今天老天給你也給我們一個機會，看看事情會不會有轉機，試試看也不吃虧？！	(想了想回答)這倒也是真的！
所以，秦先生請答應我在住院期間，若真有想自殺的想法和衝動，請立即來告訴醫療人員，我們會協助你，在這想生又想死的矛盾中，慢慢有機會理出頭緒的。你不再是一個人，我們有經驗也能幫助你，但需要你的合作。你能配合嗎？	(默默點頭)

護理師	標準病人
請問，在你家族中有親人有自殺的情形嗎？甚至是自殺死亡的事件嗎？	（想了一下回答） 嗯，不瞞你說，我母親聽說是生了我之後罹患產後憂鬱症，最後選擇吞藥自殺身亡的……家人剛開始都不敢說，只告訴我，媽媽生病過世，讓我要乖要孝順爸爸。直到長大後，有一次我無意間從嬸婆對話中偷聽到的，我還……沒有向爸爸當面確認過
嗯，真是不容易。辛苦了！我們剛剛談了你這回自殺入院的經過，也謝謝你願意為自己的未來接受挑戰，再嘗試看看！你談了這麼多也累了，您休息一下，我先離開，晚一點再來探望你	好的，謝謝！

26-3 躁動及憤怒發洩評估及處理情境處置

李錦彪　編著

應試說明

1. 應考時間：20 分鐘（閱讀：2 分鐘；測驗：16 分鐘；回饋：2 分鐘）
2. 測驗任務：
   (1) 運用同理心及治療性溝通技巧，了解病人的感受和經驗。
   (2) 進而評估躁動及憤怒原因。
   (3) 減輕躁動程度，並適當表達需求。
   (4) 病人能辨識憤怒憤怒的促發並使用安全的方式表達。

一、情 境

個案基本資料

李先生，32 歲，平時會喝酒，酒後情緒欠穩、大聲吵鬧、干擾社區，此次因酒後與友人起口角，表示友人要偷他的錢，口出威脅並拿刀預攻擊友人，經多位警員壓制上銬後送急診求診，而後由醫師安排住院治療，住院後，病人情緒顯躁動，頻出現挑釁、威脅的言詞，態度欠友善，不斷對工作人員咆哮，要求出院，並出現做勢欲攻擊工作人員情形。

二、角色及設備需求

1. **標準化病人：**人數一人，外觀略凌亂憔悴，身上酒味重，無法認知不當行為。
2. **環境設備需求：**桌子一張、椅子兩張、戴手圈之標準化病人一位、評分教師一位。

三、評分表

評分項目	完全做到（2 分）	部分做到（1 分）	未做到（0 分）
1. 主動打招呼及自我介紹（包括姓名和職稱）	2 項均做到	任 1 項未做到	2 項均未做到
2. 詢問病人姓名及出生年月日	2 項均做到		任 1 項未做到
3. 使用平靜、清楚的聲調稱呼病人	使用清楚的聲調稱呼病人		未使用清楚的聲調稱呼病人
4. 參與病人的治療性會談，用第一人稱肯定句陳述，並主動積極傾聽	2 項均做到	任 1 項未做到	2 項均未做到
5. 與病人溝通時，運用肯定、同理、不具侵略性的態度	2 項均做到	任 1 項未做到	2 項均未做到
6. 維持適當的視線接觸，但避免可能被解視為挑釁的過度視線接觸	維持適當的視線接觸		未有視線接觸
7. 確定護理師與病人之間有足夠的距離	有足夠的距離		未有足夠的距離
8. 必要時，給予抗焦慮及抗精神病藥物治療	2 項均做到	任 1 項未做到	2 項均未做到
9. 評估暴力前的跡象及徵兆，如激躁的情緒、焦慮、大聲説話等情形	2 項均做到	任 1 項未做到	2 項均未做到

評分項目	完全做到（2分）	部分做到（1分）	未做到（0分）
10.評估憂鬱情況，如覺得沒有希望，悲傷等	有評估憂鬱情況		未評估憂鬱情況
11.評估酒精、藥物中毒或戒斷症狀	2 項均做到	任 1 項未做到	2 項均未做到
12.評估病人所擁有的武器或可做為武器的物品。(如刀、叉、石頭等)	2 項均做到	任 1 項未做到	2 項均未做到
13.評估病人對自己或他人的暴力史	有進行暴力史的評估		未進行暴力史的評估
14.探討最近的失落（如失業、離婚、健康問題等）	有進行失落的評估		未進行失落的評估
15.評估病人人口統計學上的危險因子（如家暴、被忽視、虐待、家暴、霸凌等）	有進行病人人口統計學上的危險因子的評估		未進行病人人口統計學上的危險因子的評估
16.評估病人過去表達憤怒的方法，及處理挫折的能力	2 項均做到	任 1 項未做到	2 項均未做到
17.評估病人自殺的風險	有進行病人自殺的風險		未進行病人自殺的風險
18.情緒管理因應措施與病人的需求及能力吻合（如減少刺激、生氣之前數到 10 再回應等）	有執行情緒管理因應措施		未執行情緒管理因應措施
19.啟發病人既有的正向因應能力，協助其恢復能力。（如以肯定、非攻擊性的表達需求、或找出可轉移注意力的活動等）	有執行啟發病人既有的正向因應能力		未執行啟發病人既有的正向因應能力
20.病人憤怒時，給與隱私並減少環境及情緒的刺激	有給與隱私並減少環境及情緒的刺激		未執行
21.強化工作人員間對病人的需求和憤怒的了解，以取得行動和反應一致	有執行工作人員間對病人的需求和憤怒的了解		未執行工作人員間對病人的需求和憤怒的了解

評分項目	完全做到（2分）	部分做到（1分）	未做到（0分）
22.注意病人的行為，確認他可表現出正向因應技巧，及避免自我傷害	可注意病人的行為		未注意病人的行為
23.將所使用的策略記錄於病歷中	有記錄		未記錄
百分比分數計算評分	分數範圍：0~46 分 （學生得分／46）×100＝學生分數		

四、對應重點

護理師	標準病人
你好，我是照顧你的護理師王大明	嗯
可否告訴我你的姓名及出生年月日	李小華，生日是 1990 年 3 月 10 日
李先生你好，可否告訴我，你生氣的原因	我還有很多事情要做，就是不想住院啊
所以你是因為不想住院而生氣	對啊，憑甚麼要我住院？
你因為擔心外面的事情無法處理，不想住院，而發脾氣	你既然知道了，還不快放我出去
（適當的視線接觸） （與病人保持一個手臂以上距離）	
我知道你現在很生氣，可不可以多說說，讓我知道你的事情	不要說那麼多，你趕快開門讓我出去就是啦（情緒激動，大聲說話）
（評估是否有抗焦慮及抗精神病藥物治療的必要）	
你現在說話很大聲，而且看起來很激動	你不讓我出去，我當然激動啊！
你會覺得很悲傷或覺得沒有希望嗎？	不會
你有使用酒精或非法藥物嗎？	我有喝酒，沒有使用非法藥物 不要說那麼多啦，趕快開門就對了，再不開門我就砸破玻璃（順勢拿椅子朝向護理站欲丟擲）
我知道你非常生氣，可是你拿著椅子，這樣我們沒辦法說話，而且拿著椅子讓我們覺得很害怕，你可以先把椅子放下來，一起來解決你想出院的事，可以嗎？	好（放下椅子）

護理師	標準病人
謝謝你的配合，我們到會談室，可否多說說你的事情，讓我更了解你所遭遇的難題（給與隱私並減少環境及情緒的刺激）	好啦
我想先了解你最近有遇到什麼讓你覺得失落的事情嗎？	最近就是有朋友要偷我的錢，我就跟他大吵也和他打起來，後來有人報警，所以就來醫院了
所以你是因為覺得朋友要偷你的錢，你就和他起衝突並打架。你以前如果發生類似這種事情，或遇到挫折的事你都是如何處理情緒？	我一樣都會大發脾氣，和對方理論，我不容許任何人占我便宜
你會有自殺的想法嗎？	不會
和你談到這裡，我對你有比較多的了解，現在看你也平靜許多，可否之後如果生氣的時候，嘗試在心裡數到 10 再反應，或是暫時離開那個情境	我試試看
你過去生氣時都用甚麼方式處理，可以讓你比較不生氣呢？	以前曾經會先離開讓我生氣的地方，或先深呼吸
很好，你的事情我會讓其他工作人員也清楚你的情形	好
謝謝你清楚的說明，還有未來可以持續採取你過去曾經使用得離開情境或深呼吸方式，來發洩你的怒氣，有關你的事情會再和團隊討論，謝謝你的配合	
（將所使用的策略記錄於病歷中）	

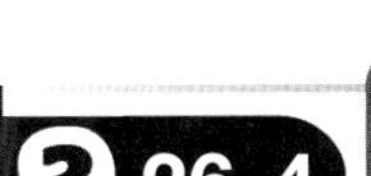

26-4 攻擊與暴力行為之隔離情境處置

李錦彪　編著

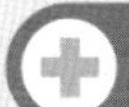

應試說明

1. 應考時間：20 分鐘（閱讀：2 分鐘；測驗：16 分鐘；回饋：2 分鐘）
2. 測驗任務：
   (1) 維護個人安全。
   (2) 了解病人攻擊行為的爆發點。
   (3) 了解逐步緩解病人暴力程度的技巧。
   (4) 對暴力病人採取隔離處置技巧。

一、情 境

個案基本資料

吳先生，65 歲，因精神症狀干擾厲害，晚間情緒突然激躁拿刀子去超商，表示超商人員未找錢，欲找店員理論，經報警後被帶至警察局作筆錄，但當下又情緒激燥，故請求警消支援送至急診，由醫師安排住院。此次病人於用餐時間，護理師說明用餐規定，病人配合度差，不斷喃喃自語，對護理師及工作人員咆哮謾罵，護理師及工作人員制止其不當，病人無法配合，且攻擊護理師右臉頰，並作勢要攻擊其他病人。

二、角色及設備需求

1. **標準化病人**：人數一人，外觀衣著不潔，口中喃喃自語，無法認知不當行為。
2. **環境設備需求**：桌子一張、椅子兩張、推床一張、標準化病人一位、支援人員 4 人(A~D)、護理師 1 名(E)，評分教師一位。

三、評分表

評分項目	完全做到（2分）	部分做到（1分）	未做到（0分）
1. 選擇團隊領導者，是與病人的主要對話者	選出團隊領導者		未推選出團隊領導者
2. 團隊領導者分配任務（包含(1)肢體分配：含隔離處置經驗、對病人熟悉程度、性別等分配任務，並指定負責左、右、上、下四肢成員，領導者固定頭部；(2)執行藥物治療的護理師）	可有效分配任務		未分配任務
3. 團隊領導者告訴小組成員，當成員接近病人時，領導者會說的話，以及要用來控制病人肢體的言語訊號、口頭提示	領導者有說明過程中會說的話，以及要用來控致病人肢體的言語訊號、口頭提示		領導者未說明
4. 團隊成員接近病人時，應採側身及至少一個手臂的距離	2 項均做到	任 1 項未做到	2 項均未做到
5. 團隊領導者向病人說明隔離的原因，並指引病人自行前往	團隊領導者向病人說明隔離的原因		團隊領導者未向病人說明隔離的原因
6. 如果病人不遵從，團體領導者請負責左、右上肢成員挽著病人手臂，護送進入隔離室	團體領導者可指揮負責左、右上肢成員		團體領導者未指揮負責左、右上肢成員
7. 若病人持續反抗，團體領導者則指揮成員將病人身體控制於地面上（保護頭部和背部），上肢成員固定手腕和肩膀，下肢成員固定大腿中段和腳踝	團體領導者可指揮成員技巧		團體領導者未能指揮成員
8. 團體領導者評估確認沒有病人或成員受傷	團體領導者有評估		團體領導者未評估

評分項目	完全做到（2分）	部分做到（1分）	未做到（0分）
9. 團體領導者決定最佳的護送至隔離室的方式（可使用推床方式）	團體領導者可決定最佳的護送方式		團體領導者未以最佳的護送方式執行
10. 以推床護送病人至隔離室（將病人肢體合攏抬上推床，團體領導者部型靠近病人頭部）	團體領導者可護送至隔離室		團體領導者未護送病人至隔離室
11. 團體領導者指揮一位成員進行安全檢查	有進行安全檢查		未進行安全檢查
12. 如果適合藥物治療，團體領導者指定護理師執行給藥（可口服給藥或肌肉注射）	可指定護理師執行給藥		未指定護理師執行給藥
13. 團體領導者檢視隔離室，確保移除病人私人物品，室內留下飲水、便盆、衛生紙、尿壺	團體領導者可檢視隔離室		團體領導者未檢視隔離室
14. 團體領導者再次向病人說明隔離的原因，期望在隔離室的行為及解除隔離的準則	團體領導者有再次向病人說明		團體領導者未再次向病人說明
15. 團體領導者確認成員接續離開，並指定一位成員在團體離開後鎖門	團體領導者確認鎖門		團體領導者未確認鎖門
16. 指定一人觀察病人或開啟隔離室對講機和監視設備	有指定人員觀察病人或開啟隔離室對講機		未指定人員觀察病人或開啟隔離室對講機
17. 團體領導者與成員共同檢視隔離過程	有共同檢視隔離過程		未共同檢視隔離過程
18. 團體領導者聯絡醫師，並開立隔離醫囑	有開立隔離醫囑		未開立隔離醫囑
19. 小組繼續評估病人，確認是否傷害自己或他人，當病人不會自傷或傷害他人時，則解除隔離	小組可繼續評估病人		小組未持續評估病人

評分項目	完全做到（2分）	部分做到（1分）	未做到（0分）
20. 記錄護理師行動，以及病人的反應於病人記錄內	有記錄		未記錄
百分比分數計算評分	分數範圍：0~40分 （學生得分／40）×100＝學生分數		

四、對應重點

護理師	標準病人
（急性病房請求支援）	
（支援人員到達後，向成員說明原委）吳姓病人於用餐時間，護理師說明用餐規定，病人配合度差，不斷喃喃自語，對護理師及工作人員咆哮謾罵，護理師及工作人員制止其不當，病人無法配合，攻擊護理師右臉頰，我擔任團體領導者，將由我和病人進行對話	
A、B、C、D 4位，負責病人左上、右上、左下、右下四肢壓制，我來固定頭部。E護理師準備藥物針劑注射	
我等一下會和病人說明隔離的原因，當病人持續爭扎或不配合時，我會說「我們不得不壓制你」，此時依照以上工作分配進行壓制於地面	
所有人接近病人時，應採側身及至少一個手臂的距離	
（前往病人處）吳先生，你剛才因為情緒激動，且出手攻擊工作人員，因此需要讓你到保護室進行隔離，保護室在你的左前方，請你自己走過去	我又沒做錯事，我才不要去保護室
A、B 2人，請你們挽著病人的手臂進保護室	你們不要過來，誰過來我就打誰
你因為不配合，所以「我們不得不壓制你」（所有成員合力將病人壓制於地面上）	

護理師	標準病人
吳先生，請你不要爭扎以免受傷（檢視病人和成員在過程中有否受傷）	
請大家將病人抬上推床，並推至保護室	
A 先生，麻煩你執行病人安全檢查，看病人身上是否有危險物品？	
E 護理師，已接受到給藥醫囑，麻煩你給予藥物肌肉注射	
（檢視隔離室，確保移除病人私人物品，室內留下飲水、便盆、衛生紙、尿壺）	
吳先生，你因為情緒激動，攻擊護理師，所以讓你隔離，希望你在保護室內能平靜，當你情緒穩定後，不再有攻擊或自我傷害時，2 小時後，就會讓你解除隔離	
請成員接續離開，B 護理師，請你在成員離開後鎖門	
C 護理師，麻煩你觀察病人反應	
本次隔離過程病人雖有反抗，但過程尚屬順利	
（聯絡醫師）李醫師你好，急性病房吳姓病人於用餐時間，護理師說明用餐規定，病人配合度差，不斷喃喃自語，對護理師及工作人員咆哮謾罵，護理師及工作人員制止其不當，病人無法配合，且攻擊護理師右臉頰，剛才已將病人隔離於保護室，麻煩你前來開立醫囑	
（繼續評估病人，確認是否傷害自己或他人，當病人不會自傷或傷害他人時，則解除隔離）	
（記錄護理師行動，以及病人的反應於病人記錄內）	

• MEMO •

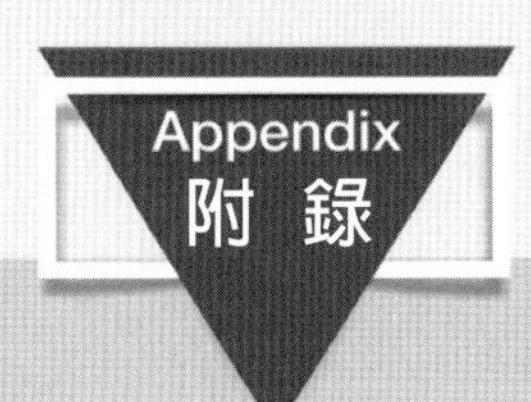

DSM-5 疾病分類

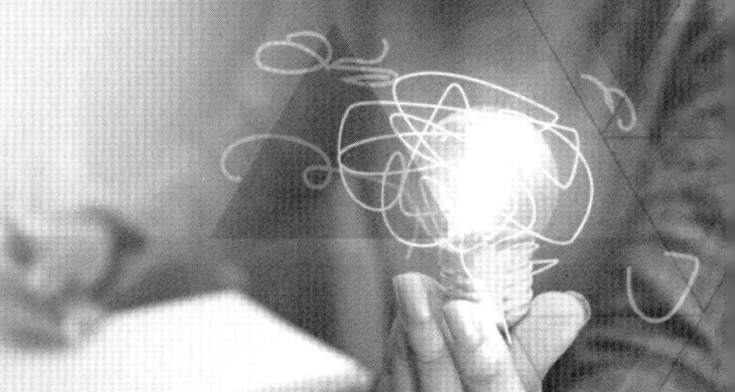

神經發展障礙症

智能不足

__.__ 智能不足
317 輕度
318.0 中度
318.1 重度
318.2 極重度
315.8 整體發展遲緩
319 非特定的智能不足

溝通障礙症

315.32 語言障礙症
315.39 言語發音障礙症
315.35 兒童期初發型語暢障礙症（口吃）
315.39 社交（語用）溝通障礙症
307.9 非特定的溝工障礙症

自閉症類群障礙症

299.00 自閉症類群障礙症

注意力不足／過動症類群

__.__ 注意力不足／過動症
314.01 混合表現
314.00 不專注主顯
314.01 過動／衝動主顯
314.01 其他特定的注意力不足／過動症
314.01 非特定的注意力不足／過動症

特定的學習障礙類別

__.__ 特定的學習障礙類別
315.00 閱讀障礙
315.2 書寫障礙
315.1 數學障礙

動作障礙症類別

314.4 動作協調發展障礙症
307.3 重複動作障礙症
抽搐症
307.23 妥瑞氏症
307.22 持續（慢性）動作或發聲抽搐症
307.21 暫時性抽搐症
307.20 其他特定的抽搐症
307.20 非特定的抽搐症

其他神經發展障礙症

315.8 其他特定的神經發展障礙症
315.9 非特定的神經發展障礙症

思覺失調類群及其他精神病症

301.22 思覺失調型（人格）障礙症
297.1 妄想症
298.8 短暫精神病症
295.90 思覺失調症
293.89 另一精神障礙症合併的僵直症
293.89 另一身體病況引起的僵直症
293.89 非特定僵直症
298.8 其他特定的思覺失調類群及其他精神病
298.8 非特定的思覺失調類群及其他精神病

雙相情緒及其相關障礙症

__.__	第一型雙相情緒障礙症
__.__	目前或最近是躁症發作
296.41	輕度
296.42	中度
296.43	重度
296.44	有精神病特徵
296.45	部分緩解
296.46	完全緩解
296.40	非特定病程
296.40	目前或最近是輕躁症發作
296.45	部分緩解
296.46	完全緩解
296.40	非特定病程
__.__	目前或最近是鬱症發作
296.51	輕度
296.52	中度
296.53	重度
296.54	有精神病特徵
296.55	部分緩解
296.56	完全緩解
296.50	非特定病程
296.7	目前或最近非特定的症狀發作
296.89	第二型雙相情緒障礙症
301.13	循環型情緒障礙症
__.__	物質／醫藥引發的雙相情緒及其相關障礙症
293.83	另一身體病況引起的雙相情緒及其相關障礙症
296.89	其他特定的雙相情緒及其相關障礙症
296.80	非特定的雙相情緒及其相關障礙症

憂鬱症

296.99	侵擾性憂鬱症
__.__	鬱症
__.__	單次發作
299.21	輕度
296.22	中度
296.23	重度
296.24	有精神病特徵
296.25	部分緩解
296.26	完全緩解
296.20	非特定病程
__.__	多次發作
299.31	輕度
296.32	中度
296.33	重度
296.34	有精神病特徵
296.35	部分緩解
296.36	完全緩解
296.30	非特定病程
300.4	持續性憂鬱症
625.4	經期情緒低落症
__.__	物質／醫藥引發的憂鬱症
293.83	另一身體病況引起的憂鬱症
311	其他特定的憂鬱症
311	非特定的憂鬱症

焦慮症

309.21	分離焦慮症
313.23	選擇性不語症
300.29	特定畏懼症
300.23	社交焦慮症（社交畏懼症）
300.01	恐慌症
300.22	特定場所畏懼症

300.02　廣泛性焦慮症
___.___　物質／醫藥引發的焦慮症
293.84　另一身體病況引起的焦慮症
300.09　其他特定的焦慮症
300.00　非特定的焦慮症

強迫症及相關障礙症

300.3　強迫症
300.7　身體臆形症
300.3　儲物症
312.39　拔毛症
698.4　摳皮症
___.___　物質／醫藥引發的強迫症及相關障礙症
294.8　另一身體病況引起的強迫症及相關障礙症
300.3　其他特定的強迫症及相關障礙症
300.3　非特定的強迫症及相關障礙症

創傷和壓力相關障礙症

313.89　反應性依附障礙症
313.89　失抑制社會交往症
309.81　創傷後壓力症
308.3　急性壓力症
___.___　適應障礙症
309.89　其他特定的創傷和壓力相關障礙症
309.9　非特定的創傷和壓力相關障礙症

解離症

300.14　解離性身分障礙症
300.12　解離性失憶症
300.6　失自我感障礙症／失現實感障礙症
300.15　其他特定的解離症
300.15　非特定的解離症

身體症狀及相關障礙症

300.82　身體症狀障礙症
300.7　罹病焦慮症
300.11　轉化症
316　受心理因素影響的其他身體病況
300.19　人為障礙症
300.89　其他非特定的身體症狀及相關障礙症
300.82　非特定的身體症狀及相關障礙症

餵食及飲食障礙症

307.52　異食症
307.53　反芻症
307.59　迴避／節制型攝食症
307.1　厭食症
307.51　暴食症
307.51　嗜食症
307.59　其他特定的餵食及飲食障礙症
307.50　非特定的餵食及飲食障礙症

侵擾行為、衝動控制及行為規範障礙症

313.81　對立反抗症
312.34　間歇暴怒障礙症
__.__　行為規範障礙症
301.7　反社會型人格障礙症
312.33　病態縱火症
312.32　病態偷竊症
312.89　其他特定的侵擾行為、衝動控制及行為規範障礙症
312.9　非特定的侵擾行為、衝動控制及行為規範障礙症

物質相關及成癮障礙症

物質相關障礙症

酒精相關障礙症
__.__　酒精相關障礙症
305.00　　輕度
303.90　　中度
303.90　　重度
303.00　酒精中毒
291.81　酒精戒斷
__.__　其他酒精引發的障礙症
291.9　非特定的酒精相關障礙症

咖啡因相關障礙症
305.90　咖啡因中毒
292.0　咖啡因戒斷
__.__　其他咖啡因引發的障礙症
292.9　非特定的咖啡因相關障礙症

大麻相關障礙症
__.__　大麻使用障礙症
305.20　　輕度
304.30　　中度
304.30　　重度
292.89　大麻中毒
292.0　大麻戒斷
__.__　其他大麻引發的障礙症
292.9　非特定的大麻關障礙症

迷幻藥相關障礙症
__.__　苯環利定使用障礙症
305.90　　輕度
304.60　　中度
304.60　　重度
__.__　其他迷幻藥使用障礙症
305.30　　輕度
304.50　　中度
304.50　　重度
292.89　苯環利定中毒
292.89　其他迷幻藥中毒
292.89　迷幻藥持續知覺障礙症
__.__　其他苯環利定引發的障礙症
__.__　其他迷幻藥引發的障礙症
292.9　非特定的苯環利定相關障礙症
292.9　非特定的迷幻藥相關障礙症

吸入劑的相關障礙症

__.__　吸入使用障礙症
305.90　　輕度
304.60　　中度
304.60　　重度
292.89　吸入劑中毒
__.__　其他吸入劑引發的障礙症
292.9　非特定的吸入劑障礙症

鴉片相關障礙症

__.__　鴉片使用障礙症
305.50　　輕度
304.00　　中度

304.00　　重度
292.89　鴉片中毒
292.0　鴉片戒斷
292.9　非特定的鴉片相關障礙症

鎮靜、安眠或抗焦慮藥相關障礙症

__.__　鎮靜、安眠或抗焦慮藥使用障礙症
305.40　　輕度
304.10　　中度
304.10　　重度
292.89　鎮靜、安眠或抗焦慮藥中毒
292.0　鎮靜、安眠或抗焦慮藥戒斷
__.__　其他鎮靜、安眠或抗焦慮藥引發的障礙症
292.9　非特定的鎮靜、安眠或抗焦慮藥相關障礙症

興奮劑相關障礙症

__.__　興奮劑使用障礙症
__.__　　輕度
305.70　　　安非他性類物質
305.60　　　古柯鹼
305.70　　　其他或非特定的興奮劑
__.__　　中度
304.40　　　安非他性類物質
304.20　　　古柯鹼
304.40　　　其他或非特定的興奮劑
__.__　　重度
304.40　　　安非他性類物質
304.20　　　古柯鹼
304.40　　　其他或非特定的興奮劑
292.89　興奮劑中毒
292.89　古柯鹼，無知覺障礙
292.89　安非他性或其他興奮劑，有知覺障礙
292.89　古柯鹼，有知覺障礙
292.0　興奮劑戒斷
__.__　其他興奮劑引發的障礙症
292.9　非特定的興奮劑相關障礙症

菸草相關障礙症

__.__　菸草使用障礙
305.1　　輕度
305.1　　中度
305.1　　重度
292.0　菸草戒斷
__.__　其他菸草引發的障礙症
292.9　非特定的菸草相關障礙症

其他（或未知）物質相關障礙症

__.__　其他（或未知）物質相關障礙症
305.90　　輕度
304.90　　中度
304.90　　重度
292.89　其他（或未知）物質中毒
292.0　其他（或未知）物質戒斷
__.__　其他（或未知）物質引發的關障礙症
292.9　非特定的其他（或未知）物質相關障礙症

非物質相關障礙症

312.31　　嗜賭症

認知類障礙症

__.__　譫妄
780.09　其他特定的譫妄
780.09　非特定的譫妄
認知障礙症及輕型認知障礙症

阿茲海默症引起的認知障礙症或輕型認知障礙症
額顳葉認知障礙症或輕型額顳葉認知障礙症
路易氏體認知障礙症或輕型路易氏體認知障礙症
血管性認知障礙症或輕型血管性認知障礙症
外傷性腦傷引起的認知障礙症或輕型認知障礙症
物質／醫藥引發的認知障礙症或輕型障礙症
人類免疫缺乏病毒感染引起的認知障礙症或輕型認知障礙症
普利昂引起的認知障礙症或輕型認知障礙症
帕金森氏症引起的認知障礙或輕型認知障礙症
亨丁頓病引起的認知障礙症或輕型認知障礙症
其他身體病況引起的認知障礙症或輕型認知障礙症
多重病因引起的認知障礙症或輕型認知障礙症
非特定的認知障礙症

人格障礙症

A 群人格障礙症

301.0 妄想型人格障礙症
301.20 孤僻型人格障礙症
301.22 思覺失調型人格障礙症

B 群人格障礙症

301.7 反社會型人格障礙症
301.83 邊緣型人格障礙症
301.50 做作型人格障礙症
301.81 自戀型人格障礙症

C 群人格障礙症

301.82 畏避型人格障礙症
301.6 依賴型人格障礙症
301.4 強迫型人格障礙症

其他人格障礙症

310.1 另一身體病況引起的人格改變
301.89 其他特定的人格障礙症
301.9 非特定的人格障礙症

可能是臨床關注焦點的其他情況

關係問題

家庭養育的相關問題
V61.20 親子關係問題
V61.8 手足關係問題
V61.8 遠離父母養育
V61.29 兒童受父母關係緊張所苦的影響

虐待和疏於照顧

兒童虐待與疏於照顧的問題
兒童身體虐待
兒童性虐待問題
疏於照顧兒童
兒童心理虐待
成人的虐待與疏於照顧的問題
配偶或伴侶身體的暴力行為
配偶或伴侶的性暴力
疏於照顧配偶或伴侶
配偶或伴侶心理虐待
非配偶或伴侶的成人虐待

✣ **Amitriptyline**

抗憂鬱藥物

(Amitriptyline®、Elavil®、Trynol®)

- **作用**：三環抗鬱劑，抑制突觸前神經細胞對血清素及正腎上腺素的再吸收，具強烈抗膽鹼激素、抗組織胺、鎮靜作用
- **適應症**：憂鬱症
- **副作用**：頭昏目眩、輕度血壓降低、口乾、便祕、心悸、及對光反射的異常等
- **用量**：初劑量每日 50 mg，每日增加 10 mg 到發生顯著療效時，則保持其有效劑量
- **注意事項**：心肌梗塞恢復期、隅角閉鎖型青光眼、急性酒精、巴比妥鹽類藥物及鴉片中毒、同時使用 MAOIs 病人禁用

✣ **Clomipramine HCl**

抗憂鬱藥物

(Anafranil®、Pashin®、Clopran®、Promil®)

- **作用**：三環抗鬱劑，抑制血清素、正腎上腺素在神經末梢再吸收
- **適應症**：憂鬱症、畏懼症、恐慌症
- **副作用**：帕金森氏症狀、發汗、噁心嘔吐、便祕、失眠、視調節障礙、血壓下降、頻脈、發疹
- **用量**：每次 25 mg 每日 2~3 次，2~3 日後可增至 50 mg
- **注意事項**：有排尿困難、青光眼者宜注意使用。與 MAOIs 併用可能有發汗、不穩、全身痙攣異常發熱、昏睡等症狀，應避免併用

✣ **Duloxetine HCl** (Cymbalta®)

抗憂鬱藥物

- **作用**：為血清素與正腎上腺素再吸收抑制劑(SNRI)
- **適應症**：憂鬱症、廣泛性焦慮症
- **副作用**：噁心、口乾、便祕、食慾降低、嗜睡
- **用量**：每日建議劑量為 40 mg，一天二次，至 60 mg，一天一次
- **注意事項**：過敏、MAOIs 使用者、青光眼禁用

✣ Deanxit®

抗憂鬱藥物

- **作用**：為三環抗憂劑 Melitracen 及抗精神病藥物 Flupentixol 的複方製劑，用以改善各種精神疾病，特別是抗憂鬱症狀
- **適應症**：憂鬱症、焦慮症
- **副作用**：體重增加、失眠、嗜睡、視力模糊、口乾、便祕、疲勞
- **用量**：(1)每日 2 粒，早晨和中午各服 1 粒，於嚴重病例，早晨的劑量可增到 2 粒；(2)老年病人每日早晨 1 粒；(3)維持量，普通每晨 1 粒
- **注意事項**：心臟衰竭、心肌梗塞、心律不整、未治療的隅角閉鎖型青光眼、急性酒精、巴比妥鹽類藥物及鴉片中毒病人禁用，不可同時使用 MAOIs

Citalopram (Cipram®)　抗憂鬱藥物

- **作用**：選擇性血清素吸收抑制劑(SSRIs)
- **適應症**：憂鬱症治療及預防、恐慌症
- **副作用**：噁心、出汗增加、唾液減少、頭痛、睡眠減少
- **用量**：口服起始每日一次 20 mg，最高一天 60 mg
- **注意事項**：不可同時使用 MAOIs（可能導致高血壓危象）

Bupropion HCl (Wellbutrin®、Zyban SR®)　抗憂鬱藥物

- **作用**：兒茶酚胺（正腎上腺素、多巴胺）神經元回收之選擇性抑制劑，對血清素回收影響極弱，也不會抑制單胺氧化酶
- **適應症**：憂鬱症、治療尼古丁依賴性，作為戒菸之輔助
- **副作用**：發燒、胸痛、衰弱、心搏過速、姿位性低血壓、噁心嘔吐、腹痛、便祕等
- **用量**：口服使用，起始劑量為 150 mg 每日一次。需要治療數週後才會達到完全的抗憂鬱療效。最高單次劑量不可超過 150 mg
- **注意事項**：癲癇病人禁用，不可與 MAOIs 同時使用

Escitalopram (Lexapro®)　抗憂鬱藥物

- **作用**：選擇性血清素再吸收抑制劑(SSRIs)
- **適應症**：鬱症的治療及預防復發、恐慌症、社交焦慮症、廣泛性焦慮症及強迫症
- **副作用**：食慾降低、性慾降低、失眠、嗜睡、暈眩。長期投與後突然停用 SSRIs 製劑，會產生戒斷反應
- **用量**：(1)鬱症：每日 10 mg，依各別病人狀況；(2)恐慌症：第一週初始劑量為每日 5 mg，而後增加至每日 10 mg，最高每日 20 mg
- **注意事項**：對本藥過敏者禁用，勿與 MAOIs、Pimozide 併用

Doxepin HCl　(Doxepine®、Sinequan®)　抗憂鬱藥物

- **作用**：機轉尚不清楚，目前假設其臨床作用是防止正腎上腺素被神經末梢再吸收
- **適應症**：憂鬱症、焦慮症
- **副作用**：便祕、口乾、視力模糊、倦睡、定向力障礙、運動失調、癲癇發作等
- **用量**：一般每日 75 mg 則 150 mg，最大推薦劑量是每日 150 mg，建議睡前給予
- **注意事項**：青光眼或尿滯留病人（特別是老年病人）禁用

✣ **Fluvoxamine Maleate** (Luvox®)

抗憂鬱藥物

- **作用**：選擇性血清素再吸收抑制劑(SSRIs)
- **適應症**：憂鬱症、強迫症
- **副作用**：視力模糊、口乾、噁心嘔吐、嗜睡、便祕，通常於治療期間之 2 星期內消失
- **用量**：與水吞服，不宜咬碎；1 日有效劑量在 100~200 mg 之間，最高劑量為 300 mg，總劑量超過 150 mg 時，可分 2~3 次給予；初期最低劑量每日 100 mg 可一次，最好是在晚間給予
- **注意事項**：不可與 Tizanidine、Ramelteon、MAOIs 併用

✣ **Maprotiline HCl** (Ludiomil®)

抗憂鬱藥物

- **作用**：四環抗鬱劑，選擇性抑制突觸前神經元對正腎上腺素的再吸收
- **適應症**：憂鬱症
- **副作用**：鎮靜、癲癇發作、口乾、便祕、尿滯留、視覺模糊
- **用量**：每日 75 mg，分三次，老人和小孩開始時每日 3 次，每次 10mg
- **注意事項**：對本藥過敏、懷疑有癲癇、急性心肌梗塞、心肌傳導缺損、重度肝或腎功能不佳、隅角閉鎖型青光眼、尿滯留、服用 MAOIs 者禁用

✣ **Milnacipran HCl** (Ixel®)

抗憂鬱藥物

- **作用**：選擇性血清素及正腎上腺素再吸收抑制劑(SNRIs)
- **適應症**：憂鬱症
- **副作用**：頭暈、頭痛、焦慮、小便困難、出汗、熱潮紅
- **用量**：每日 100 mg，分兩次服用，和食物一起吞服
- **注意事項**：對 Milnacipran 過敏者、懷孕及哺乳期禁用，勿與 Clonidine 及 MAOIs 併用

✣ **Imipramine HCl** (Emiranil®、Tofranil®)

抗憂鬱藥物

- **作用**：抗憂鬱機轉未知，主要可能是抑制神經對正腎上腺素和血清素再吸收
- **適應症**：憂鬱症、夜尿
- **副作用**：姿勢性低血壓、心律不整、視覺模糊、口乾、尿滯留、心肌梗塞
- **用量**：初期用量為每日 25~75 mg，以後漸增至每日 200 mg，分次口服，有時可增加至 300 mg，依年齡及症狀適當減量
- **注意事項**：隅角閉鎖型青光眼、嚴重肝臟或腎臟疾病、心肌梗塞恢復初期病人禁用，不可與 MAOIs 併用

✣ **Moclobemide** (Aurorix®、Eutac®)

抗憂鬱藥物

- **作用**：可逆性的抑制單胺氧化酶，解除不安、疲憊、缺乏驅動力等症狀，治療第一週效果最為顯著
- **適應症**：憂鬱症、社交畏懼症
- **副作用**：睡眠障礙、頭痛、暈眩、噁心，極少的病人會產生意識混亂，停藥後現象很快會消失
- **用量**：初始劑量為每日 300 mg，分成 2~3 次服用。視病人對藥物的反應，可將藥量減少至每日 150 mg
- **注意事項**：對本藥過敏、意識混亂者、兒童禁用，勿與 Selegiline 併用

✣ **Fluoxetine** (Prozac®、Serotec®、百憂解®)

抗憂鬱藥物

- **作用**：選擇性血清素再吸收抑制劑(SSRIs)
- **適應症**：憂鬱症、強迫症、暴食症
- **副作用**：焦慮、神經質、失眠、昏睡、疲倦、肌無力、手腳顫抖、流汗、胃腸不適、頭暈目眩
- **用量**：(1)最初每日服用 20 mg 的劑量；(2)若治療超過數週病情仍未改善，可使用每日服用二次（早上及晚上），1 天總劑量超過 20 mg，但不得超過 80 mg 的劑量
- **注意事項**：勿與 MAOIs 併用

✣ **Paroxetine** (Seroxat®)

抗憂鬱藥物

- **作用**：選擇性血清素再吸收抑制劑(SSRIs)
- **適應症**：憂鬱症、強迫症、恐慌症、社交畏懼症、廣泛性焦慮症、創傷後壓力症
- **副作用**：性慾降低、便祕、腹瀉、臉部潮紅、胃口降低、腸胃不適、噁心、視覺模糊、嘔吐、鼻塞、頻尿、頭痛
- **用量**：每日一次，每次 20 mg，晨間與食物併服
- **注意事項**：心臟病病人須小心使用，勿與 MAOIs、Thioridazine、Pimozide 併用

✣ **Mirtazapine** (Remeron soltab®、Remeron®)

抗憂鬱藥物

- **作用**：作用於中樞活性神經間隙前的 α_2-拮抗劑，可增加中樞腎上腺素及血清素作用
- **適應症**：憂鬱症
- **副作用**：食慾增加與體重增加。暈眩／鎮定作用通常在接受治療的前幾週會發生
- **用量**：起始劑量為每日 30 mg，每日劑量通常介於 30~45 mg 之間
- **注意事項**：勿與 MAOIs 併用，需高警覺性和注意力集中工作者、心臟病病人需謹慎使用

✣ Sertraline (Zoloft®)

抗憂鬱藥物

- **作用**：選擇性血清素再吸收抑制劑(SSRIs)
- **適應症**：鬱症、強迫症、恐慌症、創傷後壓力症、社交畏懼症及經前情緒低落症
- **副作用**：胃痛、腹瀉、失眠、口乾、疲倦、顫抖、消化不良、盜汗、食慾降低
- **用量**：每日一次，每次 50~100 mg，每日最高劑量 200 mg
- **注意事項**：勿與 MAOIs 併用，服用 Pimozide、對本藥過敏者禁用

✣ Venlafaxine HCl

抗憂鬱藥物

(Efexor®、Faxine®、Valosine®、Venforspine®)

- **作用**：由抑制血清素和正腎上腺素再吸收而加強神經介質活性
- **適應症**：憂鬱症、社交畏懼症、恐慌症、廣泛性焦慮症
- **副作用**：無力、盜汗、噁心、便祕、嗜睡、口乾、暈眩、神經緊張、焦慮、視覺模糊及男性異常射精
- **用量**：初始劑量為 75 mg/day，分兩或三次給予，和食物一起吞服
- **注意事項**：勿與 MAOIs 同時使用

✣ Clonazepam (Rivotril®)

情緒穩定劑

- **作用**：抑制大腦皮質異常放電，可降低運動性癲癇發作放電
- **適應症**：癲癇
- **用量**：(1)口服：成人每日 4~8 mg，分 3~4 次服；(2)注射：成人每次靜脈注射 1 mg
- **注意事項**：不可與酒精併用，需開車或操作危險機械者要小心，長期大量服用此藥，可能造成藥物成癮性或依賴性

✣ Lamotrigine (Lamictal®)

情緒穩定劑

- **作用**：鈉離子通道阻斷劑，透過作用於電位敏感的鈉離子通道，安定神經細胞膜
- **適應症**：癲癇
- **副作用**：頭暈、嗜睡、視覺模糊、末梢神經病變、震顫、皮疹
- **用量**：每日 1~2 次，每次 25~50 mg
- **注意事項**：對本藥過敏者禁用

✣ **Carbamazepine** (Tegretol®)

情緒穩定劑

- **作用**：抑制放電後與皮質和邊緣功能有關的多突觸途徑，有抗膽鹼激性、抗憂鬱和肌肉鬆弛的作用
- **適應症**：癲癇、雙相情緒障礙症、三叉神經痛、尿崩症
- **副作用**：皮膚疹、發燒、喉嚨痛、血小板減少、水腫、體重增加、嘔吐、嗜睡、暈眩
- **用量**：(1)癲癇：起始劑量 200 mg，每日 2 次，之後每日增加 200 mg，分次服用，直至產生適宜的反應，最大劑量每日 1,600 mg；(2)三叉神經痛：起始劑量 100 mg，每 12 小時增加 100 mg，
- **注意事項**：心臟房室阻斷、骨髓機能降低、乾性紫斑沉著症病人禁用，勿與 MAOIs 併用

✣ **Trazodone** (Mesyrel®)

抗憂鬱藥物

- **作用**：選擇性抑制大腦對血清素的再吸收
- **適應症**：各種類型之憂鬱症
- **副作用**：嗜睡、眩暈、激動、頭昏腦脹、倦怠、口乾
- **用量**：起始劑量為每日 150 mg，每 3~4 天按 50 mg/day 的量增加
- **注意事項**：肝腎功能障礙者禁用

✣ **Lithium** (Lidin®、Lithonate®)

情緒穩定劑

- **作用**：改變神經細胞鈉離子的運送，產生中樞神經系統鎮靜效果
- **適應症**：躁症
- **副作用**：尿失禁、噁心、手抖、頭痛
- **用量**：急性躁症每日 900~1,800 mg
- **注意事項**：腎臟、心臟血管病人及哺乳婦女禁用；長期使用可能產生毒性；因劇渴、多尿、噁心、嘔吐導致脫水的住院病人，需特別監視其腎功能運作

✣ **Gabapentin** (Neurontin®)

情緒穩定劑

- **作用**：可能與減少中樞神經系統中興奮性神經傳遞物質的釋放有關，期機轉有待確立
- **適應症**：成人單純性及複雜性的局部發作及次發作之癲癇輔助治療、帶狀疱疹後神經痛
- **副作用**：嗜睡、暈眩、運動失調、倦怠及眼球震顫
- **用量**：有效劑量 900~1,800 mg／天，以 300 或 400 mg 的膠囊分次服用，起始劑量是每日三次，而逐漸增加至每日 1,800 mg
- **注意事項**：突然停藥可能增加癲癇的發作頻率

✣ **Topiramate** (Epilramate®、Topamax sprinkle®)

情緒穩定劑

- **作用**：阻斷持續去極化神經元重複誘發的動作電位
- **適應症**：成人及 2 歲以上兒童局部癲癇
- **副作用**：倦怠、嗜睡、眩暈、精神運動遲鈍、眼球震顫、記憶困難、焦慮、食慾不振
- **用量**：起始一天二次每次 25 mg，一週增加 50 mg 至有效量，平均維持劑量為一天 200~400 mg 分二次服用
- **注意事項**：中度到重度腎損傷，劑量需減半；為減低腎結石的危險，每日至少必須喝 6~8 杯水；常有鎮靜作用，從事危險性活動者須注意

✣ **Amisulpride** (Solian®)

抗精神病藥

- **作用**：第一代抗精神病藥物 Benzamide 製劑，作用於邊緣系統的多巴胺 D_2、D_3 受體，對血清素、其他組織胺、副交感神經或交感神經的神經受體不具親和力
- **適應症**：思覺失調症
- **副作用**：失眠、嗜睡、錐體外症候群、早期不自主運動、遲發性運動困難、心跳變慢、低血壓、噁心、嘔吐、高泌乳素血症、視力調節障礙
- **用量**：口服劑量 400~800 mg／天之間，最高可達每日 1,200 mg
- **注意事項**：嚴重的腎衰竭病人須降低劑量、間歇使用，癲癇病人須進行密切的臨床及腦波監測

✣ **Chlorpromazine** (Wintermine®、Winsumin®)

抗精神病藥

- **作用**：第一代抗精神病藥物 Aliphatic 類製劑，阻斷多巴胺受體，使腦中多巴胺含量顯著減少。具鎮靜、止吐、催眠及作用
- **適應症**：思覺失調症、躁症、攻擊性與破壞性行為障礙
- **副作用**：發熱、發疹、口乾、鼻塞、昏睡、暈眩、姿勢性低血壓等症狀、EPS
- **注意事項**：未滿 6 個月之嬰兒、兒童、老人、昏迷、循環休克、腦炎、腦腫傷、氣喘、肺氣腫病人禁用

✣ **Flupentixol** (Flupentixol Decanoate®)

抗精神病藥

- **作用**：第一代抗精神病藥物 Thioxanthene 類製劑，無鎮靜、催眠作用
- **適應症**：思覺失調症
- **副作用**：暫時性失眠、錐體外症候群
- **用量**：口服每日 3~15 mg 或深臀部肌肉注射 20~60 mg
- **注意事項**：思覺失調症激動期、急性巴比妥酸鹽、酒精和鴉片中毒的病人、孕婦禁用

✣ **Aripiprazole** (Abilify®)

抗精神病藥

- **作用**： 第三代抗精神病藥物，是多巴胺 D_2 和血清素 5-HT_{1A} 受體部分作用劑、血清素 5-HT_{2A} 受體拮抗劑
- **適應症**：思覺失調症、躁症發作、雙相情緒障礙症鋰鹽、Valproate 的輔助治療、憂鬱症輔助治療、妥瑞氏症
- **副作用**：頭痛、無力、發燒、靜坐不能、自殺念頭、錐體外症候群、噁心嘔吐、體重增加、高血壓或低血壓
- **用量**：(1)思覺失調症：每日劑量範圍為 10~30 mg；(2)雙相情緒障礙症：每日 30 mg，一日一次
- **注意事項**：需監測心血管狀態、抗精神病藥物惡性症候群(MMS)

✣ **Valproic Acid** (Depakine®)

情緒穩定劑

- **作用**：提升中樞神經系統中 GABA 的濃度與功能，降低中樞神經的異常放電
- **適應症**：癲癇、躁症
- **副作用**：偶會有肝功能混亂、抑制血小板凝聚、血小板減少等現象
- **用量**：平常 1 日 2~4 次，每日 15 mg/kg，用餐時或餐後服用，之後每週增加 5~10 mg，直到完全控制癲癇發作時為止（最高劑量 30 mg/kg）
- **注意事項**：出血體質、肝功能障礙病人禁用

✣ **Flunazine** (Fluphenazine Decanoate ®)

抗精神病藥

- **作用**：第一代抗精神病藥物 Piperazine 類製劑
- **適應症**：思覺失調症、噁心、嘔吐
- **副作用**：類帕金森氏症、口渴、眩暈、便祕
- **用量**：成人初期服用量一次 2.5~10 mg，維持劑量在每日 1~5 mg
- **注意事項**：勿與酒精同時服用，老人如患有嚴重心臟病，應經醫師指示使用

✣ **Clozapine** (Clozaril®)

抗精神病藥

- **作用**：第二代抗精神病藥物，緩解正、負性症狀，不會有錐體外症候群
- **適應症**：適用於藥物治療失效的思覺失調症病人
- **副作用**：昏睡、唾液分泌過多、心搏過速、疲勞、顆粒性白血球缺乏症
- **用量**：每日口服 200~450 mg，分次服用，最大劑量每日 600 mg
- **注意事項**：顆粒性白血球缺少、無顆粒性白血球、骨髓增生異常、酒精中毒、昏迷、嚴重肝腎功能障礙病人禁用

✣ **Haloperidol**

抗精神病藥

(Haldol®、Haldol decanoate®、Pandol®、Binin-U®)

- **作用**：第一代抗精神病藥物 Butyrophenone 類藥物，為強效多巴胺受體阻斷劑，對幻想和幻覺有顯著效用
- **適應症**：躁症、精神病狀態、噁心、嘔吐、攻擊性與破壞性之行為障礙、舞蹈症
- **副作用**：失眠、焦躁、憂鬱、自主神經症狀，易產生強烈錐體外症候群
- **用量**：(1)口服：一天 2~3 次，一次一錠；(2)液劑：1 天 2~3 次，每次 0.5~5 mg；(3)肌肉注射：每次 5 mg
- **注意事項**：勿與酒精同時服用，嚴重心血管疾病、帕金森氏症藥物治療中禁用，甲狀腺中毒病人可能發生嚴重神經中毒，如僵硬、不能走路或講話

✣ **Olanzapine** (Zyprexa®)

抗精神病藥

- **作用**：第二代抗精神病藥物，對各種神經傳導受體具有親合性，如血清素、多巴胺、膽鹼性受體
- **適應症**：思覺失調症、其他明顯正性或負性之精神疾病、躁期發作，預防雙相情緒障礙症復發
- **副作用**：頭暈、食慾亢進、靜坐不能、手足水腫、姿勢性低血壓、口乾及便祕
- **用量**：每日一次，每次 10 mg，飯前飯後皆無妨，實際劑量由醫師依情況增減
- **注意事項**：對本藥過敏、隅角閉鎖型青光眼禁用

✣ **Pimozide** (Orap®、Topimo®)

抗精神病藥

- **作用**：第一代抗精神病藥物 Diphenylbutypiperdines 類製劑，中樞多巴胺受體拮抗劑，改善中樞多巴胺的釋放與轉換
- **適應症**：精神病狀態
- **副作用**：倦怠、肝指數升高、心律不整、錐體外徑症候群
- **用量**：每日 2~12 mg，劑量依個案而異，每日最高劑量為 20 mg
- **注意事項**：心律不整、心電圖異常、帕金森氏症、癲癇病人禁用

✣ **Risperidone** (Risperdal®)

抗精神病藥

- **作用**：第二代抗精神病藥物，具選擇性之單胺拮抗劑，較其他第一代抗精神病藥物不易引起運動功能抑制及強直性昏厥
- **適應症**：思覺失調症、躁症發作、破壞性行為障礙
- **副作用**：姿勢性低血壓、遲發性運動困難（以舌頭與面部最明顯）、失眠、精神激動、焦慮、體重增加、水腫及肝酵素增加
- **用量**：第 1 天 2 次，每次 1 mg；第 2 天 2 次，每次 2 mg；第 3 天 2 次，每次增加至 3 mg，於 3 天內漸調整劑量至每日 2 次，每次 3 mg
- **注意事項**：老人或腎功能不全病人穩定後劑量要減少；帕金森氏症病人小心導致病情惡化

✣ **Perphenazine** (Triomin®) 抗精神病藥

- **作用**：第一代抗精神病藥物 Piperazine 類製劑
- **適應症**：精神病、噁心、嘔吐
- **副作用**：痙攣、姿勢性低血壓、過敏、鼻塞、錐體外徑症候群
- **用量**：開始時口服一天 2~4 次，一次 8~16 mg，維持減至一天 3 次，一次 4~8 mg
- **注意事項**：帕金森氏症、肝腎功能不全、骨髓抑制者禁用

✣ **Loxapine** (Loxapac®) 抗精神病藥

- **作用**：第一代抗精神病藥物 Dibenzoxazepine 類藥物，阻斷腦內多巴胺作用，作用在基底核及邊緣構造內
- **適應症**：思覺失調症
- **副作用**：錐體外症後群、遲發性運動困難、心搏過速、低血壓、高血壓、眩暈、昏厥
- **用量**：通常每日 60~100 mg，劑量視病情調整，每日最大劑量 250 mg
- **注意事項**：昏迷、嚴重藥物引起的憂鬱症狀、癲癇病人禁用

✣ **Sulpiride** (Dogmatyl®) 抗精神病藥

- **作用**：第一代抗精神病藥物 Benzamide 類製劑，選擇性阻斷多巴胺 D_2、D_3 受體
- **適應症**：思覺失調症、憂鬱症、焦慮症、胃、十二指腸潰瘍
- **副作用**：嗜睡、震顫、不自主運動、口乾、便祕、體重增加、月經不規則
- **用量**：(1)思覺失調症：每日 300~600 mg，最多每日 1,200 mg；(2)憂鬱症、焦慮症：每日 150~300 mg，最多每日 600 mg
- **注意事項**：嗜鉻細胞瘤、泌乳激素依賴性腫瘤、急性漸歇性紫質症病人禁用，勿與 Levodopa 或抗帕金森氏症藥物(Ropinirole)併用

✣ **Quetiapine Fumarate** (Seroquel®) 抗精神病藥

- **作用**：第二代抗精神病藥物，抑制多巴胺 D_2 受體、5-HT_2 受體
- **適應症**：思覺失調症、鬱症發作、躁症發作
- **副作用**：嗜睡、眩暈、便祕、口乾、體重增加、姿勢性低血壓
- **用量**：治療前 4 天，第 1 天 50 mg，第 2 天 100 mg，第 3 天 200 mg，第 4 天 300 mg，之後每日 300~450 mg
- **注意事項**：對本藥過敏者禁用

✣ **Thioridazine** (Melleril®)

抗精神病藥

- **作用**：第一代抗精神病藥物 Piperdine 類製劑，低劑量為抗焦慮劑及鬆弛精神劑，高劑量為抗精神病藥物
- **適應症**：躁症、精神病、攻擊性與破壞性之行為障礙
- **副作用**：口乾、鼻塞、昏睡、暈眩、感光過敏、過敏性皮疹、尿失禁、射精障礙、乳漏、EPS
- **用量**：成人起始劑量口服 1~4 錠，一天三次；維持劑量口服 10~200 mg，一天 2~4 次
- **注意事項**：應避免須精神集中的工作；肝功能障礙病人須注意肝功能控制；昏迷或中樞神經系統機能嚴重缺失病人禁用

✣ **Trifluoperazine** (Stelazine®)

抗精神病藥

- **作用**：阻斷多巴胺受體，有 α-腎上腺素阻斷作用，抑制下視丘及腦垂腺激素釋出
- **適應症**：思覺失調症、噁心、嘔吐、攻擊性與破壞性行為障礙
- **副作用**：嗜睡、震顫、口乾、便祕、排尿困難、光敏感、體溫調節能力降低
- **用量**：每日二次，每次 1~5 mg，每日最高劑量 40 mg
- **注意事項**：嚴重心臟病病人和老人禁用，勿與酒精同時服用

✣ **Ziprasidone** (Geodon®)

抗精神病藥

- **作用**：第二代抗精神病藥物，5-HT_{2A} 及多巴胺 D_2 受體拮抗劑
- **適應症**：思覺失調症、躁症發作及在其維持治療中作為鋰鹽或 Valproate 的輔助療法
- **副作用**：頭痛、嗜睡、頭暈、虛弱、腸胃不適、不自主運動、體重增加、心律不整
- **用量**：每日二次，每次 40~80 mg，隨餐服用
- **注意事項**：心肌梗塞、非代償性心衰竭病人禁用

✣ **Buspirone HCl** (BusPar®)

抗焦慮藥物

- **作用**：對血清素受體有很高的親和力，不會產生抗痙攣、肌肉鬆弛作用，無明顯鎮靜作用
- **適應症**：焦慮狀態
- **副作用**：頭暈、頭痛、神經緊張、頭昏眼花、失眠、便祕、疲勞、嘔吐、興奮
- **用量**：每日三次，每次 5 mg，如需要時可以每 2~3 天增加 5 mg／天劑量，每日最高劑量不超過 60 mg
- **注意事項**：勿與酒精、MAOIs 併用，開車或操作危險機器時應小心

✣ **Zotepine** (Lodopin®)

抗精神病藥

- **作用**：阻斷中樞神經系統多巴胺、血清素受體，抑制自發運動
- **適應症**：思覺失調症
- **副作用**：嗜睡、無力倦怠感、失眠、口渴、便祕、暈眩
- **用量**：口服使用。每日 75~150 mg，一天不超過 450 mg
- **注意事項**：勿使其從事開車等伴有危險性的機械操作，疑似有皮質下腦障礙（腦炎、腦腫瘤、頸部外傷後遺症等）者禁用，因恐發生高燒現象

✣ **Thiothixene** (Navane®)

抗精神病藥

- **作用**：第一代抗精神病藥物 Thioxanthene 類製劑，阻斷多巴胺 D_2 受體
- **適應症**：思覺失調症、躁症、鬱症、譫妄
- **副作用**：心跳過速、低血壓、頭昏眼花、暈厥、假性帕金森氏症、焦燥不安、肌緊張不足、過敏反應
- **用量**：通常適中的劑量是每日 20~30 mg，可增加到每日 50 mg 的總劑量
- **注意事項**：循環性虛脫、昏迷、任可原因引起之中樞神經系抑鬱和血液惡病質病人禁用

✣ **Bromazepam** (Bromazin®、Akamon®)

抗焦慮藥物

- **作用**：BZD 類藥物，低劑量時會選擇性降低緊張和焦慮；在高劑量時具有鎮靜和鬆弛肌肉特性
- **適應症**：焦慮狀態
- **副作用**：反應減緩、注意力降低
- **用量**：一般劑量為 1.5~3 mg 每日 3 次；嚴重症狀為 6~12 mg 每日 2~3 次
- **使用禁忌**：勿與 MAOIs、Phenothiazine 類、巴比妥類藥物或酒精併用，急性隅角閉鎖型青光眼、重症肌無力病人禁用

✣ **Alprazolam** (Xanax®)

抗焦慮藥物

- **作用**：BZD 類藥物，具有抑制中樞神經系統的作用
- **適應症**：焦慮狀態、恐慌症
- **副作用**：治療開始時常出現嗜睡或頭昏，通常持續用藥後會消失
- **用量**：不受食物影響，可和食物或空腹服用。但若是使用此藥超過四星期則不可貿然停藥
- **注意事項**：BZD 過敏及隅角閉鎖型青光眼病人禁用，不建議開車或操作危險機械時服用

抗焦慮藥物

✣ **Chlordiazepoxide HCl** (Librium®)

- **作用**：BZD 類藥物，可加強 GABA 結合於 GABA 受體的作用，增加中樞抑制性訊息的傳遞
- **適應症**：焦慮狀態、急性酒精戒斷症候群
- **副作用**：口乾、嗜睡、便祕、小便困難、疲倦、發抖、視覺模糊、噁心、嘔吐、頭暈目眩
- **用量**：每日 2~3 次，每次 10 mg
- **注意事項**：隅角閉鎖型青光眼、重症肌無力病人禁用，勿與酒精併用，開車或操作危險機器時應小心

抗焦慮藥物

✣ **Estazolam** (Eurodin®)

- **作用**：BZD 類藥物，可增強 GABA 作用
- **適應症**：失眠
- **副作用**：嗜睡、頭痛、暈眩、精神恍惚、走路不協調
- **用量**：於睡覺前一次口服 1~4 mg
- **注意事項**：嬰幼兒以及重症肌無力症病人禁用

抗焦慮藥物

✣ **Lorazepam**

(Anxiedin®、Lorazepam®、Neuropam®、Ativan®)

- **作用**：BZD 類藥物，可增強 GABA 作用
- **適應症**：焦慮、失眠
- **副作用**：口乾、想睡、便祕、小便困難、疲倦、噁心、嘔吐、發抖、頭暈目眩、視覺模糊
- **用量**：每日 2~4mg，分次使用
- **注意事項**：對本藥或其他 BZD 衍生物過敏、隅角閉鎖型青光眼、酒精中毒、昏迷、休克、孕婦禁用

抗焦慮藥物

✣ **Oxazolam** (Actirin®、Serenal®)

- **作用**：BZD 類藥物，可增強 GABA 作用
- **適應症**：焦慮
- **副作用**：嗜睡、警覺性及動作協調能力降低、依賴性
- **用量**：成人一天 3 次，一次以 10~20 mg
- **注意事項**：隅角閉鎖型青光眼、重症肌無力病人禁用；勿與葡萄柚汁、葡萄柚同時服用；服藥後會引起嗜睡，應避免駕駛等危險工作

抗焦慮藥物

✣ **Diazepam** (Valium®、Diazepam®)

- **作用**：BZD 類藥物，可加強 GABA 結合於 GABA 受體的作用，增加中樞抑制性訊息的傳遞
- **適應症**：焦慮狀態、肌肉痙攣、失眠、癲癇重積狀態
- **用量**：一天 5~30 mg，睡前一次或分 2~4 次服用
- **注意事項**：勿與葡萄柚汁併用，長期使用可能產生戒斷症狀，老人和體弱的病人可能引起窒息、血壓過低、心跳過快、心跳停止等

抗焦慮藥物

✣ **Clorazepate Potassium** (Clozene®、Tranxene®)

- **作用**：BZD 類藥物，可加強 GABA 結合於 GABA 受體的作用，增加中樞抑制性訊息的傳遞
- **適應症**：焦慮、緊張
- **副作用**：失眠、眩暈、噁心、嘔吐、胃腸障礙、口渴、發疹
- **用量**：焦慮症每日分數次或僅服用一次，每次劑量為 15~60 mg，老人劑量每日 7.5~15 mg
- **注意事項**：勿與酒精、中樞抑制劑併用，會增強其作用；青光眼病人禁用

抗焦慮藥物

✣ **Oxazepam** (Alepam®、Foan®、Oxazepam®)

- **作用**：BZD 類藥物，可增強 GABA 作用
- **適應症**：焦慮
- **副作用**：嗜睡、搖晃、震顫、眩暈、噁心、便祕、口渴、步行失調、言語障礙、性慾改變、黃疸
- **用量**：每日 3~4 次，每次 10~30 mg
- **注意事項**：隅角閉鎖型青光眼、重症肌無力、精神病、休克、昏迷、酒精中毒病人禁用，勿與酒精同時服用

抗焦慮藥物

✣ **Propranolol** (Inderal®)

- **作用**：β_1 及 β_2 腎上腺素受體競爭性拮抗劑
- **適應症**：狹心症、原發性震顫、上心室不整律、心室性心搏過速、焦慮性心搏過速、高血壓、嗜鉻細胞瘤、偏頭痛
- **副作用**：四肢冰冷、嘔心、腹瀉、睡眠不佳、倦怠和肌肉疲勞，偶有手部感覺異常
- **用量**：口服每日 120~240 mg，劑量依適應症與個案調整，宜與食物共服
- **注意事項**：支氣管氣喘、心臟性休克、心臟阻斷、顯著的心臟衰竭、竇性心律過緩病人禁用

✣ **Nitrazepam** (Mogadon®)

鎮靜安眠藥

- **作用**：BZD 類藥物，可增強 GABA 作用
- **適應症**：失眠
- **副作用**：嗜睡、過度鎮靜、步行失調、食慾不振、便祕、頭痛、眩暈、興奮、欣快感
- **用量**：平均劑量為 5 mg，於睡前服用，視情況亦可增加劑量 10~20 mg
- **注意事項**：隅角閉鎖型青光眼、重症肌無力、精神病、憂鬱症或自殺傾向、對本藥過敏或 BZD 類藥物過敏病人禁用，服用後切忌喝酒、駕車

✣ **Zopiclone** (Imovane®)

鎮靜安眠藥

- **作用**：非 BZD 類鎮靜安眠藥，可加強 GABA 結合於 GABA 受體的作用
- **適應症**：失眠
- **副作用**：口乾、苦味、警覺性降低、動作協調能力降低
- **用量**：睡前服用，每次 7.5 mg
- **注意事項**：勿與酒精同時服用，對本藥過敏、15 歲以下、呼吸衰竭、嚴重睡眠呼吸中止症、重症肌無力病人禁用

✣ **Flunitrazepam (FM2)**

鎮靜安眠藥

(Rohypnol®、Modipanol®、Flunepam®)

- **作用**：BZD 類藥物，可增強 GABA 作用
- **適應症**：失眠，麻醉前給藥
- **副作用**：連續大量使用會有依賴性、頭暈、頭痛、警覺性及動作協調能力降低
- **用量**：一般性失眠約 0.5~1 mg，若為其他種安眠藥無效之症狀可增至 2 mg，切記應睡前服用
- **注意事項**：可能會用夢遊行為，急性肺性心臟病、支氣管氣喘及腦血管障礙、急性隅角閉鎖型青光眼、重症肌無力、對 BZD 過敏病人禁用

✣ **Biperiden HCl**

抗帕金森氏症藥

(Akineton®、Biperidine®、Bipiden®)

- **作用**：作用於大腦中樞神經系統膽鹼性突觸，拮抗 ACh 的結合，可使病人腦中膽鹼與多巴胺的濃度回到平衡
- **適應症**：帕金森氏症
- **副作用**：迷惑、不安靜、口乾、疲倦、眩暈、胃不適、心跳加快等現象
- **用量**：起始劑量為每日 3~4 次，每次 2 mg。每日最大劑量不可超過 16 mg
- **注意事項**：隅角閉鎖型青光眼、腸胃狹窄或阻塞、先天性巨結腸症病人禁用

✣ **Zolpidem** (Stilnox®)

鎮靜安眠藥

- **作用**：非 BZD 類鎮靜安眠藥，可加強 GABA 結合於 GABA-A 受體的作用
- **適應症**：失眠
- **副作用**：頭痛、頭暈、記憶障礙、夢遊
- **用量**：每日 5~10 mg，睡前服用。每日最高劑量為 10 mg
- **注意事項**：嚴重肝功能障礙、急性肺功能障礙、睡眠呼吸中止症、肌無力、對本藥過敏、15 歲以下、懷孕及哺乳婦禁用

✣ **Triazolam** (Halcion®、Andormyl®、Arring®)

鎮靜安眠藥

- **作用**：短效的 BZD 類藥物，可加強 GABA 結合於 GABA 受體的作用
- **適應症**：失眠
- **副作用**：精神恍惚、無力、頭暈目眩、嗜睡、端極疲倦
- **用量**：成人一般劑量 0.25 mg。老人及以前未治療過之失眠病人 0.125~0.25 mg
- **注意事項**：勿與酒精及其他中樞神經系統抑制劑併用，服藥後操作機械或開車時應注意

✣ **Trihexyphenidyl HCl**

(BHL®、Benzhexol®、Artane®)

抗帕金森氏症藥

- **作用**：直接抑制副交感神經系，具抗膽鹼和平滑肌鬆弛作用，使 ACh 和多巴胺可以達到平衡
- **適應症**：帕金森氏症
- **副作用**：偶有不安、失眠、口乾、視力模糊、小便困難、低血壓、精神錯亂、幻覺、發疹
- **用量**：每日 5~15 mg，分數次使用，用量視個案狀況而定
- **注意事項**：隅角閉鎖型青光眼、心臟缺氧、休克、重症肌無力、對本藥過敏者禁用

✣ **Flurazepam**

(Manlsun®、Dalmadorm®、Staurodorm®)

鎮靜安眠藥

- **作用**：BZD 類藥物，可增強 GABA 受體活性
- **適應症**：失眠
- **副作用**：嗜睡、暈眩、運動不能、頭重腳輕感、噁心、口渴、依賴性、肝指數上升
- **用量**：視個別症狀調整，通常劑量 15~60 mg，成人在睡前服用 30 mg；老年人及體弱者，則先從 15 mg 的劑量開始
- **注意事項**：避免喝酒、開車或操作危險性機械；急性隅角閉鎖型青光眼、重症肌無力病人禁用

MEMO

MEMO

MEMO

MEMO

MEMO

國家圖書館出版品預行編目資料

精神科護理學／黃瑞媛、趙又麟、沈孟樺、李怡賢、段藍媞、林志豪、李信謙、陳永展、楊翠媛、謝佳容、巫慧芳、吳瓊芬、王俊凱、黃威智、陳淑貞、王美業、蔡素玲、徐瑩孅、梁妙儀、陸秀芳、黃一玲、蕭佳蓉、王麗華、許寶鶯、陳宣佑、葉明莉、陳碧霞、洪翠妹、張慎儀、李錦彪、林玫君作. －第六版－新北市：新文京開發出版股份有限公司，2022.11
面； 公分

ISBN 978-986-430-890-3（平裝）

1. CST: 精神科護理

419.85　　111017758

精神科護理學（第六版）　　（書號：**B134e6**）

總校閱	蕭淑貞
作者	黃瑞媛　趙又麟　沈孟樺　李怡賢　段藍媞　林志豪　李信謙 陳永展　楊翠媛　謝佳容　巫慧芳　吳瓊芬　王俊凱　黃威智 陳淑貞　王美業　蔡素玲　徐瑩孅　梁妙儀　陸秀芳　黃一玲 蕭佳蓉　王麗華　許寶鶯　陳宣佑　葉明莉　陳碧霞　洪翠妹 張慎儀　李錦彪　林玫君
出版者	新文京開發出版股份有限公司
地址	新北市中和區中山路二段 362 號 9 樓
電話	(02) 2244-8188（代表號）
FAX	(02) 2244-8189
郵撥	1958730-2
第三版	西元 2009 年 9 月 18 日
第四版	西元 2018 年 6 月 30 日
第五版	西元 2020 年 6 月 15 日
第六版	西元 2022 年 11 月 15 日

　　建議售價：750 元

法律顧問：蕭雄淋律師

ISBN 978-986-430-890-3

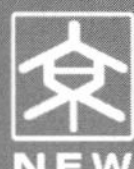

New Wun Ching Developmental Publishing Co., Ltd.

New Age · New Choice · The Best Selected Educational Publications — NEW WCDP

NEW WCDP

新文京開發出版股份有限公司

新世紀 · 新視野 · 新文京 — 精選教科書 · 考試用書 · 專業參考書